J. Thomas Lambrecht (Hrsg.)

Zahnärztliche Operationen

J. Thomas Lambrecht (Hrsg.)

Zahnärztliche Operationen

Unter Mitarbeit von:
A. Dunsche, R. Ewers, A. Filippi,
B. Hoffmeister, Th. Kreusch, K. Wangerin

Quintessenz Verlags-GmbH
Berlin, Chicago, Tokio, Barcelona, Istanbul, London, Mailand,
Neu-Delhi, Paris, Peking, Prag, São Paulo und Warschau

Bibliografische Informationen der Deutschen Bibliothek
Die Deutsche Bibliothek verzeichnet diese Publikation in der deutschen Nationalbibliografie; detaillierte bibliografische Daten sind im Internet über <http://dnb.ddb.de> abrufbar.
ISBN: 978-3-87652-703-1

Quintessenz Verlags-GmbH
Postfach 42 04 52; D-12064 Berlin
Ifenpfad 2–4, 12107 Berlin

Lektorat: Kerstin Ploch, Berlin
Herstellung: Ina Steinbrück, Berlin

Die Kiel Connection
widmet dieses Buch
ihrem Lehrer

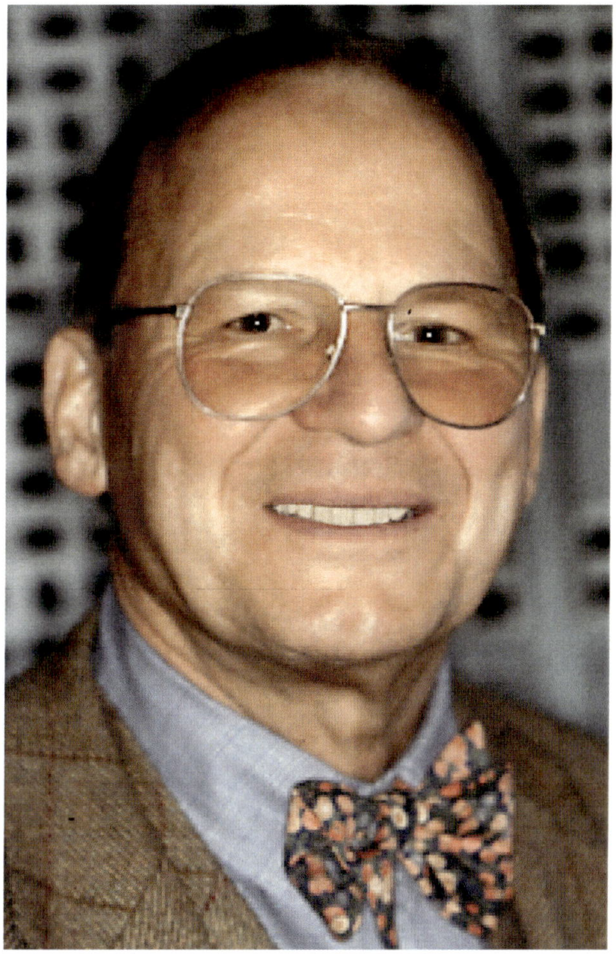

Prof. Dr. med. Dr. med. dent. Franz Härle
Direktor der Klinik
für Mund-, Kiefer- und Gesichtschirurgie
der Universität Kiel 1980–2004
Dekan der Medizinischen Fakultät
der Universität Kiel 1991–1992

Vorwort

Die Kiel Connection – die ehemaligen Oberärzte der Universitätsklinik für Mund-, Kiefer- und Gesichtschirurgie in Kiel – wurde bei der Arbeit an diesem Buch dankenswert unterstützt durch Prof. Dr. A. Filippi, Basel, und Mitarbeiter der Wiener Universitätsklinik: Dr. H. Fahrenholz, Dr. Dr. A. Reichwein, Dr. K. Schicho, Dr. K. Sinko, Mag. E. Stein sowie Prof. Dr. D. Turhani.

Aus einer Manufaktur in Wien stammen die Halsbinden auf der Umschlagseite, die Fliege im Zentrum ist bedruckt mit dem Logo des Kongresses der Deutschen Gesellschaft für Mund-, Kiefer- und Gesichtschirurgie 1994 in Kiel, dessen Vorsitz Prof. Härle führte.

Die ambulante Chirurgie des Zahnarztes, Oralchirurgen und Mund-Kiefer-Gesichtschirurgen ist seit einigen Jahren verschiedenen Einflüssen unterworfen und neuen Entwicklungen ausgesetzt:

- die Patienten werden immer älter
- durch den damit verbundenen Anstieg an systemischen Allgemeinerkrankungen werden die Eingriffe komplexer und die Gesamtbehandlung risikoreicher
- die forensischen Implikationen werden dichter
- durch die technischen operativen und materialbezogenen Neuerungen sind operative Eingriffe möglich, welche hohe Ansprüche an die Infrastruktur, die Logistik und das Know-how des Behandlungsteams stellen
- durch das Internet haben sich die Arzt-Patienten-Kommunikationsformen verändert: Patienten suchen sich ihren Doktor nicht mehr im Telefonbuch, sondern auf der Homepage, sie kommen nicht ahnungslos, sondern zielgerichtet und im Detail informiert in die Sprechstunde.

Allen diesen Punkten in einem Lehr- bzw. Fachbuch gerecht zu werden, ist nicht einfach.

Es werden Beispiele zahnärztlicher Operationen vorgestellt, viele davon mit der schrittweisen Darstellung des Operationsablaufs, der natürlich von Patient zu Patient und von Klinik zu Klinik variieren kann. Der enossalen Implantologie ist ein eigenes Kapitel gewidmet, dem als Alternative die zahnerhaltende Chirurgie gegenübergestellt wird.

Darüber hinaus wird eine Fallauswahl angeboten, die mit der Selbsteinschätzung und dem Können des jeweiligen Operateurs in Einklang gebracht werden muss. Ein roter Faden des Themas „Sicherheit" zieht sich von den Prinzipien der präoperativen Aufklärung über die intraoperativen Komplikationen und ihre möglichen Konsequenzen bis zum Umgang mit Risikopatienten durch das gesamte Werk, welches daher für alle, die bereits in diesem Fachbereich tätig sind oder sich noch im Studium befinden, von Interesse sein sollte. Zunehmendes Wissen zwingt leider aber auch zu Ausklammerungen, um den Umfang nicht zu sprengen. Hier ist unter anderem auf die im gleichen Verlag publizierte umfangreiche Fachliteratur zu verweisen.

Wir bedanken uns bei allen Kolleginnen und Kollegen, welche dieses Buch mit ihrem Bildmaterial (s. Anhang) unterstützt haben. Weiter haben – neben unseren Assistentinnen/Assistenten und Oberärztinnen/Oberärzten – zur Entstehung dieses Werkes beigetragen: Frau Dr. C. Bernsmeier, Prof. Dr. W. Ummenhofer, Prof. Dr. Dr. M. Kunkel, Frau PD Dr. N. Zitzmann sowie – last but not least – alle unsere Sekretärinnen, vor allem Frau G. Oertlin und Frau B. Olufsen.

Dem Quintessenz Verlag und seinen Mitarbeiterinnen und Mitarbeitern sei an dieser Stelle für die flexible und speditive, immer angenehme Zusammenarbeit gedankt.

J. Thomas Lambrecht

Autorenverzeichnis

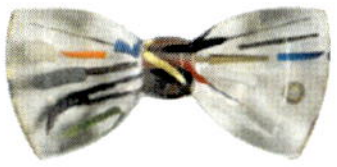

Priv.-Doz. Dr. Dr. (H) Anton Dunsche
Direktor der Klinik für Mund-, Kiefer- und Gesichtschirurgie
Städtisches Klinikum Karlsruhe
Moltkestrasse 120, D-76133 Karlsruhe
E-Mail: mkgklinik@klinikum-karlsruhe.de

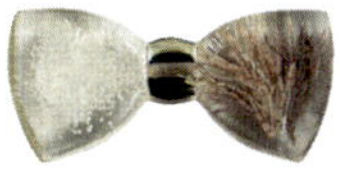

Prof. Dr. Dr. Rolf Ewers
Direktor der Klinik für Mund-, Kiefer- und Gesichtschirurgie der Universität Wien
Allgem. Krankenhaus der Stadt Wien
Währinger Gürtel 18–20, A-1090 Wien
E-Mail: rolf.ewers@meduniwien.ac.at

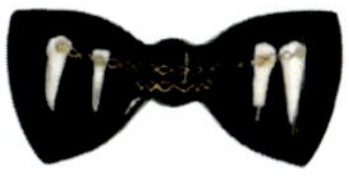

Prof. Dr. Andreas Filippi
Klinik für Zahnärztliche Chirurgie, -Radiologie, Mund- und Kieferheilkunde
Universitätskliniken für Zahnmedizin
Hebelstrasse 3, CH-4056 Basel
E-Mail: Andreas.Filippi@unibas.ch

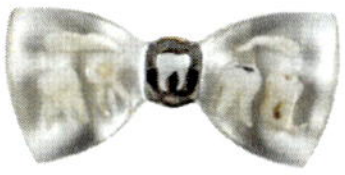

Prof. Dr. Dr. Bodo Hoffmeister
Direktor der Klinik für Kieferchirurgie und Plastische Gesichtschirurgie,
Charité – Universitätsmedizin Berlin
Campus Benjamin Franklin,
Hindenburgdamm 30, D-12200 Berlin
E-Mail: bodo.hoffmeister@charite.de

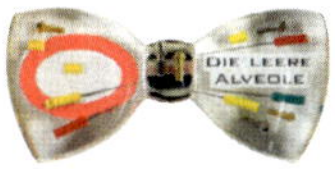

Prof. Dr. Dr. Thomas Kreusch
Chefarzt der Abt. Mund-, Kiefer-Gesichtschirurgie
Plastische Operationen im Kopfzentrum
Asklepios Klinik Nord, Campus Heidberg
Tangstedter Landstrasse 400, D-22417 Hamburg
E-Mail: kreu.mkg-heidberg@web.de

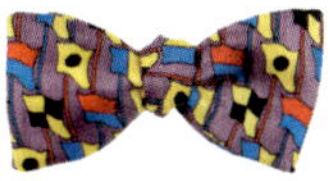

Prof. Dr. Dr. J. Thomas Lambrecht
Klinikvorsteher
Klinik für Zahnärztliche Chirurgie, -Radiologie, Mund- und Kieferheilkunde
Universitätskliniken für Zahnmedizin
Hebelstrasse 3, CH-4056 Basel
E-Mail: J-Thomas.Lambrecht@unibas.ch

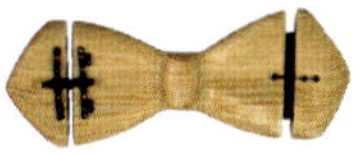

Prof. Dr. Dr. Dr. h. c. Konrad Wangerin
Ärztlicher Direktor
Marienhospital Stuttgart
Klinik für Mund-, Kiefer- und Gesichtschirurgie
Böheimstr. 37, D-70199 Stuttgart
E-Mail: mkg@vinzenz.de

Inhaltsverzeichnis

Rolf Ewers

8 Implantatchirurgie 271

1

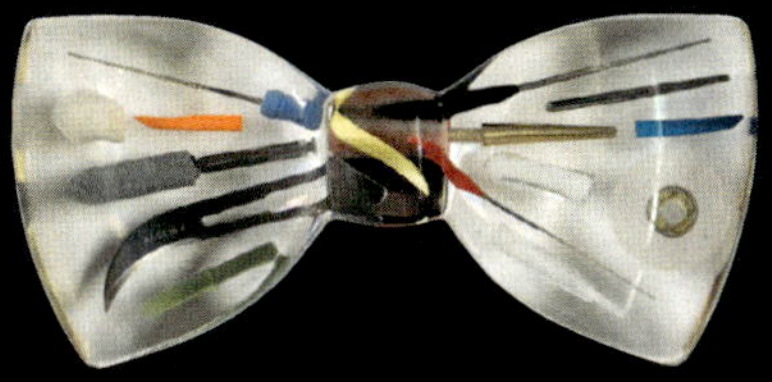

Anton Dunsche

Aufklärung, OP-Vorbereitung, Medikation

1.1 Aufklärung

Die ärztliche/zahnärztliche Aufklärung ist wesentlicher Bestandteil der Behandlung und stellt die Information des Patienten/der Patientin über die Art der Erkrankung, ihre Behandlungsmöglichkeiten, Therapien und deren Alternativen, Spontanverlauf sowie Risiken und die Dokumentation der Aufklärung dar. Die wichtigste Funktion der Aufklärung liegt in der Wahrung der Entscheidungsfreiheit des Patienten. In diesem Zusammenhang spricht man von der Selbstbestimmungsaufklärung, bei der es um die Einwilligung des Patienten für eine Behandlung geht, der ein persönliches Gespräch voranzugehen hat. Die Aufklärung muss sowohl juristischen als auch medizinischen Gesichtspunkten genügen und ist in jedem Fall individuell zu gestalten. Die Bundesärztekammer empfiehlt zur Patientenaufklärung folgende Punkte zu beachten:[5]

1.1.1 Selbstbestimmungsrecht des Patienten und Einwilligung

Auch der Heileingriff bedarf der wirksamen Patienteneinwilligung, da er ohne sie rechtswidrig ist. Der Patient muss in die Lage versetzt werden, die Diagnose zu verstehen (Diagnoseaufklärung), die Therapienotwendigkeit einzusehen, aber auch alternative Therapien (Alternativaufklärung) und die Prognose zu erkennen. Dieses umreißt der so genannte Selbstbestimmungsauftrag.[10]

Nur wenn der Patient die geplante Behandlung und deren Gefahren kennt, kann er verbindlich einwilligen. Diese Einwilligung ist zu jedem diagnostischen oder therapeutischen Eingriff in die körperliche Integrität notwendig, also auch z. B. zu Injektionen (im zahnärztlichen Bereich besonders Lokalanästhesien), Transfusionen, Gewebeentnahmen, Spiegelungen und Medikamentengaben. Bei einfachen Behandlungsmaßnahmen wie Verabreichung von Medikamenten ohne gravierende Nebenwirkungen wird die Einwilligung „stillschweigend" erteilt, wenn der Patient das ärztliche Handeln widerspruchslos hinnimmt. Die Aufklärung ist ebenfalls nicht Pflicht, wenn Art und Risiken der Behandlung allgemein bekannt sind oder der Patient bereits genügend aufgeklärt wurde.

Neben der Aufklärungspflicht über den geplanten Eingriff (Eingriffsaufklärung, Risikoaufklärung) hat der Patient das Recht, über Befunde und Prognose aufgeklärt zu werden. Der Arzt ist durch den Behandlungsvertrag dazu verpflichtet. Eine Unterlassung der „Sicherungsaufklärung" (Verhaltensaufklärung) zur Gefahrenabwehr für den Gesundheitszustand des Patienten ist ein Behandlungsfehler. Dazu gehört die korrekte Instruktion des Patienten nach der Therapie (Veranlassung der korrekten Medikamenteneinnahme oder Erkennung von möglichen Nebenwirkungen).

1.1.2 Ziel der Aufklärung

Die Aufklärung soll den Patienten in die Lage versetzen, eine vernünftige Entscheidung für oder wider den Eingriff zu treffen, d. h. die Notwendigkeit der Therapie und deren Folgen zu verstehen. Die Entscheidung des Patienten ist für den Zahnarzt/die Zahnärztin bindend.

Die Aufklärung muss Anlass, Dringlichkeit, Umfang, typische Risiken, Art, Folgen und mögliche Nebenwirkungen des geplanten Eingriffes, seine Heilungs- und Besserungschancen, Folgen einer Nichtbehandlung und Behandlungsalternativen beinhalten. Unterschieden wird in Diagnoseaufklärung, Alternativaufklärung, Risikoaufklärung, Verlaufsaufklärung, Verhaltensaufklärung und wirtschaftliche Aufklärung.[17]

Die **Diagnoseaufklärung** ist Voraussetzung für die Behandlungsaufklärung. Der Zahnarzt ist nicht zu einer restlosen und schonungslosen Aufklärung über die Natur des Leidens verpflichtet, sondern muss die Gebote der Menschlichkeit beachten und das körperliche und seelische Befinden des Patienten bei der Erteilung seiner Auskünfte berücksichtigen, es sei denn, dass die Einwilligung des Patienten in eine mit Gefahren verbundene Behandlungsmaßnahme nur dadurch erreicht werden kann.

Die **Verlaufsaufklärung** soll den Patienten in groben Zügen über die Entwicklung der Erkrankung mit oder ohne Therapiemaßnahme informieren. Hierzu gehört auch die **Aufklärung über** Behandlungs**alternativen**. Die Wahl der Behandlungsmethode obliegt dem Zahnarzt, es sei denn, dass mehrere medizinisch gleichwertige Behandlungsmethoden zur Wahl stehen.

Die **Risikoaufklärung** beinhaltet die Information über sichere, wahrscheinliche oder mögliche Folgen der Therapie. Hierbei sind Risiken zu nennen, die einem Patienten normalerweise wesentlich erscheinen oder die für diesen besonderen Patienten von besonderer Bedeutung sind. Nicht allein die Häufigkeit oder Seltenheit einer typischen Komplikation entscheidet über die Aufklärungsbedürftigkeit, sondern ihre Bedeutung für den Patienten (patientenbezogene Aufklärung). Hierbei muss dem Patienten eine allgemeine Vorstellung von der Schwere des Eingriffes und den spezifischen bzw. typischen Risiken unabhängig von der Wahrscheinlichkeit ihres Eintretens gegeben werden. Der Umfang der Aufklärung wird außerdem von der sachlichen und zeitlichen Notwendigkeit des Eingriffes bestimmt. Bei Elektiveingriffen kann es geboten sein, auch über nicht eingriffsspezifische Gefahren aufzuklären. Des Weiteren besteht eine Aufklärungspflicht über wirtschaftliche Aspekte, wozu insbesondere auch Hinweise zur Kostenübernahme eines Eingriffs durch die Krankenversicherungen gehören.

1.1.3 Zeitpunkt der Aufklärung

Der Patient muss im vollen Besitz seiner Erkenntnis- und Entscheidungsfähigkeit sein und darf nicht unter Entscheidungsdruck stehen. Die Aufklärung muss so rechtzeitig erteilt werden, dass er das Für und Wider des bevorstehenden Eingriffs abwägen kann. Die Deutsche Krankenhausgesellschaft empfiehlt aufgrund eines Grundsatzurteils und der ständigen Rechtssprechung des Bundesgerichtshofes (BGH) vom 25.03.2003, Az.: VI ZR 131/02 folgende Grundsätze:

a) Bei einem normalen ambulanten Eingriff kann eine Aufklärung am Tage des Eingriffes genügen.
b) Bei größeren ambulanten Eingriffen mit beträchtlichem Risiko muss die Aufklärung mindestens einen Tag zurückliegen.
c) Bei stationärer Behandlung ist eine Aufklärung am Tag des Eingriffs grundsätzlich verspätet.
d) Eine Aufklärung sollte im günstigsten Fall bereits bei Vereinbarung des Operationstermins erfolgen.
e) Eine Haftung wegen nicht rechzeitiger Aufklärung entfällt, wenn der Patient über maßgebliche Risiken bereits anderweitig aufgeklärt wurde.

Das individuelle Aufklärungsgespräch kann nicht durch Formulare ersetzt oder an nichtärztliches bzw. nichtzahnärztliches Personal delegiert werden. Die Aufklärung muss verständlich und behutsam erfolgen. Erheblich vereinfacht werden kann das unumgängliche Aufklärungsgespräch durch die so genannte Stufenaufklärung.

Dabei erhält der Patient in Schritt 1 einen anschaulichen Informationsbogen, der umfassend ist und den Patienten auf Schritt 2 der Aufklärung vorbereitet.[28] Im Idealfall sind Informations- und Dokumentationsteil für die Akte trennbar, sodass der Patient die Informationen schwarz auf weiß mit nach Hause nehmen kann. Diese Aufklärungsbögen liegen für alle Standardeingriffe der zahnärztlichen Chirurgie vor.

Die aufgrund der Aufklärung gegebene Einwilligung deckt nur die Inhalte des Aufklärungsgespräches ab. Mögliche Ausdehnungen oder Erweiterungen eines Eingriffes (Extraktion eines Zahnes bei Wurzelspitzenresektion) müssen vor der Operation erwähnt werden. Stellt sich die Notwendigkeit zur Erweiterung des Eingriffes überraschenderweise während des Eingriffes heraus, so ist die Gefahr einer Operationsunterbrechung gegenüber dem Risiko des erweiterten Eingriffes abzuwägen. Eine mutmaßliche Einwilligung des Patienten liegt immer zur Beseitigung einer Lebensgefahr (Vitalindikation) oder bei der Abwendung größerer Gefahren vor.

Der Aufklärungsadressat ist der einwilligende Patient. Für eine ergänzende Aufklärung der Angehörigen ist die Schweigepflicht zu beachten.

1.1.4 Aufklärung bei nicht einwilligungsfähigen und minderjährigen Patienten

Bei Minderjährigen ist die Einwilligung der Eltern oder Sorgeberechtigten einzuholen. Bei schwerwiegenden Eingriffen ist die Zustimmung beider Elternteile erforderlich. Entsprechendes gilt für geschäftsunfähige und beschränkt geschäftsfähige, volljährige Patienten. Bei bewusstlosen Patienten gilt der mutmaßliche Wille des Patienten. Bei bedeutenden Eingriffen sollten die Tatsache der Aufklärung, ihr Zeitpunkt sowie wesentliche Inhalte des Aufklärungsgespräches schriftlich dokumentiert werden. Grundsätzlich ist jedoch die schriftliche Aufklärung mit anschließender Unterschrift des Einwilligenden sinnvoll.

Ausführliche, grundlegende Monografien zu Begutachtung, Recht, Risiko, Fehlervermeidung und Qualitätssicherung wurden von *Günther, Münstermann* und *Oehler* vorgelegt.[9,22,23]

1.2 OP-Vorbereitung

1.2.1 Instrumentarium

Zur Verbesserung der Vorbereitung, des Operationsablaufes und der Instrumentenaufbereitung sollte das Instrumentarium für die geplanten Eingriffe vereinheitlicht werden. Es hat sich als sinnvoll erwiesen, zwischen einem Untersuchungssieb, dem dentoalveolären Grundsieb zur Osteotomie (Osteotomiesieb) (Abb. 1.1 bis 1.3), dem parodontalchirurgischen Sieb (Abb. 1.4), dem Weichgewebssieb (Abb. 1.5), ggf. mit ergänzendem Instrumentarium, z. B. dem Mikroinstrumentensieb (Abb. 1.6), zu unterscheiden. Bei bestimmten operativen Eingriffen wie z. B. der Wurzelspitzenresektion (WSR) wird das Grundsieb um entsprechende Instrumente erweitert (s. Kap. 4).

Der Großteil der zahnärztlichen Chirurgie lässt sich mit diesen Sieben bewerkstelligen. „Weniger ist oft mehr", sollte der grundlegende Gedanke in der Zusammenstellung der Siebe sein. Die Standardisierung der Vorbereitung erspart die mühsame Einarbeitung des medizinischen Hilfspersonals auf den Operateur sowie die Operationszeit, denn nicht nur die Zusammenstellung der Siebe, sondern auch die Lagerung der Instrumente auf dem Operationstisch sollte standardisiert sein. Hinzu kommt, dass das Risiko von Verletzungen sinkt. An weiterführender Literatur ist das Kompendium über OP-Abläufe und über Instrumentarium in der MKG- und Oralchirurgie von *Schwenzer* et al. zu empfehlen.[29]

Die Abbildungen 1.1 bis 1.6 zeigen typische Siebe. Die individuelle Gestaltung der Operationssiebe bleibt jedem Chirurgen selbst überlassen. Eine fotografische Dokumentation erleichtert die Standardisierung.

Als Nahtmaterial kommt in der Mundhöhle routinemäßig 3-0 oder 4-0 pseudomonofiler Polyamidfaden zur Anwendung. Dieses Nahtmaterial hat eine große Geschmeidigkeit, was die störende Empfindung der Fadenenden vermeidet. Auf der anderen Seite ist durch die Ummantelung eine bessere Gewebeverträglichkeit gegeben und die so genannte Dochtwirkung niedriger als bei multifilen Fäden.

Zur Vermeidung eines doppelfädigen Durchzugs werden atraumatische Nadeln, bei denen der Faden am Ende der Nadel eingelassen ist, bevorzugt. Runde Nadeln mit einem halben oder 5/8-Kreis sind üblich. In der Parodontalchirurgie kommen zur Interdentalnaht gelegentlich gerade Nadeln zum Einsatz. Die Rundkörpernadel schneidet nicht so leicht durch den Wundrand wie eine scharfe Nadel und sollte vom Anfänger verwendet werden. Der Geübte, der beim Durchstechen des Gewebes die Biegung der Nadel nachfährt, kann mit der scharfen Nadel leichter insbesondere derbes Gewebe durchstechen. Resorbierbares Nahtmaterial wird verwendet bei subkutanen oder submukösen Nähten, schlecht zugänglichen Regionen und extrem ängstlichen Patienten mit mangelnder Kooperation, Behinderten oder Kleinkindern. Ist bei behandlungsunwilligen bzw. -unfähigen Patienten eine Intubationsnarkose indiziert, erübrigt sich bei Verwendung von resorbierbarem Nahtmaterial die Nahtentfernung und dem Patienten bleibt eine weitere Narkose erspart.

Je feiner die Strukturen und je höher der Anspruch an die Ästhetik, umso dünner muss das Nahtmaterial gewählt werden. Ggf. wird mit 6-0 oder 7-0 Nylonnähten in der rekonstruktiven und ästhetischen Parodontalchirurgie gearbeitet. In diesem Fall kommt das Mikroinstrumentarium (s. Abb. 1.6) zum Einsatz.

Üblicherweise werden die Nähte sieben Tage nach dem Eingriff entfernt. Diese Frist kann bei einer schwierigen Operationssituation oder bei der Deckung einer eröffneten Kieferhöhle verlängert oder bei dünnem Faden verkürzt werden.

1.2.2 Hygiene – Unfallverhütung

Die Praxishygiene soll den Patienten und das Praxisteam vor Infektionen schützen. Für jede Zahnarztpraxis – unabhängig davon ob ein chirurgischer Schwerpunkt besteht – muss ein Hygieneplan aufgestellt werden, der als Arbeitsanweisung, am besten eingebettet in ein Qualitätsmanagementsystem, gilt. Einmal jährlich sind alle Praxismitarbeiter zu unterweisen. Gemäß § 30 Abs. 2 der Unfallverhütungsvorschrift (UVV BGV A 1 „Grundsätze der Prävention") sind die Beschäftigten verpflichtet, die ihnen nach § 29 BGV A 1 vom Arbeitgeber in ausreichender Stückzahl zur Verfügung zu stellenden persönlichen Schutzausrüstungen (Schutzkleidung, Einmalhandschuhe, Schutzbrille, Mund-Nasenmaske und ggf. Kopfbedeckung) zu tragen. Neben der Unfallverhütungsvorschrift aus dem Jahre 2004 mit rechtsgestaltendem Charakter sind die BG-Regelungen für Sicherheit und Gesundheit bei der Arbeit (BGR) allgemein anerkannt. Weitere Hinweise und Vorschriften

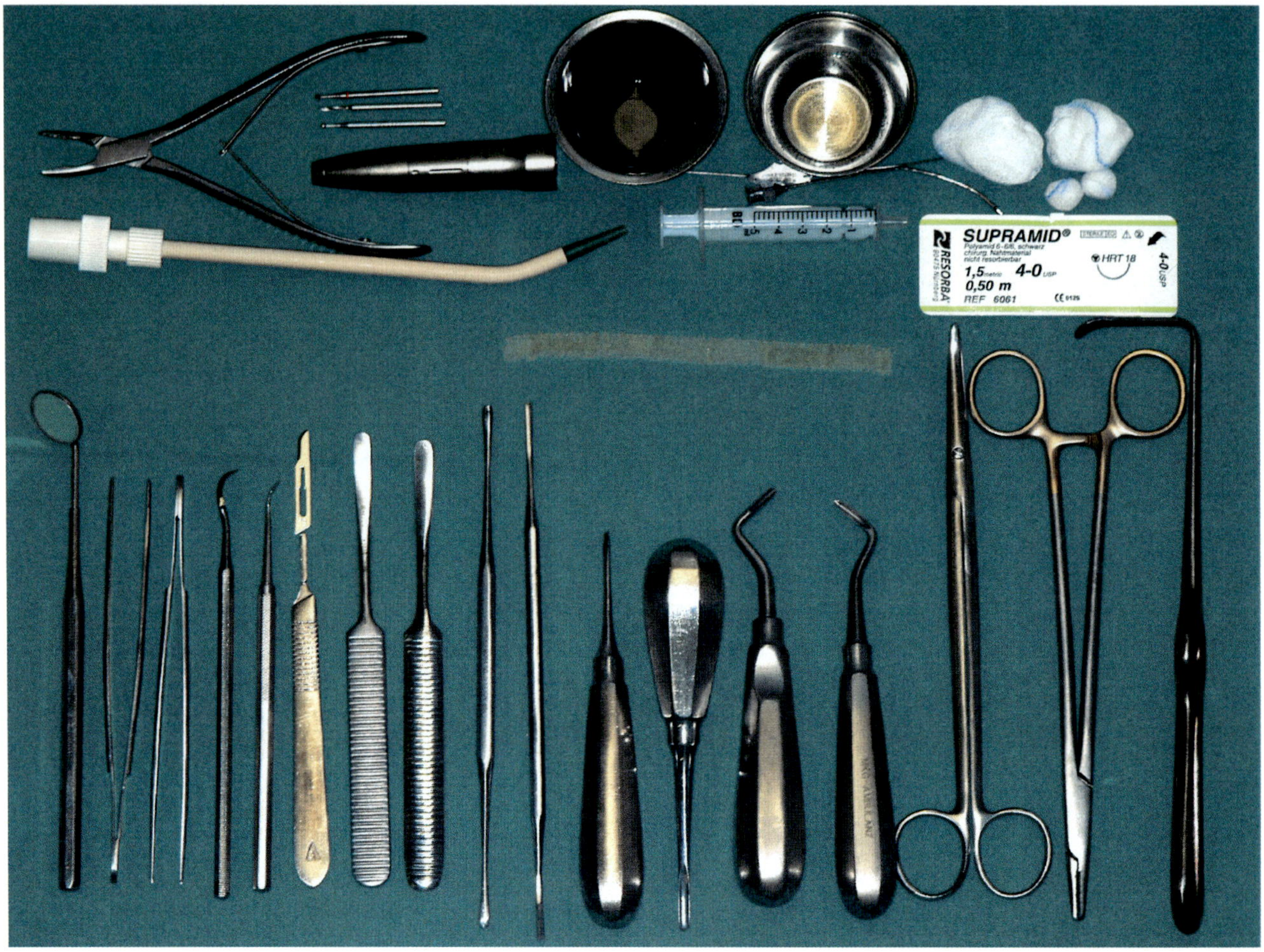

Abb. 1.1 Osteotomiesieb (dentoalveoläres Grundsieb), hier zur operativen Entfernung der Weisheitszähne. Instrumente in der unteren Reihe von links nach rechts: zahnärztlicher Spiegel, anatomische und chirurgische Pinzette, Rückholhaken, zahnärztliche Pinzette, Skalpell, Raspatorium zur Präparation (hier kann gelegentlich auch der *Partsch*-Löffel zum Einsatz kommen), Raspatorium zum Weichgewebsschutz bei Osteotomien, Elevatorium nach *Freer*, Tamponadenstopfer nach *Luniatschek*, kleiner und größerer *Bein*'sche Hebel, zwei *Heidbrink*'sche Hebel nach rechts und nach links, Fadenschere, Nadelhalter nach *Mayo-Hegar* und der *Langenbeck*-Wundhaken.
Darüber liegen ein chirurgischer Sauger, eine *Luer*-Hohlmeißel-Zange, eine große und eine kleine Kugelfräse sowie eine *Lindemann*-Fräse mit Handstück, zwei Schälchen mit PVP Jod- und Natriumchloridlösung, eine Spülkanüle und eine Silberblattsonde zur Diagnostik einer Mund-Kieferhöhlenverbindung und zur Gangsondierung. Eine Spritze zum Spülen, mehrere Tupfer und standardmäßig ein 4.0 pseudomonophiler Polyamidfaden. In der Mitte des Bildes ein Jodoform-Bephanthen-Streifen zur halboffenen Nachbehandlung.

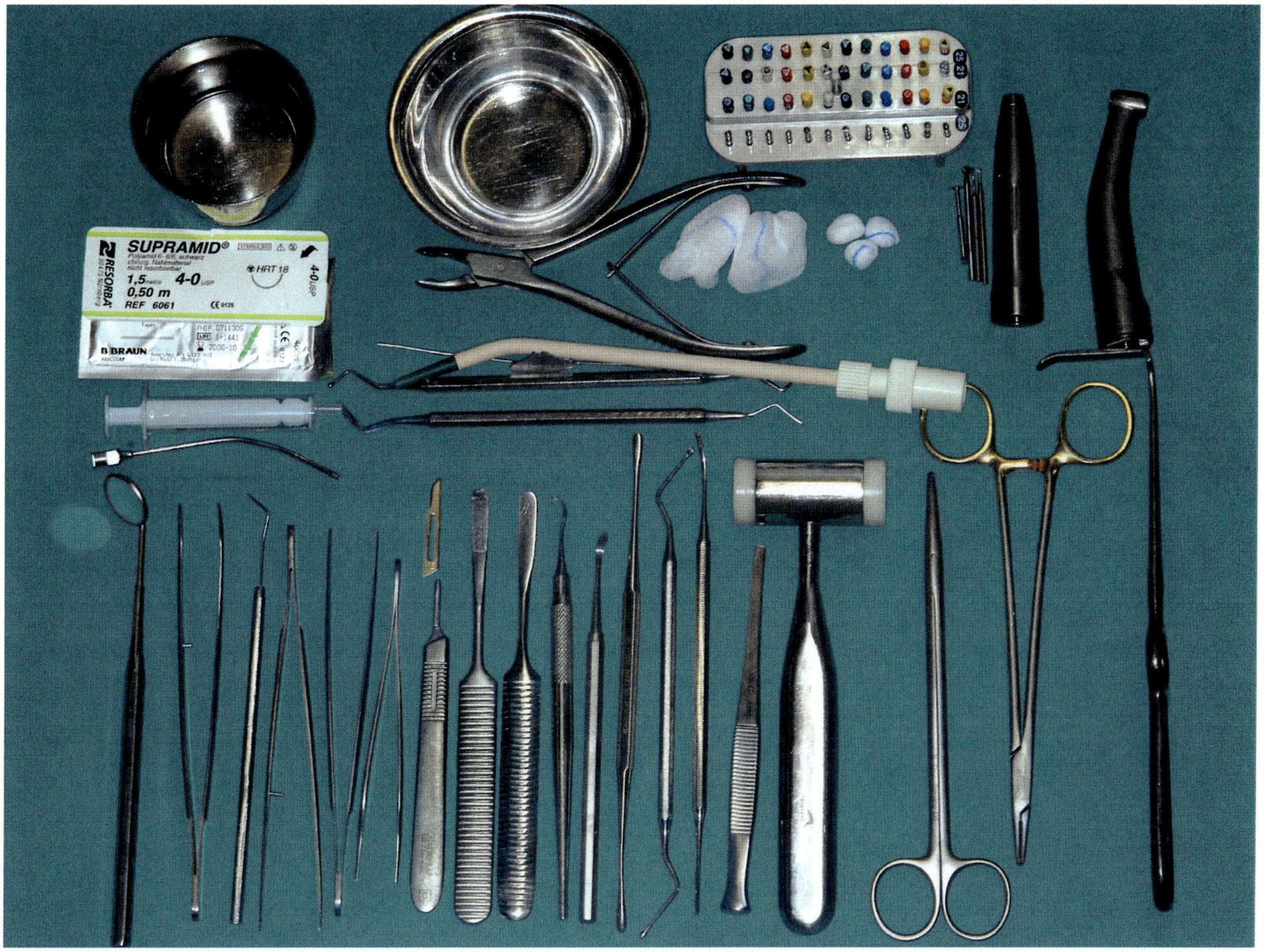

Abb. 1.2 Erweitertes Osteotomiesieb (für die Wurzelspitzenresektion); unten links beginnend: zahnärztlicher Spiegel, zahnärztliche Pinzette, zahnärztliche Sonde, chirurgische und anatomische Pinzette, kleine chirurgische Pinzette, Skalpellgriff mit Klinge, Osteotomieraspatorium, Präparationsraspatorium, Rückholhaken, scharfer Löffel nach *Partsch*, Elevatorium nach *Freer*, scharfer Löffel nach *Hemingway*, Tamponadenstopfer nach Luniatschek, *Lambotte*-Meißel und Hammer (optional), Fadenschere, Nadelhalter nach *Mayo-Hegar*, *Langenbeck*-Haken.
Obere Reihe von links: zwei Töpfchen mit Oktiniseptlösung als Mundantiseptikum und Natriumchloridlösung, 4.0 pseudomonophiler Polyamidfaden, gebogene Naht und darunter gerade Naht 3-0, ebenfalls pseudomonophiler Polyamidfaden, *Luer*-Hohlmeißel-Zange, chirurgischer Sauger, Kieferhöhlensonde, Kugelstopfer, *Heidemann*-Spatel, Wurzelkanalinstrumente, Tupfer, H_2O_2, Kugelfräse groß und klein sowie *Lindemann*-Fräse, gerades Handstück und Winkelstück.

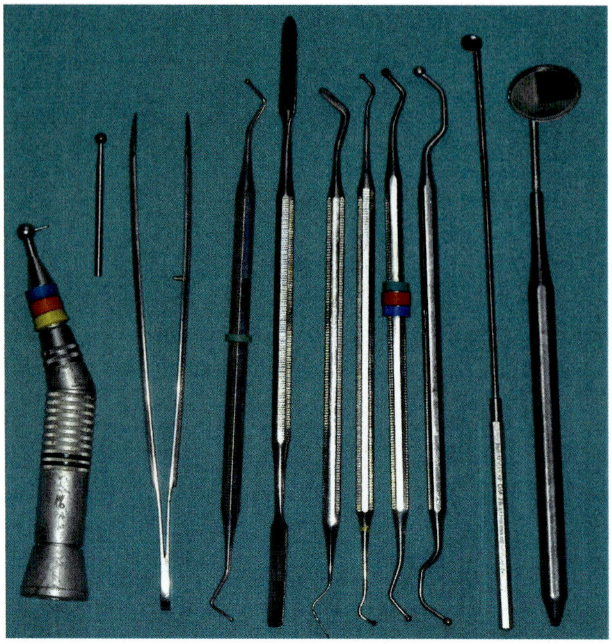

Abb. 1.3 Zusätzliches Instrumentarium bei Wurzelspitzenresektion mit retrograder Wurzelfüllung, von links nach rechts: Mikrowinkelstück, zahnärztliche Pinzette, Kugelstopfer fein, Spatel, *Heidemann*-Spatel, Exkavator, Kugelstopfer zum Abtragen des Guttaperchas, Kugelstopfer groß, kleiner zahnärztlicher Spiegel, zahnärztlicher Spiegel.

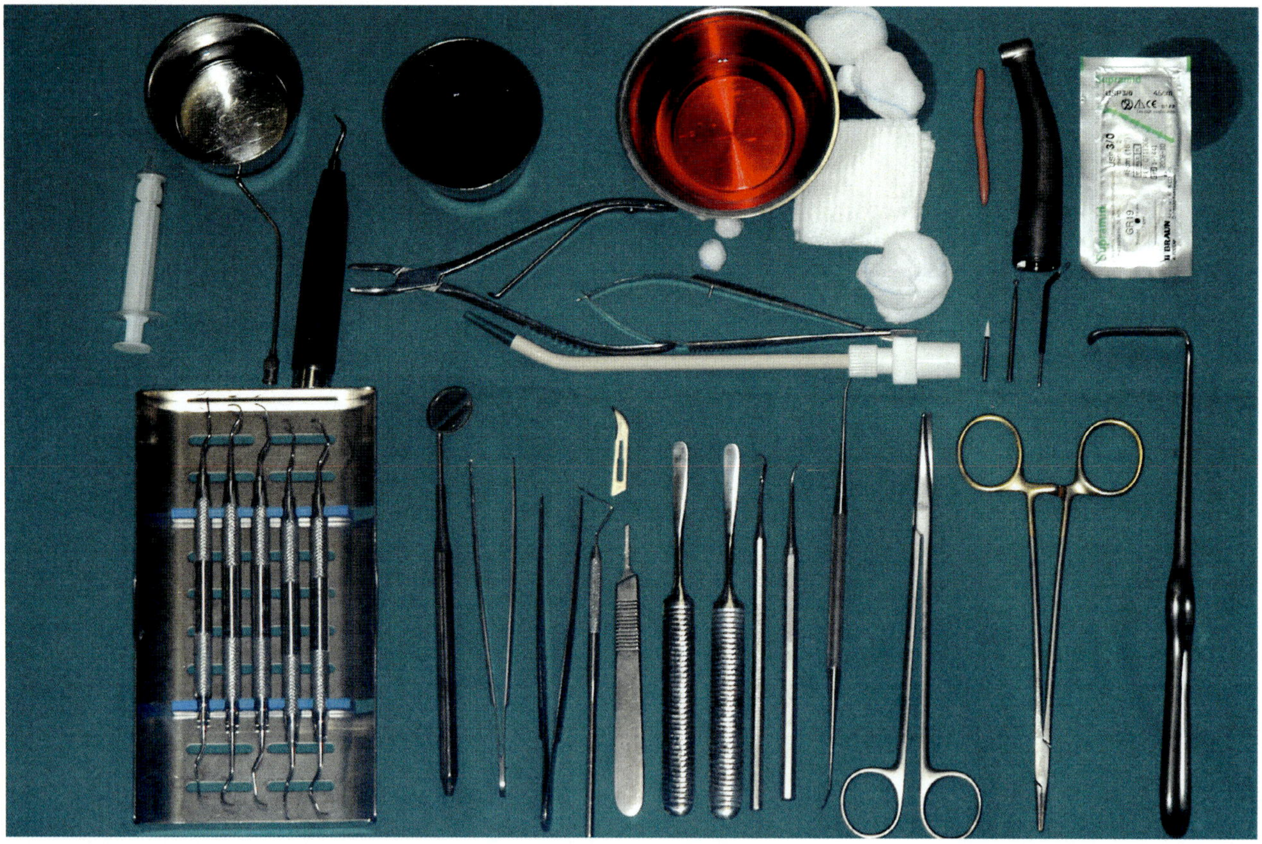

Abb. 1.4 Parodontalsieb, von links nach rechts: *Gracey*-Küretten in unterschiedlicher Ausführung, Scaler, Gingivektomie-Messer nach *Kirkland*, zahnärztlicher Spiegel, chirurgische und anatomische Pinzette, Zahntaschen-Tiefenmeßsonde (PA-Sonde), Skalpell-Klinge, Osteotomieraspatorium und Raspatorium zur Präparation, Rückholhaken, *Partsch*-Löffel und Elevatorium nach *Feer*, Fadenschere, Nadelhalter nach *Mayo-Hegar*, *Langenbeck*-Haken.
Obere Reihe von links nach rechts: Spritze zum Spülen, Spülkanüle, Cavitron Ultraschallaufsatz, *Luer*-Hohlmeißel-Zange, chirurgischer Sauger, Gingivektomie-Schere, Arkansasstein, feine diamantierte Fräse, elektrische Schlinge, H_2O_2, PVP Jod-Lösung, Natriumchloridlösung, Chlorhexidindigluconat-Lösung 0,2%ig, und Kompressen, Zahnfleischverband (Peripac), Winkelstück, Naht 3-0 pseudomonophiler Polyamidfaden.

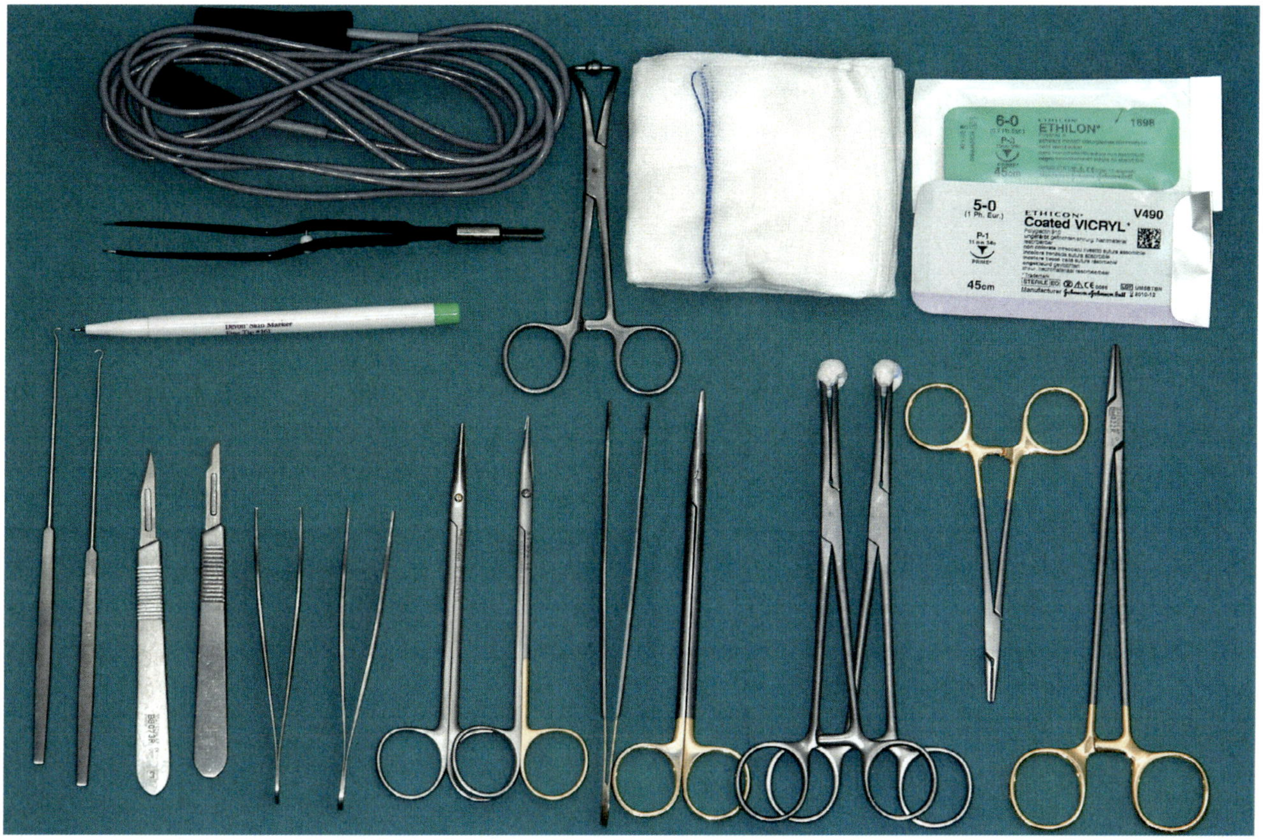

Abb. 1.5 Weichgewebssieb, untere Reihe von links beginnend: feines Schleimhauthäkchen nach *Gillies*, 11er Klinge, 15er Klinge, chirurgische und anatomische *Adson*-Pinzette, Präparier-Scheren, anatomische (atraumatische) Pinzette, Fadenschere, anatomische Klemmen mit Präpariertupfern, feiner Nadelhalter (äußere Haut), langer Nadelhalter (intraoral).
Obere Reihe: Stift zum Anzeichnen an der äußeren Haut; an der Mundschleimhaut kann auch die *solutio Castellani cum colore* genommen werden. Darüber die Bipolarpinzette mit Kabel, Tuchklemme, Tupfer und als subkutane Naht in diesem Fall 5-0 resorbierbare Naht oberflächenbeschichtet und 6-0 Nylonnaht, die bei feinen Schleimhautplastiken oder bei Hautnähten im Gesicht zur Anwendung kommt.

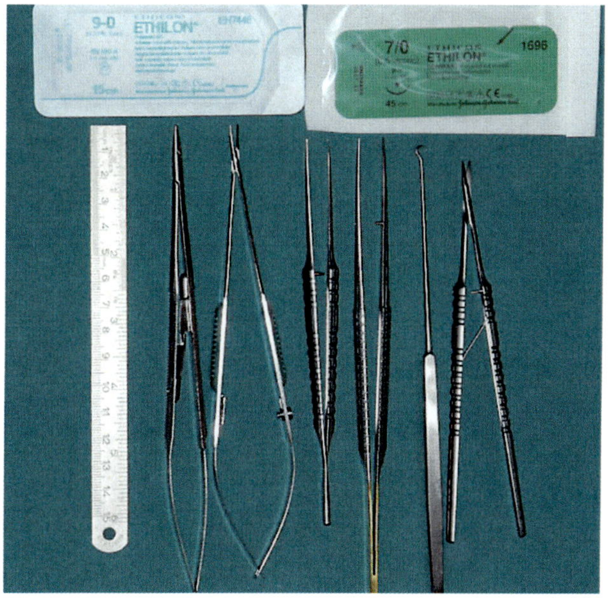

Abb. 1.6 Mikroinstrumentarium mit entsprechend feinen Nähten; 9-0 kommt nur mit Lupenvergrößerung oder unter dem OP-Mikroskop zur Nervanastomosierung oder bei Gefäßanastomosen zur Anwendung, mit 6-0 oder 7-0 Nylonnähten wird in der Parodontalchirurgie gearbeitet.

zur Hygiene finden sich im Infektionsschutzgesetz, im öffentlichen Gesundheitsdienstgesetz, Arbeitsschutzgesetz, in der Biostoffverordnung, der Gefahrenstoffverordnung, im Jugendarbeitsschutzgesetz, dem Mutterschutzgesetz, sowie im Medizinproduktegesetz mit der Medizinprodukte-Betreiberverordnung. Richtlinien für die Anforderungen an die Hygiene in der Zahnheilkunde sind vom Robert Koch Institut (RKI) festgelegt und stellen in ihrem Rechtscharakter eine Empfehlung aufgrund des gegenwärtigen Standes der Wissenschaft dar. Auch der Hygieneleitfaden des Deutschen Arbeitskreises für Hygiene in der Zahnarztpraxis (DAHZ) enthält Hinweise mit bindendem Charakter.

Die Verletzung der einschlägigen Hygienevorschriften kann einen zivilrechtlichen Haftungsanspruch nach sich ziehen. Im Prozess können die Empfehlungen des RKI und des DAHZ als vorgegebene Gutachten verwendet werden oder der Sachverständige kann sich auf die dadurch definierten Hygienestandards berufen. Grundsätzlich muss zunächst der Patient die Vernachlässigung der hygienischen Standards im Sinne eines Behandlungsfehlers beweisen. Eine Beweislastumkehr gilt jedoch dann, wenn ein so genanntes voll beherrschbares Risiko vorlag. Das sind Mängel in der organisatorischen oder technischen Vorkehrung. Grundsätzlich tritt die Beweislastumkehr zulasten des Zahnarztes immer ein, wenn das Abweichen von den geltenden hygienischen Standards einen groben Behandlungsfehler darstellt, weil Grundsätzlichkeiten der Asepsis, wie z. B. Sterilisation der Instrumente, nicht eingehalten wurden (Urteil BGH vom 08.06.93, Az.: VI ZR 192/92).[5,7,26] Neben dem routinemäßigen Tragen der Schutzausrüstung gehören auch Schutzimpfung der Praxismitarbeiter und hygienebewusstes Verhalten zu den passiven Hygienemaßnahmen. Zu den aktiven Hygienemaßnahmen zählen Desinfektion und Sterilisation.[2,13]

1.2.3 Desinfektion

Es empfiehlt sich, die Desinfektion (Entkeimung) in die Bereiche Flächendesinfektion, Händedesinfektion und Schleimhautdesinfektion (orale Antisepsis) zu gliedern. Patientennahe Oberflächen und Gegenstände werden durch Wischen unter Verwendung eines mit einem geeigneten in Alkohol basiertem Flächendesinfektionsmittel getränkten Tuch gereinigt und desinfiziert (Wischdesinfektion). Die Sprühdesinfektion ist auf schwierig zu desinfizierende Flächen zu beschränken. Desinfektionsmittel, Anleitungen und Einwirkzeiten sind im Praxishygieneplan festzuhalten.

Vor Arbeitsbeginn, bei Bedarf und nach Arbeitsende sind die Hände mit einem Flüssigwaschpräparat aus dem Direktspender zu waschen. Die Händedesinfektion mit dem Händedesinfektionsmittel aus dem Direktspender hat so zu erfolgen, dass die Hände während der Einwirkzeit feucht gehalten werden. Man unterscheidet die hygienische Händedesinfektion vor und nach jeder Behandlung sowie bei Unterbrechung der Behandlung, vor dem Anziehen bzw. nach dem Ausziehen von Handschuhen von der chirurgischen Händedesinfektion. Diese muss vor länger dauernden, umfangreicheren, zahnärztlich-chirurgischen Eingriffen, vor allem an Patienten mit erhöhtem Infektionsrisiko durchgeführt werden und setzt sich aus Waschen, Trocknen und anschließendem Desinfizieren der Hände und Unterarme zusammen. Die Einwirkzeiten der Desinfektionsmittel richten sich nach den Herstellerangaben und sind im individuellen Praxishygieneplan neben dem Namen des Präparates festzuhalten.

Die infektionspräventiven Maßnahmen des Behandlungsteams sind neben der Beschäftigungsbeschränkung (Schwangerschaft und Auszubildende), der Impfprophylaxe (Empfehlungen der STIKO, der ständigen Impfkommmission) und dem Tragen der Schutzausrüstung insbesondere die händehygienischen Maßnahmen. Die Hände des Personals können bei unzureichender Desinfektion zum häufigsten und damit wichtigsten Übertragungsmedium von Krankheitserregern werden.[5] Vor jedem operativen Eingriff sollte durch Entfernung kariöser Läsionen, Beseitigung akuter marginaler Parodontalinfekte und durch Zahnreinigung sowie Schleimhautantiseptika eine Reduktion der intraoralen mikrobiellen Flora vorgenommen werden. Hierdurch wird nicht nur die Wahrscheinlichkeit der direkten Kontamination, sondern auch die Konzentration der Keime im Aerosol vermindert. Als Schleimhautantiseptika kommen in Betracht:

1. Chlorhexidindigluconat
2. Polyvinylpyrrolidinon Jod
3. Ätherische Öle
4. Die Kombination aus Oxymedin und Phenoxyethanol (0,1%iges Octenidindihydrochlorid und 2%iges 2-Phenoxyethanol in wässriger Lösung (Oktinisept).

Einwirkzeiten von einer Minute (Oktinisept) bis fünf Minuten (Betaisodona-Mundantiseptikum) reduzieren die Keimzahl an der Schleimhautoberfläche auf bis zu ein Zehntel der Ausgangsmenge. Neben der oralen Antisepsis kommt beim Patienten ggf. eine Antibiotikaprophylaxe zur Anwendung.

1.2.4 Sterilisation

Sterilisation ist das Abtöten bzw. irreversible Inaktivieren aller vermehrungsfähigen Mikroorganismen (DIN 58946.1). Das Ergebnis der Sterilisation ist die vollständige Keimfreiheit. Für den deutschsprachigen Raum sind eine Reihe von Euro-Normen übernommen worden[8]. Die von den Bundesgesundheitsämtern (BAG, BGA) anerkannten sicheren Sterilisationsverfahren sind gespannter Dampf und Heißluft. Für invasive Behandlungsmaßnahmen oder wenn Medizinprodukte mit verletzter Schleimhaut oder Wunden in Kontakt kommen, ist ihre Sterilisation (Entkeimung, keimfrei machen) obligat.

Nach der Medizinprodukte-Betreiberverordnung (MPBetreibV) und dem Gesetz über Medizinprodukte (MPG) vom 02. August 1994, in seiner neuesten Auflage, zuletzt geändert durch Art. 109V im Jahre 2003, ist die Einordnung aller Medizinprodukte in unkritische, semikritische und kritische Medizinprodukte vorzunehmen (Tab. 1.1).[5,15,26,28] Medizinprodukte sind gemäß § 3 Ziffer 1 MPG alle einzeln oder miteinander verbunden verwendeten Instrumente, Apparate, Vorrichtungen, Stoffe und Zubereitungen aus Stoffen oder andere Gegenstände einschließlich der eingesetzten Software, die zur Anwendung am Menschen zu dienen bestimmt sind und die ihre Wirkung vorwiegend auf physikalischem Wege (nicht durch pharmakologisch oder immunologisch wirkende Mittel) erreichen.

Grundlegende Anforderungen nach §7 MPG sind für aktive implantierbare Medizinprodukte bereits mit der EWG-Richtlinie 90/385/ vom 20. Juni 1990 und für sonstige Medizinprodukte in der EWG-Richtlinie 93/42 vom 14. Juni 1993 definiert worden. Die Risikobewertung und Einstufung der Medizinprodukte vor Aufbereitung wird in Tabelle 1.1 gemäß den Vorgaben empfohlen. Mit der Instandhaltung und Aufbereitung von Medizinprodukten dürfen nur Personen beauftragt werden, die aufgrund ihrer Ausbildung und praktischen Tätigkeit über die erforderlichen speziellen Sachkenntnisse verfügen. Jedes wieder verwendbare Medizinprodukt muss entsprechend der Herstellerangaben aufbereitet werden. Der Hersteller ist gemäß

Tabelle 1.1 Risikobewertung und Einstufung in der Zahnmedizin gebräuchlicher Medizinprodukte vor ihrer Aufbereitung (modifiziert in Anlehnung an die RKI-Richtlinien und den Ausschuss für Praxisführung der Landeszahnärztekammer Baden-Württemberg)

Lediglich Kontakt mit intakter Haut	Kontakt mit Schleimhaut oder veränderter Haut		Durchdringung von Haut oder Schleimhaut, Blutkontakt möglich	
Unkritische Medizinprodukte (außerhalb der Mundhöhle)	Semikritische Medizinprodukte (nicht invasive Instrumente – KFO, KONS, PROTH – innerhalb der Mundhöhle)		Kritische Medizinprodukte (invasive Instrumente – CHIR, PARO, ENDO – innerhalb der Mundhöhle)	
	Ohne besondere Aufbereitungsanforderungen	Mit erhöhten Aufbereitungsanforderungen	Ohne besondere Aufbereitungsanforderungen	Mit erhöhten Aufbereitungsanforderungen
Unkritisch	**Semikritisch A**	**Semikritisch B**	**Kritisch A**	**Kritisch B**
Anmischspatel, extraorale Teile des Gesichtsbogens, Instrumentenzange	Mundspiegel, Pinzetten, Abformlöffel, Spatel, Füllungsinstrumente	Ansätze, Kanülen und sonstige Hohlkörper, aber auch Übertragungsinstrumente für KFO, KONS, PROTH	PA-Instrumente, Skalpelle, scharfer Löffel, Hebel, Tamponadenstopfer, Raspatorien, Wundhaken	Nadelhalter, Zahnzangen sowie Ansätze, Kanülen und sonst. Hohlkörper, aber auch Übertragungsinstrumente für CHIR, PARO, ENDO, Wurzelkanal-Instr.

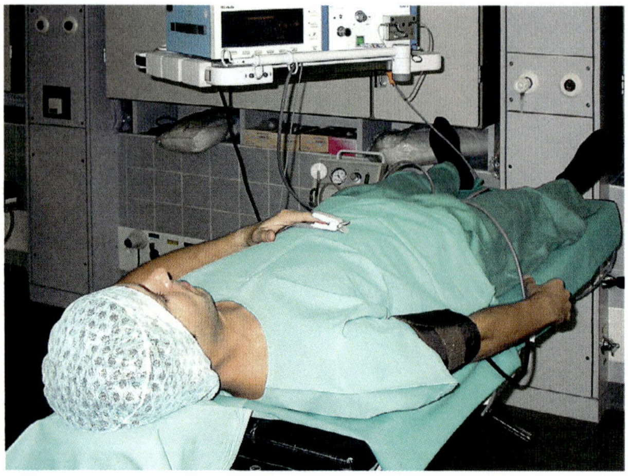

Abb. 1.7 Kardiovaskuläres Monitoring: Manschette für maschinengesteuerte Blutdruckmessung am rechten Arm, Sensor zur Messung von Puls und Sauerstoffsättigung am linken Ziegefinger des Patienten.

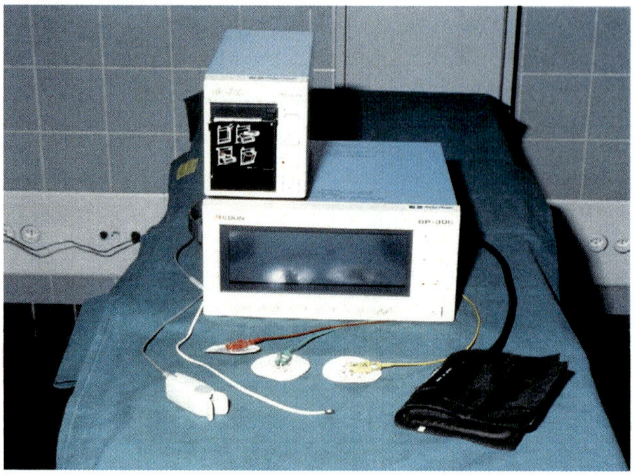

Abb. 1.8 Monitor, Drucker, Blutdruckmanschette, Pulsoxymeter, EKG-Abnehmer, Temperatursonde.

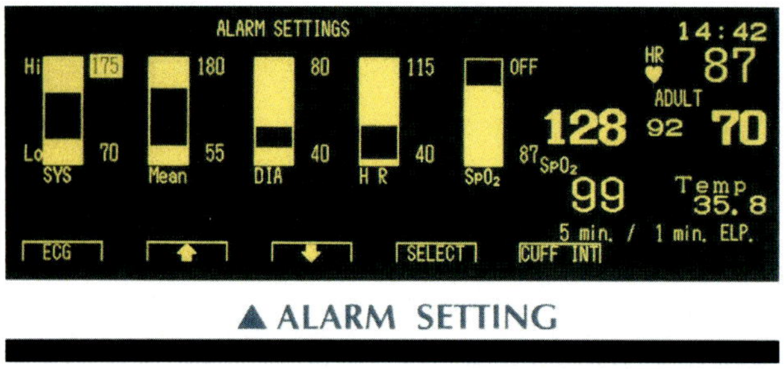

Abb. 1.9 Monitordarstellung, oben links: Alarmeinstellungen, rechts (von oben nach unten): Uhrzeit, Herzfrequenz (HR), Blutdruck, Sauerstoffsättigung (SpO2), Körpertemperatur; unten: Kontrolle der Werte in chronologischer Abfolge.

DIN EN-ISO 17664 verpflichtet, Angaben zur Medizinprodukteaufbereitung zu machen. Die Aufbereitung hängt vom Medizinprodukt selbst sowie von seiner vorgesehenen Anwendung und den Angaben des Herstellers ab. Hand- und Winkelstücke und Turbinen (so genannte Übertragungsinstrumente) sollten maschinell aufzubereiten und müssen thermostabil sein. Sie müssen bei jedem zahnärztlich-chirurgischen Eingriff verpackt und steril zur Anwendung kommen. Die Reinigung und Desinfektion muss alle Außen- und Innenflächen beinhalten. Thermische Verfahren in Reinigungs- und Desinfektionsgeräten (RDG) sind grundsätzlich den chemischen Verfahren vorzuziehen. Daher sind Dampfsterilisatoren mit sicherer Sterilisation der Innenflächen von Hohlkörpern und automatischer Kontrolle und Dokumentation am besten geeignet. In Containerverpackungen oder einfacher Klarsichtsterilgutverpackung sind Medizinprodukte bis zu sechs Monate, in doppelter Sterilgutverpackung bis maximal fünf Jahre lagerfähig (DIN 58953-9). Detaillierte Empfehlungen sind dem Bundesgesundheitsblatt in der Fassung vom März 2006 zu entnehmen.[5]

1.2.5 Apparative Infrastruktur

Die apparative Infrastruktur zeitgemäßer zahnärztlicher Operationen kann dreifach unterteilt werden: intraoperative Diagnostik, Weichgewebschirurgie und Chirurgie der Hartgewebe.

Im Bereich der intraoperativen Diagnostik ermöglicht das kardiovaskuläre Monitoring (Messung von Puls, Blutdruck und Sauerstoffsättigung) das Erkennen von allgemeinmedizinischen Risikobefunden und somit eine Reduktion kardiovaskulärer Problemsituationen (Abb. 1.7 bis 1.9).[3,25]

Operationsmikroskope können fest an der Decke hängend installiert sein oder fahrbar an mehreren OP-Tischen verwendet werden. Sie werden zunehmend nicht nur in der zahnärztlichen Chirurgie, sondern auch bei allgemeinzahnärztlicher Behandlung in bestimmten Situationen – z. B. bei endodontischen Behandlungen – eingesetzt (Abb. 1.10).

Endoskope wurden zunächst bei Kieferhöhlenoperationen, später in der Kiefergelenkschirurgie angewendet. Heute finden sie auch zunehmend in der Zahn erhaltenden Chirurgie (s. Kap. 4) Verwendung (Abb. 1.11 bis 1.13). In der Weichgewebschirurgie

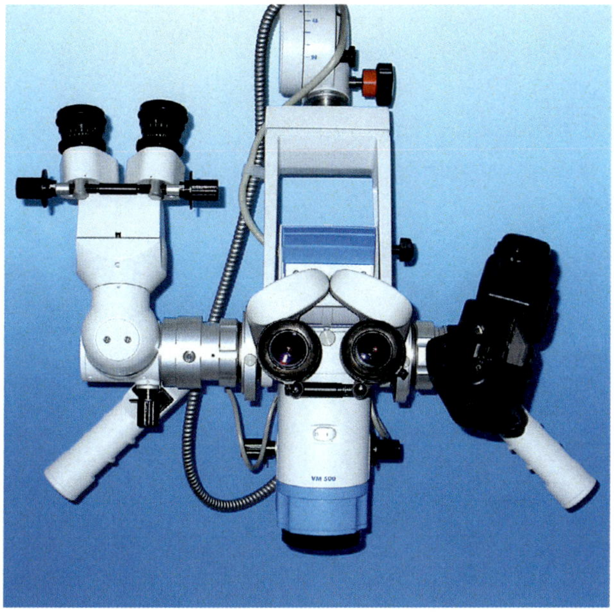

Abb. 1.10 Deckeninstalliertes Mikroskop für zahnärztliche Operationen.

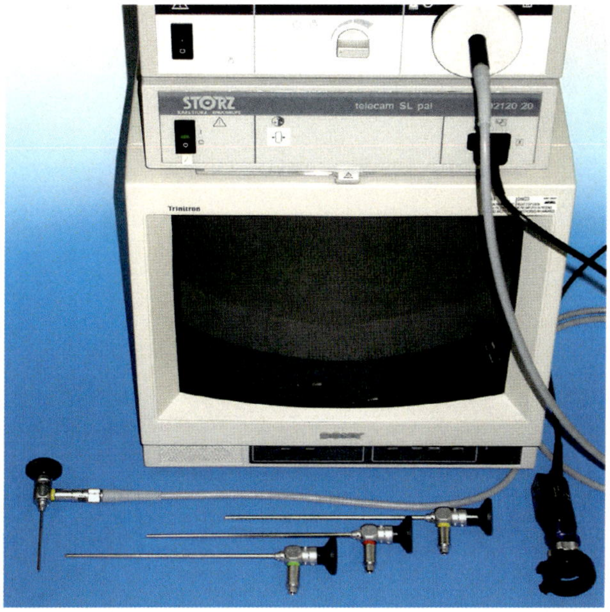

Abb. 1.11 Anlage zur Endoskopie mit (von oben) Kaltlichtquelle + Kabel, Kamera + Kabel, Monitor, Endoskopen unterschiedlicher Größe und Kameraansatz (unten rechts).

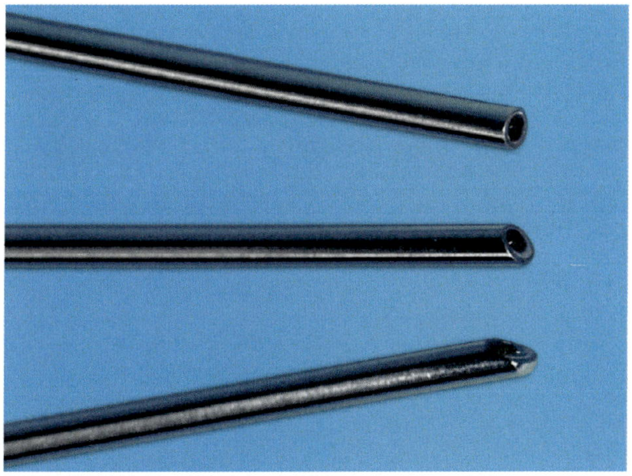

Abb. 1.12 Abgewinkelte Optiken für unterschiedliche Blickwinkel.

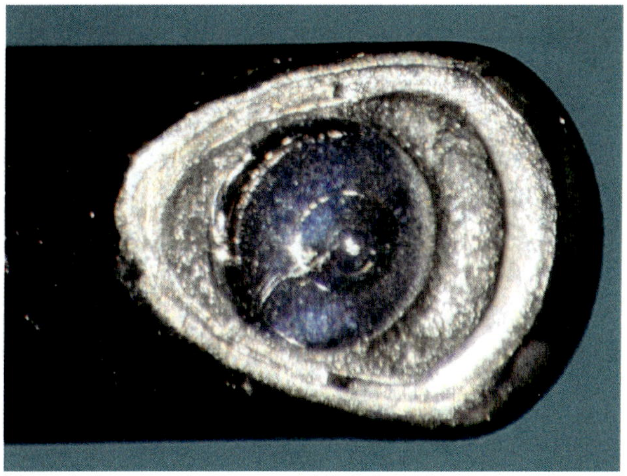

Abb. 1.13 Linse einer endoskopischen Optik mit halbzirkulärer Lichtquelle.

(s. Kap. 7) wird das Elektrotom seit langem eingesetzt, neuere Geräte bieten als Funktion zusätzlich die bipolare Elektrokoagulation zur schnellen und effektiven Blutstillung (Abb. 1.14). Unter den verschiedenen Lasergeräten hat sich der CO_2-Laser für fast die gesamte Palette der intraoralen Weichgewebschirurgie einen festen Platz erobert und beispielsweise die Kryochirurgie verdrängt (Abb. 1.15, Abb. 1.16).

Für die intraorale Hartgewebschirurgie steht die Bohrmaschine mit der klassischen Welle an erste Stelle, die Geräte werden mit der Kühlungsvorrichtung (sterile Kochsalz- oder Ringerlösung) geliefert (Abb. 1.17, Abb. 1.18). Zusätzlich werden für die chirurgische Implantologie Bohrmaschinen mit elektrischem Antrieb, Schnell- und Langsamstlauf, Vor- und Rückwärtsbetrieb und – vor allem – unterschiedlichen Drehkraftmomenten angeboten (Abb. 1.19). Ultraschalltechniken kommen bei der Bearbeitung von Knochen in der Piezochirurgie (Weichgewebe werden geschont) (Abb. 1.20, Abb. 1.21) sowie bei der retrograden Kavitätenpräparation zur Anwendung (Abb. 1.22, Abb. 1.23).

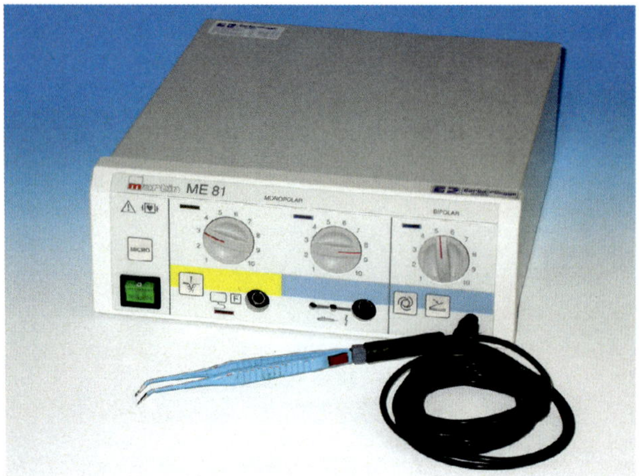

Abb. 1.14 Elektrotom mit bipolarer Blutstillungsfunktion, Pinzette.

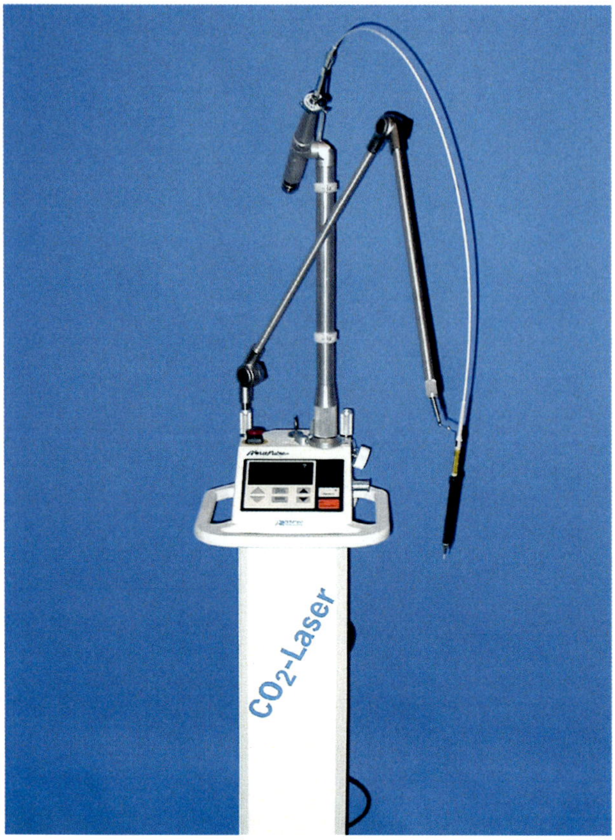

Abb. 1.15 CO_2-Lasergerät, mobil zur Verwendung an mehreren Arbeitsplätzen.

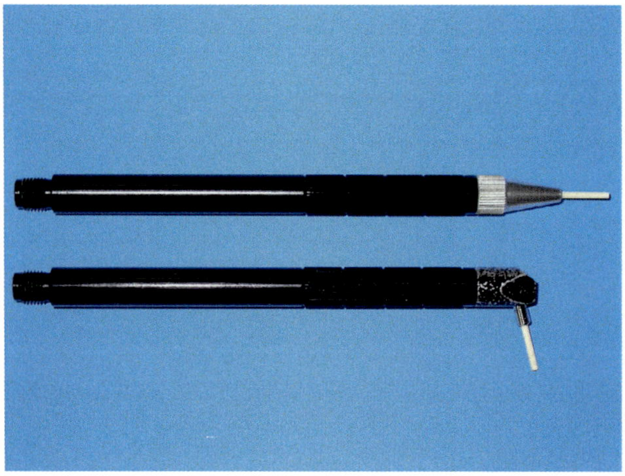

Abb. 1.16 CO_2-Handstück und Winkelstück mit peripheren Keramikansätzen.

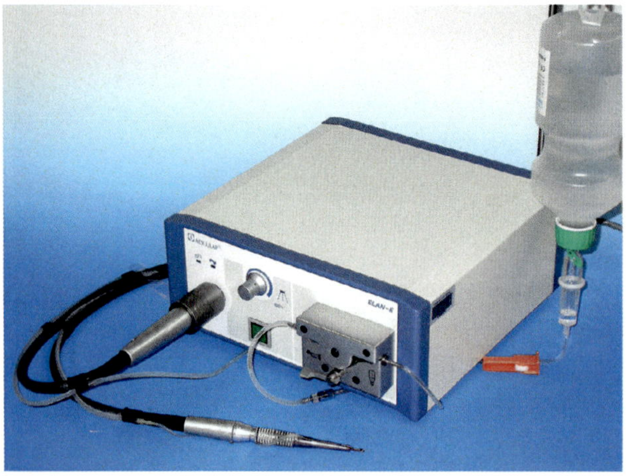

Abb. 1.17 Bohrmaschine für die operative Bearbeitung von Knochen und Zähnen mit integrierter Kühlvorrichtung.

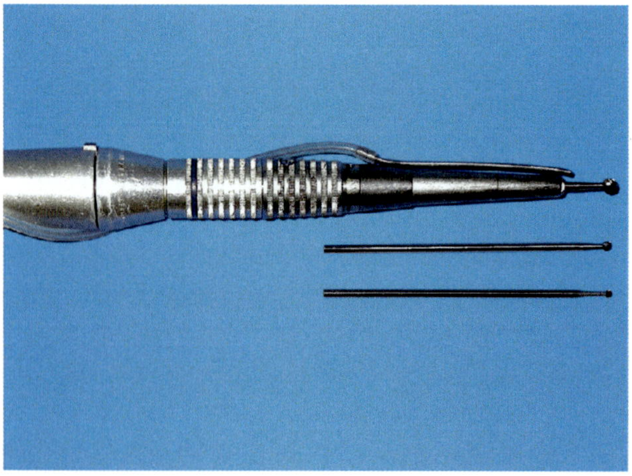

Abb. 1.18 Handstück mit Kühlschlauch und Rosenbohrern.

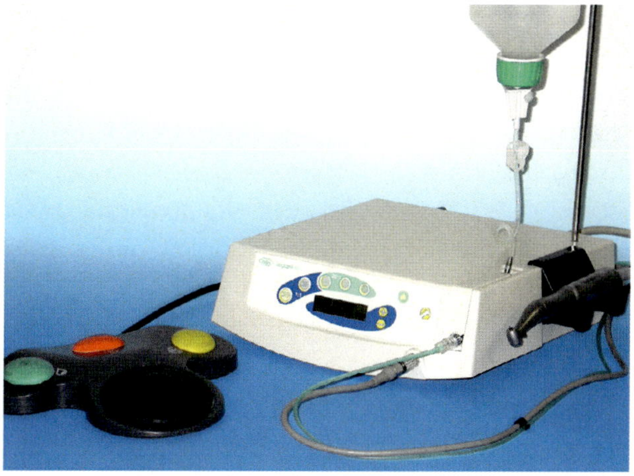

Abb. 1.19 Bohrmaschine für die enossale Implantologie mit variablen Drehkrafteinstellungen.

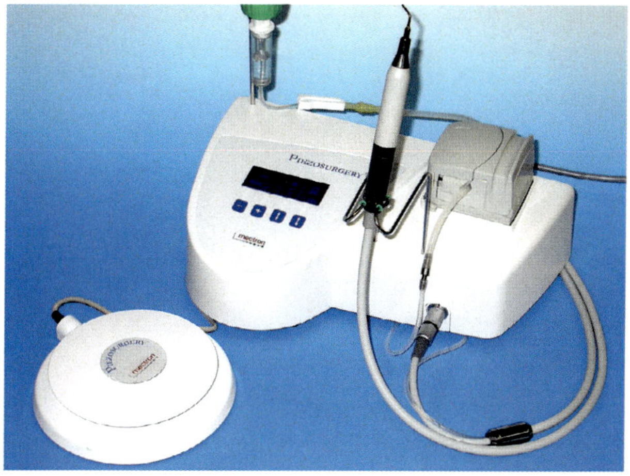

Abb. 1.20 Piezoelektrisches Gerät zur Knochenbearbeitung unter Schonung der Weichgewebe.

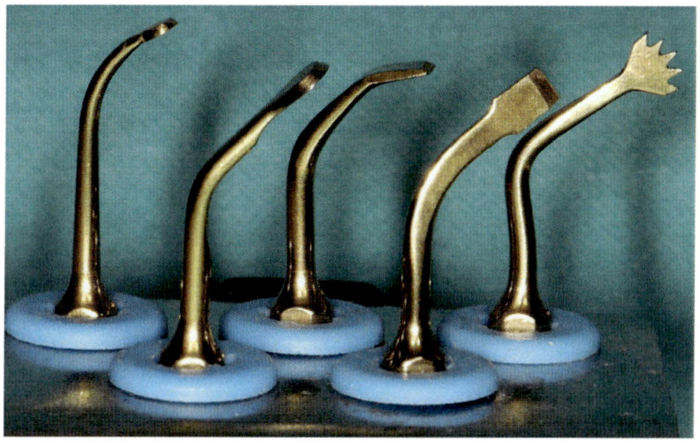

Abb. 1.21 Ansätze zur Piezochirurgie.

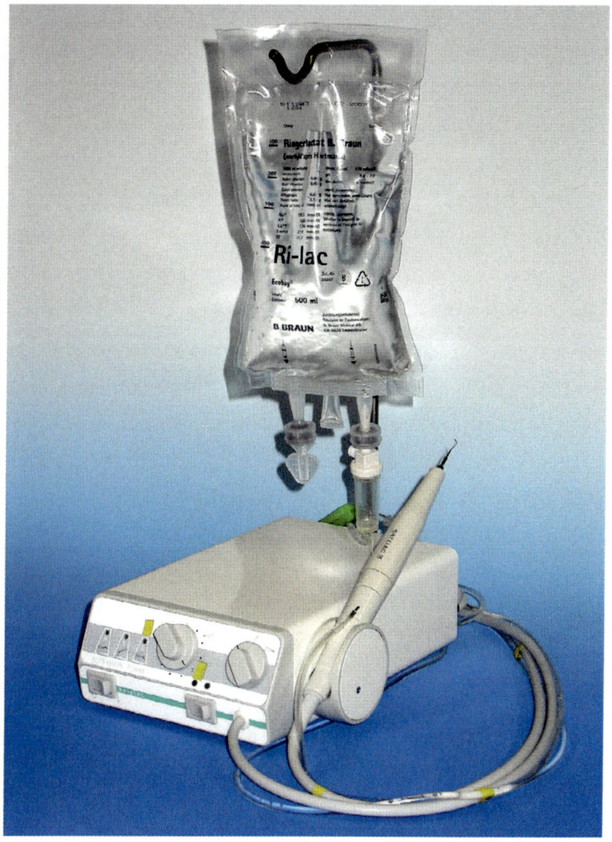

Abb. 1.22 Ultraschallgerät zur retrograden Kavitätenpräparation bei Wurzelspitzenresektion.

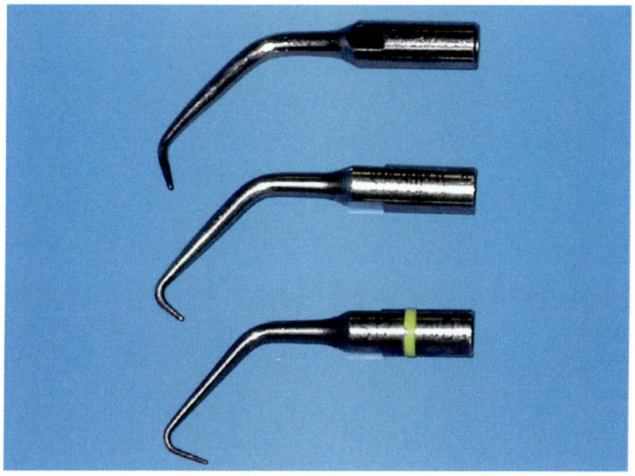

Abb. 1.23 Ansätze zur retrograden Wurzelkanalpräparation mit Ultraschall.

1.3 Prä-, intra- und postoperative Medikation

1.3.1 Sedativa

Sedativa werden zur Angstlösung oder zur Sedierung bei Erregungszuständen eingesetzt (Tab. 1.2). Bei der Analgosedierung haben sie die Funktion der Beruhigung, ggf. führen sie zu einer anterograden Amnesie (Midazolam). Therapeutisch kommt das Standard-Benzodiazepin-Diazepam als Antikonvulsivum bei Krampfanfällen oder Erregungszuständen zum Einsatz. Als Kontraindikationen sollten Ateminsuffizienz, *Myasthenia gravis* sowie bekannte Überempfindlichkeit gegen Benzodiazepine beachtet werden. Die Indikation zur Anwendung sollte bei Säuglingen, in der Schwangerschaft und Stillzeit, sowie beim Schlafapnoe-Syndrom, wie auch bei Drogen- und Alkoholabhängigkeit streng gestellt werden. Bei älteren Patienten, Patienten mit zerebrovaskulären Erkrankungen oder hirnorganischen Veränderungen können paradoxe Reaktionen beobachtet werden. Intoxikationen machen sich in Form einer Atemdepression bemerkbar, weshalb erstens eine Pulsoxymetrie möglich sein sollte und zweitens Sauerstoff zur Insufflation bereit stehen muss. Neben der symptomatischen Therapie muss bei Intoxikationen Flumazenil als Antidot i. v. gegeben werden (Venenweg bei Analgosedierung). Wegen der kürzeren Halbwertszeit des Flumazenil gegenüber den Benzodiazepinen müssen Patienten auch nach der Antidot-Gabe weiterhin überwacht werden, da die Benzodiazepinwirkung nochmals auftreten kann. Bei der Analgosedierung mit Opioiden (meist Fentanylderivate) ist die Überwachung des Patienten durch einen Arzt notwendig. Sauerstoffinsufflation und Intubationsmöglichkeit sollten vorhanden sein.

1.3.2 Lokalanästhetika

Lokalanästhetika dienen zur reversiblen Blockierung der Leitfähigkeit eines Nerven. Die Wirkung ist zeitlich und örtlich begrenzt. Für diese Wirkung stehen pharmakologisch zwei Bestandteile der Lokalanästhetika zur Verfügung: das Lokalanästhetikum selbst und die vasokonstriktorischen Zusätze.

Aufgrund der chemischen Zusammensetzung lassen sich Lokalanästhetika grundsätzlich in zwei Typen unterscheiden, die Ester-Lokalanästhetika und die Amid-Lokalanästhetika. Zu den Ester-Lokalanästhetika gehören Cocain und Procain sowie Tetracain. Tetracain wird als Gingicain heute nur noch als Oberflächenanästhetikum verwendet. Procain war im frühen 20. Jahrhundert während Jahrzehnten das am weitesten verbreitete Lokalanästhetikum, hat jedoch ein sehr ungünstiges Verhältnis zwischen anästhetischer Potenz und Toxizität (Tab. 1.3).

Tabelle 1.2 Gebräuchliche Sedativa in der zahnärztlichen Behandlung
Für die ambulante Chirurgie eignen sich besonders Lorazepam und Dikaliumclorazepat. Der Einsatz von Midazolam sowohl im Kindes- als auch im Erwachsenenalter erfordert eine sehr gute Überwachungsmöglichkeit.

Benzodiazepin	Handelsnamen und Eigenheiten	Dosierung
Midazolam	Dormicum gut steuerbar, evtl. anterograde Amnesie	1–5 mg bis zu 0,1 mg/kg KG i. v., ggf. Repetition
Diazepam	Valium Standardpräparat, klassisches Antikonvulsivum	2 (-5–10) mg i. v. (rektal) Cave: lange Halbwertszeit
Lorazepam	Tavor Sedierung und Anxiolyse	1–2 mg i. v., p. o.
Dikaliumclorazepat	Tranxilium Anxiolyse, gut ambulant durchführbar	10–20 mg p. o. Cave: lange Halbwertszeit

Die Amid-Lokalanästhetika werden durch Carboxylesterasen und Amidasen in den Mikroorganismen der Leber in vielen Schritten gespalten. Ihr Abbau erfolgt daher langsamer als bei den Ester-Präparaten. Bei Amid-Lokalanästhetika müssen Leberfunktionsstörungen für die Dosierung beachtet werden.

Lidocain wirkt stark vasodilatatorisch und eignet sich als Oberflächenanästhetikum. Es ist ohne Vasokonstriktorzusatz nur kurz wirksam. Die Grenzdosis beträgt 7 mg/kg Körpergewicht. Articain ist gut knochengängig und im Vergleich zu Procain fünf Mal so stark wirksam, hat jedoch nur eine 1,5-fach ausgeprägte Toxizität. Die Grenzdosis bei Verwendung mit Vasokonstriktor liegt bei 7 mg/kg Körpergewicht.

Aufgrund seiner zufrieden stellenden Anästhesiewirkung bei gleichzeitig geringer Toxizität wird Articain in 4%iger Lösung in der zahnärztlichen Chirurgie zum Routineeingriff herangezogen.[6]

Ca. 90% der zahnärztlichen Anästhesien werden in Deutschland mit Articain durchgeführt. In anderen Ländern – z. B. Dänemark – hat das Lidocain einen deutlich größeren Anteil.[11] Sowohl Articain als auch Lidocain sind Amide. Articain zeichnet sich durch seinen schnellen Wirkungseintritt (Halbwertszeit 20 Minuten), seine hohe Zuverlässigkeit und starke analgetische Potenz aus, Lidocain (Halbwertszeit 96 Minuten) ist jedoch bei länger dauernden Eingriffen zur Vermeidung von Nachinjektionen vorzuziehen. Bupivacain (Halbwertszeit 162 Minuten) mit seiner vergleichsweise höheren Toxizität (8x gegenüber Procain) eignet sich nicht für die Routinelokalanästhesie, wird jedoch bei beabsichtigter langer Schmerzausschaltung verwendet. Mepivacain wird vor allen Dingen als Lokalanästhetikum ohne Adrenalinzusatz angewandt, da es auch ohne Vasokonstriktorzusatz gut wirksam ist. Die Grenzdosis beträgt mit Vasokonstriktor 7 mg/kg Körpergewicht. Grundlegende Monografien zum Thema Lokalanästhesie wurden u. a. von *Lipp* sowie *Roberts* und *Rosenbaum* vorgelegt.[20,27]

1.3.3 Analgetika

Das von der WHO empfohlene Schema (Tab. 1.4) zur Tumorschmerztherapie kann zumindest betreffend der adäquaten Behandlung unterschiedlich starker Schmerzen auch auf die Therapie anderer Schmerzen übertragen werden. In der postoperativen Schmerztherapie ambulanter Patienten spielen starke Opioide keine Rolle. Für die übliche postoperative Schmerztherapie hat sich Diclofenac (50 mg) bzw. Ibuprofen (400 mg) in Tablettenform bewährt.[12] Bei Kindern kommt der Saft Nurofen zur Anwendung. Paracetamol kommt als Suppositorium immer bei Patienten mit asthmatischen Erkrankungen (Kontraindikationen für Ibuprofen) zum Einsatz.

Als Magenschutz empfiehlt sich bei Acetylsalicylsäure- oder Diclofenac-Überempfindlichkeit entweder Pantozol 40 mg/24 h oder Sucralfat (Ulcogant) als Beutel zwei Mal 10 ml/d. Bei Trigeminusneuralgie und

Tabelle 1.3 Wirksamkeit, Toxizität und Grenzdosen der in der zahnärztlichen Praxis gebräuchlichen Lokalanästhetika modifiziert nach *Borchard* 1995[4]

Präparat	Anästhetische Potenz	Relative Toxizität	Zulässige Grenzdosis (mg/70 kg)	
			ohne Adrenalin	mit Adrenalin
Articain	5	1,5	300	500
Mepivacain	4	2	300	500
Lidocain	4	2	300	500
Prilocain	4	1,8	400	600
Procain	1	1	500	1.000
Bupivacain	16	8	140	150

Die anästhetische Potenz ist die relative Wirksamkeit und bezieht sich auf Procain. Die relative Toxizität ist wiederum bezogen auf Procain als Standart. Die zulässige Grenzdosis in mg bezieht sich auf ein Körpergewicht von 70 kg.

Tabelle 1.4 Schmerzmittel, die in Abhängigkeit von der Stärke der Schmerzen in Anlehnung an die WHO eingesetzt werden

WHO-Stufe (Schmerzstärke)		Typische Vertreter	Max. Dosis/Tag	Max. Einzeldosis	Cave	Besondere Wirkung
Stufe 1 (leicht)	nicht opioidhaltige Analgetika	Ibuprofen	2400 mg	800 mg	Asthma	antiphlogistisch, gut verträglich
		Paracetamol	4000 mg	1000 mg	Leberschaden	gut antipyretisch
		Diclofenac	200 mg	100 mg	Magenulkus	Weichgewebs- und Knochenschmerzen
		Metamizol	6000 mg	1000 mg	Bluterkrankungn	sehr gute Analgesie
		Acetylsalicylsäure	4000 mg	100–1000 mg	Blutung	schnell wirkend, schlecht steuerbar, häufig Übelkeit, Erbrechen
Stufe 2 (mittelstark)	mittelstarke Opioide, nicht btm-pflichtig	Dihydrocodein	360 mg	60–120 mg/12 h	Benommenheit	
		Tramadol	600 mg	100–200 mg/12 h	Kreislauf	
		Tilidin (+ Naloxon)	600 mg	50–100 mg		
Stufe 3 (stark)	starke Opioide, btm-pflichtig	Morphin	Beginn: 5–10 mg/4 h	nach oben offen	Atemdepression	
		Morphin retardiert	10–30 mg/24 h	nach oben offen	Atemdepression	
		Fentanyl	individuell	nach Bedarf titrierend	Atemdepression	analgetische Komponente der Analgosedierung

btm-pflichtig = unterliegen den Besstimmungen des Betäubungsmittelgesetzes

Die WHO-Stufe 1 beschreibt leichte Schmerzen, wie sie in der Regel in der zahnärztlichen Praxis auftreten. Mittelstarke Schmerzen kommen gelegentlich vor. Starke Schmerzen der Stufe 3 kommen in der zahnärztlichen Praxis üblicherweise nicht vor. Die Medikamente der Stufe 3 werden in der Regel bei degenerativen Erkrankungen und Tumoren eingesetzt oder aber im Rahmen einer Analgosedierung (Fentanyl) unter entsprechenden Monitorvoraussetzungen oder im Rahmen der Allgemeinanästhesie verwandt.

bei Krämpfen kommen Antikonvulsiva (Carbamazepin, Tegretal), Clonazepam (Rivotril) und Gabapentin (Neurontin) zur Anwendung. Als Koanalgetika werden Antidepressiva, Antiemetika, Kortikosteroide, Laxantien u. a. in entsprechenden Situationen und Indikationen eingesetzt.

1.3.4 Antibiotika

Haben Bakterien die Schleimhautbarriere überwunden und sind in die Körpergewebe eingedrungen, liegt eine bakterielle Infektion vor. Ist der Körper nicht in der Lage, die Bakterien durch die körpereigene Abwehr zu beseitigen, entstehen Infektionskrankheiten mit Behandlungsbedarf. Dieser besteht in der Ursachenbeseitigung oder der adjuvanten Therapie zur Beseitigung der Bakterien.

Tabelle 1.5 Wichtige Infektionen in der zahnärztlichen Praxis und deren empfohlene antibiotische Therapie nach *Al-Nawas* et al. 2002[2]

Art der Infektion	Therapie der ersten Wahl	Ausweichtherapie	Evidenz-grad
apikale Parodontitiden, *Perikoronitis*, odontogene Abszesse (mit Ausbreitungstendenz)	Aminopenicillin+ β-Lactamase-Inhibitor	Clindamycin „moderne Makrolide"	II
akute nekrotisierende Gingivitis *Angina Plaut Vincentii*	Penicillin V und Metronidazol, Clindamycin*		III
akute Sialadenitis	Clindamycin oder Aminopenicillin + β-Lactamase-Inhibitor Cephalosporine Gruppe 2 und 3		III
akute und chronische Osteomyelitis	Penicillin V Clindamycin*	Aminopenicillin + β-Lactamase-Inhibitor (bei schweren Verläufen oder Vorbehandlung)	III
verschmutzte Wunden	Penicillin V Cephalosporine Aminopenicillin + β-Lactamase-Inhibitor	Clindamycin	II
Aktinomykose	Penicillin V Aminopenicillin + β-Lactamase-Inhibitor	Tetracyclin Cephalosporin	III
perioperative Prophylaxe	Penicillin V Clindamycin*		II

*(*bei Unverträglichkeit der Alternativ-Antibiotika)*

Evidenzgrad II resultiert aus Kohortenstudien, Evidenzgrad III aus Patientenkontrollstudien. Je kleiner die Zahl, desto größer die Evidenz.

"*Ubi pus, ibi evacua*" ist der therapeutische Leitsatz bei odontogenen pyogenen Infektionen. Neben der Abszessinzision und der Drainage ist die Ursachenbeseitigung (Trepanation, Zahnentfernung) die entscheidende Therapie, die vor allem bei Gefahr der Superinfektion durch eine Antibiotikagabe ergänzt wird.[24] Die Indikationen für eine begleitende antibiotische Chemotherapie besitzen aufgrund der Studienlage nur Evidenzgrade zwischen II und III (Tab. 1.5). Durch eine Fortleitung des Abszesses sind auch heute gerade bei Risikopatienten lebensbedrohliche Komplikationen möglich.[1,19] Als Indikationen für eine ergänzende antibiotische Prophylaxe bzw. Therapie werden eine nicht ausreichende chirurgische Entlastung, Fieber, Kieferklemme, Schluckbeschwerden oder allgemeinmedizinische Risikofaktoren (Alkoholabusus, Diabetes mellitus, Artherosklerose, Kollagenose, kardiologische, neurologische und nephrologische Erkrankungen) genannt.[14,17,21]

Die Auswahl des Wirkstoffes richtet sich nach dem erwarteten Erregerspektrum. Bei odontogenen Infektionen handelt es sich meist um Mischinfektionen. In der Regel sollten bakterizide Antibiotika wie Penicilline (erste Wahl: Aminopenicillin + ß-Lactamase-Inhibitor) verwendet werden.[16] Bei Allergien gegen Penicillin ist Clindamycin ein geeignetes Ersatzantibiotikum, welches mit seinem bakteriostatischen Wirkmechanismus die relevanten odontogenen Erreger hemmt.

1.4 Literatur

1. Allan BP, Egbert MA, Myall RW. Orbital abscesses of odontogenic origin. Case report and review of the literature. Int J Oral Maxillofac Surg 1991;20:268–270.
2. Al-Nawas B. Antibiotika in der zahnärztlichen Praxis. Dtsch Zahnarztl Z 2002;57:451–454.
3. Arrigoni J, Lambrecht JT, Filippi A. Kardiovaskuläres Monitoring und dessen Konsequenzen bei oralchirurgischen Eingriffen. Schweiz Monatsschr Zahnmed 2005; 115:208–213.
4. Borchard U. Pharmakologische Aspekte der zahnärztlichen Lokalanästhesie. Dtsch Zahnarztl Z 1995;50:58–74.
5. Bundesärztekammer. Empfehlung zur Patientenaufklärung. Dtsch Arztebl 1990;87:807–809.
6. Colombini BL, Modena KCS, Calvo A, Sakai VT, Giglio FPM, Dionisio TJ, Trindade AS, Lauris JRP, Santos CF. Articaine and mepivacaine efficacy in postoperative analgesia for lower third molar removal: a double-blind, randomized, crossover study. Oral Surg Oral Med Oral Pathol Oral Radiol Endod 2006;102:169–174.
7. Engelhardt JP. Händehygiene in der Zahnarztpraxis. Dtsch Zahnarztl Z 1995;50:427–428.
8. Guggenheim B, Mombelli A, Wiehl P. Sterilisation in der zahnärztlichen Praxis: Definitionen, Verfahren, Euronormen und Empfehlungen (III). Schweiz Monatsschr Zahnmed 1999;109:1061–1072.
9. Günther H. Zahnarzt, Recht und Risiko. München Wien: Carl Hanser Verlag, 1982.
10. Günther H. Rechtliche Fragen in der zahnärztlichen Praxis. In: Ketterl W (ed). Praxis der Zahnheilkunde, Zahnerhaltung II: München: Urban und Schwarzenberg, 1987: 195–314.
11. Hillerup S, Jensen R. Nerve injury caused by mandibular block analgesia. Int J Oral Maxillofac Surg 2006;35:437–443.
12. Hoch R, Lambrecht JT. Diclofenac-Kalium und Mefenaminsäure als Analgetika nach operativer Weisheitszahnentfernung. Z Stomatol 1995;92:421–427.
13. Horstkotte D. Zahnärztliche Eingriffe und Endokarditisprophylaxe. Dtsch Zahnarztl Z 1999;54:356.
14. Isenberg JS, Smith K, Tu Q. Necrotizing fasciitis of the periorbita and the forehead. J Maxillofac Surg 1997;55: 521–523.
15. Kommission für Krankenhaushygiene und Infektionsprävention. Anforderungen an die Hygiene bei der Aufbereitung von Medizinprodukten. Bundesgesundheitsbl 2001;44:1115–1126.
16. Lambrecht JT. Antibiotische Prophylaxe und Therapie in der zahnärztlichen Chirurgie. Schweiz Monatsschr Zahnmed 2004;6:601–613.
17. Lambrecht JT, Besimo CH. Diagnostik, Planung, Aufklärung. In: Praxis der Zahnheilkunde. Koeck G, Wagner W (eds). Implantologie. München: Urban und Fischer, 2. Aufl. 2003;13:27–46.
18. Landeszahnärztekammer Baden-Württemberg. Praxishandbuch Hygiene. Verlag Landesärztekammer Baden-Württemberg. Version 2006.
19. Li X, Tronstad L, Olsen I. Brain abscesses caused by oral infection. Endod Dent Traumatol 1999;15:95–101.
20. Lipp MDW. Die Lokalanästhesie in der Zahn-, Mund- und Kieferheilkunde. Berlin: Quintessenz, 1992.
21. Mischkowski RA, Hidding J, Gruber G, Klesper B, Fangmann R. Risikofaktoren und Management von Abszessen im MKG-Bereich – Eine retrospektive Studie von über 1000 Fällen. Dtsch Zahnarztl Z 1997;52:697–700.
22. Münstermann R. Zahnärztliche Behandlung und Begutachtung. Stuttgart: Thieme, 2001.
23. Oehler K. Der zahnärztliche Sachverständige. Köln: Deutscher Zahnärzte Verlag, 1999.
24. Peterson LJ. Contemporary management of deep infections of the head and neck. J Maxillofac Surg 1993;51:226–231.
25. Riermeier C, Lambrecht JT, Linder M. Monitoring zur Vermeidung von Komplikationen bei zahnärztlich-chirurgischen Eingriffen. Dtsch Zahnarztl Z 1996; 50:431–432.
26. Robert Koch Institut. Händehygiene. Mitteilung der Kommission für Krankenhaushygiene und Infektprävention. Bundesgesundheitsbl-Gesundheitsforsch-Gesundheitsschutz. Springer 2000;43:230–233.
27. Roberts GJ, Rosenbaum NL. A Colour Atlas of dental analgesia and sedation. London: Wolfe Publishing Ltd, 1991.
28. Schwenzer N. Stufenaufklärung in der Mund-, Kiefer-, Gesichtschirurgie. In: Pfeifer G, Schwenzer N (ed). Fortschr Kiefer Gesichtschir 1985:11–15.
29. Schwenzer K, Dekoleadenu P, Schwenzer N. OP-Abläufe und Instrumentarium in der MKG- und Oralchirurgie. Stuttgart: Thieme, 2001.

2

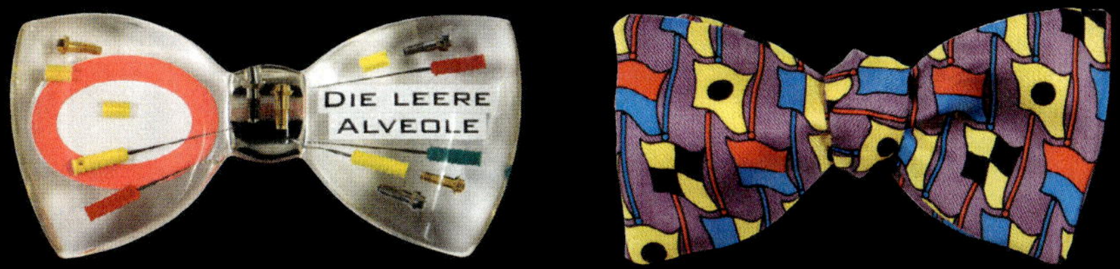

Thomas Kreusch und J. Thomas Lambrecht

Die Entfernung nicht retinierter Zähne

2.1 Generelle Prinzipien

2.1.1 Indikationen zur Zahnentfernung

Die Indikation zur Entfernung eines oder mehrer Zähne wird nach Anamnese, klinischem Befund und röntgenologischer Untersuchung gestellt.

Jeder eigene Zahn soll so lange wie möglich erhalten bleiben. Damit ergibt sich die Notwendigkeit, alle konservierenden und chirurgischen Erhaltungsmaßnahmen zu erwägen und mit dem Patienten zu besprechen, ehe die Indikation zur Zahnentfernung gestellt wird.

Nicht retinierte Zähne werden aus folgenden Gründen entfernt:

- ausgedehnte kariöse Zerstörung
- erfolglose endodontische Behandlung
- fortgeschrittene Parodontalerkrankung
- traumatische Schäden (Längsfraktur, Mehrfachfraktur)
- Hyperodontie
- kieferorthopädische Indikation
- prothetische Indikation
- bevorstehende Immunsuppression/Radiotherapie

In seltenen Fällen kann es übergeordnete medizinische Gründe geben, einen erhaltungswürdigen Zahn zu entfernen.

2.1.2 Kontraindikationen zur Zahnentfernung

Die Kontraindikationen zur Zahnentfernung entsprechen im Prinzip den in Kapitel 9 aufgeführten Hinweisen für die gesamte zahnärztliche Chirurgie.

Bestehen bei Schmerz- oder Risikopatienten Kontraindikationen gegen die Zahnentfernung, so ist durch eine Trepanation und/oder eine medikamentöse Einlage fast immer eine Schmerztherapie möglich.

Bei einem Abszess kann auch im akuten Stadium die Extraktion notwendig sein.

Beim antikoagulierten Patienten wird das Ausmaß der Zahnentfernungen dem Blutgerinnungsstatus angepasst.[6,7]

Medikation mit Acetylsalicylsäure (100 mg/d) stellt keine Kontraindikation zur Zahnextraktion dar.[14]

Schmelzeisen (2002) nahm zur zahnärztlichen Chirurgie bei Patienten mit Antikoagulantientherapie ausführlich Stellung.[28]

2.1.3 Anästhesie

Zähne werden in Lokalanästhesie entfernt. In Ausnahmefällen (z. B. behinderter Patient, Angstpatient) oder bei Serienextraktionen kann auch eine Allgemeinnarkose indiziert sein.

2.1.4 Vorbereitung des Patienten

Vor dem Eingriff soll der Patient die Mundhöhle mit einer Keim reduzierenden Spüllösung (z. B. Chlorhexidin) spülen. Der Oberkörper des Patienten wird mit einem sterilen Tuch abgedeckt, die Instrumente werden steril bereitgestellt (Abb. 2.1).

Eine Assistenz muss neben der OP-Assistenz bereitstehen oder abrufbar sein, um weitere Instrumente anzureichen. Von jedem Zahn, der extrahiert werden soll, liegt ein Röntgenbild vor.

Zahnärztinnen/Zahnärzte planen ihre Extraktionen nach Befundung dieses Bildes. Sie achten z. B. vor allem auf Wurzelkrümmungen, auf eine zweite Wurzel oberer Prämolaren oder extrem schlanke Wurzeln unterer Frontzähne. Nebenbefunde wie überstopftes Wurzelkanalfüllmaterial, über den Apex heraus-

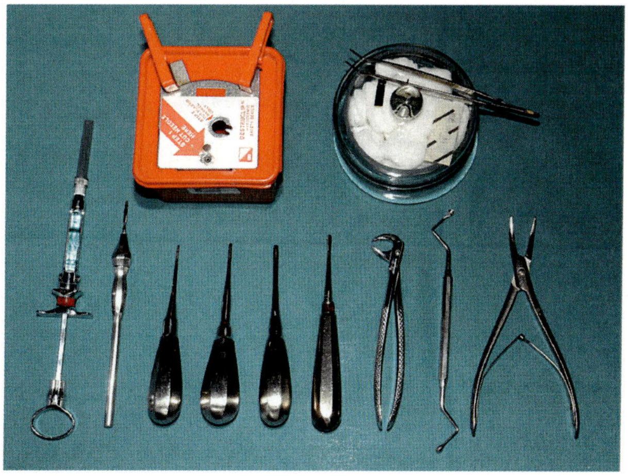

Abb. 2.1 Instrumente zur Extraktion; von links: fertige Spritze zur Lokalanästhesie, Periotom, *Bein*'sche Hebel in aufsteigender Folge, *Deppeler*-Hebel, Unterkiefer-Prämolarenzange, scharfer Löffel, Luer; oben: Kanülenentsorgung (Destruclip), sterile Tupfer.

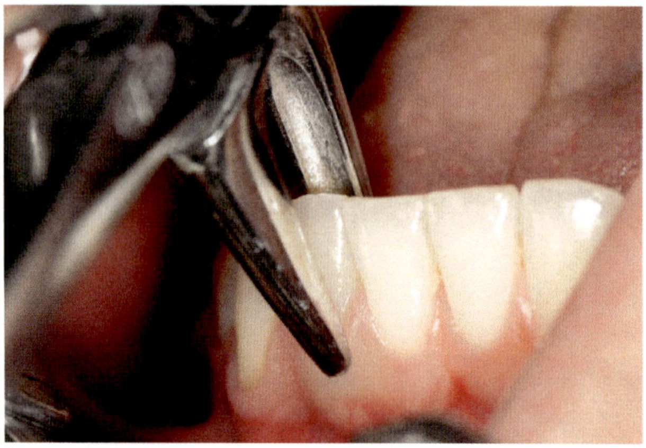

Abb. 2.2 Unterkiefer-Frontzahnzange (auch als Wurzelzange zu verwenden).

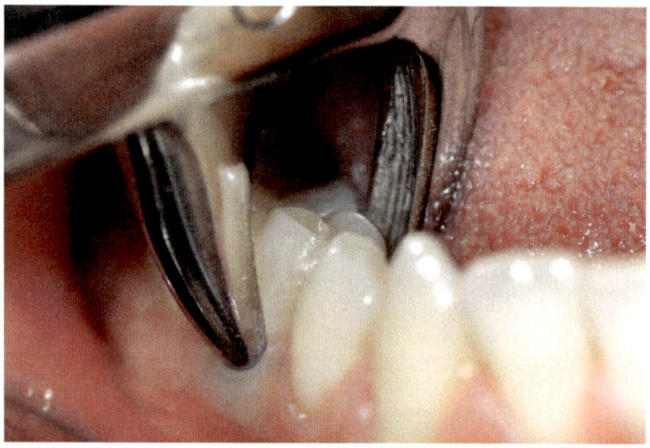

Abb. 2.3 Unterkiefer-Prämolarenzange.

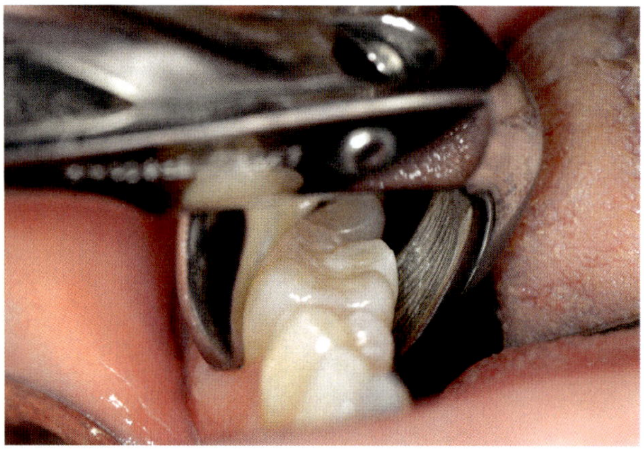

Abb. 2.4 Unterkiefer-Molarenzange.

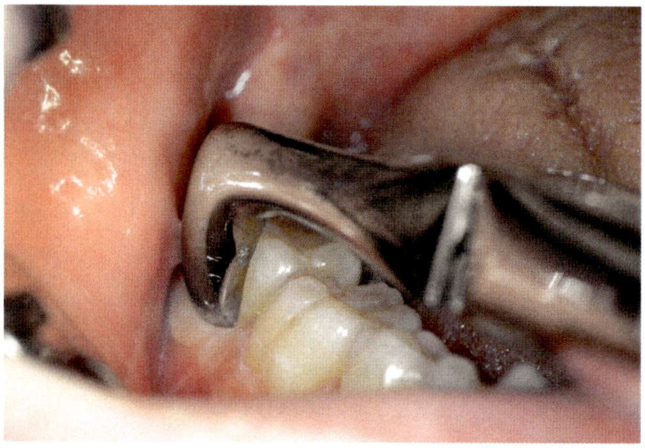

Abb. 2.5 Unterkiefer-Weisheitszahnzange.

ragende Wurzelkanalfüllungen oder Wurzelkanalinstrumente sowie apikale Osteolysen, die Nähe zum Kieferhöhlenboden oder zum *Canalis mandibularis* werden registriert und der Patient darüber informiert.

2.1.5 Instrumentarium

Jedem Zahntyp des Milchgebisses und des bleibenden Gebisses ist eine der anatomischen Form angepasste Zange zugeordnet. Damit kann der Zahn bestmöglich körperlich gefasst werden (Abb. 2.2 bis 2.8).

Dazu gibt es eine Anzahl von Hebeln unterschiedlicher Stärke, die zur luxierenden Bewegung der Zähne dienen (s. Abb. 2.1). Allerdings darf man nicht glauben, durch eine Vielzahl von Instrumenten eine mangelhafte Extraktionstechnik ausgleichen zu können: Eine gute Extraktion ist nicht das Ergebnis starker Kraftanwendung, sondern das intelligente und geschickte Einsetzen des richtigen Instruments zum richtigen Zeitpunkt am richtigen Ort (Abb. 2.9). Vor jeder Extraktion soll das parodontale Ligament mit einem Periotom gelöst werden (Abb. 2.10, Abb. 2.11). Ist eine sehr schonende Extraktion notwendig, z. B. vor einer Transplantation in die Extraktionswunde, wird das parodontale Ligament mit einem Skalpell gelöst.

Befindet sich der Zahn als letzter in einer kompletten Zahnreihe, kann die Zahnentfernung komplett mit dem *Bein*'schen Hebel in aufsteigenden Breiten durchgeführt werden (Abb. 2.12, Abb. 2.13). Beim Ansetzen des Hebels ist darauf zu achten, dass nur gegen den *Limbus alveolaris* und nicht gegen den Nachbarzahn

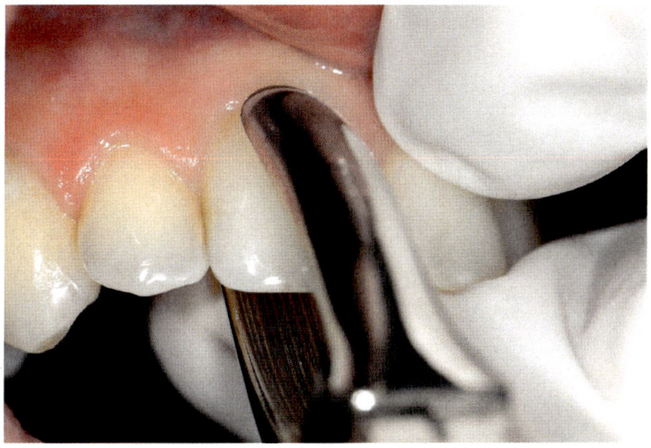

Abb. 2.6 Oberkiefer-Frontzahnzange.

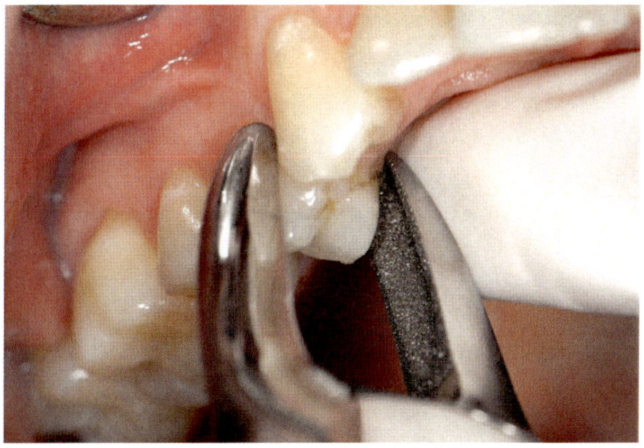

Abb. 2.7 Oberkiefer-Prämolarenzange, diamantiert.

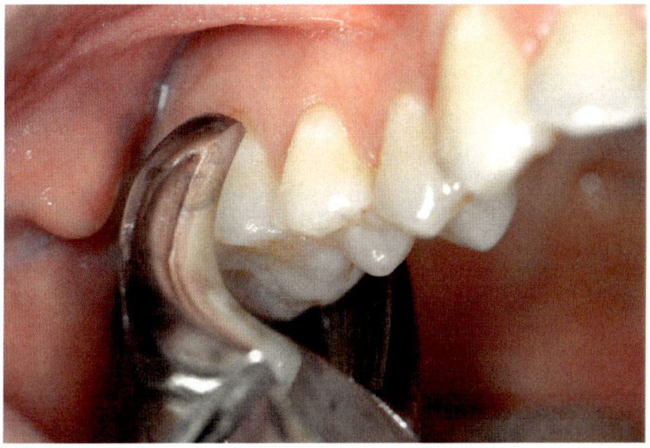

Abb. 2.8 Oberkiefer-Molarenzange.

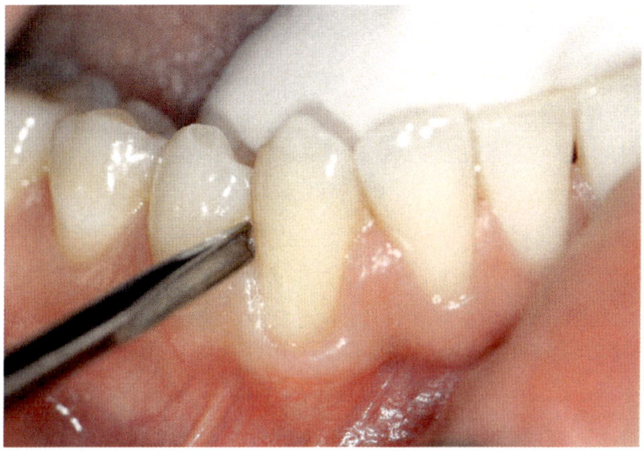

Abb. 2.9 *Bein'*scher Hebel zur initialen Luxation, Finger des Operateurs im Mundboden.

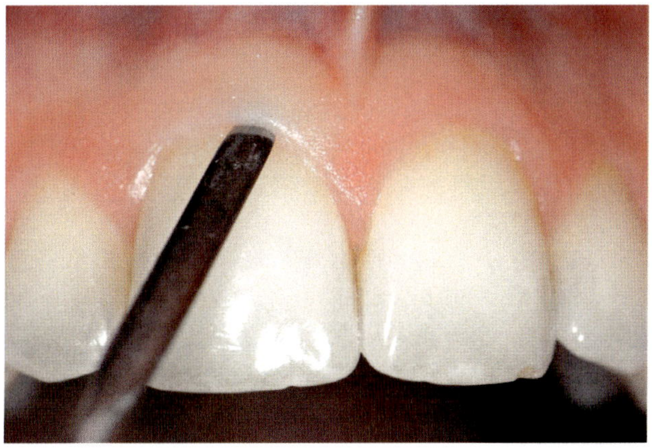

Abb. 2.10 Periotom der Oberkieferfront vestibulär zur initialen Lösung des Parodonts.

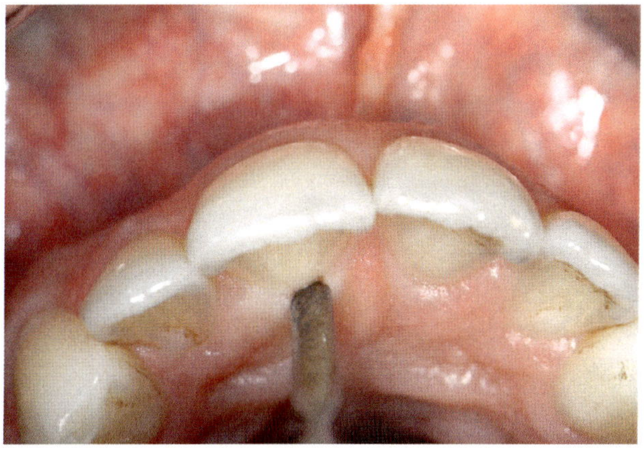

Abb. 2.11 Periotom der Oberkieferfront palatinal.

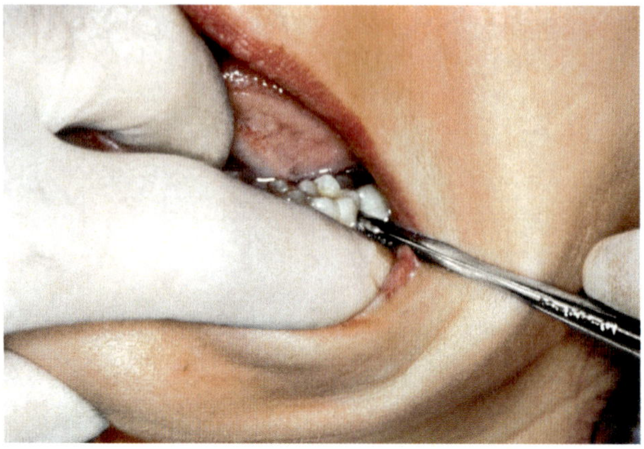

Abb. 2.12 Einsetzen des *Bein*'schen Hebels zur Zahnextraktion im Unterkiefer.

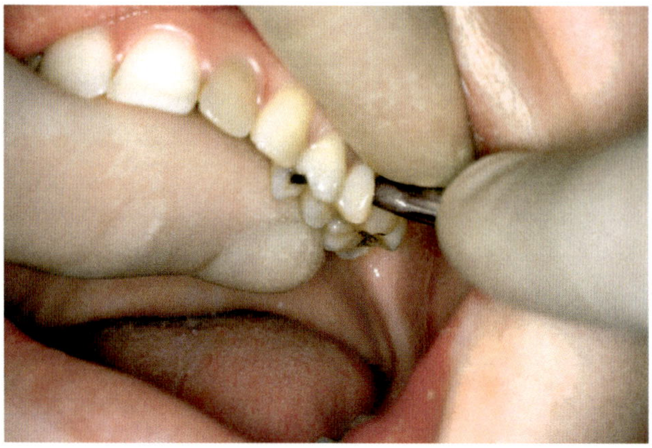

Abb. 2.13 Einsetzen des *Bein*'schen Hebels zur Zahnextraktion im Oberkiefer.

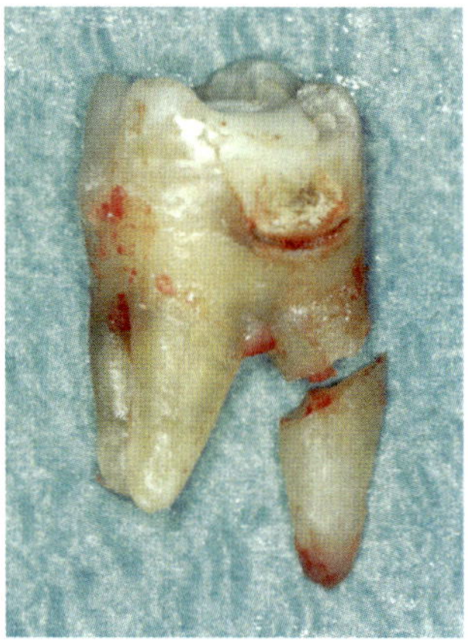

Abb. 2.14 Frakturierte Zahnteile werden zur Überprüfung der Vollständigkeit zusammengelegt.

abgestützt wird. Der Hebel wird dabei so tief wie möglich in den Parodontalspalt vorgeschoben und mit einem Finger der anderen Hand vor dem Abrutschen geschützt. Nach Fühlen des Knochenkontaktes zum *Limbus alveolaris* wird der Hebel vorsichtig mit kontrollierter Kraftabgabe drehend bewegt.

In allen anderen Fällen wird nach einer vorsichtigen Lockerung mit dem Hebel die für diesen Zahn passende Zange angesetzt und der Zahn mit der luxierenden Bewegung aus der Alveole gehoben. Wenn nach der Lockerung eines Zahnes mit dem Hebel eine Zahnfraktur erfolgt, so ist die frakturierte, aber anluxierte Wurzel leichter zu entfernen. Wurzelreste werden nicht ausgefräst, sondern freigelegt und dann entfernt, damit keine Reste in der Alveole verbleiben. Alle Zahnteile werden komplett aus der Alveole entfernt.

2.1.6 Kontrolle des extrahierten Zahnes

Nach der Extraktion wird der extrahierte Zahn – wenn nötig mit der Lupenbrille – inspiziert. Insbesondere die Wurzelspitzen sind durch Abtasten auf eventuelle scharfe Frakturflächen zu untersuchen. Frakturierte der Zahn bei der Extraktion und/oder wurde der Zahn zerteilt, muss die Vollständigkeit des Zahnes durch Zusammensetzen der einzelnen Zahnfragmente abschließend überprüft werden (Abb. 2.14). Auch überzählige Wurzeln müssen bedacht werden, die auf der präoperativen Röntgenaufnahme nicht sichtbar sind und auf einer Röntgenkontrollaufnahme zu Überraschungen führen können.

Bei Verdacht auf unvollständige Zahnentfernung und bei Serienextraktionen ist eine sofortige Röntgenkontrolle durchzuführen.

2.1.7 Versorgung der Alveole

Nach der Zahnentfernung wird die Alveole inspiziert. War auf dem Röntgenbild eine apikale Aufhellung zu erkennen, muss das Weichgewebe mit einem scharfen Löffel sorgfältig kürettiert werden. Zahnsplitter und Füllungsreste werden ausgespült und entfernt, danach darf das Blut nicht mehr aus der Alveole abgesaugt werden.

Diese Kürettage dient auch der Anregung einer Knochenblutung, die notwendig ist, um ein sicheres Koagulum zu bilden, das die Knochenwunde füllt und zu einer primären Wundheilung führt (s. Abschnitt

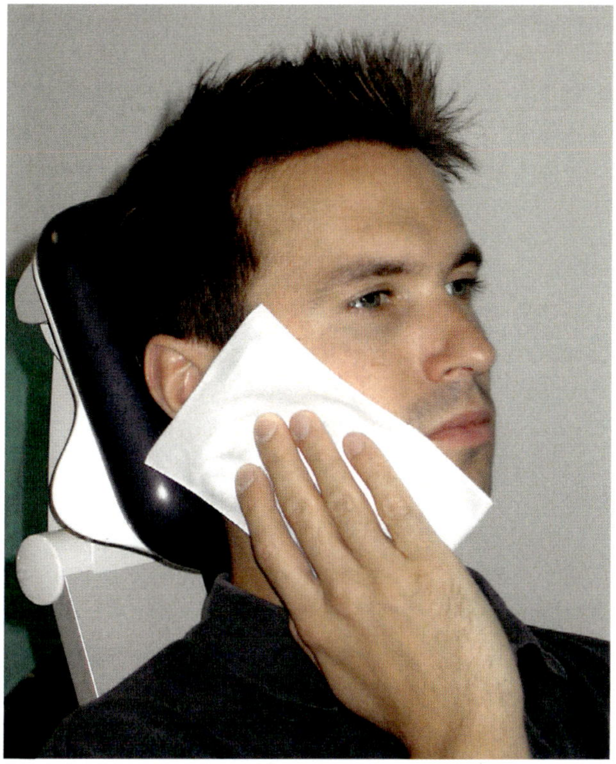

Abb. 2.15 Konventioneller Kühlbeutel im Textilbeutel.

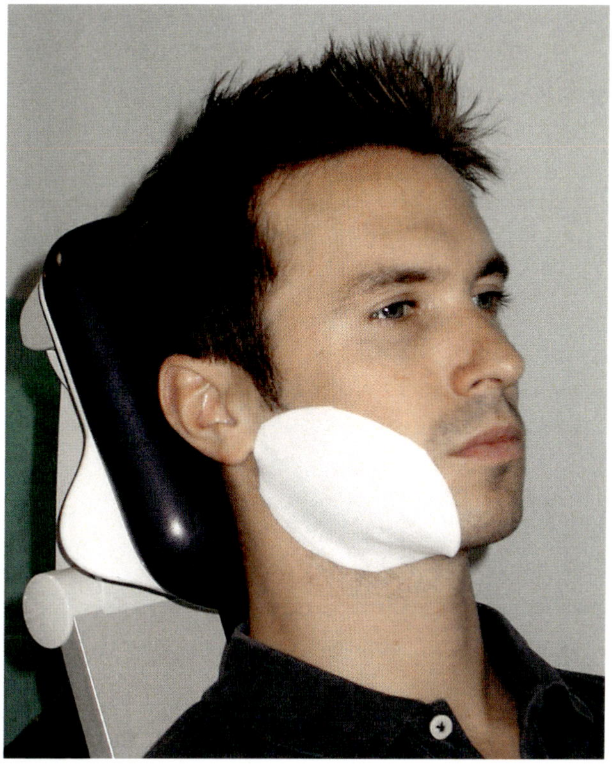

Abb. 2.16 Kühlender, schmerzstillender, selbstklebender Verband zur postoperativen Nachsorge.

2.4.2). Eine Einlage von Fremdmaterialien oder zusätzlichen Medikamenten in die Alveole kann die Bildung des Koagulums verhindern. Die Knochenränder werden z. B. mit dem Luer geglättet. Eine mäßige digitale Kompression der Alveole mag die Weichgewebsdeckung der Knochenwunde erleichtern.

2.1.8 Nachsorge

Zur Blutstillung wird der Patient angewiesen, mindestens eine viertel- bis halbe Stunde auf einen Tupfer zu beißen. Der Patient wird aufgeklärt keine Nahrung und heiße Getränke zu sich zu nehmen, so lange die Anästhesie noch wirksam ist, um thermische Schädigungen und Bissverletzungen zu vermeiden. Zur Schwellungsverminderung soll der Patient die Region der Extraktionswunde durch Auflegen eines Kühlbeutels von außen kühlen. So lange die Anästhesie noch wirkt, darf ein Kühlbeutel nicht direkt der Haut anliegen, sondern sollte durch einen Stoff- oder Papierbezug isoliert sein (Abb. 2.15). Alternativ bieten sich heute selbstklebende, z. B. mit Diclofenac getränkte elastische Verbände an (Abb. 2.16).

Eine Kühlung der betroffenen Gegend ist sinnvoll, so lange der Patient dies als angenehm empfindet. Zusätzlich wird der Patient instruiert für zwei bis drei Tage nicht auszuspülen, sondern nur auszuspucken, um einem Verlust des Koagulums aus der Alveole vorzubeugen.

2.2 Spezielles Vorgehen

2.2.1 Position von Behandler und Patient

Die Position des Behandlers soll eine gute Erreichbarkeit des zu extrahierenden Zahnes, eine sichere Abstützung und einen guten Überblick garantieren.

Damit soll gewährleistet sein, dass keine Verletzung des Patienten durch abrutschende Instrumente geschieht.

Bei Extraktionen im Unterkiefer der rechten Seite und der Unterkieferfrontzähne steht der (rechtshändige) Behandler hinter dem Patienten (10–11 Uhr-Position) (Abb. 2.17), bei allen anderen Extraktionen vor dem Patienten (8–9 Uhr-Position) (Abb. 2.18 bis 2.20).

2.2.2 Entfernung von Milchzähnen

Milchzähne werden nach kariöser Zerstörung oder bei Milchzahnpersistenz entfernt.

Da die meisten Milchzahnwurzeln bereits zum Zeitpunkt der Entfernung Resorptionen aufweisen, werden sie nach Lockerung durch den Hebel mit einer Milchzahnzange aus der Alveole entnommen. Tiefe

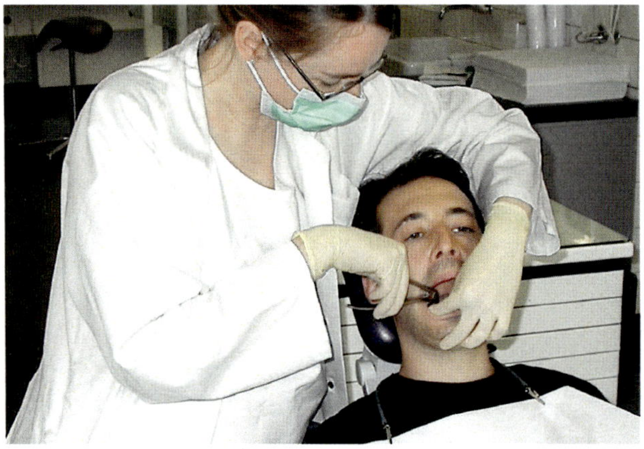

Abb. 2.17 Position bei Zahnentfernung im Unterkiefer rechts und in der Unterkieferfront: Der Zeigefinger der linken Hand liegt im Vestibulum, der Daumen im Mundboden und der Mittelfinger unter dem Kinn. So kann der Unterkiefer gehalten werden, während der Zahn gelockert wird.

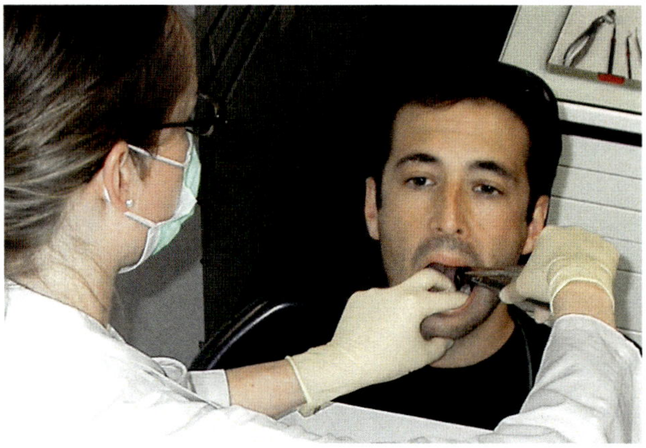

Abb. 2.18 Position bei Extraktionen im Unterkiefer links: Der Zeigefinger der linken Hand liegt im Vestibulum, der Mittelfinger im Mundboden und der Daumen fixiert das Kinn von unten; so kann der mobile Unterkiefer fixiert werden, während luxiert wird. Gleichzeitig schützt der Finger des Behandlers den empfindlichen Mundboden.

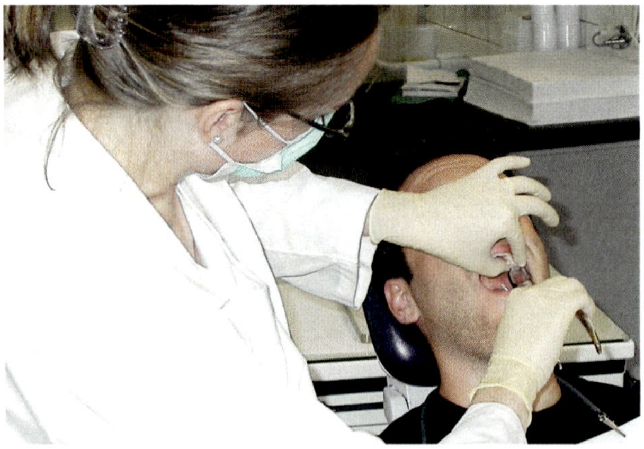

Abb. 2.19 Position bei Extraktionen im Oberkiefer links und der Oberkieferfront: Der Zeigefinger der linken Hand des Behandlers liegt im Vestibulum. Der Daumen liegt palatinal. Beide Finger fixieren den Alveolarfortsatz.

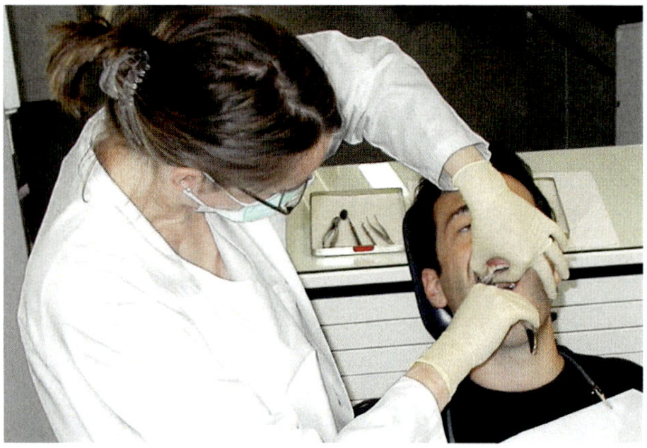

Abb. 2.20 Position bei Extraktionen im Oberkiefer rechts: Der Daumen der linken Hand des Behandlers liegt im Vestibulum und der Zeigefinger auf der palatinalen Seite. Mit beiden Fingern wird der Alveolarfortsatz fixiert.

Kürettagen werden bei Milchzähnen nicht durchgeführt, da sie die bleibenden Zahnkeime gefährden. Frakturierte Milchzahnwurzeln werden mit feinen Instrumenten (z. B. Küretten) entfernt.

2.2.3 Entfernung von Frontzähnen

Im Oberkiefer können die Frontzähne 1 bis 3 mit Rotationsbewegungen aus der Alveole luxiert werden (Abb. 2.21 bis 2.23). Untere Frontzähne haben schlanke ovale Wurzeln und frakturieren leicht. Hier ist die richtige Lockerungsbewegung labial-lingual. Untere Eckzähne können nach initialer Lockerung auch rotiert werden.

2.2.4 Entfernung von Prämolaren

Obere Prämolaren werden palatinal-vestibulär luxiert, die ersten Prämolaren haben in 60% der Fälle zwei Wurzeln. Untere Prämolaren werden primär über eine Rotation gelockert, sekundär dann lingual-vestibulär bewegt.

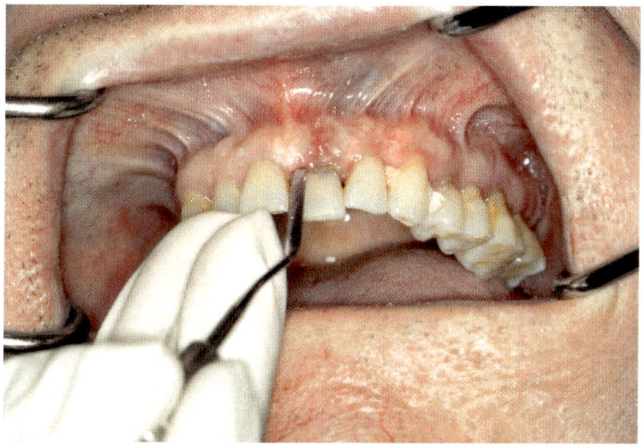

Abb. 2.21 (bis 2.23 gleicher Fall) Nicht erhaltungswürdiger Zahn 21, Lösung des marginalen Parodonts, Abstützung der Hand an den Nachbarzähnen.

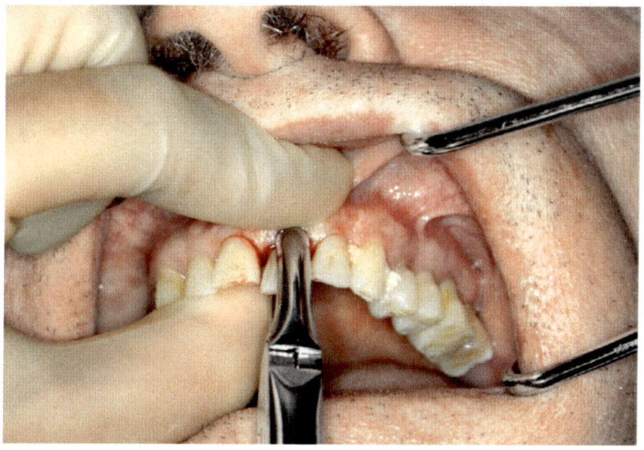

Abb. 2.22 Extraktion 21, Rotationsbewegungen.

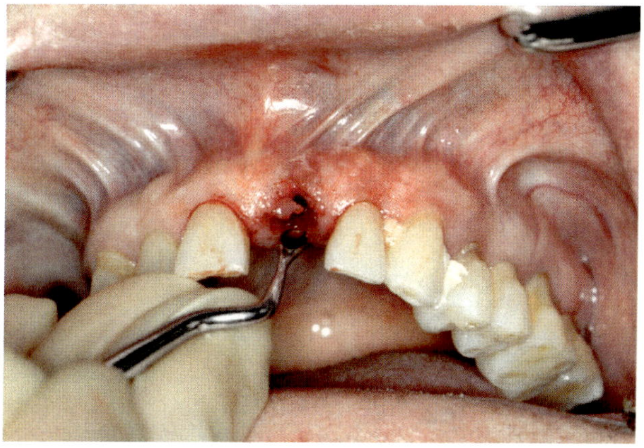

Abb. 2.23 Exkochleation des apikalen Granuloms mit dem scharfen Löffel.

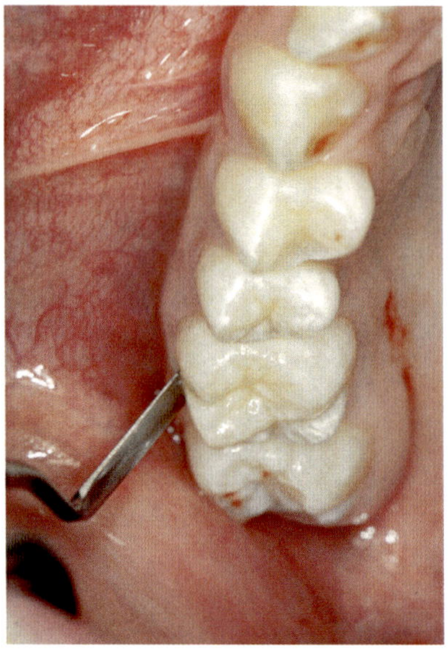

Abb. 2.24 (bis 2.29 gleicher Fall) Lösung des marginalen Parodonts.

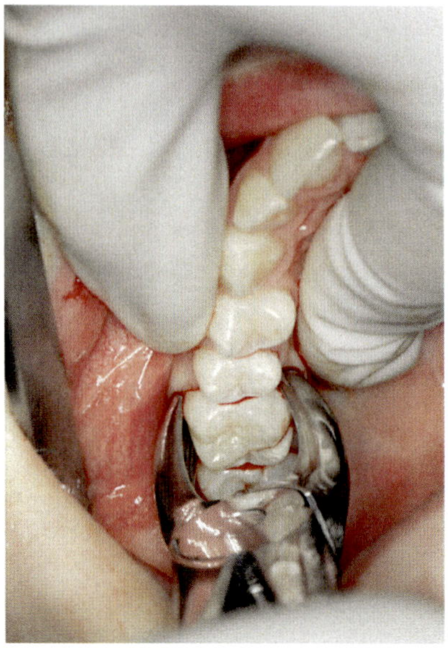

Abb. 2.25 Ansetzen der Oberkiefermolaren-Extraktionszange rechts, bidigitale Sicherung.

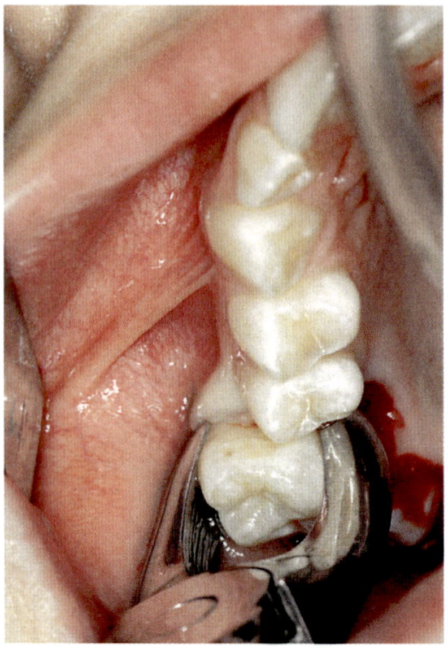

Abb. 2.26 Palatinal-vestibuläre Luxation.

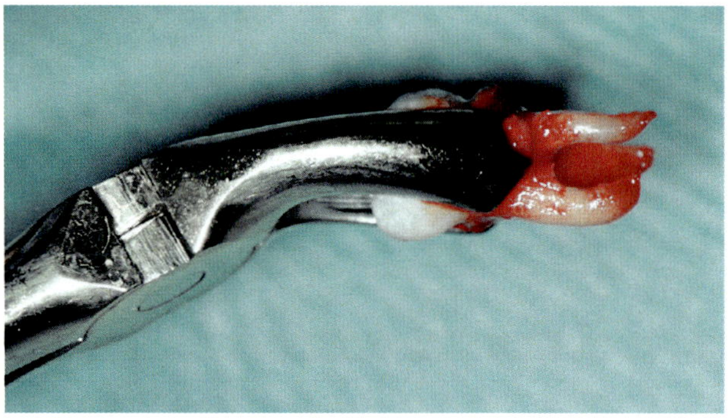

Abb. 2.27 Inspektion von lateral.

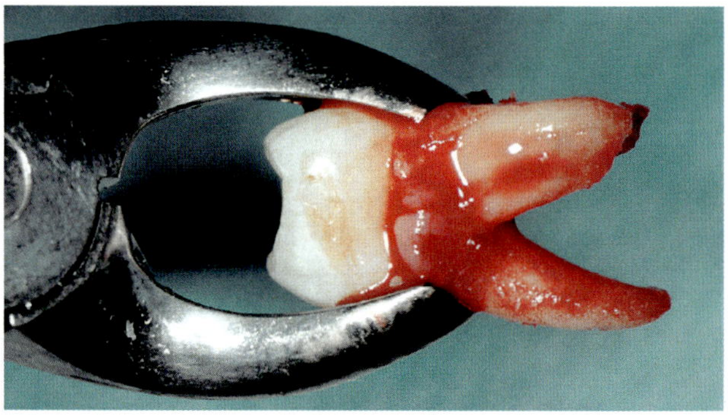

Abb. 2.28 Inspektion von ventral.

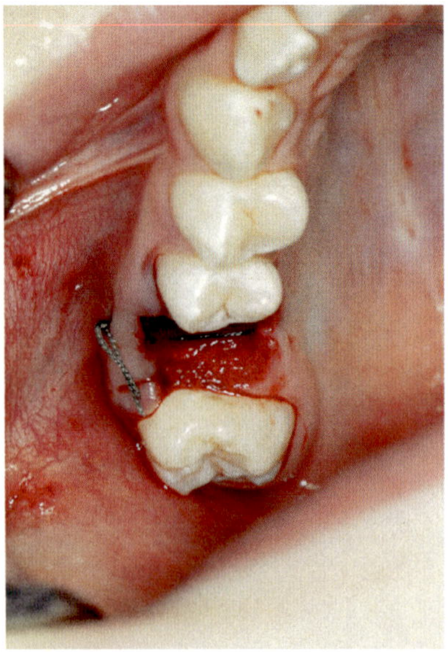

Abb. 2.29 Nahtversorgte Alveole des Zahnes 16.

2.2.5 Entfernung von Molaren

Obere Molaren werden palatinal-vestibulär gelockert (Abb. 2.24 bis 2.29), obere und untere Weisheitszähne können wegen der häufigen Wurzelkrümmungen oft komplett mit dem *Bein*'schen Hebel entfernt werden.

Untere Sechsjahresmolaren werden mehr nach vestibulär luxiert (Abb. 2.30 bis 2.38), untere Zwölfjahresmolaren können nach lingual und vestibulär bewegt werden, wenn kranial gerichtete Bewegungen mit aufsteigenden *Bein*'schen Hebeln nicht zum Erfolg führen. Untere Weisheitszähne werden mit dem Hebel nach kranial luxiert oder, wegen der dicken Knochenlamelle des aufsteigenden Astes (*Linea obliqua*), ausschließlich nach lingual bewegt.

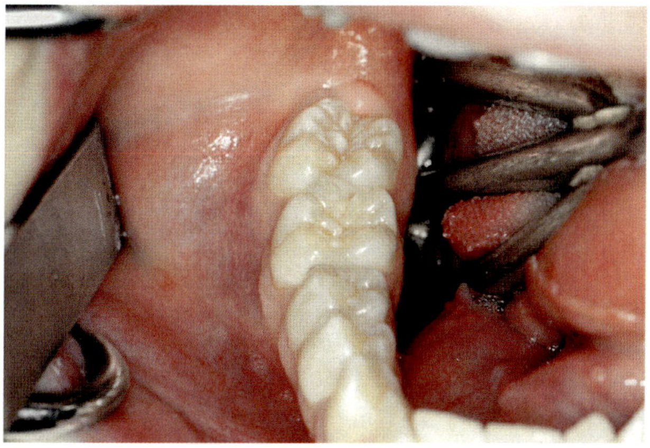

Abb. 2.30 (bis 2.38 gleicher Fall) Zahn 46 *ad extractionem*.

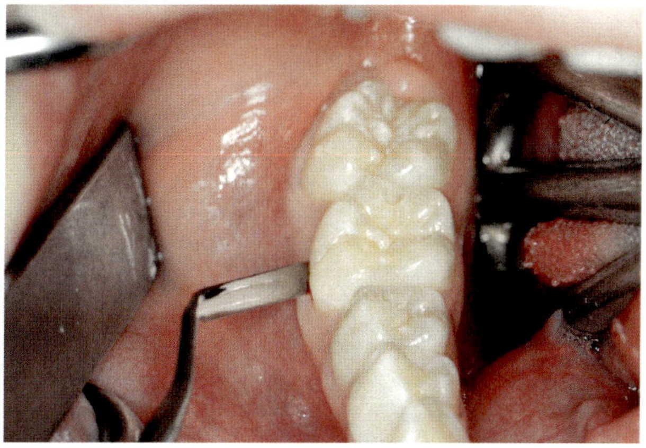

Abb. 2.31 Lösung des marginalen Parodonts.

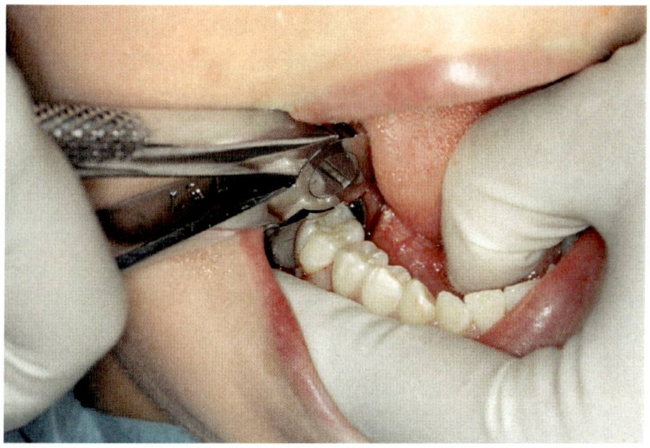

Abb. 2.32 Ansetzen der Unterkiefermolarenzange. Korrekte Position der linken Hand zur Fixierung des Unterkiefers.

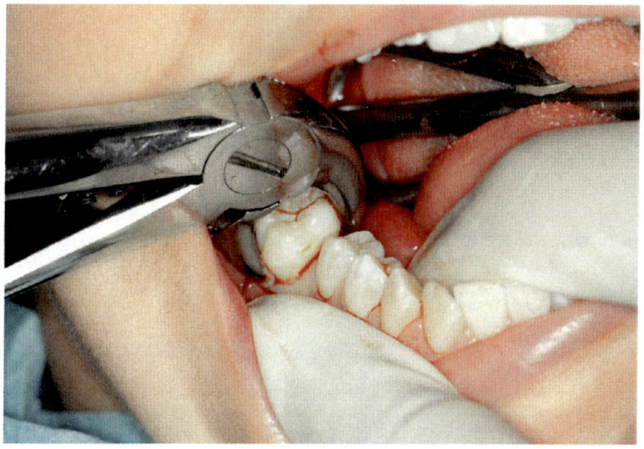

Abb. 2.33 Vestibuläre Luxation.

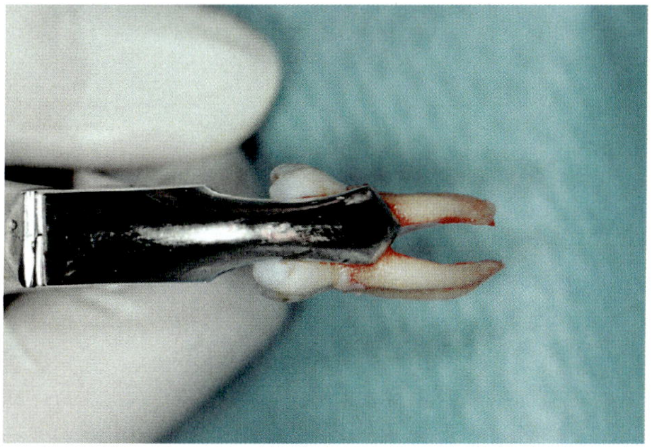

Abb. 2.34 Inspektion von lateral.

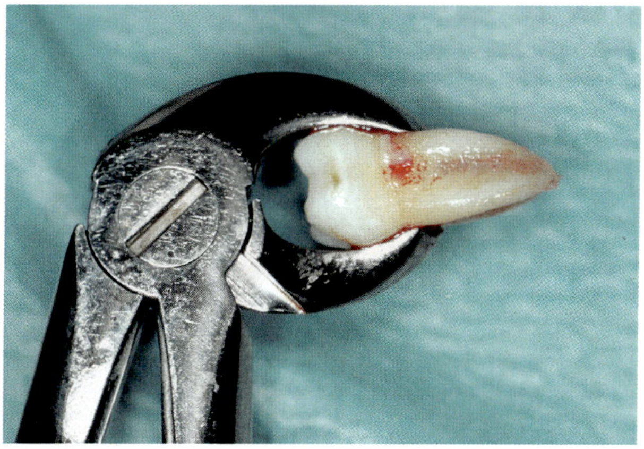

Abb. 2.35 Inspektion von ventral.

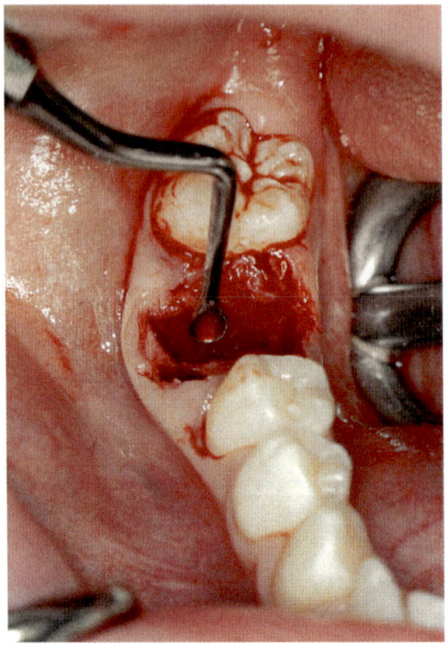

Abb. 2.36 Exkochleation der Alveole.

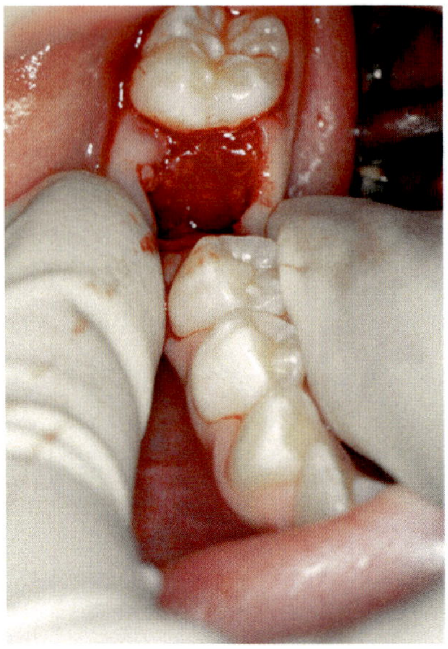

Abb. 2.37 Digitale Kompression.

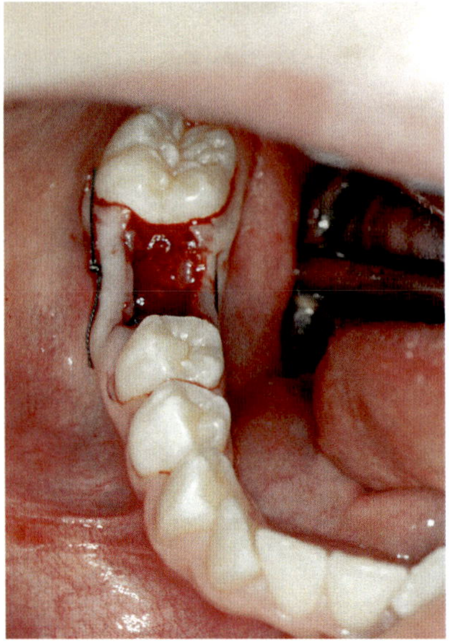

Abb. 2.38 Nahtversorgte Alveole 46.

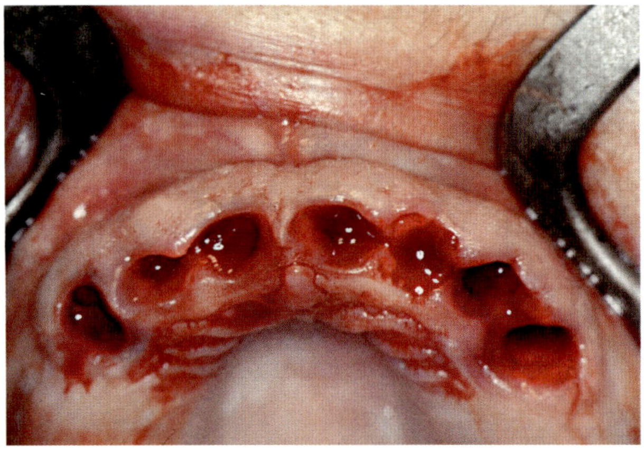

Abb. 2.39 (bis 2.42 gleicher Fall) Offene Alveolen nach Serienextraktion der Oberkieferfrontzähne.

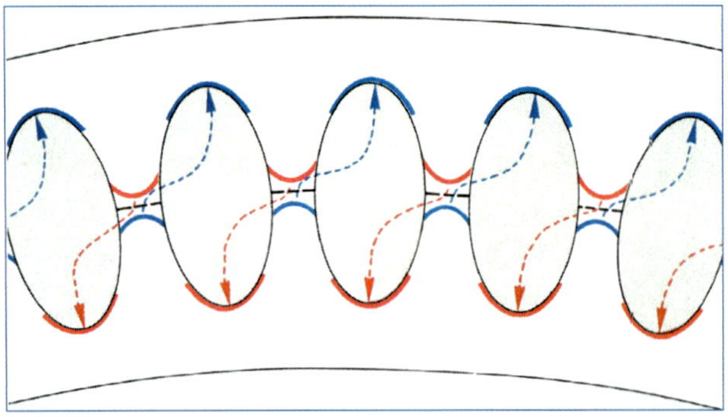

Abb. 2.40 Schema der Nahtversorgung: Die Papillen werden verschränkt.

2.2.6 Serienextraktionen

Serienextraktionen werden als Sanierungen vor Tumoreingriffen und Bestrahlung oder bei desolatem Gebisszustand durchgeführt, dabei kommt es zur großflächigen Freilegung von Knochen.[33] Die Glättung der Alveolenränder soll scharfe Knochenkanten entfernen, die später die Schleimhaut perforieren könnten. Es sollen aber nicht wesentliche Teile des Alveolarknochens entfernt werden (s. Abschnitt 2.4), da dieser zur späteren Implantatversorgung oder auch als gute mechanische Retention für eine schleimhautgelagerte Prothese benötigt wird (Abb. 2.39 bis 2.42).

Unregelmäßige Schleimhautränder werden zurechtgetrimmt und mit einer fortlaufenden Naht (Stärke 3-0) oder Einzelknopfnähten gesichert (Abb. 2.43 bis 2.46). Das Wundgebiet kann auch mit einer verschränkten Papillennaht verschlossen werden.

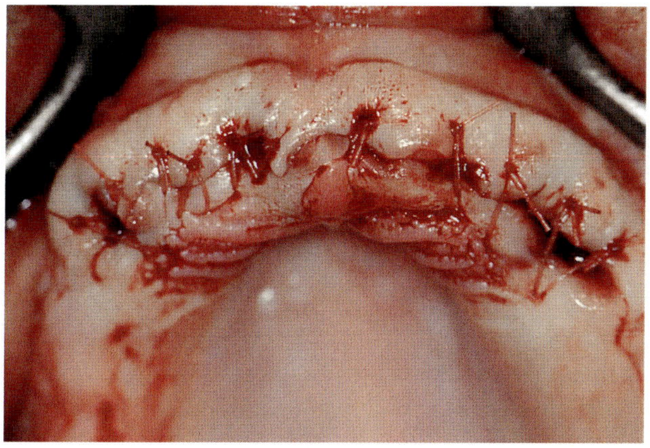

Abb. 2.41 Nahtversorgte Alveolen.

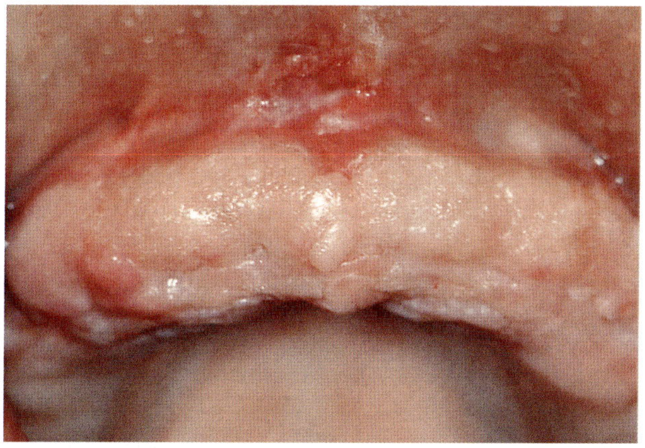

Abb. 2.42 Gutes Prothesengrundlagenprofil nach Serienextraktion im Oberkiefer.

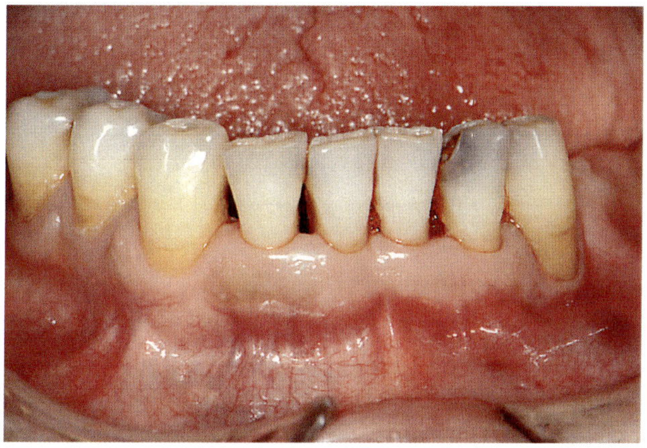

Abb. 2.43 (bis 2.46 gleicher Fall) Restbezahnung vor geplanter Bestrahlung, Unterkieferfront im Strahlenfeld.

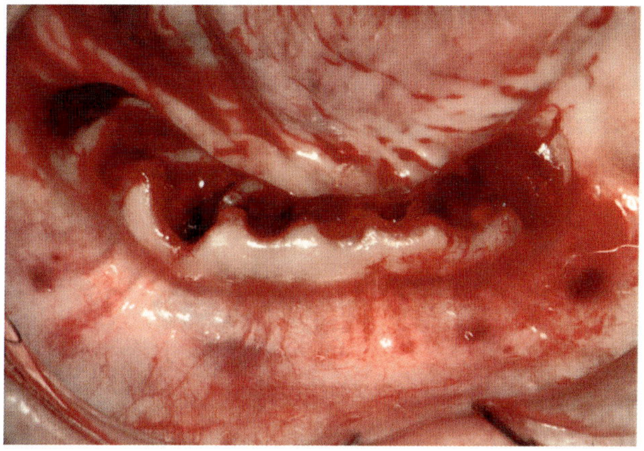

Abb. 2.44 Leere Alveolen nach Serienextraktion.

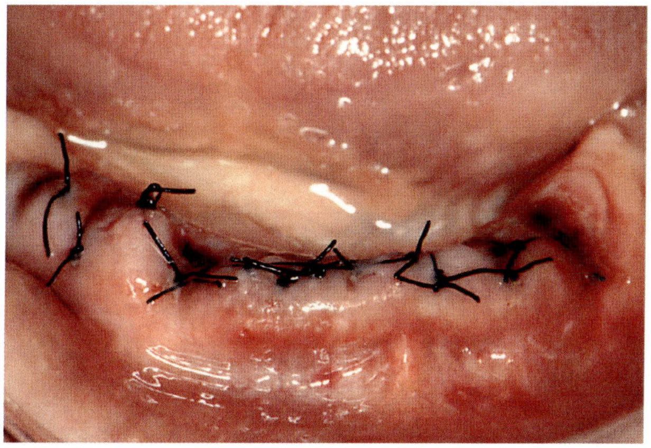

Abb. 2.45 Nahtversorgte Alveolen.

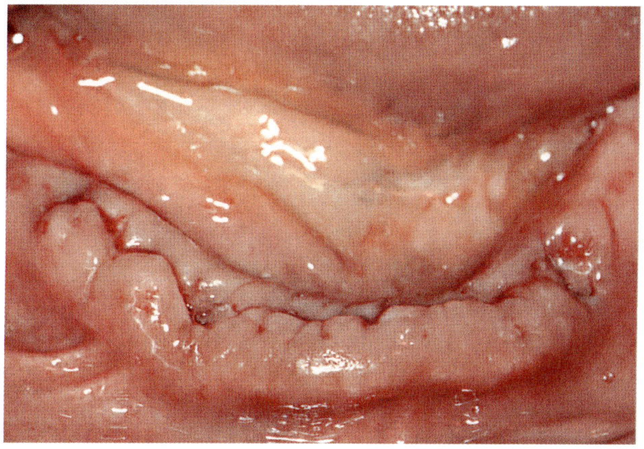

Abb. 2.46 Reizlose Wundheilung eine Woche nach Serienextraktion.

2.3 Komplikationen

2.3.1 Abgerutschte Instrumente

Ein Hebel kann leicht nach lingual in den Mundboden abrutschen und dort zu Verletzungen führen. Ein Finger des Behandlers muss immer auf der oralen Seite des zu extrahierenden Zahnes liegen, so wird der durchrutschende Hebel bemerkt und Verletzungen (vor allem im Mundboden) mit Schleimhautrissen und gegebenenfalls Blutungen können verhindert werden. Die Kraft beim Hebeln sollte immer kontrolliert angewendet werden, sonst besteht auch die Möglichkeit einer Selbstverletzung des Behandlers.

2.3.2 Nachbarzahnläsionen

Bei der Lockerung des Zahnes mit dem Hebel können bei der Abstützung am Nachbarzahn Kronen, Inlays oder Füllungen beschädigt oder Zahnteile abgebrochen werden. Auch die Lockerung eines bereits parodontal geschädigten Nachbarzahnes ist möglich. Es ist daher darauf zu achten, dass die Abstützung lediglich am *Limbus alveolaris* erfolgt und nicht am Nachbarzahn. Im dorsalen Oberkiefer kann es zum *Tuber*abriss kommen, eine seltene Komplikation, die bei starken Blutungen die Überweisung in fachärztliche Behandlung begründet.

2.3.3 Kronenfraktur

Pulpatote Zähne sind durch die Trepanationsöffnung in ihrer Statik geschwächt und frakturgefährdet. Bei diesen Zähnen bricht oft die Krone und damit der mit der Zange greifbare Teil des Zahnes. Es kann dann ein weiterer Versuch durchgeführt werden, bei dem nach vorsichtigem Abtragen des knöchernen *Limbus alveolaris* mit der Wurzelzange und abwechselnd mit dem *Deppeler*-Hebel gearbeitet wird, um eventuell den Zahn noch zu luxieren. Bleibt dieser Versuch erfolglos, muss eine Aufklappung wie bei einer Wurzelfraktur erfolgen.

2.3.4 Wurzelfraktur

Der Wurzelrest stellt sich in der Farbe meist gelblicher als der umgebende Knochen dar, er wird schonend umfräst (Abb. 2.47) und mit dem Hebel oder einem Exkavator aus der Alveole entnommen (Abb. 2.48). Der Nachweis der kompletten Entfernung wird klinisch (Abb. 2.49), besser mit einem Röntgenbild geführt.

Sollte dieses schonende Vorgehen nicht zum Erfolg führen, erfolgt eine Osteotomie. Über dem Zahnfleischrandschnitt wird eröffnet und mit dem *Partsch*-Raspatorium der Mukoperiostlappen vom Knochen gelöst. Mit der mittelgroßen Kugelfräse wird der laterale kortikale Knochen über dem vermuteten Wurzelrest abgetragen. Diese Technik kommt in Ausnahmefällen zur Anwendung und nur, wenn der Wurzelrest anders nicht erreicht werden kann.

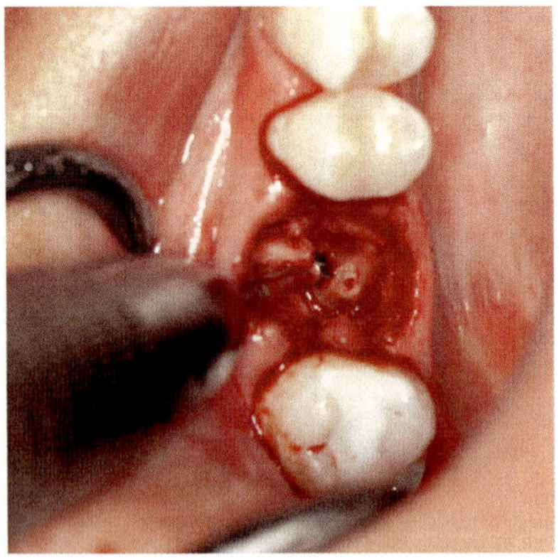

Abb. 2.47 (bis 2.49 gleicher Fall) Umfräsung der frakturierten palatinalen Wurzel von Zahn 16.

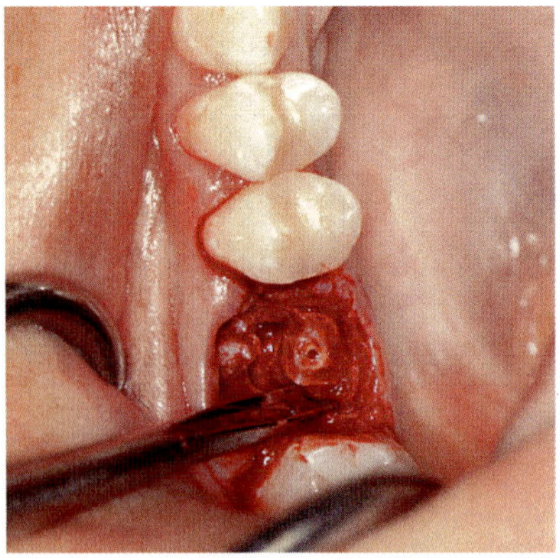

Abb. 2.48 Luxation der frakturierten Wurzel 16 mit *Bein*'schem Hebel.

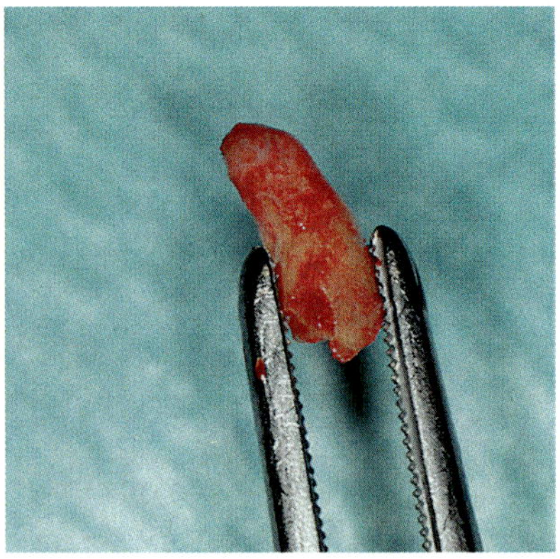

Abb. 2.49 Inspektion der kompletten Wurzel.

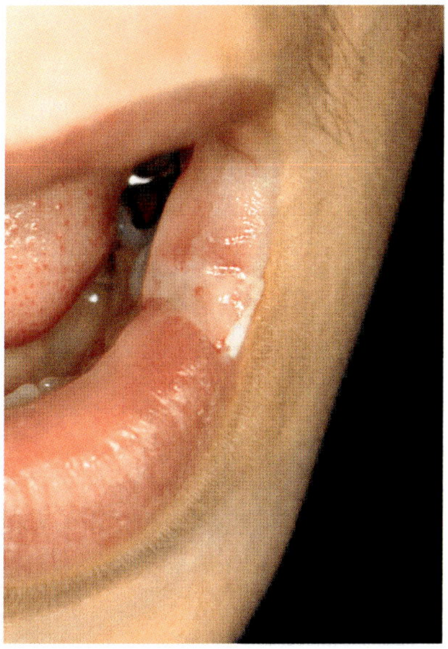

Abb. 2.50 Verbrennung der Unterlippe links durch rotierendes Instrument bei lang gestieltem Bohrer.

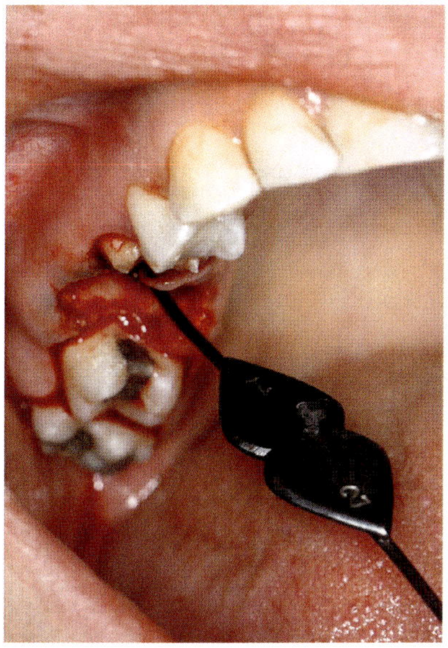

Abb. 2.51 Kieferhöhleneröffnung: eingeschobene Silberblattsonde.

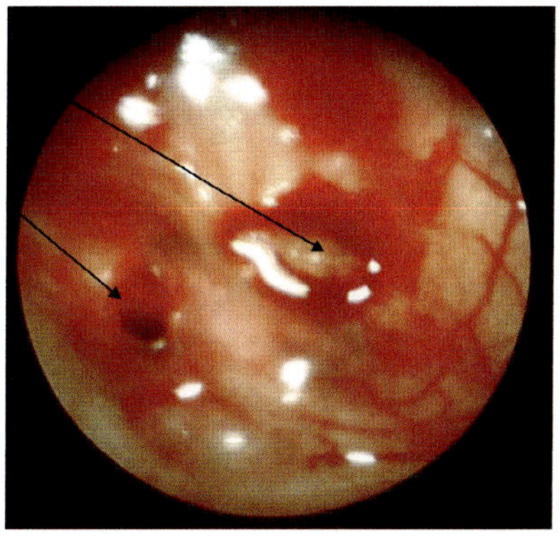

Abb. 2.52 Kieferhöhlen-Endoskopie: dislozierte Wurzel und Perforation zur Mundhöhle (*Pfeile*).

2.3.5 Thermisches Trauma durch rotierende Instrumente

Fräsen müssen so kurz wie möglich in das Handstück eingesteckt werden, damit nicht durch den drehenden Fräsenschaft eine unbemerkte (Anästhesie) Verbrennung der Lippen verursacht wird (Abb. 2.50).

2.3.6 Nervläsionen

Bei der Entfernung von nicht retinierten Zähnen sind Sensibilitätsstörungen nicht beschrieben. Bei der Lokalanästhesie sind Läsionen des *Nervus lingualis* und des *Nervus alveolaris inferior* aber zu beobachten.

Wird allerdings nach einer Wurzelfraktur eine Osteotomie vorgenommen, kann es durch direkten Druck auf den *Nervus alveolaris inferior* oder den *Nervus mentalis* zu einer Nervläsion kommen (s. Kap. 3).

2.3.7 Kieferhöhleneröffnung

2.3.7.1 Frische Eröffnung der Kieferhöhle

Die Eröffnung der Kieferhöhle wird mit dem Nasenblasversuch, dem Mundblasversuch oder durch Sondierung mit der Silberblattsonde (Knopfsonde) festgestellt (Abb. 2.51). Ist die frisch eröffnete – physiologischerweise sterile – Kieferhöhle nicht entzündet (Anamnese, Röntgen, Kieferhöhlenspülung, Inspektion mit dem Sinuskop), wird sie sofort plastisch verschlossen.[10,17,19]

Frakturierte Wurzeln müssen entfernt werden. Verlagerte Wurzelreste können sich unter der vestibulären Schleimhaut, unter der Kieferhöhlenschleimhaut oder im Kieferhöhlenlumen befinden. Die Entfernung des Wurzelrestes erfolgt am sichersten unter sinuskopischer Kontrolle (Abb. 2.52) nach röntgenologischer Lokalisation (Abb. 2.53).

Besteht seit längerem eine Verbindung zur Kieferhöhle, wird die *Sinusitis maxillaris* primär konservativ behandelt. Sekundär folgen die lokale Revision und der plastische Verschluss. Dieses Thera-

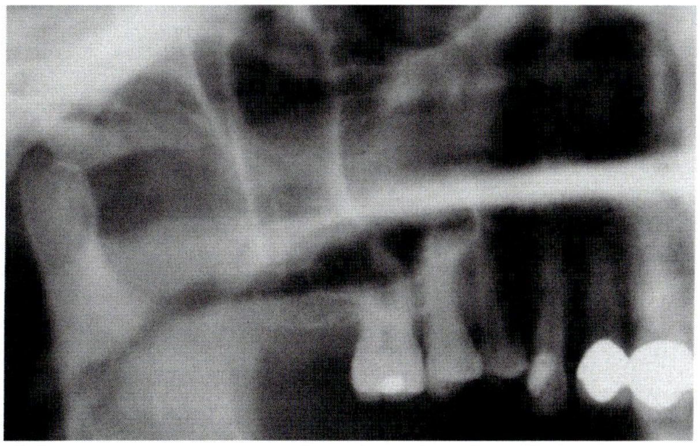

Abb. 2.53 Panoramaschichtaufnahme Ausschnitt: in die rechte Kieferhöhle dislozierte Wurzel.

piekonzept wurde von *Obwegeser* und *Tschamer* (1957) inauguriert, von *Baumann* und *Pajarola* (1975) weitergeführt und nach Einführung der Sinuskopie (*Schmidseder* und *Lambrecht* 1978) von vielen Kliniken übernommen, da Nachoperationen lediglich in 2 bis 3% der Fälle notwendig waren.[4,21,26, 27,29,40] Die Vorteile dieser zweizeitigen konservativ-chirurgischen Therapie bestehen in der Erhaltung der natürlichen Schleimhaut der Kieferhöhle, die eine Chance zur Wiederaufnahme ihrer Funktion erhält. Damit können die nach Radikaloperationen beobachteten Langzeitbeschwerden vermieden werden.[16]

Die Frage ob und in welcher Größe dabei eine Verbindung zum unteren Nasengang angelegt werden soll, wird in der Literatur nicht klar beantwortet. Bei klinischer Beschwerdefreiheit, klar rückfließender Spülflüssigkeit und endoskopisch reizloser Kieferhöhlenschleimhaut mit gut darstellbarem, offenem *Ostium naturale* ist der lokalplastische Verschluss ausreichend.

Eine transnasale Drainage sollte bei noch vorhandenen Schleimhautentzündungszeichen (Ödem, *Polyposis*) angelegt werden. Die früher übliche große Fensterung zum unteren Nasengang ist angezeigt, wenn postoperativ transnasale endoskopische Kontrollen nötig sind (z. B. bei keratinisierendem zystischem odontogenem Tumor, Aspergillom).

2.3.7.2 Medikamentöse und physikalische Therapie

Der Patient ist nach dem plastischen Verschluss darauf hinzuweisen, dass er keine Luft durch die Nasenwege pressen darf (Schneuzen, Niesen). Abschwellende Nasentropfen werden postoperativ angewendet, um das *Ostium naturale* offen zu halten. Sie verbessern den Sekretabfluss. Inhalationen von Wasserdampf mit Zusätzen (ätherische Öle, Kamille, salzhaltige Aerosole) und Wärmeanwendungen (Kurzwelle, Rot-, UV-Licht) lindern über eine Verstärkung der Durchblutung und eine Aktivierung antiinflammatorischer Mechanismen die Beschwerden der Patienten. Spülungen mit angewärmter steriler Kochsalzlösung oder Kamillosan reinigen die Kieferhöhle mechanisch von Sekretüberresten, Schleim, Eiter und (größenabhängig) von Fremdkörpern (Abb. 2.54, Abb. 2.55).

Auf den Einsatz von Antibiotika kann beim gesunden Patienten ohne Risikofaktoren aufgrund der guten Restitutionsfähigkeit der Kieferhöhlenschleimhaut verzichtet werden. Bei drohenden orbitalen und intrakraniellen Komplikationen wird schon vor dem Ergebnis der Erregeridentifizierung mit dem Beginn einer antibiotischen Therapie begonnen.

2.3.7.3 Spontanheilung

Verbindungen zwischen Mund- und Kieferhöhle können spontan verheilen. Hieraus darf jedoch kein therapeutisches Prinzip abgeleitet oder gar der Schluss gezogen werden, eine Perforation in jedem Fall unversorgt zu lassen.

Nur bei günstigen Verhältnissen (schmale Alveole, hoher Alveolarfortsatz, geschlossene Zahnreihe, kleine Perforation) ist die Wundversorgung mit Naht und Verbandplatte als unterstützende Maßnahme zur Stabilisierung des Blutkoagels in der Alveole und zur komplikationslosen Abheilung der Extraktionswunde zu verantworten. Leitlinie ist die Vermeidung einer Infektion nach Eröffnung der Kieferhöhle. Der Einsatz von Fibrinklebern oder weiterer resorbierbarer Materialien kann bei ungünstigen Verhältnissen die plastische Deckung nicht ersetzen.[36] Absolut kontraindiziert ist die Einlage von Gazestreifen oder das Austamponieren der Alveole, da somit die Entstehung eines funktionstüchtigen Koagulums verhindert und der Ausbildung einer oroantralen Fistel der Weg geebnet wird.

2.3.7.4 Wangenlappenplastik

Der heute gebräuchlichste Eingriff zur Deckung einer frischen Kieferhöhlenperforation oder einer länger bestehenden Fistel zur Kieferhöhle ist die Trapezlappenplastik aus der Innenwangen-Schleimhaut nach *Rehrmann*.[23] Wenn der zweite Molar und der zweite Prämolar noch stehen, ist es günstig, den Schnitt auf der Mitte der Alveole der Nachbarzähne zu beginnen und dann nach kranial breiter werdend bis in Höhe der Wurzelspitzen der Nachbarzähne fortzusetzen (Abb. 2.56). Die Perforationsstelle wird angefrischt oder exzidiert. Anschließend wird der Trapezlappen vom Knochen abpräpariert, sodass man einen kombinierten Mukoperiostlappen erhält. Durch die Schlitzung des Periostes an der Basis unter Beachtung des *Ductus parotideus* wird der Lappen verlängert.

Er muss sich ohne Spannung mit dem Einzinkerhaken über den Defekt bis in den Bereich der palatinalen Schleimhaut extendieren lassen (Abb. 2.57). Scharfe Knochenkanten des *Limbus alveolaris* sind zu glätten. Nachbarzähne mit denudierten Wurzelober-

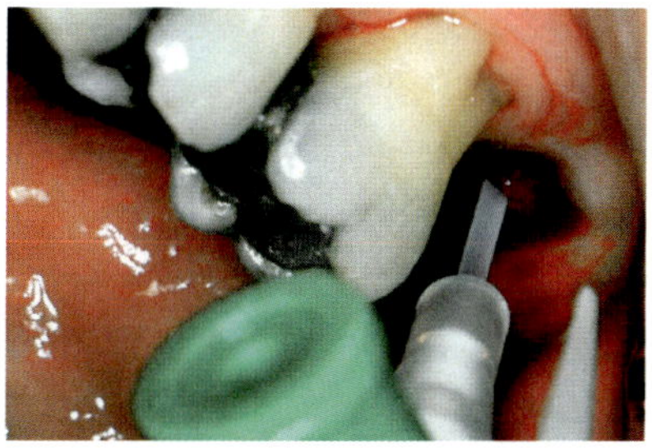

Abb. 2.54 In die Kieferhöhle zur Spülung eingeführte Kanüle.

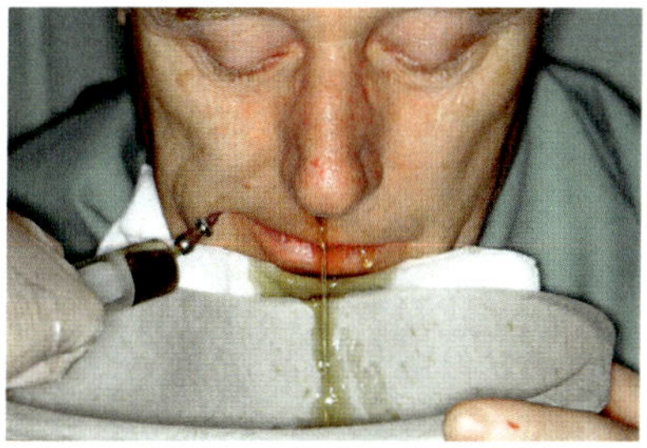

Abb. 2.55 Kieferhöhlenspülung mit Kamillosan, aus der Nase rückfließende Spülflüssigkeit.

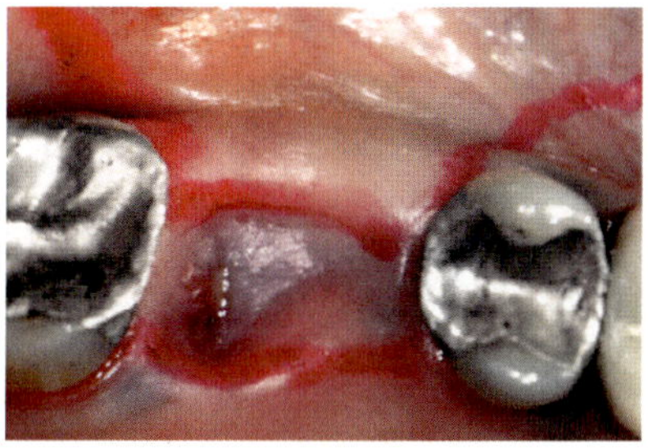

Abb. 2.56 (bis 2.58 gleicher Fall) Fistel zur Kieferhöhle in *regio* 16, Schnittführung.

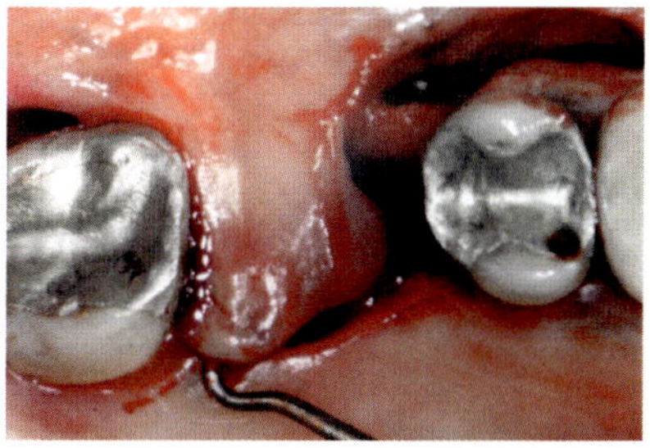

Abb. 2.57 Vestibulärer Lappen nach Periostschlitzung nach palatinal adaptiert.

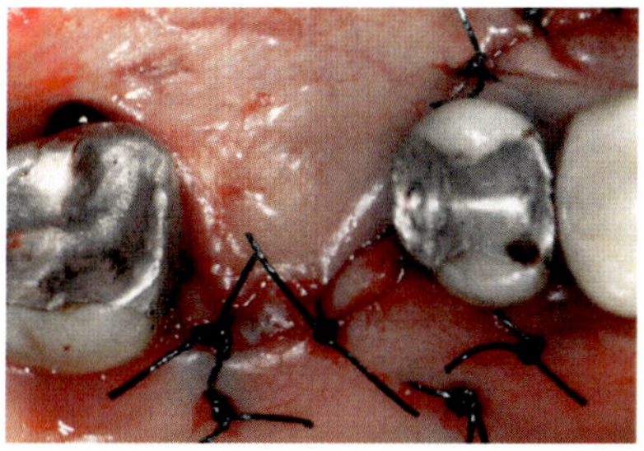

Abb. 2.58 Palatinale Matratzennähte und Einzelknopfnähte fixieren den Verschiebelappen spannungsfrei.

flächen, die eine Gewebeverbindung nicht erlauben und damit eine persistierende Fistel bedingen, müssen entfernt werden.

Für die Nahttechnik im palatinalen Bereich empfehlen sich Matratzennähte, um die aufgestellten Wundränder zu adaptieren und eine möglichst komplikationslose Wundheilung zu ermöglichen (Abb. 2.58). Die Wundversorgung im vestibulären Bereich geschieht durch spannungsfreie Einzelknopfnähte. Die Spannungsfreiheit kann intraoperativ anhand der Verfärbung des Lappens kontrolliert werden (Blasswerden). Vorteile der *Rehrmann*-Methode sind folgende:

- Relativ kleiner Eingriff, der gut erlernt werden kann.
- Die Schnittführung lässt sich erweitern, um – falls nötig – einen Zugang über die *Fossa canina* zur Kieferhöhle zu erhalten.
- Es erfolgt ein primärer Wundverschluss ohne freiliegende Knochenpartien.

Anzumerken ist, dass sich die prophylaktische Schnittführung (Zahnfleischrandschnitt und Entlastung am *Tuber*) bei Wurzelspitzenresektionen im Oberkieferseitenzahnbereich bewährt hat: Sollte sich während der Wurzelspitzenresektion herausstellen, dass der Zahn nicht erhaltungswürdig ist und die Kieferhöhle gleichzeitig bereits eröffnet ist, lässt sich bei Entzündungsfreiheit nach Extraktion des Zahnes sofort eine plastische Deckung vornehmen.

Es sollte im Rahmen der zahnärztlichen Notfallbehandlung bei einer Abszessinzision im vestibulären Oberkieferseitenzahnbereich an eine marginale Schnittführung gedacht werden, um eine eventuell notwendig werdende plastische Deckung bei einer späteren Zahnextraktion zu ermöglichen.

Im unbezahnten Kiefer sind die anatomischen Voraussetzungen für einen Fistelverschluss ungünstig: Die *Rehrmann*-Plastik führt hier zur Abflachung des Vestibulums (Abb. 2.59 bis 2.64).

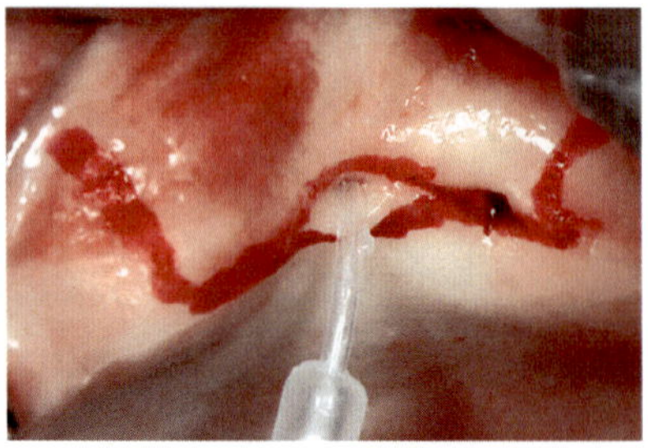

Abb. 2.59 (bis 2.64 gleicher Fall) Fistel zur Kieferhöhle im unbezahnten linken Oberkiefer ohne Materialdefizit.

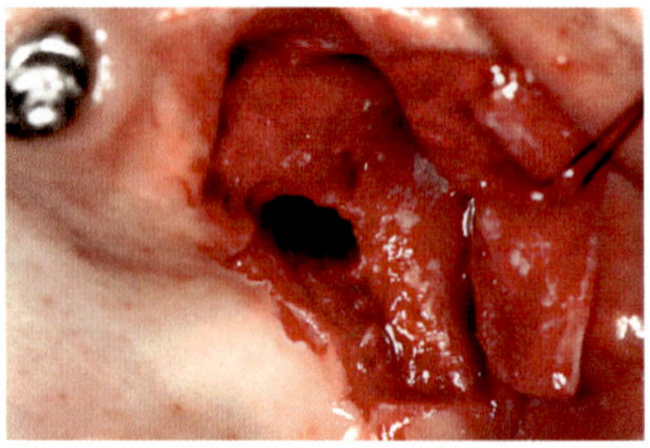

Abb. 2.60 Mobilisierter Trapezlappen nach *Rehrmann* zum Verschluss des knöchernen Defektes.

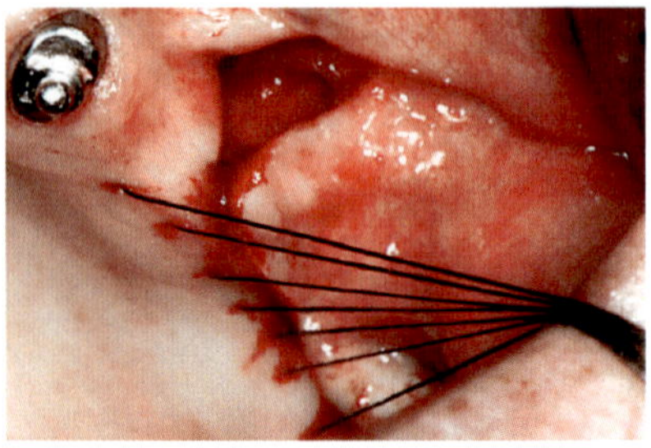

Abb. 2.61 Palatinale Matratzennähte am Verschiebelappen nur periostal gefasst.

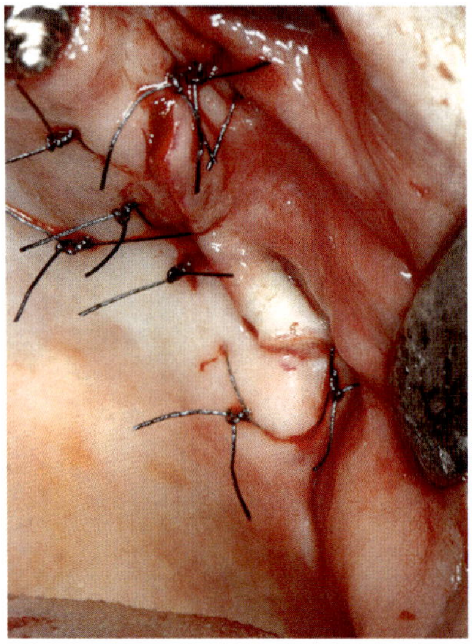

Abb. 2.62 Adaptierter Wangenlappen, dichter Wundverschluss.

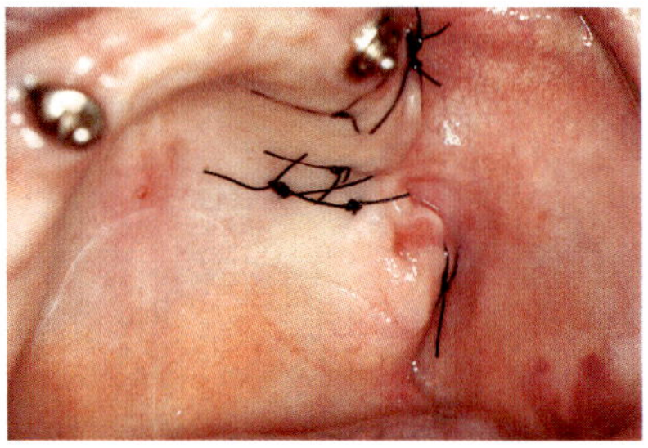

Abb. 2.63 Die Nahtentfernung erfolgt am zehnten postoperativen Tag.

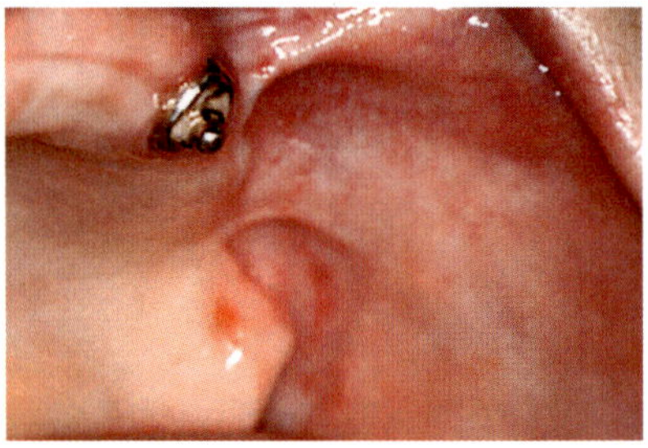

Abb. 2.64 Dreimonatskontrolle, Abflachung des Vestibulums im Oberkiefer links.

2.3.7.5 Palatinallappenplastik

Sowohl die anatomischen Verhältnisse der Mundhöhle als auch die Lage der Perforation oder ungünstige Narbenverhältnisse nach vorangegangenen Operationen können dazu führen, auch verschiedene Methoden anzuwenden.

Der an der *Arteria palatina* gestielte Schwenklappen vom Gaumen nach *Pichler* ist bei ungenügendem Material im Vestibulum und unter Umständen bei atrophischem zahnlosem Kiefer indiziert, da zur guten Prothesenhaftung der Erhalt des Vestibulums notwendig ist (Abb. 2.65). Der Lappen wird ausschließlich über die *Arteria palatina major* versorgt (Abb. 2.66), welche bei der Präparation geschont werden muss (Abb. 2.67).

Die Derbheit des palatinalen Mukoperiostlappens gestattet mit der Palatinallappenplastik einen sicheren Abdeckungseffekt zur Kieferhöhle (Abb. 2.68), da sekundär postoperativ nur eine geringe Schrumpfung auftritt.

Nachteile sind die erschwerte Adaptation des Lappens, da es zur Wulstbildung kommt. Eine Verbandplatte ist beim Gaumenschwenklappen obligat, um den freiliegenden Knochen zu schützen, der offen epithelisieren muss (Abb. 2.69). Liegt der Knochen ungeschützt frei, ist dies mit Wundheilungsstörungen und erheblichen Schmerzen für den Patienten verbunden.

Größere Defekte lassen sich mit dem *Bichat*'schen Wangenfettpropf decken (Abb. 2.70 bis 2.76).

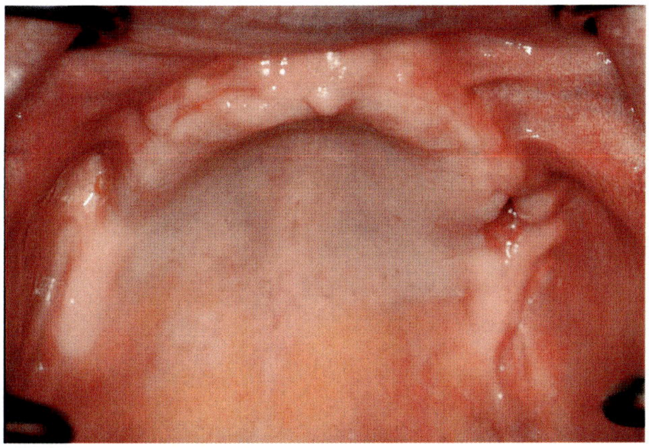

Abb. 2.65 (bis 2.69 gleicher Fall) Fistel zur Kieferhöhle im unbezahnten linken Oberkiefer.

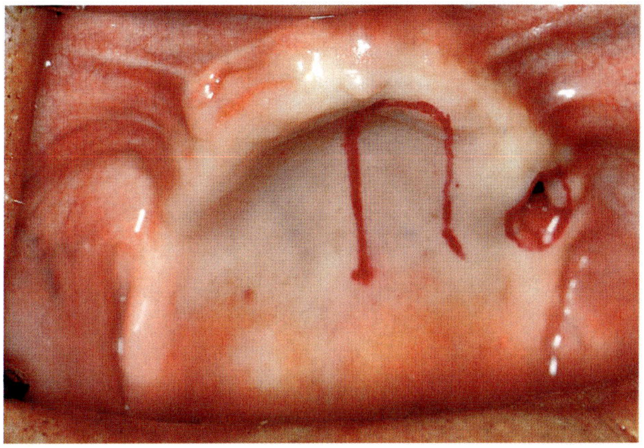

Abb. 2.66 Schnittführung zur Lappenbildung und Fistelexzision.

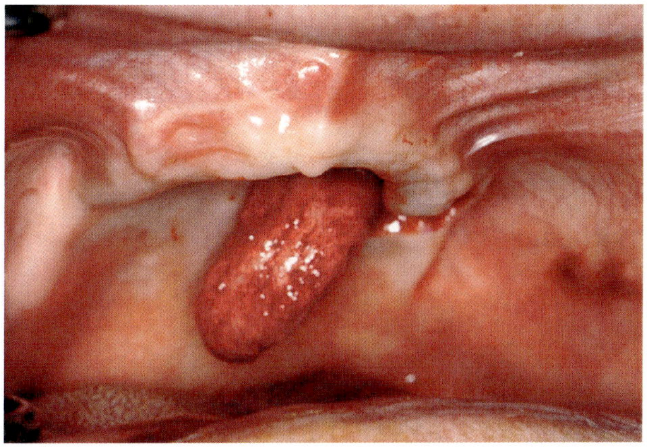

Abb. 2.67 Präparierter bis in die Endstrombahn gut durchbluteter Palatinallappen.

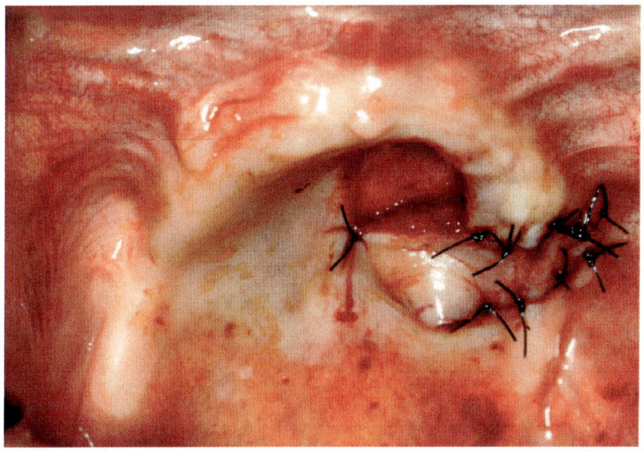

Abb. 2.68 Schwenklappen nach Einnähen.

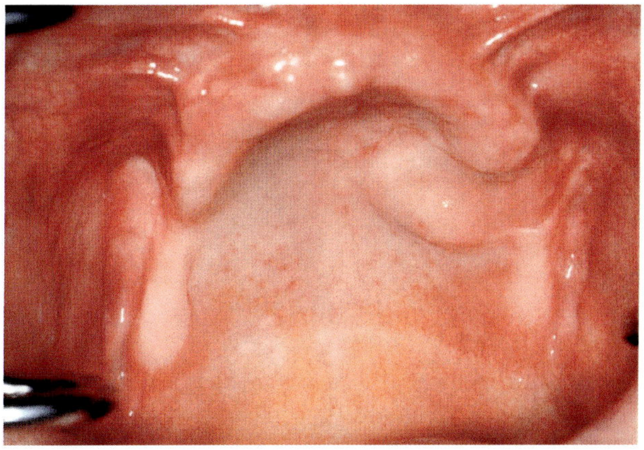

Abb. 2.69 Dreimonatskontrolle: Vestibulum erhalten, derber palatinaler Wulst.

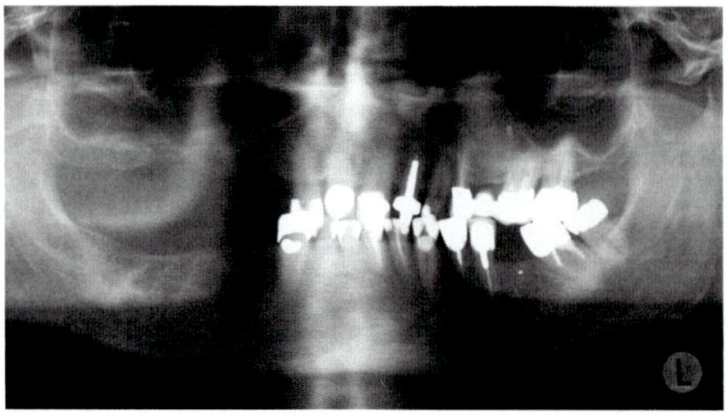

Abb. 2.70 (bis 2.76 gleicher Fall) Panoramaschichtaufnahme einer 55-jährigen Patientin mit Oropharynxkarzinom; postoperativ, dorsale Oberkiefer-/Unterkieferanteile im Bestrahlungsfeld, Sanierung *prae irradiatione* geplant.

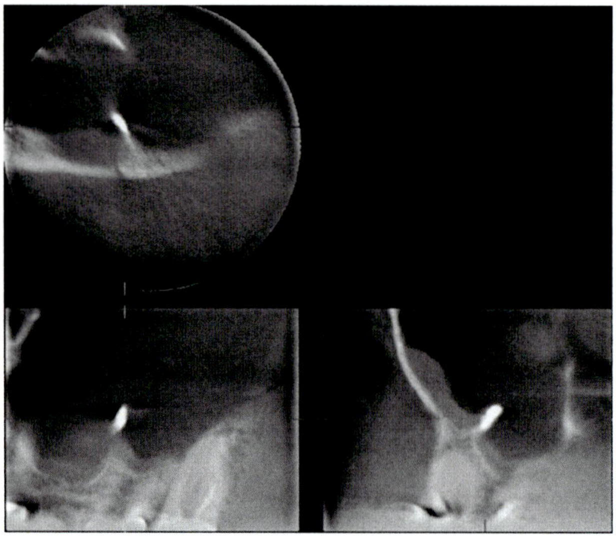

Abb. 2.71 Digitale Volumentomografie; metalldichter Fremdkörper Kieferhöhle links, wahrscheinlich Residuum von Wurzelfüllmaterial.

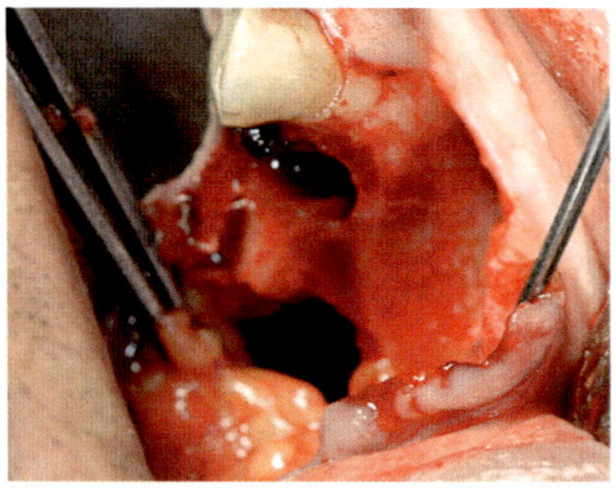

Abb. 2.72 Weite Perforationen zur Kieferhöhle nach Extraktion im Oberkiefer links.

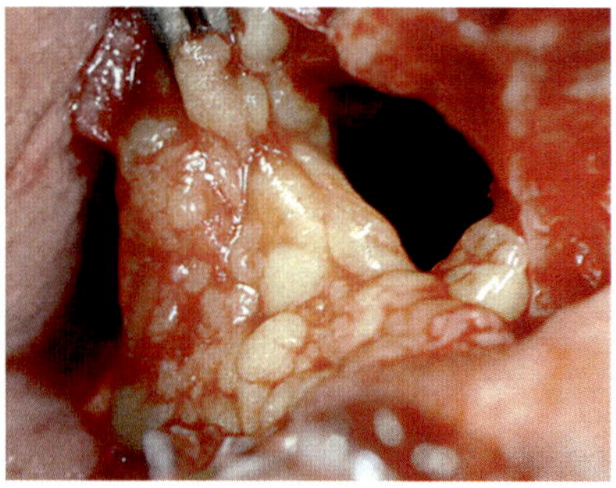

Abb. 2.73 Mobilisation des *Bichat'*schen Wangenfettpropfs von latero-dorsal.

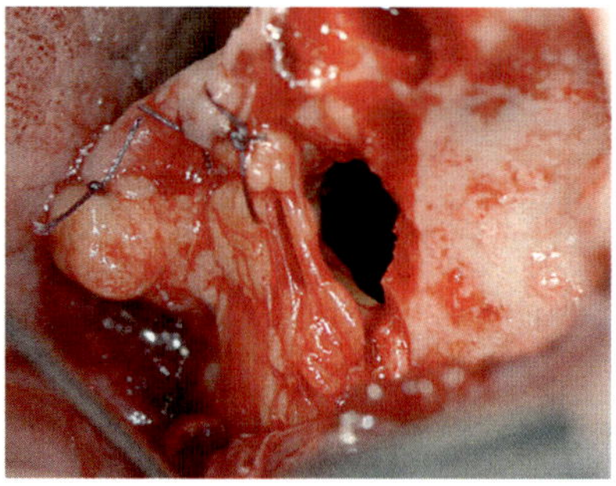

Abb. 2.74 Fixation mit resorbierbaren Einzelknopfnähten.

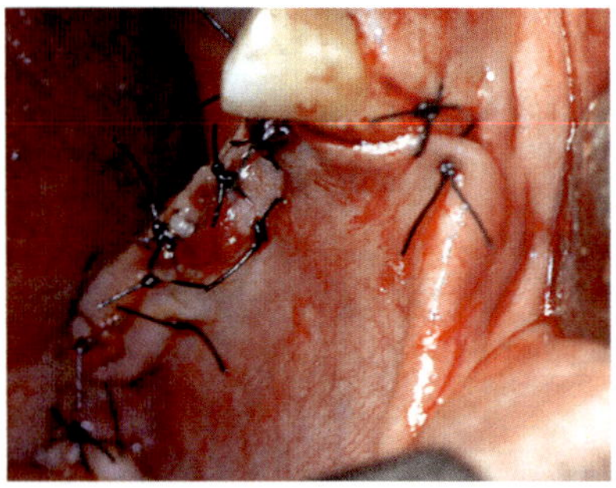

Abb. 2.75 Zweischichtiger Verschluss mit Mukoperiostlappen.

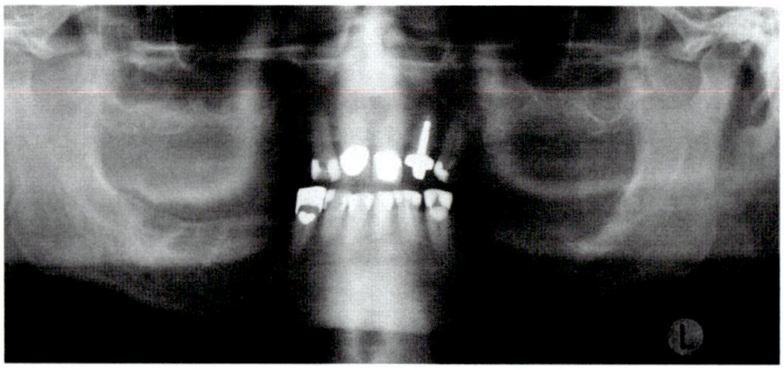

Abb. 2.76 Postoperative Panoramakontrollaufnahme.

2.3.7.6 Kieferhöhlenoperation über die *Fossa canina*

Zur Verhinderung der Langzeitbeschwerden nach radikaler Kieferhöhlenoperation wurden schonende Operationsmethoden entwickelt. *Kreusch* et al. (1988) empfahlen den operativen Zugang zur Kieferhöhle beim bezahnten Patienten über den Zahnfleischrandschnitt.[15]

Zur Behandlung der odontogen erkrankten Kieferhöhle sollte die gesunde Kieferhöhlenschleimhaut belassen werden, erkrankte Schleimhautbezirke werden abgetragen. Nach Entfernung der *Polyposis* ist die

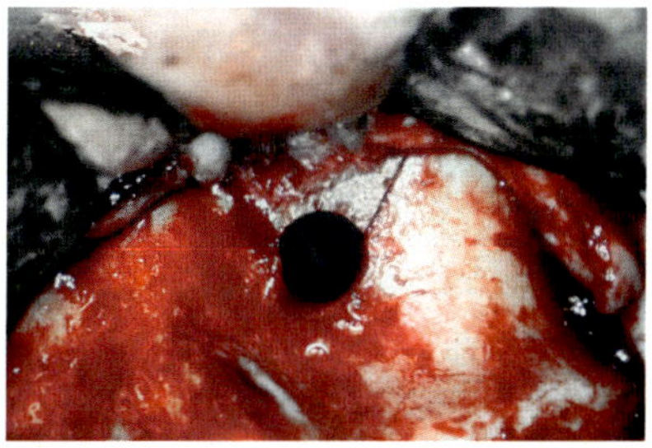

Abb. 2.77 (bis 2.81 gleicher Fall) 4-mm-Perforation zur Endoskopie in der fazialen Kieferhöhlenwand.

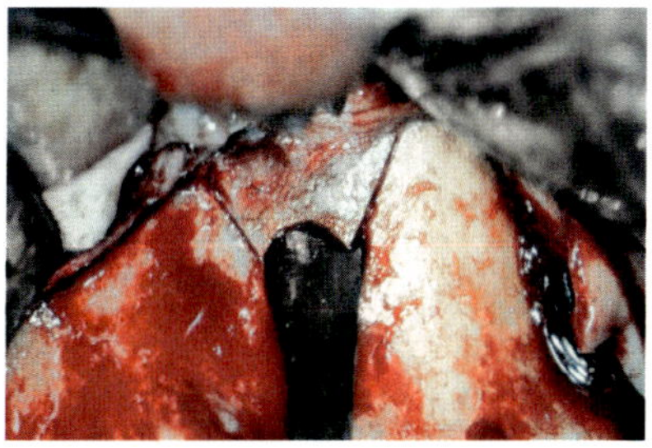

Abb. 2.78 Vorsichtiges Abheben des kranial weichgewebs-periostgestielten Deckels.

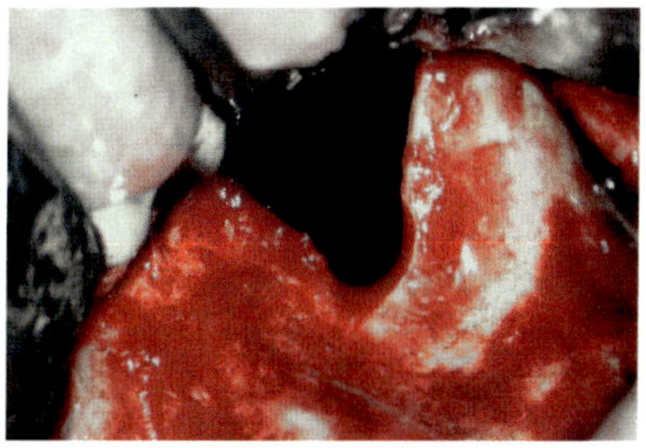

Abb. 2.79 Eröffnete Kieferhöhle; der falltürartige Deckel ist weiter kranial frakturiert.

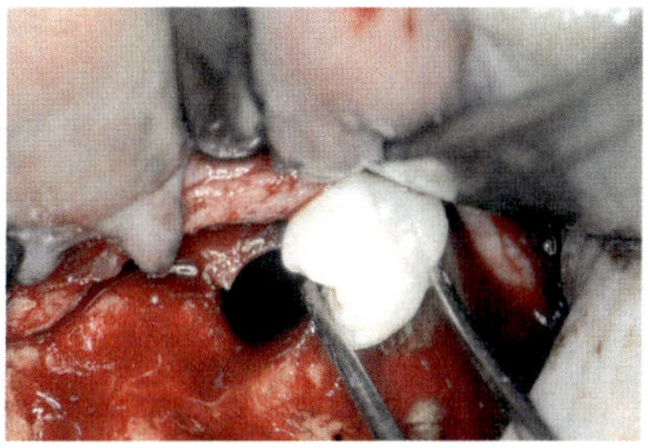

Abb. 2.80 Entnahme eines dystopen Prämolarenkeims.

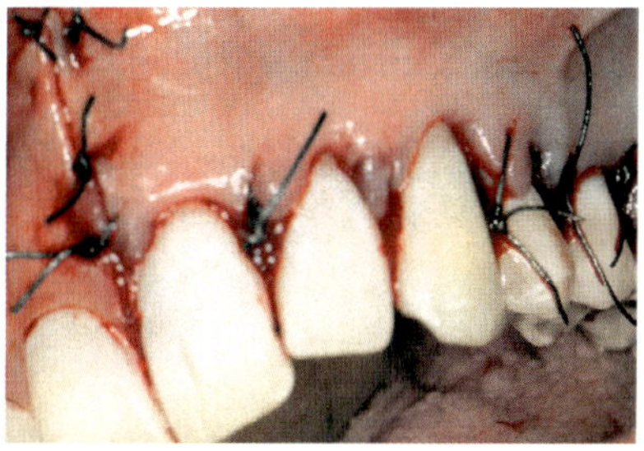

Abb. 2.81 Nahtversorgung nach Zahnfleischrandschnitt und medianem Entlastungsschnitt.

Drainage zur Nase über ein Fenster im unteren Nasengang indiziert.

Der über die Gefäße der oralen und antralen Mukosa weichgewebs-periostgestielte Knochendeckel ermöglicht diagnostische (z. B. Endoskopie) und therapeutische Eingriffe (Abb. 2.77 bis 2.81). Diese Methode kann mit der operativen Entfernung von *Radices relictae*, Pseudozysten und odontogenen Oberkieferzysten kombiniert werden. Es entsteht kein knöcherner Defekt. Narbige Weichgewebseinziehungen, die zu postoperativen Beschwerden führen, werden vermieden. Die konservative endoskopisch geführte Kieferhöhlenoperation unter Erhalt von Mukosa und weichteilgestieltem fazialem Knochendeckel ist in Hinblick auf postoperative Sensibilitätsstörungen und Schmerzen der früher vorgenommenen radikalen Kieferhöhlenoperation weit überlegen.[12]

2.3.7.7 Kieferhöhlenzysten

Zysten in der Kieferhöhle sind therapiebedürftig, da ihre Wachstumstendenz zur Destruktion benachbarter anatomischer Strukturen führen kann. Die Zystenbegrenzung zur Kieferhöhle wird abgetragen, sodass die Zystenhöhle eine Nebenhöhle der Kieferhöhle wird.[41] Dieses Verfahren hat sich bis in unsere Zeit bewährt.[11] Das Antrum wird endoskopisch inspiziert und zur Nase über ein Nasenfenster drainiert. Frontzahnzysten werden zur Nase hin (Nasen-*Partsch*) (Abb. 2.82 bis 2.87) eröffnet.[13] Wichtig ist der dichte plastische Verschluss zur Mundhöhle – dies gilt für alle Operationsverfahren.

Pseudozysten sind häufig symptomlos und werden als Nebenbefund entdeckt (Abb. 2.88, Abb. 2.89). Die Patienten werden darüber informiert, Röntgenkontrollen sind ausreichend. Bei Beschwerden (Kopfschmerzen, Druckgefühl) werden sie punktiert und abgesaugt (Abb. 2.90).[18] Keratinisierende zystische odontogene Tumore (früher Keratozysten) in der Kieferhöhle werden exstirpiert und das umliegende Gewebe wird entfernt – gegebenenfalls nach Fixierung mit *Carnoy*'scher Lösung.[8,9] Regelmäßige Nachkontrollen sind angezeigt.

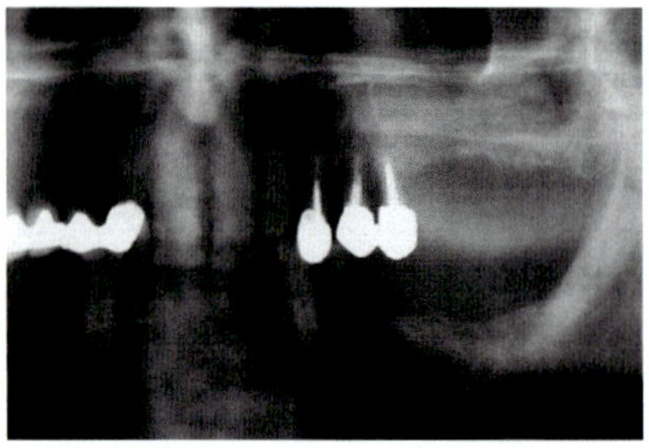

Abb. 2.82 (bis 2.87 gleicher Fall) Ausschnitt Panoramaschichtaufnahme: Frontzahnzyste Oberkiefer links.

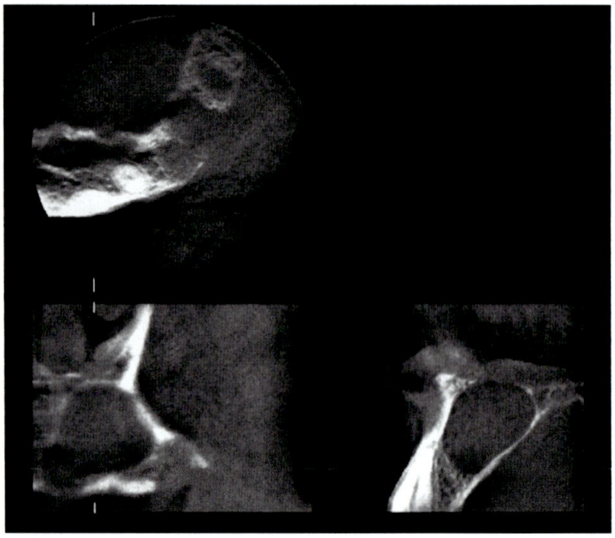

Abb. 2.83 Digitale Volumentomografie zur Bestimmung der Zystenausdehnung: Die Zyste liegt palatinal und hat den knöchernen Nasenboden perforiert.

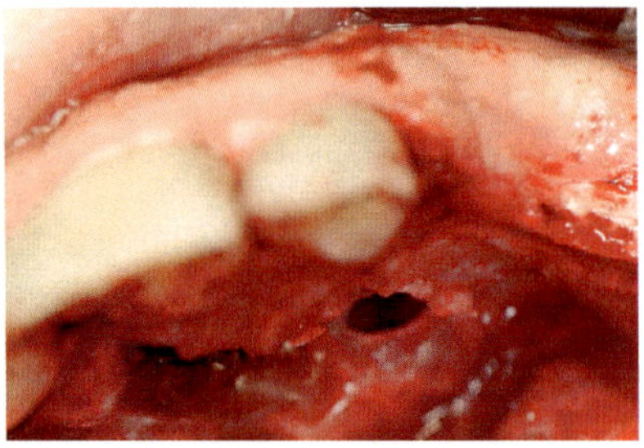

Abb. 2.84 Palatinaler Zugang.

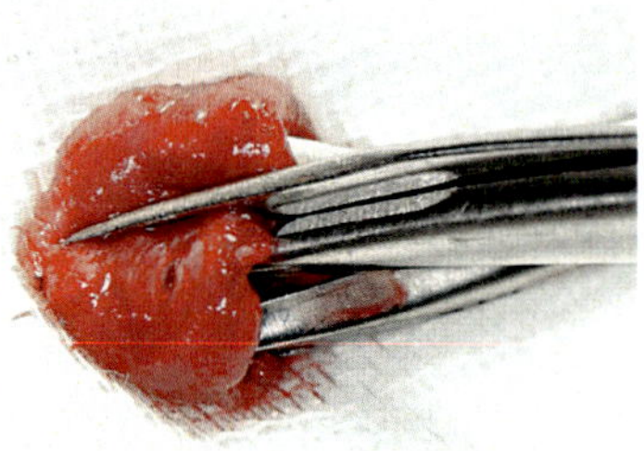

Abb. 2.85 Vorbereitung der Zyste zur pathohistologischen Begutachtung.

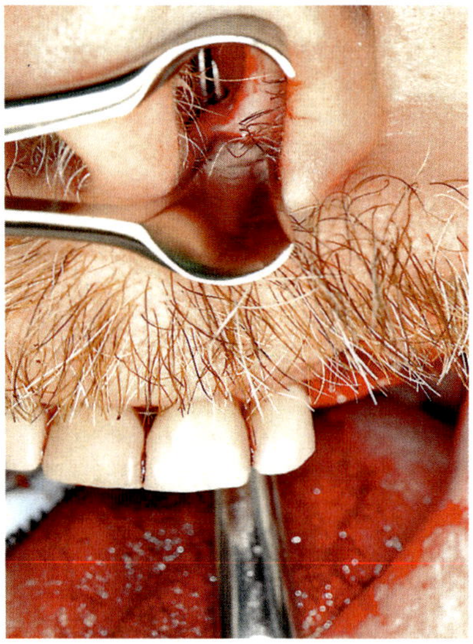

Abb. 2.86 Einführung der Kornzange von palatinal in den unteren Nasengang.

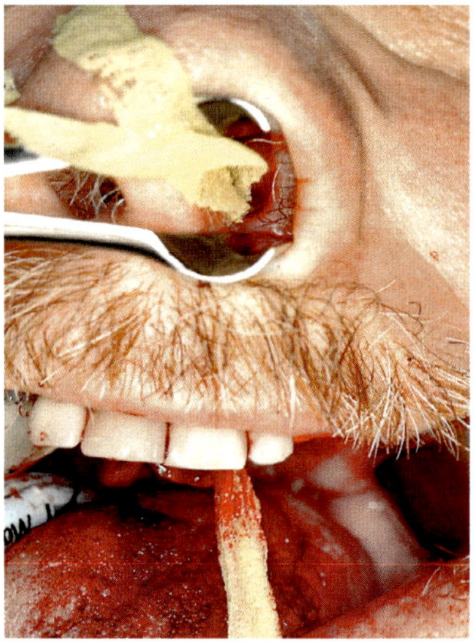

Abb. 2.87 Ausführen der palatinalen Jodoformstreifen-Tamponade.

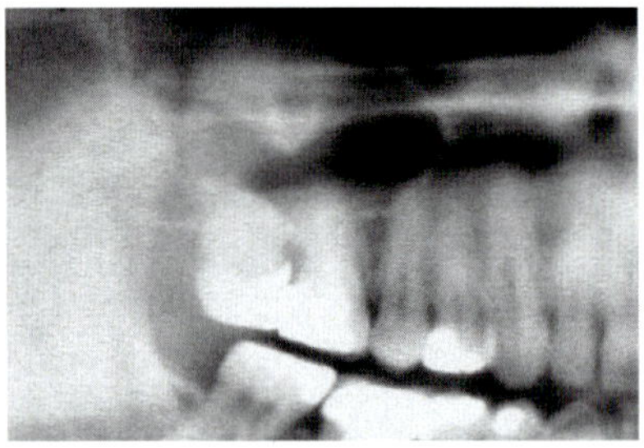

Abb. 2.88 (bis 2.90 gleicher Fall) Ausschnitt Panoramaschichtaufnahme Oberkiefer rechts: kugelförmige, scharf abgegrenzte basale Verschattung Kieferhöhle rechts.

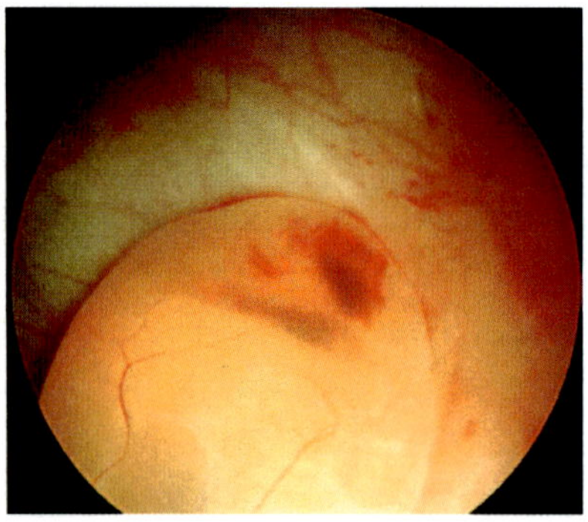

Abb. 2.89 Endoskopie: Mit Flüssigkeit (seröser Inhalt) gefüllte Zyste.

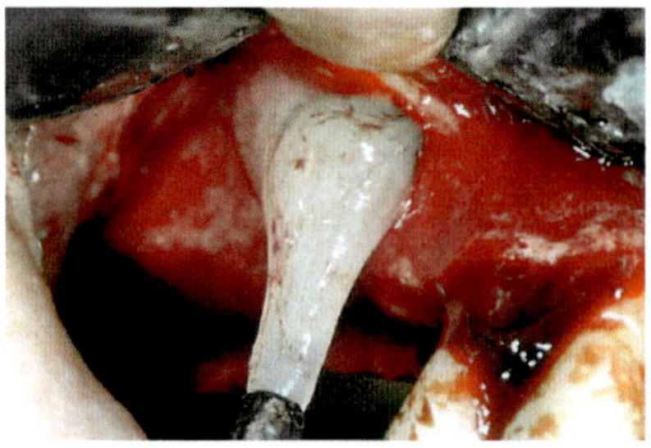

Abb. 2.90 Nach Punktion und Absaugen des Inhalts wird die Zyste über eine kleine Öffnung der Kieferhöhlenwand mit dem Sauger entfernt.

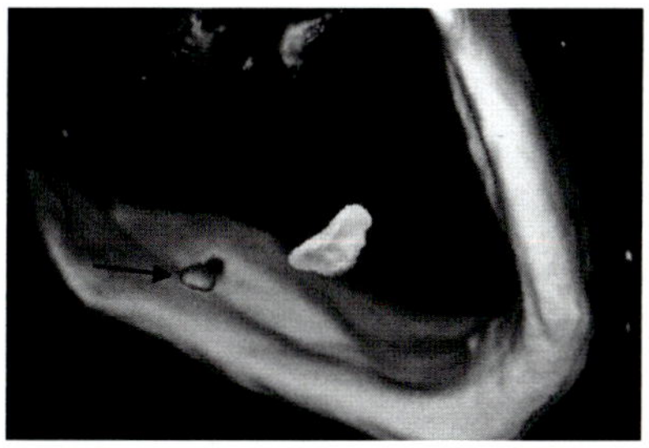

Abb. 2.91 Computertomografische 3-D-Darstellung eines in die Weichgewebe des Mundbodens perforierten Wurzelfragments im Unterkiefer links (Pfeil).

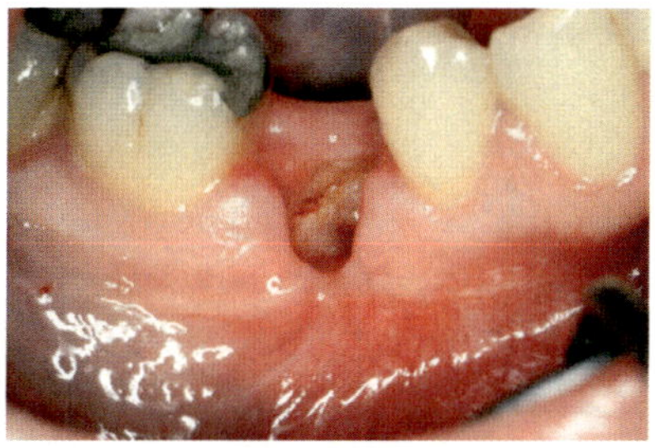

Abb. 2.92 (bis 2.95 gleicher Fall) Trockene Alveole: kein Koagulum, freiliegender Knochen.

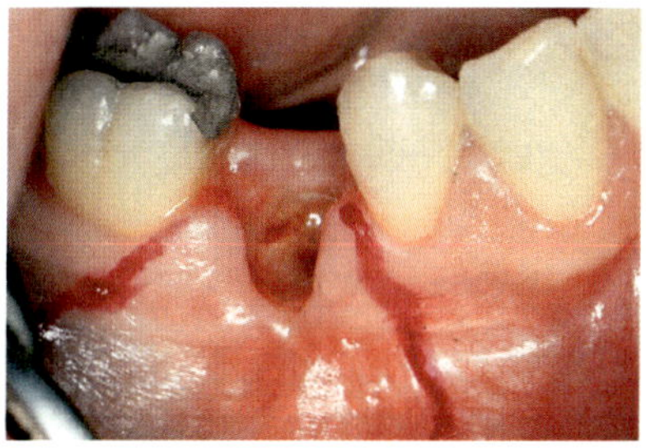

Abb. 2.93 Trapezförmige Schnittführung für breitbasigen Weichgewebslappen.

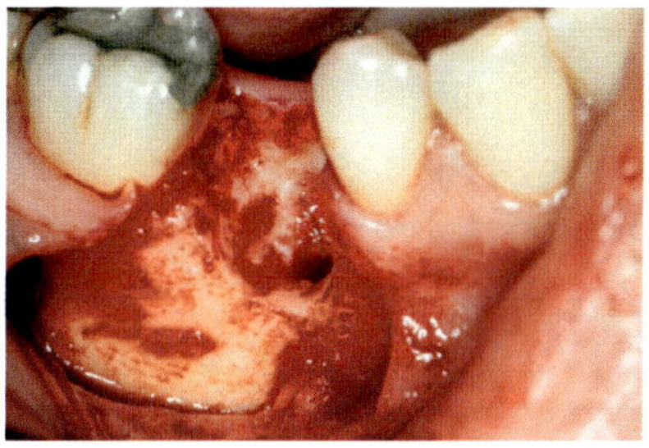

Abb. 2.94 Osteotomieren bis auf den überall blutenden Knochen.

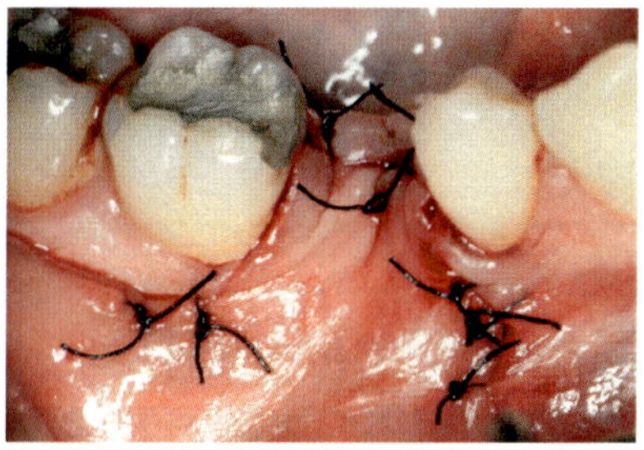

Abb. 2.95 Primärer Wundverschluss mit Verschiebelappen.

2.3.8 Verlagerung von Zähnen/Zahnteilen in das Weichgewebe

Ist ein Zahnteil in das umgebende Gewebe verlagert, soll zuerst der Versuch unternommen werden, den Zahnteil unter Sicht zu greifen. Ist dies nicht möglich, muss eine Lokalisation des Zahnes mit konventionellen Röntgenaufnahmen, DVT oder CT erfolgen (Abb. 2.91). Danach erfolgt dann sobald möglich – gegebenenfalls in Intubationsnarkose – die Entfernung (s. Kap. 3.1.8.8).

2.3.9 Trockene Alveole

Wird die Alveole zu stark mechanisch traumatisiert, wird ohne ausreichende Kühlung osteotomiert, ist die Keimbesiedlung der Mundhöhle zu groß oder ist die normale Wundheilung durch ein ausgespültes Koagulum und/oder durch Rauchen behindert, kann es nach zwei bis vier Tagen zu ausgeprägten Schmerzzuständen kommen, die als *Dolor post extractionem* bezeichnet werden. In seiner stärkeren Form ist dieses Krankheitsbild als „trockene Alveole" oder *Ostitis circumscripta* von starken, lang dauernden Schmerzen gekennzeichnet. Während gering ausgeprägte Infektionen durch medikamentöse Einlagen (z. B. mit CHKM = Chlorphenol-Kampfer-Menthol) gebessert werden können, greifen solch einfache Maßnahmen bei der trockenen Alveole nicht.[24]

Die „trockene Alveole" (*Alveolitis sicca*) wird als eine Form der lokalen Ostitis gesehen und dementsprechend durch lokale Knochenresektion behandelt.[1,34,35] Diese wird mit der Kugelfräse bis auf den blutenden Knochen durchgeführt. Dadurch kommt es zu einer schnellen Schmerzreduktion und zu einer primären Ausheilung (Abb. 2.92 bis 2.95). Der Knochenverlust muss akzeptiert werden, im Vordergrund steht die schnelle Ausheilung eines sonst sehr langwierigen und schmerzhaften Krankheitsbildes.

Alle diese Komplikationen können auch bei sorgfältigster Vorbereitung nicht immer vermieden werden. Geschehen derartige Komplikationen, so ist der Patient direkt postoperativ darüber aufzuklären, ein genauer Befund zu erheben und der Patient so lange zu überwachen, bis die akute Phase vorüber ist.

2.4 Präimplantologische Zahnentfernung

Die schonende Zahnentfernung – ebenso wie die schonende Entfernung von frakturierten Zähnen und Wurzelresten – dient dem Erhalt des vestibulären Knochens. Dies ist im Zeitalter der Implantologie eine logische Entwicklung. Sie wird weitergeführt durch Maßnahmen zur Kieferkammerhaltung (*ridge preservation*). Absicht aller Maßnahmen ist es, den nach der Zahnentfernung verbliebenen Alveolarknochen vor weiterer Resorption zu schützen. Das Ziel besteht darin, den Alveolarfortsatz so zu erhalten, dass in jedem Fall nach Abschluss des Knochenwachstums in naher oder ferner Zukunft ein Implantat ohne Knochentransplantat inseriert werden kann.

2.4.1 Schonende Zahnentfernung

Eine Möglichkeit besteht in der kieferorthopädischen Extrusion, welche im Kapitel Implantologie (s. Kap. 8) abgehandelt wird.[22]

Eine weitere technische Entwicklung ist die piezochirurgische Zahnentfernung (Abb. 1.20). Diese wird mit speziellen Ansätzen (Abb. 1.21) durchgeführt, welche analog dem Periotom, aber tiefer in den Parodontalspalt geführt werden. Dabei wird circa 1 mm der Knochenwand an den jeweils bearbeiteten Stellen geopfert, auf tupfende Instrumentenführung und gute Kühlung muss geachtet werden (Abb. 2.96, Abb. 2.97).

Neben technischen und praktischen Hinweisen finden sich Untersuchungen zur knöchernen Regeneration nach Piezochirurgie.[20,38,39] Ob sich diese und weitere Modifikationen (Internet) in der Praxis durchsetzen werden, bleibt zurzeit offen.

2.4.2 Stabilisierung des Alveolarfortsatzes

Die knöcherne Regeneration bei der Heilung einer Extraktionswunde ist nach *Schroeder* ein spezialisierter Fall bindegewebiger Heilung mit voraussehbarem und meistens komplikationslosem Ablauf.[30]

Primär bildet sich in der Alveole ein Blutkoagulum (Abb. 2.98, Abb. 2.99), die eröffneten Gefäße werden durch Thromben verschlossen. Im Koagulum entsteht ein engmaschiges Fibringerüst. Zwei Tage (Abb. 2.100) nach der Extraktion beginnt die Bildung von Granulationsgewebe vom Alveolenboden her, welches nach vier Tagen (Abb. 2.101) bereits die gesamte Alveole ausfüllt. Gleichzeitig kommt es zur Ausbildung jungen Bindegewebes und zur Epitheleinsprossung, die von den Gingivarändern ausgeht.

Sieben Tage (Abb. 2.102) nach der Zahnentfernung ist die Osteoidbildung (wiederum vom Boden der Alveole ausgehend) zu erkennen. Nach drei Wochen ist das Granulationsgewebe völlig von Osteoid durchsetzt und beginnt zu kalzifizieren.

Sechs Wochen (Abb. 2.103) nach der Extraktion ist die Alveole bis zur halben Höhe von der Basis her verknöchert und zur Mundhöhle hin fest bindegewebig verschlossen und epithelisiert. Der zum Zahn gehörige Knochen (*bundle bone*) ist vollständig abgebaut.[2] Durch krestale Osteoklastenanreicherung kam es im Hundeexperiment zur Resorption der äußeren Knochenoberflächen in zwei Phasen.[2] Erhebliche Änderungen der Anatomie des Alveolarfortsatzes ergeben sich analog beim Menschen ein Jahr nach Zahnextraktion.[31] Die „innere Sicherung“ der Alveole durch verschiedene Materialien brachte unterschiedliche Ergebnisse bei Patienten: Während *Becker* et al. feststellten, dass xenogene Präparate wie Rinderknochen oder demineralisierter gefriergetrockneter Knochen ebenso wie autogener Knochen die Heilung der Extraktionswunde nicht verbesserten, berichteten *Sàndor* et al. sehr zurückhaltend von akzeptablen Ergebnissen mit phykogenen Granula.[5,25] Ähnlich zurückhaltend äußerten sich *Vance* et al.[37]. *Schropp* et al. beobachteten, dass sich neuer Knochen im Spalt zwischen frisch nach der Extraktion inseriertem Implantat und vestibulärem (lingualem/palatinalem) Knochen bildet.[32] Im Tierversuch relativierten *Araújo* et al. die Ergebnisse insofern, dass die Sofortimplantation nicht die äußere Resorption von krestal her verhindern kann.[3]

Als Schlussfolgerung für die Klinik ergibt sich, dass derzeit keine Empfehlung zur Durchführung einer Kammerhaltung nach Zahnentfernung mit voraussagbaren Resultaten gegeben werden kann.

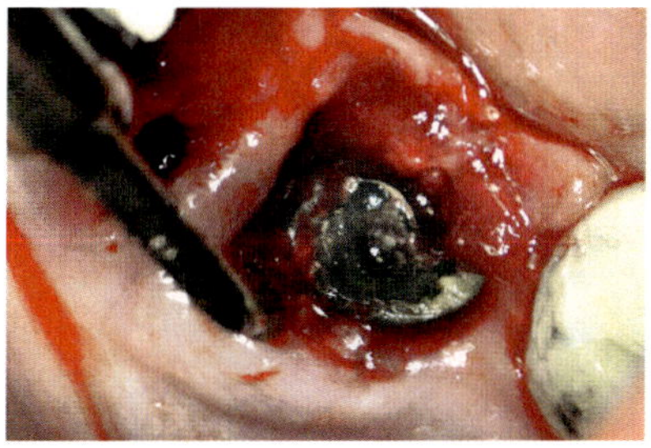

Abb. 2.96 (bis 2.97 gleicher Fall) Subkrestal frakturierter Unterkiefermolar; Implantat geplant.

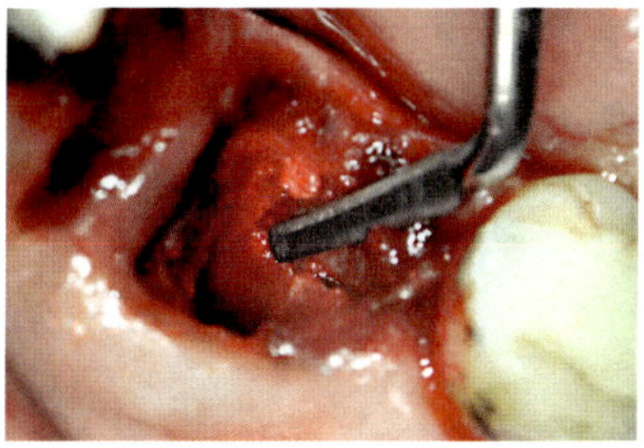

Abb. 2.97 Komplette Entfernung mit dem piezo-chirurgischen Instrumentarium unter minimaler Opferung knöcherner Substanz.

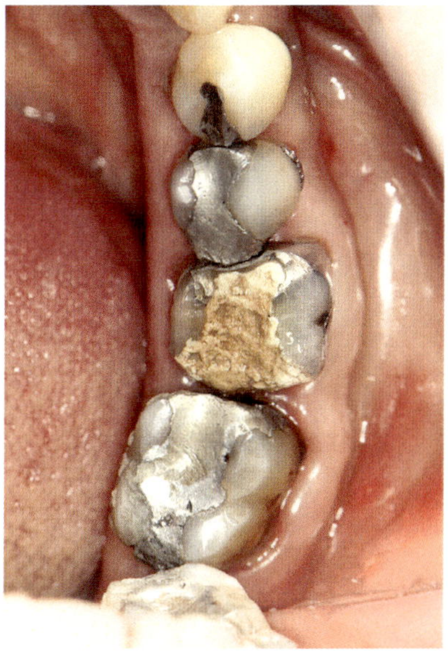

Abb. 2.98 (bis 2.103 gleicher Fall) Zahn 46 *ad extractionem*.

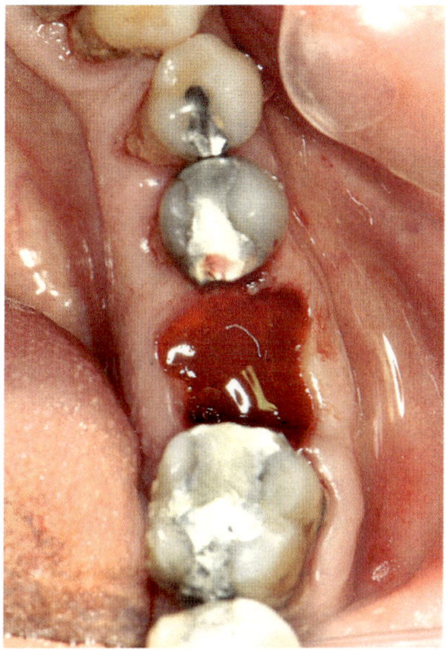

Abb. 2.99 Das Blutkoagulum füllt die Alveole.

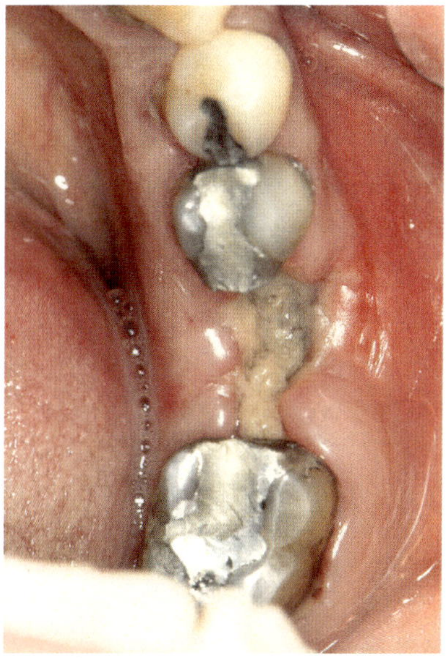

Abb. 2.100 Nach zwei Tagen beginnt die Bildung von Granulationsgewebe an der Basis der Alveole; im sichtbaren Bereich finden sich Fibrinbeläge.

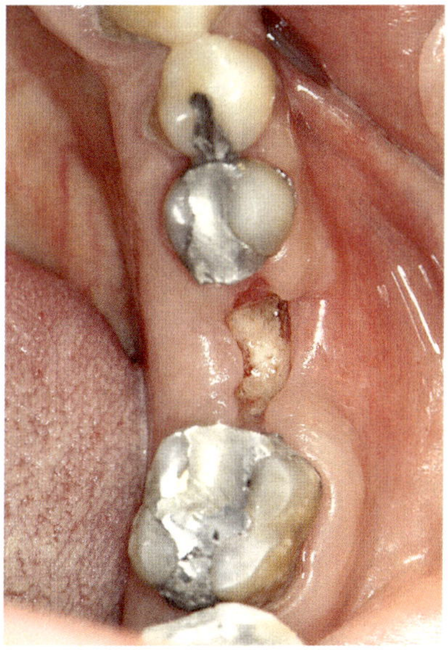

Abb. 2.101 Nach vier Tagen hat das Granulationsgewebe die gesamte Alveole ausgefüllt.

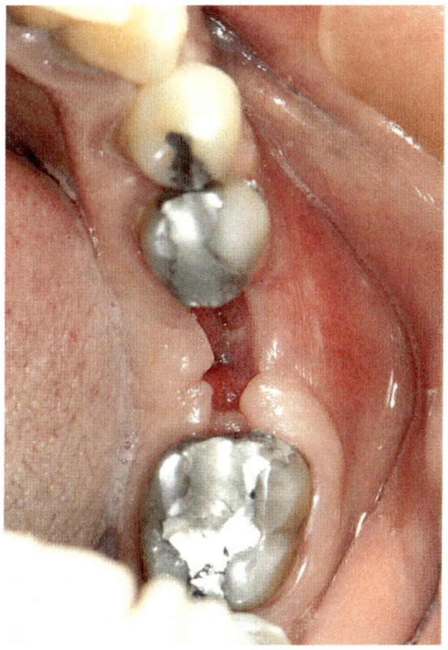

Abb. 2.102 Nach sieben Tagen beginnt von der Basis die Osteoidbildung, im sichtbaren Bereich die Epithelisierung.

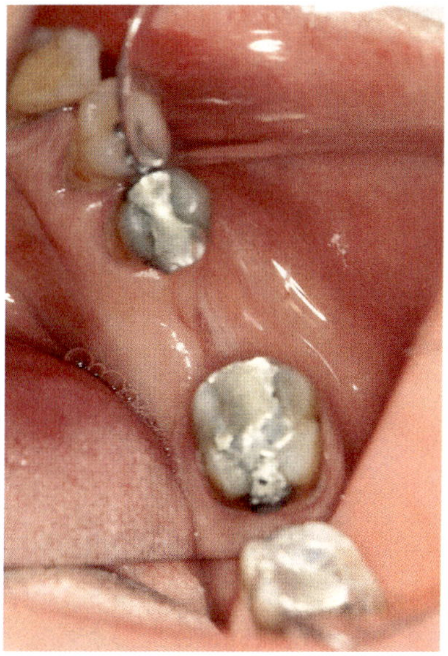

Abb. 2.103 Nach sechs Wochen ist die Alveole bis zur halben Höhe verknöchert und nach peripher komplett epithelisiert.

2.5 Literatur

1. Adeyemo WL, Ladeinde AL, Oguniewe MO. Clinical Evaluation of post-extraction site wound healing. J Contemp Dent Prac 2006;7:40–9.
2. Araújo MG, Lindhe J. Dimensional ridge alterations following tooth extraction. An experimental study in the dog. J Clin Periodontol 2005;32:212–218.
3. Araújo MG, Sukekava F, Wennstrøm JL, Lindhe J. Ridge alterations following implant placement in fresh extraction sockets: an experimental study in the dog. J Clin Periodontol 2005;32:645–652.
4. Baumann M, Pajarola G. Experiences on the sequela of maxillary sinusitis following closure of the causative oro-antral fistula. J Maxillofac Surg 1975;3:164–169.
5. Becker W, Clokie C, Sennerby L, Urist MR, Becker BE. Histologic findings after implantation and evaluation of different grafting materials and titanium micro screws into extraction sockets: case reports. J Periodontol 1998;69: 414–421.
6. Beirne OR. Evidence to continue oral anticoagulant therapy for ambulatory oral surgery. J Oral Maxillofac Surg 2005;63:540–545.
7. Berchtenbreiter U, Vees-Höflsauer B, Kreusch T, Zimmermann CE. Aktuelles Konzept zur zahnärztlich-chirurgischen Behandlung von Patienten mit Marcumartherapie. Dtsch Zahnarztl Z 1997;52:50–52.
8. Eichhorn W, Gehrke G, Schwenzer N, Kaiserling E. Die Keratozyste in der Kieferhöhle. Dtsch Zahnarztl Z 1988;43:1282–1285.
9. Eickbohm JE, Bumann A. Die Keratozyste in der Kieferhöhle. Dtsch Zahnarztl Z 1988;43:1286–1288.
10. Frenkel G, Aderholt L, Lambrecht JT, Leilich G, Raetzke P. Die ambulante Chirurgie des Zahnarztes. München: Hanser, 1997:193–205.
11. Gehrke G, Schmelzle R, Schwenzer N. Hat sich die Operation der Kieferhöhle nach Wassmund bewährt? Ein Erfahrungsbericht. Dtsch Zahnarztl Z 1985;40:648–650.
12. Gundlach KK, Siegert R, Pfeifer G. Die konservative Kieferhöhlenoperation unter Erhalt von Mukosa und Weichteilgestieltem fazialen Knochendeckel. Dtsch Z Mund Kiefer Gesichtschir 1989;13:275–277.
13 Hahn W. Über die rhinologische Operationsmethode der Frontzahnzysten. Dtsch Zahnarztl Z 1958;13:1052–1057.
14. Hemelik M, Wahl G, Kessler B. Zahnextraktionen unter Medikation mit Acetylsalicylsäure (ASS). Mund Kiefer Gesichtschir 2006;10:3–6.
15. Kreusch T, Godbersen GS, Kestel M. Der operative Zugang zur Kieferhöhle beim bezahnten Patienten über den Zahnfleischrandschnitt. Zbl HNO Heilkd 1988;135: 114–116.
16. Lambrecht JT, Schmidseder R. Langzeitbeschwerden nach Radikaloperation der Kieferhöhle. Zahnarztl Welt 1981; 48–50.
17. Lambrecht JT, Böhlck I, Dierck P. Ist die Kieferhöhle physiologischerweise steril? In: Watzek G, Matejka M (eds). Erkrankungen der Kieferhöhle. Wien: Springer,1986:31–37.
18. Lambrecht JT, Goldbersen GS, Hansmann ML. Zysten, Pseudozysten und Mukozelen der Kieferhöhle. Dtsch Zahnarztl Z 1988;43:1278–1281.
19. Lambrecht JT. Die Eröffnung der Kieferhöhle. Schweiz Monatsschr Zahnmed 1998;108:1201-1220.
20. Lambrecht JT. Intraorale Piezo-Chirurgie. Schweiz Monatsschr Zahnmed 2004;114:29–36.
21. Obwegeser HL, Tschamer H. Bericht über unsere Erfahrungen bei der Behandlung von nicht frischen, tiefen Mund-Kieferhöhlenverbindungen nach Zahnextraktionen. Dtsch Zahn Mund Kieferheilk 1957;26:4–8.
22. Ostojic S, Sieber R, Borer K, Lambrecht JT. Die kontrollierte kieferorthopädische Extrusion mit anschließender Implantation. Schweiz Monatsschr Zahnmed 2005;115: 223–231.
23. Rehrmann A. Eine Methode zur Schließung von Kieferhöhlenperforationen. Dtsch Zahnärztl Wschr 1936;39: 1136–1138.
24. Reekie A, Downes P, Dvelin CV, Nixon GM, Dvelin H. The prevention of dry socket with topical metronidazole in general dental practice. Brit Dent J 2006;200:210–213.
25. Sàndor GKB, Kainulainen VT, Queiroz JO, Carmichael RP, Oikarinen KS. Preservation of ridge dimensions following grafting with coral granules of 48 post-traumatic and post-extraction dento-alveolar defects. Dent Traumatol 2003; 19:221–227.
26. Schippers CG, Pape HD, Eckel HE. Die Therapieergebnisse der odontogenen Sinusitis maxillaris an der Kölner Klinik von 1971–1987. Dtsch Zahnarztl Z 1988;43:1298–1300.
27. Schmelzeisen R, Hessling KH, Barsekow F, Girod S. Komplikationen beim plastischen Verschluss von Mund-Antrumverbindungen. Dtsch Zahnarztl Z 1988;43:1335–1337.
28. Schmelzeisen R. Zahnärztliche Chirurgie bei Patienten mit Antikoagulanzientherapie. Wissenschaftliche Stellungnahme der Deutschen Gesellschaft für Zahn-, Mund- und Kieferheilkunde. Zahnarztl Mitt 2002;7:54–57.
29. Schmidseder R, Lambrecht JT. Untersuchungen zur zweizeitig konservativ-chirurgischen Therapie der chronischen Sinusitis maxillaris bei Mund-Antrum-Fisteln unter Verwendung der Sinuskopie. Dtsch Z Mund Kiefer Gesichtschir 1978;2:178–182.
30. Schroeder HE. Pathobiologie oraler Strukturen. Zähne-Pulpa-Parodont. München: Karger, 1991:215–225.
31. Schropp L, Kostopoulos L, Wenzel A. Bone healing following immediate versus delayed placement of titanium implants into extraction sockets: a prospective clinical study. Int J Oral Maxillofac Implants 2003;18:189–199.

32. Schropp L, Wenzel A, Kostopoulos L, Karring T. Bone healing and soft tissue contour changes following single-tooth extraction: a clinical and radiographic 12-month prospective study. Int J Periodontics Rest Dent 2003;23: 313–323.
33. Taylor BA, Tofler GH, Carey HM, Morel-Kopp MC, Philcos S, Carter TR, Elliot MJ, Kull AD, Ward C, Schenck K. Full-mouth tooth extraction lowers systemic inflammatory and thrombotic markers of cardiovascular risk. J Dent Res 2006;85:74–78.
34. Terheyden H. Gerhardt U, König K. Langzeitergebnisse der Zahntransplantation unter funktioneller und parodontaler Sicht. Fortschr Kiefer Gesichtschir 1995;40:84–87.
35. Terheyden H, Dunsche A, Kreusch T. Die operative Behandlung des Dolor post extractionem. Dtsch Zahnarztl Z 1995;50:78–81.
36. Thoma K, Pajarola GF, Grätz KW, Schmidlin PR. Bioabsorbable root analogue for closure of oroantral communications after tooth extraction: a prospective case-cohort study. Oral Surg Oral Med Oral Pathol Oral Radiol Endod 2006;101:558–564.
37. Vance GS, Greenwell H, Miller RL, Hill M, Johnston H, Scheetz JP. Comparison of an allograft in an experimental putty carrier and a bovine-derived xenograft used in ridge preservation: A clinical and histologic study in humans. Int J Oral Maxillofac Implants 2004;19:491–497.
38. Vercellotti T. Technological characteristics and clinical indications of piezoelectric bone surgery. Minerva Stomatol 2004;53:207–214.
39. Vercellotti T, Nevin ML, Kim DM, Nevins M, Wada K, Schenk RK, Fiorellini JP. Osseous response following resective therapy with piezosurgery. Int J Periodontics Restorative Dent 2005;25:543–549.
40. Wahl G, Lehnert S, Kleinebrinker M. Zur Frage der Infektion der Kieferhöhle in Abhängigkeit vom Zeitintervall zwischen deren Eröffnung und plastischer Deckung. Dtsch Zahnarztl Z 1988;43:1259–1262.
41. Wassmund M. Lehrbuch der praktischen Chirurgie des Mundes und der Kiefer, Band 2. Leipzig: Barth, 1939;1: 65–129.

3

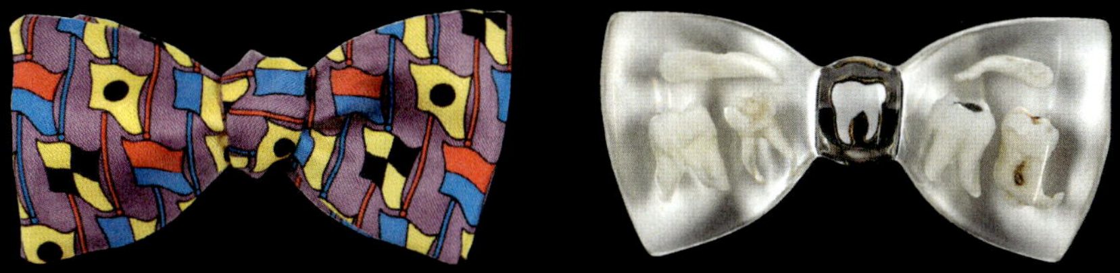

J. Thomas Lambrecht und Bodo Hoffmeister

Operative Entfernung retinierter und verlagerter Zähne

Die Weisheitszähne im Unterkiefer sind am häufigsten retiniert und verlagert, gefolgt von den Weisheitszähnen im Oberkiefer, den oberen Eckzähnen und den ersten Prämolaren.[45] Die Weisheitszahnentfernung gehört zu den häufigsten ambulanten operativen Eingriffen bei Erwachsenen in den USA.[28] „*Guidelines*" zur operativen Weisheitszahnentfernung wurden in England mehrfach publiziert, 92% der britischen Zahnärzte folgen ihnen.[9,24,74,87,135] In Schweden wird dagegen kein oder nur ein vernachlässigbarer Effekt von Leitlinien gesehen.[66] In den USA besteht „Evidenz", dass die Indikationen zur operativen Entfernung auf „guter klinischer Wissenschaft" basieren müssen.[6] Die Diskussion ist seit langem aktuell und wird in Zeiten der Kostenintensivierung im Gesundheitswesen immer kontroverser geführt.[57,103]

Nach der von *Strietzel* und *Reichart* (2002) veröffentlichten evidenzgestützten Analyse „Wundheilung nach operativer Weisheitszahnentfernung" wurde 2006 die „Leitlinie zur operativen Entfernung von Weisheitszähnen" publiziert.[70,120,121] Übergeordnetes Ziel dieser Leitlinie ist die Verbesserung der Versorgungsqualität für die betroffene Patientengruppe durch Vermeidung von Komplikationen, welche entstehen können:

a) Aus dem Entfernen von Zähnen bei fehlender Indikation zur Entfernung.
b) Aus dem Belassen von Zähnen bei bestehender Indikation zur Entfernung.

Die Weisheitszähne im Unterkiefer werden unter Berücksichtigung der vorliegenden Leitlinie und der evidenzgestützten Analyse prioritär vor den sonstigen retinierten und verlagerten Zähnen abgehandelt.

3.1 Weisheitszähne im Unterkiefer

Hat ein Zahn nach Abschluss seines Wurzelwachstums die Okklusionsebene nicht erreicht, liegt eine Retention vor. Partiell retiniert ist ein Zahn, bei dem Anteile der Krone die Schleimhaut perforiert haben und/oder über den Parodontalspalt des benachbarten Zwölfjahresmolaren mit der Mundhöhle in Verbindung stehen. Bei der kompletten Retention besteht keine Verbindung zur Mundhöhle. Ist der Zahn vollständig vom Knochen umgeben, wird er als impaktiert bezeichnet. Als verlagert gilt ein Zahn, dessen Achse oder Position von der regulären Durchbruchsrichtung abweicht. Um rezidivierende perikoronale Entzündungen oder weitere Komplikationen durch Weisheitszähne zu verhindern, besteht Behandlungsbedarf. In den Leitlinien sind folgende Therapiearten vorgegeben:[70]

- **Konservative Therapie:**
  - Lokale antiseptische Maßnahmen bei akuten Entzündungen
  - Antibiotikatherapie bei akuten Infektionen (Temperatur, Schluckbeschwerden, eingeschränkte Mundöffnung) mit Ausbreitungstendenz
- **Operative Therapie bei akuter Infektion:**
  - Inzision und Drainage
  - Chirurgische Freilegung
  - Chirurgische Parodontalbehandlung
- **Nach Ausheilung der akuten Infektion:**
  - Chirurgische Entfernung
  - Transplantation (als Wahleingriff)[52]
- **Ergänzende Maßnahmen**
  - Kieferorthopädische Einstellung
  - Erhalt des Zahns zur prothetischen Nutzung

3.1.1 Indikationen zur operativen Entfernung

Die Indikation zur operativen Entfernung von Weisheitszähnen ist therapeutisch gegeben wenn

- eine *Perikoronitis*, ein häufig diagnostiziertes akutes oder chronisches entzündliches Krankheitsbild als Folge eines erschwerten Zahndurchbruchs (*Dentitio difficilis*) oder zu einem späteren Zeitpunkt als Schlupfwinkelinfektion vorliegt (Abb. 3.1, Abb. 3.2).
- die Pulpa durch Karies exponiert ist oder bei nicht behandelbarer Pulpitis.
- periapikale Veränderungen vorliegen, welche nicht zu behandeln sind.
- kariös zerstörte Weisheitszähne nicht restaurationsfähig sind.
- Resorptionen und Karies an benachbarten Zahnwurzeln durch Weisheitszähne verursacht sind (Abb. 3.3 bis 3.5).

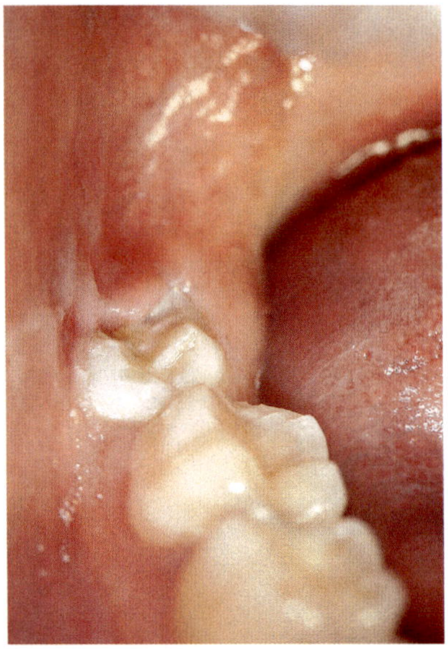

Abb. 3.1 *Perikoronitis* bei Platzmangel von Zahn 48.

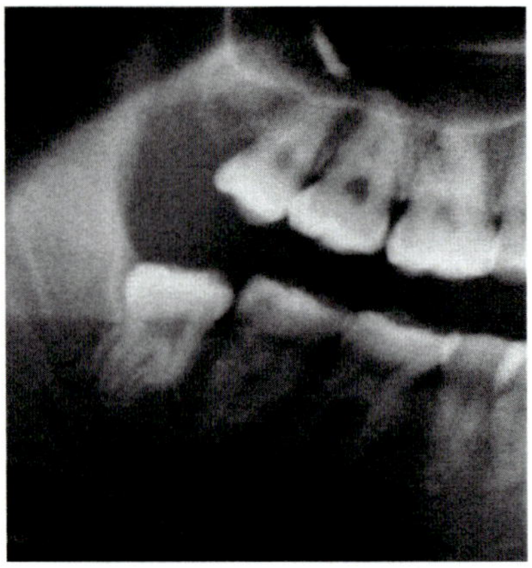

Abb. 3.2 Ausschnitt der Panoramaschichtaufnahme: Zahn 18 ist elongiert und unterhält die Perkoronitis an 48 zusätzlich durch Schleimhautreizung bei Kontakt.

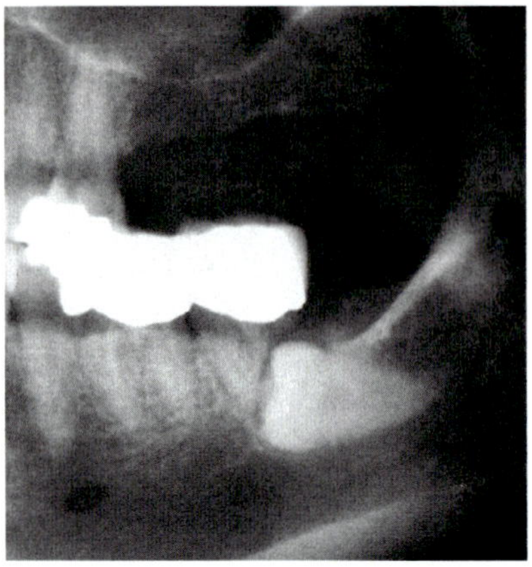

Abb. 3.3 (bis 3.5 gleicher Fall) Ausschnitt Panoramaschichtaufnahme: Zahn 38 steht in enger topografischer Lagebeziehung zu 37; Verdacht auf Resorption der Wurzel 37.

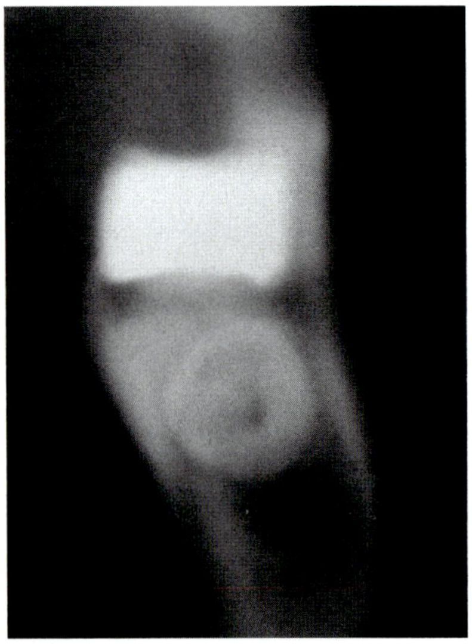

Abb. 3.4 Transversale Tomografie 37/38; Verdachtsbestätigung: Zahn 38 liegt nicht lateral, Indikation zur Entfernung von 37 und 38.

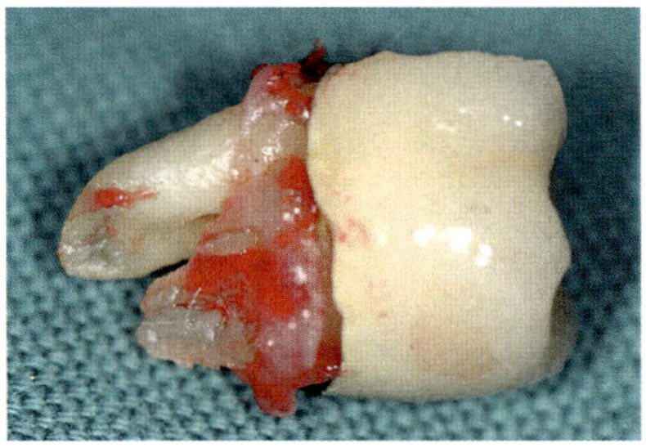

Abb. 3.5 Resorption der distalen Wurzel von Zahn 37.

- der Weisheitszahn eine relevante Schmerzursache darstellt, z. B. bei der radiologisch festzustellenden engen topografischen Lagebeziehung zwischen *Nervus alveolaris inferior* und Weisheitszahn (Abb. 3.6 bis 3.8).
- follikuläre Zysten, keratozystische odontogene Tumoren oder sonstige pathologische Veränderungen (sowohl manifest als auch bei Verdacht) festzustellen sind. (s. Kap. 5).
- im Zusammenhang mit der Behandlung und Begrenzung des Fortschreitens von parodontalen Erkrankungen die operative Zahnentfernung eine hilfreiche unterstützende Maßnahme darstellt.
- der Weisheitszahn zur Transplantation verwendet wird. (s. Kap. 4).
- der elongierte oder gekippte Weisheitszahn eine Störung der dynamischen Okklusion manifester Natur darstellt (Abb. 3.9).

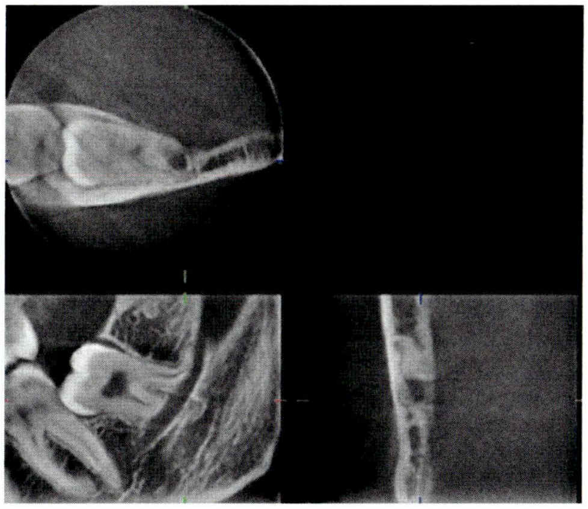

Abb. 3.6 (bis 3.8 gleicher Fall) Digitale Volumentomografie: Enge topografische Lagebeziehung zwischen *Nervus alveolaris inferior* und retiniertem verlagertem Weisheitszahn 38 bei Schmerzen im Unterkiefer links.

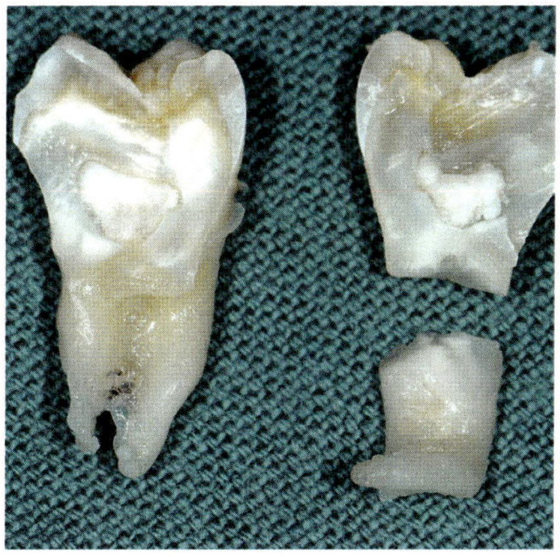

Abb. 3.7 Postoperative Zahnfragmente; bei der Durchtrennung der Krone sollte darauf geachtet werden, nicht nach lingual zu perforieren.

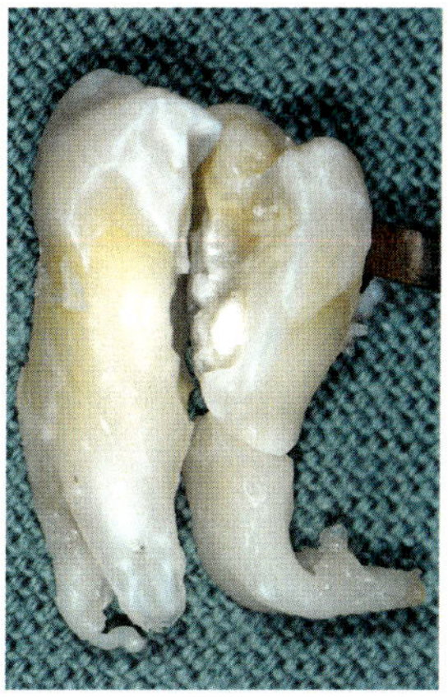

Abb. 3.8 Zusammengesetzte Fragmente: Der Verlauf des *Nervus alveolaris inferior* lässt sich entsprechend der digitalen Volumentomografie rekonstruieren.

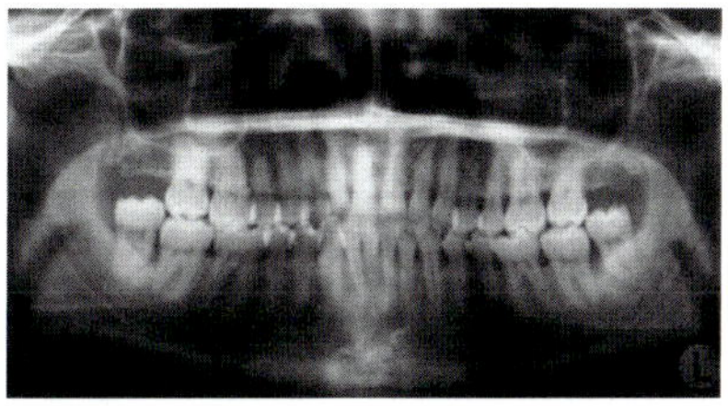

Abb. 3.9 Die elongierten Weisheitszähne stellen eine manifeste Störung der Okklusion dar.

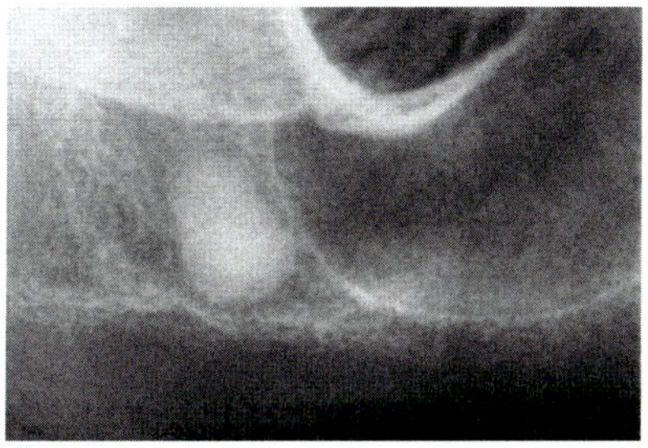

Abb. 3.10 (bis 3.11 gleicher Fall) Zahnfilm mit retiniertem verlagertem Zahn 18.

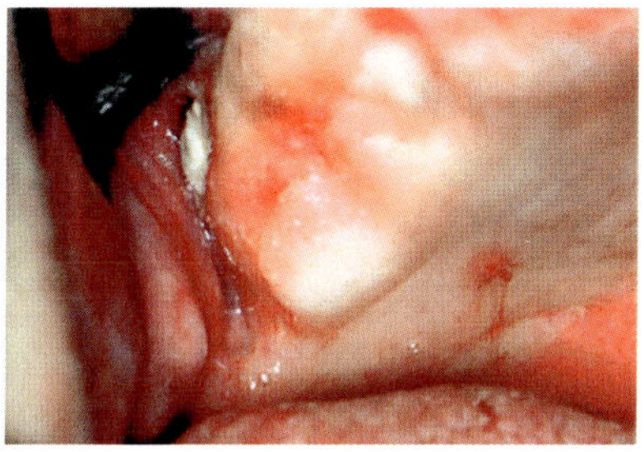

Abb. 3.11 Sekundärer Durchbruch von Zahn 18 aufgrund der Alveolarfortsatzatrophie in Kombination mit Prothesendruck.

- Weisheitszähne die Frakturbehandlung (z. B. im Bruchspalt), die kieferorthopädische Chirurgie (z. B. im Osteotomiegebiet) und die rekonstruktive Chirurgie (z. B. am Resektionsrand) erschweren oder stören.

Bei klinisch und radiologisch symptomlosen Weisheitszähnen kann eine Indikation zur prophylaktischen operativen Entfernung bestehen wenn

- übergeordnete, der Lebensführung zuzuordnende Gesichtspunkte (z. B. bei fehlender medizinischer Versorgung) vorliegen.
- übergeordnete medizinische Gesichtspunkte (z. B. bei Strahlentherapie, Chemotherapie, Immunsuppression, Fokus im Kiefer-Gesichtsbereich) vorhanden sind (noch nicht Inhalt der Leitlinie).
- andere Maßnahmen unter Narkose vorgenommen werden und eine erneute Narkose zur operativen Entfernung eines Weisheitszahnes durchgeführt werden müsste.
- ein sekundärer Durchbruch aufgrund der Alveolarfortsatzatrophie oder durch den Druck des herausnehmbaren Zahnersatzes zu erwarten oder bereits erfolgt ist (Abb. 3.10, Abb. 3.11).
- kieferorthopädische Gesichtspunkte zur Vereinfachung der Zahnbewegung und/oder zur Erleichterung der Retention bestehen.

Aufgrund der höheren Inzidenz postoperativer Komplikationen bei Patienten, die älter als 25 Jahre sind, sollte die operative Entfernung der Weisheitszähne bei diesen Patienten primär therapeutisch durchgeführt werden. Bei Patienten unter 25 Jahren kann eine prophylaktische Entfernung vorgenommen werden.[5,121]

3.1.2 Kontraindikationen

Gemäß der Leitlinie besteht keine Indikation zur operativen Weisheitszahnentfernung

- sofern eine spontane regelrechte Einstellung der Weisheitszähne in die Zahnreihe zu erwarten ist.
- wenn eine Extraktion anderer Zähne und/oder die kieferorthopädische Behandlung mit Einordnung des Weisheitszahnes sinnvoll ist.
- bei tief impaktierten und verlagerten Zähnen ohne assoziierte pathologische Befunde mit einem hohen Risiko operativer Komplikationen.

Darüber hinaus bestehen in manchen Fällen temporäre Kontraindikationen, die von einer Behandlung in der Praxis abraten lassen. Bei temporären Kontraindikationen kann der operative Eingriff in der Regel nach vorbereitenden Maßnahmen durchgeführt werden. Bei der *Perikoronitis* darf der verursachende Zahn im akut entzündlichen Stadium nicht entfernt werden (Bakteriämie). Sollte eine Entfernung ausnahmsweise (bevorstehende medizinische Behandlung, Chemotherapie, Radiatio, Immunsuppressiva) dennoch unumgänglich sein, muss lokal desinfiziert und systemisch perioperativ antibiotisch therapiert werden. Normalerweise sollte die operative Entfernung in einem beschwerdefreien Intervall nach lokaler Ausbehandlung der Entzündung erfolgen. Bei Patienten mit hämorrhagischen Diathesen ist die Indikation zum operativen Eingriff nur nach Rücksprache mit dem zuständigen Internisten zu stellen.[113] Der behandelnde Zahnarzt muss sich vor dem Eingriff über den aktuellen Gerinnungsstatus des Patienten informieren. Oft ist eine stationäre Aufnahme erforderlich. Die operative Entfernung von Weisheitszähnen ist vor einer Strahlentherapie im Kiefer-Gesichts-Bereich angezeigt, vor allem wenn diese im Strahlenfeld liegen und die Dosis 40 Gy übersteigt (nicht Teil der Leitlinie s. o.).[43,122] Müssen solche Eingriffe ausnahmsweise nach erfolgter Strahlentherapie durchgeführt werden, ist dies unter antibiotischer Prophylaxe vorzunehmen. Wegen der Gefahr der Osteoradionekrose bei Zahnentfernungen aus einem bestrahlten Kiefer (Gefahr des Verlustes ganzer Kieferanteile) ist es sinnvoll, solche Patienten an eine Klinik zu überweisen.[77] Dies gilt auch für Patienten mit immunsuppressiver und zytostatischer Therapie inklusive Bisphosphonate.[44,109] Auch wenn die wissenschaftliche Datenlage zur perioperativen antiinfektiösen Therapie noch sehr uneinheitlich ist und daher verbindliche Richtlinien kaum zu belegen sind, erscheint es wegen der hohen lokalen Infektionsrate gerechtfertigt, die Indikation zur prä- und ggf. perioperativen antibiotischen Therapie eher weit zu stellen. Wegen der gravierenden Folgen einer Knocheninfektion im Zusammenhang mit Bisphosphonaten sollte hier vorsorglich die Indikation zur perioperativen antiinfektiösen Therapie ähnlich streng gestellt werden wie im bestrahlten Kiefer.

3.1.3 Präoperative Diagnostik

Klinische und radiologische Symptome im Zusammenhang mit Weisheitszähnen können nach den Leitlinien unter anderem sein:

- Perikoronare Infektion
- Perikoronare Auftreibung (beispielsweise durch Zystenbildung)
- Karies/Pulpitis
- Elongation/Kippung
- Schmerzen/Spannungsgefühl im Kiefer-Gesichtsbereich
- Taschenbildung und Knochenresorption distal des zweiten Molaren
- Resorptionen an Nachbarzähnen
- Perikoronare Osteolyse (radiologische Aufhellung).

Im Anschluss an das (zahn-)ärztliche Gespräch mit allgemeiner und spezieller Anamnese folgt die klinische Untersuchung des Patienten. Im extraoralen Bereich ist nach Palpation der regionären Lymphknoten die Funktion der Kiefergelenke zu prüfen und auf Deviationen bzw. Einschränkung der Kieferöffnung zu achten. Eventuell vorhandene Sensibilitätsstörungen des *Nervus mentalis* und des *Nervus lingualis* sind präoperativ abzuklären und in der Krankengeschichte festzuhalten. Neben der Aufnahme des Lokalbefundes (Zustand der perikoronaren Weichgewebe) sind intraoral folgende Untersuchungen durchzuführen: Prüfen der Sensibilität der Nachbarzähne, Beurteilung des Sanierungszustandes der Dentition mit Einbezug des parodontalen Status, Beurteilung der Okklusion und der Mundschleimhaut.[63]

Zur radiologischen Beurteilung von retinierten und verlagerten Weisheitszähnen ist der Zahnfilm ungenügend. Die Panoramaschichtaufnahme gibt in den

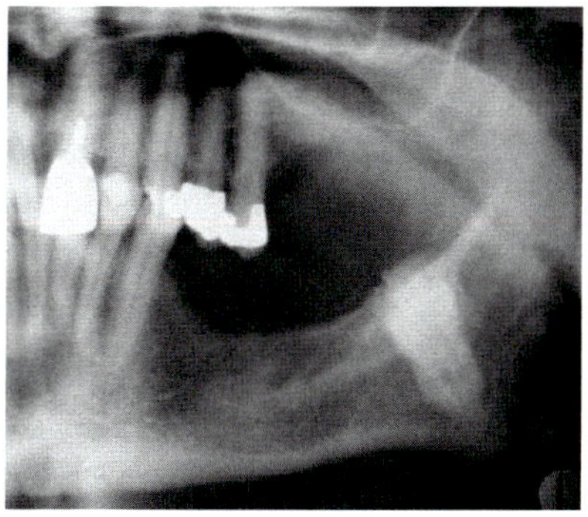

Abb. 3.12 (bis 3.15 gleicher Fall) Ausschnitt Panoramaschichtaufnahme: Die geringe Distanz der Wurzelspitze des Weisheitszahnes zum Unterkieferrand gibt Anlass zur präoperativen Aufklärung über eine potenzielle Frakturgefahr. Zusätzliches Risiko: *Nervus alveolaris inferior*!

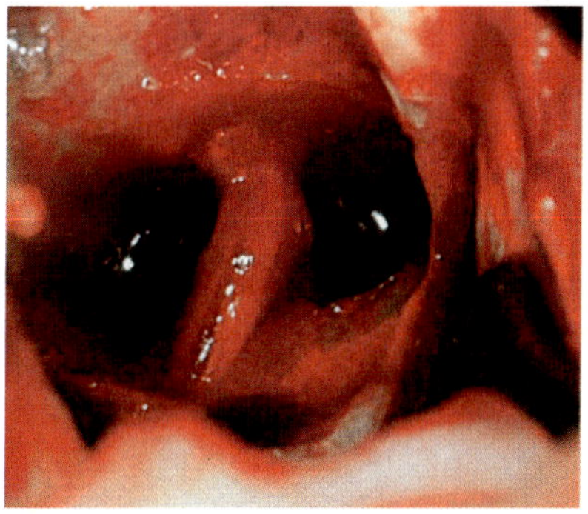

Abb. 3.13 Der *Nervus alveolaris inferior* kreuzt das alveoläre Lumen im unteren Drittel.

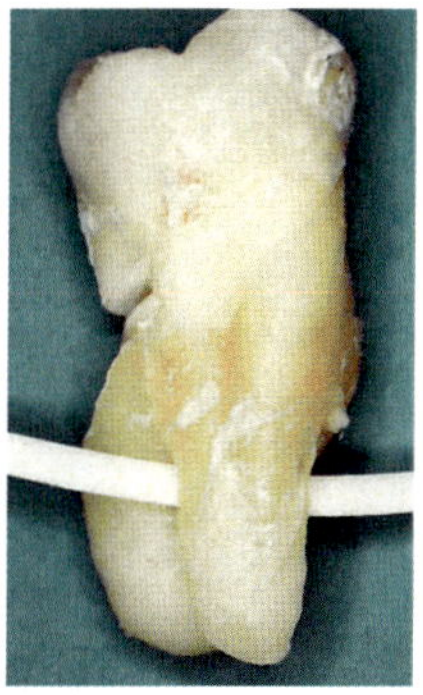

Abb. 3.14 Rekonstruktion des Nervverlaufs am operativ entfernten Zahn.

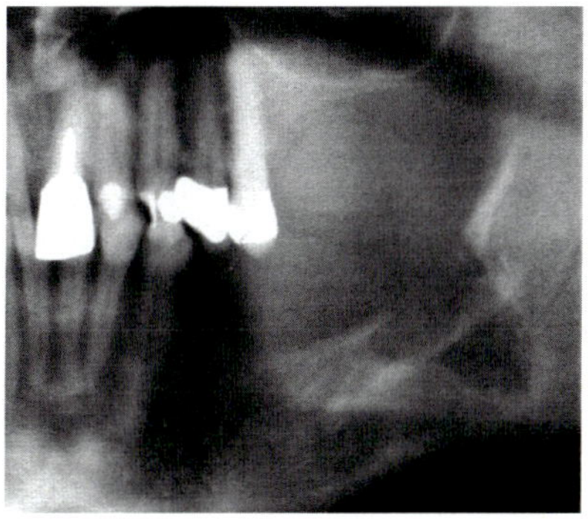

Abb. 3.15 Ausschnitt Panoramaschichtaufnahme: Wie erwartet verbleibt postoperativ neben der lingualen Lamelle lediglich die basale Kortikalis, was sechs Wochen passierte Nahrung bedeutet.

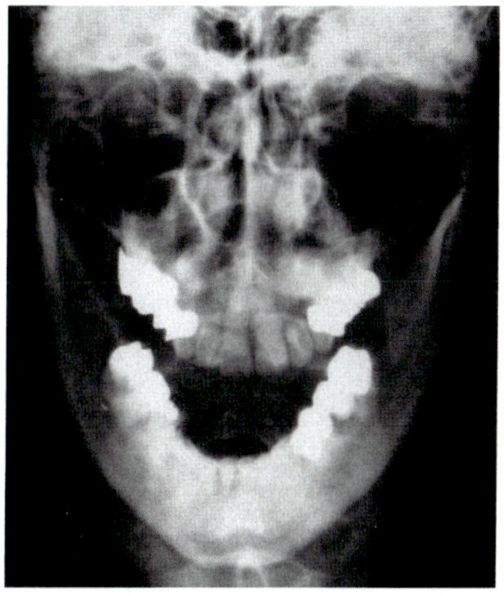

Abb. 3.16 *Clementschitsch*-Röntgen-Aufnahme zur Diagnostik der Lagebeziehung der Wurzelreste 38 zum *Nervus alveolaris inferior* in transversaler Ebene.

meisten Fällen genügend Information über den Abstand des Zahnes zum *Canalis mandibularis*.[12,83,115,119] Die Distanz des Weisheitszahnes zum Unterkieferrand ist zu beurteilen und damit die Frakturgefahr während oder nach erfolgter Weisheitszahnentfernung abzuschätzen (Abb. 3.12 bis 3.15). Die diagnostische Genauigkeit der Panoramaschichtaufnahme hat aber ihre Grenzen.[11] Bei Zweifel hinsichtlich genauer Lokalisation des Zahnes in transversaler Richtung ist eine Schädelaufnahme in einer zweiten Ebene nach *Clementschitsch* (Abb. 3.16; Unterkieferübersicht p.-a.) oder eine konventionelle Tomografie möglich.

Besondere Fragestellungen erfordern weitere Schichtaufnahmeverfahren.[78,84] Hier steht die präoperative Beurteilung der topografischen Lagebeziehung zwischen Weisheitszahn und *Canalis mandibularis* im Vordergrund. Die Computertomografie und die digitale Volumentomografie (Abb. 3.6) bieten zusätzliche Möglichkeiten der dreidimensionalen Diagnostik mit bildgebenden Verfahren *prae operatione*.[56,73,78,86,94,132,140]

3.1.4 Präoperative Medikation

- **Lokalanästhesie**
  Zunächst wird eine Leitungsanästhesie am *Foramen mandibulae* gesetzt und abgewartet, bis Lippe und Zunge vom Patienten als gefühllos angegeben werden. Erst dann erfolgt die Leitungsanästhesie des *Nervus buccalis*. Aufgrund einer möglichen Überlappung der beiden Versorgungsgebiete im Mundwinkelbereich kann die Wirkung der Leitungsanästhesie am *Nervus mandibularis* sonst nicht mehr kontrolliert werden.[105] 0,5% Bupivacain ist als Langzeitanästhetikum eingeführt und hat eine stärkere postoperative analgetische Wirkung als 2% Lidocain.[88,89] 4% Articain hat eine längere analgetische Wirkung im Vergleich zu 2% Mepivacain.[23] Für zusätzliche intravenöse Sedierung empfehlen *Parworth* et al. (1998) *Propofol*.[93] Eine Behandlung unter Narkose/Sedierung kann bei absehbaren Problemen der Mitarbeit des Patienten, bei großem Gesamtumfang der dentoalveolären chirurgischen Maßnahmen, bei manifesten lokalen Risikofaktoren oder auf ausdrücklichen Wunsch des Patienten indiziert sein.[69] *Brann* et al. (1999) weisen auf eine erhöhte Komplikationsrate bei in Intubationsnarkose durchgeführten Operationen hin.[19]

- **Antiphlogistische Prophylaxe**
  Eine antiphlogistische Prophylaxe ist nach der Leitlinie in Hinblick auf eine Reduktion der postoperativen Schwellung effektiv, sie ist aber nicht in jedem Fall erforderlich.[70] Präoperative Gabe von NSAID (*non steroidal antiinflammatory drugs*) scheint den Gesamtverbrauch von Anästhetika einzuschränken und postoperative Ödeme zu vermeiden. Ibuprofen ist in einer Übersicht von *Savage* und *Henry* (2004) dabei das meist untersuchte Medikament.[112] Die analgetische Begleitwirkung der NSAID ist bekannt.

- **Antibiotische Prophylaxe**
  Nach der Leitlinie ist der Stellenwert einer perioperativen antiseptischen oder antibiotischen Prophylaxe wissenschaftlich nicht einheitlich bewertet. Eine generelle Empfehlung kann daher nicht ausgesprochen werden. Dies gilt für gesunde Patienten.[79] Bei Risikopatienten – vor allem bei Endokarditisrisiko – ist die antibiotische Prophylaxe imperativ.[71]

3.1.5 Risiken

Die Leitlinien unterscheiden zwei erhöhte lokale Risiken:

a) Erhöhtes Risiko von Komplikationen bei der Zahnentfernung
   - bestehende akute oder chronische Infektion
   - Zahnankylose
   - Wurzelanomalien
   - erfolgte Bestrahlung des Kieferknochens
   - enge topografische Lagebeziehung des retinierten Zahnes zum Mandibularkanal
   - enge Lagebeziehung zu Nachbarzähnen
   - ektope Lage des Weisheitszahnes
   - schwerwiegende Ko-Morbiditäten des Patienten

b) Erhöhtes Risiko von Komplikationen beim Belassen der Weisheitszähne
   - erweiterter Perikoronarraum
   - Teilretention (partielle Retention)
   - abgelaufene *Perikoronitis*
   - Karies oder parodontale Läsionen am Weisheitszahn oder am Nachbarzahn
   - Zahn unter schleimhautgelagertem Zahnersatz
   - partielle Freilegung des nicht einzuordnenden Weisheitszahnes durch operative Maßnahmen
   - Resorptionen an benachbarten Zähnen.

Strietzel und *Reichart* (2002) stellen fest, dass die Dauer der Operation einen signifikanten Einfluss auf den Verlauf der postoperativen Wundheilung hat.[121] Je ausgedehnter das Operationsgebiet und der Eingriff und je länger die Operationszeit, desto höher ist die Inzidenz von postoperativen Komplikationen. Die Operationszeit und damit der postoperative Verlauf werden durch den Erfahrungsstand des Operateurs beeinflusst.

Die von *Sailer* und *Pajarola* (1996) vorgestellte SAC-Klassifikation soll dazu beitragen, dass „der Kollege selber entscheiden kann, ob er in der Lage ist, den betreffenden Eingriff durchzuführen".[111] Bei der operativen Weisheitszahnentfernung sind die Aufklärung nach korrekter präoperativer Röntgendiagnostik (s. o.) und die Erfahrung des Operateurs die entscheidenden Kriterien.[124]

Die richterlichen bzw. versicherungstechnischen Fragen, sollte es zu forensischen Konsequenzen kommen, lauten heute:

- Wurde adäquat aufgeklärt?[54]
- Stand alternativ ein Fach(Zahn-)arzt zur Verfügung?[130]

Die SAC-Klassifikation auf die Weisheitszahnentfernung projiziert, bedeutet:

S = *simple*, einfach
z. B. einfache Extraktion eines durchgebrochenen Weisheitszahnes bei gesunden Patienten. Dies kann vom gut ausgebildeten Zahnarzt durchgeführt werden.

A = *advanced*, anspruchsvoll
z. B. operative Entfernung eines retinierten impaktierten Weisheitszahnes bei Patienten mit berechenbarer Allgemeinerkrankung. Dies kann vom chirurgisch ausgebildeten (Fach-)Zahnarzt durchgeführt werden.

C = *complex*, kompliziert
z. B. operative Entfernung eines tief verlagerten Weisheitszahnes mit voraussehbaren Komplikationen (Läsion des *Nervus alveolaris inferior*, Kieferfraktur, bei Patienten mit lokalem und medizinischem Komplikationsrisiko). Dies kann vom chirurgisch erfahrenen Fachzahnarzt oder vom Arzt für MKG-Chirurgie durchgeführt werden.[111]

Eine ambulante Behandlung ist nach der Leitlinie im Allgemeinen ausreichend. In einer Sitzung können ein oder mehrere Zähne operativ entfernt werden. Eine stationäre Behandlung kann beispielsweise bei schwerwiegenden Allgemeinerkrankungen oder besonderen OP-Verläufen indiziert sein.[69]

3.1.6 Operationstechnik

„The tooth belongs to the doctor. The bone belongs to the patient."

Dieses gängige Credo oder Dogma aus der amerikanischen Fachliteratur bedeutet, dass dem Patienten so viel Knochen wie möglich belassen wird, der Zahn aber in jeder Form und Richtung getrennt oder geteilt werden kann, um dieses Ziel zu erreichen. Die initiale Röntgendiagnostik zeigt auf der Panoramaschichtaufnahme den retinierten verlagerten Zahn (Abb. 3.17).[48]

Nach intraoraler (PVP-Jod oder Chlorhexidindigluconat) und extraoraler (Kodan) Desinfektion erfolgt die Weichgewebseröffnung durch zwei Inzisionen:

- vom zweiten Molaren im Sulkus marginal bis Mitte des ersten Molaren
- distobukkal vom zweiten Molaren im Winkel von 45 Grad lateral zum aufsteigenden Ast (Abb. 3.18).

Der vestibuläre Mukoperiostlappen wird sorgfältig ohne Perforation des Periosts mit dem Raspatorium abpräpariert und z. B. mit einem Wundhaken nach *Weil* (Abb. 3.19) abgehalten (Abb. 3.20). Der den *Nervus lingualis* enthaltende linguale Mukoperiostlappen wird von der *Linea obliqua interna* abgelöst und vorzugsweise mit einem Hirnspatel vor Traumatisierung geschützt (Abb. 3.21).

Die Osteotomie geschieht mit Kugelfräsen (Abb. 3.22) unterschiedlicher Blattanzahl und Durchmessern je nach Verlauf und Notwendigkeit. Die Krone des Weisheitszahnes wird primär von dorsal nach distolateral bis zur Bifurkation dargestellt. Leicht verlagerte Zähne lassen sich mit dem Hebel nach *Bein* in dieser Situation entfernen. Bei stärker verlagerten, retinierten Zähnen wird – je nach Situation – die Krone im Sinne einer Hemisektion geteilt oder komplett von den beiden Wurzeln abgesetzt (Abb. 3.23, Abb. 3.24). Die Wurzeln werden dann getrennt entfernt (Abb. 3.25 bis 3.27).

Das im britischen Schrifttum ambivalent beschriebene, teilweise aber immer wieder propagierte Vorgehen von lingual wird in der deutschsprachigen Literatur abgelehnt, da es eher zur Läsion des *Nervus lingualis* kommen kann.[1,50,85] Grundsätzlich sind sämtliche Anteile eines Zahnes zu entfernen. In Einzelfällen kann das Belassen von minimalen Zahnanteilen nicht entzündlich veränderter Zähne zur Vermeidung schwerwiegender operationsbedingter Komplikationen (z. B. Nervläsionen oder unverhältnismäßige Knochendefekte) gerechtfertigt sein (Güter-

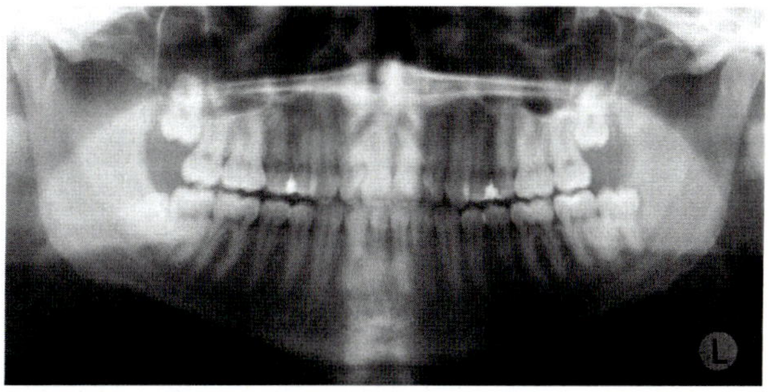

Abb. 3.17 (bis 3.29 gleicher Fall) Panoramaschichtaufnahme: Horizontal verlagerter retinierter Zahn 48 mit enger topografischer Lagebeziehung zum *Nervus alveolaris inferior*.

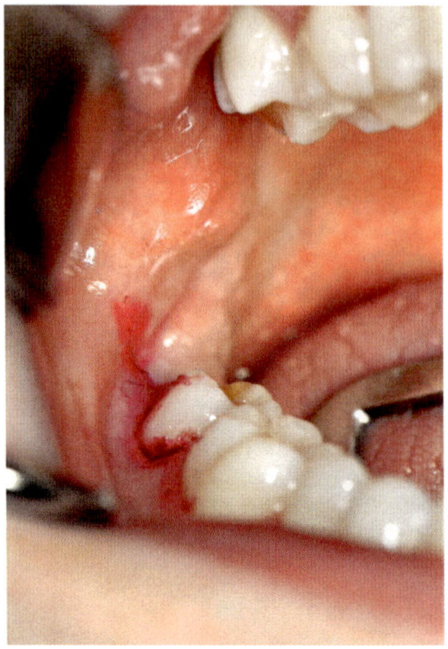

Abb. 3.18 Schnittführung distobukkal von Zahn 47, marginale Schnittführung bis Zahn 46.

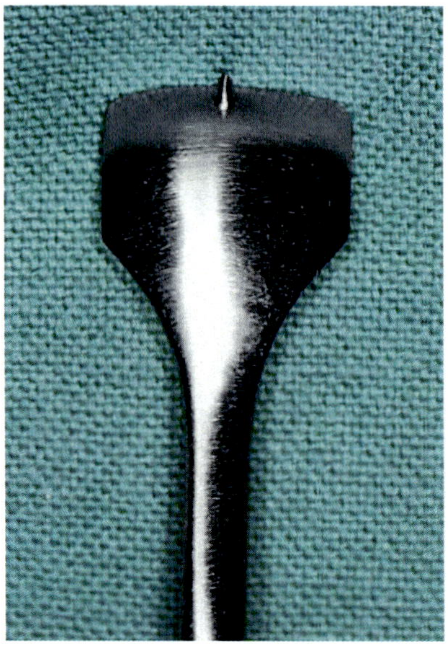

Abb. 3.19 Das nach *Weil* benannte Distanz-Instrument wird mit der Metallspitze im Knochen fixiert.

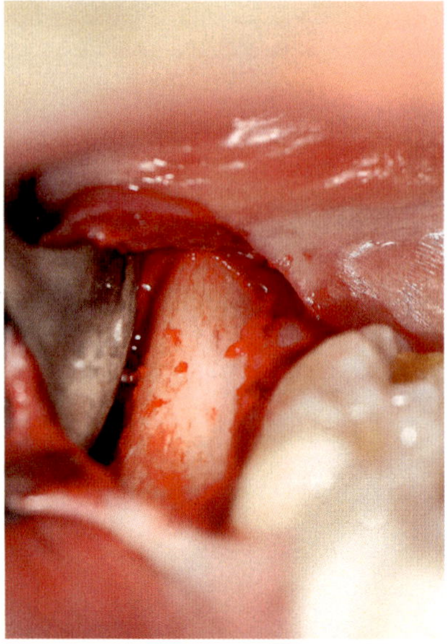

Abb. 3.20 Wundhaken nach *Weil in situ* zwischen bukkalem Periost und Mandibula.

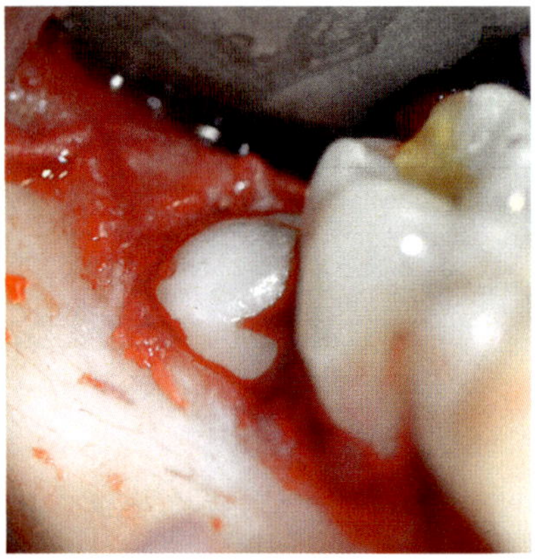

Abb. 3.21 Lingual ist der Hirnspatel zum Schutz des *Nervus lingualis* eingesetzt. Die Krone von Zahn 48 ist teilweise freigelegt.

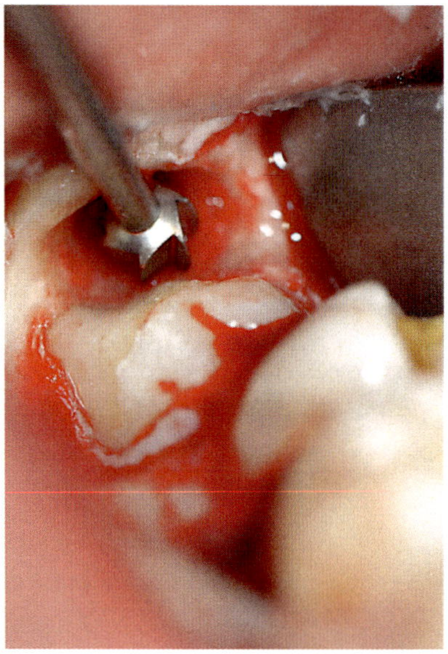

Abb. 3.22 Freilegung der Krone mit der Kugelfräse. Zugrichtung von distolingual nach mesiobukkal.

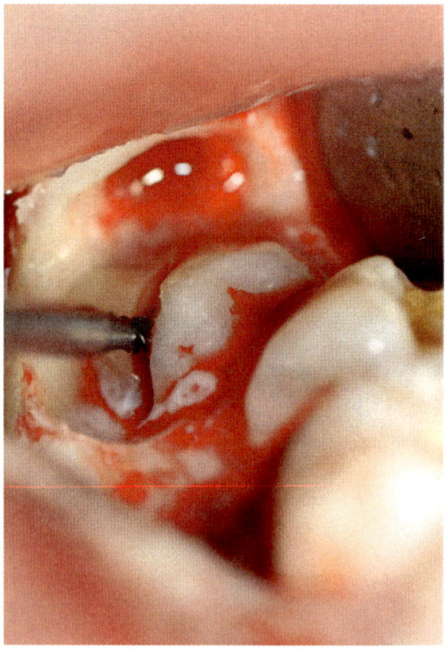

Abb. 3.23 Separation der Krone von der Wurzel mit dem Hartstahlbohrer (alternativ: Diamant).

abwägung).[70] Danach wird die Glättung scharfer Knochenkanten ebenfalls mit der passenden Kugelfräse vorgenommen, sorgfältig kürettiert, das Zahnsäckchen und das Granulationsgewebe entfernt, das Operationsfeld mit Ringerlösung gespült, der Wundhaken entnommen, der Mukoperiostlappen zurückgelegt und vernäht. Als Drainage wird ein Baumwollstreifen mit Jodoform(30%)-Vaseline Paste, bei Jodallergie ein vaselinisierter Baumwollstreifen appliziert (Abb. 3.28, Abb. 3.29).

Multiple Varianten dieses klinischen Vorgehens sind in Abhängigkeit von der anatomischen Situation und vom Operationsverlauf möglich. Die Annäherung von lateral hat sich, nicht nur aus Gründen der Übersicht, bewährt.

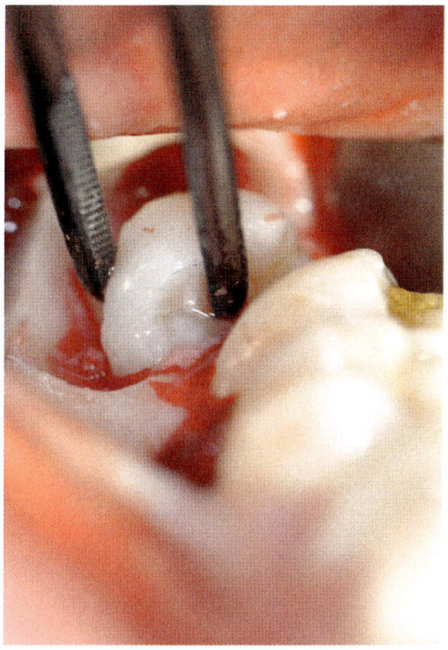

Abb. 3.24 Entfernung der Krone.

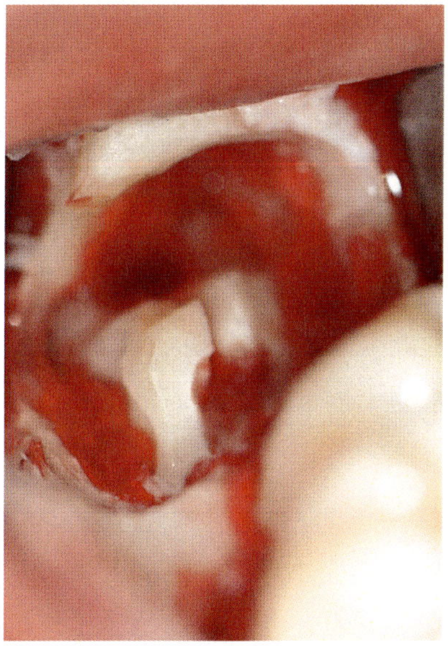

Abb. 3.25 Die Wurzeln sind getrennt.

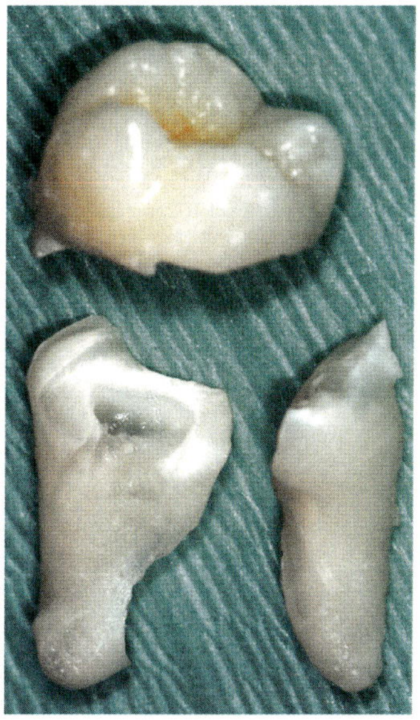

Abb. 3.26 Drei Zahnfragmente nach operativer Entfernung von Zahn 48.

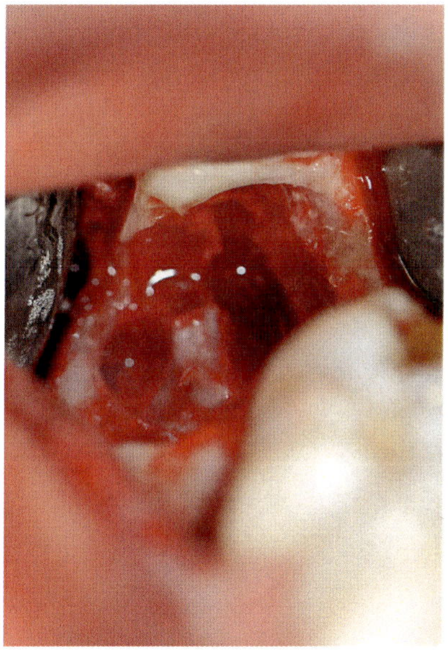

Abb. 3.27 Die leere Alveole gibt den Blick auf den *Nervus alveolaris inferior* frei.

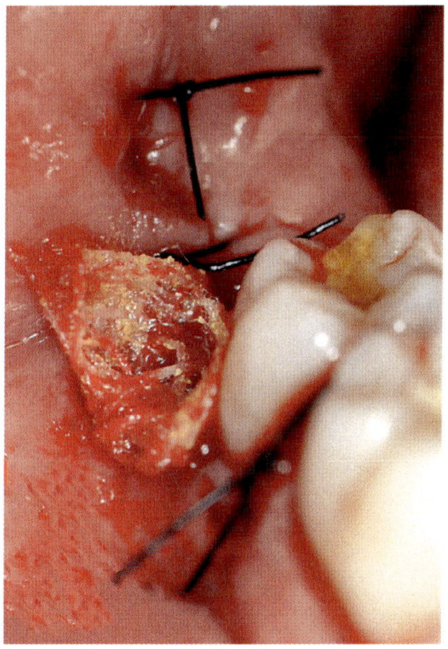

Abb. 3.28 Jodoformstreifen-Drainage *in situ* nach Wundverschluss.

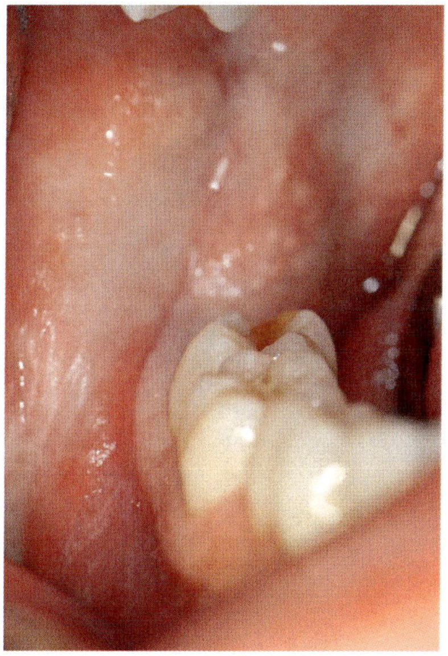

Abb. 3.29 Klinische Kontrolle ein halbes Jahr postoperativ.

3.1.7 Nachbehandlung

Die postoperative physikalische Therapie wird mit kühlenden Umschlägen durchgeführt. Alternativ kann ein transkutan wirksames analgetisches Medikament mit einem Klebeverband appliziert werden (s. Kap. 2). Die Drainage wird bei reizlosen Wundverhältnissen am zweiten oder dritten, die Naht am siebten postoperativen Tag entfernt. Es wird ab dem zweiten Tag zwei Mal täglich eine halbe Minute mit Chlorhexidindigluconat bis zur Nahtentfernung gespült. Es gibt Hinweise, dass diese Maßnahme signifikant die Inzidenz von Alveolitiden senkt, gleichzeitig wird die in den ersten Tagen erschwerte Mundhygiene unterstützt.[121]

Als postoperatives Analgetikum hat sich Diclofenac-Kalium bewährt.[59,128,134,141] Ibuprofen zählt zu den alternativen Präparaten ebenso wie Paracetamol. Acetylsalicylsäure sollte aufgrund der Thrombozytenaggregationshemmung nicht eingesetzt werden.[114,121] Die postoperative prophylaktische Gabe von Antibiotika wird bei sonst gesunden Patienten nicht empfohlen, bei Patienten mit zusätzlichen Risikofaktoren (schlecht kontrollierbare Stoffwechselerkrankungen oder immunsupprimierte Patienten) ist sie angezeigt.[71,97] Auf Kortikosteroide wird ebenfalls verzichtet, die Angaben in der Literatur sind diesbezüglich nicht einheitlich.[121]

3.1.8 Komplikationen aufgrund der Entfernung von Weisheitszähnen

Komplikationen in der Chirurgie werden normalerweise in intra- und postoperative eingeteilt. Wie eingangs erwähnt, wird in der Leitlinie zwischen Komplikationen sowohl aus der Entfernung von Weisheitszähnen (Tab. 3.1) als auch aus dem Belassen von Weisheitszähnen unterschieden (Tab. 3.2).[69] Obwohl zahlreiche Publikationen die klinische Relevanz der Komplikationen stützen, stehen prospektive Studien noch aus.

Tabelle 3.1 Komplikationen durch die Entfernung von Weisheitszähnen

1. Traumatisierung sensibler *Trigeminus*-Äste
2. Postoperative Infektionen
3. Verletzung des benachbarten zweiten Molaren
4. Kieferfraktur
5. Perioperative Blutungskomplikationen
6. Anästhesie bedingte Läsionen
7. Postoperative Schwellung und Schmerzzustände

3.1.8.1 Traumatisierung sensibler *Trigeminus*-Äste

Läsion des *Nervus lingualis*

Die iatrogene Sensibilitätsstörung des *Nervus lingualis* stellt eine unangenehme Behandlungskomplikation dar. Sowohl in anatomischen Studien als auch durch bildgebende Verfahren (MRI) wurde die Variabilität der Topografie des Nerven und seiner variablen Lagebeziehungen zum Innenkieferwinkel festgestellt (Abb. 3.30, Abb. 3.31)[82,98,123].

Die sich daraus ergebenden intraoperativen Komplikationen sind lange bekannt, die Erfahrung des Operateurs als determinierender Faktor wurde mehrfach hervorgehoben.[40,106] *Gülicher* und *Gerlach* (2000) sowie *Valmaseda-Castellon* und *Gay-Escoda* (2000) wiesen auf eine signifikante Häufung bei Operateuren mit geringer Erfahrung sowie auf eine erhöhte Inzidenz von *Lingualis*-Läsionen bei Analgosedierung und Intubationsnarkose hin.[46,126] Die Verletzung der Nerven durch ein rotierendes Instrument ist in jedem Fall auf mangelnde Sorgfalt des Operateurs zurückzuführen.[54] Um den *Nervus lingualis* also zu schonen, empfiehlt sich ein Schutz, im Allgemeinen ein Raspatorium (Abb. 3.32) oder ein Hirnspatel (Abb. 3.33), welcher nach Präparation des lingualen Mukoperiostlappens subperiostal eingebracht wird.[81,108,117] Gegner dieses Verfahrens betonen die Gefahr der stumpfen Traumatisierung des *Nervus lingualis* bei der Präparation.[4,40]

Tabelle 3.2 Komplikationen aus dem Belassen von Weisheitszähnen

1. Infektionen auf der Basis einer *Perikoronitis*
2. Resorptionen der benachbarten Wurzeln des zweiten Molaren
3. Parodontale Läsionen des benachbarten zweiten Molaren
4. Kariöse Defekte am Weisheitszahn oder am Nachbarzahn
5. Ausbildung dentogener Zysten
6. Entwicklung von Neoplasien
7. Frakturgefahr des Kiefers
8. Entstehung einer Störung der dynamischen Okklusion (Elongation, Kippung), ggf. mit Gesichtsschmerz

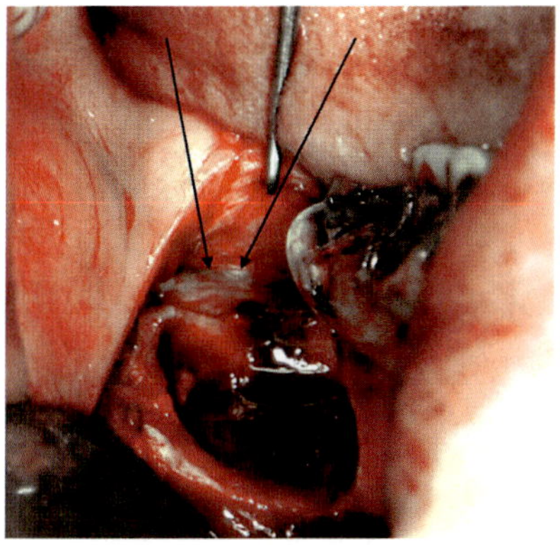

Abb. 3.30 *Nervus lingualis* eingebettet im lingualen Mukoperiost.

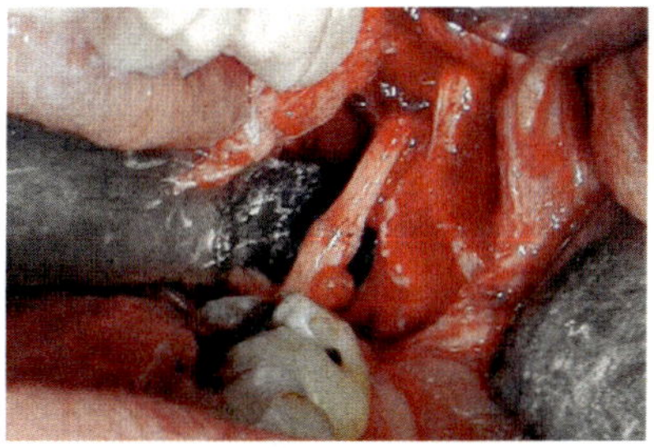

Abb. 3.31 Freipräparierter *Nervus lingualis* (Anastomosen-Operation) in enger anatomischer Lagebeziehung zum Innenkieferwinkel.

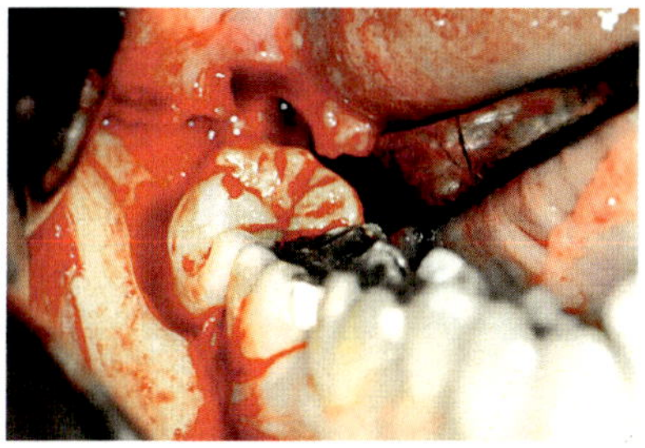

Abb. 3.32 Zum Schutz des *Nervus lingualis* eingesetztes Raspatorium.

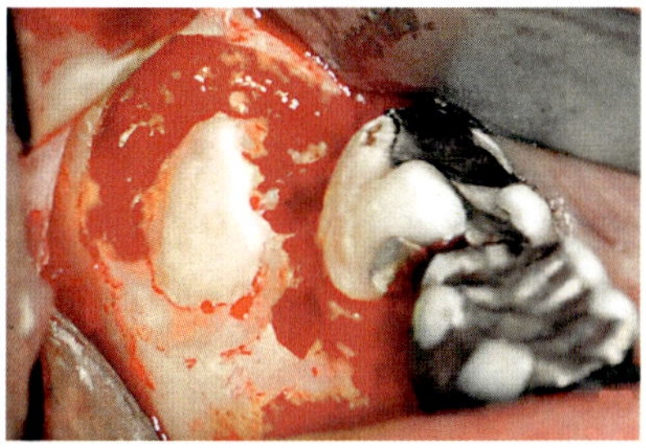

Abb. 3.33 Zum Schutz des *Nervus lingualis* eingesetzter Hirnspatel.

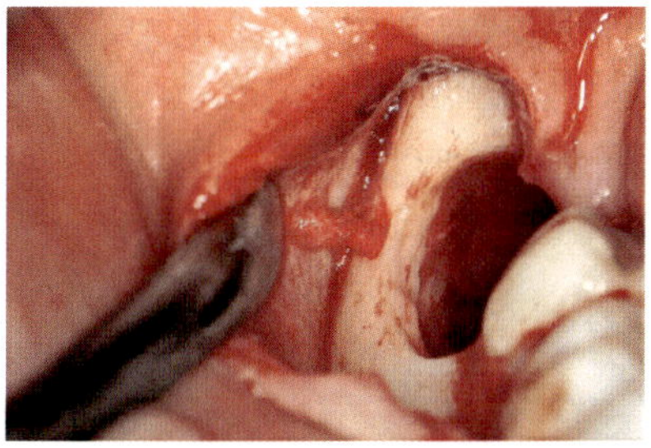

Abb. 3.34 Akzessorischer *Nervus alveolaris inferior*, anatomische Normvariante.

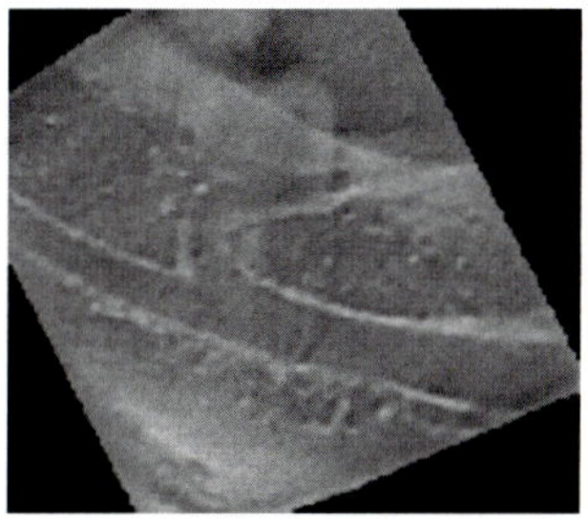

Abb. 3.35 Digitale Volumentomographie: Verlauf des accessorischen *Nervus alveolaris inferior* im *Trigonum retromolare*.

In über der Hälfte der 39 deutschsprachigen (A-CH-D) universitären Einrichtungen für MKG-Chirurgie wird der *Nervus lingualis* instrumentell geschützt. In 16 Kliniken wird die Entscheidung von der individuellen anatomischen Situation abhängig gemacht. Drei Kliniken empfehlen diese intraoperative Maßnahme nicht.[50] *Pichler* und *Beirne* (2001) kamen zu dem Schluss, dass der Gebrauch eines lingualen Protektors bei der operativen Entfernung eines unteren Weisheitszahnes mit einem erhöhten temporären Nervläsionsrisiko verbunden war, jedoch auf die – entscheidende – permanente Nervläsion weder einen schützenden noch einen schädigenden Einfluss hatte. Nach 4.995 operativ entfernten unteren Weisheitszähnen war nur in 24 Fällen (0,5%) bei flexiblem Vorgehen eine vorübergehende *Nervus-lingualis*-Läsion festzustellen.[96,102] Sollte es intraoperativ zur Verletzung des *Nervus lingualis* kommen, ist die sofortige Überweisung zum Facharzt für MKG-Chirurgie bzw. einer entsprechenden Klinik angezeigt.

Läsion des *Nervus alveolaris inferior*

Die Läsion des *Nervus alveolaris inferior* ist bei adäquater Röntgendiagnostik im Gegensatz zur Läsion des *Nervus lingualis* als Komplikation voraussehbar. Nur selten lässt sich intraoperativ ein akzessorischer *Nervus alveolaris inferior* als anatomische Normvariante bei einer operativen Weisheitszahnentfernung darstellen (Abb. 3.34, 3.35).

Sollte ein radiologisch hoch verdächtigter Weisheitszahn (Abb. 3.36) beim Versuch, ihn mit der chirurgischen Pinzette zu entfernen (Abb. 3.37), wie an einem Gummiband gezogen wieder in die Alveole zurückfedern, ist die vorsichtige Separation angezeigt. Dies ist notwendig, wenn die Zahnwurzeln den Nerven umfangen haben (Abb. 3.38, Abb. 3.39). Sind die Wurzeln nach kaudal offen, lassen sie sich nach Kronenabtrennung im Prinzip gemeinsam entfernen, sicherer ist auch hier die Separation.

Eine genaue präoperative Diagnostik ist mit der digitalen Volumentomografie möglich (Abb. 3.6). Visualisierungen (Abb. 3.40) oder 3D-Modelle (Abb. 3.41) auf der Grundlage von DVT-Daten eignen sich zur präoperativen Orientierung. Nach erfolgter operativer Entfernung ist eine abdeckende Versorgung zum Schutz des freiliegenden Nerven angezeigt. Diese kann mit Fibrinkleber (Abb. 3.42, Abb. 3.43), einer resorbierbaren Membran oder Kollagenvlies erfolgen.

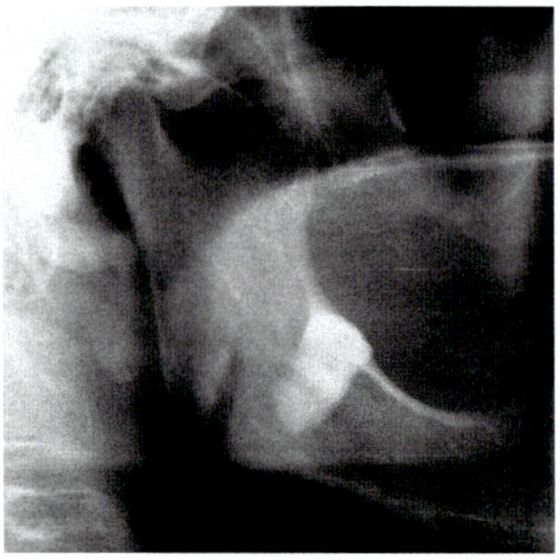

Abb. 3.36 (bis 3.39 gleicher Fall) Ausschnitt Panoramaschichtaufnahme: Enge topografische Lagebeziehung zwischen *Nervus alveolaris inferior* und retiniertem Zahn 48.

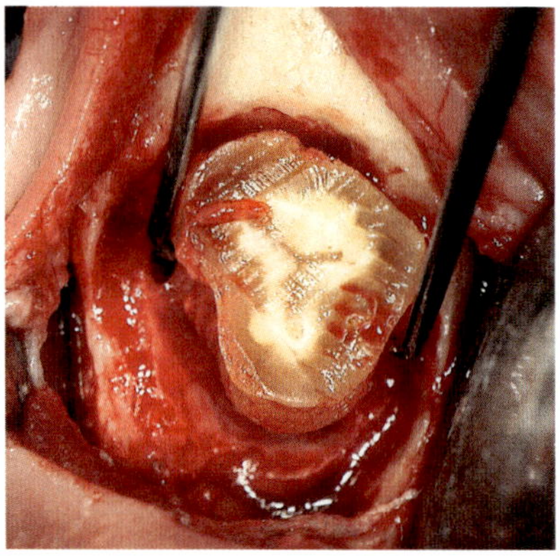

Abb. 3.37 Vorsichtiger Versuch der Entfernung des Zahnes mit der chirurgischen Pinzette.

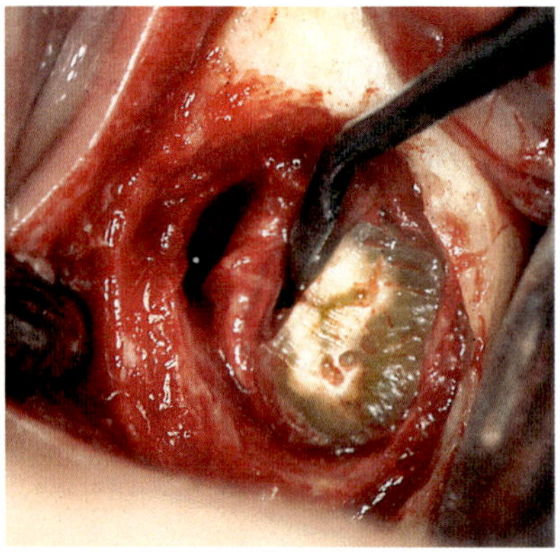

Abb. 3.38 Entfernung der zweiten separierten Wurzel und Darstellung des *Nervus alveolaris inferior.*

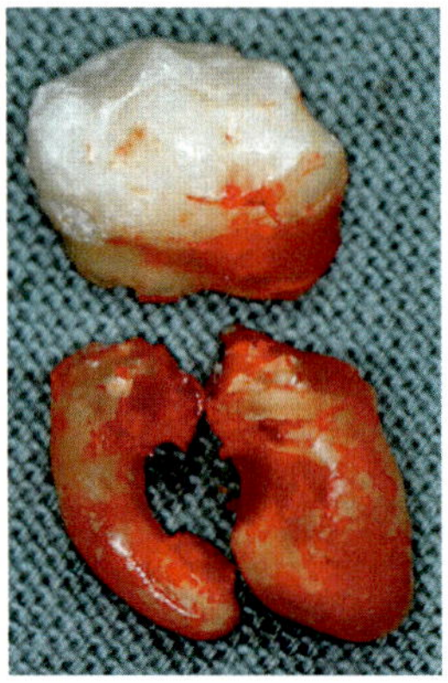

Abb. 3.39 (Zahn und Wurzelfragmente nach operativer Entfernung unter Erhalt des *Nervus alveolaris inferior.*

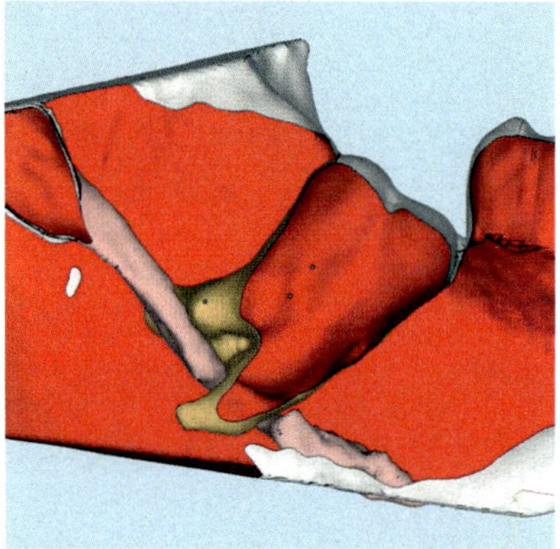

Abb. 3.40 Dreidimensionale Visualisierung (Grundlage: DVT Daten) einer engen topographischen Lagebeziehung zwischen Nervus alveolaris inferior und retiniertem, verlagertem Weisheitszahn 48.

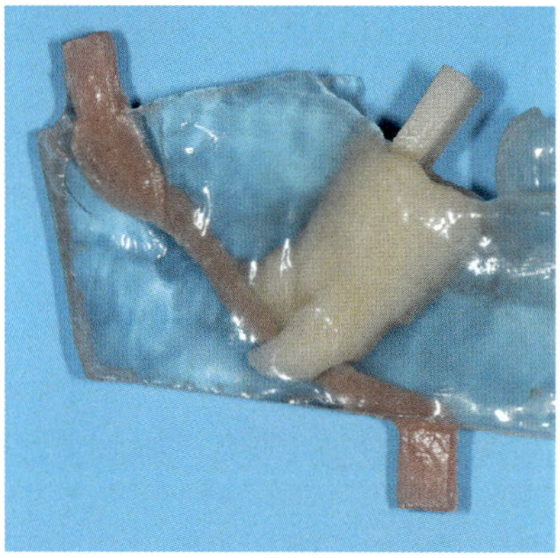

Abb. 3.41 Dreidimensionales Modell (Grundlage: DVT Daten) mit unterschiedlicher Farbdarstellung von Knochen (transparent), Zahn (elfenbein) und Nervus alveolaris inferior (rosa).

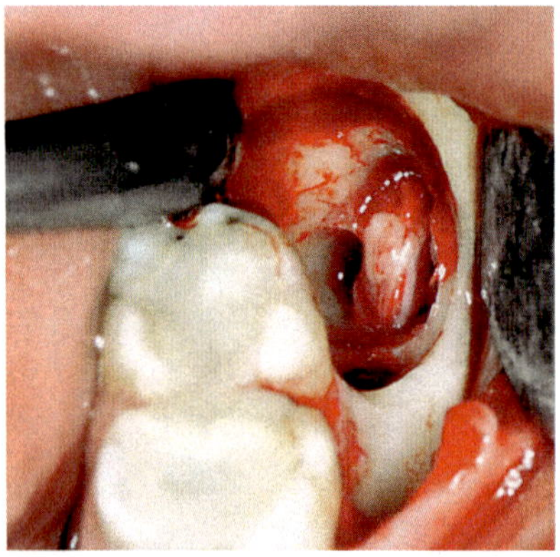

Abb. 3.42 (bis 3.43 gleicher Fall) Freiliegender *Nervus alveolaris inferior* nach operativer Entfernung von Zahn 38.

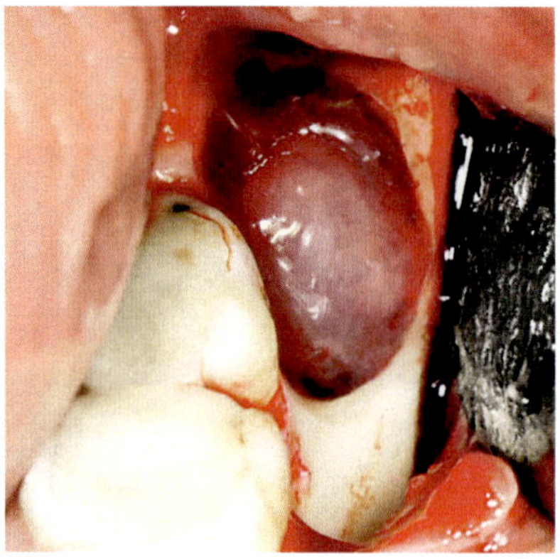

Abb. 3.43 Abdeckung des Nerven mit Fibrinkleber.

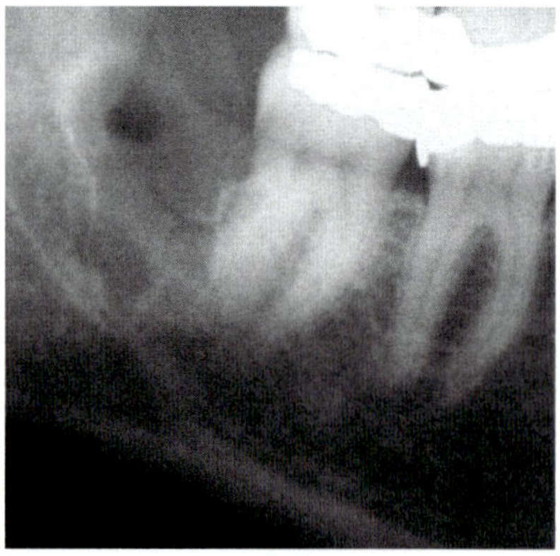

Abb. 3.44 (bis 3.45 gleicher Fall) Ausschnitt Panoramaschichtaufnahme nach operativer Entfernung von Zahn 48 vor einer Woche. Beim Abbeißen festgestelltes plötzliches „Knacken". Keine sichtbare Frakturlinie.

Die Inzidenz einer permanenten Läsion des *Nervus alveolaris inferior* bei operativer Weisheitszahnentfernung liegt unter 1%.[127] Das Risiko steigt mit zunehmendem Alter der Patienten.[5,46,101] Abhängig von der Art der Traumatisierung (Kompression, Quetschung, Dislokation eines Knochen- bzw. Wurzelfragments, Abriss von Nervenfasern, komplette Durchtrennung) ergeben sich unterschiedliche Sensibilitätsstörungen mit variablem Verlauf. Parästhesie, Dysästhesie, Allodynie und Phantomschmerzen bis hin zu schwerwiegenden, die Lebensführung behindernden Schmerzen sind beschrieben.[31] In den meisten Fällen harmloser Traumatisierung sind die Beschwerden innerhalb von sechs Monaten rückläufig, seltenere Verläufe gehen über ein Jahr.[101] Bei klarer intraoperativer Durchtrennung ist die Überweisung zur Weiterbehandlung angezeigt.

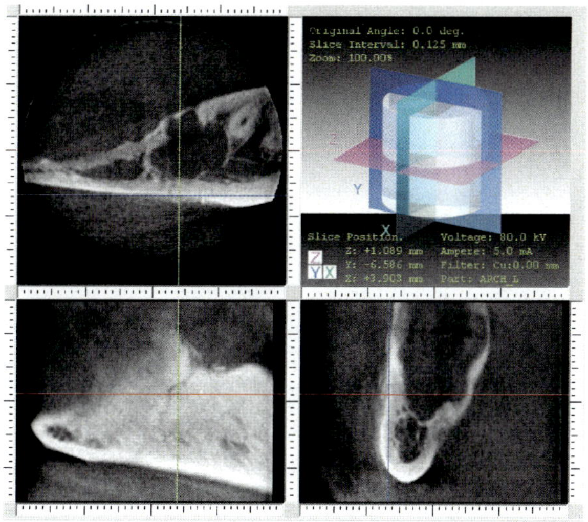

Abb. 3.45 Digitale Volumentomografie: nicht dislozierte Unterkieferfraktur rechts.

3.1.8.2 Postoperative Infektionen

Die Inzidenz der Wundinfektion nach operativer Weisheitszahnentfernung wird mit zwischen 0,8 und 17,8% angegeben.[2,139] Das Infektionsrisiko steigt mit dem Patientenalter und dem Tabakkonsum.[5,64,72,92,118] Eine präoperativ diagnostizierte *Perikoronitis* ist ebenso ein die Wundinfektion beeinflussender Faktor wie die Art des Wundverschlusses und der Nachbehandlung.[61]

Die offene Nachbehandlung zeigte seltener Wundinfektionen als die geschlossene mit primärem Wundverschluss, allerdings um den Preis der verlängerten Wundheilung.[5,7,18,75,111,118,121] Sowohl die präoperative als auch die postoperative intraorale Desinfektion mit 0.12%iger Chlorhexidinlösung reduzierte die Inzidenz von postoperativen Wundinfektionen.[16,22,55,131]

Das Entstehungsrisiko einer alveolären Ostitis ist mit 21,9% bei therapeutischer Indikation wesentlich höher als bei prophylaktischer Indikation (7,1%).[2] Verzögerte postoperative Infektionen (drei bis fünf Wochen) wurden in 1,5% der Fälle gesehen.[34] Eine seltene Komplikation ist der so genannte chronische Spritzenabszess. Dieser wird vor allem bei häufigem Nachinjizieren der Leitungsanästhesie am *Foramen mandibulae* und bei Patienten nach regionaler Strahlentherapie diagnostiziert. Die initiale Wundheilung kann unauffällig verlaufen, jedoch kommt es verzögert zur zunehmenden Mundöffnungseinschränkung bis zu einer Schneidekantendistanz von 10 bis 15 mm. Das Allgemeinbefinden ist vor allem bei Patienten mit starker körperlicher Arbeitsbelastung durch die reduzierte Nahrungsaufnahme eingeschränkt. Der *Musculus pterygoideus medialis* ist auf Druck mit dem zahnärztlichen Spiegel extrem schmerzhaft. Die Therapie besteht in einer hoch dosierten Gabe von Antibiotika (zwei Mal täglich i. v.) bis die Schneidekantendistanz wieder das Ausgangsniveau erreicht hat.

Locher et al. (1995) behandelten nach 14.765 Weisheitszahnentfernungen 14 von extraoral zu öffnende Abszesse und fünf Osteomyelitiden.[75] Notwendige stationäre Behandlungen sind zum größten Teil infektionsbedingt.[14] Gerade schwere Komplikationen werden sehr viel häufiger durch symptomatische Weisheitszähne verursacht.[69]

3.1.8.3 Läsionen des benachbarten zweiten Molaren

Nach Untersuchungen von *Kugelberg* (1990) sind vier Jahre nach Weisheitszahnentfernung bei 4,2% der unter 25-jährigen Patienten parodontale Taschen distal des benachbarten zweiten Molaren mit einer Tiefe von mehr als 4 mm festzustellen.[68] Bei den über 25 Jahre alten Patienten waren es dagegen 44,4%. *Dodson* (2005) propagiert die prophylaktische Auffüllung der Alveole, *Chang* et al. (2004) die distolinguale Operation. *Strietzel* und *Reichart* (2002) weisen auf das Risiko der Wurzelschädigung des zweiten Molaren bei ausgeprägter sagittaler Inklination des dritten Molaren und auf die Lagebeziehung der Okklusionsfläche des Weisheitszahnes zur Wurzel des zweiten Molaren hin.[21,25,121]

3.1.8.4 Kieferfraktur

Kieferfrakturen bei operativer Weisheitszahnentfernung sind (selten) intra- und (häufiger) postoperativ zwischen dem ersten und dem 28. Tag möglich.[5] Die Inzidenz beträgt in der Literatur 0,004 bis 0,65%.[3,67] Die Risikogruppe liegt bei Männern über 25 Jahren.[62,67,75,95] Die typische Anamnese besteht in der Schilderung eines spontan z. B. beim Abbeißen, Kauen oder Gähnen auftretenden „Knackens" oder „Krachens". *Dunstan* und *Sugar* (1997) wiesen darauf hin, dass auch bei Fremdeinwirkung (z. B. Verkehrsunfall, Sport) die Frakturanfälligkeit im Kieferwinkelbereich nach Weisheitszahnentfernung erhöht sein kann. Der Nachweis dieser meist nicht dislozierten Frakturen war bis dahin schwierig (Abb. 3.44); die digitale Volumentomografie bietet sich als bestes bildgebendes Verfahren an (Abb. 3.45).[26]

3.1.8.5 Perioperative Blutungskomplikationen

Angeborene hämorrhagische Diathesen müssen präoperativ anamnestisch ausgeschlossen werden. Medikamentös induzierte Blutungen sollten ebenfalls anhand der Krankengeschichte und in Absprache mit dem Internisten von vornherein ausgeschlossen werden. Anhand der präoperativen radiologischen Diagnostik sind sonstige seltene, mögliche Blutungsrisiken pathologischer Art auszuschließen (z. B. intraossäres Hämangiom, aneurysmatische Knochenzyste, spongiosaarme Markräume). Intraoperativ auftretende Blutungen sind meistens bedingt durch anatomische Normvarianten akzessorischer Gefäße oder eine knöcherne Perforation des *Canalis mandibularis* mit Eröffnung eines Gefäßes. Arterielle Blutungen aus den Weichgeweben werden elektrokoaguliert, dies verbietet sich bei nervnahen Blutungen aus dem Kanal. Kompression, Knochenwachs, Fibrinkleber (Tissucol), Kollagenvlies, resorbierbare Membranen, Tabotamp sowie dichter Wundverschluss und – falls möglich – eine abdeckende Tiefziehschiene sind therapeutisch kombinierbare Maßnahmen. Gleiches gilt für postoperative Blutungen, welche mit einer Inzidenz von 0,5 bis 1,5% in der Literatur angegeben werden.[121]

3.1.8.6 Anästhesie bedingte Nervtraumata

Die operativ verursachte Läsion des *Nervus lingualis* bzw. des *Nervus alveolaris inferior* muss streng getrennt werden von der rein Anästhesie bedingten. Im Prinzip kann diese auch z. B. im Rahmen einer zahnärztlichen Maßnahme ohne chirurgisches Vorgehen auftreten. Durch Leitungsanästhesien am *Foramen mandibulae* ist der *Nervus lingualis* stärker als der *Nervus alveolaris inferior* betroffen. Die Häufigkeit wird in der Literatur mit 1:1.000 und 1:200.000 sehr unterschiedlich eingeschätzt.[27,107] Die Sensibilitätsstörungen des *Nervus lingualis* sind sensorischer bzw. gustatorischer Art, z. B. Anästhesie, Hypästhesie, Parästhesie sowie Ageusie, Hypogeusie und Dysgeusie.

Es bestehen unterschiedliche Hypothesen, um die Entstehungsmechanismen dieser Läsionen zu erklären. Die chemische Zusammensetzung mancher Lokalanästhetika kann neurotoxisches Potenzial haben.[49] Eine direkte Nervverletzung kann z. B. beim Durchstechen entstehen, vom Patienten als „elektrischer Schlag" empfunden, was in der Regel sofort mitgeteilt wird. Auch beim Zurückziehen der nach Knochenkontakt an der Spitze verbogenen Nadel können Nervenfasern mechanisch lädiert werden. Peri- oder intraneurale Blutungen können zusätzlich Druck verursachen, narbige Ausheilung mag die Nervleitung negativ beeinflussen.[58,60]

Für die Praxis ergeben sich folgende Konsequenzen:

- Vorsicht und Übersicht bei der Auswahl des Lokalanästhetikums
- Ausschluss hämorrhagischer Komplikationen
- Aspirieren
- Sofortiges Zurückziehen der Injektionsnadel bei „elektrischem Schlag" und Neuansatz der Lokalanästhesie
- Keinen Druck bei Knochenkontakt mit der Nadelspitze.

Eine sorgfältige neurosensorische Evaluation und Dokumentation ist bei eingetretener Anästhesie bedingter Läsion unumgänglich: Jeweils im Seitenvergleich werden das subjektive Empfinden des Patienten, die Lokalisation, Sonden- oder Nadelstich, Spitz-stumpf-Diskrimination, Zwei-Punkte-Diskrimination, Wärme- (45° C) oder Kälteempfindlichkeit (< 0° C), Berührung mit Feder, Pinsel oder Wassertropfen ermittelt, auf einer Checkliste festgehalten und fotografisch dokumentiert (Abb. 3.46). Zusätzlich wird beim *Nervus lingualis* die gustatorische Perzeption mit den Geschmacksrichtungen süß, salzig, sauer und bitter im Vergleich zur gesunden Seite überprüft. Nach der initialen Untersuchung mit Anfertigung der Ausgangs-

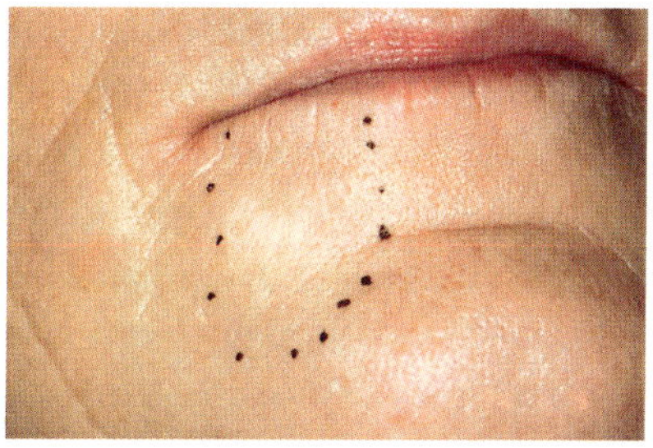

Abb. 3.46 Mit Filzstift markiertes Grenzgebiet einer Sensibilitätsstörung des *Nervus mentalis*.

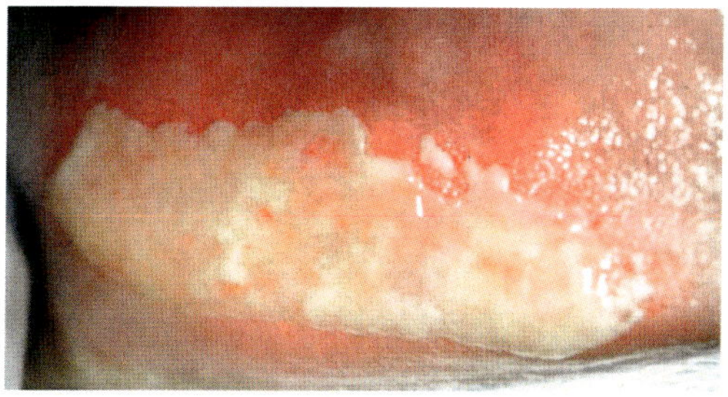

Abb. 3.47 Verbrennung ersten Grades der Unterlippe im Mundwinkelbereich, verursacht durch rotierenden Instrumentenschaft.

dokumentation sind Wiederholungen abhängig vom Leidensdruck der Patienten angezeigt, Kontrollintervalle von zwei, sechs und zwölf Monaten haben sich bewährt.

Anästhesie bedingte Nervläsionen werden von der Rechtsprechung bei Einhaltung der gebotenen Sorgfalt einheitlich als schicksalhaft eingestuft. Verändert hat sich jedoch im Laufe der Jahre die Haltung zur Frage der Aufklärung. War in den Achtziger Jahren des letzten Jahrhunderts eine spezielle Aufklärung vor Leitungsanästhesie nicht nötig (Ausnahme: Berufe wie z. B. Musiker, Koch), ist nun aus beweisrechtlicher Sicht eine kurze Darstellung des therapeutischen Vorgehens sowie eine Dokumentation der Aufklärung angezeigt.[41,51,54]

3.1.8.7 Postoperative Schwellung und Schmerzzustände

Vor allem in den ersten fünf Tagen nach Weisheitszahnentfernung wurde eine Minderung der Lebensqualität festgestellt.[80,110] Extreme Situationen wie Verbrennungen durch rotierende Instrumente (Abb. 3.47) sind selten, kommen aber vor. Schmerzen werden stärker empfunden, die Sensibilität im Ausbreitungsgebiet des *Nervus lingualis* bzw. *Nervus mentalis* ist erhöht.[29] Diese Phase kann durch unterschiedliche leidensmindernde Maßnahmen, welche die komplikationslose und möglichst schnelle Wundheilung zum Ziel haben, beeinflusst werden.[37,76,133]

Neben der schon besprochenen medikamentösen Behandlung haben unter anderem Aufklärung unter psychosozialen Aspekten und postoperative Kontrolluntersuchungen eine Bedeutung.[121]

3.1.8.8 Intraoperative Wurzelfrakturen

Frakturierte Wurzelspitzen müssen in der Regel entfernt werden. Eine Ausnahme besteht bei der Gefährdung des *Nervus alveolaris inferior*.[5] Sollte es zu Verlagerungen in den pterygomandibulären Raum kommen, ist nach computertomografischer Darstellung die offene Entfernung über einen lingualen Zugang dem geschlossenen (blinden) Vorgehen vorzuziehen (s. Kap. 2 Abb. 2.91).[125]

3.1.9 Komplikationen aus dem Belassen von Weisheitszähnen

Es soll noch einmal vorangestellt werden, dass die Inzidenz postoperativer Komplikationen ab dem 25. Lebensjahr deutlich erhöht ist.[5,121] Bei den in Tabelle 3.2 aufgeführten Punkten wird auf eine neuerliche Abhandlung der parodontalen Läsionen und kariösen Defekte aus Wiederholungsgründen verzichtet.

3.1.9.1 Infektionen auf der Basis einer *Perikoronitis*

Teilretinierte Weisheitszähne haben ein signifikant erhöhtes *Perikoronitis*-Risiko, welches durch Infektion der oberen Luftwege und Stress sowie Tabakkonsum unterstützt wird.[5,10,53,100] *Worrall* et al. (1998) fanden bei 39,5% der am *National Third Molar Project* beteiligten 9.248 Patienten eine *Perikoronitis*. Je älter die Patienten waren, desto negativer war der Einfluss teilretinierter Weisheitszähne auf die parodontale Gesundheit.[30,136] Auch bei Patienten mit impaktierten und vollretinierten dritten Molaren wurden Entzündungszeichen festgestellt.[100,104,137] Die als potenzielle Konsequenz auftretende Ausbreitung von Abszessen bedingt eine stationäre Aufnahme, eventuell CT-Diagnostik und operative Therapie, wobei Komplikationen aus der prophylaktischen Entfernung deutlich seltener waren als Komplikationen, die direkt oder indirekt durch symptomatische Zähne verursacht wurden.[13,69,90]

3.1.9.2 Resorptionen der benachbarten Wurzeln des zweiten Molaren

Radiologische Überlagerungen von zweiten und dritten Molaren müssen auf Karies und Wurzelresorptionen hin überprüft werden. Bei älteren Patienten ab fünfzig treten Wurzelresorptionen am zweiten Molaren öfter zusammen mit impaktierten Weisheitszähnen auf.[138] Die Häufigkeit von Karies am zweiten Molaren, verursacht durch den dritten Molaren, liegt bei 5%, die der Wurzelresorption bei 1%.[66,99,136] Werden unter diesen Umständen Weisheitszähne belassen, kann es zum Verlust des zweiten Molaren kommen.

3.1.9.3 Ausbildung odontogener Zysten

Odontogene Zysten mit einer Beziehung zu den Weisheitszähnen werden hauptsächlich als radiologischer Zufallsbefund oder durch eine Infektion diagnostiziert.[15] Bei 9.994 impaktierten dritten Molaren betrug die Inzidenz 2,3%.[47] Zysten wachsen Raum fordernd, verdrängen Nerven, resorbieren Zahnwurzeln und können Grund für Kieferfrakturen sein.[42] Die Früherkennung auf Panoramaschichtaufnahmen ist wegweisend für die Aufklärung und eine adäquate Therapie.

3.1.9.4 Entwicklung von Neoplasien

Der odontogene keratozystische Tumor und das Ameloblastom sind die am häufigsten mit Weisheitszähnen assoziierten Tumoren, gefolgt von odontogenen Myxomen, odontogenen Fibromen und Odontomen. Maligne Tumoren sind sehr selten, zusammen ergeben sie bei 9.994 impaktierten Molaren 0,8%.[47] Bei dieser Arbeit zur Inzidenz muss man berücksichtigen, dass es sich um das stark selektierte Patientengut einer universitären Einrichtung handelt. Neben dem radiologischen Zufallsbefund können Schwellung und Schmerzen Leitsymptome sein.

3.1.9.5 Frakturgefahr des Kiefers

Nach *Fuselier* et al. 2002 erhöht das Vorhandensein von Weisheitszähnen die Frakturgefahr im Kieferwinkelbereich signifikant.[39] Das Risiko hängt auch von der Position des Zahnes ab. Bei einer Population von 1.210 Patienten mit Weisheitszähnen war die Gefahr einer Kieferwinkelfraktur mehr als doppelt so hoch (Faktor 2,1) wie bei Patienten ohne Weisheitszähne.

3.2 Weisheitszähne im Oberkiefer

Es finden sich nur wenige Publikationen, welche exklusiv den oberen dritten Molaren gewidmet sind. Sie werden meistens zusammen mit den unteren Weisheitszähnen abgehandelt. Gründe dafür sind unter anderem die geringere Morbidität, vor allem die Komplikationsrate und die Wundinfektion.[5,22] Es gelten im Prinzip die Indikationen zur operativen Entfernung der unteren Weisheitszähne. Bei einer Neuralgie des zweiten Astes des *Nervus trigeminus* (s. Kap. 9) kann der obere Weisheitszahn eine relevante Schmerzursache darstellen und sollte im Rahmen einer chirurgischen Sanierung entfernt werden.

Follikuläre Zysten ausgehend vom oberen Weisheitszahn entwickeln sich häufig in Richtung Kieferhöhle. Hier ist die Indikation zur operativen Entfernung mit plastischem Verschluss der Kieferhöhle und unter Umständen Anlegen eines Nasenfensters gegeben. Nach Entfernung des unteren Weisheitszahnes kann der belassene antagonistenlose obere dritte Molar nach Durchbruch elongieren und eine manifeste Störung der dynamischen Okklusion darstellen (s. Abb. 3.2).

Die CT-Diagnostik sollte zur Anwendung kommen, wenn intraoperativ eine Dislokation in die Kieferhöhle oder in benachbarte Strukturen zu erwarten ist.[17] Die wesentlich niedrigere Strahlenexposition durch die digitale Volumentomografie eröffnet hier weitere Perspektiven.[74] Auch frakturierte Wurzeln können beim Entfernungsversuch in die Kieferhöhle verlagert werden. Neben der Dislokation besteht im Oberkiefer das Risiko des *Tuber*-Abrisses. Die Operationstechnik sollte unter Beachtung dieser Risiken durchgeführt werden.

Die Lokalanästhesie erfolgt als terminale Anästhesie im Oberkiefer vestibulär und am *Tuber* sowie als Leitungsanästhesie des *Nervus palatinus major*. Die Schnittführung erfolgt auf dem *Tuber* bis zur distalen Fläche des zweiten Molaren, weiter lateral marginal zum mesialen Drittel des ersten Molaren zur dortigen vestibulären vertikalen Entlastung (Abb. 3.48). So ergibt sich ein ausreichend großer Mukoperiostlappen, der bei eventueller Kieferhöhleneröffnung genügend Material zum suffizienten spannungsfreien plastischen Verschluss bietet (Abb. 3.49). Nach Darstellung der *Crista*

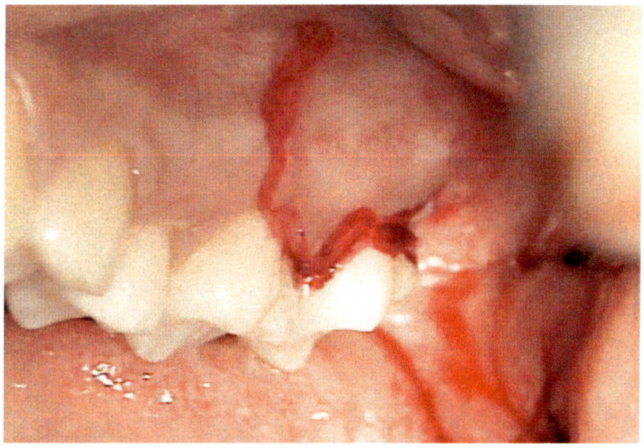

Abb. 3.48 (bis 3.52 gleicher Fall) Operative Entfernung des retinierten und verlagerten Zahnes 28; Schnittführung marginal.

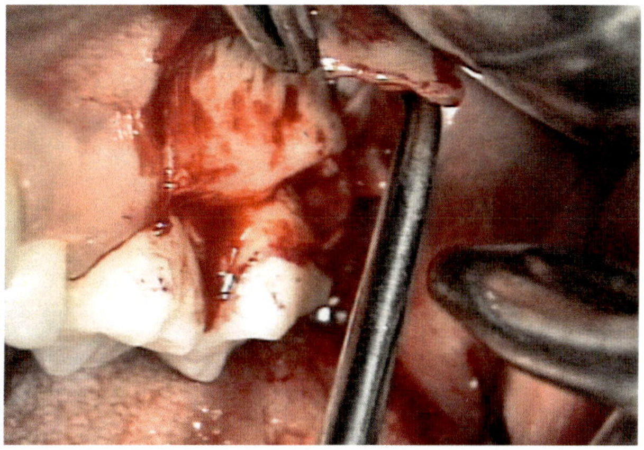

Abb. 3.49 Mobilisation des Mukoperiostlappens mit dem Raspatorium.

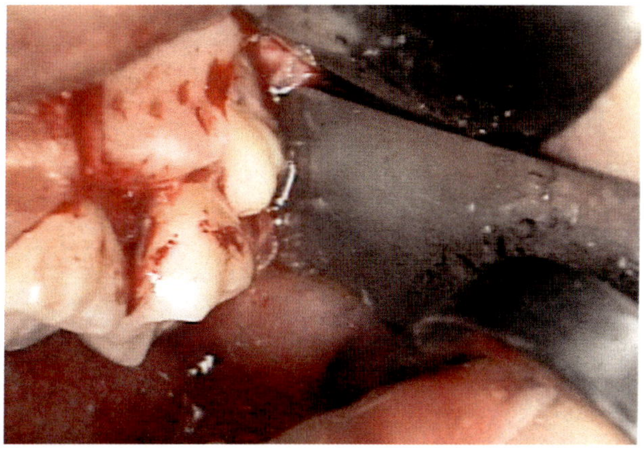

Abb. 3.50 Freilegen der Krone und oberen Wurzelanteile von vestibulär.

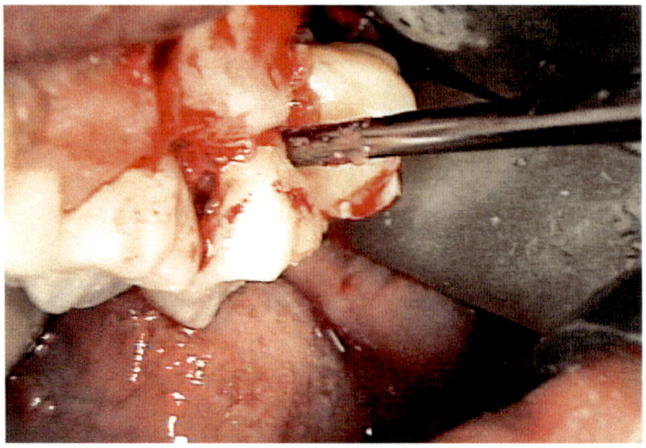

Abb. 3.51 Mobilisation des Zahnes nach lateral mit dem Hebel.

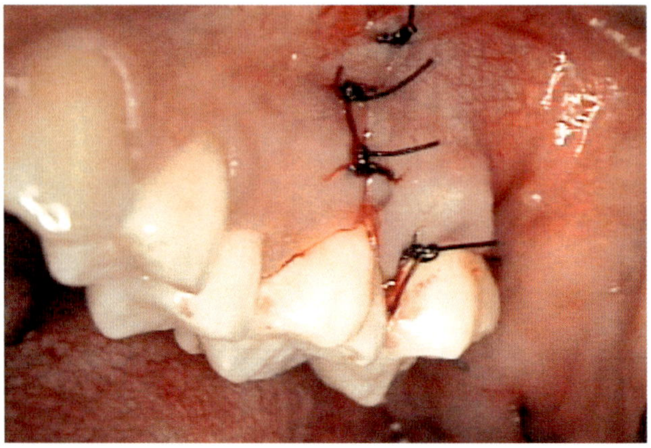

Abb. 3.52 Wundverschluss.

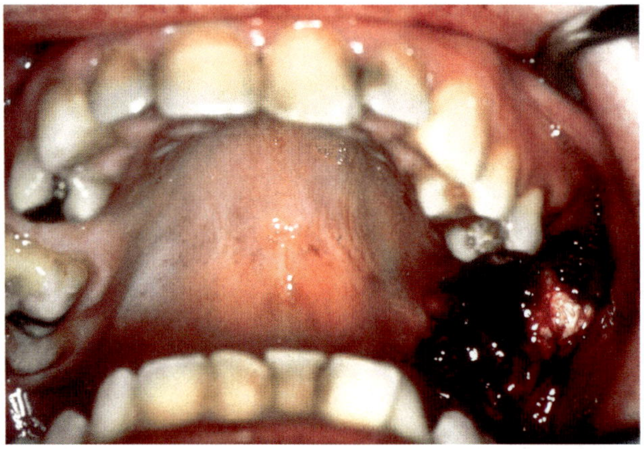

Abb. 3.53 (bis 3.55 gleicher Fall) Ausgedehnter *Tuber*-Abriss im Oberkiefer links.

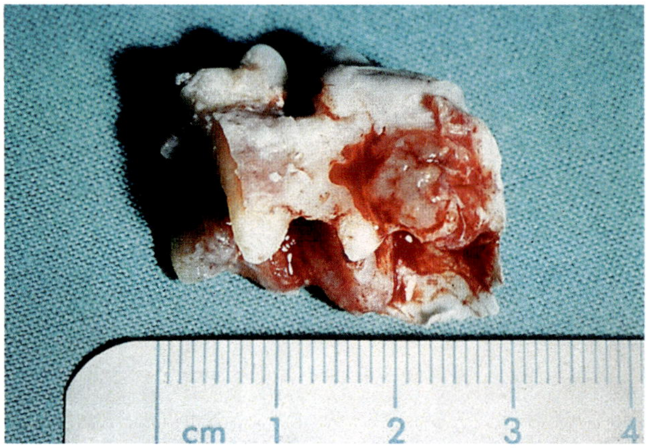

Abb. 3.54 Sowohl der Weisheitszahn als auch der zweite Molar sind mit dem *Tuber maxillae* im Präparat enthalten.

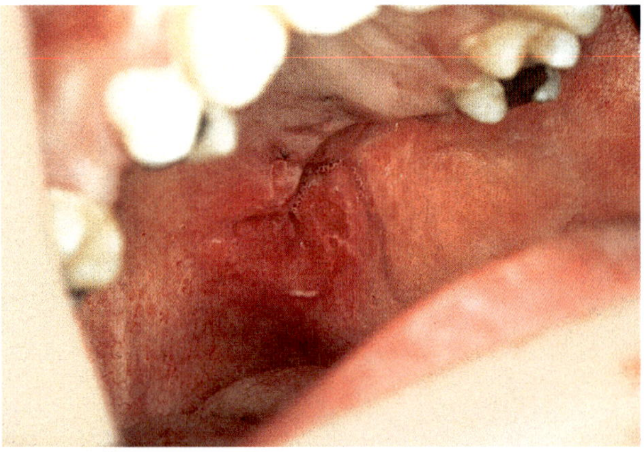

Abb. 3.55 Klinische Situation neun Tage nach operativem Verschluss.

zygomatico-alveolaris (*Langenbeck*-Haken) und des knöchernen *Tuber maxillae* (langes Raspatorium oder Hirnspatel) werden von vestibulär die Krone und die Wurzel mindestens bis zur Furkation, besser weiter kranial mit Kugelfräsen absteigender Größe freigelegt (Abb. 3.50). Anschließend erfolgt die Mobilisation des Weisheitszahnes mit *Deppeler*- und *Bein*'schem Hebel (Abb. 3.51). Nach der Entfernung wird primär per Nasenblasversuch, sekundär durch Sondierung eine mögliche Eröffnung der Kieferhöhle diagnostiziert, die Knochenkanten geglättet, kürettiert, das Zahnsäckchen entfernt und nach Ringerspülung der Mukoperiostlappen zurückgelegt und vernäht (Abb. 3.52). Die Nachbehandlung erfolgt analog dem im Abschnitt 3.1 und bei Kieferhöhleneröffnung im Kapitel 2 beschriebenen Prozedere.

Auch bei durchgebrochenen oberen dritten Molaren ist (analog zu den unteren) in vielen Fällen die Indi-

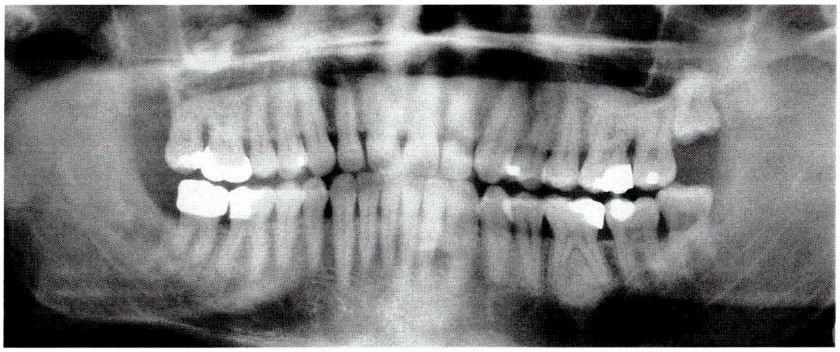

Abb. 3.56 (bis 3.62 gleicher Fall) Panoramaschichtaufnahme: Dislokation von Zahn 18 in die rechte Kieferhöhle.

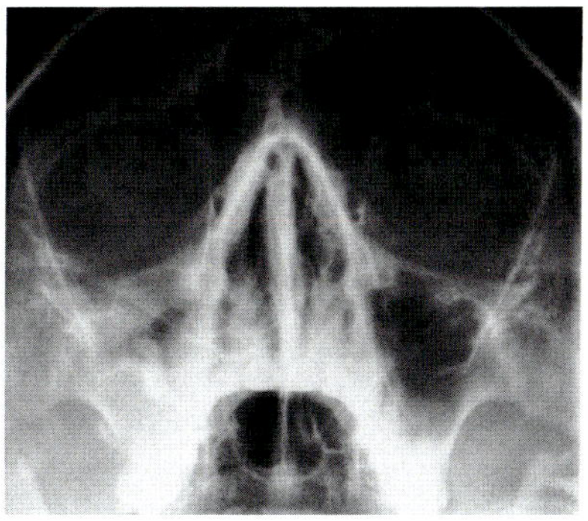

Abb. 3.57 Nasennebenhöhlenaufnahme am vierten Tag nach dem Ereignis: Wurzeln von 18 gut sichtbar, fast komplette Verschattung der rechten Kieferhöhle (verzögerte Überweisung).

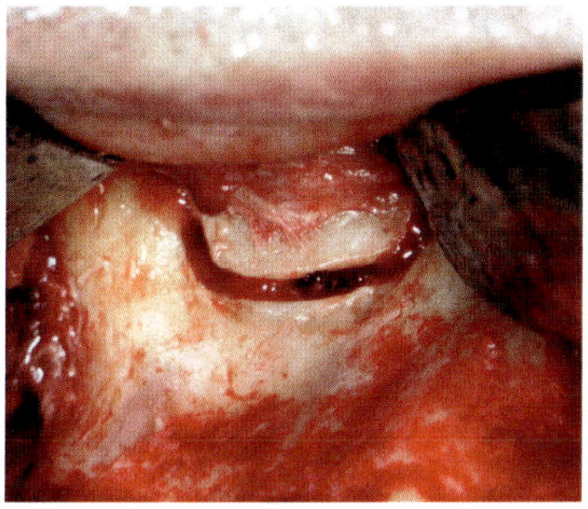

Abb. 3.58 Präparation eines weichgewebs-periostgestielten Knochendeckels in der fazialen Kieferhöhlenwand.

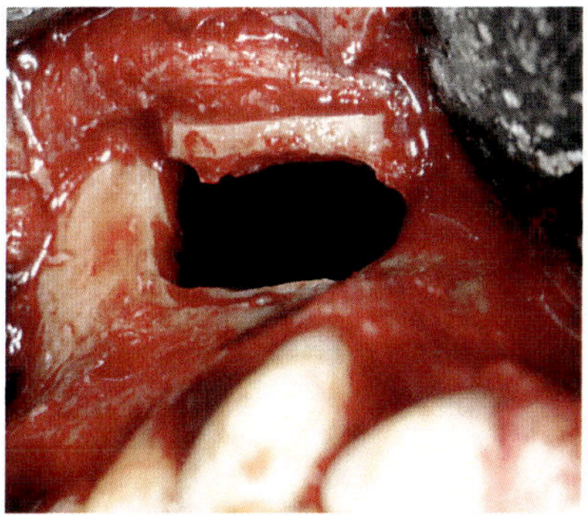

Abb. 3.59 Nach Aufklappen des Deckels ergibt sich eine ausreichend große Öffnung zur Entfernung des Weisheitszahnes.

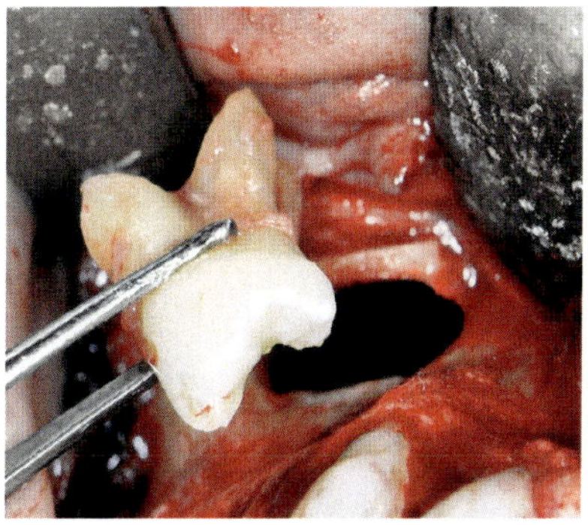

Abb. 3.60 Der Weisheitszahn wird mit der chirurgischen Pinzette entnommen.

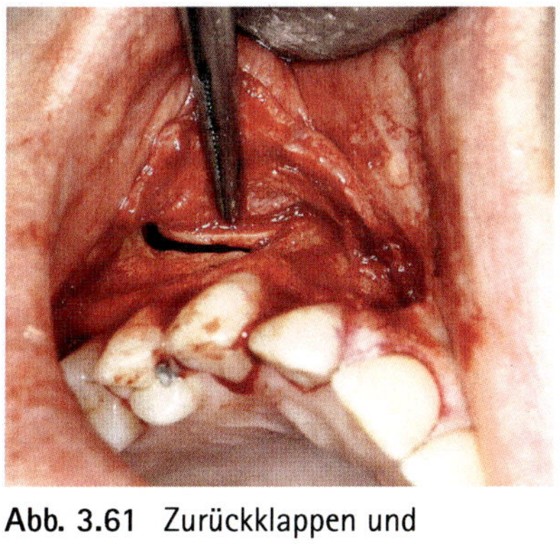

Abb. 3.61 Zurückklappen und Adaptation des Knochendeckels.

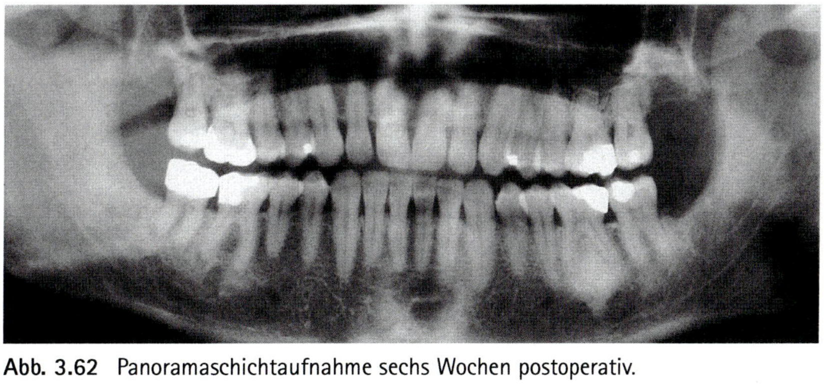

Abb. 3.62 Panoramaschichtaufnahme sechs Wochen postoperativ.

kation zur operativen Entfernung mit Osteotomie gegeben, vor allem bei Zähnen mit langen Wurzeln und abgebogenen Wurzelspitzen, um deren Frakturen und Dislokationen zu vermeiden. Neben dem *Tuber*-Abriss (Abb. 3.53 bis 3.55) und der Dislokation in die Kieferhöhle (Abb. 3.56 bis 3.62) wurde bei den intraoperativen Komplikationen auf die Verlagerung von oberen Weisheitszähnen in die *Fossa temporalis* aufmerksam gemacht, welche über einen koronaren Zugang entfernt werden mussten.[48,91]

3.3 Obere Eckzähne

Obere Eckzähne sind meistens palatinal verlagert, seltener vestibulär. Die Inzidenz liegt bei 0,8%.[8] Die Indikation zur operativen Freilegung und anschließenden Einordnung in die Zahnreihe oder zur primären operativen Entfernung wird fachzahnärztlich im Rahmen der kieferorthopädischen Behandlung gestellt. Im Vordergrund stehen das Verständnis und die Mitarbeit des meist jugendlichen Patienten. Mit zunehmendem Alter nimmt bedingt durch Ankylose die Chance einer erfolgreichen kieferorthopädischen Einreihung ab. Entscheidend ist die Röntgendiagnostik.[36,38] Während Panoramaschichtaufnahme, Oberkiefer-Aufbissaufnahme und Zahnfilme nur ungenügende Information über die Position des verlagerten Zahnes geben, lassen konventionelle tomografische Verfahren (z. B. Scanora) eine genauere Lokalisation zu. CT und DVT ermöglichen – je nach Auflösung – zusätzlich die Beurteilung des Parodontalspaltes, der Resorption von Nachbarzähnen (Abb. 3.63 bis 3.65) und einer eventuellen Ankylose.

Die präoperative Anfertigung einer Verbandplatte dient primär zur Vermeidung einer Nachblutung. Die operative Entfernung erfolgt in Lokalanästhesie (*Nervus infraorbitalis, Nervus palatinus major* beidseits und *Nervus incisivus*) mit palatinalem Zahnfleischrandschnitt. Der *Nervus incisivus* wird mit *Arteria* und *Vena incisiva* per Diathermie durchtrennt. Nach Freilegung der Zahnoberfläche wird mit Rosenbohrern abnehmenden Durchmessers der Zahn bis zur größten Zirkumferenz der Krone freigelegt. Die Wurzeln der benachbarten Zähne sind zu schonen. Die Wurzeloberfläche kann bei operativer Entfernung großzügig dargestellt werden, bei Freilegung und geplanter kieferorthopädischer Eingliederung dagegen auf keinen Fall. Bei notwendiger Trennung von Zahn und Krone ist die Perforation des Nasenbodens im Allgemeinen vermeidbar. Piezochirurgisches Instrumentarium hat sich hier bewährt. Bei der Freilegung wird zur Anbringung des kieferorthopädischen Brackets die Kronenoberfläche gesäubert und getrocknet, angeätzt und mit Bonding versehen. Es empfiehlt sich, intraoperativ die Mobilität des Zahnes mittels Hebel zu prüfen. Nach Attachment- und Kettenbefestigung mit Adhäsivtechnik wird der Mukoperiostlappen zurückgeklappt und mit interdentalen Einzelknopfnähten befestigt (Abb. 3.66 bis 3.72). Die zur Reinigung herausnehmbare Verbandplatte wird drei bis vier Tage getragen. Einen Tag nach der Nahtentfernung sollte mit der kieferorthopädischen Mobilisation begonnen werden. Postoperative Komplikationen sind selten. Sensibilitätsstörungen nach Durchtrennung des *Nervus nasopalatinus* traten langfristig nur selten auf.[35]

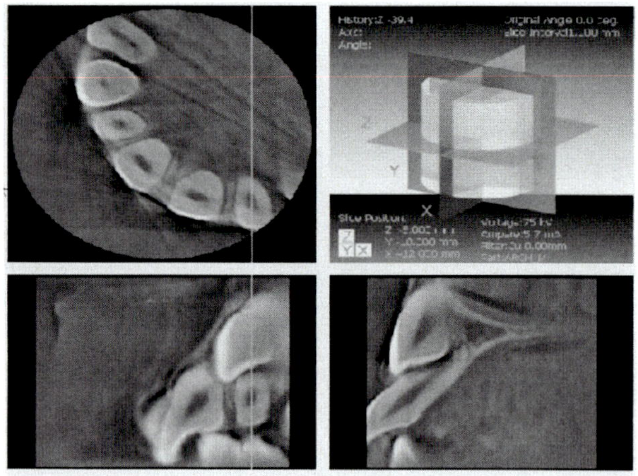

Abb. 3.63 (bis 3.65 gleicher Fall) Digitale Volumentomografie eines oberen Eckzahnes, welcher die Wurzel des zweiten Schneidezahnes resorbiert.

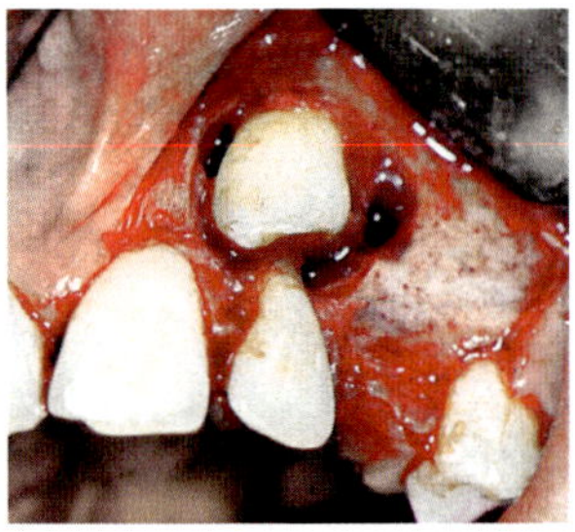

Abb. 3.64 Der intraoperative Befund entspricht der DVT-Diagnostik.

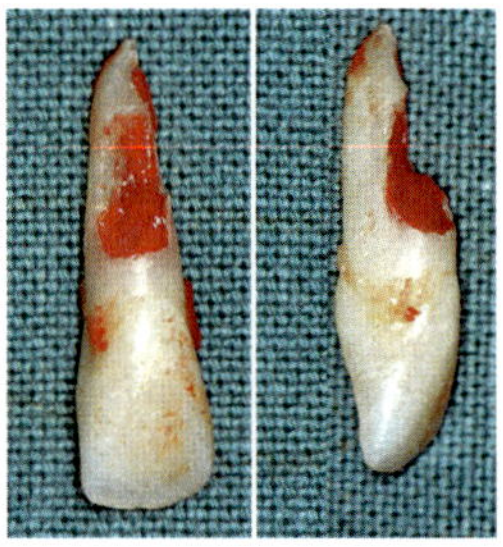

Abb. 3.65 Zahn 22 konnte nicht erhalten werden.

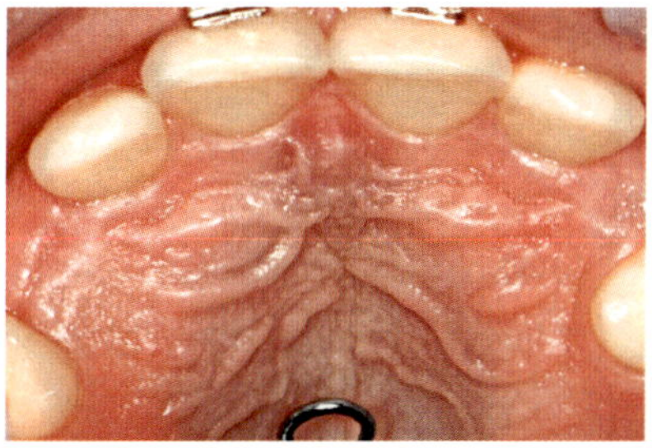

Abb. 3.66 (bis 3.72 gleicher Fall) Retinierte und verlagerte Zähne 13 und 23; intraoperativer Befund: leichte palatinale Vorwölbung beidseits.

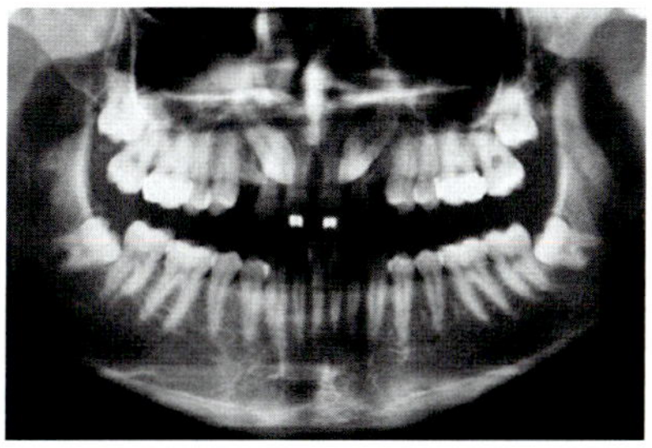

Abb. 3.67 Panoramaschichtaufnahme mit abweichender Achsenrichtung der Zähne 13 und 23; spontaner Durchbruch nicht zu erwarten.

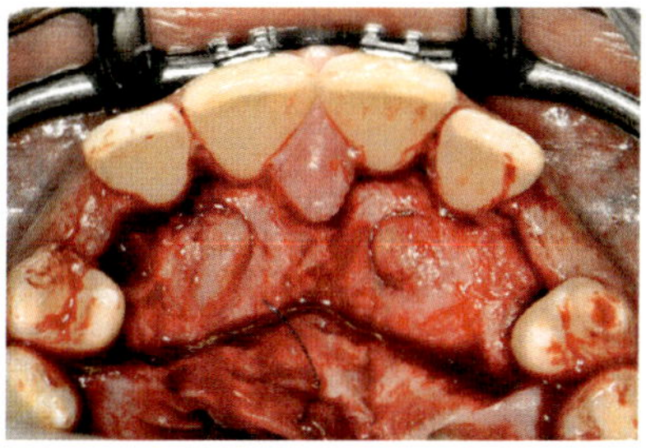

Abb. 3.68 Intraoperativer Situs: Nach Abtragen der palatinalen Kortikalis sind die Kronenspitzen der Zähne 13 und 23 zu sehen.

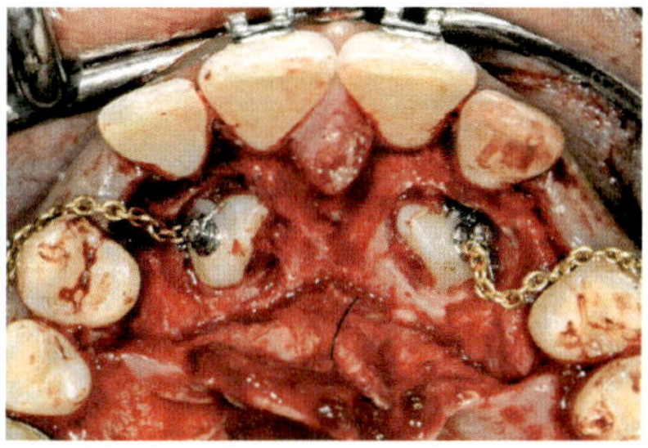

Abb. 3.69 Freilegung der Kronenspitzen bis zur größten Zirkumferenz mit Säureätztechnik; Ankleben der Attachments mit Goldkettchen.

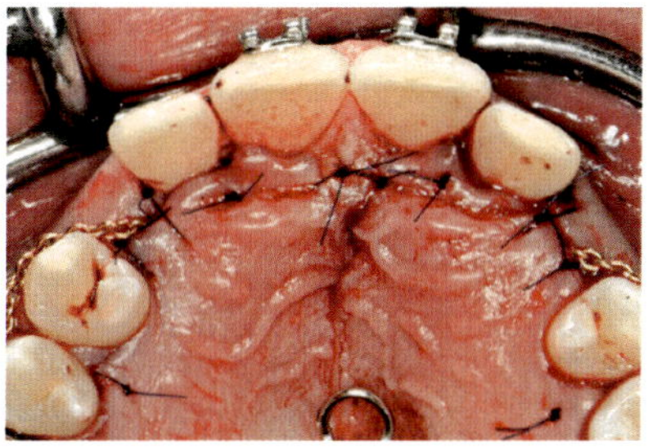

Abb. 3.70 Rückverlegung des palatinalen Lappens: Versorgung mit Einzelknopfnähten, Fixierung der Goldkettchen an den Bändern der Zähne 16 und 26 über Nähte.

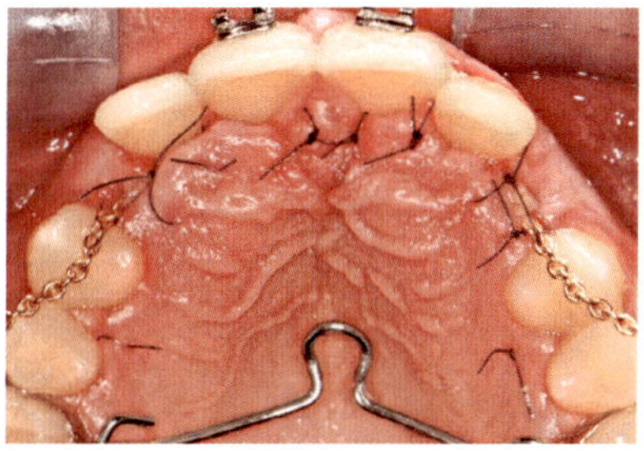

Abb. 3.71 Eine Woche postoperativ vor Nahtentfernung.

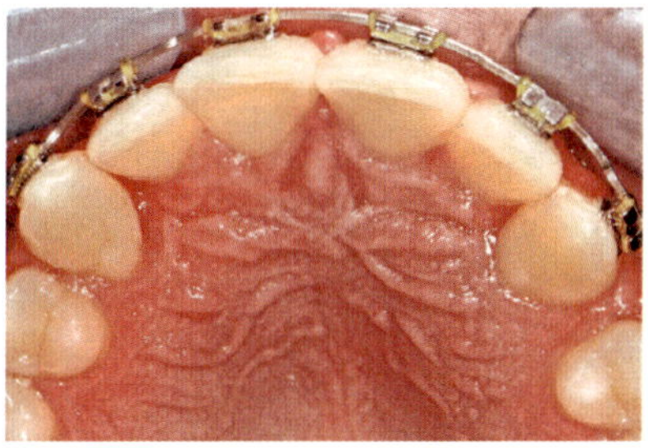

Abb. 3.72 Nachkontrolle nach 18 Monaten: Beide Zähne sind eingereiht.

3.4 Sonstige retinierte Zähne

Prämolaren rangieren nach den Weisheits- und den Eckzähnen an dritter Stelle der retinierten Zähne.[20] Retinierte – auch überzählige – Prämolaren im Unterkiefer sind mehrheitlich lingual verlagert und werden dann über den lingualen Zugang entfernt (Abb. 3.73 bis 3.82). Bei vestibulär zu entfernenden Zähnen muss auf den *Nervus mentalis* geachtet werden (Abb. 3.83 bis 3.93). Überzählige Prämolaren im Oberkiefer sind von palatinal oder von vestibulär, je nach Verlagerung, operativ anzugehen.

Mesiodentes stellen die häufigsten überzähligen Zähne dar.[33] Die Prävalenz wird mit bis zu 1% der Bevölkerung angegeben.[116] Wenn sie Anlass zur Retention bleibender Inzisiven geben, erfolgt die Diagnose auf klinischem Weg, ansonsten als radiologischer Zufallsbefund. Die operative Entfernung von vestibulär oder palatinal erfolgt nach den oben angegebenen Kriterien für verlagerte und retinierte Eckzähne (Abb. 3.94 bis 3.106).

Wahrscheinlich sind intranasale ektopische Zähne den nach nasal ausgewanderten *Mesiodentes* zuzuordnen (Abb. 3.107).[65] Durchbruchstörungen der zweiten Molaren sind recht selten.[129] Die Behandlungsplanung von Patienten mit retinierten verlagerten oder überzähligen Zähnen muss interdisziplinär in Absprache mit den Fachzahnärztinnen/Fachzahnärzten für Kieferorthopädie erfolgen.

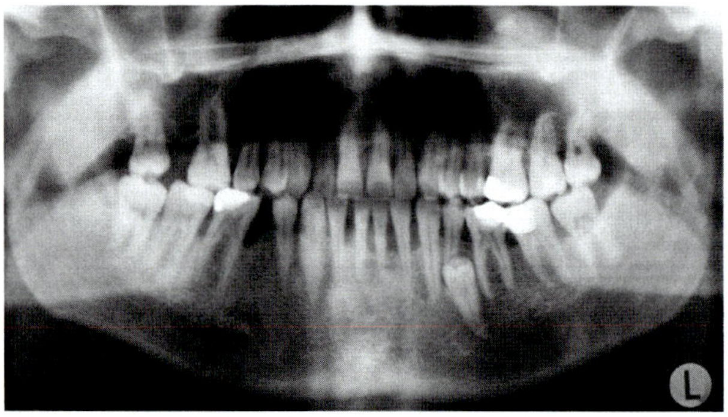

Abb. 3.73 (bis 3.82 gleicher Fall) Panoramaschichtaufnahme: Retinierter verlagerter Zahn 35, fragliche Lokalisation in der transversalen Ebene (TU-Patient vor Bestrahlung).

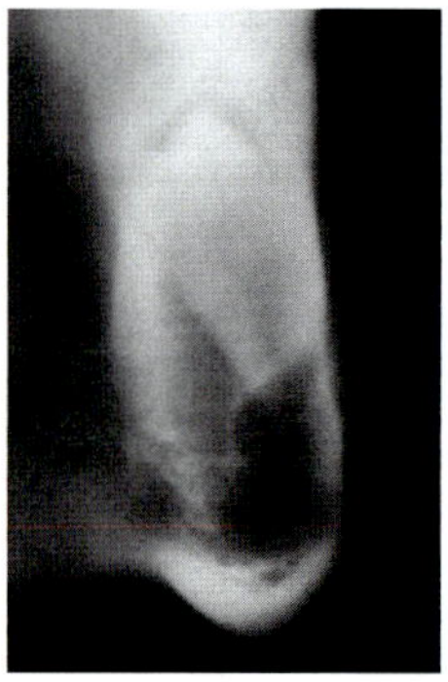

Abb. 3.74 Transversale Tomografie: Die Krone des Zahnes liegt lingual.

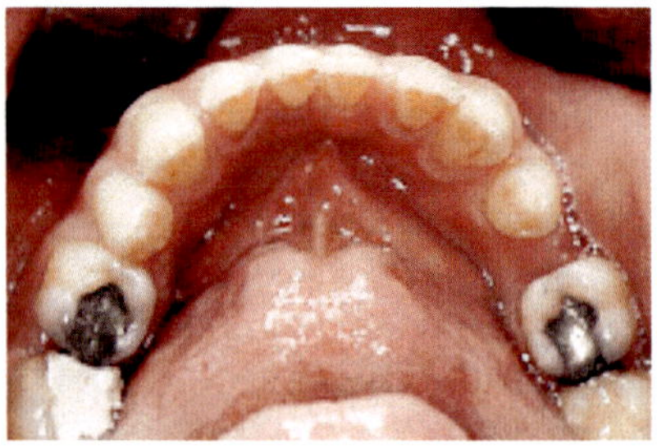

Abb. 3.75 Klinisch weder linguale noch vestibuläre Auftreibung.

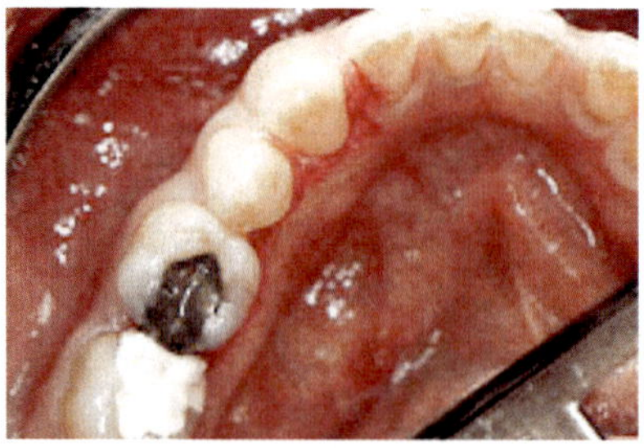

Abb. 3.76 Marginale Schnittführung lingual.

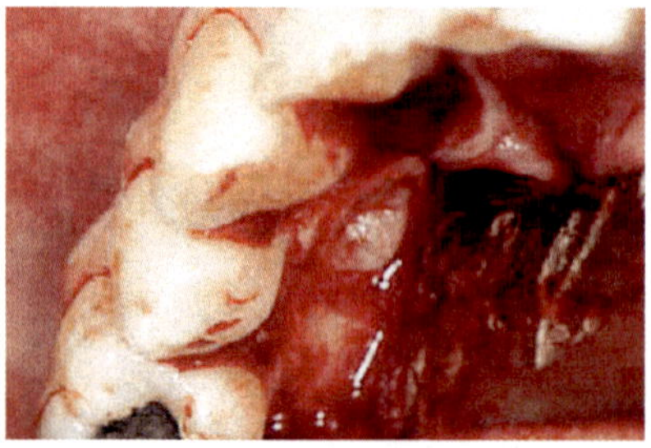

Abb. 3.77 Nach Abtragen der lingualen Kortikalis lässt sich die Kronenspitze darstellen.

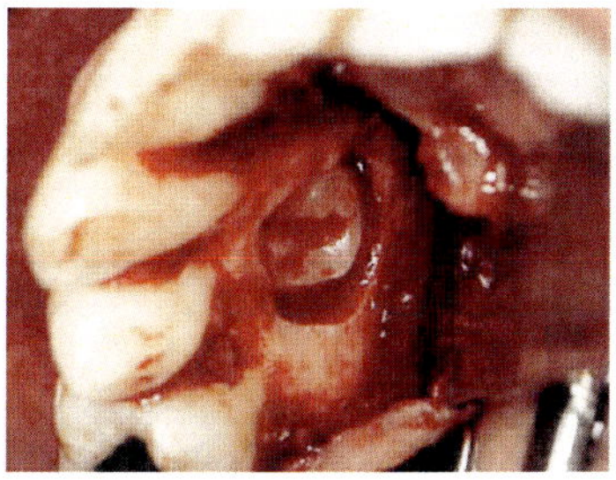

Abb. 3.78 Nach weiterer Eröffnung ist fast die gesamte Krone zu sehen.

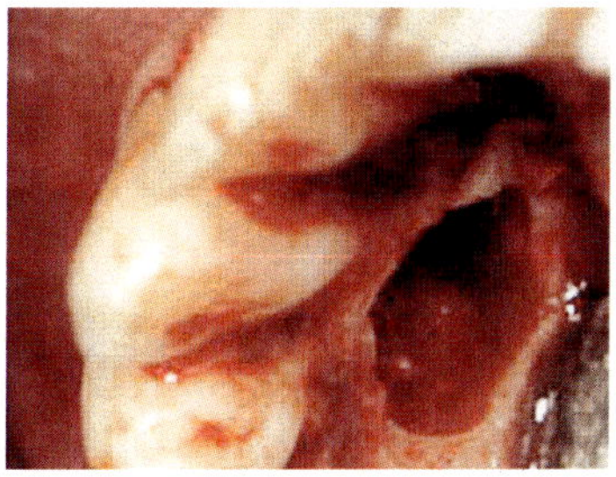

Abb. 3.79 Knöchernes Lumen nach vollständiger Entfernung.

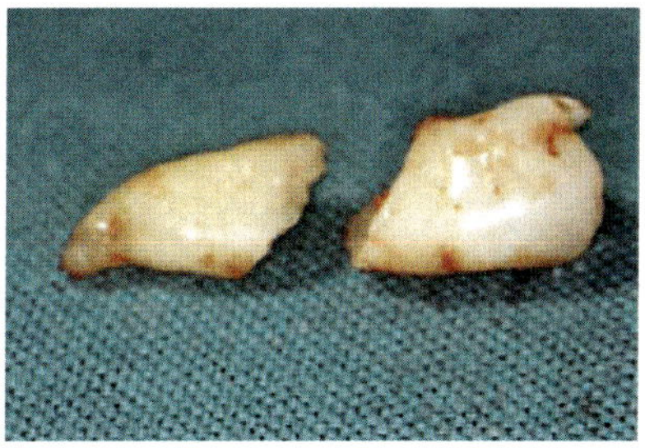

Abb. 3.80 Separierter retinierter und verlagerter Zahn 35.

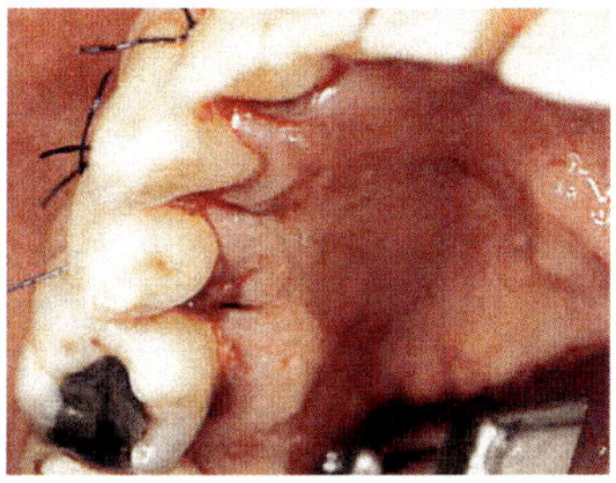

Abb. 3.81 Wundverschluss mit Einzelknopf-Interdentalnähten.

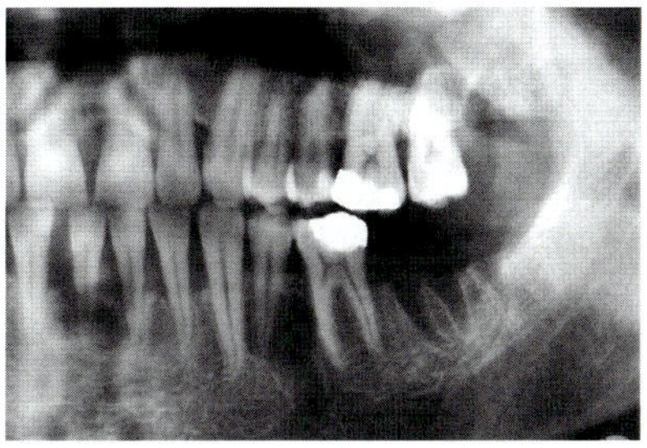

Abb. 3.82 Panoramaschichtaufnahme zur Abschlusskontrolle.

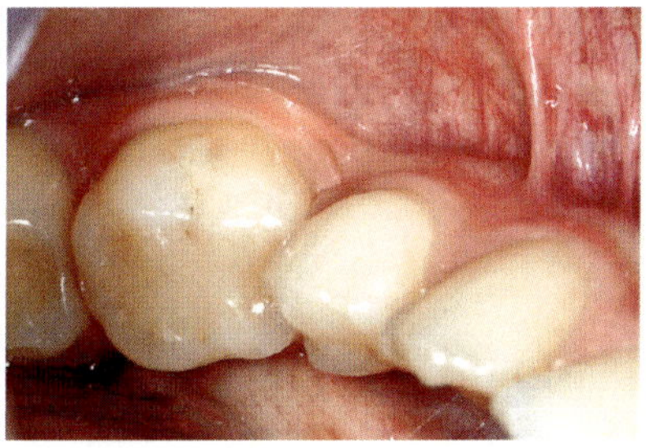

Abb. 3.83 (bis 3.93 gleicher Fall) Klinisch präooperativer Befund: retinierter verlagerter Zahn 35.

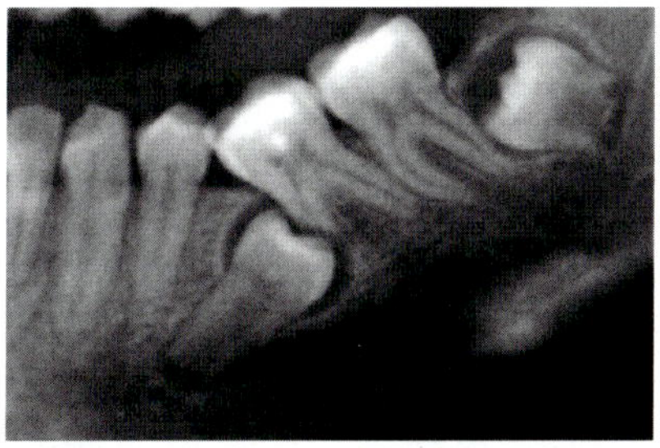

Abb. 3.84 Ausschnitt Panoramaschichtaufnahme: Abweichung der Achsenrichtung von 35 nach distal mit zystischer perikoronarer Erweiterung und Resorption der mesialen Wurzel 36; Operationsindikation.

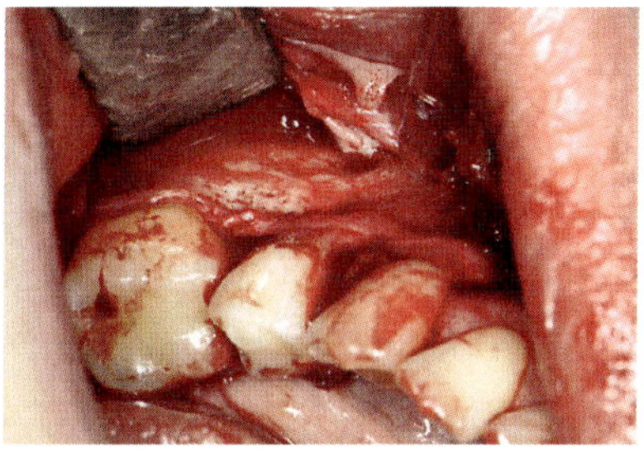

Abb. 3.85 Darstellung des *Foramen mentale*.

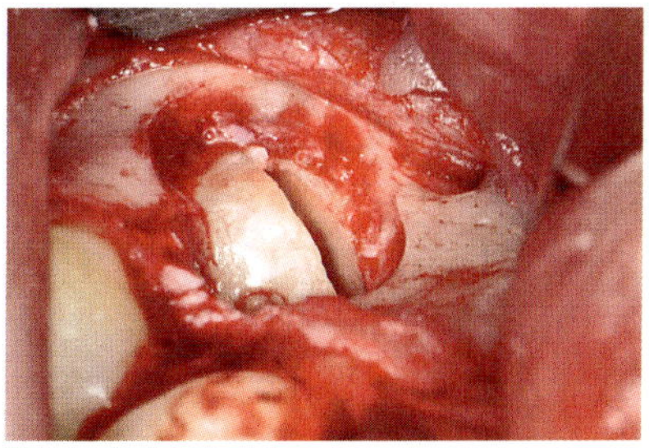

Abb. 3.86 Nach Abtragen der Kortikalis darstellen und trennen der Krone von Zahn 35.

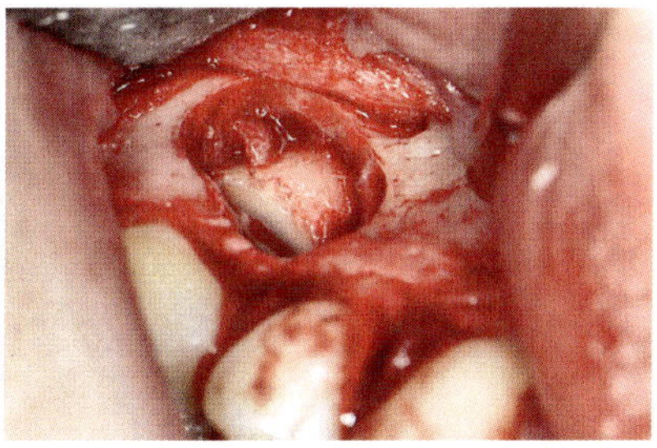

Abb. 3.87 Nach operativer Entfernung der Krone anheben der Wurzel, welche durch das Osteotomielumen noch nicht entfernt werden kann.

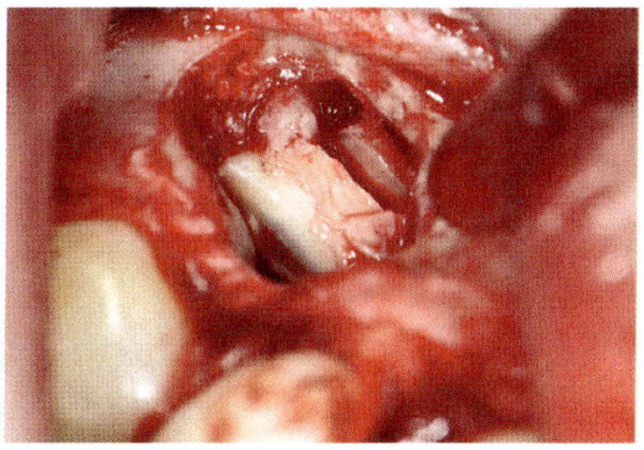

Abb. 3.88 Trennen des koronaren Teils der Wurzel.

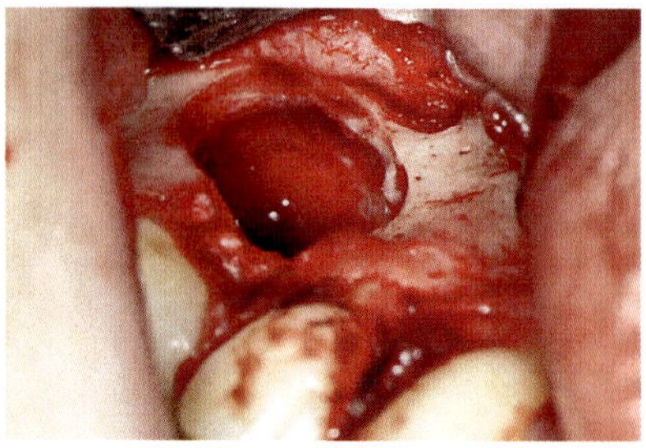

Abb. 3.89 Lumen nach Entfernung der beiden Wurzelteile.

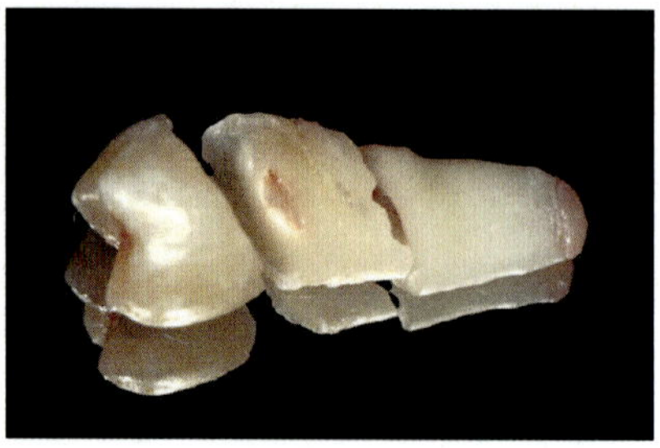

Abb. 3.90 Zahnfragmente von 35.

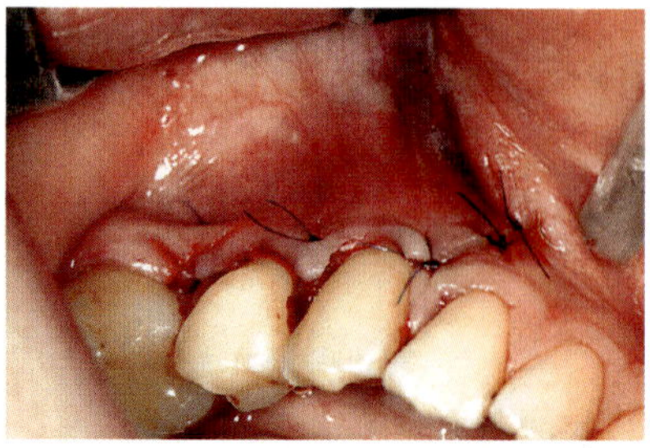

Abb. 3.91 Wundverschluss mit Einzelknopfnähten.

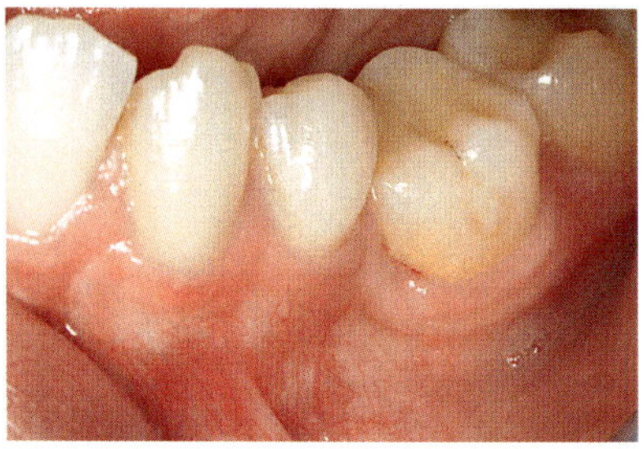

Abb. 3.92 Nachkontrolle 17 Monate postoperativ: Die Zähne 34 und 36 reagieren positiv auf CO_2.

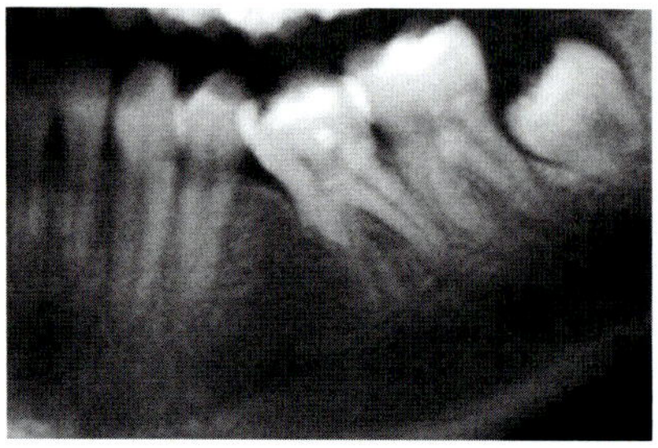

Abb. 3.93 Ausschnitt Panoramaschichtaufnahme: 17 Monate postoperativ, vollständige Defektheilung.

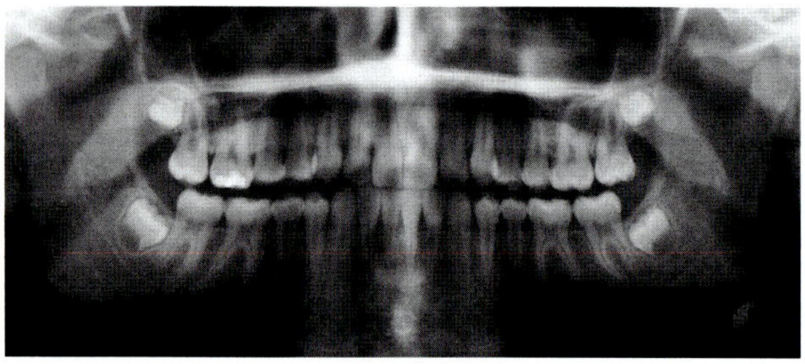

Abb. 3.94 (bis 106 gleicher Fall) Panoramaschichtaufnahme; Nebenbefund: Längliche Verschattung im Oberkiefer rechts, apikal der Zähne 13, 12 und 11.

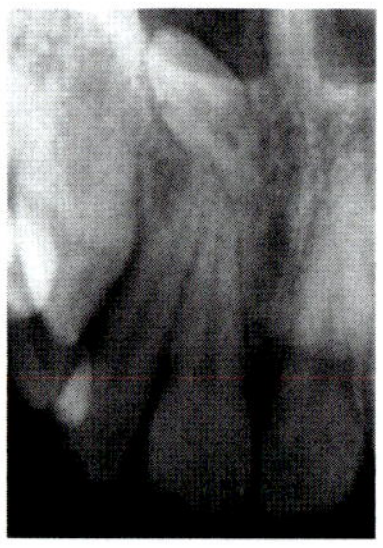

Abb. 3.95 Zahnfilm zur Diagnosesicherung „*Mesiodens*" paramedian.

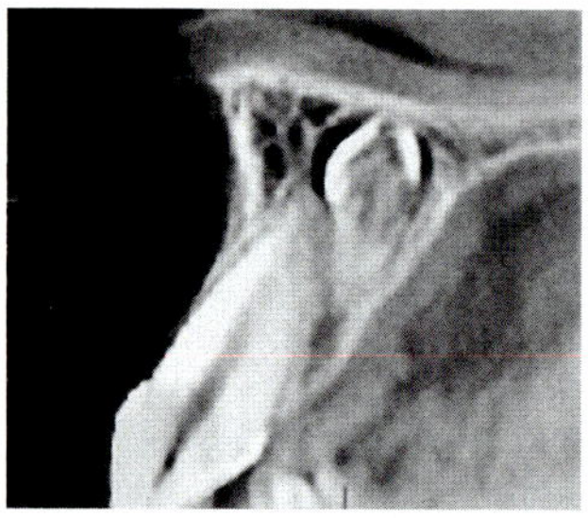

Abb. 3.96 Digitale Volumentomografie zur Lokalisation des palatinal liegenden, überzähligen Zahns.

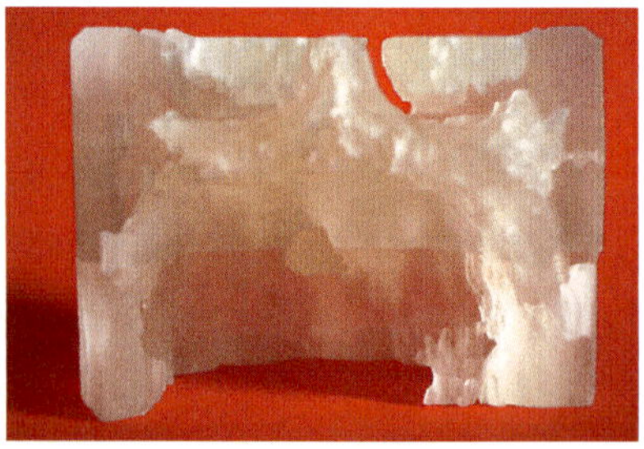

Abb. 3.97 Dorsale Ansicht des 3-D-Modells, basierend auf DVT-Daten.

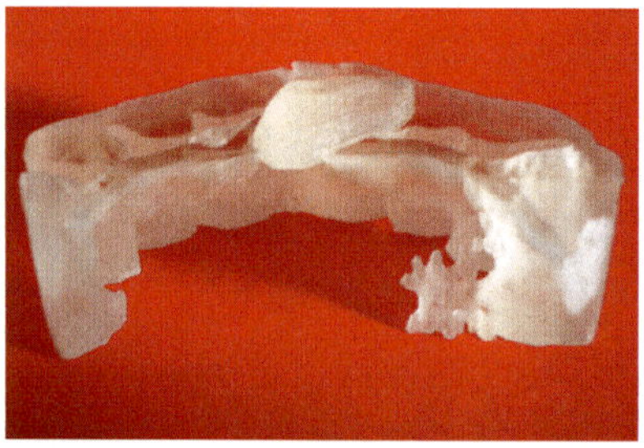

Abb. 3.98 Segmentiertes Modell.

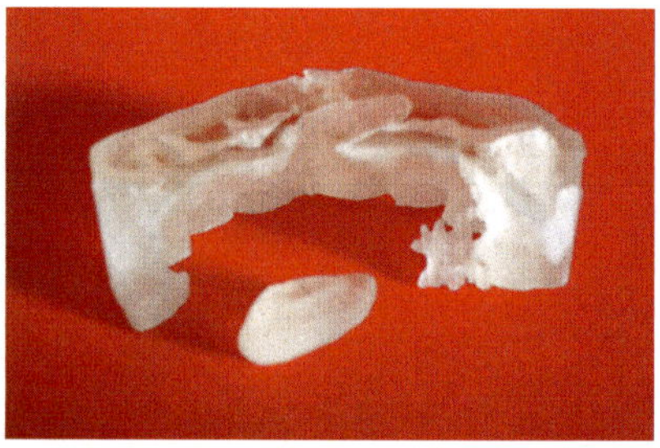

Abb. 3.99 „Operative Entfernung" des *Mesiodens* am Modell.

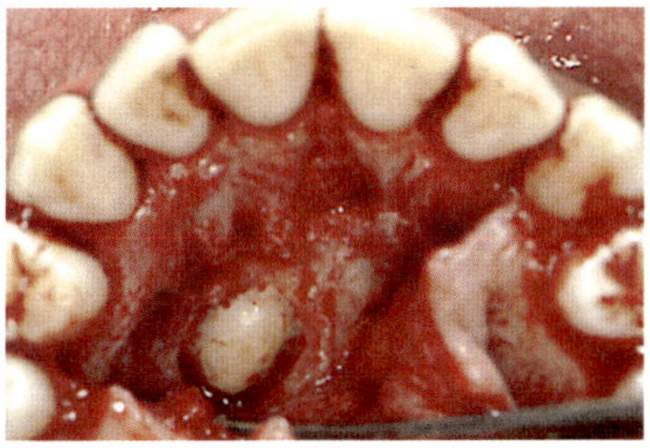

Abb. 3.100 OP-Situs: Darstellung der Wurzel.

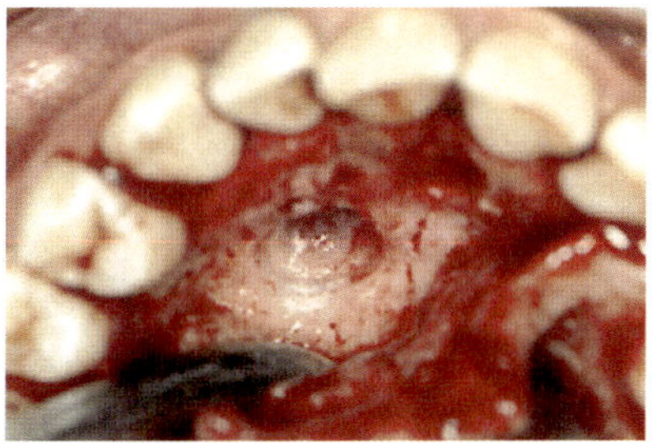

Abb. 3.101 OP-Situs nach Entfernung.

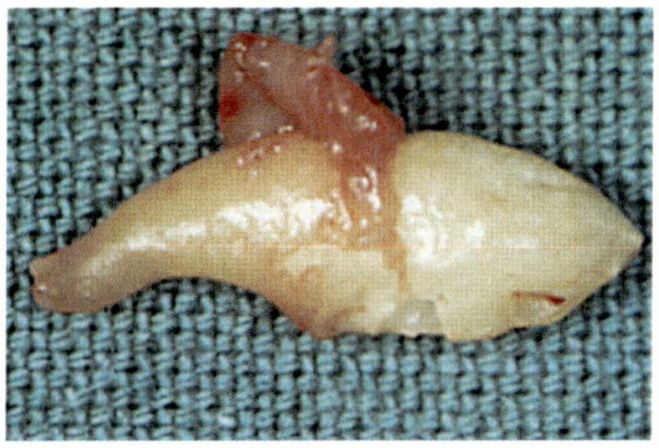

Abb. 3.102 *Mesiodens* mit Teilen des Zahnfollikels.

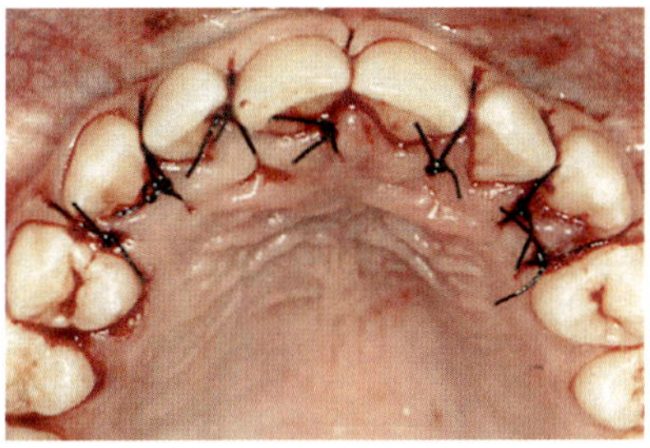

Abb. 3.103 Wundverschluss mit Einzelknopf-Interdentalnähten.

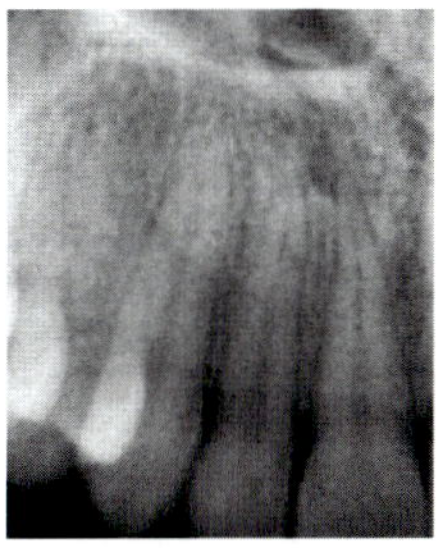

Abb. 3.104 Postoperative Röntgenkontrolle ein Monat später: Lumen bedingte Restaufhellung apikal Zahn 11, der positiv auf CO_2 reagiert.

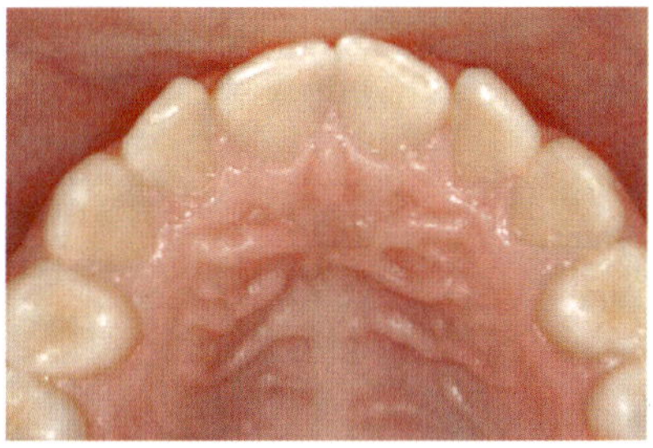

Abb. 3.105 Postoperative klinische Kontrolle einen Monat später.

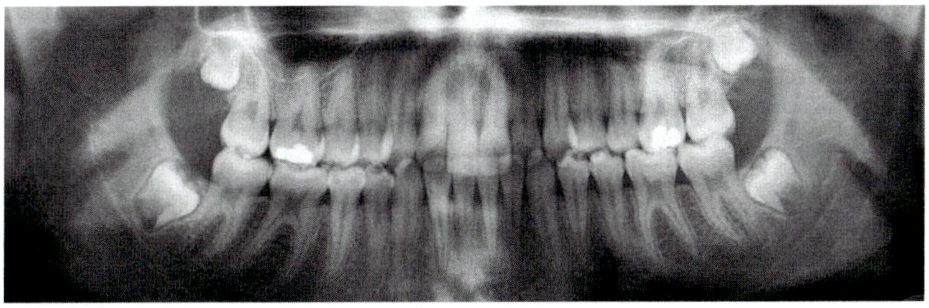

Abb. 3.106 Panoramaschichtaufnahme ein Jahr postoperativ.

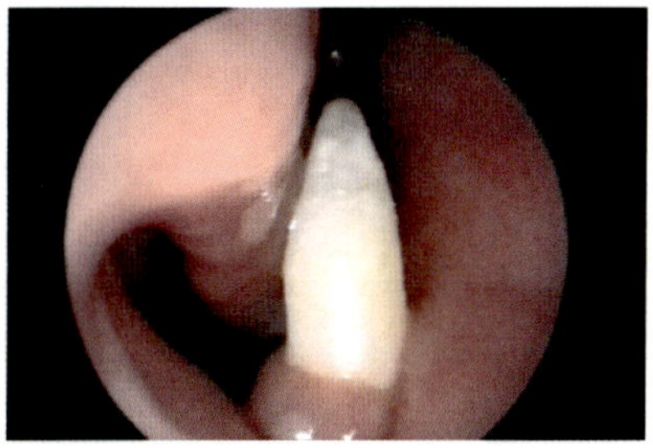

Abb. 3.107 Ektoper Zahn im Nasenboden rechts.

3.5 Literatur

1. Absi EB, Shephard JP. A comparison of morbidity following the removal of lower third molar by the lingual split and surgical bur methods. Int J Oral Maxillofacial Surg 1993; 22:149–153.
2. Al-Khateeb TL, El-Marsafi AI, Butler NP. The relationship between the indications for the surgical removal of impacted third molars and the incidence of alveolar osteitis. J Oral Maxillofac Surg 1991;49:141–145.
3. Alling CC, Alling RD. Indications for management of impacted teeth. In: Ailling CC, Helfrick JF, Alling RD (eds). Impacted teeth. Philadelphia: Saunders,1993;46–64.
4. Appiah-Anane S, Appiah-Anane MG. Protection of the lingual nerve during operations on the mandibular third molar: a simple method. Br J Oral Maxillofac Surg 1997; 35:170–172.
5. Arrigoni J, Lambrecht JT. Komplikationen bei und nach operativer Weisheitszahnentfernung Schweiz Monatsschr Zahnmed 2004;114:1271–1279.
6. Assael LA. Indications for elective therapeutic third molar removal: the evidence is in. J Oral Maxillfac Surg 2005;63: 1691–1692.
7. Ayad W, Jöhren P, Dieckmann J. Ergebnisse einer prospektiv randomisierten Studie zur operativen Entfernung unterer Weisheitszähne mit und ohne Gummi-Drainage im Vergleich. Fortschr Kiefer Gesichtschir 1995;40:134–136.
8. Aydin U, Yilmaz HH, Yildirim D. Incidence of canine impaction and transmigration in a patient population. Dentomaxillofac Rad 2004;33:164–169.
9. Avery B, Brown JS, Carter JLB, Corrigan AM, Haskell R, Leopard PJ. The management of patients with impacted third molar (syn. Wisdom) teeth. National Clinical Guidelines 1997. Faculty of Dental Surgery. The Royal College of Surgeons of England.
10. Bataineh AB, Al QM. The predisposing factors of pericoronitis of mandibular third molars in a Jordanian population. Quintessenz Int 2003;34:227–231.
11. Bell GW, Rodgers JM, Grime RJ, Edwards KL, Hahn MR, Dorman ML. The accuracy of dental panoramic tomographs in determining the root morphology of mandibular third molar teeth before surgery. Oral Surg Oral Med Oral Pathol Oral Radiol Endod 2003;95:119–125.
12. Bell GW. Use of dental panoramic tomographs to predict the relation between mandibular third molar teeth and the inferior alveolar nerve. Radiological and surgical findings and clinical outcome. Br J Oral Maxillofac Surg 2004;42: 21–27.
13. Berge TI. Complications requiring hospitalization after third-molar surgery. Acta Odontol Scand 1996;54:24–28a.
14. Berge TI. Incidence of infections requiring hospitalization associated with partially erupted third molars. Acta Odontol Scand 1996;54:309–313b.
15. Berge TI. Incidence of large third-molar-associated cystic lesions requiring hospitalization. Acta Odontol Scand 1996;54:327–331c.
16. Bonine FL. Effect of chlorhexidine rinse on the incidence of dry socket in impacted mandibular third molar extraction sites. Oral Surg Oral Med Oral Pathol 1995;79:154–157.
17. Bouquet A, Coudert JL, Bourgeois D, Mazoyer JF, Bossard D. Contributions of reformatted computed tomography and panoramic radiography in the localization of third molars relative to the maxillary sinus. Oral Surg Oral Med Oral Pathol Oral Radiol Endod 2004;98:342–347.
18. Brandes A, Bschorer R, Hellner D, Schmelzle R. Versorgung der Osteotomiewunde: vier Techniken im Vergleich. Dtsch Zahnarztl Z 1995;50:82–84.
19. Brann CR, Brickley MR, Shepherd JP. Factors influencing nerve damage during lower third molar surgery. Brit Dent J 1999;186:514–516.
20. Burch J, Ngan P, Hackman A. Diagnosis and treatment planning for unerupted premolars. Pediatr Dent 1994; 16:89–95.
21. Chang HH, Lee JJ, Kok SH, Yang PJ. Periodontal healing after mandibular third molar surgery – A comparison of distolingual alveolectomy and tooth division techniques. Int J Oral Maxillofac Surg 2004;33:32–37.
22. Chiapasco M, Cicco L, Marrone G. Side effects and complications associated with third molar surgery. Oral Surg Oral Med Oral Pathol 1993;76:412–420.
23. Colombini BL, Modena KC, Calvo AM, Sakai VT, Giglio FP, Dionisio TJ. Articaine and mepivacaine efficacy in postoperative analgesia for lower third molar removal: a double-blind, randomized, crossover study. Oral Surg Oral Med Oral Pathol Oral Radiol Endod 2006;102:169–174.
24. Dillon A, Akehurst RL, Barnett D. Wisdom teeth – removal: Guidance. National Institute for Health and Clinical Excellence 2000.
25. Dodson TB. Is there a role for reconstructive techniques to prevent periodontal defects after third molar surgery? J Oral Maxillofac Surg 2005;63:891–896.
26. Dunstan SP, Sugar AW. Fractures after removal of wisdom teeth. Br J Oral Maxillofac Surg 1997;35:396–397.
27. Ehrenfeld M, Cornelius C P, Altenmüller E, Riediger D, Sahl W. Nervinjektionsschäden nach Leitungsanästhesie im Spatium pterygomandibulare. Dtsch Zahnarztl Z 1992;47: 36–39.
28. Eklund SA, Pittmann JL. Third-molar removal patterns in an inshured population. J Am Dent Assoc 2001;132:469–475.
29. Eliav E, Gracely RH. Sensory changes in the territory of the lingual and inferior alveolar nerves following lower third molar extraction. Pain 1998;77:191–199.

30. Elter JR, Offenbacher ST, White RP, Beck JD. Third molars associated with periodontal pathology in older Americans. J Oral Maxillofac Surg 2005;63:179–184.
31. Eriksson L, Hillerup S, Reibel J, Persson S, Brun A. Traumatic changes of the inferior alveolar nerve and Gasserian Ganglion after removal of a mandibular third molar: report of a case. J Oral Maxillofac Surg 2006;64:1821–1825.
32. Faculty of Dental Surgery, Royal College of Surgeons of England. National Clinical Guidelines 1997. London: Royal College of Surgeons, 1997.
33. Fernandez Montenegro P, Valmaseda Castellon E, Berini Aytes L, Gay Escoda C. Retrospective study of 145 supernumerary teeth. Med Oral Pathol Oral Cir Bucal 2006;11: 339–344.
34. Figueiredo R, Valmaseda-Castellon E, Berini-Aytes L, Gay-Escoda C. Incidence and clinical features of delayed-onset infections after extraction of lower third molars. Oral Surg Oral Med Oral Pathol Oral Radiol Endod 2005;99:265–269.
35. Filippi A. Sensibilitätsstörungen nach chirurgischer Durchtrennung des *Nervus nasoplatinus* bei operativer Eckzahnentfernung. Z Stomatol 1997;94:33–36.
36. Filippi A, Adam HJ, Bödeker RH. Zuverlässigkeit radiologischer Verfahren zur Lagebestimmung retinierter und verlagerter Zähne im Oberkiefer. Z Stomatol 1998:95:65–71.
37. Filippi A, Irnich G, Kirschner H, Pohl Y. Lokale Beeinflussung der Wundheilung nach Osteotomie dritter Molaren. Quintessenz 2000;4:337–344.
38. Filippi A, Dobbe M, Bödeker RH, Figel M. Klinische Untersuchung der Äquivalentdosis bei konventioneller radiologischer Lokalisation verlagerter Zähne im Oberkiefer. Z Stomatol 2001;98:63–66.
39. Fuselier JC, Ellis EE, Dodson TB. Do mandibular third molars alter the risk of angle fracture? J Oral Maxillofac Surg 2002;60:514–518.
40. Gargallo-Albiol J, Buenechea-Imaz R, Gay-Escoda C. Lingual nerve protection during surgical removal of lower third molars. A prospective randomised study. Int J Oral Maxillofac Surg 2000;29:268–271.
41. Gerlach KL, Hoffmeister B, Walz C. Dysesthesia and anesthesia of mandibular nerve following dental treatment. Dtsch Zahnarztl Z 1989;44:970–972.
42. Girod SC, Gerlach KL, Krüger G. Cysts associated with long-standing impacted third molars. Int J Oral Maxillofac Surg 1993;22:110–112.
43. Grötz KA, Diwo T, Henrich G, Wagner W. Wundheilungsstörungen nach chirurgischer Zahnsanierung prae und post radiationem bei malignen Kopf-Hals-Tumoren. Dtsch Zahnarztl Z 1994;49:1036–1039.
44 Grötz KA, Kreusch T. Zahnärztliche Betreuung von Patienten unter/nach Bisphosphonat-Medikation. Zahnarztl Mitt 2006;96:52–55.
45. Grover PG, Lorton L. The incidence of unerupted permanent teeth and related clinical cases. Oral Surg Oral Med Oral Pathol 1985;59:420–425.
46. Gülicher D, Gerlach KL. Inzidenz, Risikofaktoren und Verlauf von Sensibilitätsstörungen nach operativer Weisheitszahnentfernung. Mund Kiefer Gesichtschir 2000;4: 99–104.
47. Güven O, Keskin A, Akal UK. The incidence of cysts and tumours around impacted third molars. Int J Oral Maxillofac Surg 2000;29:131–135.
48. Gulbrandsen SR, Jackson IT, Turlington EG. Recovery of a maxillary third molar from the infratemporal space via a hemicoronal approach. J Oral Maxillofac Surg 1987;45: 279–282.
49. Haas DA, Lennon D. A 21 year retrospective study of report of paresthesia following local anaesthetic administration. J Can Dent Assoc 1995;61:319–330.
50. Hägler G, Reich RG. Risk and prevention of lesions of the lingual nerve in wisdom tooth osteotomy. Analysis of the literature and faculty opinion in maxillofacial surgery in German-speaking countries. Mund Kiefer Gesichtschir 2002;6:34–39.
51. Härle F. Tiefensensibilitätsverlust nach Wurzelspitzenresektion bei Flötisten. Dtsch Zahnarztl Z 1980;374.
52. Härle F. Third molar transplantation into bone graft. J Oral Maxillofac Surg 51;1993:154.
53. Halverson BA, Anderson WH. The mandibular third molar position as a predictive criteria for risk for pericoronitis: a retrospective study. Mil Med 1992;157:142–145.
54. Handschel J, Figgener L, Joos U. Die forensische Bewertung von Verletzungen der Nerven und des Kieferknochens nach Weisheitszahnentfernungen im Blickwinkel der aktuellen Rechtsprechung. Mund Kiefer Gesichtschir 2001;5:44–48.
55. Hermesch B, Hilton TJ, Biesbrock AR, Baker RA, Cain-Hamil J, McClanahan SF. Perioperative use of 0,12% chlorhexidin gluconat for the prevention of alveolar osteitis. Oral Surg Oral Med Oral Pathol 1998;85:381–387.
56. Heurich T, Ziegler C, Steveling H, Wörtche R, Mühling J, Hassfeld S. Erweiterte Diagnostik im Rahmen der operativen Weisheitszahnentfernung mittels digitaler Volumentomographie. Mund Kiefer Gesichtschir 2002;6:427–432.
57. Hill CM. Removal of asymptomatic third molars. J Oral Maxillofac Surg 2006;64:1816–1820.
58. Hillerup S, Jensen R. Nerve injury caused by mandibular block analgesia. Int J Oral Maxillofac Surg 2006;35:437–443.
59. Hoch R, Lambrecht JT. Diclofenac-Kalium und Mefenaminsäure als Analgetika nach operativer Weisheitszahnentfernung. Z Stomatol 1995;92:421–427.
60. Hoffmeister B. Morphologische Veränderungen peripherer Nerven nach intraneuralen Lokalanästhesieinjektionen. Dtsch Zahnarztl Z 1991;12:828–830.

61. Indresano AT, Haug RH, Hon MJ. The third molar as a cause of deep space infections. J Oral Maxillofac Surg 1992; 50:33–35.
62. Iitzuka T, Tanner S, Berthold H. Mandibular fractures following third molar extraction. Int J Oral Maxillofac Surg 1997;26:338–343.
63. Jaquiéry C, Pajarola GF, Sailer HF, Lambrecht JT. Die Entfernung unterer retinierter Weisheitszähne (I). Schweiz Monatsschr Zahnmed 1994;104:1511–1516.
64. Jones JK, Triplett RG,Triplett RG. The relationship of cigarette smoking to impaired intraoral wound healing. J Oral Maxillofac Surg 1992;50:237–239.
65. Kim SG, Lee SH. Mesiodens: a clinical and radiographic study. J Dent Child 2003;70:58–60.
66. Knutsson K, Lysell L, Rohlin M. Dentist`s decision on prophylactic removal of mandibular third molars: a 10-year follow-up study. Community Dent Oral Epidemiol 2001;29: 308–314.
67. Krimmel M, Reinert S. Mandibular fracture after third molar removal. J Oral Maxillofac Surg 2000;58:1110–1112.
68. Kugelberg CP. Periodontal healing two and four years after impacted lower third molar surgery. A comparative retrospective study. Int J Oral Maxillofac Surg 1990;16:341–345.
69. Kunkel M, Morbach TH, Kleis W, Wagner W. Third molar complications requiring hospitalization. Oral Surg Oral Med Oral Pathol Oral Radiol Endod 2006;102:300–306.
70. Kunkel M, Becker J, Boehme P, Engel P, Göz G, Haessler D. Operative Entfernung von Weisheitszähnen. Mund Kiefer Gesichtschir 2006;10:205–211.
71. Lambrecht JT. Antibiotische Prophylaxe und Therapie. Schweiz Monatsschr Zahnmed 2004;114:601–607.
72. Larsen PE. Alveolar osteitis after surgical removal of impacted mandibular third molars. Identification of the patient at risk. Oral Surg Oral Med Oral Pathol 1992;73: 393–397.
73. Lemkamp M, Filippi A, Berndt D, Lambrecht JT. Diagnostische Möglichkeiten der digitalen Volumentomographie. Schweiz Monatsschr Zahnmed 2006;116:645–650.
74. Leopard PJ. Guidelines for wisdom teeth. Br Dent J 1996;180:52.
75. Locher MC, Carls FR, Pajarola GF. Schwerwiegende Komplikationen nach operativer Weisheitszahnentfernung. Fortschr Kiefer Gesichtschir 1995;40:123–128.
76. Lopes V, Mumenya R, Feinmann C, Harris M. third molar surgery: an audit of the indications for surgery, post-operative complaints and patient satisfaction. Br J Oral Maxillofac Surg 1995;33:33–35.
77. Machtens E, Bonorden ST. Spezielle Infektionslehre. In: Horch HH (ed). Praxis der Zahnheilkunde 9: Zahnärztliche Chirurgie. München: Urban und Schwarzenberg, 1989: 121–170.
78. Maegawa H, Sano K, Kitagawa Y, Ogasawara T, Miyauchi K, Sekine J. Preoperative assessment of the relationship between the mandibular third molar and the mandibular canal by axial computed tomography with coronal and sagittal reconstruction. Oral Surg Oral Med Oral Pathol Oral Radiol Endod 96;2003:639–636.
79. Martin MV, Kanatas AN, Hardy P. Antibiotic prophylaxis and third molar surgery. Br Dent J 2005;198:327–330.
80. McGrath C, Cofort MB, LO EC, Luo Y. Changes in life quality following third molar surgery – the immediate postoperative period. Br Dent J 2003;8:265–268.
81. McGurk M, Haskell R. Wisdom tooth removal and lingual nerve damage. Br J Oral Maxillofac Surg 1999;37:253–254.
82. Miloro M, Halkias LE, Slone HW, Chakeres DW. Assessment of the lingual nerve in the third molar region using magnetic resonance imaging. J Oral Maxillofac Surg 1997;55:134–137.
83. Miloro M, DaBell J. Radiographic proximity of the mandibular third molar to the inferior alveolar canal. Oral Surg Oral Med Oral Pathol Oral Radiol Endod 2005;100:545–549.
84. Monaco G, Montevecchi M, Bonetti GA, Gatto MRA, Checchi L. Reliability of panoramic radiography in evaluating the topographic relationship between the mandibular canal and impacted third molars. JADA 2004;135:312–318.
85. Moss CE, Wake JC. Lingual access for third molar surgery: a 20-year retrospective audit. Br J Oral Maxillofac Surg 1999;37:255–258.
86. Nakagawa Y, Kobayashi K, Ishii H, Mishima A, Ishii H, Asada K. Preoperative application of limited cone beam computerized tomography as an assessment tool before minor oral surgery. Int J Oral Maxillofac Surg 2002;31:322–327.
87. National Institute for Clinical Excellence. Guidance on removal of wisdom teeth. London: National Institute for Clinical Excellence, 2000.
88. Nayyar MS, Yates C. Bupivacaine as pre-emptive analgesia in third molar surgery: Randomised controlled trial. Br J Oral Maxillofac Surg 2006;44:501–503.
89. Neal JA, Welch TB, Halliday RW. Analysis of the analgesic efficacy and cost-effective use of long-acting local anesthetics in outpatient third molar surgery. Oral Surg Oral Med Oral Pathol 1993;75:283–285.
90. Ohshima A, Ariji Y, Goto M, Izumi M, Naitoh M, Kurita K. Anatomical considerations for the spread of odontogenic infection originating from the pericoronitis of impacted mandibular third molar: computed tomographic analyses. Oral Surg Oral Med Oral Pathol Oral Radiol Endod 2004;98:589–597.
91. Paoli JR, Gence E, Vives P, Boutault F, Dupui D. Avulsion par voie coronale de dents de sagesse supérieures. A propos d'un cas de migration bilatérale dans les fosses temporales. Rev Stomatol Chir Maxillofac 1995;96:392–395.

92. Pajarola GF, Sailer HF. Operative Entfernung unterer Weisheitszähne. Ist die offene Nachbehandlung noch modern? Schweiz Monatsschr Zahnmed 1994;104: 1202–1209.
93. Parworth LP, Frost DE, Zuniga JR, Bennett T. Propofol and fentanyl compared with midazolam and fentanyl during third molar surgery. J Oral Maxillofac Surg 1998;56: 447–453.
94. Pawelzik J, Cohnen M, Willers R, Becker J. A comparison of conventional panoramic radiographs with volumetric computed tomography images in the preoperative assessment of impacted mandibular third molars. J Oral Maxillofac Surg 2002;60:979–984.
95. Perry PA, Goldberg MH. Late mandibular fracture after third molar surgery. A survey of Connecticut oral and maxillofacial surgeons. J Oral Maxillofac Surg 2000;58: 858–861.
96. Pichler JW, Beirne OR. Lingual flap retraction and prevention of lingual nerve damage associated with third molar surgery: a systematic review of the literature. Oral Surg Oral Med Oral Pathol Oral Radiol Endod 2001;91:395–401.
97. Poeschl, PW, Eckel D, Poeschl E. Postoperative prophylactic antibiotic treatment in third molar surgery – a necessity? J Oral Maxillofac Surg 2004;62:3–8.
98. Pogrel MA, Renaut A, Svchmidt B, Ammar A. The Relationship of the Lingual Nerve to the Mandibular Third Molar Region: An Anatomic Study. J Oral Maxillofac Surg 1995;53:1178–1181.
99. Pratt CA, Hekmat M, Barnard JD, Zaki GA. Indications for third molar surgery. J R Coll Surg Edinb 1998;43:105–108.
100. Punwutikorn J, Waikakul A, Ochareon P. Symptoms of unerupted mandibular third molars. Oral Surg Oral Med Oral Pathol Oral Radiol Endod 1999;87:305–310.
101. Queral-Godoy E, Figueiredo R, Valmaseda-Castellon E, Berini-Aytes L, Gay-Escoda C. Incidence and evolution of inferior alveolar nerve lesions following lower third molar extraction. Oral Surg Oral Med Oral Pathol Oral Radiol Endod 2005;99:259–264.
102. Queral-Godoy E, Figueiredo R, Valmaseda-Castellon E, Berini-Aytes L, Gay-Escoda C. Frequency and evolution of lingual nerve lesions following lower third molar extraction. J Oral Maxillofac Surg 2006;64:402–407.
103. Rafetto LK. Removal of asymptomatic third molars: a supporting view. J Oral Maxillofac Surg 2006;64:1816–1820.
104. Rakprasitkul S. Pathologic changes in the pericoronal tissues of unerupted third molars. Quintessenz Int 2001; 32:633–638.
105. Reich RH. Untersuchungen zum extraoralen Ausbreitungsgebiet des *Nervus buccalis* und sein Regenerationsverhalten nach traumatischer Schädigung. Med.Diss., Mainz: 1979.
106. Renton T, McGurk M. Evaluation of factors predictive of lingual nerve injury in third molar surgery. Br J Oral Maxillofac Surg 2001;6:423–428.
107. Robert RC, Bacchetti P, Pogrel MA. Frequency of trigeminal nerve Injuries following third molar removal. J Oral Maxillofac Surg 2005;63:732–735.
108. Rood JP. Permanent damage to inferior alveolar and lingual nerves during the removal of impacted mandibular third molars. Comparison of two methods of bone removal. Br Dent J 1992;172:108–110.
109. Ruggiero SL, Fantasia J, Carlson E. Biosphonate-related osteonecrosis of the jaw: background and guidelines for diagnosis, staging and management. Oral Surg Oral Med Oral Pathol Oral Radol Endod 2006;102:433–441.
110. Ruta DA, Bissias E, Ogston S, Ogden GR. Assessing health outcomes after extraction of third molars: the postoperative symptom severity (PoSSe) scale. Br J Oral Maxillofac Surg 2000;38:480–487.
111. Sailer HF, Pajarola GF. Orale Chirurgie. Bd. 11 Farbatlanten der Zahnmedizin. Stuttgart: Thieme, 1996.
112. Savage MG, Henry MA. Preoperative nonsteroidal antiinflammatory agents: Review of the literature. Oral Surg Oral Med Oral Pathol Oral Radiol Endod 2004;98:146–152.
113. Schilli W, Krekeler G. Der verlagerte Zahn. Berlin: Quintessenz, 1996.
114. Schultze-Mosgau S, Schmelzeisen R, Frölich JC, Schmele H. Use of ibuprofen and methylprednisolone for the prevention of pain and swelling after removal of impacted third molars. J Oral Maxillofac Surg 1995;53:2–7.
115. Sedaghatfar M, August MA, Dodson THB. Panoramic radiographic findings as predictors of inferior alveolar nerve exposure following third molar extraction. J Oral Maxillofac Surg 2005;63:3–7.
116. Seddon RP, Johnstone SC, Smith PB. Mesiodentes in twins: a case report and a review of the literature. Int J Paed Dent 1997;7:177–184.
117. Seward GR. Protecting the lingual nerve from damage. Br J Oral Maxillofac Surg 2001;39:76–78.
118. Siebert O, Sonner S, Reichart PA. Prospektive Studie zu Wundheilungsstörungen nach operativer Weisheitszahnentfernung im Unterkiefer. Dtsch Zahnarztl Z 1995;50: 75–78.
119. Smith AC, Barry SE, Chiong AY, Hadzakais D, Kha SL, Mok SC. Inferior alveolar nerve damage following removal of mandibular third molar teeth. A prospective study using panoramic radiography. Aust Dent J 1997;42:149–152.
120. Strietzel F, Neukam FW, Hirschfelder U, Reichart PA. Indikationen zur operativen Weisheitszahnentfernung. Stellungnahme der DGZMK. Dtsch Zahnarztl Z 2001;56: 450–451.

121. Strietzel F, Reichart P. Wundheilung nach operativer Weisheitszahnentfernung. Evidenzgestützte Analyse. Mund Kiefer Gesichtschir. 2002;6:74–84.
122. Sulaiman F, Huryn JM, Zlotolow IM. Dental extractions in the irradiated head and neck patient: A retrospective analysis of Memorial Sloan-Kettering Ccancer Center protocols, criteria, and end results. J Oral Maxillofac Surg 2003;61: 1123–1131.
123. Sunderland SA. Nerve injuries and their repair. A critical appraisal. Edinburgh: Churchill Livingstone, 1991.
124. Sursala SM, Dodson THB. How well do clinicians estimate third molar extraction difficulty? J Oral Maxillofac Surg 2005;63:191–199.
125. Tumuluri V, Punnia-Moorthy A. Displacement of a mandibular third molar root fragment into the pterygomandibular space. Aust Dent J 2002;47:68–71.
126. Valmaseda-Castellon E, Berini-Aytes L, Gay-Escoda C. Lingual nerve damage after third lower molar surgical extraction. Oral Surg Oral Med Oral Pathol Oral Radiol Endod 2000;90:567–573.
127. Valmaseda-Castellon E, Berini-Aytes L, Gay-Escoda C. Inferior alveolar nerve damage after lower third molar surgical extraction: a prospective study of 1117 surgical extractions. Oral Surg Oral Med Oral Pathol Oral Radiol Endod 2001;92:377–383.
128. Van der Westhuijzen AJ, Roelofse JA, Grotepass FW, Becker PJ. Randomized double-blind comparison of tiaprofenic acid and diclophenac sodium after third molar surgery. Oral Surg Oral Med Oral Pathol 1994;78:557–566.
129. Vedtofte H, Andreasen JO, Kjaer I. Arrested eruption of the permanent lower second molar. Eur J Orthodont 1999;21:31–40.
130. Venta I, Lindqvist C, Ylipaavalniemi P. Malpractice claims for permanent nerve injuries related to third molar removals. Acta Odontol Scand 1998;56:193–196.
131. Vezeau PJ. Dental extraction wound management: medicating postextraction sockets. J Oral Maxillofac Surg 2000;58:531–537.
132. Vosshans J, Hümmeke ST, Wiesend M, Esser E. Genaue Lagebestimmung der unteren Achter prae operationem. Zahnarztl Mitt 2005;95:32–36.
133. Waite PD, Cherala S. Surgical outcomes for suture-less surgery in 366 impacted third molar patients. J Oral Maxillofac Surg 2006;64:669–673.
134. Walton GM, Rood JP, Snowdon AT, Rickwood D. Ketorolac and diclofenac for postoperative pain relief following oral surgery. Br J Oral Maxillofac Surg 1993;31:158–160.
135. Westcott K, Irvine GH. Appropriateness of referrals for removal of wishdom teeth. Br J Oral Maxillofac Surg 2002; 40:304–306.
136. Worrall SF, Riden K, Haskell R, Corrigan AM. UK National Third Molar project: the initial report. Br J Oral Maxillofac Surg 1998;36:14–18.
137. Yamaoka M, Tambo A, Furusawa K. Incidence of inflammation in completely impacted lower third molars. Aust Dent J 1997;42:153–155.
138. Yamaoka M, Furusawa K, Ikeda M, Hasegawa T. Root resorption of mandibular second molar teeth associated with the presence of the third molars. Aust Dent J 1999;44:112–116.
139. Yoshii T, Hamamoto Y, Muraoka S, Kohjitani A, Teranobu O, Furudoi S. Incidence of deep facial space infection after surgical removal of the mandibular third molars. J Infect Chemother 2001;7:55–57.
140. Ziegler CM, Woertche R, Brief J, Hassfeld S. Clinical indications for digital volume tomography in oral and maxillofacial surgery. Dentomaxillofac Rad 2002;31:126–130.
141. Zuniga JR, Phillips CI, Shugars D, Lyon J, Peroutka SJ, Swarbrick J. Analgesic safety and efficacy of Diclofenac Sodium softgels on postoperative third molar extraction pain. J Oral Maxillofac Surg 2004;62:806–815.

4

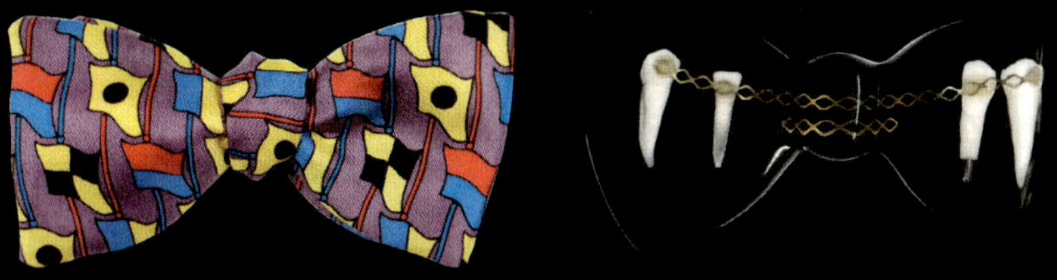

J. Thomas Lambrecht und Andreas Filippi

Zahn erhaltende Operationen

Nach der Einführung von Implantaten zum Ersatz nicht erhaltungswürdiger Zahnwurzeln verlor die Zahn erhaltende Chirurgie zunächst an Bedeutung. Ursachen waren die damals nicht konkurrenzfähigen Erfolgsraten der Zahn erhaltenden Chirurgie und die anfängliche Euphorie, jeden Zahn problemlos durch Implantate ersetzen zu können. Hemisektion, Prämolarisierung oder Wurzelamputation haben durch die Überlegenheit von Implantaten im Seitenzahnbereich heute nur noch in Einzelfällen eine Bedeutung. Seit jedoch die Operationstechniken sowie die korrespondierenden Erfolgsraten der periradikulären Chirurgie konkurrenzfähiger geworden sind, erleben die Wurzelspitzenresektion und die intentionelle Replantation als Teil der Zahn erhaltenden Chirurgie – ähnlich der Transplantation – eine „Renaissance".

4.1 Periradikuläre Chirurgie

Die periradikuläre Chirurgie umfasst mehr als die Resektion der Wurzelspitze und ist daher heute Terminus für eine Reihe periradikulärer Interventionen: periradikuläre Kürettage, Zystektomie, Wurzelspitzenresektion und retrograde Wurzekanalfüllung. Diese Unterteilung hat sich im zahnärztlichen Schrifttum bisher nicht durchsetzen können.

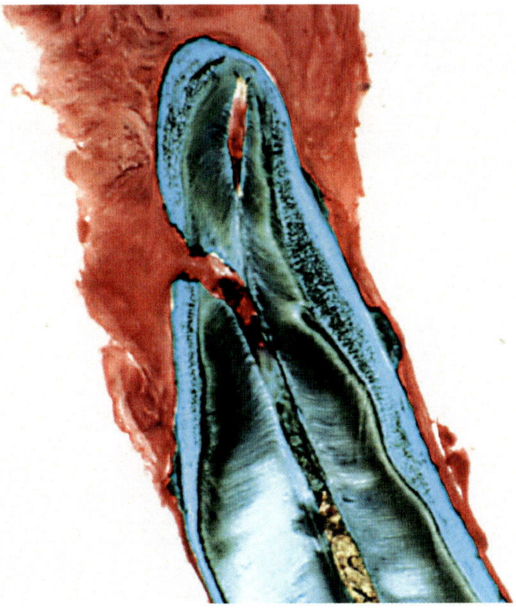

Abb. 4.1 (bis 4.2 gleicher Fall) Seitenkanal, chronisch granulierende apikale Parodontitis und unvollständige Wurzelkanalfüllung.

4.1.1 Ziele

Die Wurzelspitzenresektion (WSR) ermöglicht es, einen Zahn nach endodontischem Misserfolg oder bei Vorliegen bestimmter Krankheitsbilder zu erhalten. Im apikalen Wurzeldrittel befinden sich Seitenäste (Ramifikationen) des Wurzelkanals. Hier verbliebene Mikroorganismen und deren Toxine können eine apikale Parodontitis unterhalten (Abb. 4.1, Abb. 4.2). Bei der WSR wird diese Wurzelregion abgesetzt, um den mikrobiologischen „Nachschub" zu unterbinden und um eine Arbeitsfläche für die periradikuläre Diagnostik und Therapie zu schaffen.

4.1.2 Indikationen und Kontraindikationen

Die gängige Indikation zur Wurzelspitzenresektion besteht bei Rezidiv einer *Parodontitis apicalis* nach endodontischer Revision. Weitere Indikationen sind eine unvollständige, nicht verbesserungswürdige Wurzelkanalfüllung (obliterierte Kanäle, nicht oder nur unter hohem Risiko entfernbare Wurzelkanalstifte (Abb. 4.3), eine *Via falsa* im apikalen Wurzeldrittel, Fremdmaterial im Periapex (überstopftes Füllmaterial (Abb. 4.4, Abb. 4.5) oder Fremdmaterial im Wurzelkanal (frakturierte und konventionell nicht entfernbare Wurzelkanalinstrumente). Kommen bei einem Zahn mit ungenügender Kronensubstanz auch noch mehrere Diagnosen zusammen, so ist die Indikation zur Zahnentfernung gegeben (Abb. 4.6). Eher seltene Indikationen sind eine konservativ nicht durchführbare

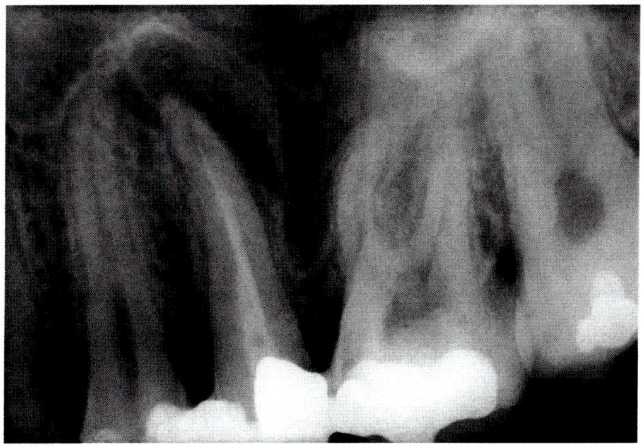

Abb. 4.2 Entsprechender Röntgenbefund: Der Seitenkanal ist nicht zu sehen.

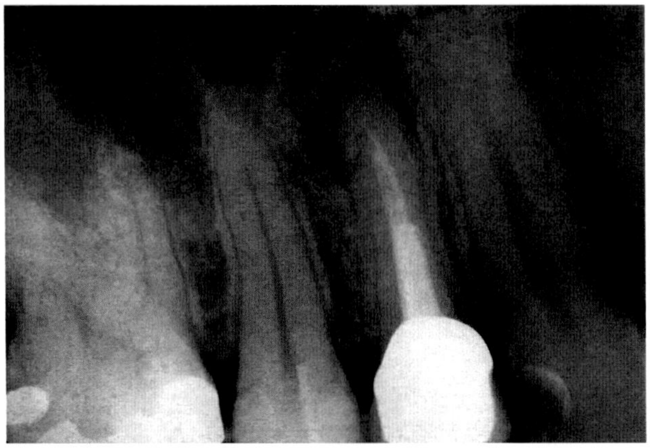

Abb. 4.3 Stift im Wurzelkanal bei chronisch granulierender apikaler Parodontitis; Indikation zur Wurzelspitzenresektion.

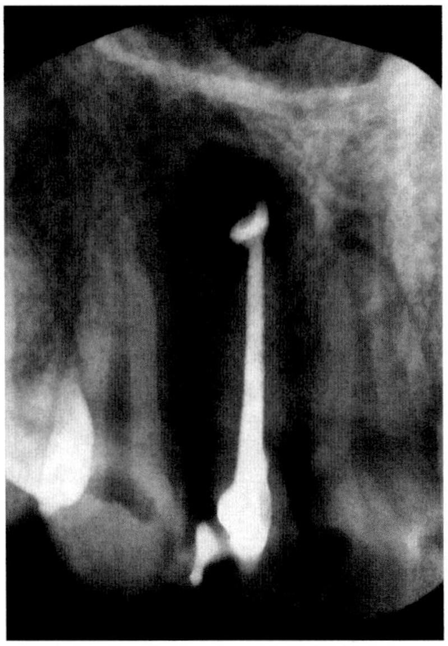

Abb. 4.4 Überstopftes Wurzelkanalfüllmaterial im apikalen Granulom: Indikation zur operativen Entfernung des Materials, gleichzeitig Wurzelspitzenresektion.

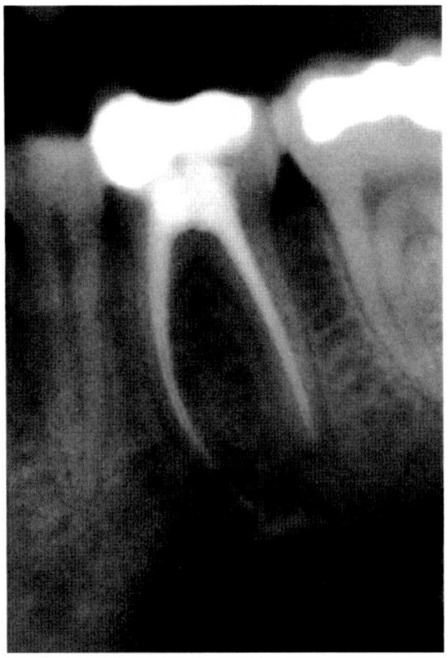

Abb. 4.5 Überstopftes Wurzelkanalfüllmaterial in der periapikalen Spongiosa oberhalb des Zahnes 46; Indikation zur Materialentfernung und Wurzelspitzenresektion unter Berücksichtigung der topografischen Nähe zum *Nervus alveolaris inferior.*

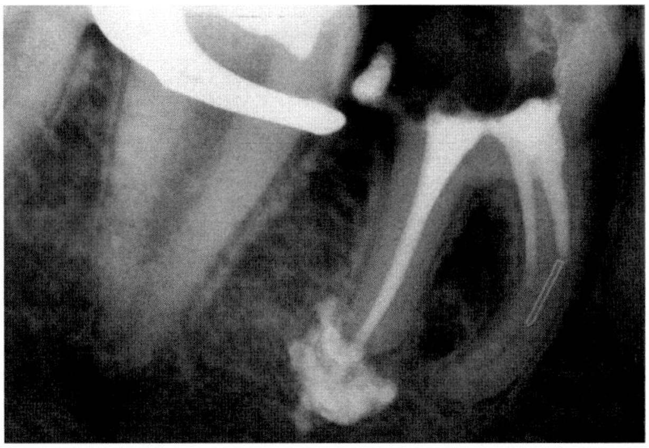

Abb. 4.6 Überstopftes Wurzelkanalfüllmaterial, unvollständige Wurzelkanalfüllung, abgebrochenes Kanalinstrument; Indikation zur Zahnentfernung und operativen Entfernung des Fremdmaterials.

Wurzelkanalfüllung (anhaltende Exsudation/Blutung), endodontisch nicht therapierbare entzündungsbedingte Zysten (Abb. 4.7), das Freilegen von Wurzelspitzen im Rahmen chirurgischer Eingriffe (z. B. Zystektomien, Abb. 4.8, Abb. 4.9) und unklare pathologische Veränderungen im Bereich der Zahnwurzeln (explorativ). Hier ist differenzialdiagnostisch vor allem auf die periapikale Zementdysplasie (Abb. 4.10) hinzuweisen, welche immer wieder zur falschen und nicht vertretbaren Indikationsstellung einer Wurzelspitzenresektion führt.

Diese osteolytisch-osteoporotische Veränderung im periapikalen Bereich der unteren Frontzähne bei Frauen im mittleren Lebensalter (40 bis 60 Jahre) wird meistens als Nebenbefund im Rahmen von Röntgenuntersuchungen gesehen. Ausschlaggebend für die Diagnose einer periapikalen Zementdysplasie ist die Vitalität der Zähne. Falls alle Zähne vital reagieren, sind radiologische Kontrollen in zwei- bis dreijährigen Abständen angezeigt, und es erübrigt sich eine chirurgische Behandlung. Eine „explorative“ Chirurgie im peri-

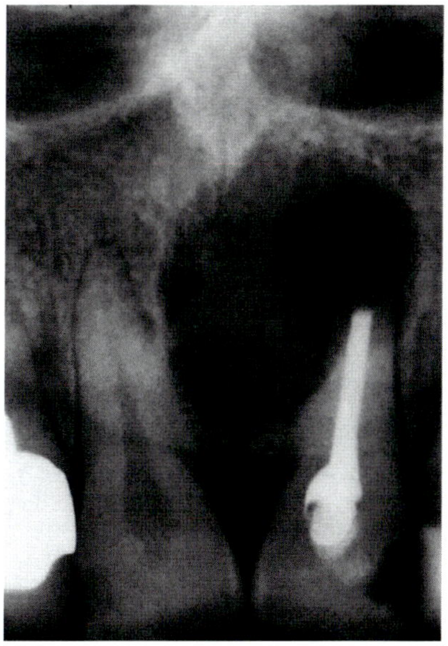

Abb. 4.7 Endodontisch nicht therapierbare Zyste.

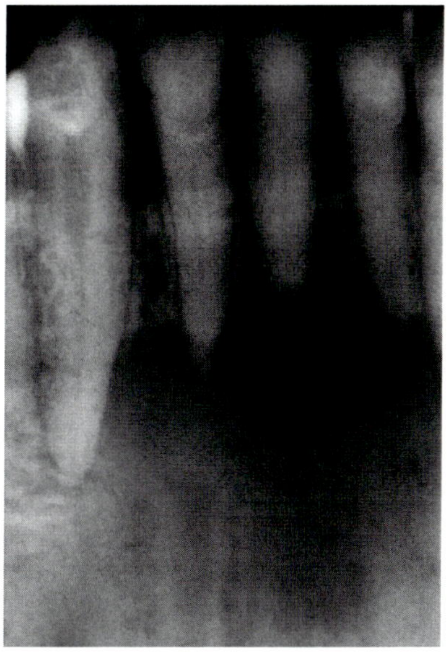

Abb. 4.8 (bis 4.9 und 5.52 bis 5.55) gleicher Fall) Zahnfilm: Radikuläre Zyste der Unterkieferfront nach Trauma.

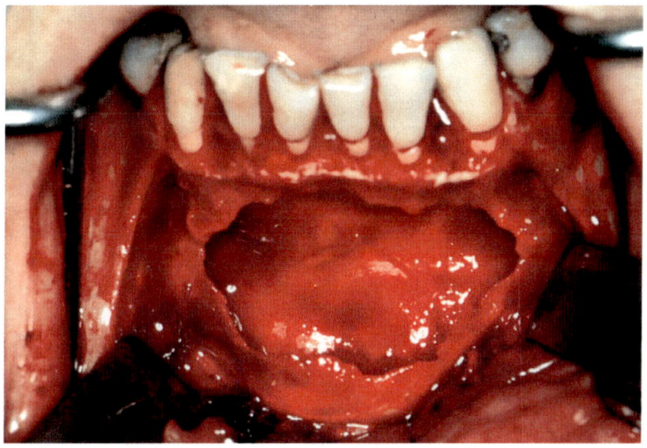

Abb. 4.9 Zystektomie, Wurzelspitzenresektion des ursächlichen Zahnes.

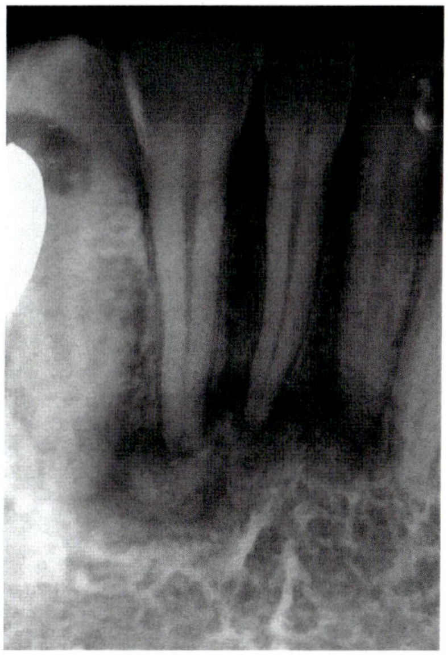

Abb. 4.10 Periapikale Zementdysplasie; die Zähne sind vital, Kontraindikation zur Wurzelspitzenresektion.

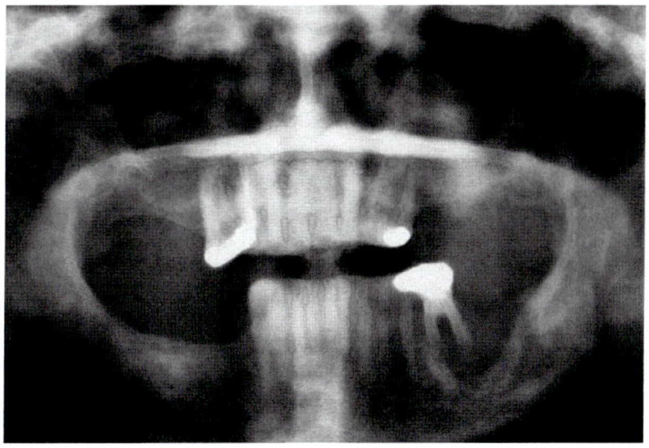

Abb. 4.11 Primär intraossäres Karzinom des Unterkiefers links: Wurzelspitzenresektion kontraindiziert.

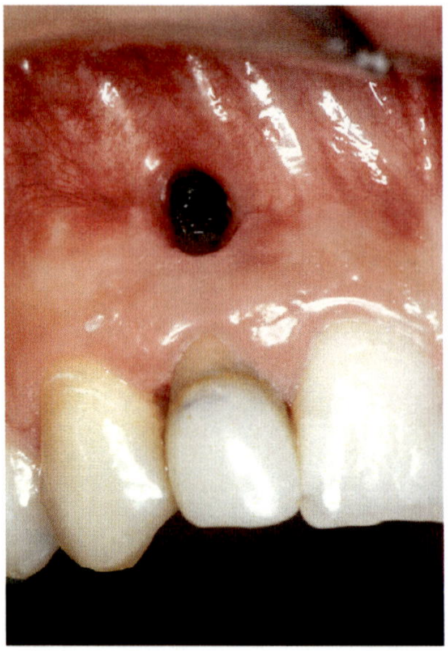

Abb. 4.12 Unzureichende Wundheilung nach Wurzelspitzenresektion bei chronisch myeloischer Leukämie.

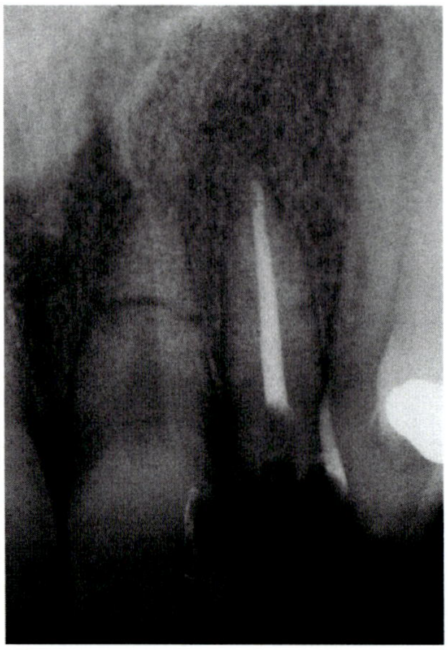

Abb. 4.13 Frische Wurzelfraktur.

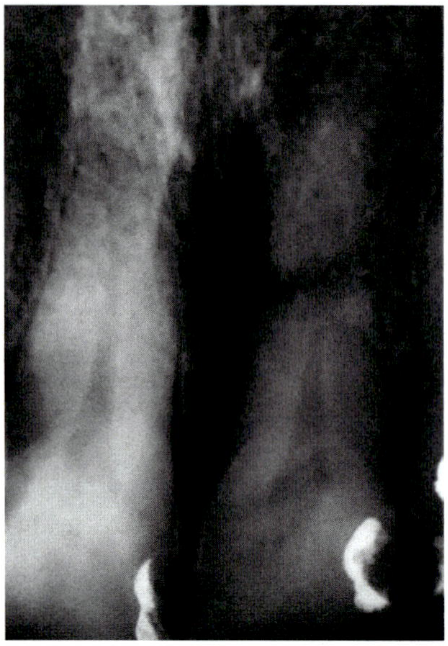

Abb. 4.14 Alte Wurzelfraktur.

apikalen Bereich sollte nur bei pulpatoten Zähnen oder bei dringendem Tumorverdacht (Abb. 4.11) durchgeführt werden.

Periradikuläre Interventionen sind (zumindest temporär) kontraindiziert bei schweren Allgemeinerkrankungen mit systemischer oder lokaler Abwehrschwäche oder wenn eine Bakteriämie (sicher) vermieden werden muss. Dazu gehören HIV/AIDS, Zytostatikabehandlung, Leukämien (Abb. 4.12), Agranulozytosen, Endokarditis, Strahlentherapie im Kopf-Hals-Bereich sowie bestimmte Erkrankungen des rheumatischen Formenkreises. Lokale Kontraindikationen sind *Parodontitis marginalis (profunda)*, desolater Gebisszustand, Frakturen im apikalen Wurzeldrittel nach Trauma (Abb. 4.13) (das apikale Fragment bleibt vital und muss nicht entfernt werden, Abb. 4.14), eingeschränkter operativer Zugang (z. B. eingeschränkte Mundöffnung) und akute Entzündungen der Mundschleimhaut.

4.1.3 Operationstechnik

Die Einführung mikrochirurgischer Operationsprinzipien hat in den letzten Jahren die Ergebnisse der Wurzelspitzenresektion verbessert.[14,15,24,25,43,44]

Die Lokalanästhesie erfolgt in Abhängigkeit von der Lokalisation als Leitungs- und/oder als Infiltrationsanästhesie. Sie muss sicherstellen, dass die Schleimhaut im Bereich der Schnittführung (ventral, dorsal, palatinal/lingual) und das im Knochen liegende Operationsgebiet anästhesiert sind. Depots im Bereich der Wurzelspitzen verringern intraoperative Einblutungen, daher soll das Anästhetikum langsam injiziert werden und unter Beachtung der Anamnese einen Katecholaminzusatz (Adrenalin 1:100.000) enthalten.[29]

Die Ausgangssituation wird im Röntgenbild festgehalten (Abb. 4.15, Abb. 4.16). Nach der Schnittführung muss das Mukoperiost gut ernährt sein (breite Basis) und es soll eine gute Übersicht über das Operationsgebiet gegeben sein. Der Lappen muss nach dem Eingriff an seinen Rändern knöchern unterlegt sein. Der Zahnfleischrandschnitt erlaubt die beste Übersicht, Blutungen aus den Schnitträndern direkt in das Operationsfeld werden vermieden. Leichte Formen von *Parodontitis marginalis* und Endo-Paro-Läsionen können gleichzeitig mitbehandelt werden. Die vertikalen Entlastungsschnitte divergieren vom mesialen oder distalen Kronendrittel der Nachbarzähne leicht in das Vestibulum (Abb. 4.17, Abb. 4.18). Die Präparation des Mukoperiostlappens kann auch tunnelierend von kranial nach kaudal erfolgen. Diese Technik ist nach *Harrison* und *Jurosky* Gewebe schonender als eine nach apikal gerichtete Mobilisierung des Lappens und soll einen postoperativen vestibulären Attachment-Verlust verhindern.[32] Bei schonender Weichgewebsbehandlung und unter Einsatz der tunnelierenden Präparationstechnik kann eine vollständige Restitution der

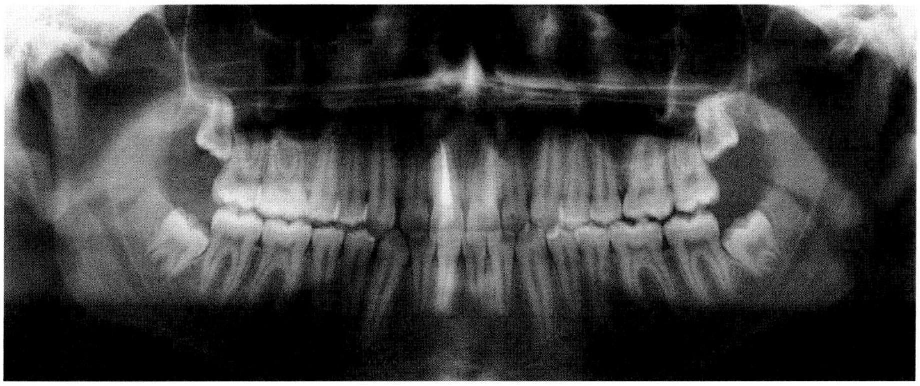

Abb. 4.15 (bis 4.44 fortlaufend) Panoramaschichtaufnahme als Ausgangsbefund nach Frontzahntrauma.

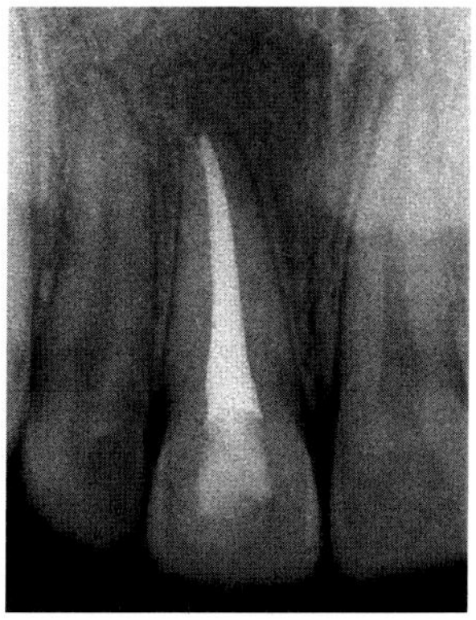

Abb. 4.16 Zahnfilm mit persistierender chronisch granulierender apikaler Parodontitis nach Wurzelkanalfüllung; Indikation zur Wurzelspitzenresektion.

Papillenästhetik erwartet werden.[88] Anschließend werden durch Osteotomie der periradikuläre Bereich und die Wurzelspitze dargestellt (Abb. 4.19). Der Knochen über der Wurzelspitze wird mit chirurgischen Fräsen (Rosenbohrern) oder piezochirurgisch drucklos abgetragen. Die Orientierung ist wichtig: *Juga alveolaria* und Zahnkronenform (Vorsicht bei prothetischen Restaurationen) sowie Röntgenaufnahmen geben Hinweise auf die Position der Wurzeln. Häufig ist der Knochen bereits durch die apikale Entzündung perforiert. Die Osteotomie der Kortikalis soll der Ausdehnung der Osteolyse entsprechen, um eine ausreichende Übersicht zu gewährleisten. Für die mikrochirurgischen Techniken ist eine Knochenkavität von 5 mm im Durchmesser im Frontzahnbereich meistens ausreichend. Die Wurzelspitze wird vestibulär und beidseits lateral dargestellt (kleiner Rosenbohrer) und erst dann horizontal abgesetzt (Abb. 4.20) (zylindrischer Hartmetallfissurenbohrer mit Längshieb) (Abb. 4.21).[93] Eine Abschrägung (Abb. 4.22) nach vestibulär wird heute nicht mehr empfohlen: Das unnötige Freilegen von Dentinkanälchen erhöht die Rezidivgefahr und somit das Misserfolgsrisiko.[28,81] Abhängig von der Gesamtwurzellänge werden mindestens 3 mm der Wurzelspitze reseziert (Abb. 4.23) und die Wurzelspitze entfernt (Abb. 4.24).

Nach der Resektion wird periradikuläres Weichgewebe oder Fremdmaterial mit Exkavatoren, Parodontalküretten (Abb. 4.25) und wenn nötig mit dem Rosenbohrer oder dem piezochirurgischen Instrumentarium vollständig entfernt. Anschließend wird die Resektionsfläche genau untersucht.[38] Hierbei sind optische Vergrößerungshilfen unverzichtbar. Kaum sichtbare Längsfrakturen, zusätzliche Wurzelkanäle, Isthmen, Undichtigkeiten einer orthograden Wurzelkanalfüllung und Seitenkanäle müssen erkannt und behandelt werden, um ein Rezidiv zu vermeiden.

Das Anfärben der Resektionsfläche mit 2% Methylenblau (Abb. 4.26) macht organische Strukturen sichtbar und vereinfacht so die Diagnostik.[12] Diagnostik und Therapie unter dem Operationsmikroskop (Abb. 1.10) sind etabliert, die heute geforderte horizontale Resektion der Wurzelspitze verhindert jedoch die direkte Aufsicht auf die Resektionsfläche, was den Einsatz von Minispiegeln (Abb. 4.27) erforderlich macht.[25,30,66] Der 1999 erstmals beschriebene Einsatz des Endoskops (Abb. 1.11–1.13, 4.28) lässt eine genauere Diagnostik zu: Die Vergrößerung ist um ein Vielfaches stärker.[8,24,88]

4.1.4 Blutstillung

Ausreichend lang anhaltende Blutarmut im Operationsgebiet hat einen positiven Einfluss auf den Erfolg der Wurzelspitzenresektion.[18,67,94] Persistierende Blutungen erschweren die Sicht auf die Resektionsfläche und somit die Diagnostik. Eine Kontamination des aufbereiteten Wurzelkanals, der retrograden Kavität und des eingebrachten Füllmaterials mit Blut beeinträchtigt den Abbindevorgang der Füllmaterialien.[37] Ein zuverlässiger bakteriendichter retrograder Verschluss ist nicht möglich.[6,45,56,67]

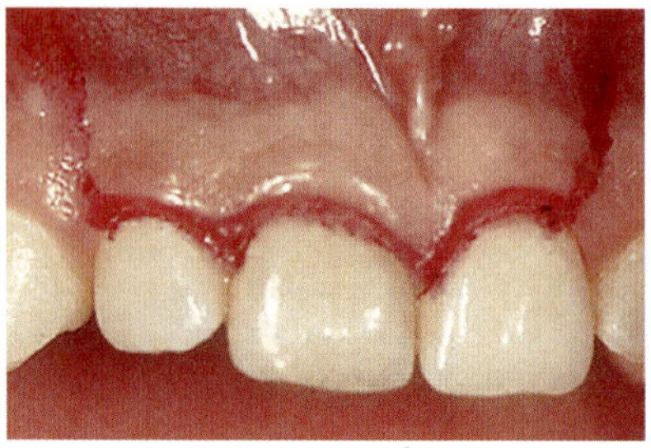

Abb. 4.17 Marginale Schnittführung mit lateralen Entlastungsschnitten.

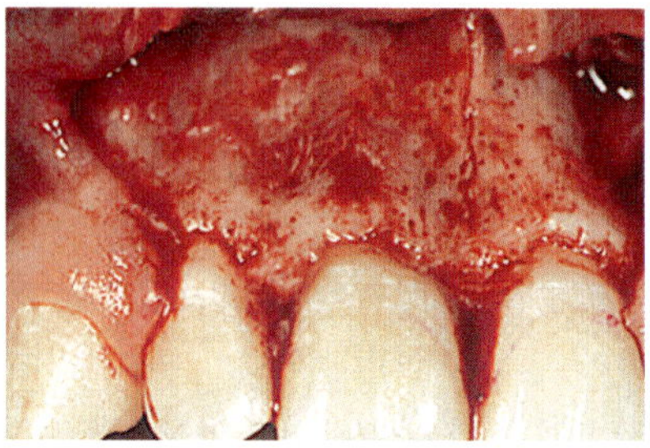

Abb. 4.18 Präparation des Mukoperiostlappens.

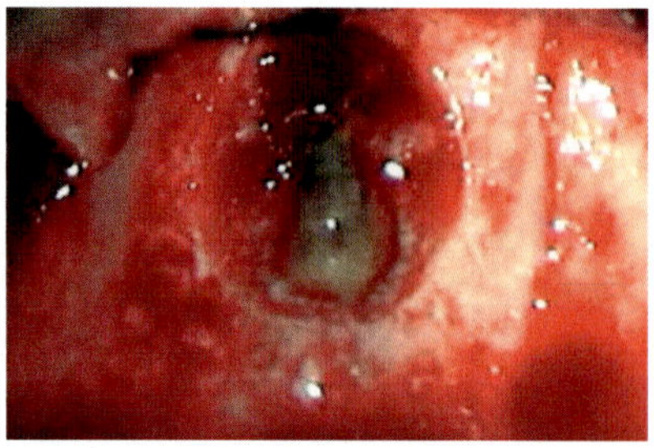

Abb. 4.19 Darstellung der Wurzelspitze.

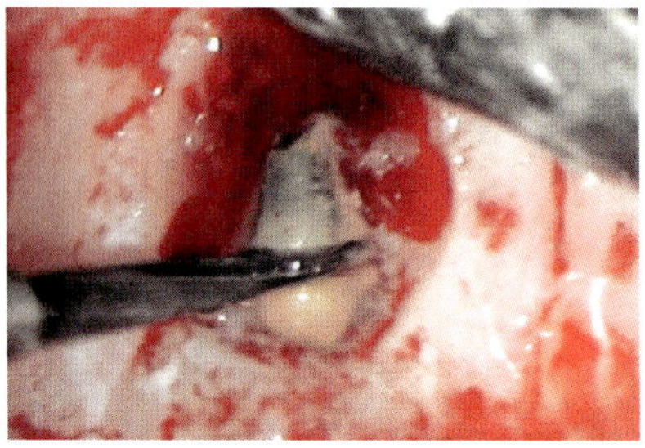

Abb. 4.20 Absetzen der Wurzelspitze.

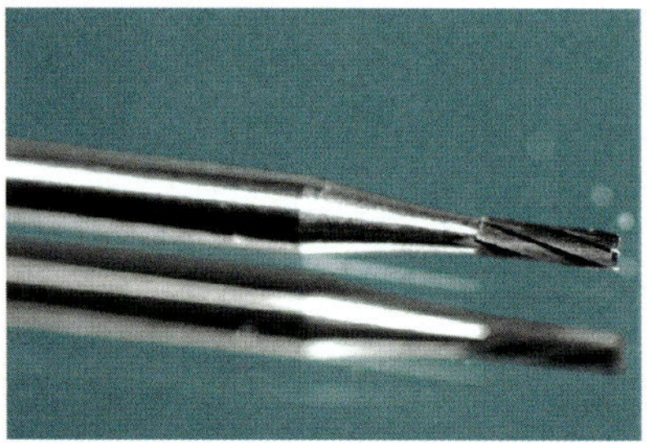

Abb. 4.21 Hartmetallfissurenbohrer zur Wurzelspitzenresektion.

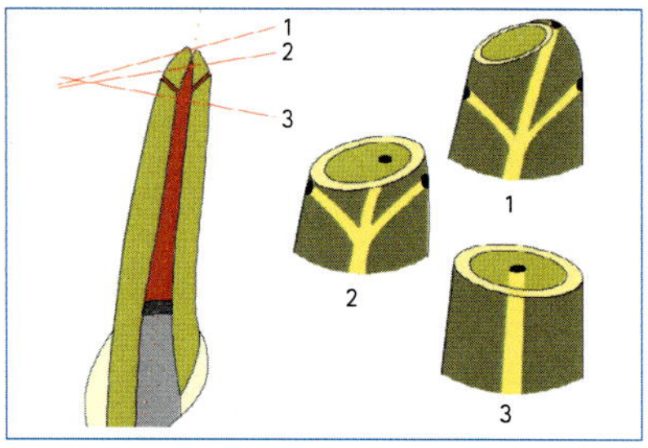

Abb. 4.22 Horizontales Absetzen der Wurzelspitze.

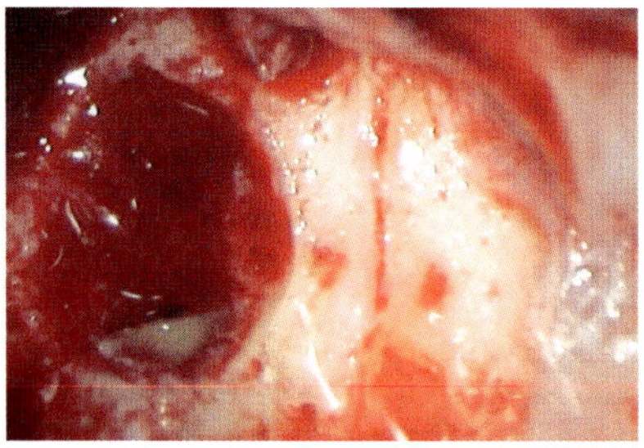

Abb. 4.23 Mindestens drei Millimeter der Wurzelspitze werden reseziert.

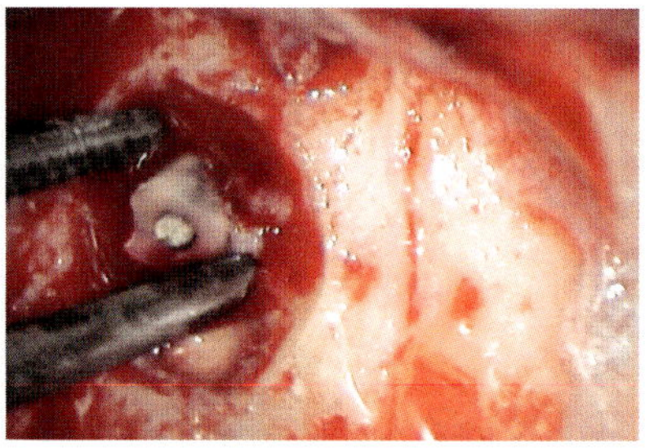

Abb. 4.24 Die Wurzelspitze wird entfernt.

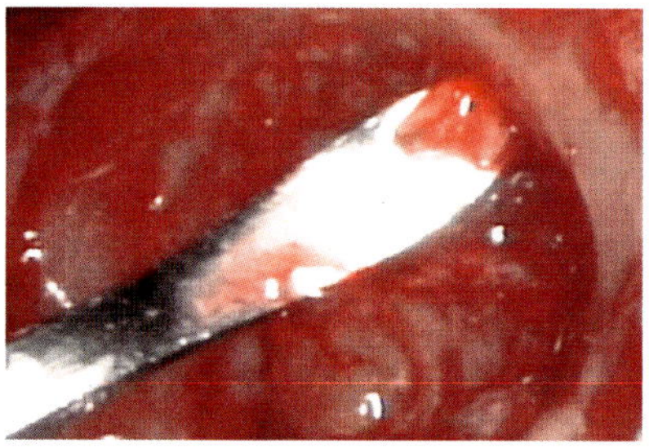

Abb. 4.25 Kürettage des periradikulären Weichgewebes.

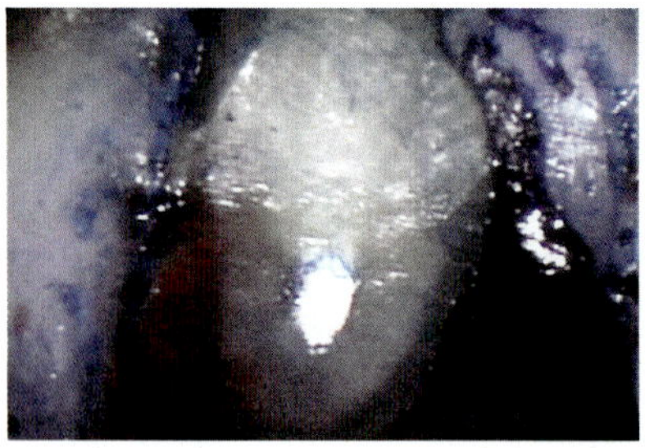

Abb. 4.26 Anfärben der Resektionsfläche mit 2%igem Methylenblau.

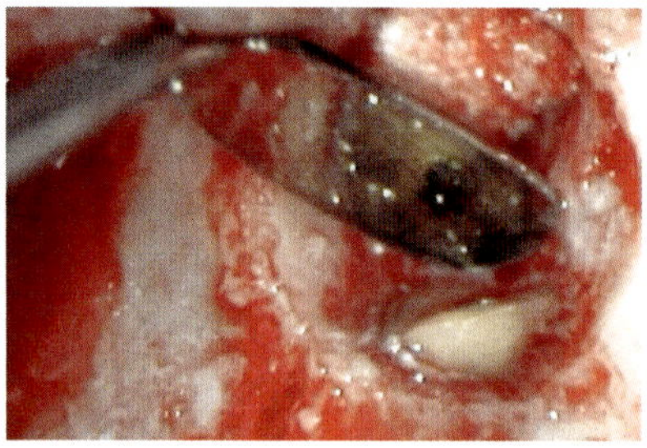

Abb. 4.27 Minispiegel bei Verwendung des Mikroskops.

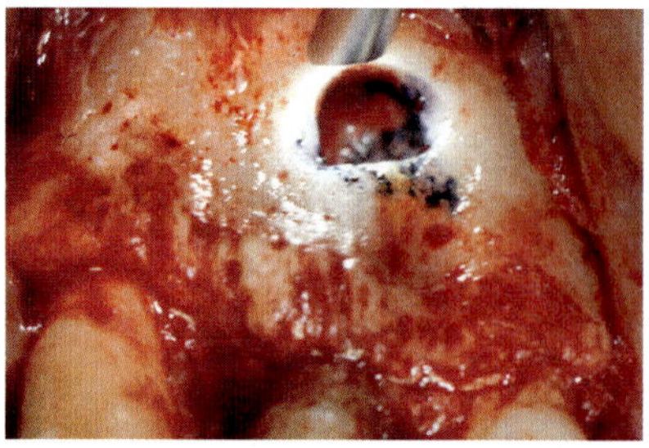

Abb. 4.28 Endoskop im Einsatz bei Wurzelspitzenresektion.

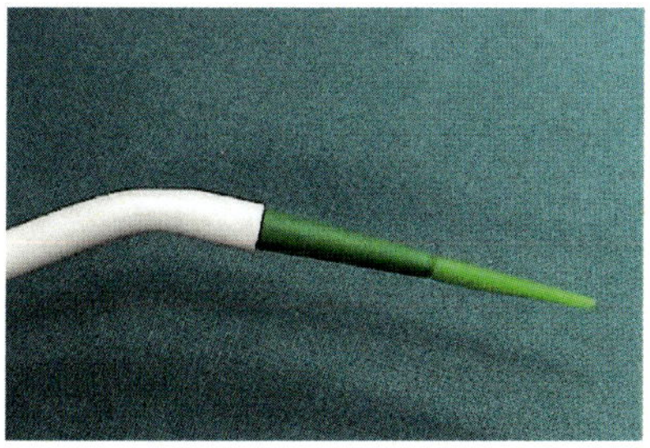

Abb. 4.29 Mikrosauger für die Wurzelspitzenresektion.

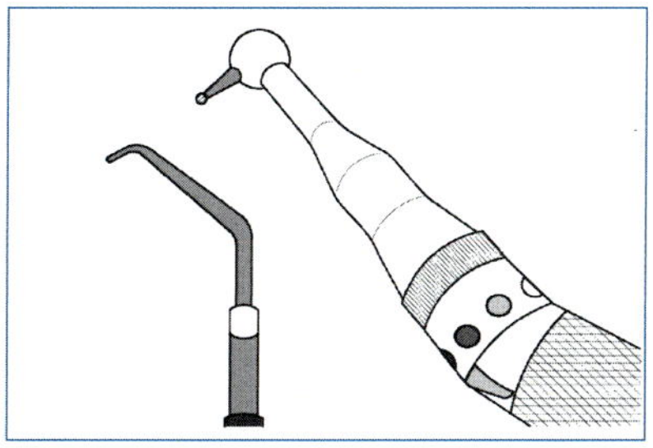

Abb. 4.30 Größenvergleich eines Ultraschallansatzes gegenüber dem herkömmlichen Mikrowinkelstück.

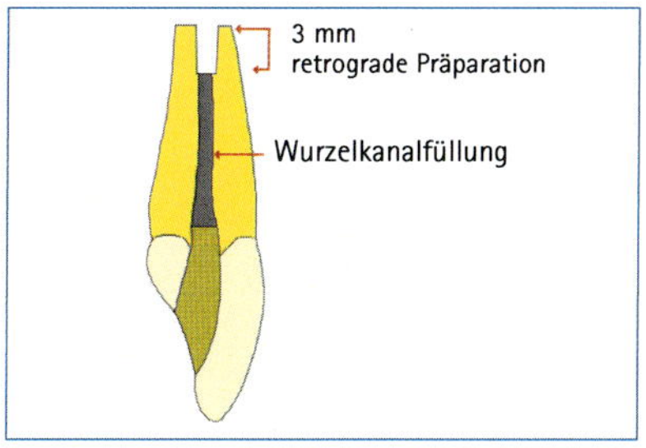

Abb. 4.31 Die retrograde Ultraschallpräparation erfolgt bis in mindestens drei Millimeter Tiefe.

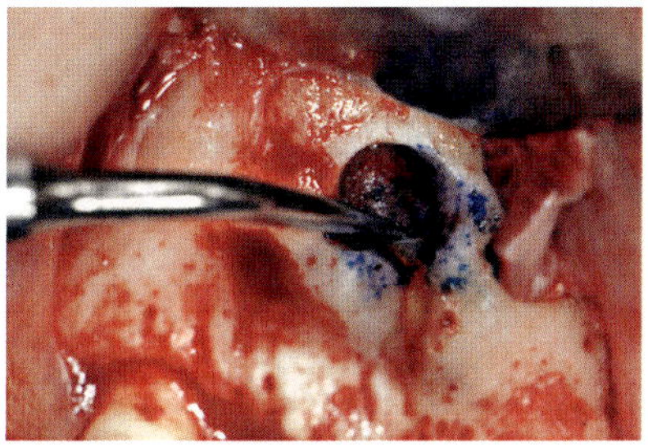

Abb. 4.32 Retrograd im Wurzelkanal versenkter Ultraschallansatz.

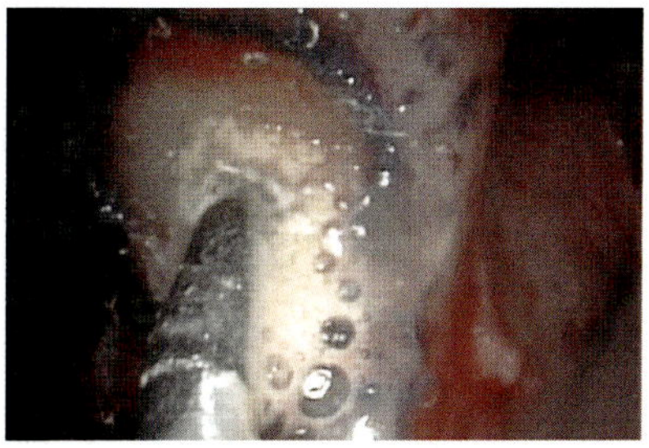

Abb. 4.33 Retrograde Unterkiefer-Aufbereitung mit Ultraschall: Unter Kühlung wird die alte Wurzelfüllung (Guttapercha) entfernt.

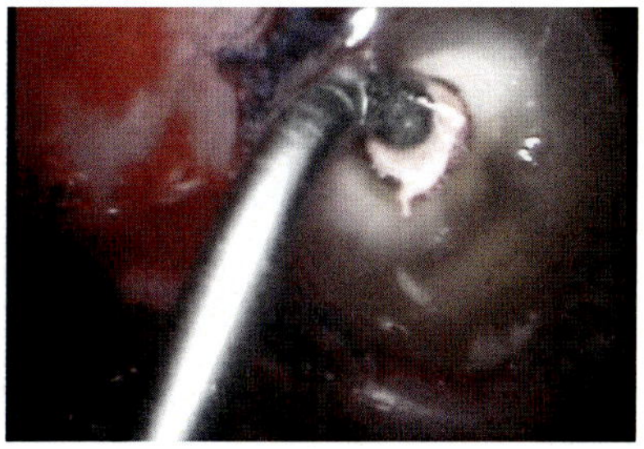

Abb. 4.34 Die Guttapercha-Stiftreste quellen aus dem Wurzelkanal.

Die einfachste Möglichkeit, eine intraoperative Blutung zu verringern, ist die gut platzierte Lokalanästhesie mit vasokonstriktorischem Zusatz von 1:100.000 (s. o.). Effektiv ist die exakte Positionierung eines dünnen chirurgischen Saugers (Durchmesser 2 mm) (Abb. 4.29). Lokal applizierte Blut stillende Präparate wie Wasserstoffperoxid, Aluminiumchlorat, Eisensulfat oder Knochenwachs haben lokale und systemische Nebenwirkungen. Einsatz und Dauer der Wirkung sind nicht vorhersagbar; besonders bei Zwischenspülungen werden Blutungen wieder aktiviert. Eingebrachte Wattepellets können fasern, quellen und verrutschen und so den Operationsablauf behindern.[29,43,44,74]

4.1.5 Retrograde Füllung

Eine retrograde Füllung des Wurzelkanals ist bei jeder Wurzelspitzenresektion erforderlich.[7] Ziel ist ein bakterien- und toxindichter retograder Verschluss des Wurzelkanals. Vergleichende Untersuchungen belegen höhere Erfolgsraten und eine bessere Prognose durch die retrograde Füllung.[25,81] Durch eine alleinige endoskopische Untersuchung einer bestehenden orthograden Wurzelkanalfüllung nach Anfärben mit Methylenblau kann ein bakteriendichter Verschluss im Bereich der Resektionsfläche nicht ausreichend beurteilt werden.

Die Präparation der retrograden Kavität erfolgt mit speziell abgewinkelten und abrasiv beschichteten Ultraschallinstrumenten (Abb. 1.22, 1.23, 4.30).[87] Die Kavität sollte eine Tiefe von 3 mm haben und dem Wurzelkanalverlauf folgen, um Perforationen zu verhindern (Abb. 4.31). Die Präparation erfolgt durch vertikales Bewegen der Ansätze möglichst ohne seitlichen Druck, um Risse oder Absplitterungen in der Kavitätenwand zu verhindern (Abb. 4.32). Begonnen wird unter intensiver Kühlung (Abb. 4.33, Abb. 4.34) mit einem dünnen Instrument von 1 mm Durchmesser. Analog zur Aufbereitung eines Implantatlagers wird erst nach Erreichen der Präparationstiefe zum nächst größeren Instrument gewechselt (Abb. 4.35). Bei zu kurzer Distanz zu einem vorhandenen Wurzelkanalstift wird eine schmale Kavität zirkulär um den Stift präpariert.

Eine Präparation von Unterschnitten ist bei den heute klinisch und experimentell gut untersuchten

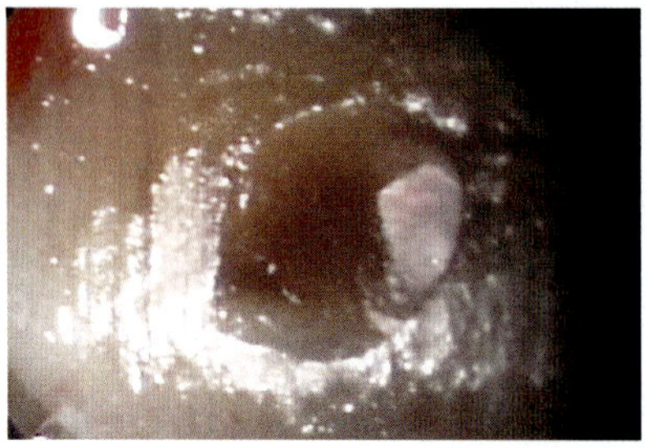

Abb. 4.35 Aufsicht auf die retrograde Kavität.

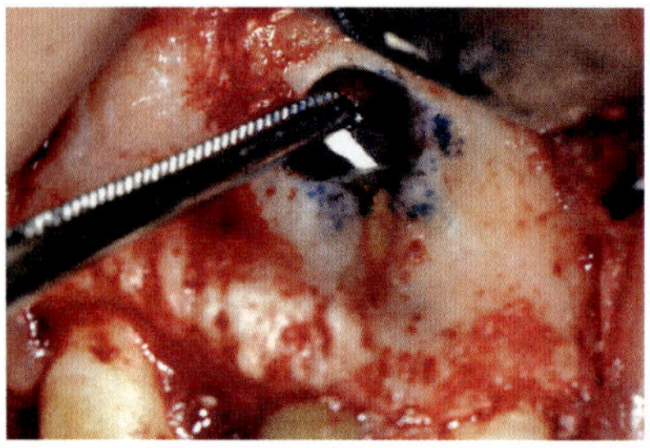

Abb. 4.36 Trocknen der retrograden Kavität mit Papierspitzen in der Mikropinzette.

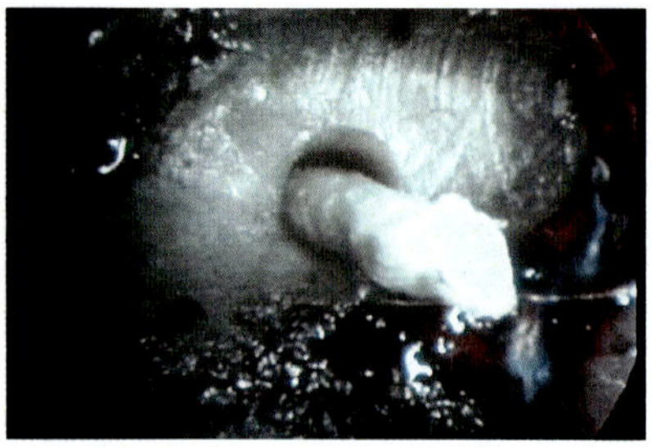

Abb. 4.37 Papierspitze *in situ*.

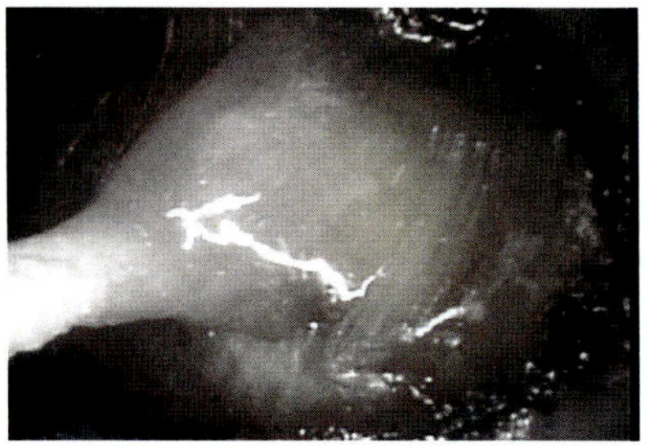

Abb. 4.38 Konditionierung der Kavität mit EDTA, eingebracht auf einer Papierspitze.

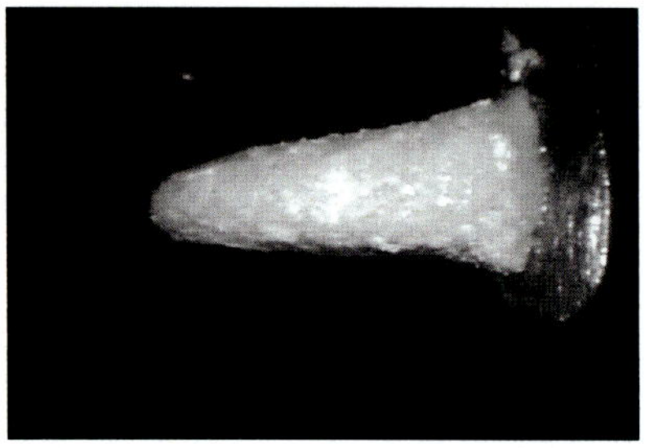

Abb. 4.39 Zuckerhutartig geformtes Füllmaterial (SuperEBA) auf Mikrospatel.

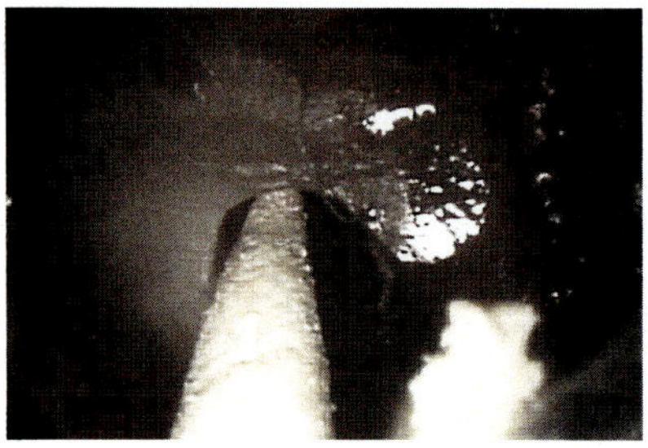

Abb. 4.40 Einbringen des Füllmaterials.

retrograden Füllungsmaterialien nicht erforderlich. Für eine perfekte retrograde Kavitätenpräparation sind optische Hilfsmittel erforderlich; etabliert sind Operationsmikroskope, die eine Vergrößerung bis Faktor 40 bieten, jedoch bei korrekter Resektion der Wurzelspitze zusätzlich retrograde Minispiegel benötigen. Alternative ist – wie beschrieben – die Kontrolle mit dem Endoskop und einer Vergrößerung (> 100) entsprechend der eines Rasterelektronenmikroskops.[91] Nach der Präparation wird die retrograde Kavität mit steriler isotoner Kochsalzlösung gespült und mit ca. 3 bis 4 mm langen Papierspitzen getrocknet (Abb. 4.36, Abb. 4.37). Wattepellets hinterlassen kaum sichtbare Fasern, die zu einer Fremdkörperreaktion führen können. Nach der Präparation erfolgt die Entfernung des *smear layers*.[95,97] Bewährt hat sich pH-neutrales EDTA (PrefGel, Straumann, Basel, Schweiz).[11] Dessen Applikation erfolgt mit kurzen Papierspitzen; die Einwirkzeit beträgt eine Minute (Abb. 4.38). Nach erneutem gründlichem Spülen und Trocknen der Kavität wird das retrograde Füllmaterial (Abb. 4.39) portionsweise eingebracht (Abb. 4.40) und in der Kavität mit Zementstopfern verdichtet (Abb. 4.41). Ist die Kavität vollständig gefüllt, erfolgt die Kondensation der Füllungsoberfläche mit einem Kugelstopfer (*Cold burnishing*). Nach dem Aushärten des Füllmaterials werden Überschüsse vollständig entfernt (Abb. 4.42). Schließlich wird als Qualität sichernde Abschlusskontrolle die Randständigkeit der Füllung, ggf. nach erneutem Anfärben, nochmals überprüft (OP-Mikroskop, Endoskop).

Die Frage nach dem besten retrograden Füllmaterial – nahezu alle zahnärztlichen Füllmaterialien wurden bereits kurz nach ihrer Markteinführung auch als retrograde Füllmaterialien eingesetzt – ist nach jahrelangen kontroversen Diskussionen heute weitgehend beantwortet. Veröffentlichungen hierzu waren in der Vergangenheit zahlreich, die Empfehlungen abhängig von Vorlieben und Erfahrungen des jeweiligen Autors. Die Erfolgsraten nach WSR sind dabei weniger durch die Wahl des retrograden Füllmaterials als vielmehr durch falsche Indikationsstellung, ungenügende Vorbereitung des Zahnes und intraoperative Fehler, z. B. Übersehen von zusätzlichen Kanälen, Vertikalfrakturen (Abb. 4.45) und insuffizienten Wurzelkanalfüllungen, bestimmt worden.[30,81] Die zeitgemäßen Anforderungen

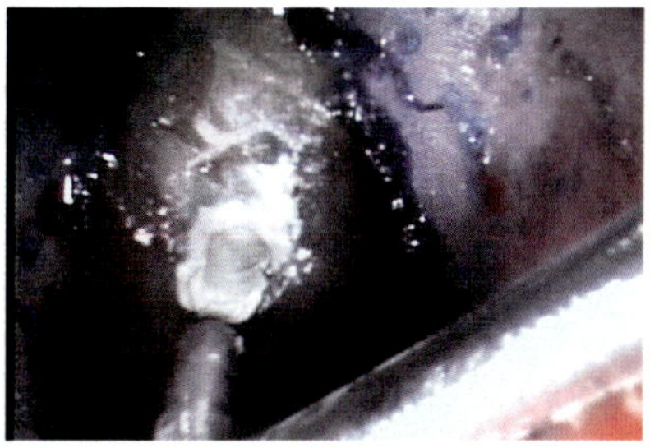

Abb. 4.41 Retrograde Kondensation.

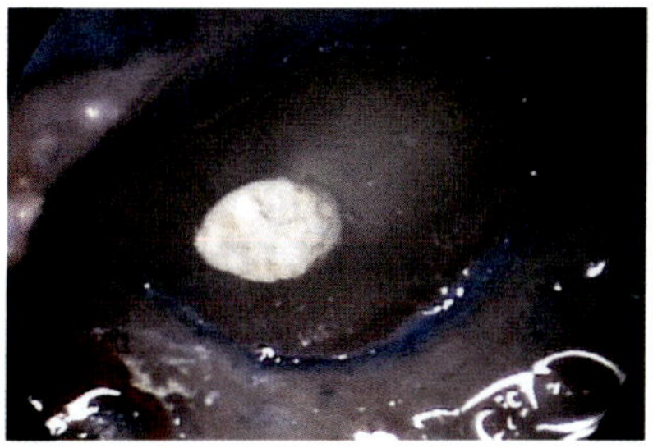

Abb. 4.42 Retrograde Wurzelkanalfüllung nach Aushärten und Abtragen der Überschüsse.

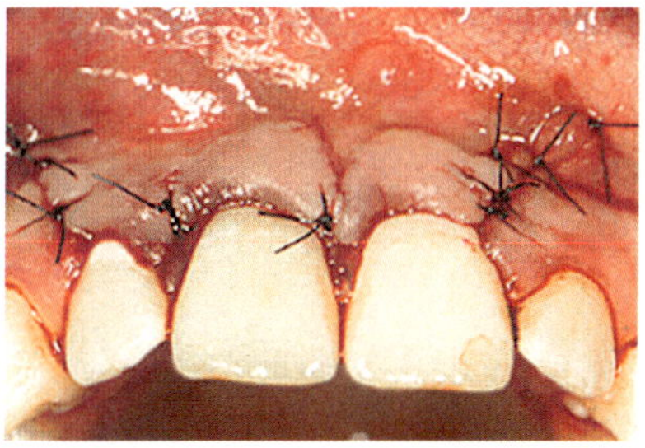

Abb. 4.43 Postoperativer Nahtverschluss.

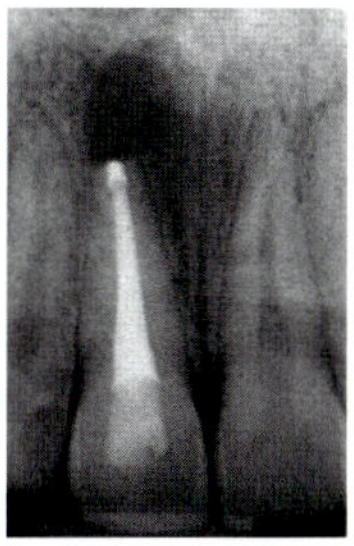

Abb. 4.44 Zahnfilm-Kontrolle *post operationem*.

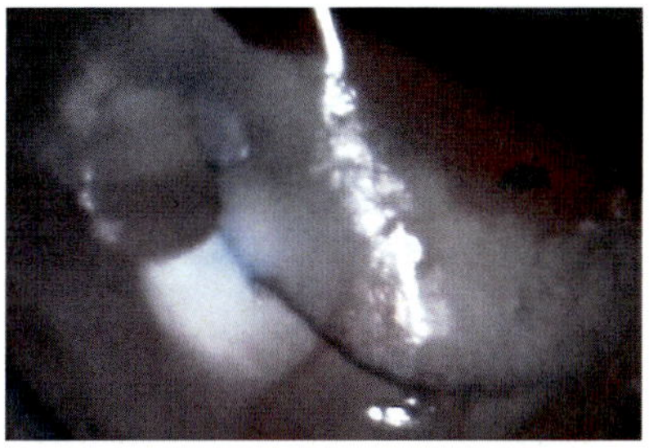

Abb. 4.45 Durch Methylenblau-Färbung sichtbar gemachte Längsfraktur; es ist keine Wurzelspitzenresektion indiziert, der Zahn muss entfernt werden.

an ein retrogrades Wurzelkanalfüllmaterial wurden mehrfach definiert.[9,27] Sie beinhalten biologische (Biokompatibilität, experimentelle und klinische (Langzeit)-Dokumentation) und physikalische Eigenschaften (wandständig, porenfrei, hohes Abdichtungsvermögen, Formkonstanz, Unlöslichkeit und Feuchtigkeitsresistenz) sowie praktische Seiten (einfache klinische Anwendung, Radioopazität). Aufgrund dieser Forderungen, auch unter Aspekten einer *Evidence based dentistry*, werden in Europa und in den USA vorwiegend modifizierte Zinkoxid-Eugenol-Zemente (SuperEBA, Harry J. Bosworth, Skoki, IL, USA und IRM, Caulk Dentsply, Milford, DE, USA) empfohlen und eingesetzt.[40,81] Diese sind Amalgam, Kompositen und Glasionomerzementen klinisch und experimentell überlegen.[85]

Die Entwicklung von *Mineral Trioxid Aggregate* (MTA, Pro Root, Dentsply, York, PA, USA) eröffnet unter biologischen Gesichtspunkten neue Möglichkeiten: Im Tierexperiment lagern sich auf der Füllungsoberfläche zementähnliche Strukturen an, die zu einer Regeneration des Parodonts ohne Ersatzgewebsbildung führen.[84] Die Applikation von MTA ist vergleichsweise schwierig; klinische (Langzeit-)Dokumentationen fehlen bisher. Ob die postoperativen Erfolgsraten unter Einsatz von MTA besser werden und ob dies im Verhältnis zu den hohen Kosten von MTA steht, wird die Zukunft zeigen.

4.1.6 Wundverschluss

Die Operationskavität wird abschließend mit Kochsalz- oder Ringerlösung gespült und auf eventuell verbliebene Fremdmaterialien (Reste des retrograden Füllungsmaterials, Knochenwachs, Tupfer) mit dem Endoskop oder OP-Mikroskop untersucht. Ein Auffüllen der Knochenkavität mit Knochenaufbau- oder -ersatzmaterial ist nicht notwendig, wenn das Lumen vollbutet. Bei so genannten tunnelierenden Defekten (fehlende knöcherne Begrenzung nach palatinal bzw. lingual) sowie bei Endo-Paro-Läsionen empfiehlt sich der Einsatz von resorbierbaren Membranen, um eine knöcherne Regeneration und nicht eine narbige Ausheilung zu erzielen.[81]

Der Nahtverschluss erfolgt mit Einzelknopfnähten (Abb. 4.43). Im sichtbaren Bereich sollte heute (pseudo-) monofiles Nahtmaterial der Stärken 5-0 und 6-0 eingesetzt werden. Die Papillen werden mit vertikalen Rückstichnähten wiedervereinigt; der Faden soll nicht im Sulkus, sondern im Gewebe verlaufen. Auf gute Adaption der Wundränder ist zu achten. Eine prophylaktische Antibiotikagabe ist nur bei Risikopatienten indiziert. Nach Abschluss des Eingriffs wird eine intraorale Röntgenkontrollaufnahme (Zahnfilm) zur Dokumentation angefertigt (Abb. 4.44). Diese dient als Ausgangsdokumentation für die vergleichende spätere (nach einem Jahr) Beurteilung des Therapieerfolgs.

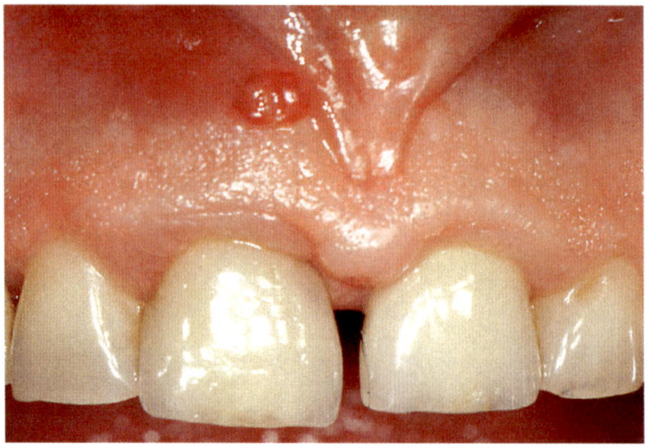

Abb. 4.46 Fistel an Zahn 11 nach Wurzelspitzenresektion.

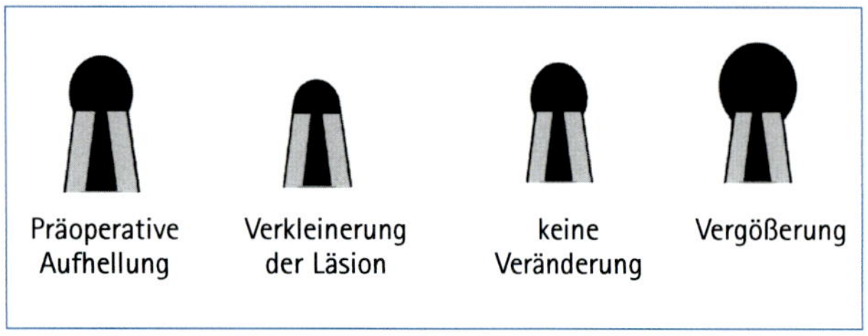

Abb. 4.47 Mögliche Röntgenbefunde 12 Monate postoperativ: Misserfolg der Wurzelspitzenresektion (modifiziert nach *Molven* et al. 1987).[57]

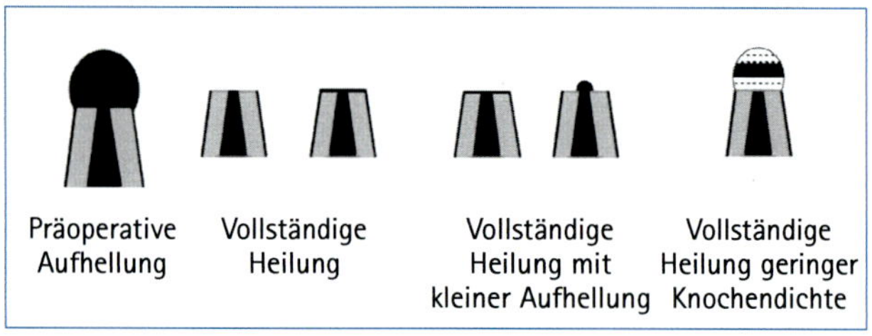

Abb. 4.48 Mögliche Röntgenbefunde 12 Monate postoperativ: Erfolg der Wurzelspitzenresektion (klinisch o. B.) (modifiziert nach *Molven* et al. 1987).[57]

4.1.7 Nachsorge und Prognose

Klinische Kontrollen erfolgen zwei bis drei Tage sowie eine Woche postoperativ, wobei auch die Nähte entfernt werden. Antibiotische Prophylaxe zur Vorbeugung einer postoperativen Infektion ist nicht indiziert.[52] Klinische Kontrolluntersuchungen sind nach sechs und zwölf Monaten empfehlenswert, danach bei den jährlichen Vorstellungen im Recall. Nach sechs Monaten kann im Vergleich zu einer postoperativ erfolgten Periotest-Messung (Periotest, Gulden Medizintechnik, Bensheim, Deutschland) mit einer Vergleichsmessung der Erfolg oder Misserfolg der Therapie überprüft werden.[13] Es besteht eine sehr gute Korrelation zwischen dem Therapieerfolg und auf das Niveau von nicht erkrankten Nachbar-/Referenzzähnen sinkenden Periotest-Werten.

Nach zwölf Monaten kann der Erfolg oder Misserfolg einer WSR mit einer 95%igen Wahrscheinlichkeit radiologisch beurteilt werden.[57] Dies geschieht durch Vergleich zwischen einem neuen Einzelzahnfilm und dem postoperativ angefertigten Bild. Vor Anfertigen definitiver prothetischer Arbeiten auf resezierten Zähnen sollte daher eine Wartezeit von zwölf Monaten eingehalten werden.

Anzeichen für Misserfolge nach WSR sind Fisteln (Abb. 4.46), Schmerzen, Perkussionsempfindlichkeit oder apikale Druckdolenz. Im Röntgenbild ist keine Verkleinerung oder sogar eine Vergrößerung der apikalen Osteolyse im Vergleich zur postoperativen Aufnahme festzustellen. Therapieerfolge sind durch Abwesenheit klinischer Auffälligkeiten gekennzeichnet. Radiologisch zeigt sich eine Reossifikation der Resektionshöhle mit umlaufend verfolgbarem oder nicht sichtbarem Desmodontalspalt (Abb. 4.47, Abb. 4.48).[57] Die Heilung kann jedoch auch durch Narbenbildung (Bindegewebe) erfolgen, die im Röntgenbild als Aufhellung nicht immer von einer infektionsbedingten Osteolyse abgegrenzt werden kann (Abb. 4.49 bis 4.52). Der klinischen Untersuchung kommt Priorität zu.

Zusammenfassend wird ein Fall im Unterkiefer links als Beispiel für eine Molaren-Wurzelspitzenresektion mit Paro-Endo-Problematik dargestellt (Abb. 4.53 bis 4.63).

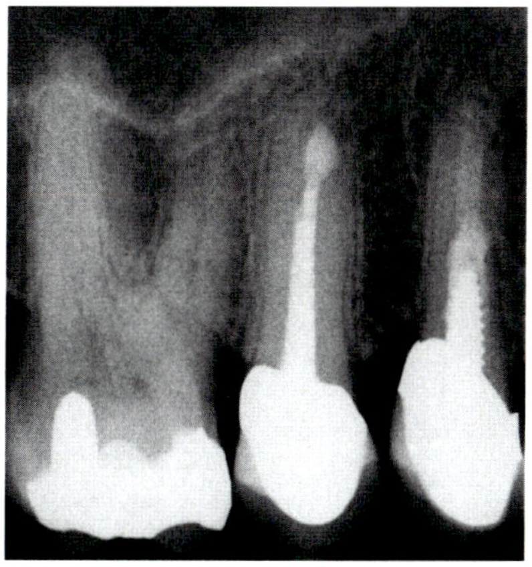

Abb. 4.49 (*links*) Vollständige Heilung.

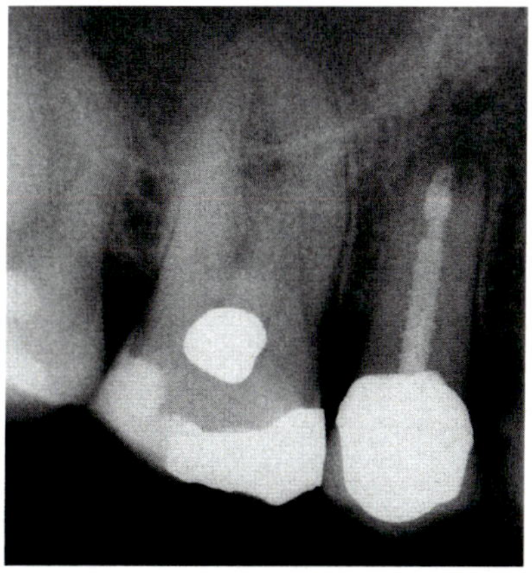

Abb. 4.50 *(rechts)* Vollständige Heilung mit kleiner Aufhellung.

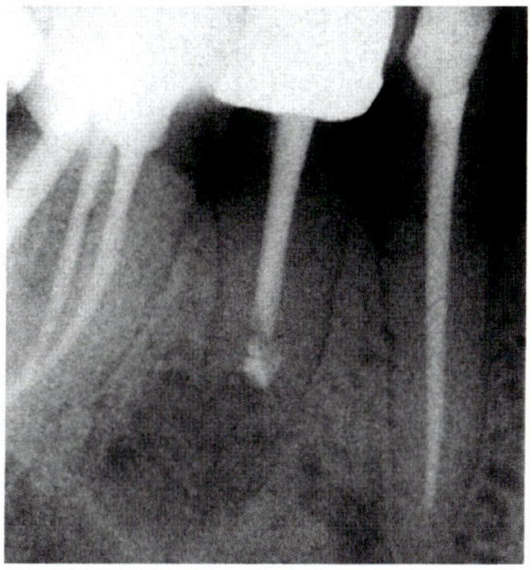

Abb. 4.51 *(links)* Vollständige Heilung, geringere Knochendichte.

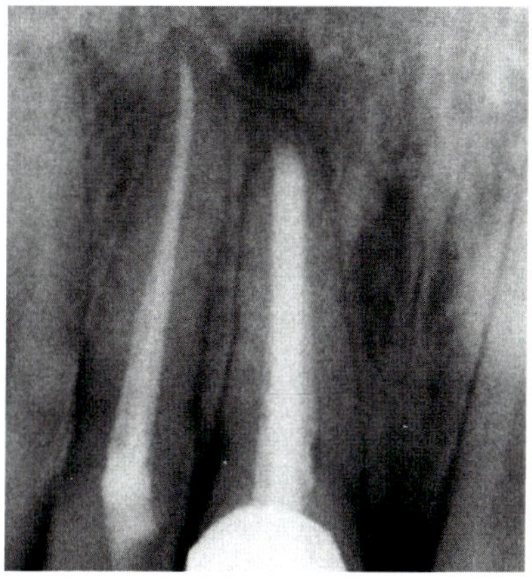

Abb. 4.52 *(rechts)* Unvollständige Heilung mit bindegewebiger Durchsetzung.

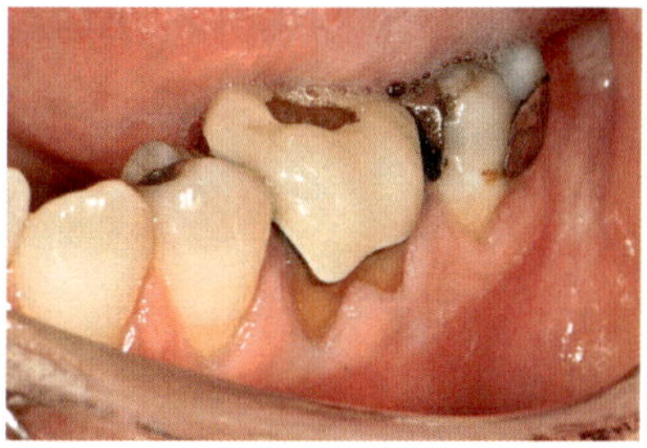

Abb. 4.53 (bis 4.63 gleicher Fall) Ausgangsbefund: Zahn 36 mit Druckdolenz im Apexbereich bei parodontal stabilen Verhältnissen.

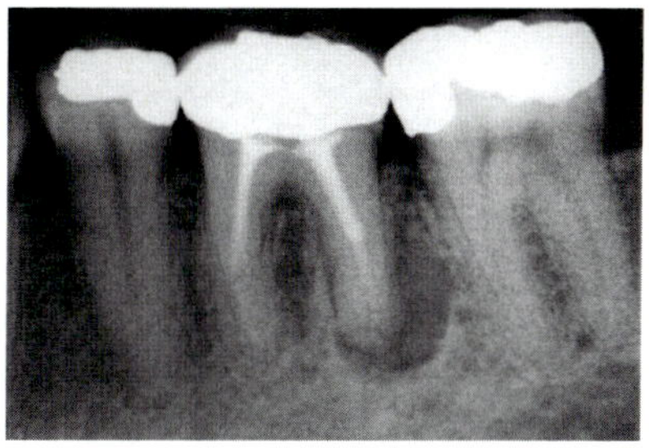

Abb. 4.54 Periradikuläre Aufhellung der distalen Wurzel von Zahn 36.

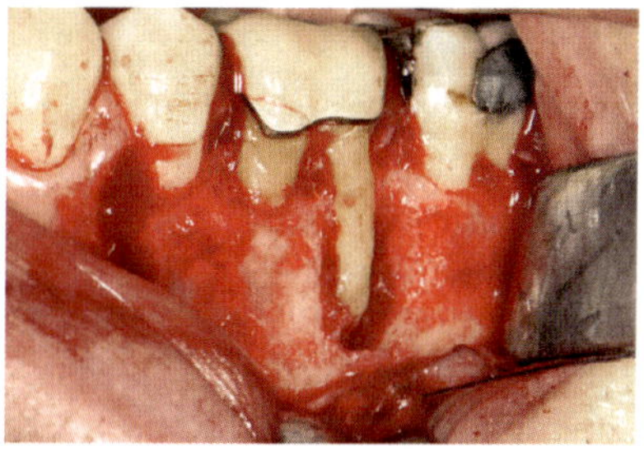

Abb. 4.55 Intraoperativer Befund: Resorption der gesamten bukkalen Wand der distalen Wurzel, intakte Verhältnisse im Furkationsbereich.

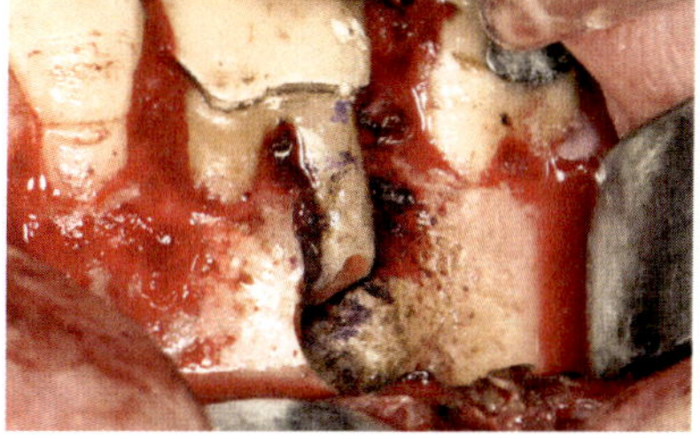

Abb. 4.56 Wurzelspitzenresektion der distalen Wurzel von 36.

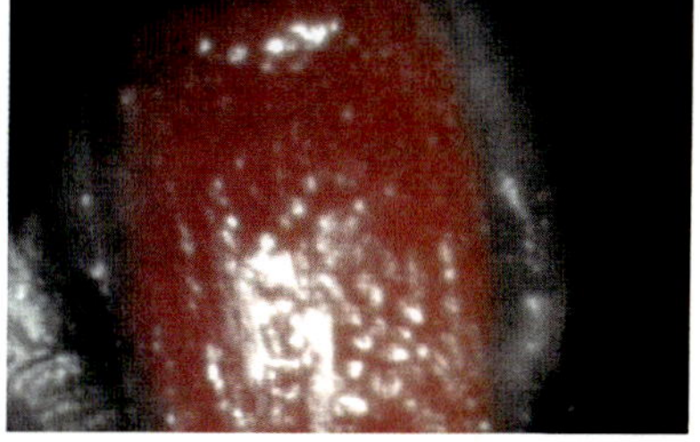

Abb. 4.57 Retrograde Füllung mit Gluma und Retroplast.

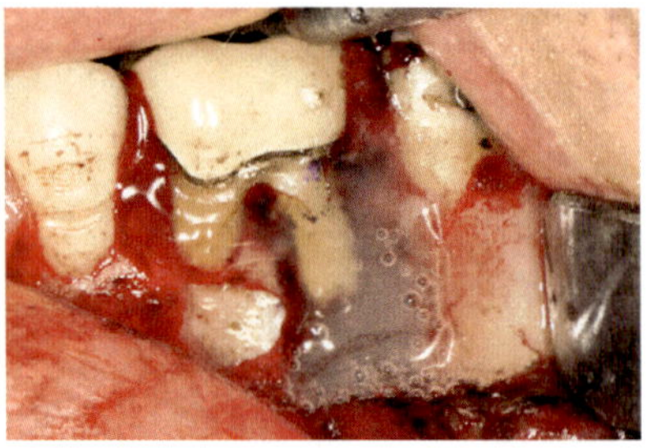

Abb. 4.58 Nach Scaling der distobukkalen Wurzelfläche Konditionierung mit PrefGel und Auffüllung des Defektbereiches mit Emdogain.

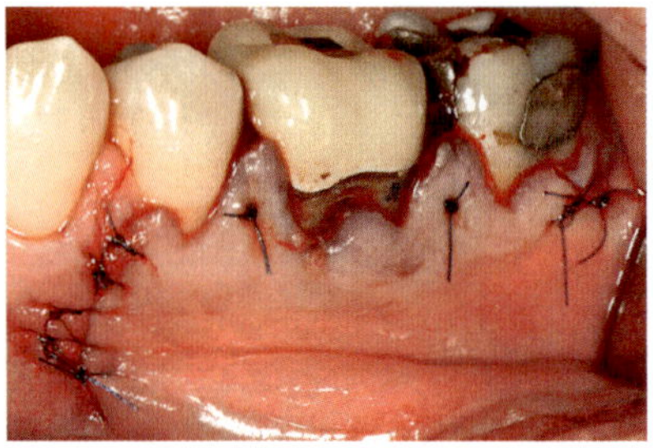

Abb. 4.59 Wundverschluss mit Einzelknopfnähten.

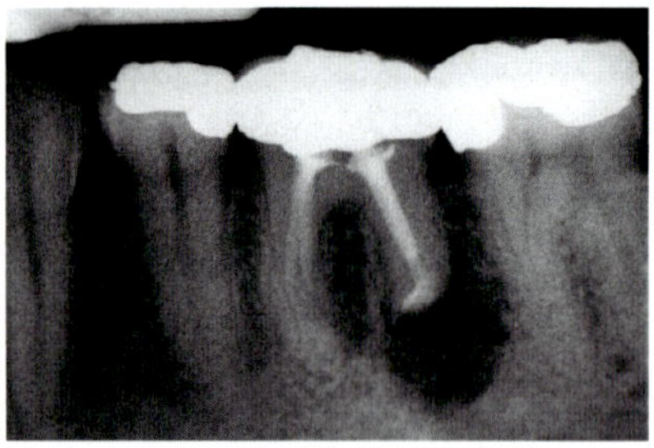

Abb. 4.60 Postoperativer Röntgenbefund mit Darstellung der retrograden Füllung.

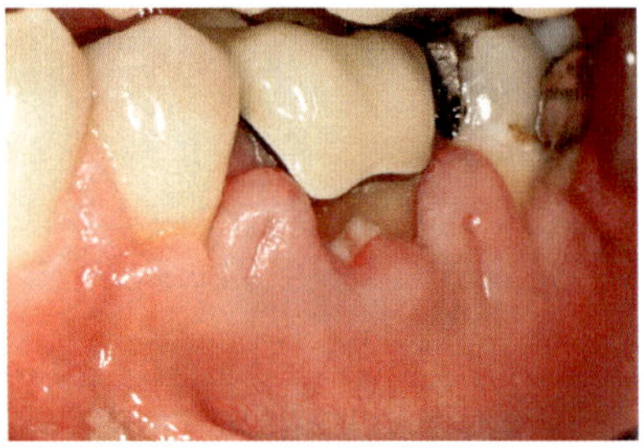

Abb. 4.61 Postoperative Kontrolle nach sechs Tagen.

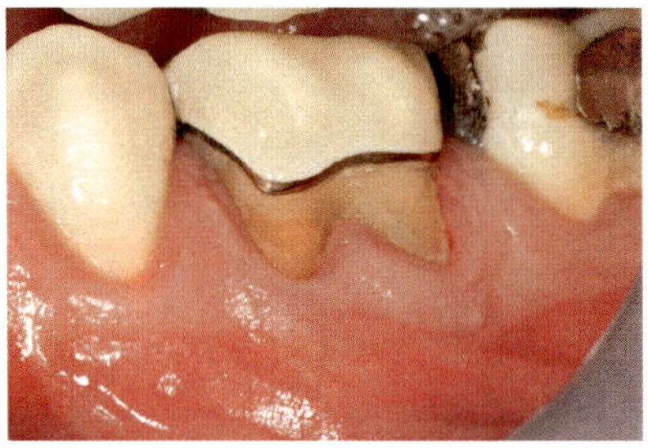

Abb. 4.62 Postoperative Kontrolle sechs Monate später: Klinisch reizlose Verhältnisse bei Beschwerdefreiheit.

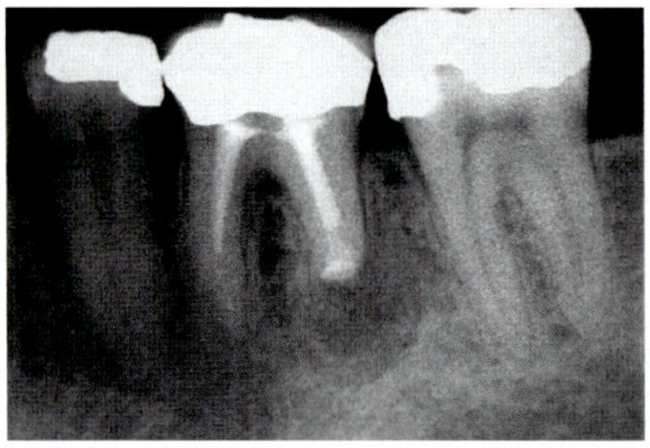

Abb. 4.63 Radiologischer Befund sechs Monate postoperativ, fast vollständige Reossifikation.

4.2 Intentionelle Replantation

Replantation bedeutet das Rückpflanzen eines Zahnes nach vorangegangener akzidenteller oder intentioneller Zahnentfernung. Intentionell steht – im Gegensatz zur Replantation nach Zahntrauma – für eine geplante Behandlung. Bei einer intentionellen Replantation wird ein an *Parodontitis apicalis* erkrankter Zahn entfernt, extraoral wurzelspitzenreseziert und von retrograd mit einer Füllung oder einem Stift versorgt. Der Zahn wird anschließend replantiert und über kurze Zeit geschient.

4.2.1 Indikationen und Kontraindikationen

Die Indikationen entsprechen prinzipiell denen der Wurzelspitzenresektion: Es handelt sich immer um Zähne, deren endodontische Behandlung nicht erfolgreich war. Hinzu kommen noch Zähne, bei denen eine endodontische Behandlung wegen Obliteration des Wurzelkanals von Beginn an nicht möglich war (Abb. 4.64, Abb. 4.65). Die besondere Indikation zur intentionellen Replantation wird gestellt, wenn eine Resektion nicht möglich oder nicht gewünscht ist.[4,45] Beispiele hierfür sind eine ablehnende Haltung des Patienten gegenüber einem ausgedehnten intraoralen chirurgischen Eingriff (speziell im Bereich der Molaren), eine reduzierte Belastbarkeit des Patienten (Angst, Jugendliche) sowie besondere anatomische Gegebenheiten (insbesondere bei Prämolaren und Molaren: enge Lagebeziehung zum *Canalis mandibularis*, *Foramen mentale* oder *Sinus maxillaris*).

Alternative Behandlungsmethoden sind die Wurzelspitzenresektion oder das Entfernen des Zahnes inklusive der Folgebehandlungen. Das Risiko eines Misserfolges besteht im Zahnverlust. Eine gute Mundhygiene und wenige, einzelne erkrankte Zähne sind Grundvoraussetzung. Kontraindikationen beziehen sich auf eine programmierte Fraktur des Zahnes bei der Entfernung (ausgeprägte Wurzelkrümmungen, Hyperzementosen, langer Metallstift) oder apikale, nicht transalveolär entfernbare pathologische Veränderungen bzw. Fremdmaterialien (ausgedehnte Zysten oder überstopftes Wurzelkanalfüllmaterial). Bei unsicherem postoperativem Zahnerhalt aus prothetischer Sicht ist eine intentionelle Replantation nicht indiziert.

4.2.2 Operationstechnik

Nach der Lokalanästhesie werden die dentogingivalen Fasern Gewebe schonend mit dem Skalpell gelöst (Abb. 4.66). Der Zahn wird vorsichtig entfernt (Abb. 4.67 bis 4.69), um Läsionen am Restdesmodont der Wurzeloberfläche weitgehend zu vermeiden (Abb. 4.70, Abb. 4.71). Das apikale Weichgewebe wird transalveolär entfernt, die Alveole selbst darf nicht kürettiert werden. Während der folgenden extraoralen Behandlung wird der Zahn in der Extraktionszange gehalten. Die Zangenlippen dürfen nicht auf die Wurzeloberfläche übergreifen, da dies zu irreversiblen Veränderungen am

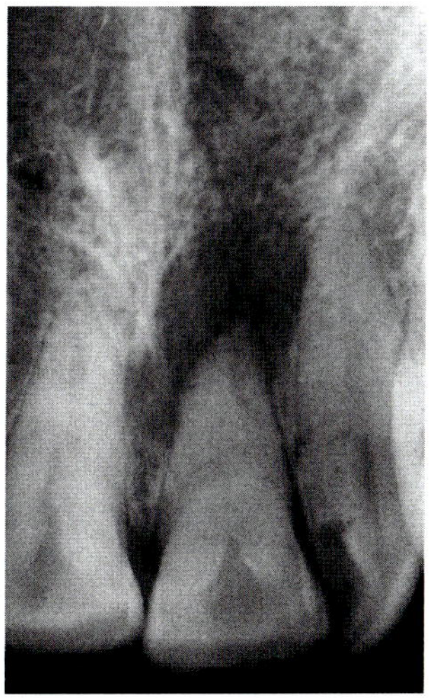

Abb. 4.64 (*links*) (bis 4.81 gleicher Fall) Chronisch granulierende apikale Parodontitis an Zahn 21 bei obliteriertem Kanal.

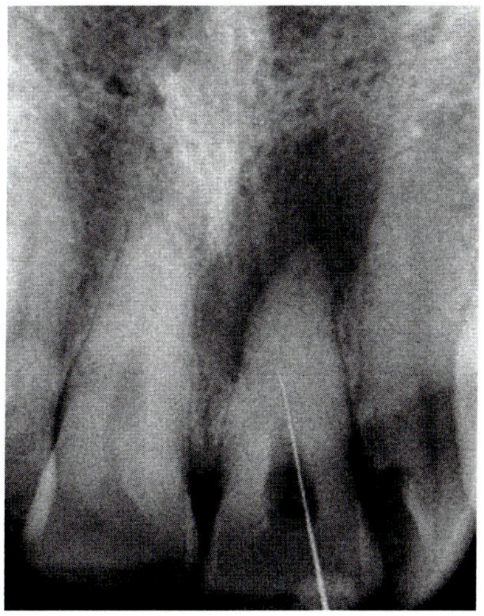

Abb. 4.65 (*rechts*) Konventionelle Wurzelkanalbehandlung ohne *Via falsa* nicht möglich.

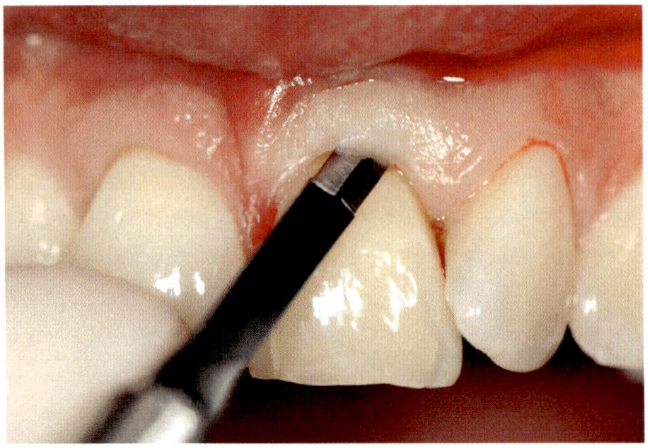

Abb. 4.66 Marginale Schnittführung mit dem Miniskalpell.

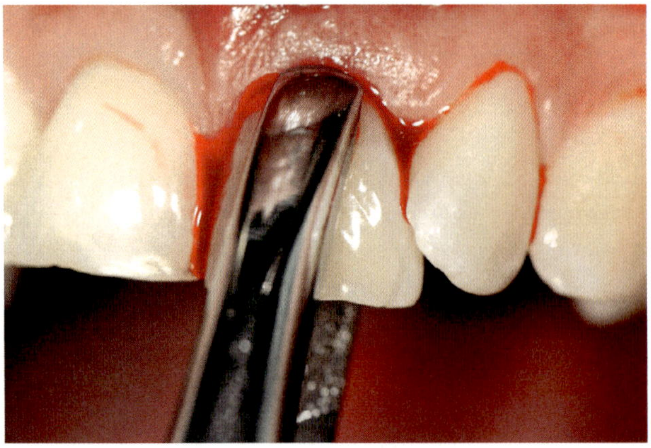

Abb. 4.67 Sicherer Zangensitz zur Extraktion.

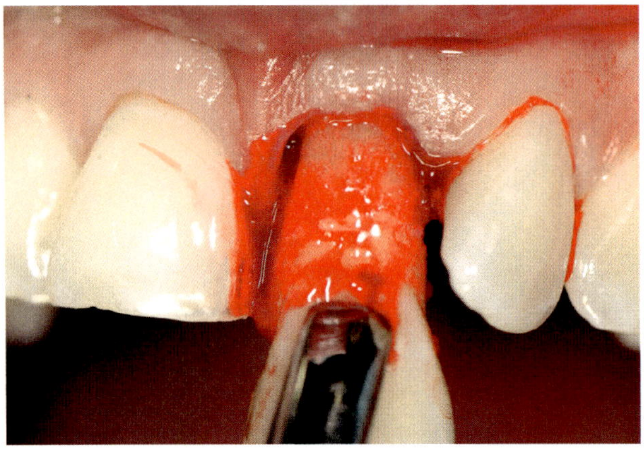

Abb. 4.68 Extraktion.

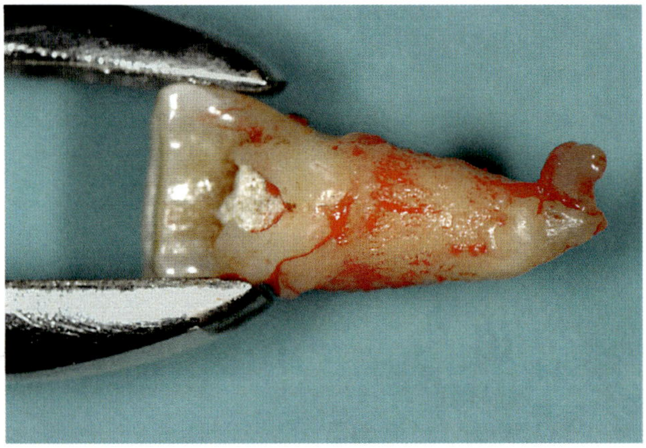

Abb. 4.69 Granulationsgewebe an der Wurzelspitze.

Desmodont führen würde. Es ist darauf zu achten, dass die Wurzeloberfläche immer mit steriler isotoner Kochsalzlösung feucht gehalten wird. Ein zwischenzeitliches Lagern des Zahnes in einem speziellen Zellnährmedium (Abb. 4.72) (Dentosafe; Dentosafe GmbH, Iserlohn, Deutschland) ist einer Erholung, der durch die Extraktion geschädigten Desmodontalzellen zuträglich.[69]

Die Wurzelspitze wird mit einer diamantierten gekühlten Trennscheibe oder Hartmetallbohrern abgesetzt (etwa 20% der Gesamtwurzellänge (Abb. 4.73, Abb. 4.74).[23] Zur weiteren Behandlung der Resektionsfläche gibt es zwei unterschiedliche Verfahren: Bei runden oder rund-ovalen Wurzelquerschnitten (Frontzähne des Oberkiefers, Prämolaren des Unterkiefers, palatinale Wurzel des ersten Molaren im Oberkiefer) wird die retrograde Insertion und Fixation (Diaket; 3M Espe, Neuss) zylindrischer Titanstifte (Retropost; Komet/ Gebr. Brasseler, Lemgo) mit einem genormten Bohrer-/ Stiftsystem empfohlen (Abb. 4.75).[46] Die Vorteile liegen in der weitgehenden Entfernung von kontaminiertem Dentin (Abb. 4.76) bei der Präparation des Wurzelkanals für die Stiftinsertion (Abb. 4.77) und in der möglichen Verlängerung des Zahnes auf seine ursprüngliche Wurzellänge (Abb. 4.78), insbesondere bei vorzeitigem Abschluss des Wurzelwachstums nach Trauma oder bei Zahnfrakturen im mittleren Wurzeldrittel. Für andere Wurzelquerschnitte (Frontzähne des Unterkiefers, Prämolaren des Oberkiefers, die meisten Molaren) ist das Legen einer retrograden Füllung nach Präparation einer retrograden Kavität die Therapie der Wahl (Abb. 4.82 bis 4.91).

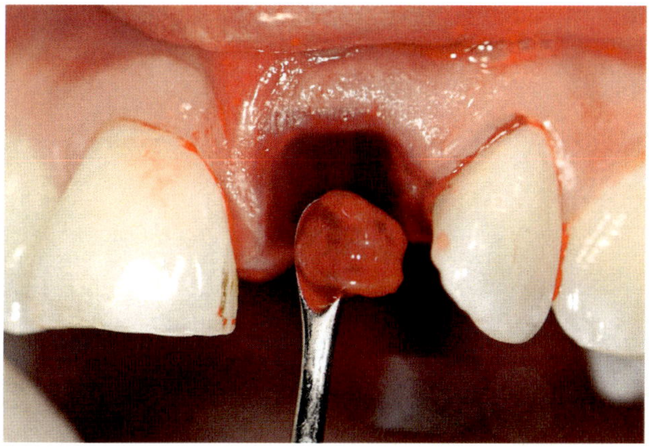

Abb. 4.70 Vorsichtige Kürettage des restlichen apikalen Granulationsgewebes.

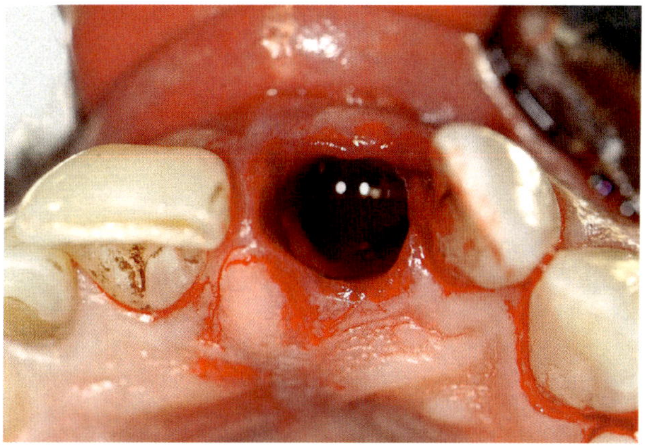

Abb. 4.71 Inspektion der Alveole.

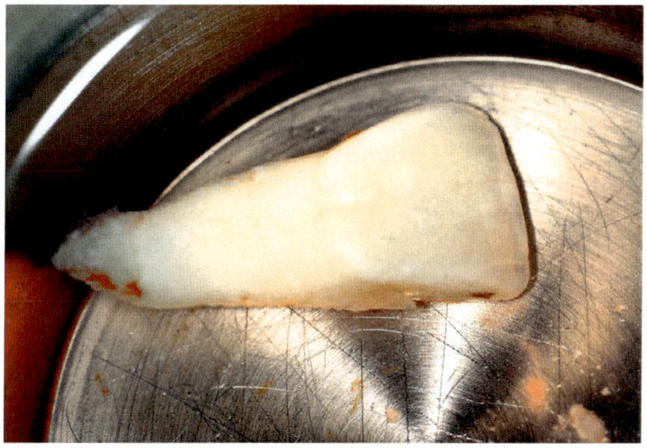

Abb. 4.72 Zwischenzeitliche Lagerung in Zellnährlösung.

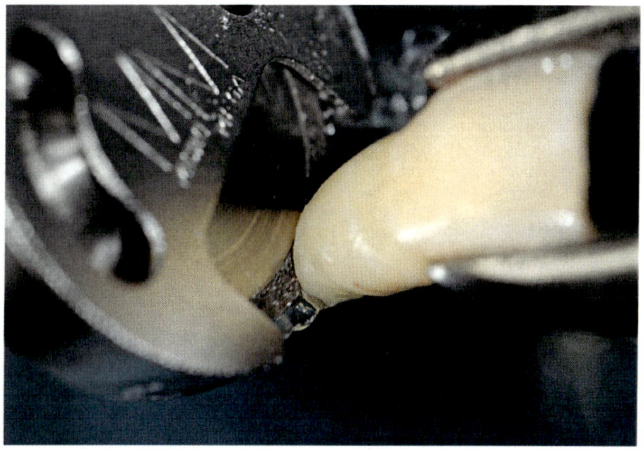

Abb. 4.73 Absetzen der Wurzelspitze.

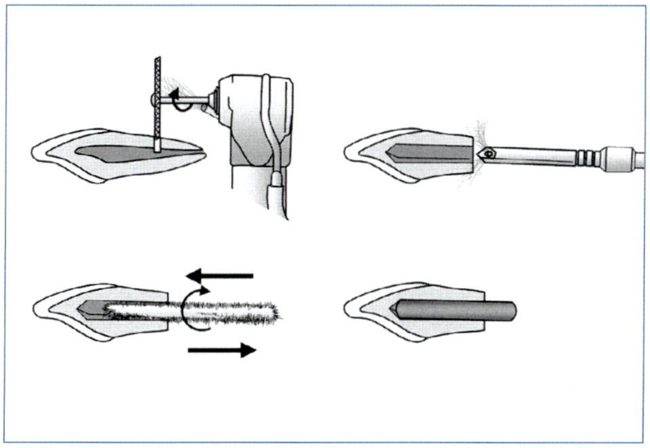

Abb. 4.74 Schema der Behandlung: A: Absetzen der Wurzelspitze, B: Präparation zur Aufnahme eines großvolumigen Stiftes von retrograd, C: Trocknen der retrograden Kavität, D: Zustand nach retrograder Stiftinsertion.

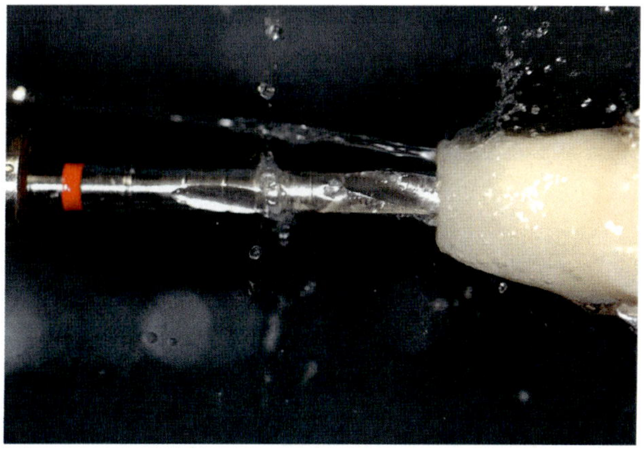

Abb. 4.75 Retrograde Aufbereitung mit Hartmetallbohrer.

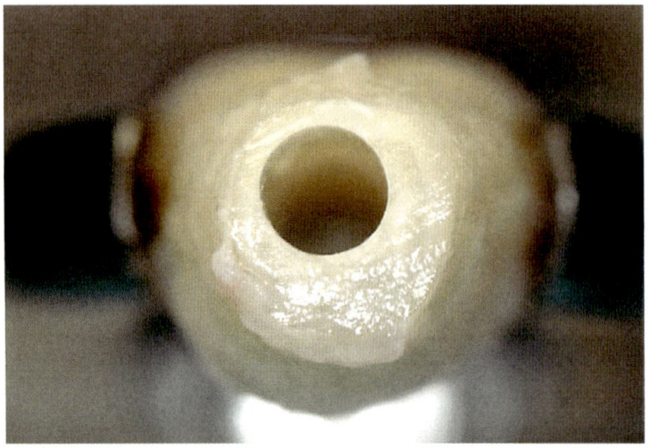

Abb. 4.76 Ergebnis der Aufbereitung.

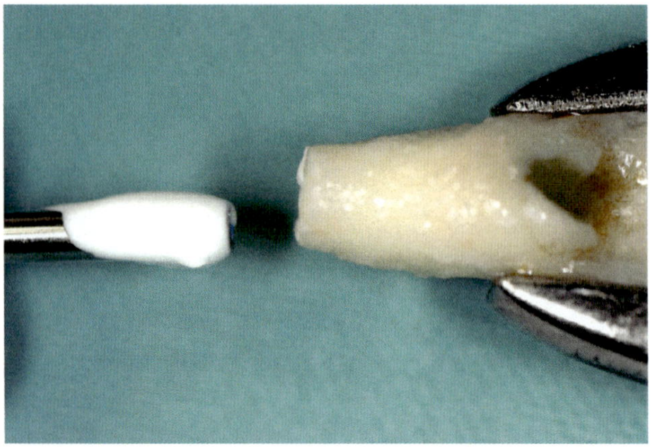

Abb. 4.77 Stiftinsertion.

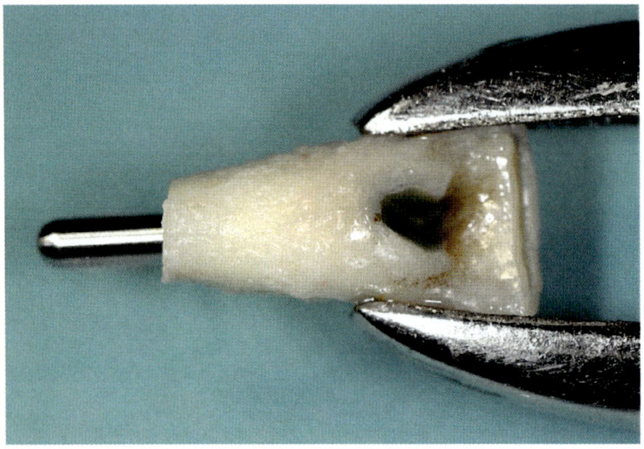

Abb. 4.78 Eingebrachter Stift, Verlängerung des Zahnes auf seine ursprüngliche Wurzellänge.

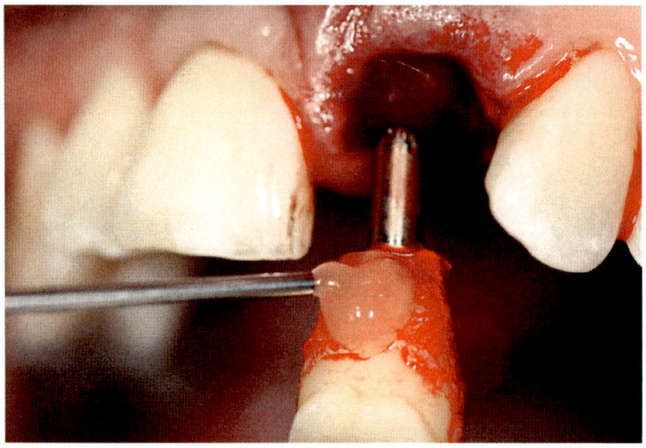

Abb. 4.79 Applikation von Emdogain.

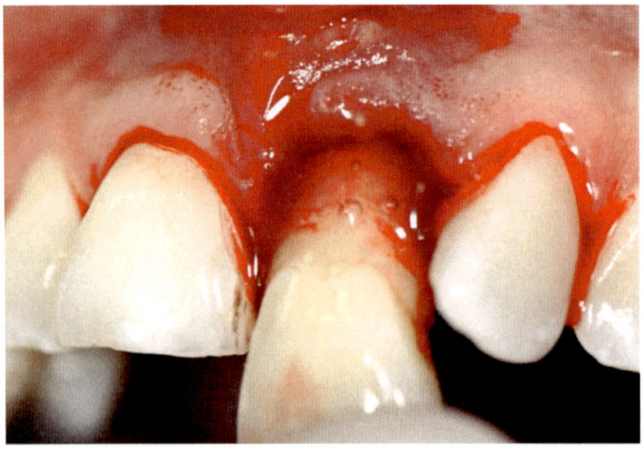

Abb. 4.80 Replantation.

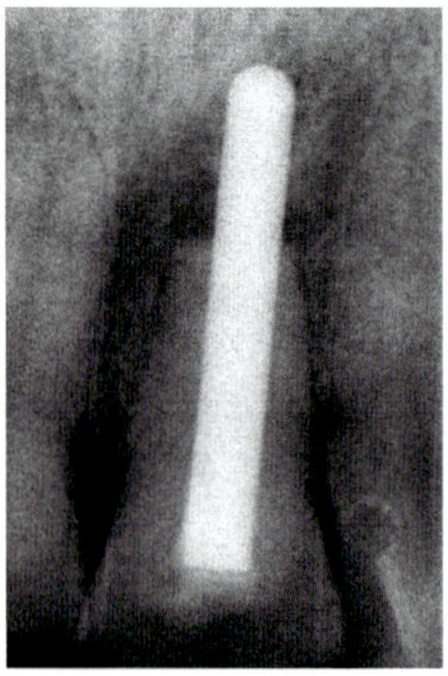

Abb. 4.81 Postoperatives Röntgenbild.

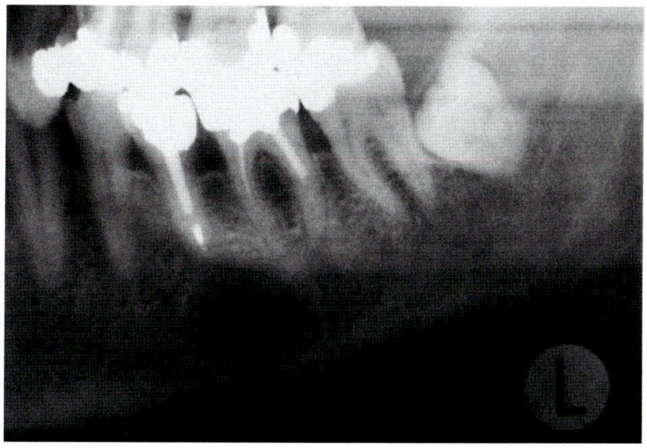

Abb. 4.82 (bis 4.91 gleicher Fall) Ausschnitt Panoramaschichtaufnahme: Radikuläre Zyste ausgehend Zahn 35 nach Wurzelkanalbehandlung und Stiftkrone.

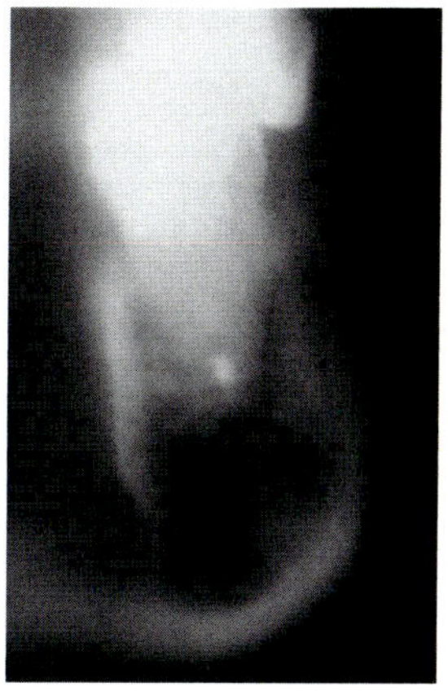

Abb. 4.83 Konventionelle Tomografie (Scanora): Ausdehnung der Zyste apikal des Zahnes 35.

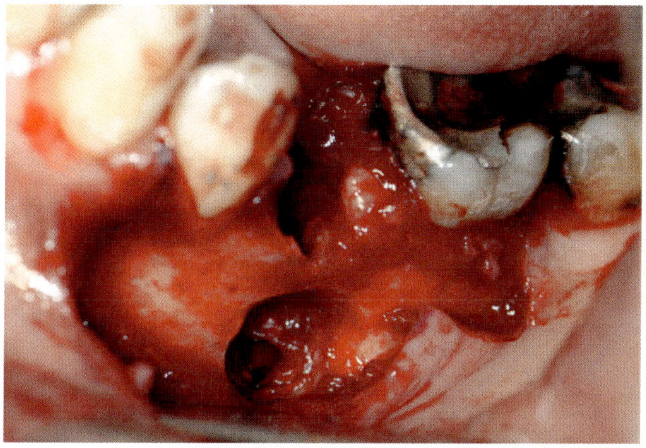

Abb. 4.84 Intraoperativer Situs nach vorsichtiger Zahnentfernung und Zystektomie.

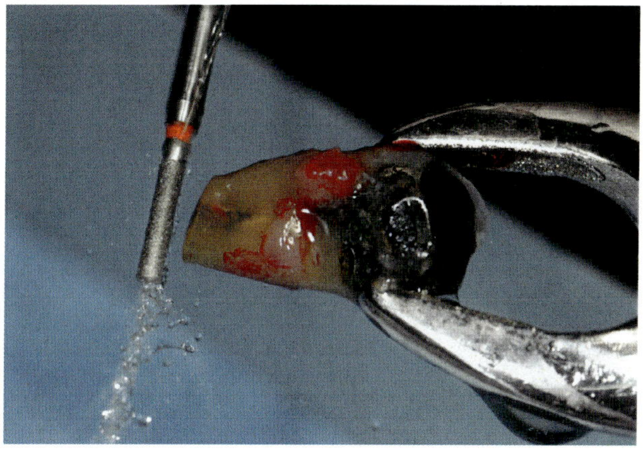

Abb. 4.85 Kürzen des Zahnes mit dem Diamanten.

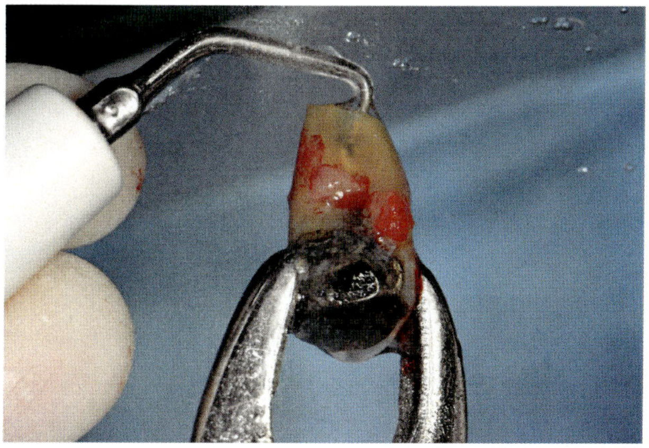

Abb. 4.86 Retrograde Kanalaufbereitung mit Ultraschall.

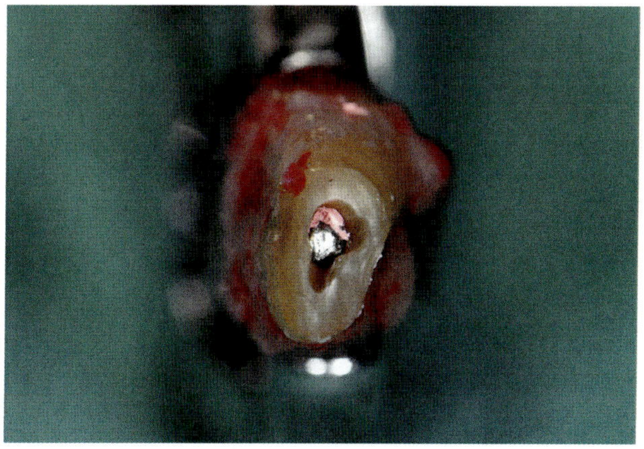

Abb. 4.87 Retrograde Inspektion der aufbereiteten Kavität: Metallstift mit Guttapercha-Wurzelkanalfüllung.

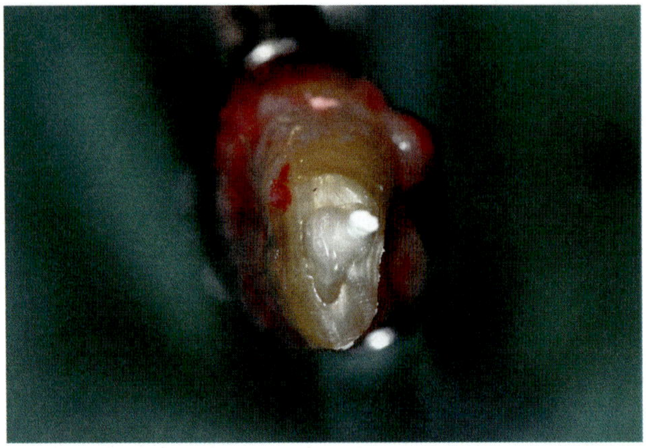

Abb. 4.88 Konditionierung der Kavität mit EDTA.

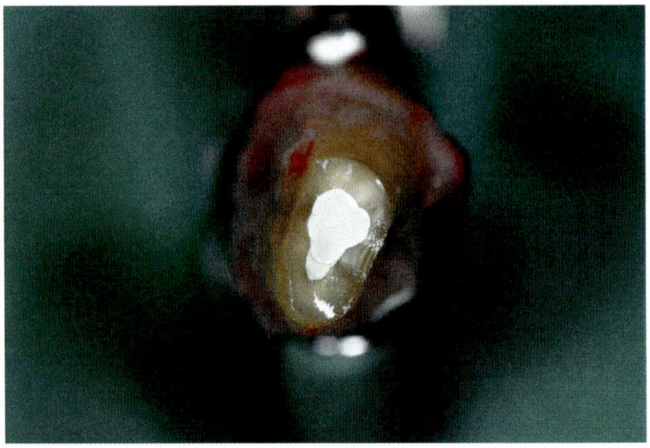

Abb. 4.89 Abschluss der extra-oral eingebrachten retrograden Füllung.

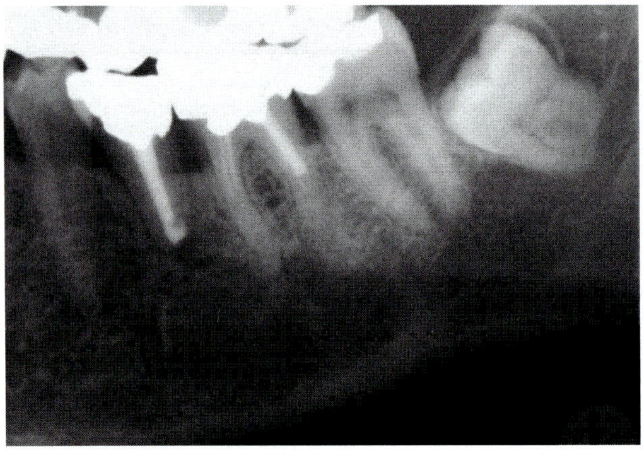

Abb. 4.90 Postoperative Röntgenkontrolle (Ausschnitt Panoramaschichtaufnahme).

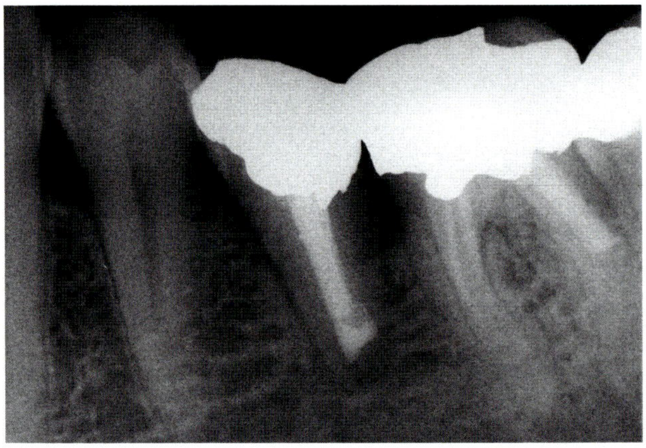

Abb. 4.91 Postoperative Röntgenkontrolle nach einem Jahr (Zahnfilm).

Vor der Replantation wird der Zahn intensiv mit isotoner Kochsalzlösung gespült und für zwanzig bis dreißig Minuten unter regelmäßigem Schwenken im Zellnährmedium der Zahnrettungsbox gelagert. Fünfminütiges Einlegen in eine Tetrazyklinlösung (1 mg Tetrazyklin/20 ml Medium), die Applikation von Schmelzmatrixproteinen (Abb. 4.79) (Emdogain; Straumann, Basel, Schweiz) und eine systemische Gabe von Doxyzyklin oder Tetrazyklin (50 bis 100 mg/d) können die parodontale Regeneration unterstützen.[46] Nach Ausspülen des Koagulums aus der Alveole (Ringerlösung oder Kochsalzlösung) wird der Zahn vorsichtig replantiert (Abb. 4.80). Besonders bei mehrwurzeligen Zähnen kann dies durch eine Wurzeldivergenz erschwert sein; ggf. ist ein erneutes vorsichtiges Dehnen der Alveole (analog zur Zahnentfernung), beispielsweise mit einem Elevatorium, erforderlich. Schließlich erfolgt eine Fixation des zunächst noch gelockerten Zahnes über einen Zeitraum von zwei Wochen. Starre Schienen (Kieferbruchschienen oder Kompositschienen) sind nicht indiziert. Der Zahn kann und sollte umgehend der natürlichen Beanspruchung zugeführt werden. Bei einwurzeligen Zähnen haben sich die Titan-Trauma-Schiene (TTS; Medartis, Basel, Schweiz) und Drahtbogen-Komposit-Schienen bewährt (s. Kap. 6).[22] Bei mehrwurzeligen Zähnen ist in aller Regel eine Fixation mit Nahtmaterial (z. B. Kreuznaht über die Kaufläche mit Fixation in oraler und vestibulär fixierter Gingiva) ausreichend. Die postoperative Röntgenuntersuchung dokumentiert das Operationsergebnis (Abb. 4.81).

4.2.3 Nachsorge und Prognose

Bis zur Entfernung von Naht (eine Woche) bzw. Schiene (zwei Wochen) erfolgen ein bis zwei Kontrolluntersuchungen. Replantierte Zähne sind für etwa vier bis sechs Wochen stärker gelockert als die nicht behandelten Nachbarzähne. Dies ist kein Grund zur Beunruhigung: Bei Desmodont schonender Operationstechnik sinkt der Lockerungsgrad nach spätestens zwei Monaten auf die physiologische Beweglichkeit. Zu weiteren Kontrollen des Einheilungsmodus ist das Periotest-Verfahren (Gulden Medizintechnik, Bensheim) ein wichtiges Hilfsmittel: Normaler physiologischer Zahnbeweglichkeit werden Periotest-Werte von etwa 5 bis 15 zugeordnet, erhöhter Zahnbeweglichkeit Werte von über 20 und ankylotischen Verbindungen zwischen Zahn und Alveolarfortsatz Werte < 1. Die Werte zwischen 0 und 5 sowie zwischen 15 und 20 zeigen in Verlaufskontrollen die Tendenzen in die jeweilige Richtung an. Radiologische Kontrollen sind – bei klinischer Unauffälligkeit – analog der WSR nach einem Jahr indiziert. Die Periotest- und klinischen Untersuchungen sollten im ersten postoperativen Jahr engmaschiger erfolgen.

Die Prognose bezüglich der Vermeidung eines Rezidivs einer *Parodontitis apicalis* hängt grundsätzlich von der Qualität der präoperativen Wurzelkanalfüllung ab. Ein alleiniger retrograder Verschluss ist dazu nicht geeignet.[47,54] Durch die bessere intraoperative Übersicht und die Möglichkeit der Trocknung retrograder Kavitäten ist die Prognose bezüglich einer erfolgreichen Therapie der *Parodontitis apicalis* gut. Desmodontale Läsionen durch die Zahnentfernung sind auch bei schonender Vorgehensweise nicht auszuschließen. Die Gefahr erhöht sich mit Anzahl und Divergenz der Wurzeln. Als Folge kann es im Verlauf der Wiedereinheilung zu unterschiedlichen Einheilungs- und Resorptionsformen kommen, die negativen Einfluss auf die Prognose haben (z. B. infektionsbedingte Resorption, Ersatzgewebsresorption). Die mittlere Funktionsdauer aller intentionell replantierten Zähne wird mit etwa sieben Jahren angegeben:[19,68] Während an Frontzähnen funktionelles Einheilen und hohe Erfolgsraten ausgewiesen sind, zeigen Molaren häufiger Komplikationen, die auch Knochenverlust beinhalten können.[70,71] Dies muss im Vergleich zu anderen möglichen Lösungen (Brücken, Implantation) im Einzelfall abgewogen werden.

4.3 Transplantation

Die Transplantation von Zähnen hat in der Zahnmedizin ihren festen Stellenwert als Alternative zu prothetischen, kieferorthopädischen oder implantologischen Versorgungen. Die biologischen Abläufe nach Zahntransplantation (Revaskularisierung, parodontale Heilung) sind dokumentiert, ebenso die jeweiligen Risikofaktoren für den Misserfolg (Pulpanekrose, infektionsbedingte Wurzelresorption, Ankylose). Zahntransplantationen bieten die Möglichkeit, fehlende oder verloren gegangene Zähne auf biologische Weise zu ersetzen. Als erfolgreiche Zahntransplantate haben sich Weisheitszähne, Prämolaren und Milcheckzähne etabliert.[51] Die Indikation zur Transplantation von Prämolaren und Milcheckzähnen ist nach einem unfallbedingten Zahnverlust gegeben. Daher werden diese Transplantationen im Kapitel 6 (Traumatologie) dargestellt.

4.3.1 Indikationen, Kontraindikationen und Planung

Die Indikation zur Zahntransplantation wird aus folgenden kieferorthopädischen, endodontischen, traumatologischen, parodontologischen und kariologischen Gründen gestellt (s. Tab.4.1) :[36,46,49,64,65,75,76,78,83]

Neben den allgemeinmedizinischen Kontraindikationen, die für alle zahnärztlich-chirurgischen Eingriffe gelten, sprechen fortgeschrittene *Parodontitis marginalis* (grundsätzlich) und Entzündungen in Spender- und Empfängerregion (temporär) gegen eine Transplantation. Die präoperative Planung beinhaltet klinische und radiologische Untersuchungen von Transplantatlager und Transplantat. Voraussetzungen für eine erfolgreiche Therapie sind die Mitarbeit des Patienten, der geeignete Zeitpunkt für die Transplantation, die Auswahl eines in Größe und Form geeigneten Transplantates, günstige Kieferrelationsverhältnisse, ausreichende Platzverhältnisse des Transplantatlagers in allen Dimensionen sowie ein gutes Weichgewebsangebot.[16,20,41,55,77] Steht zu wenig Platz für das Transplantat zur Verfügung, wird eine kieferorthopädische Öffnung der Lücke angestrebt. Ist dies nicht möglich oder nicht erwünscht, können alternativ die Approximalflächen des Transplantats, falls nötig auch der Nachbarzähne, um bis zu 0.5 mm reduziert werden, ohne dass jedoch Dentin freigelegt wird.[5] Zahntransplantationen können prinzipiell einzeitig oder zweizeitig durchgeführt werden. Bei einzeitiger Therapie erfolgen die Konditionierung des Transplantatbetts, die Entnahme des Transplantats und die Transplantation in der gleichen Behandlungssitzung. Bei der zweizeitigen Technik wird zunächst das Transplantatbett geschaffen, einige Tage später wird dann transplantiert.[63,82,86] Der Vorteil dieser Technik wird in der Bildung von Granulationsgewebe durch einsprossende Kapillaren gesehen, welche die Revaskularisierung der Pulpa begünstigen sollen. Nachteilig hingegen ist der zweite Eingriff beim jugendlichen Patienten.[77]

Der Zeitpunkt einer Zahntransplantation richtet sich nach dem Patientenalter (chronologisch/dental), der Indikation sowie der Kooperationsbereitschaft von Patient und Eltern. Bei der mit einer sehr schmalen Indikationsbreite behafteten Transplantation von Zahnkeimen hat der Zeitpunkt der Transplantation Einfluss auf die spätere Entwicklung des Zahnes.[20] Bei einer zu frühen Transplantation, bei der noch keine Wurzelbildung stattgefunden hat, ist das Risiko späterer Schmelzdefekte und einer verminderten Wurzelausbildung groß. Zahnkeime sollten – wenn überhaupt – bei einem Wurzelwachstumsstadium 3 nach *Moorees* (Abb. 4.92) transplantiert werden, das heißt radiologisch sollte mindestens der Ansatz einer Wurzelbildung nachzuweisen sein.[35,58,77,79,80] Bei einem Wurzelwachstumsstadium 4 bis 6 nach *Moorees* wird von einer Zahn-

Tabelle 4.1 Indikationen zur Zahntransplantation

• Früher Zahnverlust durch Karies oder *Parodontitis apicalis*
• Zahnverlust nach Trauma im Wachstumsalter
• Nichtanlage von Zähnen
• Durchbruchsstörung der Eckzähne
• Infektionsbedingte externe Wurzelresorption, Ankylose im wachsenden Kiefer
• Lokalisierte juvenile Parodontitis
• Nicht erfolgreiche Freilegung und Anschlingung eines retinierten Zahnes

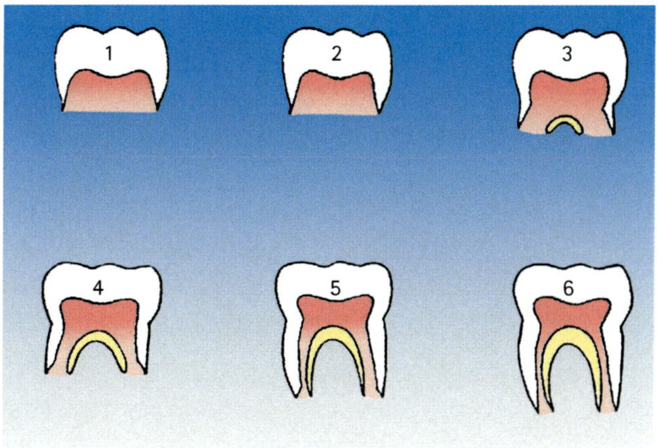

Abb. 4.92 Stadien der Wurzelbildung nach *Moorees* et al. (1963).[58]

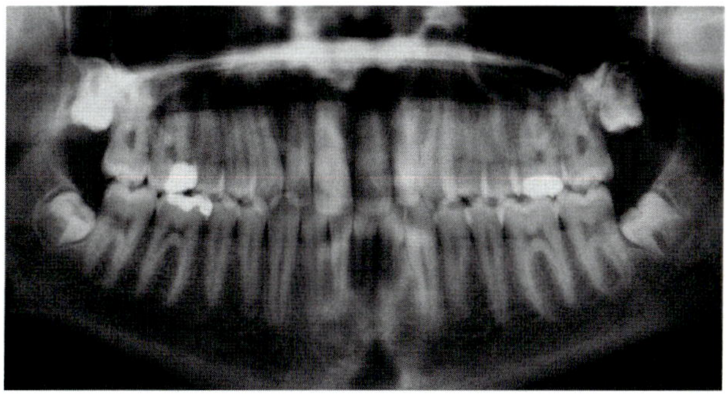

Abb. 4.93 (bis 4.104 gleicher Fall) Panoramaschichtaufnahme nicht erhaltungswürdiger Zahn 16; Zahn 18 ist zur Transplantation vorgesehen.

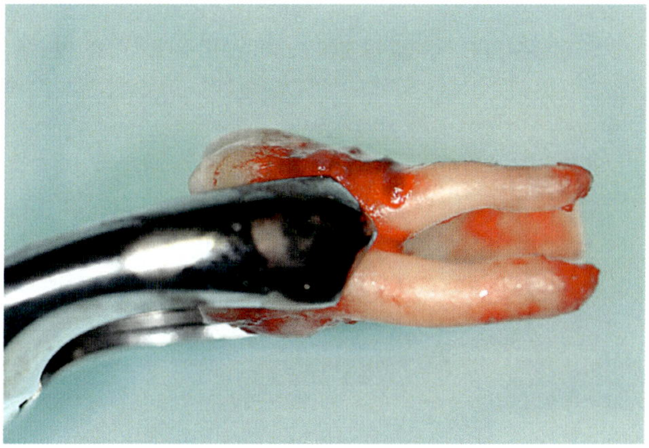

Abb. 4.94 Zahn 16 nach Entfernung von lateral.

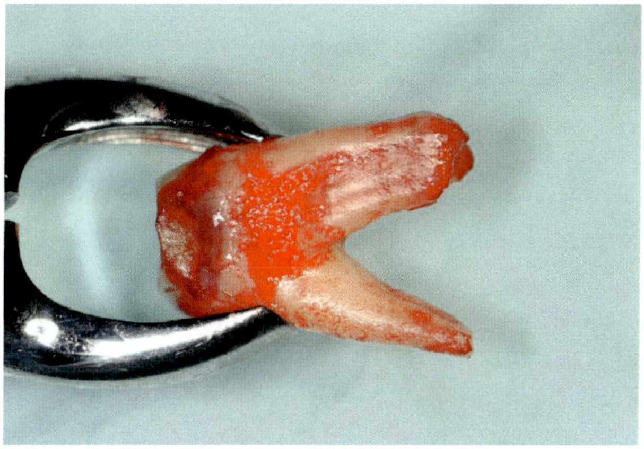

Abb. 4.95 Zahn 16 nach Entfernung von mesial.

transplantation mit nicht abgeschlossenem Wurzelwachstum gesprochen. Bei der Wahl des Transplantationszeitpunkts muss zwischen der Überlebensrate des Transplantats sowie der Regeneration von Pulpa und Parodont unterschieden werden. Während die Überlebensrate nicht wesentlich von den unterschiedlichen Stadien der Wurzelbildung abhängt, zeigt die Wundheilung von Pulpa und Parodont eine Abhängigkeit von diesen Stadien.[5] In Anbetracht dieser Erkenntnisse haben sich prognostisch am günstigsten Transplantationen von Zähnen der Stadien 4 bis 6 erwiesen, was etwa einer Zweidrittel- bis Dreiviertel-Wurzellänge (mit noch weit offenem *Foramen apicale*) entspricht.[5,35]

4.3.2 Technik der Zahntransplantation

Muss vor der Transplantation ein Zahn entfernt werden (Abb. 4.93), sollte dies nach Möglichkeit ohne Osteotomie geschehen (Abb. 4.94, Abb. 4.95). Vorhandenes apikales Entzündungsgewebe muss sorgfältig entfernt werden. Das Transplantatbett sollte mit chirurgischen Fräsen unter entsprechender Kühlung so gestaltet werden, dass zwischen neu geschaffener Alveolenwand und Wurzeloberfläche etwa 0.5 mm und zwischen Alveolenboden und Wurzelspitze etwa 2 bis 3 mm Freiraum entsteht.[77]

Ist die Transplantation eines retinierten Zahnes vorgesehen, wird der Knochen über der Zahnkrone unter größtmöglicher Schonung des Desmodonts bis zur

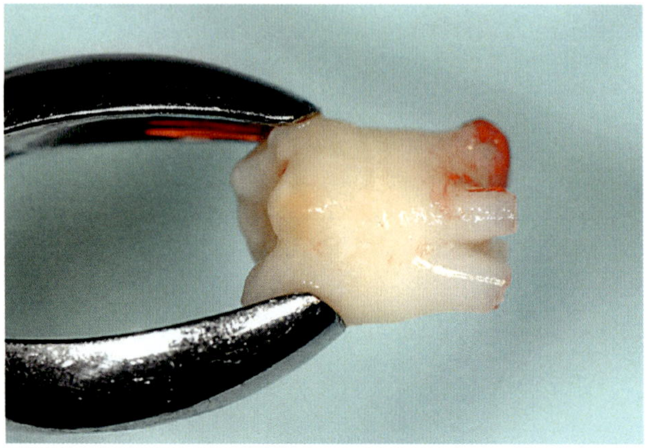

Abb. 4.96 Zahn 18 nach operativer Entfernung von lateral.

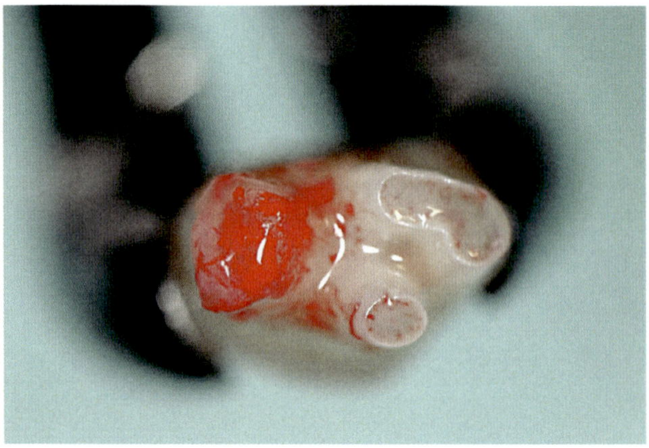

Abb. 4.97 Apikale Ansicht: Zahn 18 nach operativer Entfernung.

größten Zirkumferenz abgetragen. Auf diese Weise kann der Zahn nach vorsichtiger Mobilisation Gewebe schonend entnommen werden.[17,20,77] Besonders Gewebe schonend ist die Osteotomie mittels *Piezo*-Chirurgie.[50] Unter keinen Umständen darf die Wurzeloberfläche tangiert werden (Abb. 4.96, Abb. 4.97): Iatrogene parodontale Defekte verschlechtern die Prognose der Transplantation.[64] Die intraoperative Applikation von Emdogain (Straumann, Basel, Schweiz) reduziert das Risiko einer Ankylose (s. Kap. 6). Wird ein durchgebrochener Zahn transplantiert, unterscheidet sich die Transplantatentnahme im Wesentlichen dadurch, dass das zervikale Parodont mittels Skalpell durchtrennt wird, um die parodontalen und gingivalen Strukturen weitgehend zu erhalten.[5,16,36,63,86]

4.3.3 Besonderheiten der Weisheitszahntransplantation

Die Entnahme des Transplantats erfolgt entsprechend der Vorgehensweise zur operativen Weisheitszahnentfernung, wobei dies unter größtmöglicher Schonung des Zahnes und des Desmodonts geschieht. Bei oberen Weisheitszähnen sollte die Okklusalfläche im Bereich des Zahnhalses des zweiten Molaren liegen, damit das Transplantat Gewebe schonend entnommen werden kann.[5] Ein impaktierter Zahn mit vollständiger Wurzelausbildung ist wegen des hohen Ankylose-Risikos ungeeignet. Als Ersatz eines unteren Molaren stehen in der Regel untere dritte Molaren der ipsilateralen oder kontralateralen Seite (nach Rotation um 180 Grad) zur Verfügung. Alternativ können obere dritte Molaren transplantiert werden. Soll hingegen ein oberer Molar ersetzt werden, kommen grundsätzlich nur obere dritte Molaren infrage.

Für eine erfolgreiche Transplantation ist ein zellphysiologisches Lagerungsmedium für die temporäre extraorale Aufbewahrung von entscheidender Bedeutung. Es ist wichtig, dass der Stoffwechsel der Zellen auf der Wurzeloberfläche des Transplantats (Parodontalfibroblasten, Zementoblasten) optimal aufrechterhalten wird, um einer drohenden Ankylose und damit einem Misserfolg vorzubeugen. Hierfür wird entweder Ringerlactatlösung unter Zusatz eines Antibiotikums oder die Zahnrettungsbox Dentosafe mit ihrem optimierten Zellnährmedium empfohlen.[20,46] Durch eine zusätzliche kurze Lagerung über fünf Minuten in einer Tetrazyklinlösung kann die Wahrscheinlichkeit einer Revaskularisierung der Pulpa erhöht werden.[96] Das Risiko einer Pulpanekrose ist sehr eng mit dem Stadium der Wurzelbildung verknüpft.[2] Daher richtet sich die Indikation zur endodontischen Therapie nach der Wurzelreife zum Zeitpunkt der Transplantation.[46] Zähne mit weitgehend oder vollständig abgeschlossenem Wurzelwachstum haben nach Transplantation ein hohes Pulpanekrose-Risiko.[3] Eine Wurzelkanalbehandlung ist erforderlich, um infektionsbedingte externe Wurzelresorptionen mit drohendem Zahnverlust zu vermeiden.[1] Eine Revaskularisation der Pulpa ist nur bei weit offenem *Foramen apicale* möglich.[5,92] Daher kann in diesen Fällen (Durchmesser größer als 1.3 mm) auf eine endodontische Vorbehandlung zunächst verzichtet werden.[2,46] Ist eine Wurzelkanalbehandlung

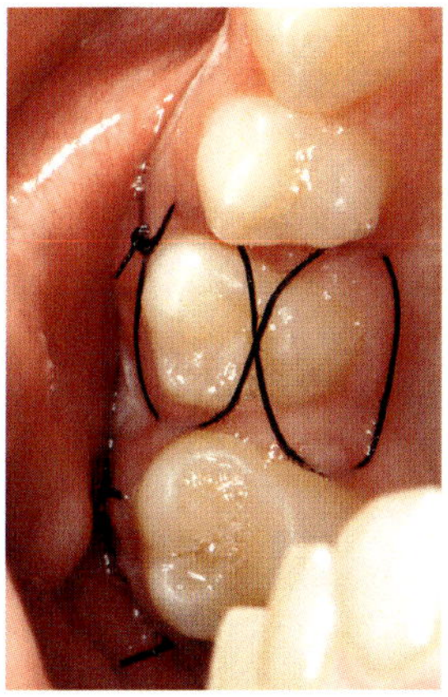

Abb. 4.98 Überkreuzte Nähte zur Transplantatsicherung.

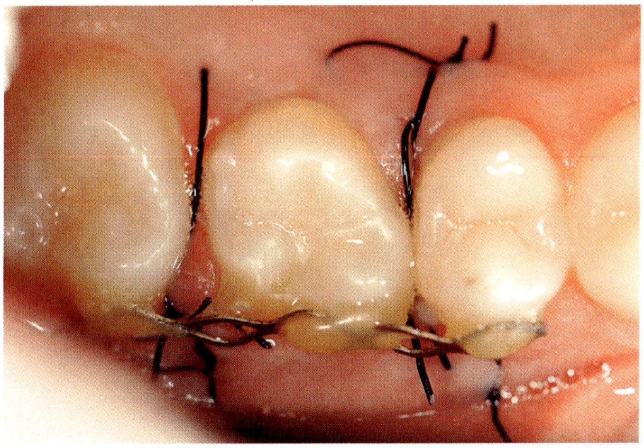

Abb. 4.99 TTS-Schiene zur Transplantatsicherung.

erforderlich, kann diese entweder postoperativ oder bereits während der Transplantation mittels extraoraler Wurzelspitzenresektion und retrograder Stiftinsertion erfolgen.[31,46] Auf diese Weise können endodontische Komplikationen sicher ausgeschlossen werden.[62]

In der Literatur gehen die Meinungen über eine endodontische Behandlung des Transplantats auseinander. Während einige Autoren eine routinemäßige Wurzelkanalbehandlung zur Prophylaxe von infektionsbedingten Wurzelresorptionen nach Pulpanekrose durchführen, wird von anderen eine endodontische Therapie erst dann durchgeführt, wenn klinisch und radiologisch Symptome auftreten.[20,42,46,92]

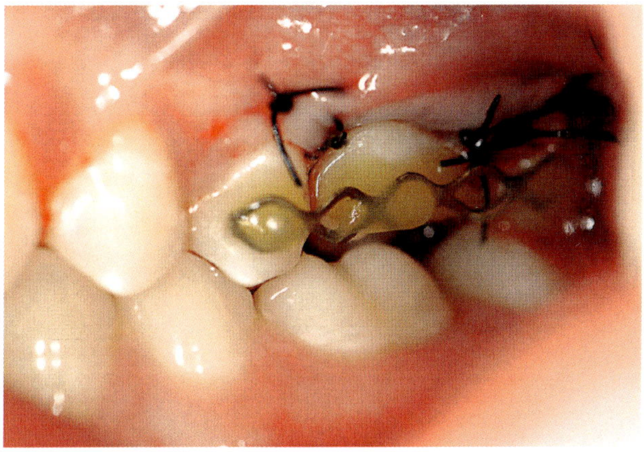

Abb. 4.100 TTS-Schiene, laterale Ansicht.

4.3.4 Schienung

Die Schienung hat Einfluss auf die Regeneration von Pulpa und Parodont. Eine zu starre Immobilisierung erhöht das Ankylose-Risiko.[10,59] Ebenso hat eine starre Schienung negativen Einfluss auf eine mögliche Revaskularisation der Pulpa.[48] Es wird davon ausgegangen, dass begrenzte Bewegungen die Revaskularisierung fördern sowie das Risiko einer Ankylose reduzieren.

Wird nach Transplantation eine weitgehende Primärstabilität erreicht, erfolgt die Fixation durch Gingivahaltenähte oder okklusal überkreuzte Nähte (Abb. 4.98).[33] Ist hingegen keine ausreichende intraoperative Stabilität zu erreichen, wird das Transplantat wie nach Zahntrauma mobil geschient, wodurch eine Reduktion der erhöhten Zahnbeweglichkeit auf physiologische Werte erreicht wird (Abb. 4.99, Abb. 4.100).[46,76] Die Schienung erfolgt entsprechend der klinischen Situation für zwei bis vier Wochen.[1,46] Hierfür hat sich die TTS-Schiene (Medartis, Basel, Schweiz) etabliert: Sie bietet eine ausreichende Festigkeit und gleichzeitig eine physiologische Beweglichkeit des Zahnes bei minimalen Klebeflächen.[46,89,90] Zusätzlich kann eine optimale Mundhygiene – auch des Transplantats – vom ersten postoperativen Tag an durchgeführt werden.[22]

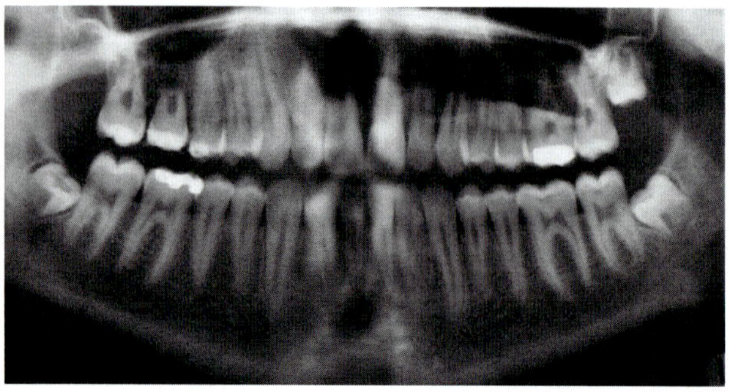

Abb. 4.101 Panoramaschichtaufnahme zwei Wochen postoperativ; 28 an Stelle 26 nicht abgeschlossenes Wurzelwachstum, keine Okklusion, keine Kontaktpunkte.

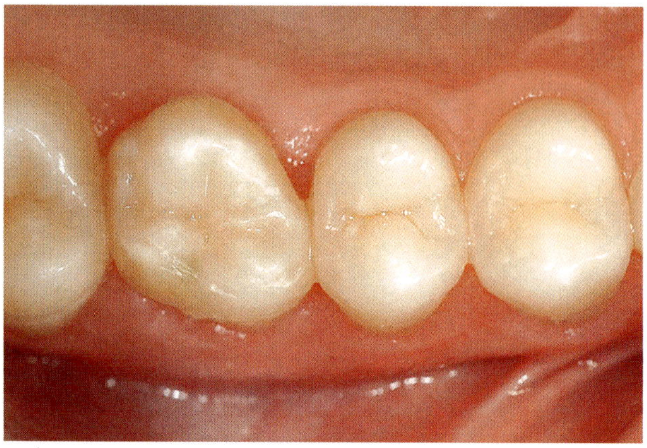

Abb. 4.102 Reizlose Verhältnisse bei funktioneller Heilung okklusal.

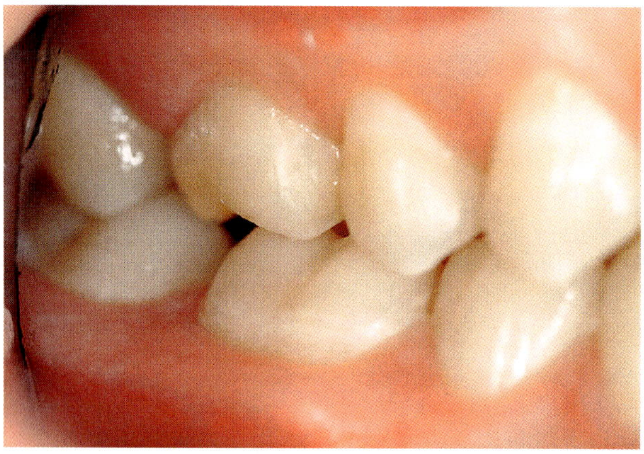

Abb. 4.103 Laterale Ansicht.

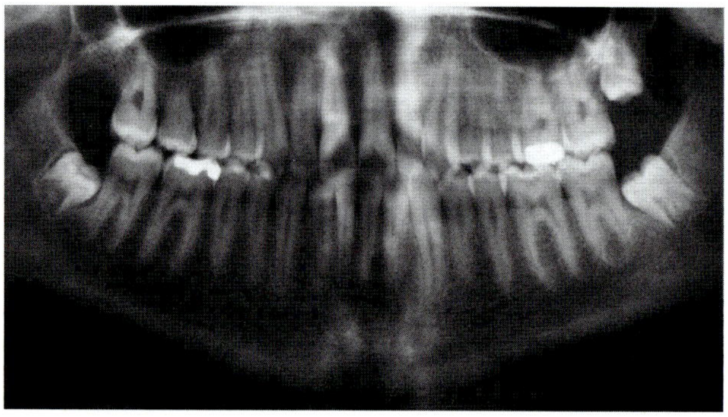

Abb. 4.104 Panoramaschichtaufnahme Jahreskontrolle: Transplantat mit abgeschlossenem Wurzelwachstum und Pulpavitalität.

4.3.5 Nachsorge und Prognose

Bei Verdacht auf größere Schädigung der Wurzeloberfläche während der Zahnentfernung empfiehlt sich eine prophylaktische Antibiotikagabe (Doxyzyklin/Tetrazyklin aufgrund der antiresorptiven Eigenschaften).[21,46]

Engmaschige Kontrollen wie nach Frontzahntrauma, vor allem bei Transplantationen wurzelunreifer Zähne, schließen sich an; dies bedeutet im ersten Jahr monatlich bis vierteljährlich (Abb. 4.101 bis 4.103). Ab dem zweiten Jahr finden die Kontrollen dann jährlich statt (Abb. 4.104).

4.4 Korrektive Chirurgie

Die Begriffe Hemisektion, Prämolarisierung oder Wurzelamputation werden aus endodontologischer Indikation auch als Korrektive Chirurgie zusammengefasst. Interdisziplinär ergänzend werden hier aus prothetischer Indikation die Kronenverlängerung und aus kieferorthopädischer Indikation die Freilegung und Anschlingung retinierter und verlagerter Zähne abgehandelt.

4.4.1 Hemisektion

Hemisektion (Teilung in zwei Hälften) ist eine chirurgische Behandlung ausschließlich mehrwurzeliger Zähne, in erster Linie der Molaren des Unterkiefers, seltener der ersten Prämolaren oder der Molaren des Oberkiefers. Der erkrankte Zahn wird im Bereich der Furkation axial getrennt und eine nicht erhaltungswürdige Wurzel mit dem zugehörigen Kronenanteil entfernt (Abb. 4.105).

Die Indikation zur Hemisektion ist gegeben, wenn eine Wurzel eines Molaren des Unterkiefers nicht erhalten werden kann (Abb. 4.106, Abb. 4.107). Beispiele hierfür sind *Parodontitis apicalis* an einer der Wurzeln nach endodontischer Behandlung und ggf. erfolgloser Revision in Kombination mit *Parodontitis marginalis profunda* (ansonsten ist eine Wurzelspitzenresektion die Therapie der Wahl), Wurzelkaries, sodass im Bereich einer Wurzel ein konservierender oder prothetischer Randschluss nicht zu erzielen ist, subgingivale Perforation einer der Wurzeln mit nachfolgend auftretenden Beschwerden oder radiologischen Verände-

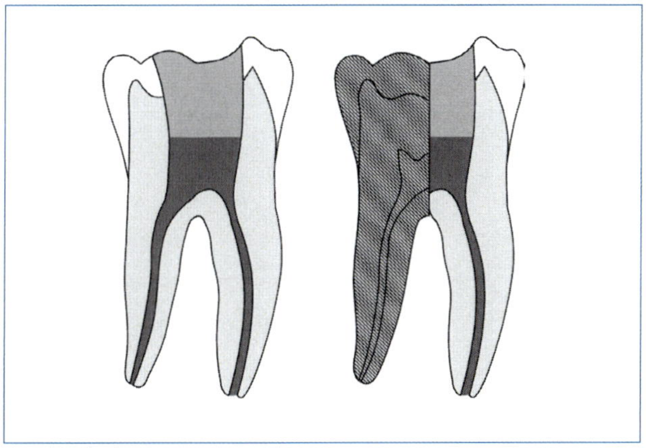

Abb. 4.105 Hemisektion; links: Ausgangssituation; rechts: Zustand nach axialer Teilung des Zahnes und Entfernung der nicht erhaltungswürdigen Wurzel.

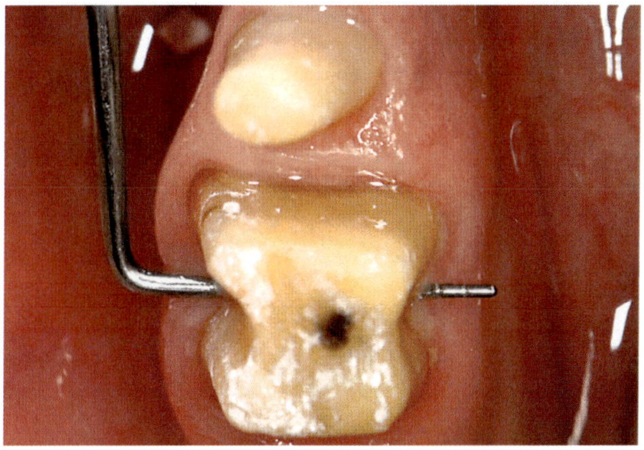

Abb. 4.106 (bis 4.112 gleicher Fall) Indikation zur Hemisektion von 46 zur Beseitigung des Furkationsbefalls (Grad 3).

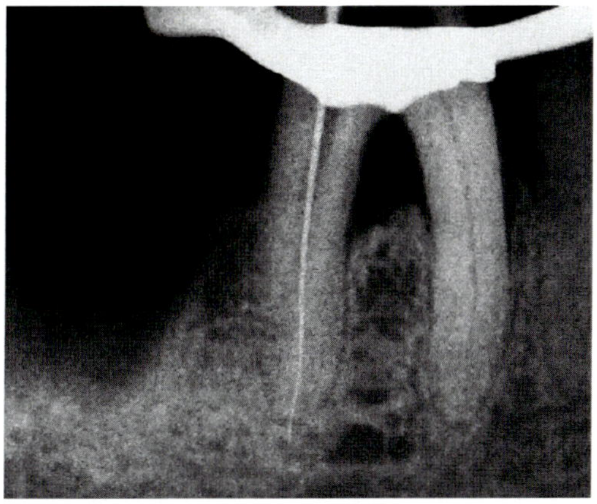

Abb. 4.107 Zahnfilm: Wurzelkanalbehandlung des distalen Kanals.

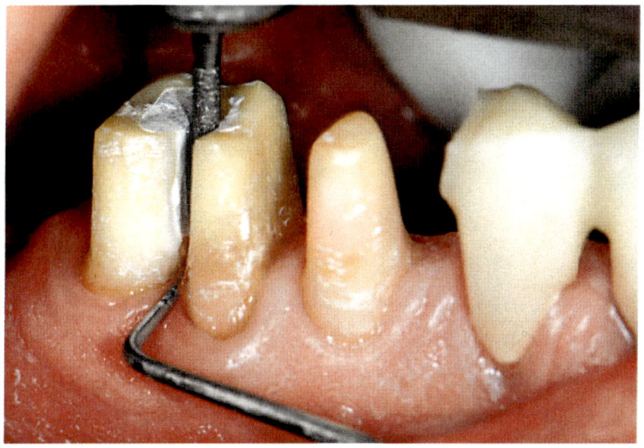

Abb. 4.108 Hemisektion mit Diamantbohrer; Schutz der Gingiva mittels der Parodontalsonde.

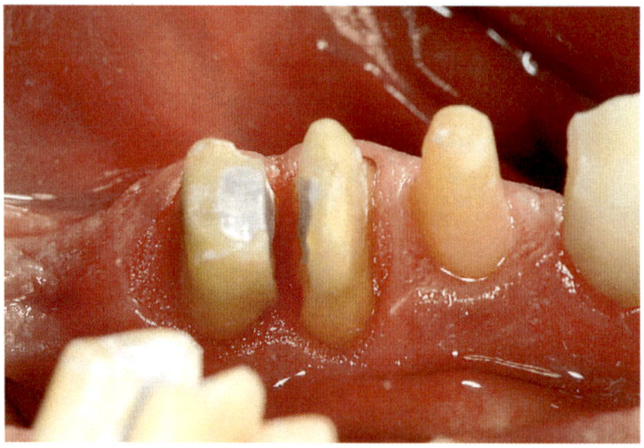

Abb. 4.109 Beendigung der Hemisektion, keine Gingivaläsion.

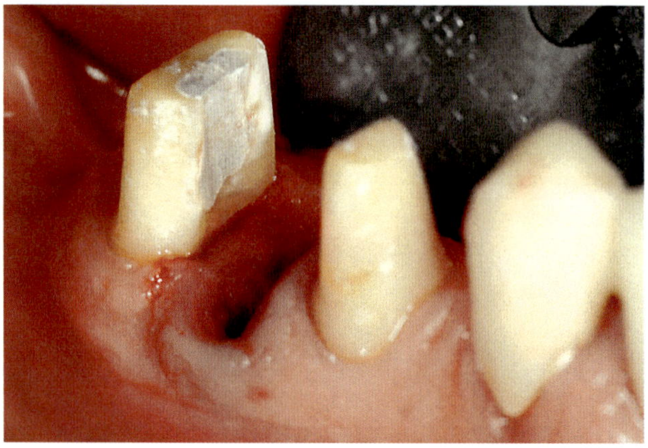

Abb. 4.110 Zustand nach Entfernung der mesialen Wurzel 46.

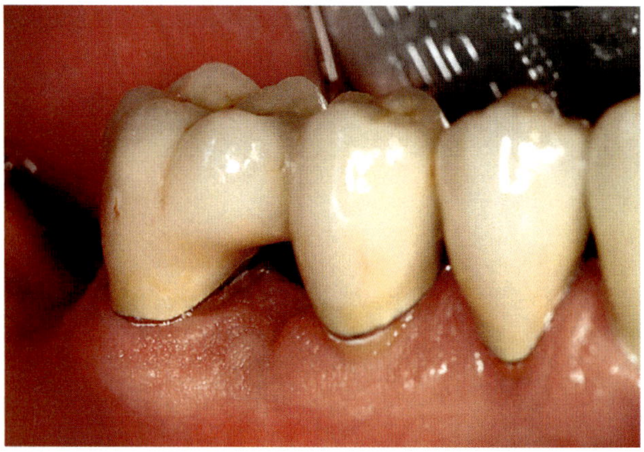

Abb. 4.111 Definitive Versorgung.

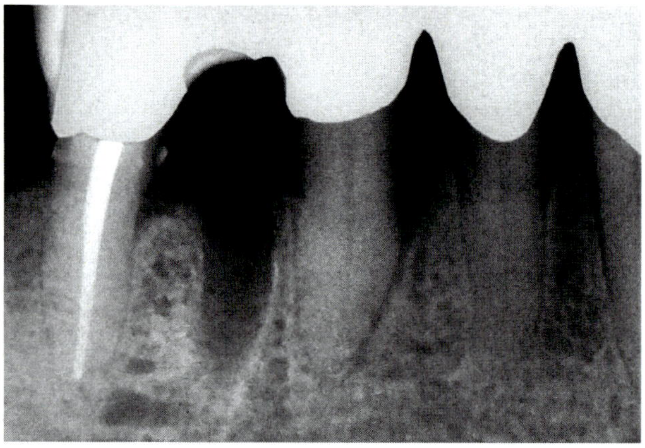

Abb. 4.112 Zahnfilm nach einem Jahr.

rungen (z. B. Wurzelresorptionen) oder ausgeprägte *Parodontitis marginalis* an einer der Wurzeln bis hin zur Wurzelspitze. Die andere Wurzel ist jedoch erhaltungswürdig und definitiv endodontisch behandelt.

Nach entsprechender Lokalanästhesie und Zahnfleischrandschnitt unter Einbeziehung der Nachbarparodontien und Entlastungsschnitten ins Vestibulum wird der *Limbus alveolaris* freigelegt. Dies ermöglicht eine bessere intraoperative Übersicht. Zuvor sollten sämtliche metallischen Füllungsmaterialien aus dem Zahn entfernt und durch Aufbaufüllungen ersetzt worden sein. Zum Trennen des Zahnes eignet sich ein langer Diamantbohrer mit Hohlkehlform (Abb. 4.108).[72] Die Behandlung darf nicht mit der Turbine durchgeführt werden: Der Einsatz von Luft-Wassergemischen zur Kühlung kann zu Embolien und Emphysemen führen.[45,61] Eine intensive Kühlung mit steriler isotoner Kochsalzlösung ist unverzichtbar. Der Ansatz des Bohrers erfolgt von bukkal und wird nach lingual geführt. Der linguale Knochen und das Knochenseptum sollten geschont werden. Die linguale Schleimhaut darf nicht verletzt oder gar perforiert werden (Abb. 4.109). Die nicht erhaltungswürdige Wurzel wird mit einer Prämolarenzange oder einem Hebel Gewebe schonend entfernt. Die Teilungsstelle an der verbleibenden Wurzel wird so korrigiert, dass die Krone ohne Absatz in die Wurzel übergeht (Abb. 4.110).[53,61,72] Es empfiehlt sich, unter der optimierten intraoperativen Übersicht die Präparationsgrenze für die spätere Restauration im Bereich der Zahntrennung anzulegen. Die weitere Präparation sollte jedoch erst nach Abheilen der offenen Alveole erfolgen. Diese wird mit Kochsalzlösung

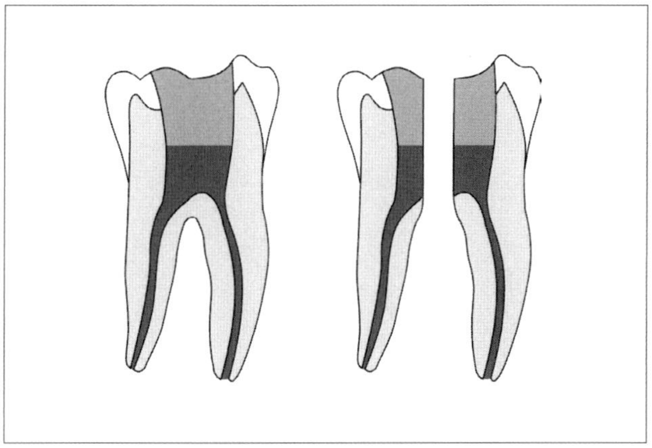

Abb. 4.113 Prämolarisierung; links: Ausgangssituation; rechts: Zustand nach axialer Teilung unter Erhalt beider Wurzeln.

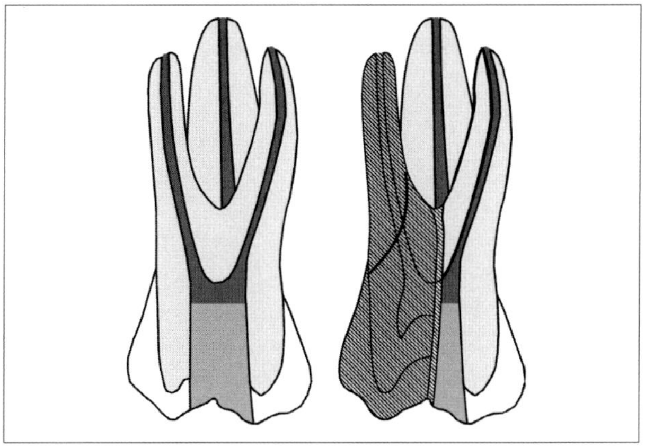

Abb. 4.114 Wurzelamputation in vestibulärer Aufsicht; links: Ausgangssituation; rechts: nach axialer Separation und Entfernung der distobukkalen Wurzel, fakultativ mit entsprechendem Kronenanteil.

gespült, um versprengte Zahnhartsubstanzsplitter zu entfernen. Schließlich wird der Mukoperiostlappen reponiert und mit Nähten fixiert. Vor Beginn der endgültigen prothetischen Weiterbehandlung sollte die Epithelisierung weitgehend abgeschlossen sein (Abb. 4.111). Dies bedeutet, dass definitiver festsitzender Zahnersatz frühestens nach einem Zeitraum von sechs bis acht Wochen angefertigt werden sollte (Abb. 4.112).[61]

Einer postoperativen Wundkontrolle am zweiten Tag *post operationem* folgt die Nahtentfernung nach einer Woche. Die Prognose nach Hemisektion ist gut, wenn die endodontische Behandlung an der verbleibenden Wurzel erfolgreich ist und die parodontale Situation stabilisiert werden kann. Wichtig für die Prognose ist die Planung und Durchführung des Zahnersatzes.

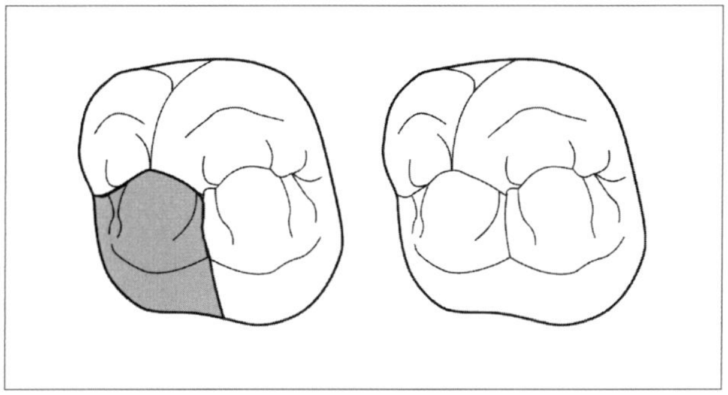

Abb. 4.115 Wurzelamputation in okklusaler Aufsicht; links: Ausgangssituation; rechts: nach axialer Separation und Entfernung der distobukkalen Wurzel mit gleichzeitiger Entfernung des zugehörigen Kronenanteils.

4.4.2 Prämolarisierung

Prämolarisierung bezeichnet eine spezielle Form der Hemisektion. Auch hier erfolgt ein axiales Teilen der Molaren des Unterkiefers; beide Wurzeln sind jedoch erhaltungswürdig. Ein Molar wird auf diese Weise durch Längsteilung zu zwei „Prämolaren“ umgestaltet (Abb. 4.113).

Die sehr seltene Indikation zur Prämolarisierung ist gegeben, wenn ein Molar des Unterkiefers im Bereich des interradikulären Septums so erkrankt ist, dass dies parodontologisch nicht behandelt werden kann. Das chirurgische Vorgehen entspricht dem bei Hemisektion, beide Wurzeln verbleiben aber *in situ*.

4.4.3 Wurzelamputation

Die Wurzelamputation ist eine axiale Teilung drei- und mehrwurzeliger Molaren des Oberkiefers. Ebenso wie bei der Hemisektion wird eine nicht erhaltungswürdige Wurzel mitsamt dem zugehörigen Kronenabschnitt (oder alternativ ohne) entfernt (Abb. 4.114, Abb. 4.115).[60]

Die Wurzelamputation ist selten indiziert, wenn eine Wurzel eines Zahnes so erkrankt ist, dass diese nicht erhalten werden kann. Die anderen Wurzeln sind jedoch erhaltungswürdig und erfolgreich endodontisch zu behandeln; klinische oder radiologische pathologische Veränderungen im Sinne einer *Parodontitis apicalis* liegen nicht vor.

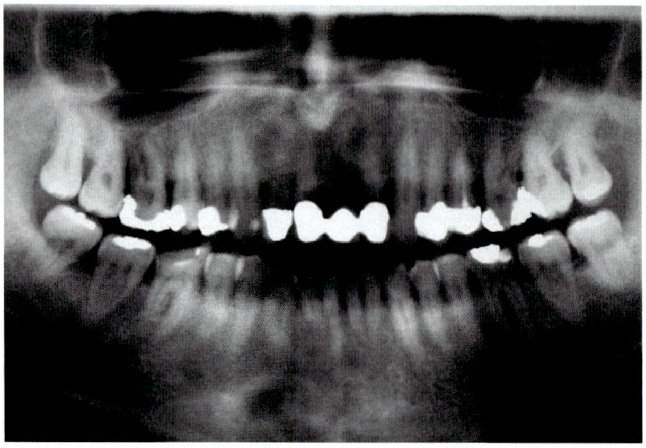

Abb. 4.116 bis 4.127 gleicher Fall) Röntgenbefund bei Aufnahme des Patienten.

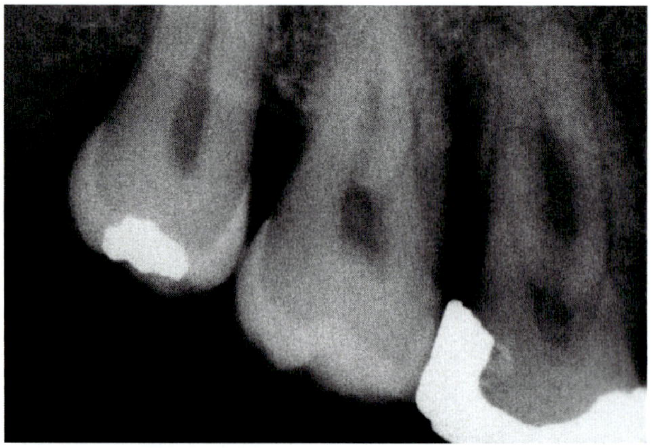

Abb. 4.117 Diagnostische Aufnahme der Molaren im rechten Oberkiefer: Neben vornehmlich horizontalem Knochenabbau weist die interradikuläre Osteolyse bei Zahn 16 auf einen (durchgängigen) Furkationsbefall hin.

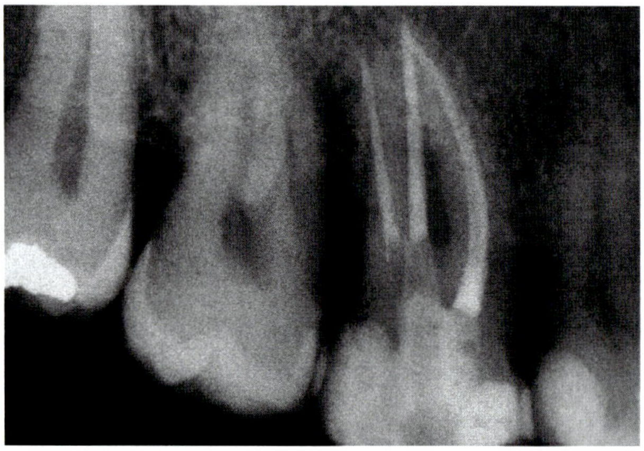

Abb. 4.118 Kontrollaufnahme nach Abschluss der Wurzelkanalbehandlung, Insertion eines Glasfaserstiftes in den palatinalen Kanaleingang und Aufbaufüllung.

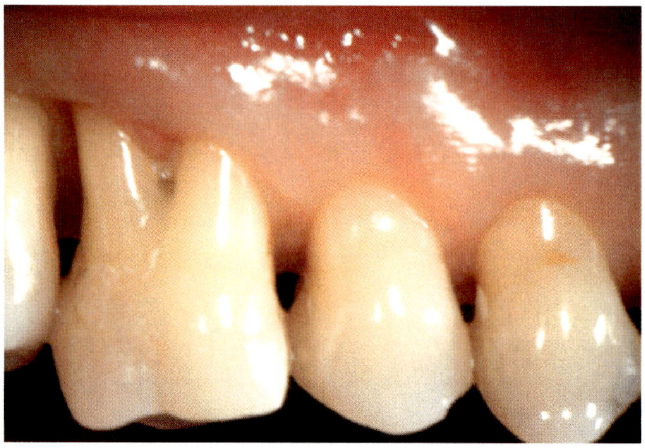

Abb. 4.119 Klinische Situation im rechten Oberkiefer 16 Monate nach *deep scaling*.

Das chirurgische Vorgehen entspricht im Wesentlichen dem von Hemisektion und Prämolarisierung. Nach Anästhesie und Präparation eines Mukoperiostlappens wird die zu entfernende Wurzel von den erhaltungswürdigen getrennt. Die nicht erhaltungswürdige Wurzel wird mitsamt dem zugehörigen Kronenanteil entfernt. Das Glätten eventuell bestehender Kanten oder Überhänge mit anschließender Definition der Präparationsgrenze im Bereich der Zahnteilung schließt sich an. Die weitere Präparation sollte jedoch erst nach Abheilen der Alveole erfolgen. Diese wird zunächst ausgiebig mit steriler isotoner Kochsalzlösung gespült, um versprengte Zahnhartsubstanzsplitter zu entfernen. Schließlich wird der Mukoperiostlappen replatziert und mit Nähten fixiert (Abb. 4.116 bis 4.127).

Eine andere Möglichkeit der Wurzelamputation besteht im Belassen des zugehörigen Kronenanteils als „balkonartiger" Überstand nach horizontaler Trennung und operativer Entfernung der nicht erhaltungswürdigen Wurzel. Ein solcher Überstand der Zahnkrone wird jedoch als unphysiologisch und instabil angesehen.[45] Auch könnten sich ggf. parodontologische Probleme ergeben. Bei bestehendem und nicht erneuerungsbedürftigem festsitzendem Zahnersatz (z. B. innerhalb eines Brückenverbandes) ist diesem Verfahren jedoch der Vorzug zu geben (Abb. 4.128 bis 4.132). Die Prognose wird wie nach Hemisektion im Wesentlichen durch den Erfolg der endodontischen Behandlung an den verbleibenden Wurzeln und die definitive prothetische Versorgung bestimmt. Ist eine prothetische

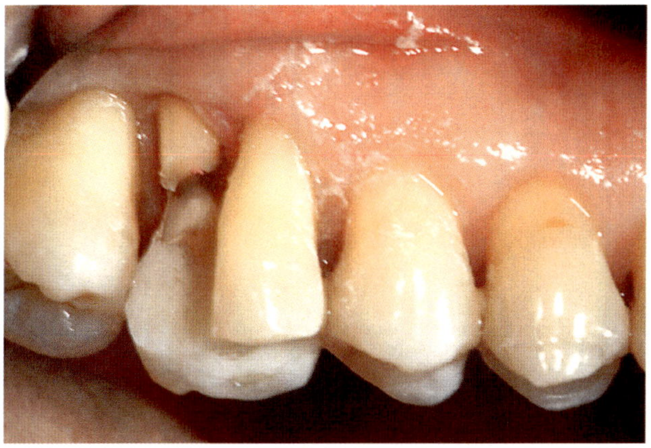

Abb. 4.120 Der zur distobukkalen Wurzel gehörende Kronenanteil wurde abgetragen und bereits dadurch die Wurzel vom übrigen Zahn weitestgehend getrennt.

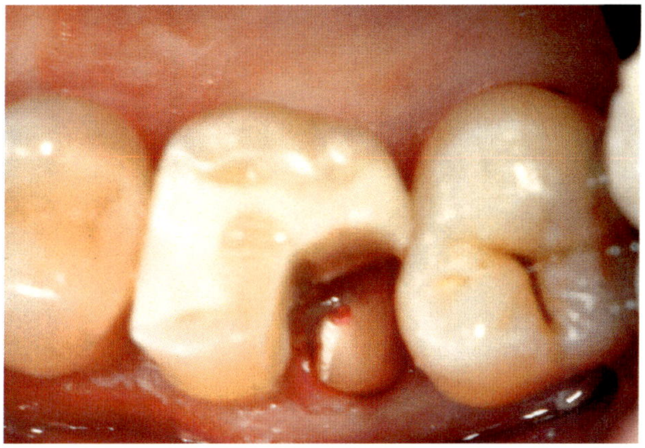

Abb. 4.121 Situation unmittelbar vor vollständiger Separation der Wurzel von okklusal.

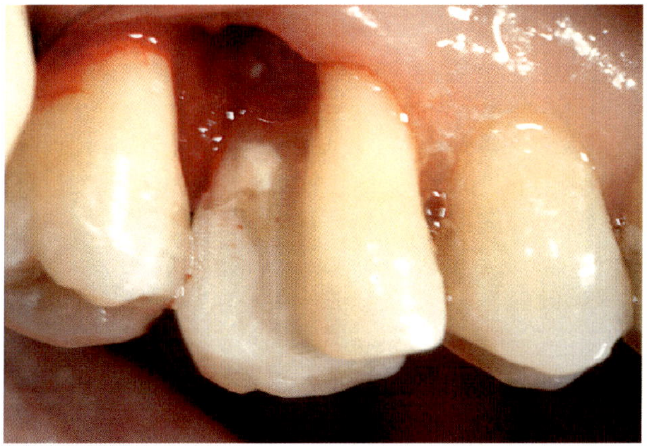

Abb. 4.122 Klinische Situation nach Amputation und Entfernung der distobukkalen Wurzel; Ansicht von bukkal.

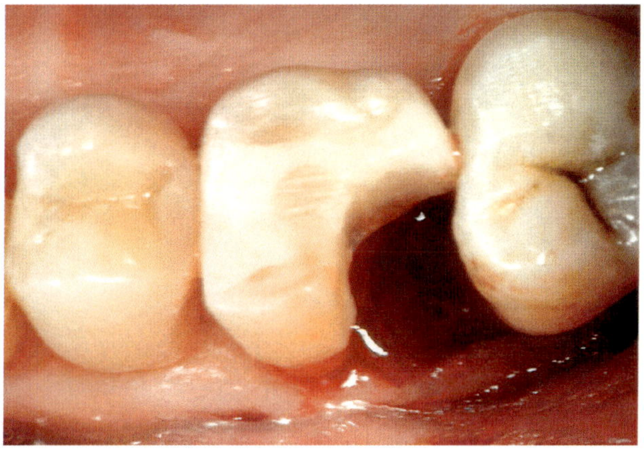

Abb. 4.123 Klinische Situation nach Amputation und Entfernung der distobukkalen Wurzel; Ansicht von koronal.

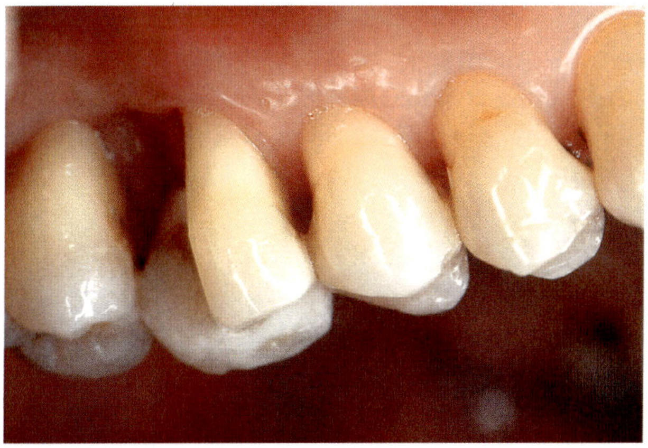

Abb. 4.124 Kontrolle nach einem Monat; Ansicht von bukkal.

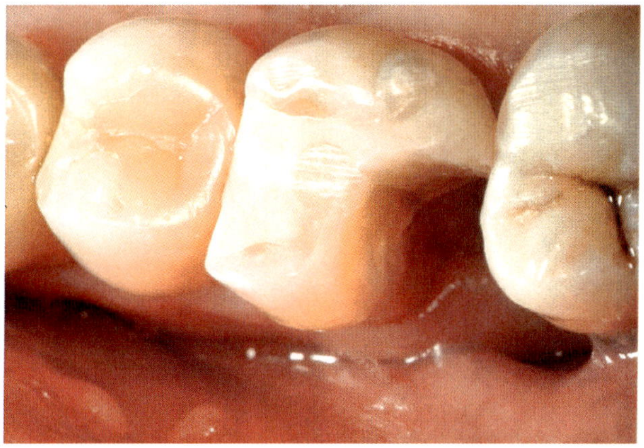

Abb. 4.125 Kontrolle nach einem Monat; Ansicht von koronal.

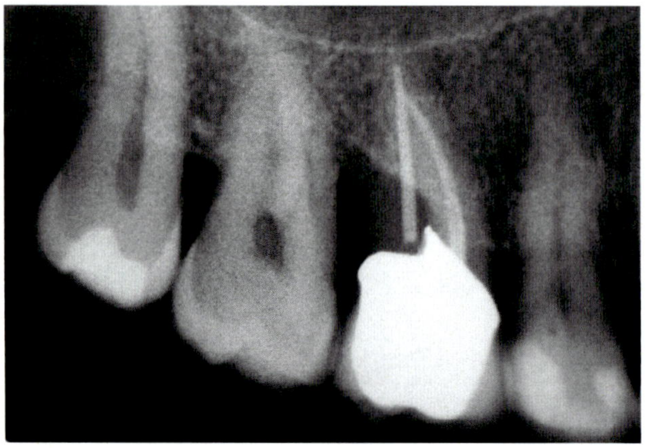

Abb. 4.126 Röntgenologischer Befund nach fünf Jahren.

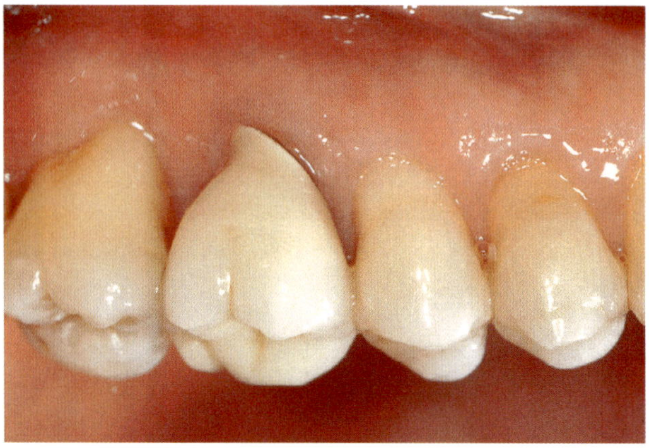

Abb. 4.127 Klinische Situation fünf Jahre nach Wurzelamputation und Überkronung von Zahn 16.

Behandlung erforderlich (nach Mitentfernen des zugehörigen Kronenanteils), sollte ein Zeitraum von mindestens sechs bis acht Wochen abgewartet werden. Wurde der zugehörige Kronenanteil aufgrund einer ausreichenden prothetischen Versorgung belassen, schließen sich nach der Nahtentfernung lediglich klinische Kontrollen an.

4.4.4 Kronenverlängerung

Die Kronenverlängerung ist eine kleine chirurgische Maßnahme, um einen noch erhaltungswürdigen Zahn mit verminderter Kronensubstanz prothetisch verwenden zu können (Abb. 4.133). Nach schonender Freilegung wird zirkulär um den Zahnhals der Knochen mit der Kugelfräse auf das gewünschte Niveau reduziert (Abb. 4.134). Es sollte kein „Krater" präpariert werden, sondern eine Ebene, ohne die Kortikalis zu durchbrechen. Entfernung und Wurzelglättung der Parodontalfasern erfolgen zur Vermeidung von Knochenrückbildung auf das Ausgangsniveau. Nachteil dieser Methode ist die bewusste Opferung von Knochengewebe, welches bei einer allfälligen späteren Implantation fehlen wird.

4.4.5 Freilegung

Die kombiniert chirurgisch-kieferorthopädische Einordnung von Zähnen hat sich nicht nur bei Kindern und Jugendlichen, sondern auch bei Erwachsenen bewährt.[34] Der chirurgische Teil der Behandlung wird traditionell auch als Freilegung und Anschlingung bezeichnet. Der Begriff kommt aus einer Zeit, in der freigelegte Zähne tatsächlich noch mit Draht „angeschlungen" werden mussten, da noch keine Säureätz-Adhäsivtechnik zur Verfügung stand. Da nach Ansicht der Autoren noch kein besserer Ausdruck gefunden wurde, wird im Weiteren die traditionelle Bezeichnung synonym für die Adhäsivtechnik verwendet. Grundsätzlich können alle Zähne freigelegt und angeschlungen werden. In der Praxis sind die Eckzähne des Oberkiefers und seltener die Prämolaren des Unterkiefers betroffen. In Einzelfällen führen vorgelagerte Odontome zur Retention bleibender Zähne.

Die Lagebestimmung des freizulegenden Zahnes legt den Ort des operativen Zuganges (vestibulär/palatinal resp. bukkal/lingual) fest. Nach klinischer Inspektion (Abb. 4.135) und Palpation sowie Anfertigung einer Übersichtsaufnahme (Panoramaschichtaufnahme) (Abb. 4.136) ist in der Regel eine weitere radiologische Untersuchung erforderlich. Die parallaktische Verschiebung und axiale Aufbissaufnahmetechniken werden heute durch tomografische Verfahren ergänzt bzw. abgelöst (konventionelle und digitale Tomografie (Abb. 4.137), Computertomografie, digitale Volumentomografie).

Die chirurgische Freilegung und Anschlingung insbesondere retinierter und verlagerter Eckzähne des Oberkiefers ist eine Erfolg versprechende Vorbereitung zur korrekten nachfolgenden kieferorthopädischen Einordnung in die Zahnreihe. Die operative Entfernung verlagerter Eckzähne ist nur dann indiziert, wenn die kieferorthopädische Einordnung fraglich oder nicht möglich ist. Gründe können fortgeschrittenes Lebens-

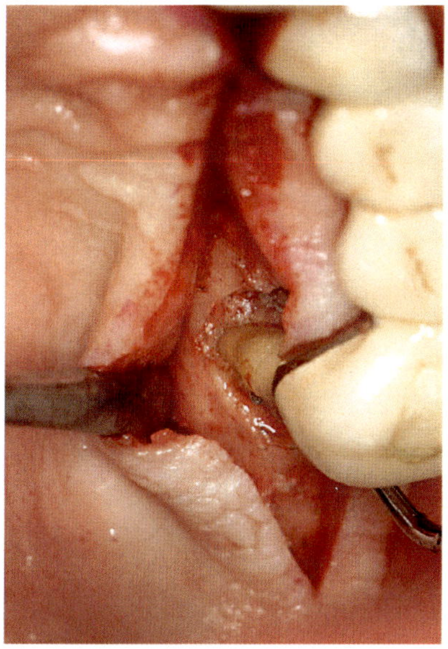

Abb. 4.128 (bis 4.132 gleicher Fall) Amputation der palatinalen Wurzel von 26 (Brückenpfeiler).

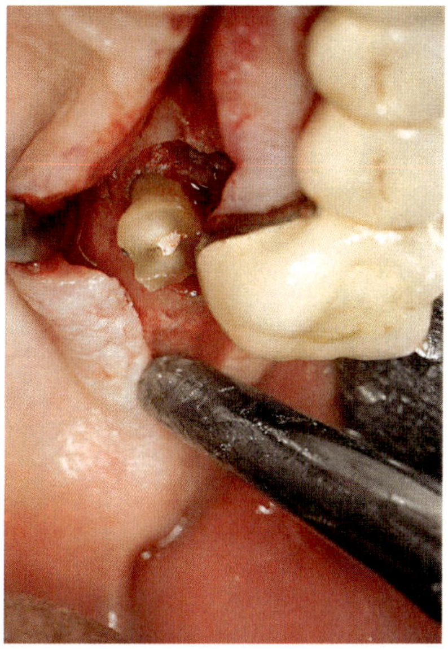

Abb. 4.129 Abgetrennte und mobilisierte Wurzel.

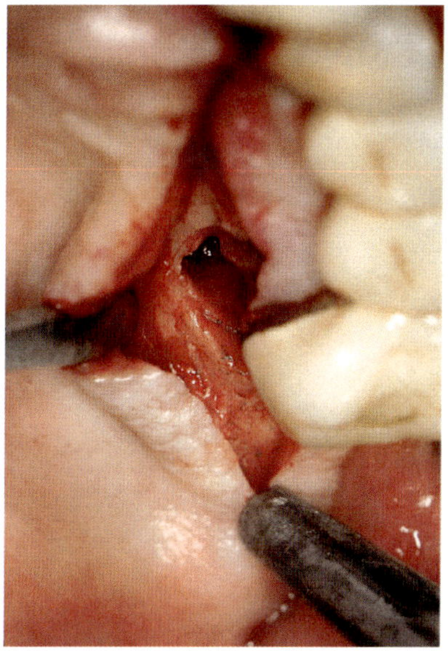

Abb. 4.130 Exkochleierte Alveole.

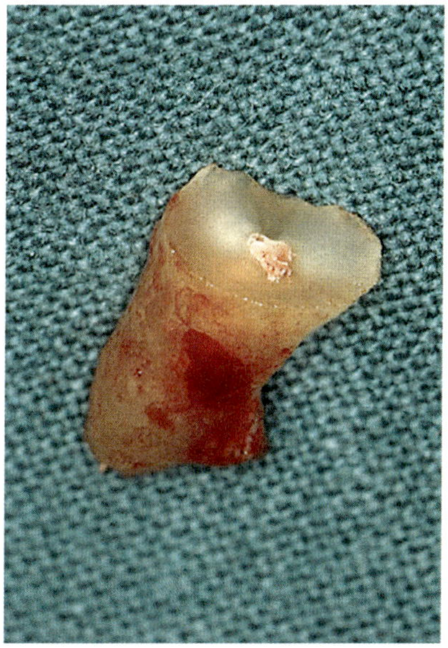

Abb. 4.131 Palatinale Wurzel von 26 mit lateralem Granulationsgewebe.

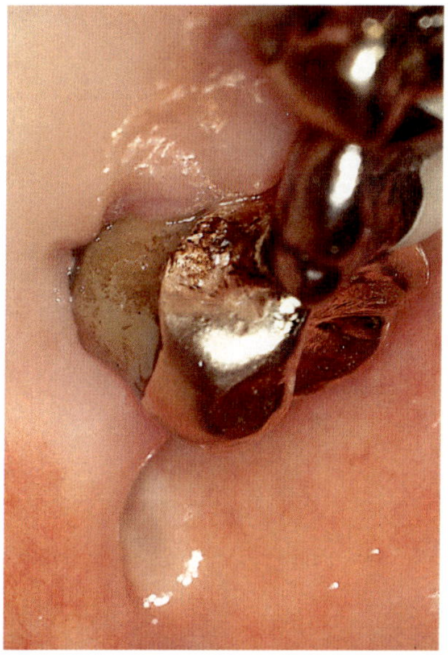

Abb. 4.132 Klinische Kontrolle sechs Wochen postoperativ.

alter, extreme Verlagerung, totaler Platzverlust im Bereich der Eckzähne, Formanomalien des Eckzahnes sowie eine ablehnende Haltung des Patienten gegenüber der Operation oder einer (möglicherweise länger dauernden) kieferorthopädischen Behandlung sein. Eine der wichtigsten klinischen Voraussetzungen für die Einordnung eines Eckzahnes ist die präoperative Schaffung ausreichender Platzverhältnisse.[39]

Die alleinige Exzision der den Eckzahn bedeckenden Weichgewebe ist nur dann indiziert, wenn sich die Krone klinisch in durchbruchsnaher Position abzeichnet.[26] Es können durch eine Exzision ungünstige parodontale Verhältnisse entstehen; die vestibuläre keratinisierte Gingiva wird meist sehr schmal und erreicht oft nicht die gewünschte Breite von mindestens zwei Millimetern.[73]

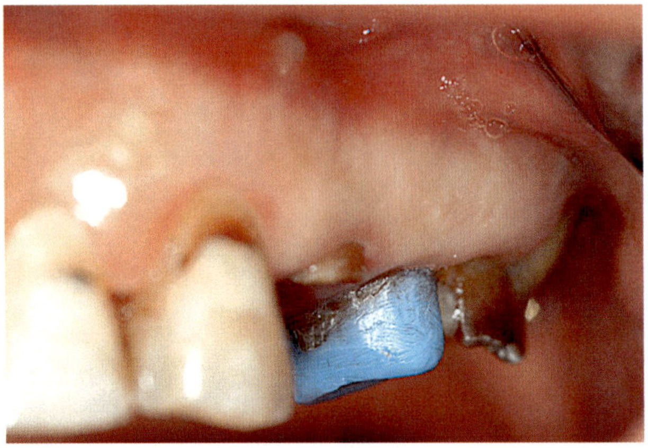

Abb. 4.133 (bis 4.134 gleicher Fall) Präoperative Situation: geplante Kronenverlängerung.

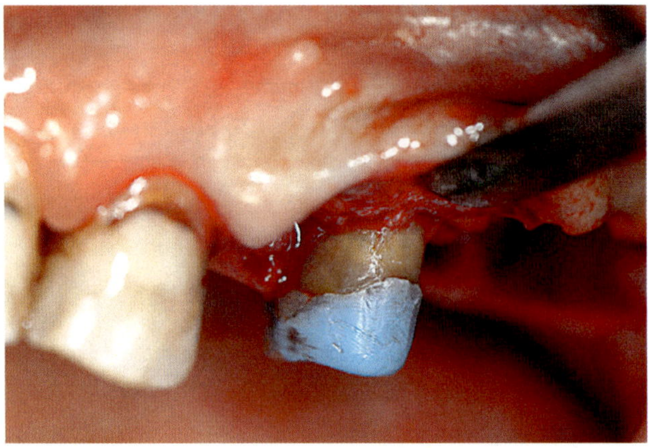

Abb. 4.134 Kronenverlängerung während des operativen Eingriffs.

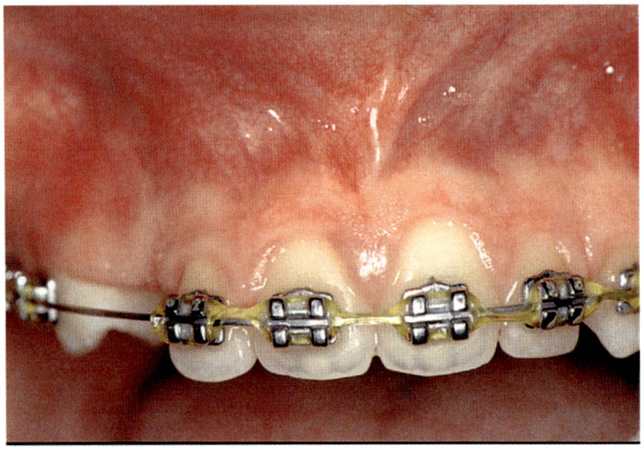

Abb. 4.135 (bis 4.144 gleicher Fall) Klinischer Befund: fehlender Zahn 13.

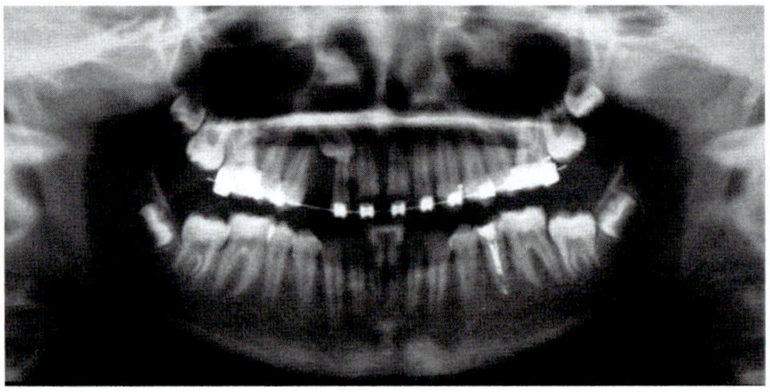

Abb. 4.136 Panoramaschichtaufnahme: retinierter verlagerter Zahn 13.

Nach Lokalanästhesie folgt bei vestibulärer Verlagerungsposition die Schnittführung als Zahnfleischrandschnitt mit ein oder zwei Entlastungsschnitten ins Vestibulum (Abb. 4.138). Bei palatinaler Lokalisation wird ein Zahnfleischrandschnitt von Prämolaren zu Prämolaren ohne Entlastungsschnitte gewählt. Der Mukoperiostlappen wird Gewebe schonend mobilisiert und mindestens eine Fläche des Zahnes bis zu seiner größten Zirkumferenz mit rotierenden Instrumenten möglichst vollständig dargestellt (Abb. 4.139). Eine Exposition und Verletzung von Wurzeloberflächen benachbarter Zähne muss vermieden werden. Nach der Osteotomie sollte eine Ankylose durch vorsichtige Bewegung des Zahnes mit einem Hebel ausgeschlossen werden. Die nachfolgende Konditionierung der Schmelzoberfläche benötigt eine kurzzeitige lokale Blutstillung durch exakte Positionierung eines dünnen chirurgischen Saugers bzw. durch lokale Applikation von Blut stillenden Substanzen. Bei der Verwendung von Säure-Gel ist darauf zu achten, dass dieses nur auf dem Schmelz und nicht auf dem Knochen verteilt wird. Auch beim Abspülen sollte der Sauger so positioniert werden, dass der Säure-Knochen-Kontakt auf ein Minimum reduziert wird. Das Trocknen darf nicht durch Blasen mit dem Luftbläser (Sterilität, Emphysemgefahr), sondern nur mit dem Sauger erfolgen. Mit dem Einsatz des CO_2-Lasers (Abb. 1.15) kann auf die Arbeitsschritte „Abspülen“ und „erneutes

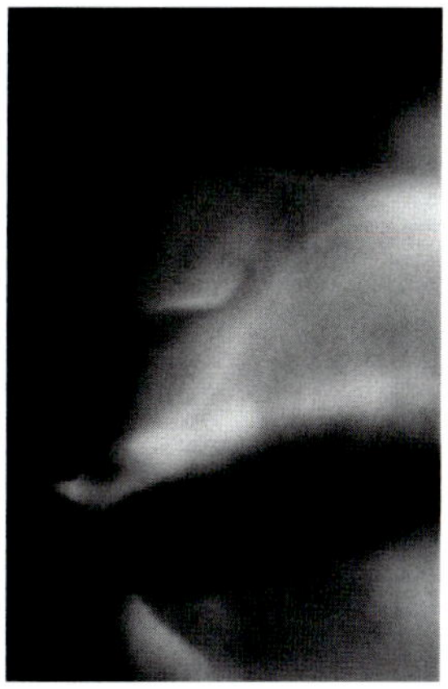

Abb. 4.137 Konventionelle Tomografie mit Scanora: vestibuläre Lage von Zahn 13.

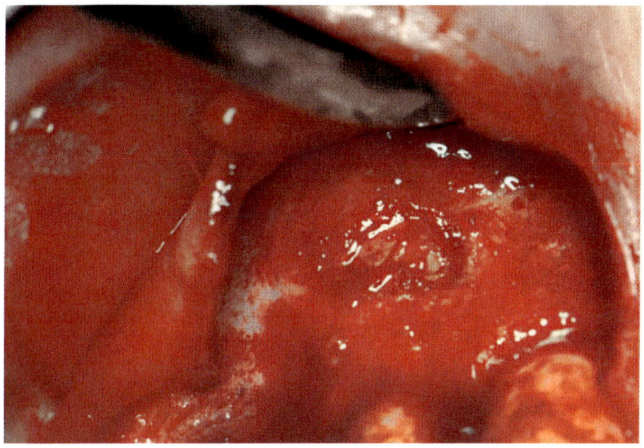

Abb. 4.138 Operationssitus des Oberkiefers rechts nach Mobilisation des Mukoperiostlappens.

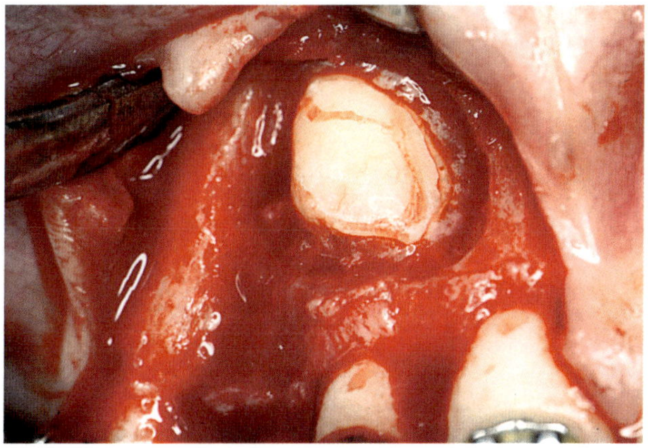

Abb. 4.139 Darstellung von Zahn 13 bis zur größten Kronenzirkumferenz und der Schmelzgrenze.

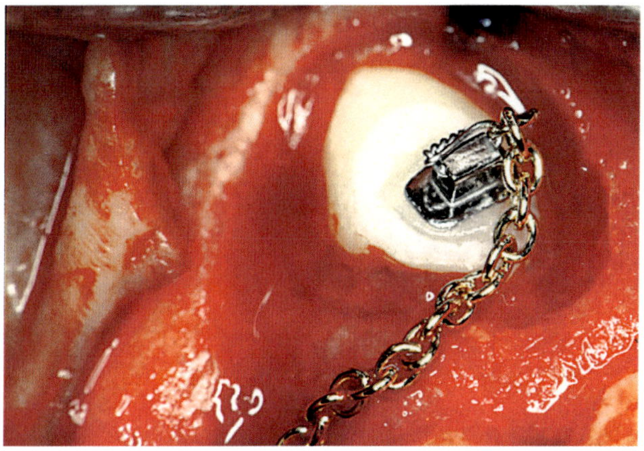

Abb. 4.140 Befestigtes Knopfbracket und Goldkettchen.

Trocken" verzichtet werden. Die Leistung des CO_2-Lasers muss so eingestellt werden, dass lediglich die Schmelzoberfläche konditioniert und nicht irreversibel der Schmelz zerstört wird.

Bei beiden Arten der Schmelzkonditionierung wird schließlich eine dünne Schicht Bonding appliziert und lichtgehärtet. Ein Knopfbracket wird an der Unterseite dünn mit Komposit beschickt, dicht auf die Schmelzoberfläche angedrückt und mittels Lichthärtung fixiert. Es ist vorteilhaft, wenn die Verbindung zur kieferorthopädischen Apparatur bereits vorher am Knopfbracket befestigt wurde. Als Verbindungen werden meist flexible biokompatible Drähte oder Ketten verwendet (Abb. 4.140). Ein Vorteil der Ketten bei verdeckter Einordnung ist, dass die Bewegung des Zahnes durch Zählen der Kettenglieder überprüft werden kann und nicht durch Röntgenkontrollen verifiziert werden muss. Nach Bracket-Applikation wird der Wundbereich gespült und mithilfe von Einzelknopfnähten verschlossen (Abb. 4.141). Der Draht bzw. die Kette sollte mit einer zusätzlichen Naht am Weichgewebe fixiert werden. Die Durchtrittsstelle sollte dort sein, wohin auch der kieferorthopädische Zug des Zahnes erfolgen wird. Bei palatinalem operativem Zugang wird eine präoperativ angefertigte Verbandplatte eingesetzt und über mindestens drei Tage getragen.

Mit der kieferorthopädischen Bewegung wird sofort nach der Nahtentfernung begonnen (Abb. 4.142). Be-

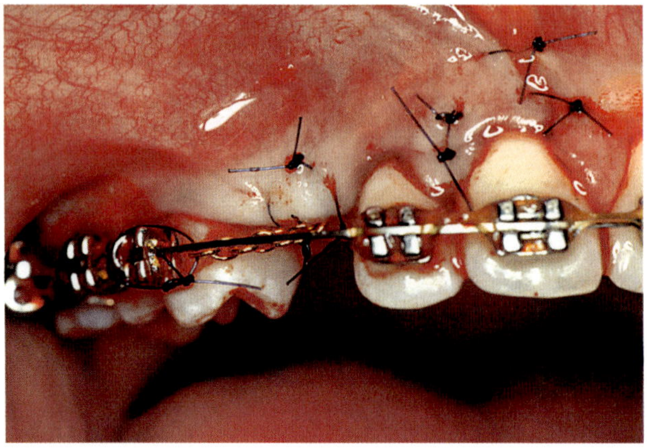

Abb. 4.141 Wundversorgung. Am Bogen fixiertes Goldkettchen.

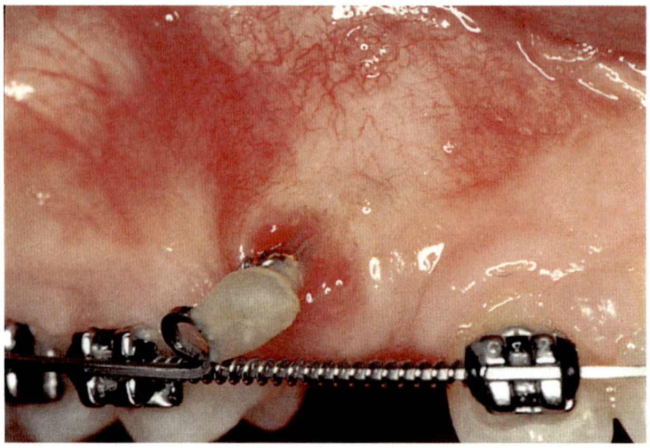

Abb. 4.142 Zahn 13 kurz vor dem Durchbruch.

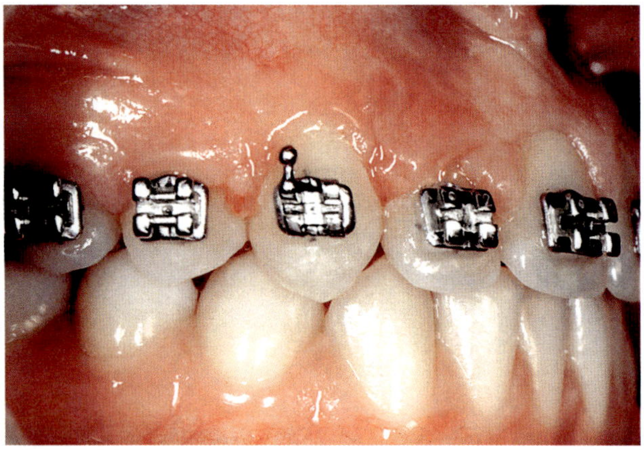

Abb. 4.143 Kieferorthopädisch eingeordneter Zahn.

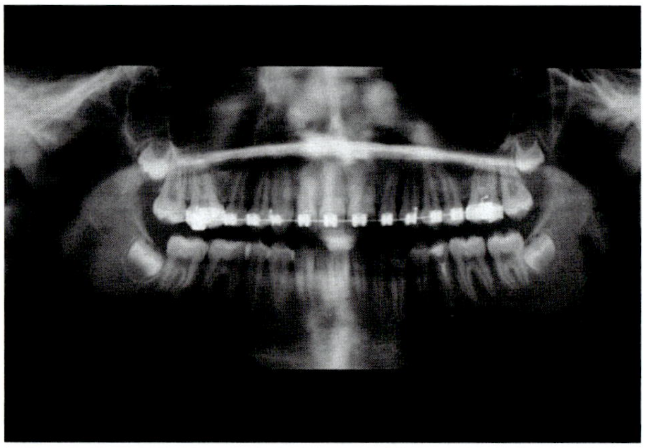

Abb. 4.144 Röntgenkontrolle anderthalb Jahre nach Behandlungsbeginn.

handlungsbedürftige Folgen der kombiniert chirurgisch-kieferorthopädischen Behandlung wie Sensibilitätsverluste des Eckzahnes oder Hartsubstanzresorptionen werden lediglich in Einzelfällen beobachtet. Eine erhöhte Lockerung eingeordneter Eckzähne tritt ebenfalls selten auf; ihre funktionelle Wertigkeit entspricht der Wertigkeit regelrecht durchgebrochener Eckzähne, wenn kieferorthopädisch eine anatomisch korrekte Einstellung in die Zahnreihe erreicht werden kann (Abb. 4.143, Abb. 4.144).

4.5 Literatur

1. Akiyama Y, Fukuda H, Hashimoto K. A clinical and radiographic study of 25 autotransplanted third molars. J Oral Rehabil 1998;25:640–664.
2. Andreasen JO, Paulsen HU, Yu Z, Ahlquist R, Bayer T, Schwartz O. A long-term study of 370 autotransplanted premolars. Part II. Surgical procedures and standardized techniques for monitoring healing. Eur J Orthod 1990; 12:14–24.
3. Andreasen JO, Paulsen HU, Yu Z, Bayer T. A long-term study of 370 autotransplanted premolars. Part IV. Root development subsequent to transplantation. Eur J Orthod 1990;12: 38–50.
4. Andreasen JO. Atlas of replantation and transplantation of teeth. Fribourg: Mediglobe, 1992.
5. Andreasen JO. Farbatlas der Replantation und Transplantation von Zähnen. Köln: Deutscher Ärzte-Verlag, 1993.
6. Arens DE. Surgical endodontics. In: Cohen S, Burns R (eds). Pathways of the pulp. St. Louis: Mosby, 1991:574–611.
7. Arens DE. Endodontic surgery. New York: Quintessence, 1998.
8. Bahcall JK, Di Fiore PM, Poulakidas TK. An endoscopic technique for endodontic surgery. J Endod 1999;25:132–135.
9. Baumann MA, Gerhards F. Die retrograde Wurzelkanalfüllung. Quintessenz 1996;47:1463–1475.
10. Bauss O, Schilke R, Fenske C, Engelke W, Kiliaridis S. Autotransplantation of immature third molars: influence of different splinting methods and fixation periods. Dent Traumatol 2002;18:322–328.
11. Blomlöf JP, Blomlöf LB, Lindskog SF. Smear layer formed by different root planning modalities and its removal by anethylenediaminetetraacetic acid preparation. Int J Periodontics Restorative Dent 1997;17:243–249.
12. Cambruzzi JV, Marshall FJ, Pappin JB. Methylene blue dry. An aid to endodontic surgery. J Endod 1985;11:311–314.
13. Cantelmi G, Frei C, von Arx T. Der Periotest in der periradikulären Chirurgie: eine klinisch-prospektive Studie. Schweiz Monatsschr Zahnmed 2005;115:903–908.
14. Carr G. Advanced techniques and visual enhancement for endodontic surgery. Endod Rep 1992;7:6–9.
15. Carr GB. Ultrasonic root-end preparation. Dent Clin North Am 1997;41:541–554.
16. Clokie CM, Yau DM, Chano L. Autogenous tooth transplantation: an alternative to dental implant placement? J Can Dent Assoc 2001;67:92–96.
17. Czochrowska EM, Stenvik A, Bjercke B, Zachrisson BU. Outcome of tooth transplantation: survival and success rates 17-41 years posttreatment. Am J Orthod Dentofacial Orthop 2002,121:110–119.
18. Domagalla S. Die Wurzelspitzenresektion mit retrograder Goldstopffüllung – eine retrospektive Studie. Med. Diss., Gießen 1996.
19. Eskici A. Reimplantation und Transplantation von Zähnen. In: Horch HH (Hrsg). Zahnärztliche Chirurgie. München: Urban und Schwarzenberg, 1995:329.
20. Eskici A. Reimplantation und Transplantation von Zähnen. Praxis der Zahnheilkunde. München: Urban und Fischer, 2003:232–254.
21. Filippi A, von Arx T, Buser D. Externe Wurzelresorptionen nach Zahntrauma: Diagnose, Konsequenzen, Therapie. Schweiz Monatsschr Zahnmed 2000;110:712–729.
22. Filippi A, von Arx T, Lussi A. Comfort and discomfort of dental trauma splints – a comparison of a new device (TTS) with three commonly used splinting techniques. Dent Traumatol 2002;18:275–280.
23. Filippi A, Pohl Y. Chirurgische Zahnerhaltung. In: Koçkapan C (Hrsg). Endodontie. Berlin: Quintessenz, 2003:493–512.
24. Filippi A, Lüthi-Meier M, Lambrecht JT. Endoskopische Wurzelspitzenresektion – eine klinisch-prospektive Studie. Schweiz Monatsschr Zahnmed 2006;116:12–17.
25. Frecot S, Lambrecht JT. Wurzelspitzenresektion unter dem Operationsmikroskop. Dtsch Zahnarztl Z 2002;57:688–691.
26. Frenkel G. Klinik und Therapie retinierter Zähne. In: Frenkel G, Aderholt L, Lambrecht JT, Leilich G, Raetzke P (Hrsg). Die ambulante Chirurgie des Zahnarztes. München: Hanser, 1997:149–192.
27. Gartner AH, Dorn SO. Advances in endodontic surgery. Dent Clin North Am 1992;36:357–378.
28. Gilheany, PA, Figdor D, Tyas MJ. Apical dentin permeability and microleakage associated with root end resection and retrograde filling. J Endod 1994;20:22–26.
29. Gutmann JL. Parameters of achieving quality anesthesia and hemostasis in surgical endodontics. Anesth Pain Control Dent 1993;2:223–226.
30. Haas R, Mensdorff-Pouilly N, Riegler-Thornton B, Watzek G, Mailath-Pokorny G. Vorteile der mikrochirurgischen Apexresektion und Retropräparation mittels Ultraschall gegenüber der herkömmlichen Wurzelspitzenresektion. Fortschr Kiefer Gesichtschir 1995;40:156–159.
31. Hammer H. Die Zahnrückpflanzung. Dtsch Zahnarztl Z 1950;5:637–641.
32. Harrison JW, Jurosky KA. Wound healing in the tissues of the periodontium following periradicular surgery. J Endod 1991;17:544–552.
33. Hartmann HJ. Replantation und Transplantation. Zahnarztl Prax 1989;40:251–254.
34. Harzer W, Mahdi YM, Reinhardt A, Tellkamp H. Erfolgsbewertung der chirurgisch-kieferorthopädischen Einordnung retinierter Eckzähne. Inf Orthod Kieferorthop 1989; 4:597–604.
35. Henrichvark C, Neukam FW. Indikation und Ergebnisse der autogenen Zahntransplantation. Dtsch Zahnarztl Z 1987; 42:194–197.

36. Höltje WJ, Scheuer H. Die Prämolaren-Autotransplantation nach Frontzahnverlust im Oberkiefer. Fortschr Kiefer Gesichtschir 1995;40:87–90.
37. Horning TG, Kessler JR. A comparison of three different root canal sealers when used to obturate a moisture-contaminated root canal system. J Endod 1995;21:354–357.
38. Hsu YY, Kim S. The resected root surface. The issue of canal isthmuses. Dent Clin North Am 1997;41:529–540.
39. Hüsgen W. Einstellung retinierter Frontzähne – eine retrospektive Studie. Fortschr Kieferorthop 1980;41:458–465.
40. Johnson BR. Considerations in the selection of a root-end filling material. Oral Surg Oral Med Oral Pathol 1999;87: 398–404.
41. Keller U, Sitzmann F. Differentialindikation zum Einzelzahnimplantat. Z Zahnarztl Implantol 1987;3:188–193.
42. Khoury F. Komplikationen nach Zahntranspositionen und deren therapeutische Beeinflussbarkeit. Dtsch Z Mund Kiefer Gesichtschir 1984;8:43–49.
43. Kim S, Rethnam S. Hemostasis in endodontic microsurgery. Dent Clin North Am 1997;41:499–511.
44. Kim S. Microsurgery in endodontics. Philadelphia: W.B. Saunders, 2001.
45. Kirschner H. Atlas der chirurgischen Zahnerhaltung. München: Hanser, 1996.
46. Kirschner H, Pohl Y, Filippi A, Ebeleseder K. Unfallverletzungen der Zähne. Vorbeugen – Retten – Behandeln. Hannover: Schlütersche, 2005.
47. Kos WL, Aulozzi DP, Gerstein H. A comparative bacterial microleakage study of retrofilling materials. J Endod 1982;8:355–358.
48. Kristerson L, Andreasen JO. The effect of splinting upon periodontal and pulpal healing after autotransplantation of mature and immature permanent incisors in monkeys. Int J Oral Surg 1983;12:239–249.
49. Kristerson L, Lagerström L. Autotransplantation of teeth in cases with agenesis or traumatic loss of maxillary incisors. Eur J Orthod 1991;13:486–492.
50. Lambrecht JT. Intraorale Piezo-Chirurgie. Schweiz Monatsschr Zahnmed 2004;114:28–36.
51. Lang B, Pohl Y, Filippi A. Transplantation von Zähnen. Schweiz Monatsschr Zahnmed 2003;113:1179–1199.
52. Lindeboom JAH, Frenken JWH, Valkenburg P, Van den Akker HP. The role of preoperative prophylactic antibiotic administration in periapical endodontic surgery: a randomized, prospective double-blind placebo-controlled study. Int Endod J 2005;38:877–881.
53. Löst C. Hemisektion und Wurzelamputation. München: Hanser, 1985.
54. Luomanen M, Tuompo H. Study of titanium screws as retrograde fillings, using bacteria and dye. Scand J Dent Res 1985;93:555–559.
55. Meng HP, Ingervall B, Hess D, Marmy O, Buser D. Kieferorthopädie: Nichtanlagen. Die Behandlung von Malokklusionen mit partieller Anodontie. Schweiz Monatsschr Zahnmed 1990;100:188–204.
56. Miles DA, Anderson RW, Pashley DH. Evaluation of the bond strength of dentin bonding agents used to seal resected root apices. J Endod 1994;20:538–541.
57. Molven O, Halse A, Grung B. Observer strategy and the radiographic classification of healing after endodontic surgery. Int J Oral Maxillofac Surg 1987;16:432–439.
58. Moorees C, Fanning E, Hunt E. Age variation of formation stages for ten permanent teeth. J Dent Res 1963;42:1490–1497.
59. Morris ML, Moreinis A, Patel R, Prestup A. Factors affecting healing after experimentally delayed tooth transplantation. J Endod 1981;7:80–84.
60. Müller M, Löst C. Wurzelamputation im Rahmen einer systematischen Parodontalbehandlung – Ein Fünfjahresergebnis. Endodontie 2005;14:69–75.
61. Müller W. Chirurgische Zahnerhaltung. In: Schwenzer, N, Grimm G (Hrsg). Spezielle Chirurgie. Stuttgart: Thieme, 1990:1.
62. Naumann S, Pohl Y, Filippi A. Endodontische Therapie nach unfallbedingter Avulsion und Intrusion von Zähnen. Quintessenz 2003,54:241–249.
63. Nethander G. Autogenous free tooth transplantation by the two-stage operation technique. An analysis of treatment factors. Acta Odontol Scand 1998;56:110–115.
64. Neukam FW, Girod S. Prospektive Studie zur Frage der Komplikationen nach Zahntransplantationen bei eröffneter Kieferhöhle. Dtsch Zahnarztl Z 1988;43:1342–1344.
65. Oikarinen K. Replacing resorbed maxillary central incisors with mandibular premolars. Endod Dent Traumatol 1990;6:43–46.
66. Pecora G, Andreana S. Use of dental operating microscope in endodontic surgery. Oral Surg Oral Med Oral Pathol 1993; 75:751–758.
67. Pohl Y. Methodische und materialtechnische Verbesserungen zur retrograden Füllung bei Wurzelspitzenresektion. Dtsch Z Mund Kiefer Gesichtschir 1994;18:171–174.
68. Pohl Y, Kirschner H. Nachuntersuchung zur intentionalen auto-alloplastischen Reimplantation pulpatoter wurzelunreifer Frontzähne. Dtsch Zahnarztl Z 1997;52:180–185.
69. Pohl Y, Tekin U, Boll M, Filippi A, Kirschner H. Investigations on a cell culture medium for storage and transportation of avulsed teeth. Aust Endod J 1999;25:70–75.
70. Pohl Y, Filippi A, Tekin U, Kirschner H. Periodontal healing after intentional auto-alloplastic reimplantation of injured immature upper front teeth. J Clin Periodontol 2000;27: 198–200.

71. Pohl Y, Filippi A, Kirschner H. Extraoral endodontic treatment by retrograde insertion of posts – a long-term study on replanted and transplanted teeth. Oral Surg Oral Med Oral Pathol Oral Radiol Endod 2003;95:355–363.
72. Rateitschak KH, Rateitschak EM, Wolf HF. Parodontologie. Stuttgart: Thieme, 2004.
73. Sass T. Parodontale Probleme nach operativer Freilegung retinierter Eckzähne des Oberkiefers. Dtsch Zahnarztl Z 1986;41:234–236.
74. Sauveur G, Roth F, Sobel M, Boucher Y. The control of haemorrhage at the operative site during periradicular surgery. Int Endod J 1999;32:225–228.
75. Schatz JP, Joho JP. Indications of autotransplantation of teeth in orthodontic problem cases. Am J Orthod Dentofacial Orthop 1994;106:351–357.
76. Schultze-Mosgau S, Neukam FW, Eulzer C. Klinische und röntgenologische Ergebnisse nach autogenen Zahntransplantationen. Dtsch Zahnarztl Z 1993;48:699–705.
77. Schultze-Mosgau S, Neukam FW. Intentionelle Replantation, therapeutische Zahnluxation, Zahntransplantation. In: Reichart PA, Hausamen JE, Becker J, Neukam FW, Schliephake H, Schmelzeisen R (Hrsg). Zahnärztliche Chirurgie. Berlin: Quintessenz, 2002:263–290.
78. Schwartz O, Andreasen JO. Allotransplantation and autotransplantation of mature teeth in monkeys: the influence of endodontic treatment. J Oral Maxillofac Surg 1988;46: 672–681.
79. Slagsvold O, Bjercke B. Autotransplantation of premolars with partly formed roots. A radiographic study of root growth. Am J Orthod 1974;66:355–366.
80. Slagsvold O, Bjercke B. Indications for autotransplantation in cases of missing premolars. Am J Orthod 1978;74: 241–257.
81. Strietzel FP. Sinusbodenelevation und -augmentation. Evidenzgestützte Aussagen zu Prognose und Risikofaktoren. Mund Kiefer Gesichtschir 2004;8:93–105.
82. Strobl V, Leja W, Norer B. Zur Frage des Erfolges bei Weisheitszahnkeimtransplantation. Fortschr Kiefer Gesichtschir 1995;40:78–80.
83. Tegsjo U, Valerius-Olsson H, Frykholm A, Olgart K. Clinical evaluation of intra-alveolar transplantation of teeth with cervical root fractures. Swed Dent J 1987;11:235–250.
84. Torabinejad M, Pitt Ford TR. Root end filling materials: a review. Endod Dent Traumatol 1996;12:161–178.
85. Trope M, Löst C, Schmitz HJ, Friedman S. Healing of apical periodontitis in dogs after apicoectomy and retrofilling with various filling materials. Oral Surg Oral Med Oral Pathol 1996;81:221–228.
86. Tsukiboshi M. Autotransplantation of teeth: requirements for predictable success. Dent Traumatol 2002;18:157–180.
87. von Arx T, Walker W. Microsurgical instruments for root-end cavity preparation following apicoectomy. A literature review. Endod Dent Traumatol 2000;16:47–62.
88. von Arx T, Hunenbart S, Buser D. Die Endoskopie in der endodontischen Chirurgie. Schweiz Monatsschr Zahnmed 2001;111:1303–1307.
89. von Arx T, Filippi A, Lussi A. Comparison of a new dental trauma splint device (TTS) with three commonly used splinting techniques. Dent Traumatol 2001;17:266–274.
90. von Arx T, Filippi A, Buser D. Splinting of traumatized teeth with a new device: TTS (Titanium Trauma Splint). Dent Traumatol 2001;17:180–184.
91. von Arx T, Montagne D, Zwinggi C, Lussi A. Diagnostic accuracy of endoscopy in periradicular surgery – a comparison with scanning electron microscopy. Int Endod J 2003; 36:691–699.
92. Waterhouse PJ, Hobson RS, Meechan JG. Autotransplantation as a treatment option after loss of a maxillary permanent incisor tooth. A case report. Int J Paediatr Dent 1999;9:43–47.
93. Weston GD, Moule AJ, Bartold PM. A scanning electron microscopic evaluation of root surfaces and the gutta-percha interface following root end resection in vitro. Int Endod J 1999;32:450–458.
94. Witherspoon DE, Gutmann JL. Haemostasis in periradicular surgery. Int Endod J 1996;29:135–149.
95. Wuchenich G, Meadows D, Torabinejad M. A comparison between two root-end cavity preparation techniques in human cadavers. J Endod 1994;20:279–282.
96. Yanpiset K, Trope M. Pulp revascularization of replanted immature dog teeth after different treatment methods. Endod Dent Traumatol 2000;16:211–217.
97. Zuolo ML, Perin FR, Ferreiera MO, de Faria FP. Ultrasonic root-end preparation with smooth and diamond-coated tips. Endod Dent Traumatol 1999;15:265–268.

5

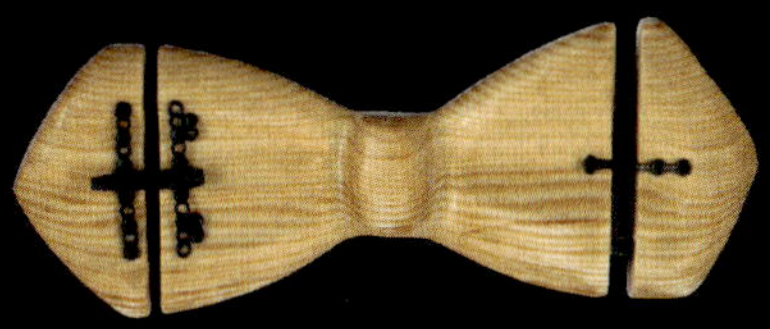

Konrad Wangerin

Zysten, Knochenläsionen, odontogene Tumoren

Die Systematik dieses Kapitels folgt der WHO-Klassifikation von 2005.[2] Gegenüber den bisherigen Klassifikationen von 1992 und 1994 haben sich einige relevante Neuerungen ergeben: Die globulomaxilläre Zyste wird unter den fissuralen Zysten nicht mehr erwähnt.[37,65] Sie hat ihre Entität verloren.[25] Die bisherige odontogene Keratozyste wird in der neuen WHO-Klassifikation unter die odontogenen Tumoren eingegliedert und als benigner keratozystischer odontogener Tumor bezeichnet. Die bisherigen WHO-Klassifikationen waren alle pathohistologischer Art, auch die von 2005. Monoklonale Antikörper könnten diese Klassifikation in Zukunft ergänzen oder sogar präzisieren. Immunhistochemisch konnten durch Expression von p53 und fehlender Reaktion auf das Zytokeratin CK 19 radikuläre und follikuläre Zysten von keratozystischen odontogenen Tumoren abgegrenzt werden.[70] Mit p63 könnte es sogar möglich werden, wenig aggressiv wachsende Zysten von aggressiveren Läsionen wie dem keratozystischen odontogenen Tumor zu unterscheiden.[42] Wegen der klinischen Häufigkeit dieses Tumors, der engen Verbindung zum *Gorlin-Goltz*-Syndrom und der sich daraus ergebenden Notwendigkeit zur Information für die tägliche praktische Arbeit des chirurgisch tätigen Zahnarztes wird er im Kapitel 5.6 von den odontogenen Zysten getrennt behandelt. Die Weichgewebszysten sind Gegenstand von Kapitel 7.

Zur besseren Orientierung des Lesers werden zu Beginn jedes Abschnittes alle Synonyme angegeben, da in der Literatur ein babylonisches Begriffsgewirr herrscht.

Eine Zyste ist ein mit Epithel ausgekleideter im Knochen oder im Weichgewebe gelegener Hohlraum. Die Knochenzyste erscheint im Röntgenbild radioluzent und beinhaltet den Zystenbalg. Im Weichgewebe kann sie sich vorwölben oder sie ist digital palpierbar. Der Zystenbalg besteht aus Epithelien im Inneren, dann einer Basalmembran und einer äußeren Hülle aus Bindegewebsfasern.

Pseudozysten sind ebenfalls Hohlräume, die aber keine Epithelauskleidung besitzen. Sowohl Zysten als auch Pseudozysten können mit flüssigem, breiigem oder gasförmigem Inhalt gefüllt sein. Knochenläsionen im Kieferbereich können sich ein- oder mehrkammerig radioluzent darstellen, können mit Blut gefüllt sein und weisen keine Epithelauskleidung auf. Lediglich eine dünne Bindegewebsschicht kann vorhanden sein. Die Pathogenese dieser Knochenläsionen ist unbekannt. Man unterscheidet entwicklungsbedingte (ontogenetische) von nicht entwicklungsbedingten (dysontogenetische) Zysten.

Die Entstehung von Zysten hat die Anwesenheit von Epithelzellen zur Voraussetzung. Solche Epithelien können durch Verlagerung in der embryonalen Entwicklung zur Ausbildung von dysontogenetischen Zysten führen oder durch ein Trauma in die Tiefe gelangen, sodass eine traumatische Zyste entsteht, oder durch Epithelien von Drüsenausführungsgängen bedingt sein, sodass eine Retentionszyste entsteht.

Die Entstehung von odontogenen Zysten ist auf verschiedene Weise vorstellbar.[46]

a) *Malassez*'sche Zellreste proliferieren und bilden einen Zellhaufen. Durch Proliferation und Retikulierung der Zellen entsteht ein Hohlraum, der mit Epithel ausgekleidet ist und eine Zyste darstellt.
b) Durch die Kombination von Entzündung und zahlreichen *Malassez*'schen Zellinseln erfolgt eine Wucherung von Epithelien, woraus ein epithelausgekleideter entzündlich bedingter Hohlraum entsteht, der ebenfalls als Zyste imponiert.
c) In einem Entzündungsgebiet findet eine zentrale Gewebseinschmelzung statt, die zu einer Hohlraumbildung führt, deren Innenauskleidung aber kein Epithel enthält. Auf diese Art und Weise kann man sich die Entstehung einer Pseudozyste vorstellen.

Der Mechanismus des Zystenwachstums ist ungeklärt.[46] Es bestehen folgende Theorien:

a) Die Sekretion der Epithelien der Innenauskleidung des Zystenbalgs führt zum Wachstum der Zyste. Allerdings müssten die Zysten dann wohl weniger schnell wachsen.
b) Die Vermehrung der Epithelien durch Zellteilung führt besonders bei odontogenen Zysten zum Wachstum.
c) Die Zyste wächst durch osmotischen Druck. Kleine Moleküle wandern durch die Poren der semipermeablen Membran des Zystenbalgs nach innen hindurch. Die großen Moleküle, die durch abgestoßene Zellen und Zellreste im Zysteninneren entstanden sind, vermögen im Gegenzug die Membran nicht zu durchdringen.

d) Normalerweise sind alle Gewebe an das Lymphsystem angeschlossen, auch Zysten und Pseudozysten. Durch Entzündungen können der Zufluss und besonders der Abfluss interstitieller Flüssigkeit behindert sein. Stellt man sich vor, dass die Zystenhohlräume vom Lymphsystem ausgeschlossen sind, erfolgt kein ausreichender Abstrom von interstitieller Flüssigkeit. Dadurch können plötzliche Wachstumsphasen von Pseudozysten erklärt werden.

5.1 Odontogene Zysten

Odontogene Zysten stellen (einschließlich der radikulären Zysten) mit fast 90% den überwiegenden Anteil der Zysten im Kiefer-Gesichtsbereich.[28] Bei den während der embryonalen Entwicklung entstandenen Zysten unterscheiden wir diejenigen, die mit Beteiligung odontogener Zellen entstanden sind von denjenigen, die ohne Beteiligung dieser Zellen entstanden sind.

5.1.1 Kindliche Gingivazyste

(Synonyme: *Epstein-pearls, Bohn's nodules*, Gingivazyste des Neugeborenen)

Eine Seltenheit sind die Gingivazysten des Neugeborenen. Sie imponieren klinisch als Knötchen oder Perlen entlang des zahnlosen Alveolarfortsatzes (Abb. 5.1). Diese Zysten kommen multipel vor und enthalten Keratin. Klinisch imponieren sie als feste weiße Knötchen.

Eine besondere Form dieser Zysten, die *Epstein-pearls*, findet sich selten im Bereich der palatinalen Mittellinie (Abb. 5.2). Die Zysten bilden sich zurück oder rupturieren innerhalb der ersten drei Lebensmonate.

5.1.2 Follikuläre Zyste

(Synonyme: Koronare Zyste, ontogenetische Follikularzyste, *dentigerous cyst*)

Follikuläre Zysten entstehen im Bereich der Zahnkronen von noch nicht durchgebrochenen Zähnen. Dabei werden das Zahnsäckchen zum Zystenbalg und das Schmelzepithel zur Zystenauskleidung. Die Entstehung der follikulären Zyste entspricht einer Fehlbildung der Zahnanlage. Durch Verflüssigung der Schmelzpulpa bildet sich zwischen innerem und äußerem Schmelzepithel durch Ansammlung von Flüssigkeit ein zystischer Hohlraum. Das Erscheinungsbild der Zyste ist abhängig vom Entstehungszeitraum: Die Zyste ist zahnlos, wenn sie bereits in der embryonalen Periode entsteht. Die Zyste enthält einen rudimentären Zahn, wenn sie zu Beginn der Bildung von Zahnhartsubstanzen entsteht. Entsteht die Zyste, wenn die Zahnkrone bereits ausgebildet ist, so findet sich diese meistens im Zystenlumen. Dies ist die häufigste Form der follikulären Zysten. Der Zystenbalg ist über die Krone gestülpt und mit dem Zahnhals fest verbunden. Dies wird als koronare Zyste bezeichnet. Es kann aber auch eine laterale follikuläre Zyste entstehen, die neben der Zahnkrone positioniert ist oder eine periradikuläre follikuläre Zyste, die sich um die Wurzel des Zahnkeims herum ausbildet. Diese kann dann ggf. mit einer radikulären Zyste verwechselt werden. Die radikuläre Zyste weist immer einen pulpatoten beteiligten Zahn auf, der mit einer periradikulären follikulären Zyste verbundene Zahn ist hingegen vital. Ob eine follikuläre Zyste im Wechselgebiss durch eine Wurzelbehandlung von Milchzähnen induziert werden kann, wird diskutiert.[22] Follikuläre Zysten können sich auch in die Kieferhöhle ausbreiten, sodass der verursachende Zahn nach kranial in die Kieferhöhle verlagert werden kann (Abb. 5.3 bis 5.8).

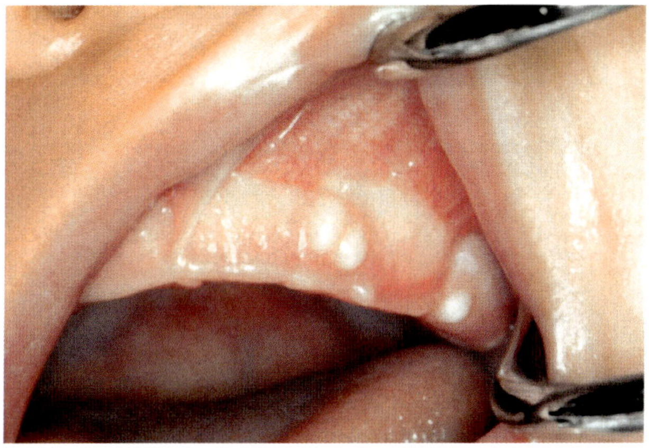

Abb. 5.1 Kindliche Gingivazyste: weiße *Epstein*-Perlen am linken Alveolarrand.

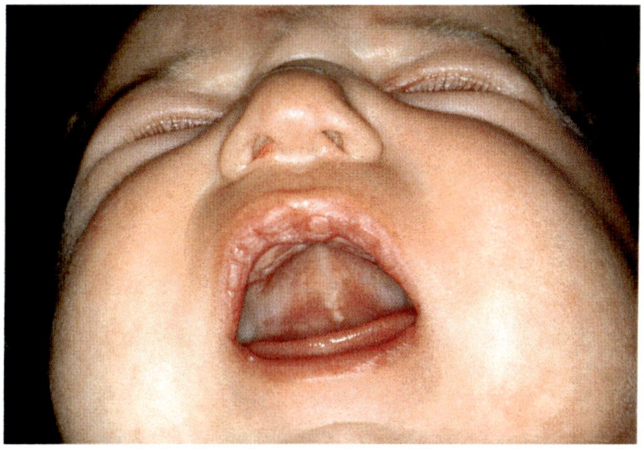

Abb. 5.2 Kindliche Gingivazyste: weiße *Epstein*-Perlen an der hinteren Gaumennaht.

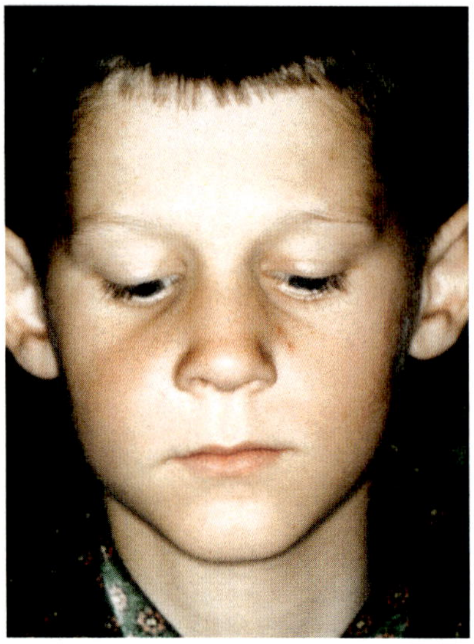

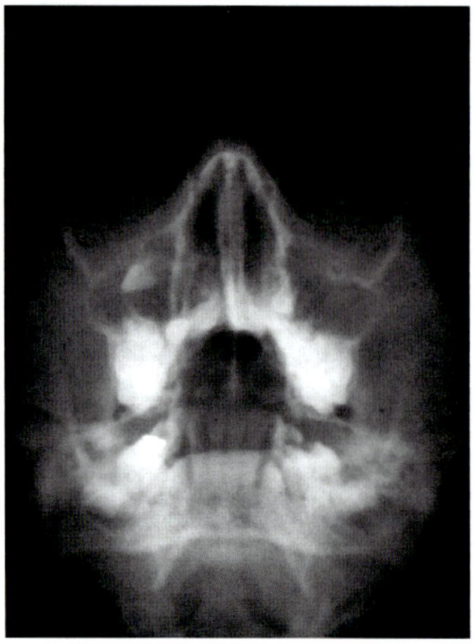

Abb. 5.3 (*links*) (bis 5.8 gleicher Fall) Ausgedehnte follikuläre Zyste mit Beteiligung der Kieferhöhle bei einem 9-jährigen Jungen. Schwellung der rechten Wange und Anhebung des Nasenflügels.

Abb. 5.4 (*rechts*) Röntgenaufnahme der Nasennebenhöhlen: hoch in die rechte Kieferhöhle verlagerter Zahn 13 mit ausgedehnter follikulärer Zyste.

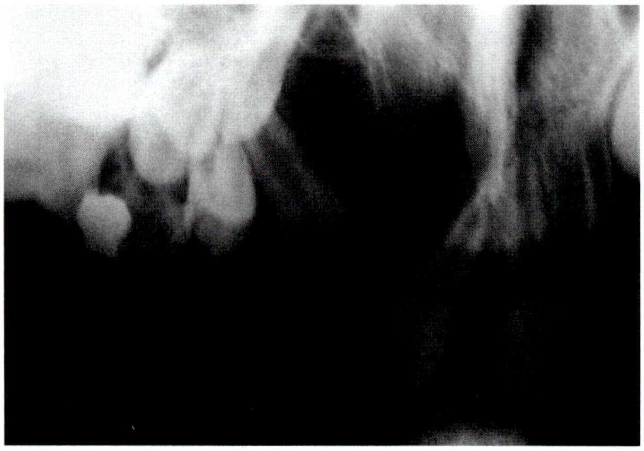

Abb. 5.5 Ausschnitt der Panoramaaufnahme: Kippung der benachbarten Zähne ins Zystenlumen.

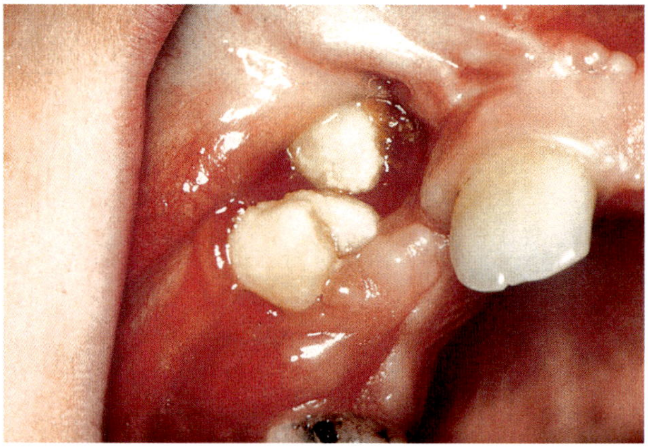

Abb. 5.6 Postoperativer Befund nach 6 Monaten: Zahn 12 wurde entfernt, die Zähne 13 und 14 freigelegt.

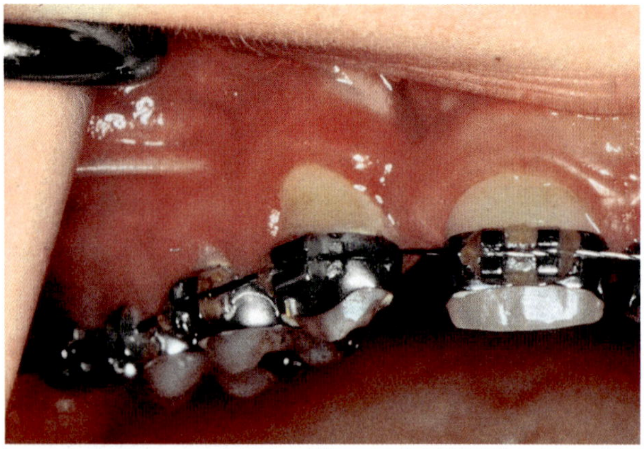

Abb. 5.7 Multibandbehandlung mit Eingliederung der Zähne in den Zahnbogen zwei Jahre postoperativ.

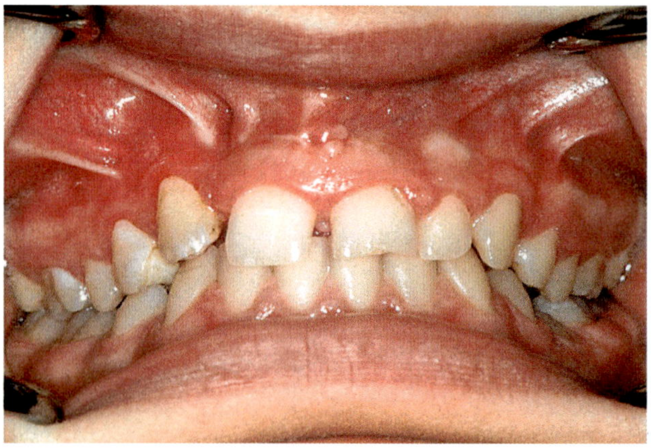

Abb. 5.8 En-face-Okklusion mit lückiger Front vier Jahre postoperativ.

Follikuläre Zysten sind häufiger im Unterkiefer als im Oberkiefer lokalisiert. Sie kommen am häufigsten in der Unterkieferweisheitszahnregion vor. Die zweithäufigste Lokalisation ist die Oberkiefereckzahnregion (Abb. 5.9 bis 5.14).[58]

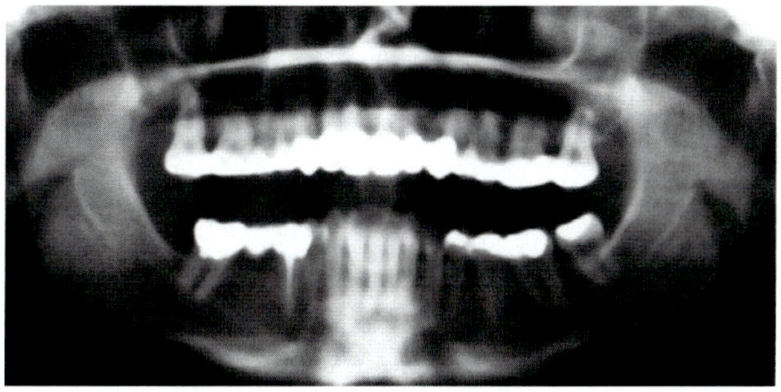

Abb. 5.9 (bis 5.14 gleicher Fall) Panoramaschichtaufnahme: ausgedehnte follikuläre Zysten des Oberkiefers ausgehend vom *Mesiodens* und vom verlagerten Zahn 22.

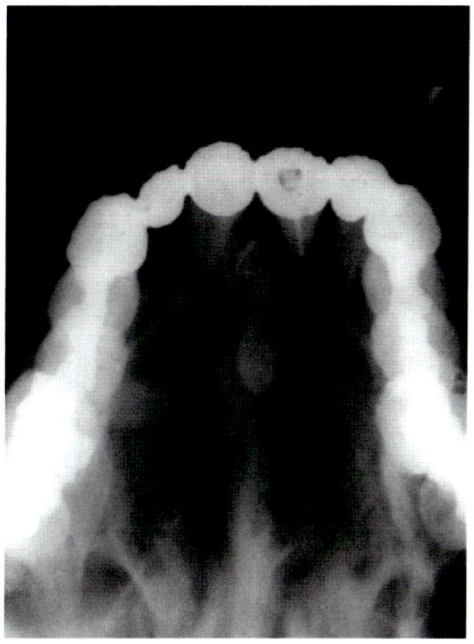

Abb. 5.10 Oberkiefer-Aufbissaufnahme: follikuläre Zyste ausgehend vom *Mesiodens* und Zahn 22.

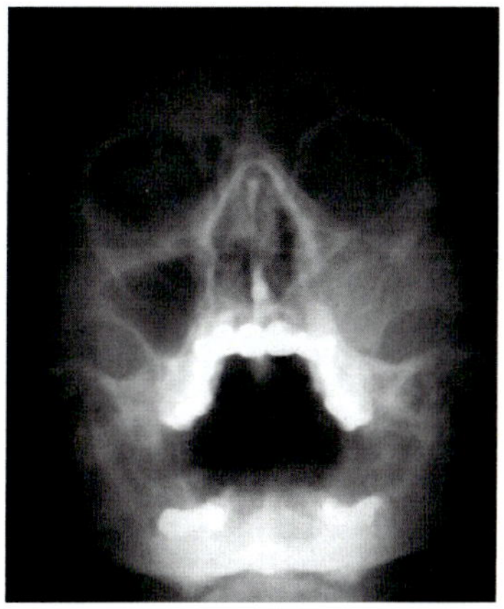

Abb. 5.11 Nasennebenhöhlenaufnahme: begleitende *Sinusitis maxillaris* mit Verschattung der linken Kieferhöhle.

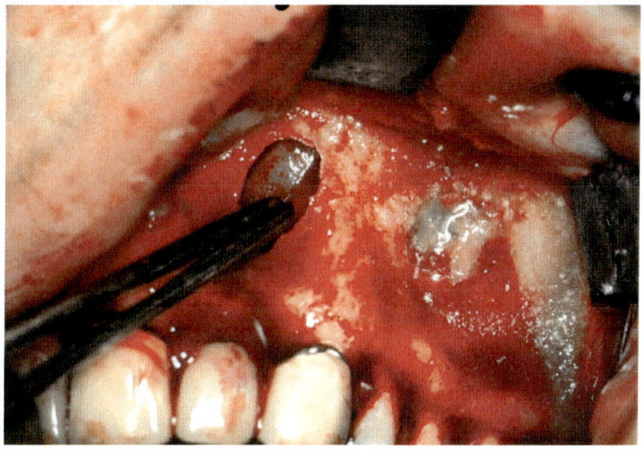

Abb. 5.12 Knochenresorptionen in der *Fossa canina*.

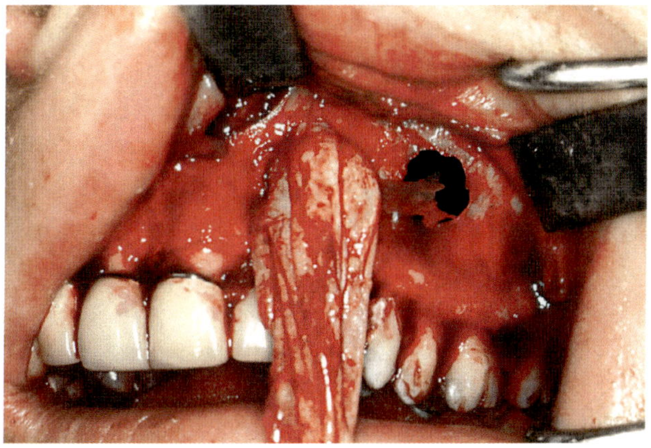

Abb. 5.13 Zystektomie.

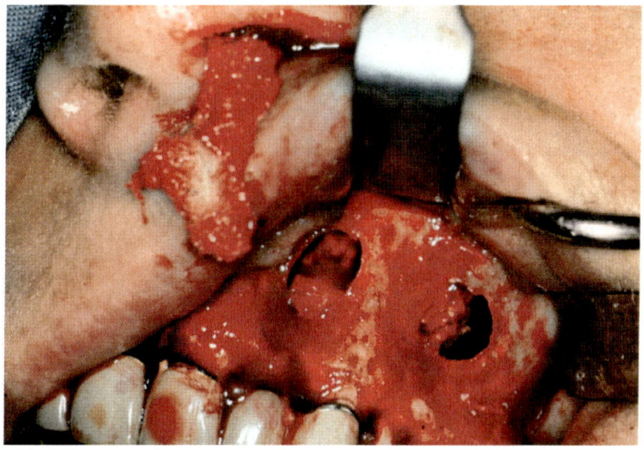

Abb. 5.14 Drainage des Zystenlumens mit Jodoformstreifen, der zum unteren Nasengang herausgeführt wird.

Röntgenologisch können follikuläre Zysten erhebliche Ausmaße annehmen und auch dazu führen, dass beteiligte Zähne bis in den aufsteigenden Unterkieferast, den Nasenboden, die Kieferhöhle oder bis in die Infraorbitalregion verlagert werden. Auch können die Wurzeln benachbarter Zähne verlagert werden. Die follikuläre Zyste weist histologisch im Gegensatz zur radikulären Zyste keine Entzündungszeichen auf. Eine Resorption der benachbarten Zahnwurzeln wird in mehr als 50% beschrieben. Differenzialdiagnostisch muss an eine radikuläre Zyste, einen keratozystischen Tumor, an ein Ameloblastom oder an eine parodontale laterale Zyste gedacht werden.[64]

Die Behandlung der Wahl ist die vollständige Entfernung der Zyste einschließlich des beteiligten Zahnes. Die benachbarten Strukturen wie Zähne und Gefäßnervenbündel sollten dabei erhalten werden können. Normalerweise lässt sich der Zystenbalg unproblematisch vom Gefäßnervenbündel trennen. Schon um nicht ein Ameloblastom oder eine andere neoplastische Transformation zu übersehen, sind die Zystektomie und die Einsendung des Präparates zur histologischen Untersuchung notwendig, die die endgültige Diagnosestellung ermöglicht. Eine Zystostomie der Zyste ist dann indiziert, wenn der Durchbruch des Zahnes erleichtert werden kann oder wenn die Gefahr einer Schädigung des Gefäßnervenbündels oder von Wurzeln benachbarter Zähne durch eine Zystektomie nicht ausgeschlossen werden kann. Aufgrund der Lage und der Größe der Zyste kann es notwendig werden, im Bereich der biomechanischen Unterkiefer-Zugzone in Höhe der *Linea obliqua* eine Mini-Osteosyntheseplatte zur Stabilisierung anzubringen (Abb. 5.15 bis 5.19).

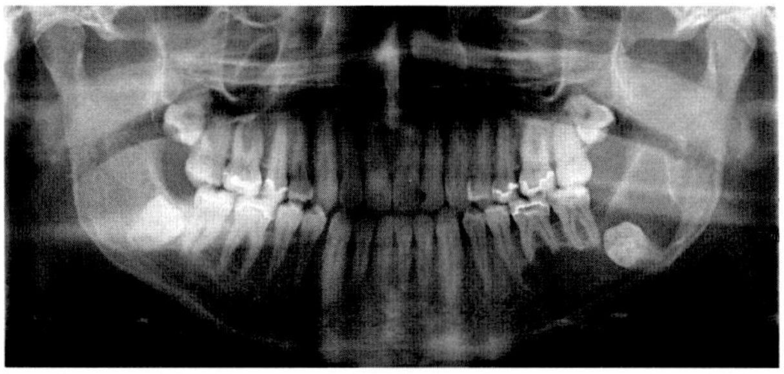

Abb. 5.15 (bis 5.19 gleicher Fall) Ausgangsbefund in der Panoramaschichtaufnahme: follikuläre Zyste ausgehend von Zahn 38 mit beginnenden Wurzelresorptionen an Zahn 36.

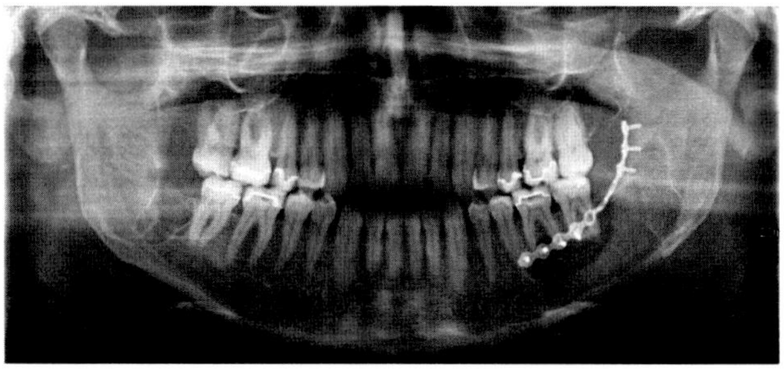

Abb. 5.16 Nach Zystektomie der ausgedehnten follikulären Zyste und partieller Resektion der *Linea obliqua* zur Entfernung des Zahnes 38 drohende Unterkieferfraktur: Stabilisierung der durch Miniplatten-Osteosynthese.

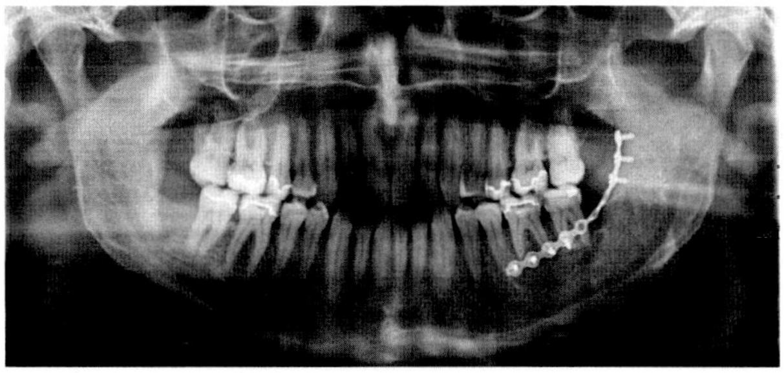

Abb. 5.17 Knochenregeneration im Zystenlumen mit noch erhaltener kaudaler knöcherner Zystenlamelle.

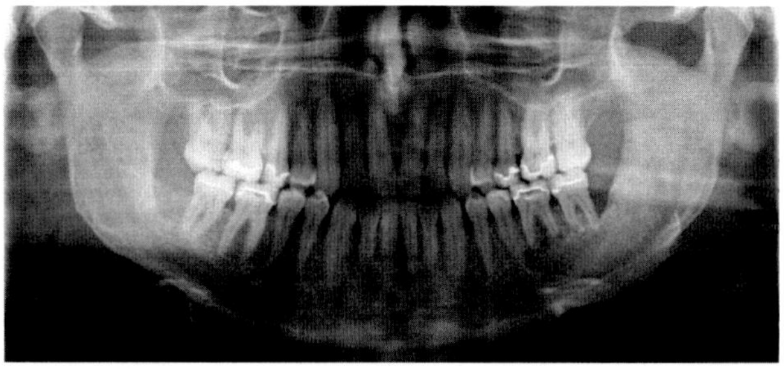

Abb. 5.18 Knochenregeneration im Zystenlumen sechs Monate postoperativ, nach Materialentfernung.

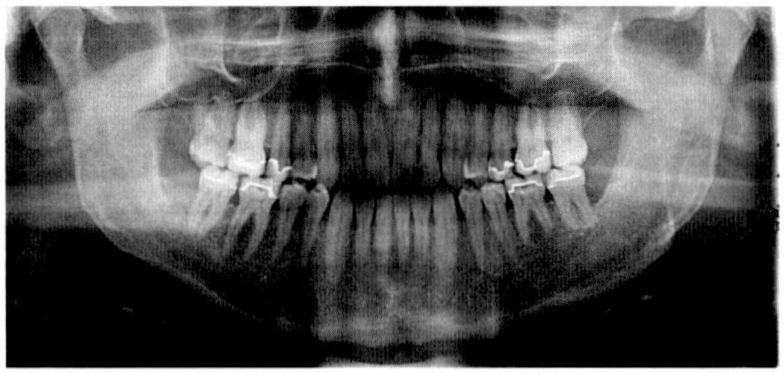

Abb. 5.19 Weitere knöcherne Regeneration des ehemaligen Zystenlumens mit Rückbildung der ehemaligen kaudalen Zystenlamelle und fortgeschrittener Knochenbildung in den ehemaligen Schraubenlöchern.

5.1.3 Durchbruchszyste

(Synonym: *eruption cyst*)

Diese Zyste ist eine spezielle follikuläre Zyste, die nur zu einem Zeitpunkt entsteht, in dem sich ein Zahn im Durchbruch befindet (Abb. 5.20). Sie liegt zwischen durchbrechender Zahnkrone und bedeckender Schleimhaut und wölbt sich oft bläulich an der Stelle vor, an der der Zahn durchbrechen wird. Dort entsteht in manchen Fällen ein so genanntes Dentitionshämatom. Röntgenologisch lässt sich kein Korrelat finden, da sich die Zyste lediglich im Weichgewebe befindet. Eine Therapie ist nicht notwendig. Wenn der Zahn durchbricht, marsupialisiert dieser die Zyste. Der gleiche Effekt kann sofort erreicht werden, wenn man die Membran inzidiert.

5.1.4 Laterale parodontale Zyste

(Synonym: *lateral periodontal cyst*)

Diese Zyste liegt neben einer Zahnwurzel oder zwischen zwei Zahnwurzeln vitaler Zähne. Sie geht von odontogenen Epithelresten aus und weist keine Entzündungserscheinungen auf. Es ist bis heute umstritten, ob sie vom Schmelzepithel, Resten der Zahnleiste oder *Malassez*'schen Zellen ausgeht. Sie neigt zum Rezidiv. Am häufigsten tritt sie in der Prämolarenregion des Unterkiefers (Abb. 5.21) oder der Frontzahnregion des Oberkiefers auf. Röntgenologisch zeigt sich eine runde oder ovaläre Radioluzenz mit scharfen knöchernen Rändern in mittlerer Höhe zwischen zum Teil divergierenden Zahnwurzeln vitaler Zähne (Abb. 5.22 bis 5.24).

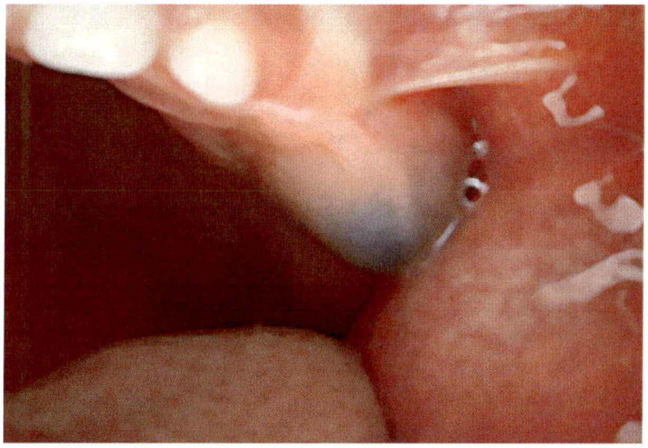

Abb. 5.20 Eruptionszyste in *regio* 64.

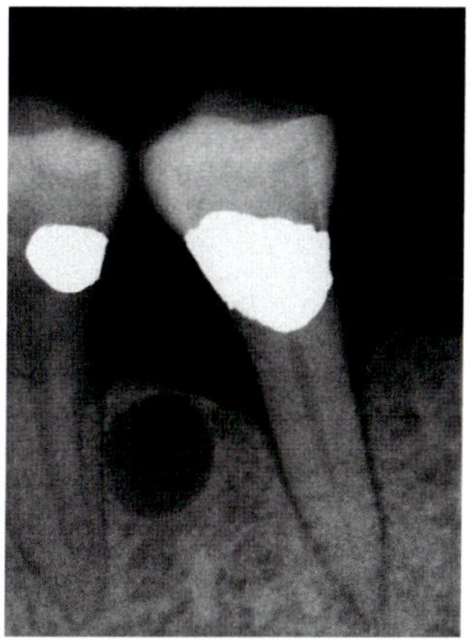

Abb. 5.21 Laterale parodontale Zyste im Prämolarenbereich des Unterkiefers: Zystenlumen zwischen zwei vitalen Zähnen.

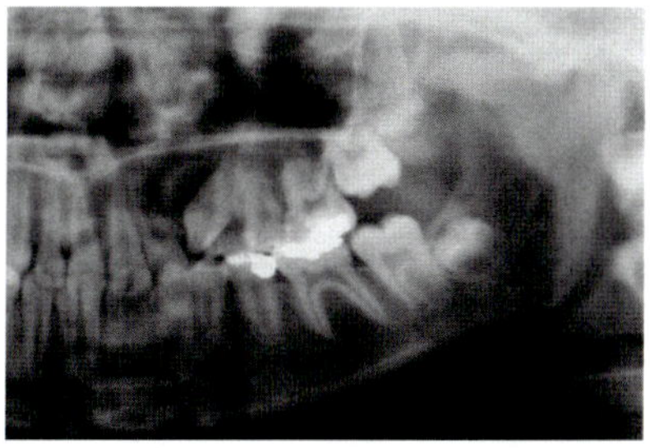

Abb. 5.22 (bis 5.24 gleicher Fall) Laterale parodontale Zyste im Oberkieferfrontzahnbereich zwischen den Zähnen 22 und 23.

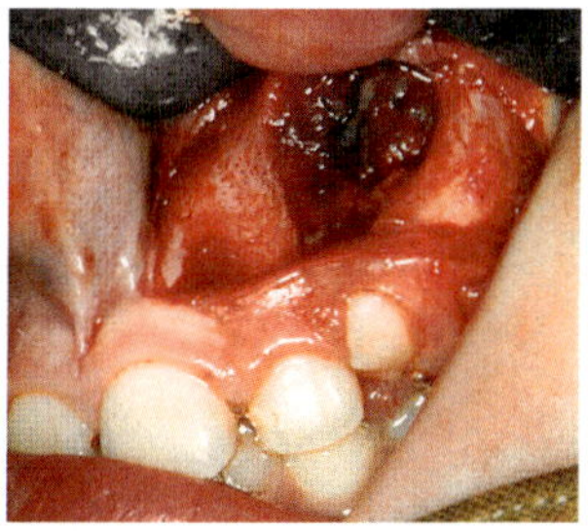

Abb. 5.23 Intraoperative Situation mit Zystenbalg *in situ*.

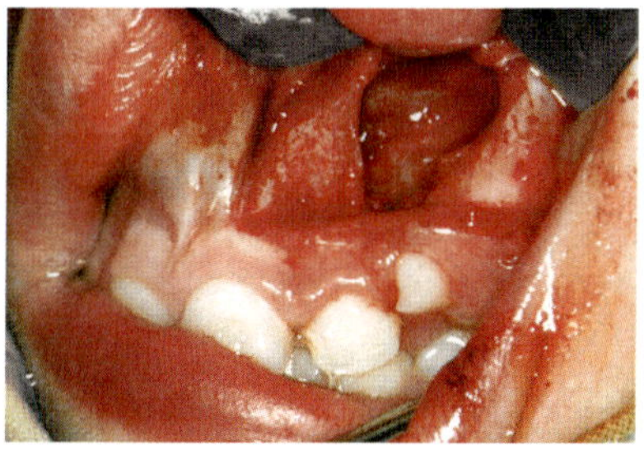

Abb. 5.24 Intraoperative Situation nach vollständiger Zystektomie.

Differenzialdiagnostisch müssen ein lateraler keratozystischer odontogener Tumor, eine Gingivazyste des Erwachsenen oder eine entzündungsbedingte marginale Parodontitis in Betracht gezogen werden. Möglicherweise ist die mehrkammerige Zyste in dieser Region des Alveolarfortsatzes (botryoide Zyste, *botryoid cyst*) die multilokuläre Variante der lateralen parodontalen Zyste.

Die Zystektomie ist die Therapie der Wahl. Wird der Balg vollständig entfernt, sollte kein Rezidiv auftreten und der knöcherne Defekt innerhalb von sechs Monaten ausgeheilt sein. Die Divergenz der Zahnwurzeln ist nicht immer rückläufig, sondern muss manchmal mit kieferorthopädischer Hilfe beseitigt werden. Die mehrkammerige laterale parodontale Zyste ist wegen der Nähe zu den Zahnwurzeln schwerer vollständig zu entfernen, woraus eine höhere Rezidivrate resultiert.

5.1.5 Gingivazyste des Erwachsenen

(Synonyme: *gingival cyst of the adult, gingival cyst of adults*)

Dieses sehr seltene Gegenstück zur lateralen parodontalen Zyste liegt oberflächlicher im Bereich der Gingiva. Sie kommt bei Erwachsenen in der Unterkieferprämolarenregion oder in der Oberkieferfront bzw. Oberkieferprämolarenregion vor. Es handelt sich klinisch um eine umschriebene Schwellung im Bereich der Papille, der fixierten Gingiva oder der Mitte des zahnlosen Alveolarfortsatzes, die einen Durchmesser von bis zu einem Zentimeter annehmen kann. Sie befindet sich ausschließlich im Weichgewebe und ist röntgenologisch nicht darstellbar. Die Pathogenese wird kontrovers diskutiert. Für die Entstehung werden Zellreste der Zahnleiste, die in der Mukosa des Alveolarfortsatzes liegen, oder auch Epithelien der benachbarten Zähne verantwortlich gemacht. Die Therapie besteht in der vollständigen Entfernung des Zystenbalgs unter Belassung des Periostes, sodass sich die betroffene Papille oder Gingiva in freier Granulation wieder aufbauen kann.

5.1.6 Glanduläre odontogene Zyste

(Synonyme: *glandular odontogenic cyst, sialo-odontogenic cyst*)

Diese Zyste mit glandulären Strukturen im Epithel ist extrem selten. Sie wurde erstmals von *Padayachee* und *Wyk* 1987 beschrieben.[52] *Gardner* et al. haben diese Zyste 1988 erstmals als eigenständige Entität angegeben.[21] Bis heute sind etwa fünfzig Fälle veröffentlicht worden. Diese Zyste tritt im Bereich der zahntragenden Alveolarkammanteile sowohl im Ober- als auch im Unterkiefer auf. Es sind kleinere Zysten beschrieben worden, die mit einer mehrkammerigen lateralen parodontalen Zyste (*botryoide odontogenic cyst*) verwechselt werden können. Es gibt aber auch Fallbeschreibungen, die den gesamten Kiefer betreffen können (Abb. 5.25 bis 5.30).[1] Röntgenologisch tritt diese Zyste radioluzent mit einer scharfen Abgrenzung zum Knochen hin in Erscheinung. Sie wächst verdrängend, zeigt lokal aggressive Verhaltensmuster wie Wurzelresorptionen und Auflösung der Kortikalis mit Übergreifen ins Weichgewebe.

Die beteiligten Zähne sind klinisch vital. Als weitere diagnostische Maßnahme sollte in ausgedehnten Fällen eine Computertomografie bzw. eine 3-D-Darstellung der betroffenen Region in Erwägung gezogen werden.[10]

Die operative Therapie besteht in der vollständigen Zystektomie. Da der Zystenbalg sehr dünn ist, kann es von Vorteil sein, das Zystenepithel mit der Lupe oder dem Mikroskop zu entfernen.

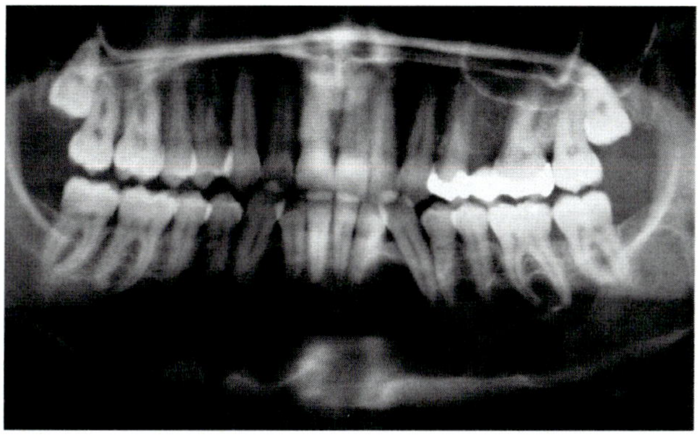

Abb. 5.25 (bis 5.30 gleicher Fall) Glanduläre odontogene Zyste des Unterkiefers. Der Ausgangsbefund zeigt eine ausgedehnte Radioluzenz des Unterkieferkörpers in *regio* 36–46 unter Einschluss der Zahnwurzeln.

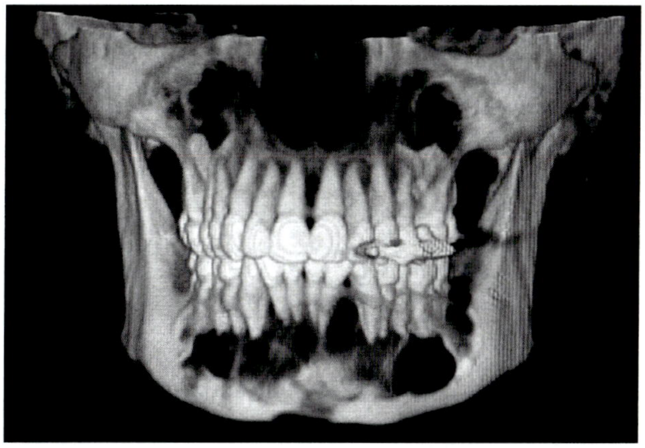

Abb. 5.26 Das 3-D-CT ermöglicht eine Übersicht über das Ausmaß der Osteolyse im Unterkieferbereich und eine präzisere Planung des Eingriffs zum Erhalt von Knochenstrukturen und Zähnen.

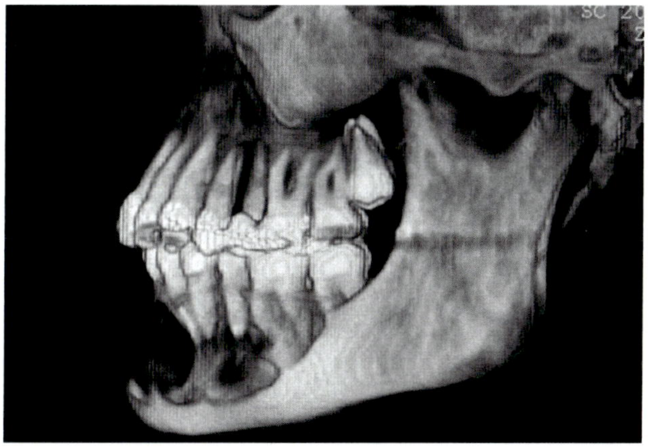

Abb. 5.27 Laterale Ansicht im 3-D-CT.

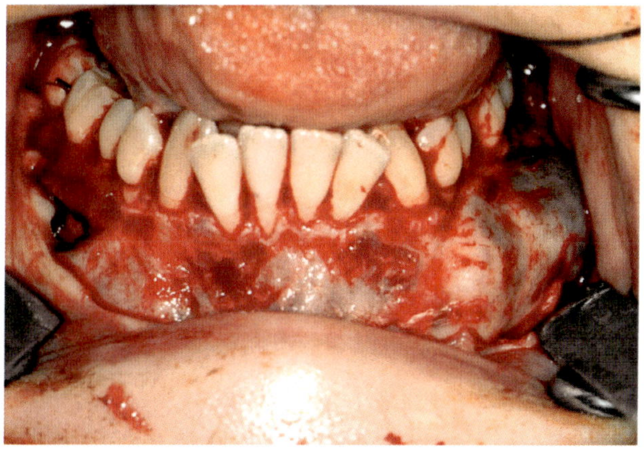

Abb. 5.28 Auftreibung des Unterkieferknochens durch Zystenwachstum mit bläulich durchschimmerndem Zysteninhalt.

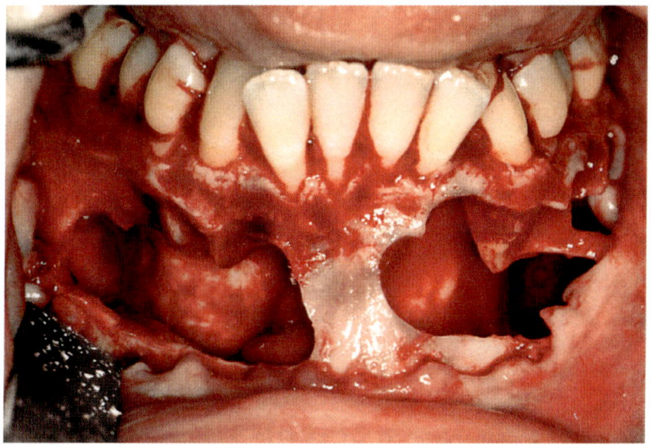

Abb. 5.29 Zustand nach operativer Entfernung des Zystenbalgs mit Belassung stabilisierender Knochenpfeiler.

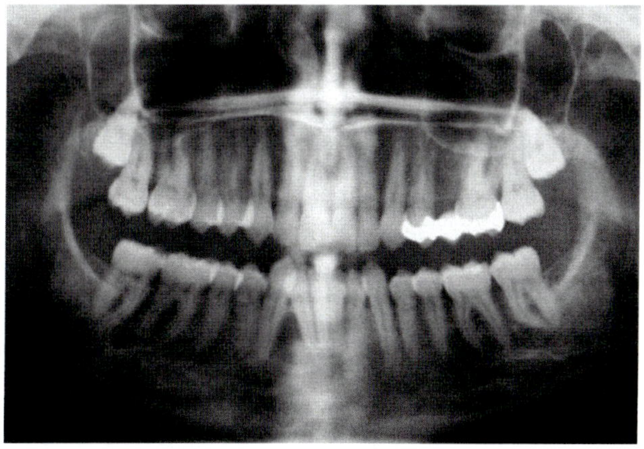

Abb. 5.30 Fast vollständige Knochenneubildung im gesamten ehemaligen Zystenbereich nach 15 Monaten. Die restlichen Radioluzenzen werden als Rezidive der glandulären odontogenen Zyste angesehen und müssen noch einmal operativ angegangen werden.

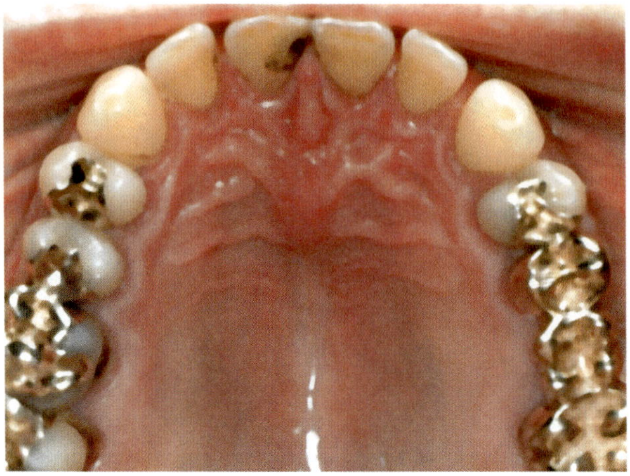

Abb. 5.31 Nasopalatinale Zyste; Rötung der palatinalen *Rugae* durch mediane Zystenbildung im Oberkiefer.

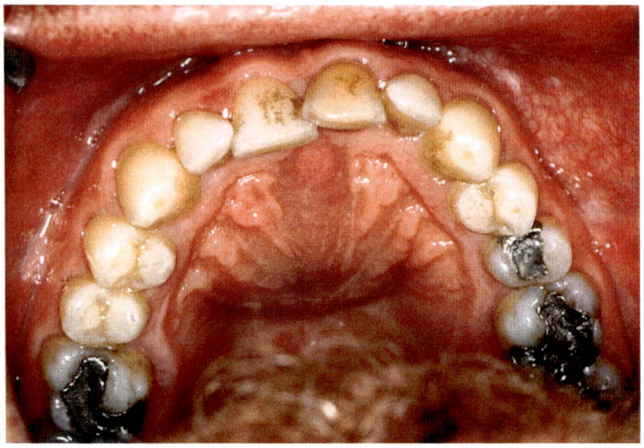

Abb. 5.32 Nasopalatinale Zyste; Vorwölbung des vorderen harten Gaumens.

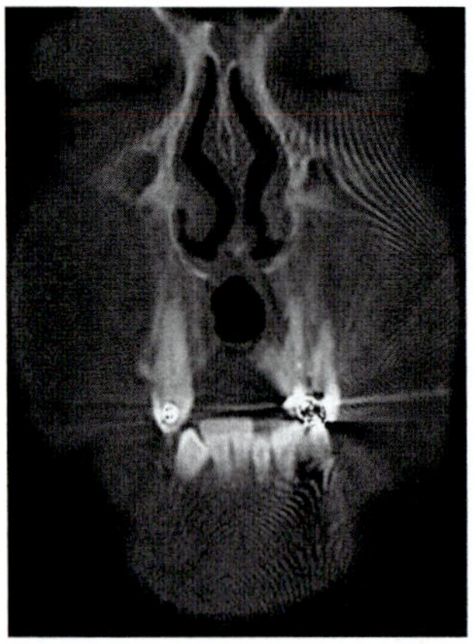

Abb. 5.33 Computertomografischer Befund der nasopalatinalen Zyste: Osteolyse des Nasenbodens.

5.2 Nicht odontogene Zysten

Die nicht odontogenen Zysten stellen etwa 10% aller Zysten im Kiefer-Gesichtsbereich.[28]

5.2.1 Nasopalatinale Zyste

(Synonyme: Zyste des *Tractus nasopalatinus*, mediane Gaumenzyste, *nasopalatine duct cyst, incisive channel cyst*)

Der *Tractus palatinus* besteht aus epithelialen Zellsträngen, die sich an der Nahtstelle des sekundären Gaumens und des Nasenseptums nicht zurückgebildet haben. Es verbleiben *Malassez*'sche Epithelreste. Sie können gelegentlich an abgekapselten Teilstrecken des Tractus eine Zyste entwickeln, die genau in der Medianen des Oberkiefers liegt, klinisch nicht sichtbar ist, aber in seltenen Fällen zu einer Rötung der palatinalen Schleimhaut (Abb. 5.31), zu einer Schwellung im Bereich des Gaumens in der Umgebung der *Papilla incisiva* (Abb. 5.32) oder zu einer Nasenbodenanhebung führen kann. Röntgenologisch kann die Zyste auf der Panoramaschichtaufnahme durch Überlagerungen schwer zu diagnostizieren sein. Man erkennt auf der Oberkiefer-Aufbissaufnahme oder im CT (Abb. 5.33) eine Radioluzenz zwischen den beiden oberen mittleren vitalen Schneidezähnen.

Die operative Entfernung wird von palatinal her durchgeführt. Über einen Zahnfleischrandschnitt von 5 bis 5 wird der gesamte Mukoperiostlappen vorsichtig gelöst, um den kompletten Zystenbalg unverletzt vom Lappen zu lösen. Dabei muss das Gefäßnervenbündel am *Foramen incisivum* durchtrennt werden. Anschließend wird der bläulich durchschimmernde Zystenbalg vollständig aus seiner knöchernen Höhle entfernt und zum Wundverschluss die Schleimhaut des harten Gaumens durch interdentale Rückstichnähte wieder fixiert. Eine Wundschutzplatte zur Adaptation der palatinalen Schleimhaut ist zur Vermeidung von Nachblutungen und Hämatomen indiziert (Abb. 5.34 bis 5.43).

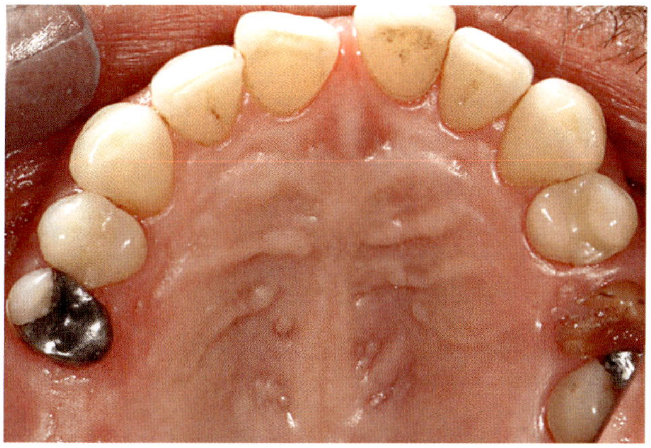

Abb. 5.34 (bis 5.43 gleicher Fall) Nasopalatinale Zyste; Klinischer Ausgangsbefund, minimales Erythem an der *Papilla incisiva*.

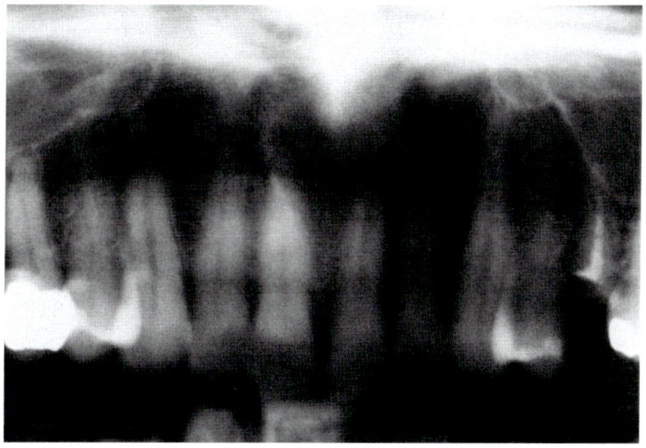

Abb. 5.35 Im zentralen Ausschnitt der Panoramaschichtaufnahme schwer zu diagnostizierende Verschattung. Die Zystenbegrenzung überdeckt die Wurzel 11 und ist zwischen den Wurzeln 21/22 zu erkennen.

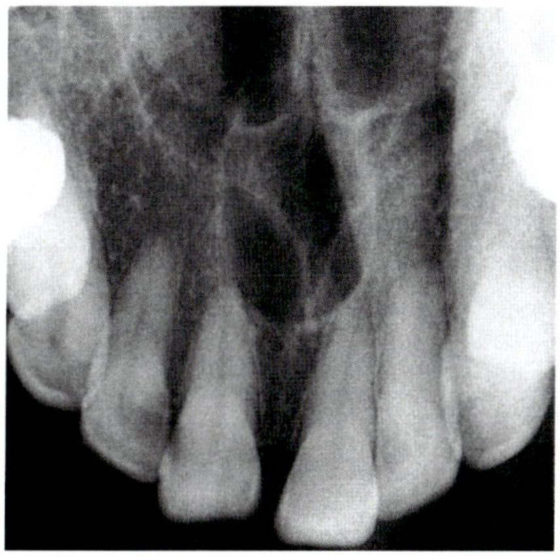

Abb. 5.36 Aufschluss bringt die Oberkiefer-Aufbissaufnahme (alternativ: Zahnfilm).

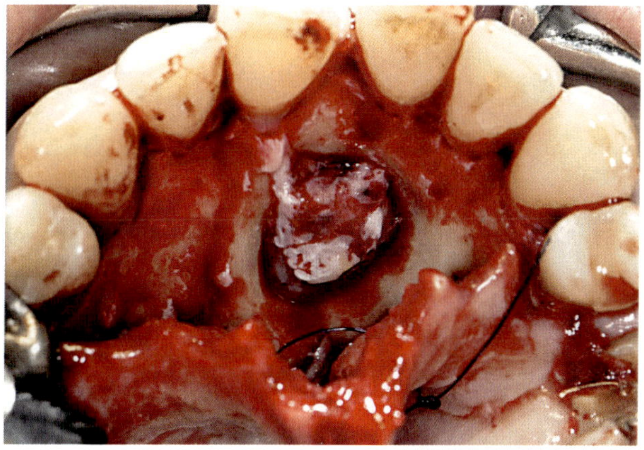

Abb. 5.37 Intraoperativer Situs nach Präparation des palatinalen Lappens.

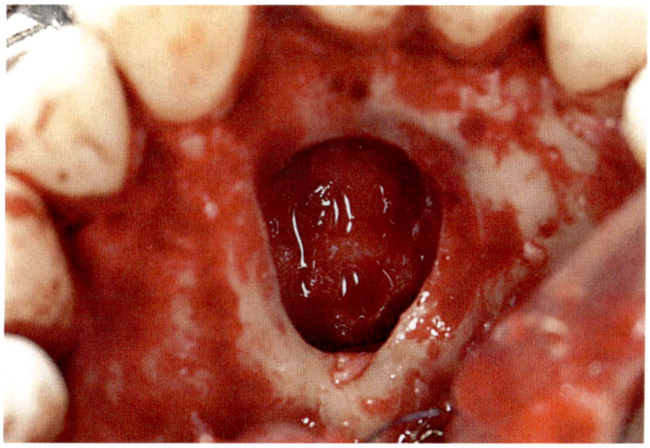

Abb. 5.38 Knöchernes Lumen nach Zystektomie.

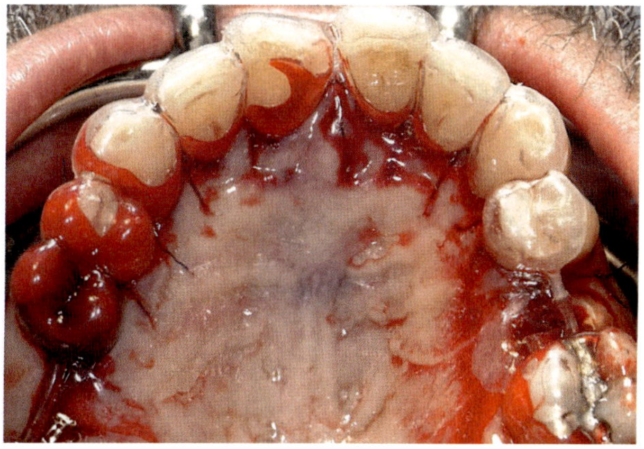

Abb. 5.39 Nach Rückverlegung des Mukoperiostlappens und interdentalen Nähten wird die individuelle Miniplastschiene als Verbandplatte zur Nachblutungsprophylaxe eingebracht.

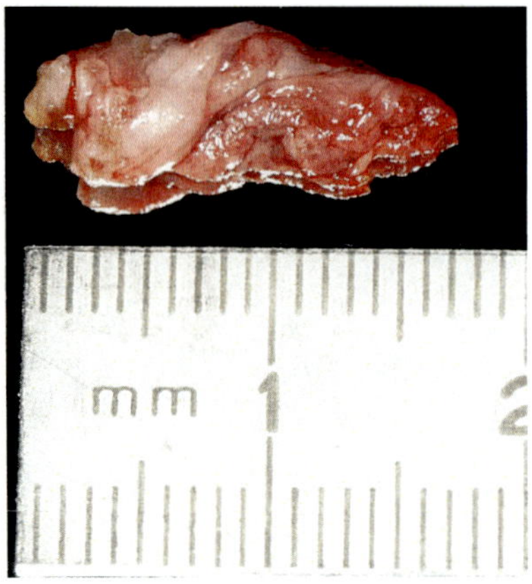

Abb. 5.40 Zystenbalg – Einsendung zur histopathologischen Untersuchung.

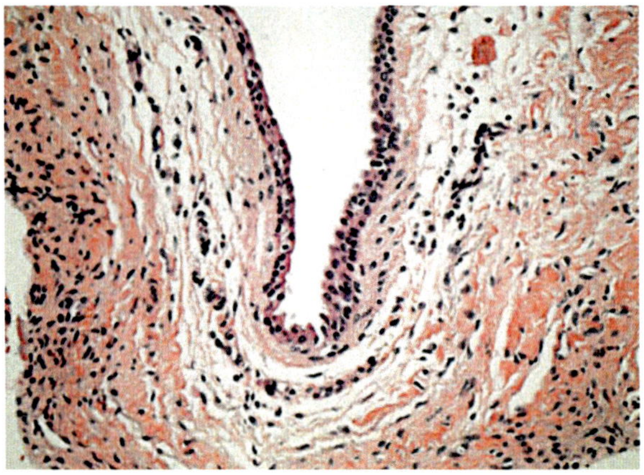

Abb. 5.41 Histologisches Präparat mit respiratorischem Epithel (Hex20).

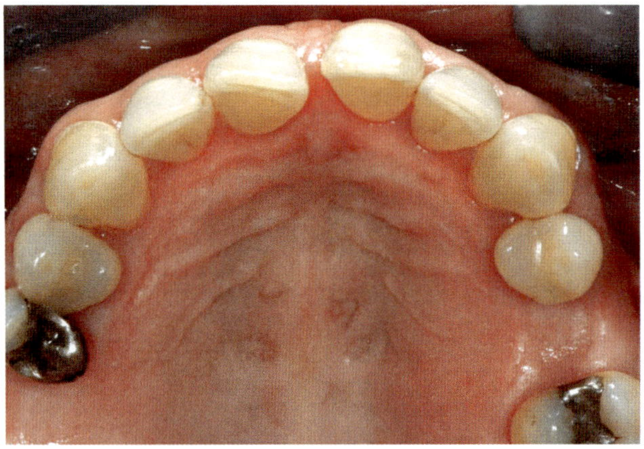

Abb. 5.42 Klinische Nachkontrolle ein Jahr später.

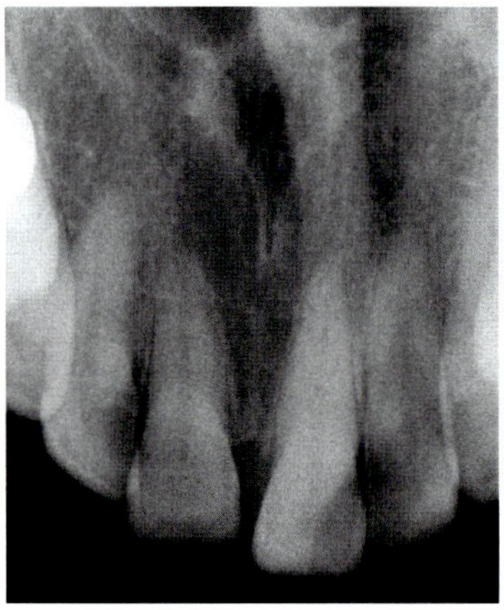

Abb. 5.43 Radiologische Nachkontrolle ein Jahr später.

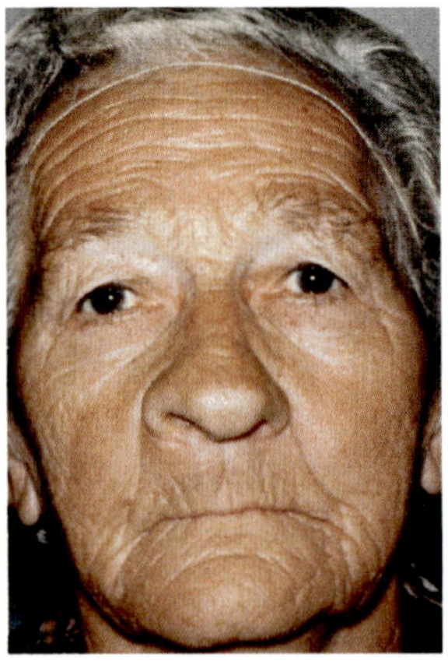

Abb. 5.44 (bis 5.45 gleicher Fall) Nasolabiale Zyste des rechten zahnlosen Oberkiefers, gelegen im Weichgewebe zwischen *Processus globularis* und *Processus maxillaris*, ohne knöcherne Beteiligung; Anhebung des rechten Nasenflügels durch verdrängendes Wachstum der Zyste.

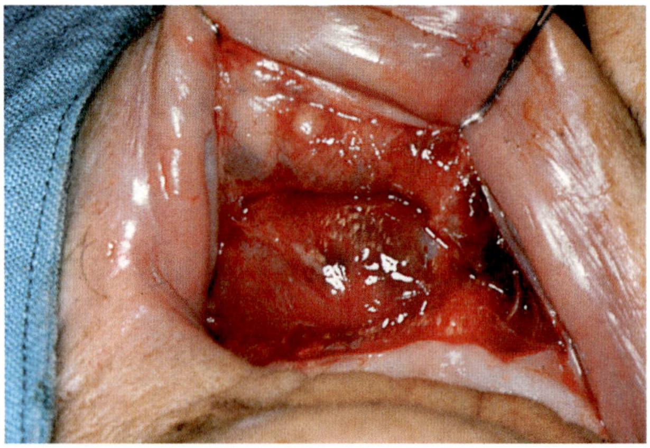

Abb. 5.45 Intraoperative Darstellung des Zystenbalgs vestibulär im Oberkiefer.

5.2.2 Nasolabiale Zyste

(Synonyme: nasoalveoläre Zyste, Nasenvorhofzyste, Gesichtsspaltenzyste, *Klestadt*-Zyste, Naseneingangszyste, *nasiolabial cyst*)

Die nasolabiale Zyste entstammt einer Epithelabschnürung der bei der Nasenbildung entstehenden Epithelmauer (*Hochstetter*'sche Epithelmauer). Die Zyste liegt nicht im Knochen, sondern subperiostal unterhalb des Nasenflügels (Abb. 5.44). Das Wachstum ist langsam, der Naseneingang kann eingeengt und der Nasenflügel angehoben werden. Im Röntgenbild ist die Zyste nicht zu erkennen, da sie den Weichteilen aufliegt und den Knochen allenfalls oberflächlich imprimiert.

Die operative Entfernung wird üblicherweise über eine Schnittführung in Höhe der Umschlagfalte des Vestibulums geführt (Abb. 5.45). Die Zyste muss nach Ablösung des Periostes im Bereich der *Apertura piriformis* stumpf aus dem Weichgewebe herauspräpariert werden. Sie sollte möglichst unverletzt und ohne Perforation des Nasenbodens entfernt werden. Reißt der Nasenboden aber doch ein, weil der Zystenbalg nicht von der Nasenbodenschleimhaut zu trennen ist, sollte der entstandene Hohlraum mit einem Streifen, der durch den Naseneingang und die Perforation des Nasenbodens eingelegt wird, drainiert werden, um eine sekundäre Infektion zu vermeiden. Alternativ ist hier die Zystostomie mit Einschlagen des lippenwärts gestielten Schleimhautlappens zur Verstärkung des Nasenbodens eine sichere Behandlungsmethode.

5.2.3 Fissurale Zyste

(Synonyme: mediane Gaumenzyste, mediane Alveolarfortsatzzyste, mediane Unterkieferzyste)

Die Entstehung fissuraler Zysten wurde bisher auf Epitheleinschlüsse an den Vereinigungsstellen der Kiefer- und Nasenfortsätze zurückgeführt. Inzwischen werden diese Pathogenese in Zweifel gezogen und die medianen Zysten des Gaumens, des Alveolarfortsatzes und des Unterkiefers anderen Zystenformen zugeordnet.[5] So erscheint es vorstellbar, dass die mediane palatinale Zyste eine Variante der nasopalatinalen Zyste ist, wenn der *Ductus nasopalatinus* nach posterior extendiert ist oder dass eine mediane Unterkieferzyste auch radikulär bedingt sein kann, wenn ein pulpatoter Zahn vorliegt, eine laterale parodontale Zyste oder ein keratozystischer odontogener Tumor.[36] Die bisherige globulomaxilläre Zyste hat ihre Entität verloren. Sie kann eher eine andere odontogene Zyste, ein Tumor, ein zentrales Riesenzellgranulom, eine hämorrhagische Knochenzyste oder eine chronische Infektion invaginierter Zähne sein.[25]

5.3 Zysten entzündlichen Ursprungs

5.3.1 Radikuläre Zyste

(Synonyme: postinfektiöse Zyste, Wurzelzyste, fungöse Zyste, periodontale Zyste, *radicular cyst, periodontal cyst*)

Radikuläre Zysten entstehen aus *Malassez*'schen Epithelresten des Parodontiums als Folge einer abgelaufenen nekrotisierenden Entzündung der Pulpa des betroffenen Zahnes im Apexbereich (Abb. 5.46, Abb. 5.47). Der verursachende Zahn reagiert nicht auf den Sensibilitätstest. Radikuläre Zysten sind mit etwa 65% die häufigsten odontogenen Zysten im Kieferbereich.[28]

Vermehrt treten sie im dritten bis fünften Lebensjahrzehnt gleich häufig bei Männern und Frauen auf. Im Oberkiefer kommen sie häufiger vor als im Unterkiefer, was an den im Oberkiefer dichter liegenden *Malassez*'schen Epithelien liegen soll (Abb. 5.48 bis 5.50). Selten können an der Entstehung dieser Zysten auch Inseln der Mundschleimhaut beteiligt sein.

Die häufigsten radikulären Zysten befinden sich um das *Foramen apicale* eines Zahnes herum und werden deshalb als apikale radikuläre Zysten bezeichnet. Befindet sich die Parodontitis lateral, weil sich die Entstehung über einen Seitenkanal der Pulpa entwickelt hat, kann daraus auch eine laterale radikuläre Zyste entstehen (Abb. 5.51). Radikuläre Zysten können sich auch weit über den Apexbereich des schuldigen Zahnes hinaus entwickeln. Eventuell sind sie involviert bei der Bereitstellung von Osteoklasten-Vorläuferzellen, welche später zur Knochenresorption beitragen.[75] Dies verunsichert den Behandler, der häufig dazu neigt, alle im Zystenlumen stehenden Zähne für die Ausbildung der Zyste verantwortlich zu machen. Der Sensibilitätstest hilft den ursächlichen Zahn zu finden, diesen bei der Zystektomie abzufüllen und seine Wurzelspitze zu resezieren (Abb. 5.52 bis 5.55). Selten gibt es auch radikuläre Zysten nach Pulpanekrose von Milchzähnen (Abb. 5.56, Abb. 5.57). Allerdings gibt es keine follikuläre Zyste bleibender Zähne, die aus Resten von radikulären Milchzahnzysten entstanden sein könnte. Der Zystenbalg besteht aus zwiebelschalenartig geschichteten Bindegewebsmassen, worin sich Granulozyten, Lymphozyten, Plasmazellen und auch Fremdkörperriesenzellen finden können. Durch den Druck der radikulären Zyste atrophiert der umgebende Knochen. Dieser Vorgang kann durch eine Entzündung unterstützt werden. In der Umgebung kann es auch zum Knochenumbau und reaktiv zu einer schalenförmigen Verdichtung des Knochenrandes um die Zyste herum kommen. Klinisch und röntgenologisch lässt sich eine chronische apikale Parodontitis nicht sicher von einer apikalen radikulären Zyste unterscheiden. Letztere tendiert dazu etwas größer zu sein und hat einen scharf abgegrenzten Rand. Nach *Nair* (1997) sind nur 15% aller apikalen Aufhellungen Zysten.[48] Viele dieser Zysten sind endodontisch therapierbar.[63] Es ist daher kein Fehler einen endodontischen Behandlungs-

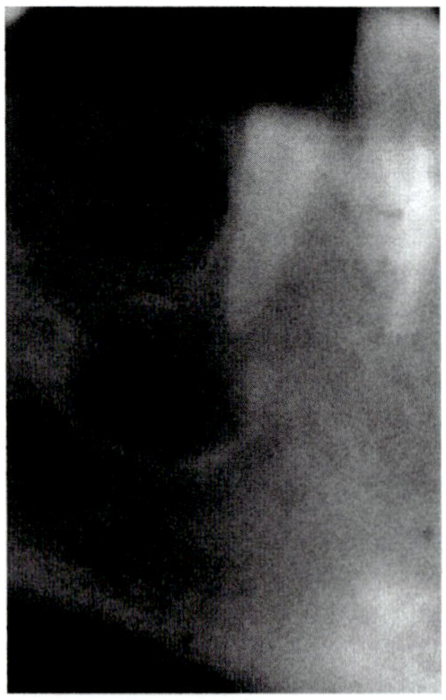

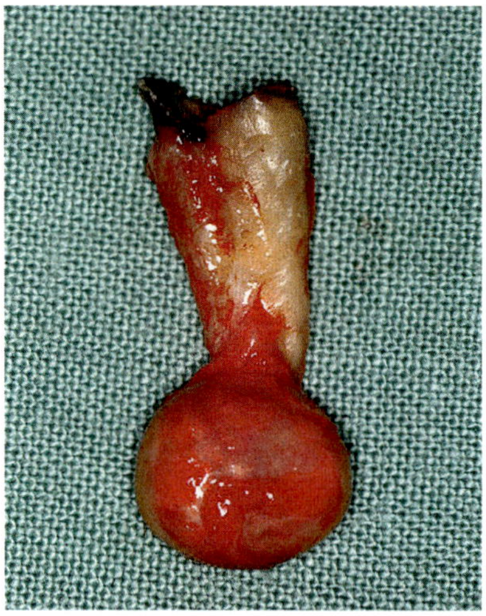

Abb. 5.46 (*links*) (bis 5.47 gleicher Fall) Wurzelrest von Zahn 45, ausgedehnte Radioluzenz im rechten Unterkiefer.

Abb. 5.47 (*rechts*) Intraoperativer Befund mit apikal anhängendem Zystenbalg nach operativer Entfernung des Wurzelrestes und der Zyste.

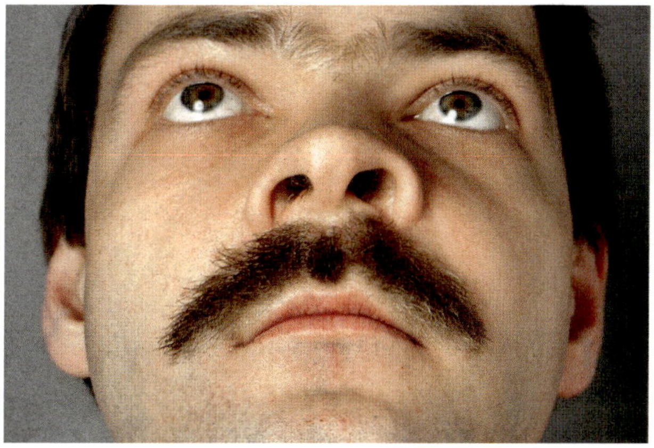

Abb. 5.48 (bis 5.50 gleicher Fall) Radikuläre Zyste im linken Oberkiefer: Schwellung des linken Naseneingangs mit Anhebung des Nasenflügels.

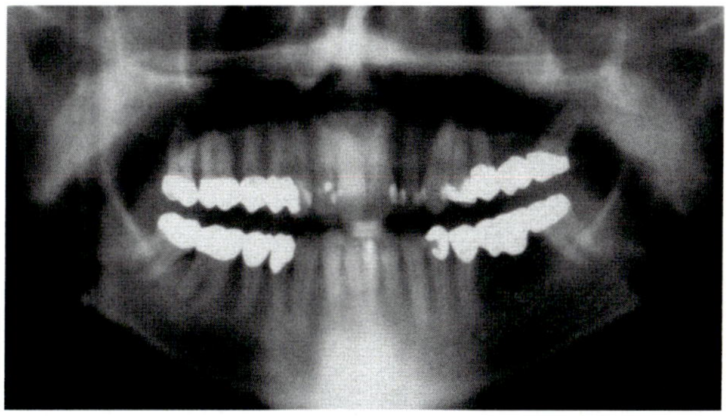

Abb. 5.49 Ausgedehnte radikuläre Zyste ausgehend von Zahn 22 mit Verdrängung der benachbarten Zahnwurzel 23.

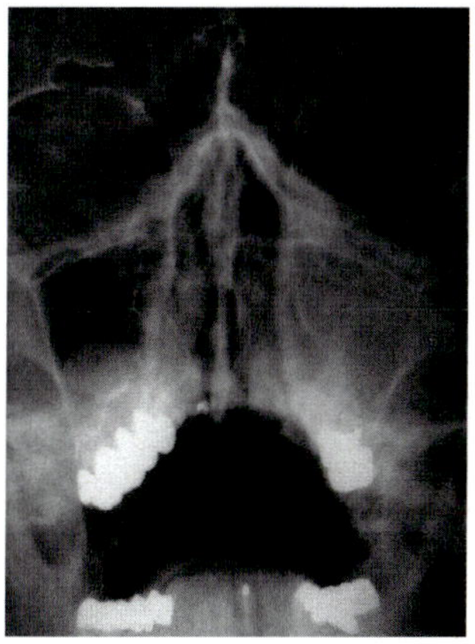

Abb. 5.50 Verschattung der linken Kieferhöhle durch Ausbreitung der Zyste in die linke Kieferhöhle, Nebenbefund: basale Mukozele in der rechten Kieferhöhle.

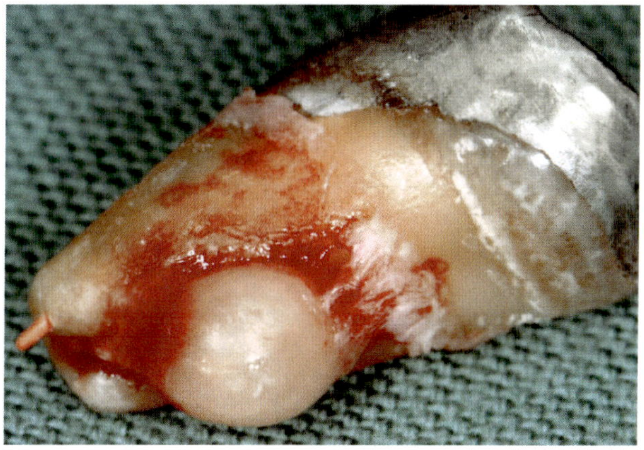

Abb. 5.51 Laterale radikuläre Zyste.

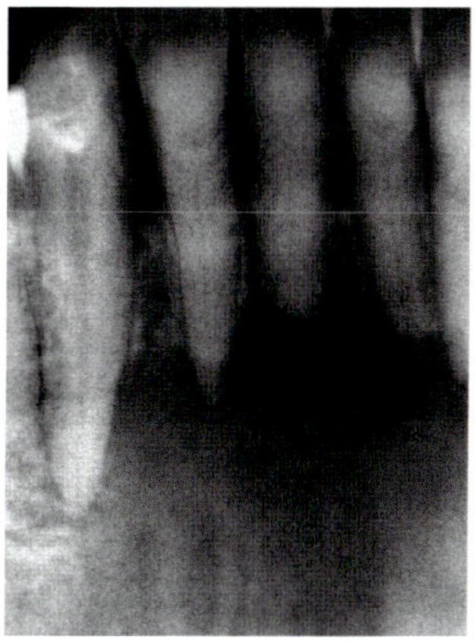

Abb. 5.52 (bis 5.55 und 4.8, 4.9 gleicher Fall) Ausgedehnte radikuläre Zyste der Unterkieferfront, ausgehend von Zahn 43. Beginnende Resorption der tangierten benachbarten Zahnwurzeln.

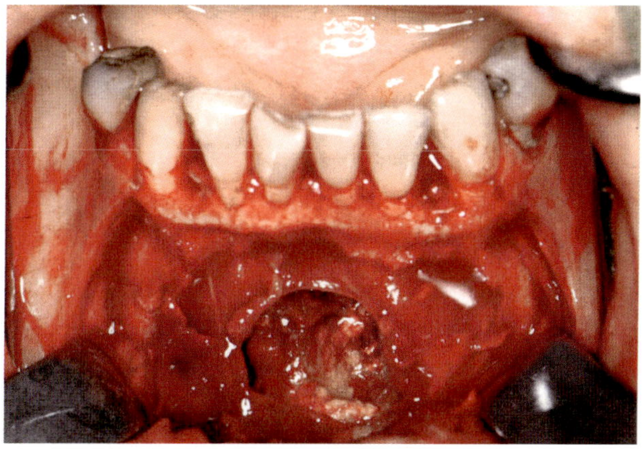

Abb. 5.53 Operative Eröffnung der Zyste mit grobkörnigem Zysteninhalt.

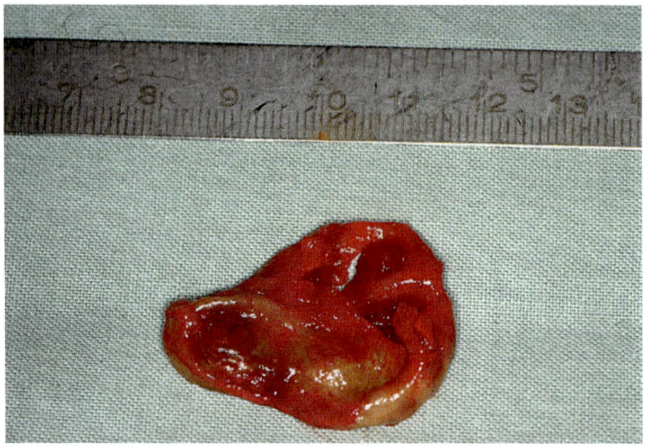

Abb. 5.54 Vollständiger Zystenbalg.

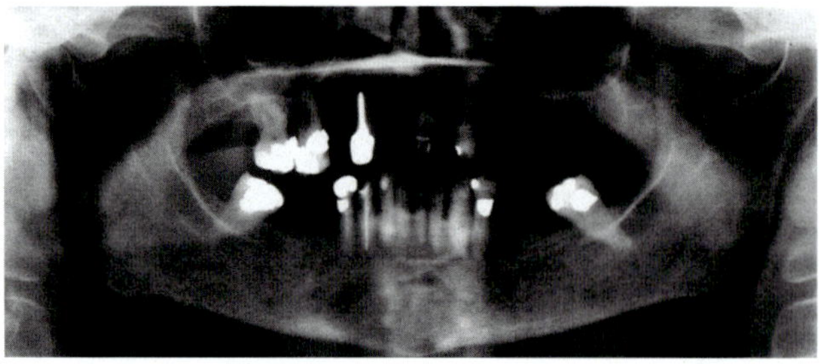

Abb. 5.55 Panoramaschichtaufnahme sieben Monate postoperativ (Wurzelspitzenresektion 43) mit weitgehender Reossifikation des Zystenlumens.

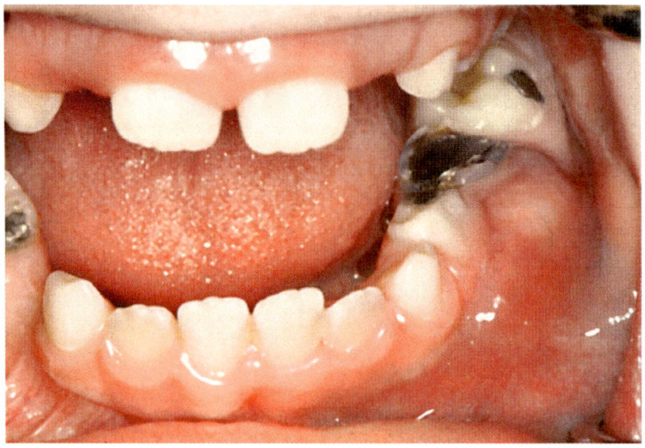

Abb. 5.56 (bis 5.57 gleicher Fall) Infizierte radikuläre Milchzahnzyste ausgehend von Zahn 75, Schwellung der bukkalen Gingiva mit akuten Entzündungszeichen.

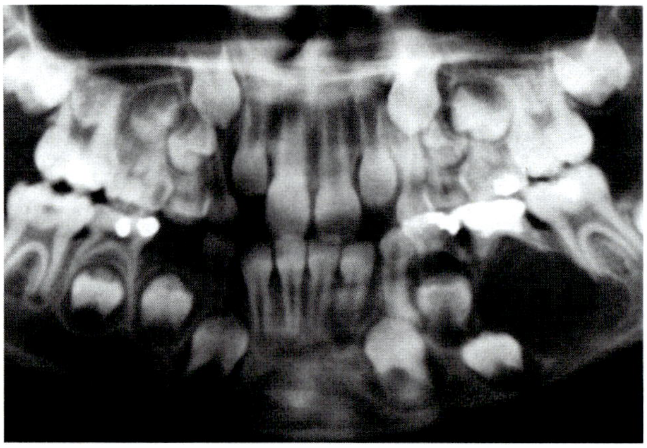

Abb. 5.57 Ausgedehnte Radioluzenz im Unterkiefer rechts mit Verdrängung des Zahnkeims 35 unter den Zahnkeim 34.

versuch zu unternehmen.[14,67] Allerdings ist es Ermessensfrage, bis zu welcher Zystenausdehnung eine derartige Therapie zu verantworten ist. Eine radikuläre Zyste ist prinzipiell erst dann vollständig beseitigt, wenn der Zahn extrahiert und die Zyste komplett über die leere Alveole durch Kürettage entfernt worden ist.

Nach endodontischer Behandlung des auslösenden Zahnes können sich apikale Zysten nur zurückbilden, wenn die Wurzelkanalfüllung vollständig ist und keine nekrotischen Überreste des Pulpengewebes mehr vorhanden sind. Unvollständige Wurzelkanalfüllungen können zu einem Fortbestehen der apikalen radikulären Zyste führen, wenn ausreichend Zellen die Entzündungsreaktion unterhalten. Ein Zurückbilden der apikalen radikulären Zyste kann nur erreicht werden, wenn eine Wiederholung der Wurzelfüllung unter Zuhilfenahme moderner endodontischer Vergrößerungstechniken mit zusätzlicher Füllung von akzessorischen Kanälen durchgeführt wird. Ab welcher Größe der Zyste eine Zystektomie mit Wurzelspitzenresektion indiziert ist, ist umstritten. Wenn sie aber dauerhaft persistiert, muss die betroffene Region über einen Zahnfleischrandschnitt oder über einen vestibulären Schleimhautschnitt eröffnet werden. Es folgen die Freilegung der apikalen Region des betroffenen Zahnes, die Darstellung der Apexregion und der Wurzelspitze mittels Osteotomie, die Abtrennung der Wurzelspitze und vollständige Zystektomie mit Kürettage des Zystenlumens. Bei diesem operativen Vorgehen muss die Dichtigkeit der Wurzelkanalfüllung überprüft und eine zusätzliche retrograde Wurzelfüllung eingebracht werden (s. Kap. 4).

5.3.2 Residualzyste

(Synonyme: *residual radicular cyst, residual dentigerous cyst*)

Residualzysten entwickeln sich aus unvollständig entfernten Zysten jeglicher Art. Sollte eine Zyste bei ihrer Entfernung zerstückelt werden und ein Teil verbleibt vor Ort, so kann sich daraus eine Residualzyste bilden. So können also sowohl unvollständig operierte radikuläre als auch follikuläre Zysten Ausgangspunkt einer Residualzyste sein. Ist anamnestisch eine Zahnentfernung am Ort der Residualzyste nicht festzustellen, muss an aggressivere Krankheitsbilder gedacht werden, insbesondere wenn die röntgenologische Radioluzenz der Kieferveränderung zunimmt. Es muss ein rezidivfreudiger keratozystischer Tumor, ein odontogener Tumor, ein Ameloblastom oder auch ein Myxom differenzialdiagnostisch einbezogen werden. Bleibt die Radioluzenz unverändert oder wächst nur langsam, muss eine linguale Impression des Unterkieferknochens (*Stafne idiopathic bone cavity*) diskutiert und radiologisch abgeklärt werden.

Die operative Therapie besteht in der vollständigen Zystektomie. Manchmal müssen auch nahe liegende Nerven oder durch das Zystenwachstum verdrängte Nerven bei der Zystektomie vorsichtig vom Zystenbalg getrennt werden (Abb. 5.58, Abb. 5.59). Eine histologische Untersuchung des gewonnenen Operationspräparates sollte aus differenzaldiagnostischen Gründen grundsätzlich vorgenommen werden.

5.3.3 Parodontale Zyste

(Synonyme: *inflammatory collateral cyst, mandibular infected buccal cyst*)

Die parodontale Zyste ist eine Variante der follikulären Zyste. Sie entsteht in der Nähe des Zahnhalses als Folge eines entzündlichen Prozesses einer parodontalen Tasche. Sie geht vom odontogenen Epithel des oberflächlichen Parodonts aus. Eine besondere Form dieser Zyste tritt beim Durchbruch des Weisheitszahnes distal auf (Abb. 5.60, Abb. 5.61). Vermehrte parodontale Infektionen sind häufig, besonders wenn Platzmangel vorliegt. Eine ähnliche Zyste tritt bei Kindern im Alter von sechs bis acht Jahren auf der bukkalen Oberfläche des ersten unteren Molaren auf. Sie wurde auch als mandibuläre infizierte bukkale Zyste beschrieben.

Die Therapie besteht, wenn die infektiöse Komponente im Vordergrund steht, in der Gabe von Antiphlogistika und Analgetika, lokalen Spülungen und Drainagen sowie in der operativen Entfernung der unteren Weisheitszähne.

5.3.4 Okklusionszyste

(Synonyme: *surgical ciliated cyst*, Zystozele, postoperative Mukozele)

Unabdingbar für die Entstehung dieser Zyste ist eine vorausgegangene Kieferhöhlenoperation, während der das Flimmerepithel des *Sinus maxillaris* komplett entfernt wird. Die narbige Ausheilung mit der

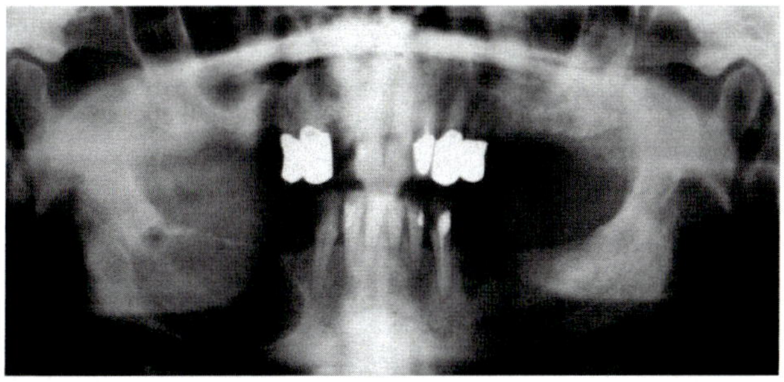

Abb. 5.58 (bis 5.59 gleicher Fall) Residualzyste des rechten Unterkiefers: ausgedehnte Radioluzenz des rechten horizontalen Unterkieferastes.

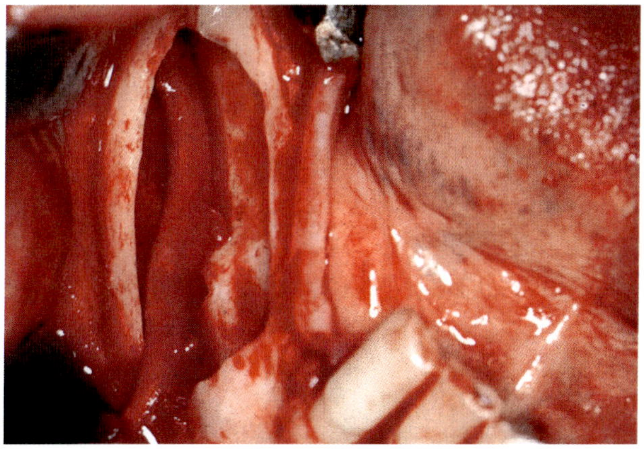

Abb. 5.59 Zustand nach operativer Entfernung des Zystenbalgs und vorsichtiger Präparation des *Nervus alveolaris inferior*, der hier im gesamten Verlauf durch das knöcherne Lumen dargestellt ist.

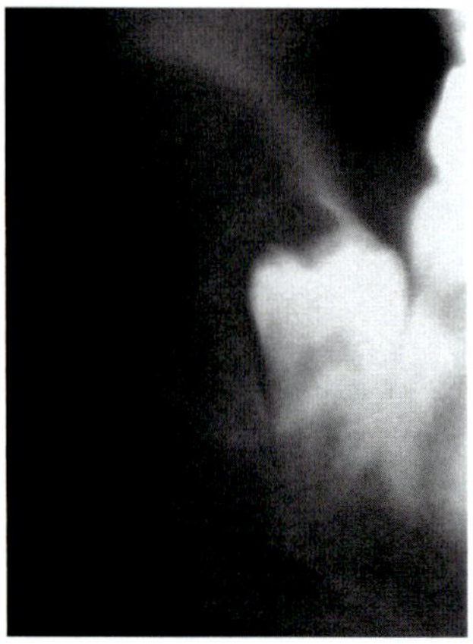

Abb. 5.60 (bis 5.61 gleicher Fall) Parodontale Zyste ausgehend von Zahn 48.

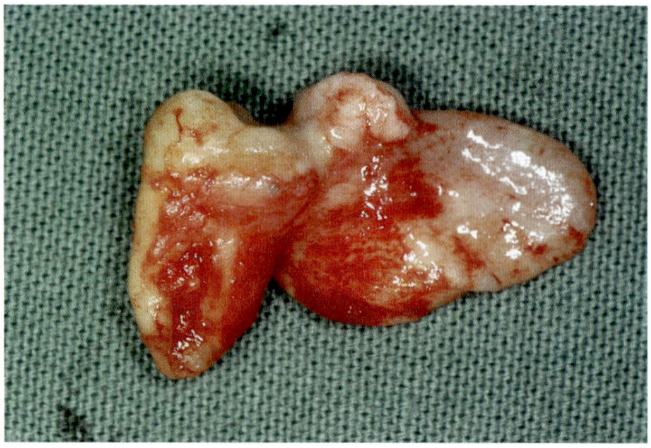

Abb. 5.61 Der Ansatz der Zyste ist das Parodont, der Follikel umgibt nicht die Zahnkrone.

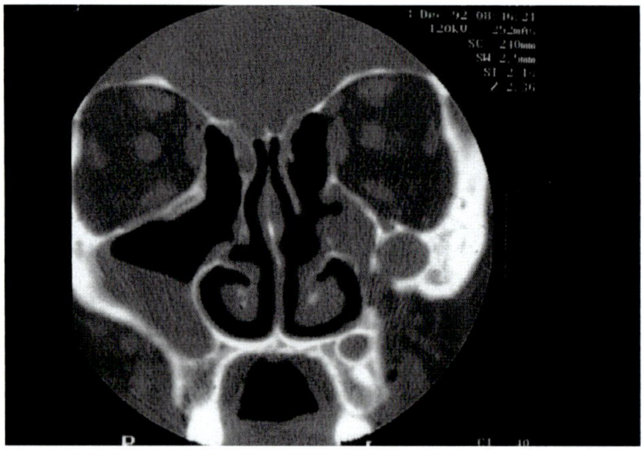

Abb. 5.62 Okklusionszysten im Bereich der linken Kieferhöhle. Nach zweimaliger Kieferhöhlenoperation zeigt sich im koronaren CT linksseitig neben einer Verschattung des restlichen Kieferhöhlenlumens und einer Auflösung der lateralen knöchernen Begrenzung eine infraorbitale und eine basal liegende Okklusionszyste, ebenfalls mit Verschattung des Zystenlumens; Nebenbefund: basale Verschattung der rechten Kieferhöhle.

nachfolgenden Schrumpfung zieht Knochenneubildung nach sich, sodass sich bei Kammerung eine sich verschliessende (okkludierende) Zyste (oder mehrere) im Bereich des seitlichen Oberkiefers bildet.

In einer großen Nachuntersuchung lag die vorausgegangene Kieferhöhlenoperation durchschnittlich 24,5 Jahre zurück. In den überwiegenden Fällen wurde erst über einen Infekt der Zyste die Diagnose röntgenologisch gestellt. Histologisch ergab sich in allen Fällen eine epitheliale Auskleidung der Okklusionszyste mit Flimmer- und Zylinderepithelien.[39] Sollte präoperativ die Knochenstruktur des Oberkiefers röntgenologisch unübersichtlich bzw. nicht zu beurteilen sein, ist die Anfertigung eines CTs indiziert, um für die bevorstehende Operation das Ausmaß der Zyste und die Abgrenzung zur Kieferhöhle besser abschätzen zu können (Abb. 5.62).

Die operative Behandlung besteht in der Zystostomie, sodass die Zysten dem Kieferhöhlenlumen zugeschlagen werden. Üblicherweise erfolgt eine Kieferhöhlenrevision mit Kontrolle des vorhandenen oder erneutem Anlegen eines Nasenfensters.

5.4 Operationstechniken

Die beiden bis heute wesentlichen Methoden zur operativen Behandlung der Zysten sind die Zystostomie und die Zystektomie, die von *Partsch* 1892 und 1910 beschrieben wurden und dann – von Generationen von Zahnärzten als Partsch I und Partsch II – bezeichnet, Eingang in die zahnärztliche Praxis gefunden haben.[53,54] Die Häufigkeit der Durchführung dieser beiden alternativen Operationsmethoden hat sich aufgrund der von Patienten gewünschten kurzen Behandlungszeit und der fast automatisch mitverordneten antibiotischen Therapie stark in Richtung Zystektomie verschoben. Die lang dauernde Nachbehandlung einer Zystostomie ist nur noch in Einzelfällen oder bei erhöhtem Risiko der Schädigung vitaler Nachbarstrukturen akzeptiert.

5.4.1 Zystostomie (Partsch I)

Die Indikation zur Zystostomie (*Zysto-stomie, „es wird ein Stoma angelegt“*), die seit der Veröffentlichung von *Partsch* im Jahre 1892 auch Partsch-I-Operation genannt wird, kann auch heute noch bei großen Zysten im Bereich des Ober- und Unterkiefers gestellt werden.[53] Der Vorteil der Zystostomie ist der kleine Eingriff, der ambulant und in den meisten Fällen in örtlicher Betäubung durchgeführt werden kann. Bei diesem Eingriff besteht keine Gefährdung der benachbarten Zähne oder des *Nervus alveolaris inferior.* Eine histologische Präparatgewinnung ist sicher möglich. Auf die Gabe eines Antibiotikums kann in der Regel verzichtet werden. Nachteil des Vorgehens ist die lange Behandlungszeit mit regelmäßigen Tamponadewechseln über Wochen, oder – abhängig von der Größe – eine Obturator-Nachbehandlung über Monate.

Die Schnittführung zur Zystostomie wird im Vestibulum vorgenommen. Nach Darstellung der knöchernen, zum Teil perforierten Oberfläche der Zyste wird diese weit eröffnet, der Knochen wird entnommen bis keine unter sich gehenden Buchten mehr vorhanden sind. Mithilfe dieser partiellen Entfernung des Zystenbalgs kann in der Regel ein ausreichend großes histologisches Präparat gewonnen werden. Der Restbalg, der dem Knochen oder den gefährdeten Strukturen wie Zähne oder Nerven anliegt, bleibt *in situ.* Anschließend wird der Schleimhautlappen des Vestibulums bis in das Zystenlumen eingeschlagen und mit resorbierbaren Fäden vernäht. Dabei können belassenes Zystenepithel und eingeschlagener Schleimhautlappen durchaus überlappen. Auch die Kombination mit einer Wurzelspitzenresektion ist möglich. Dann sollte die vestibuläre Schnittführung so variiert werden, dass die gekürzte Wurzelspitze durch einen verlängerten eingeschlagenen Schleimhautlappen abgedeckt ist. Der operativ geschaffene Hohlraum muss mit einer Jodoform-Tamponade, die regelmäßig gewechselt wird, tamponiert werden.

Da sich im Kieferwinkel durch die narbige Adaptation der *Masseter-* und *Pterygoideus*-Muskulatur ein schneller Verschluss der osteotomierten Zyste ausbildet, muss frühzeitig ein Kunststoff-Obturator eingegliedert werden, der den Zugang offen hält. Dieser Obturator muss regelmäßig am Zystenboden hohlgelegt werden, damit Knochen in das Lumen der ehemaligen Zyste hineinwachsen kann. Im Bereich des Zysteneingangs muss der Obturator möglichst lange eine gleich bleibende Größe aufweisen, damit ein frühzeitiger Verschluss des Zysteneingangs vermieden werden kann. Sollte der Obturator nicht mehr passen, muss ein zweiter kleinerer angefertigt werden, bis das Zystenlumen durch appositionelles Knochenwachstum wieder aufgefüllt ist (Abb. 5.63 bis 5.67).

Alternativ zum Obturator kann bei kooperativen Patienten nach initialer Jodoformstreifen-Tamponade zur Eigenspülung übergegangen werden. Die Jodoformstreifen-Tamponaden werden jeweils nur als Kontrastmittel zur Kontrolle mit der Panoramaschichtaufnahme für die Größenbestimmung appliziert. Die Abbildungen 5.68 bis 5.75 zeigen eine 13-jährige Langzeitdokumentation eines zystostomierten keratozystischen odontogenen Tumors im Unterkiefer links.

Im Oberkieferseitenzahnbereich wird insbesondere bei Okklusionszysten ein besonderes Zystostomieverfahren nach Wassmund (1935) angewendet:73 Es wird eine Zystostomie der im basalen Rezessus des Sinus maxillaris liegenden Zysten durchgeführt, sodass daraus eine Nebenbucht der Kieferhöhle entsteht. Gleichzeitig wird im Sinne einer Kieferhöhlenoperation ein Nasenfenster angelegt und die Kieferhöhle mit einer Drainage, die zur Nase herausgeführt wird, versehen.

Noch 1996 wurde von Schulte und Liebhardt ein Hohlschraubenimplantat zur Fensterung einer Zyste beschrieben, um lediglich durch Ablassen der Zystenflüssigkeit den Wachstumsdruck der Zyste aufzuhe-

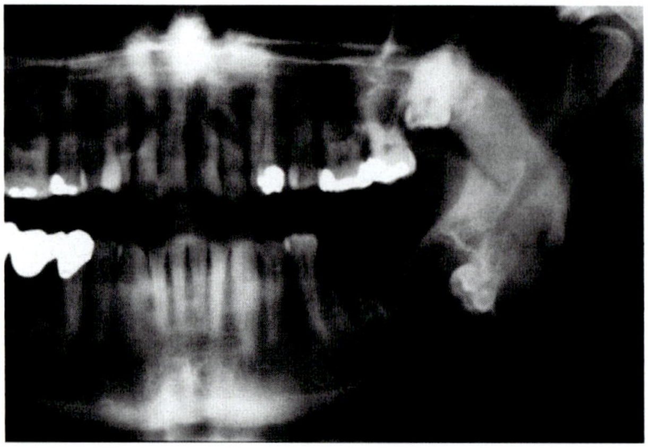

Abb. 5.63 (bis 5.67 gleicher Fall) Ausgangsbefund: Panoramaschichtaufnahme des Unterkiefers: follikuläre Zyste ausgehend von Zahn 38. Geplant ist eine Zystostomie (Partsch I).

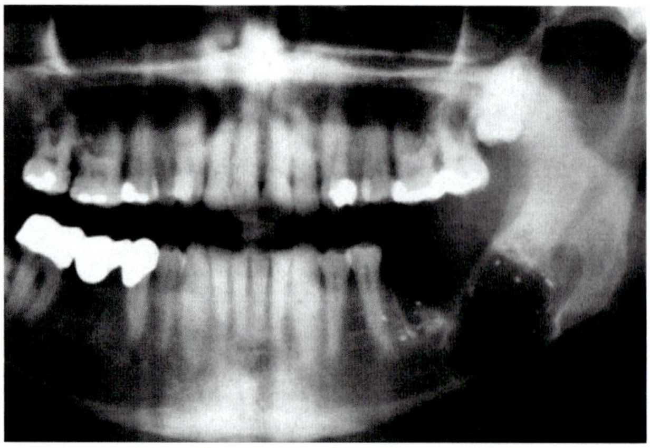

Abb. 5.64 Röntgenkontrolle nach operativer Eröffnung der Zyste und Entfernung des Zahnes 38 sowie Einlegen einer Jodoform-Tamponade. Die röntgenpositiven Jodoformreste sind um das Zystenlumen herum zu sehen.

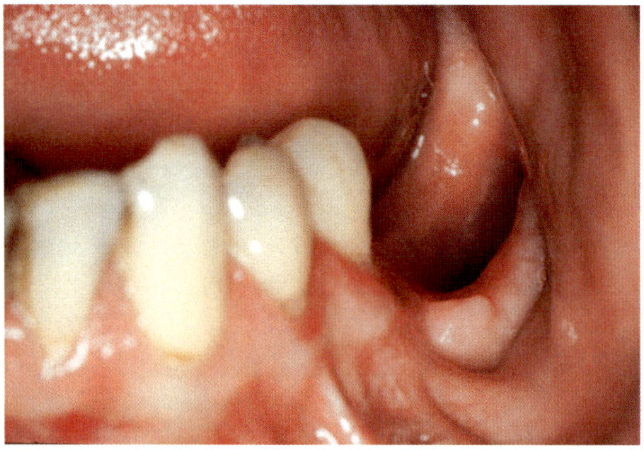

Abb. 5.65 Klinischer Befund mit weit offenem Zystenlumen zur Aufnahme des Kunststoff-Obturators, der nach der Wundheilung den anfänglichen Jodoformstreifen ersetzt.

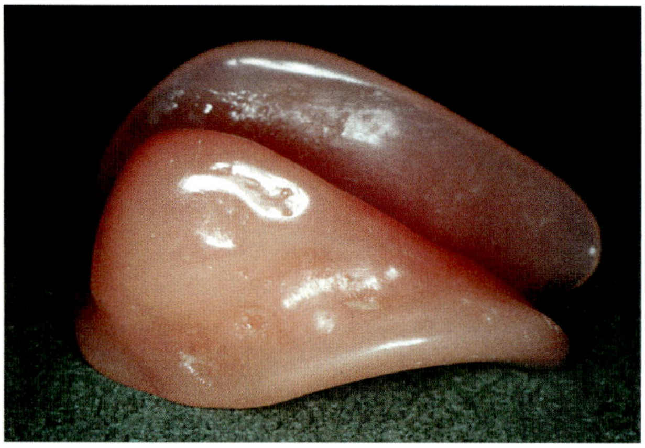

Abb. 5.66 Kunststoff-Obturator zum Offenhalten der Zystenöffnung. Er wird einmal wöchentlich gekürzt, bis neuer Knochen das Lumen ausfüllt.

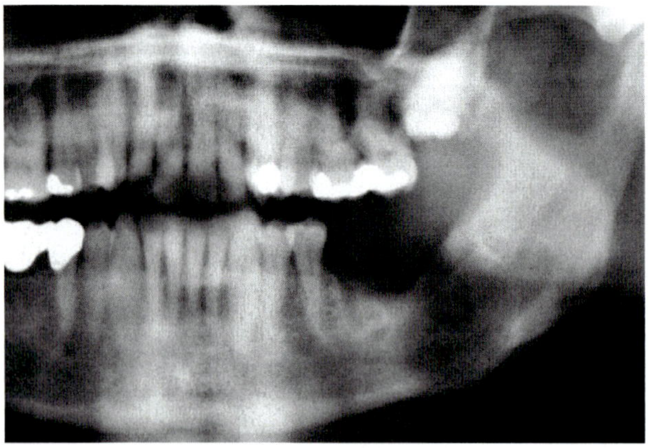

Abb. 5.67 Knöcherne Konsolidierung der ehemaligen Zystenregion nach fünf Monaten.

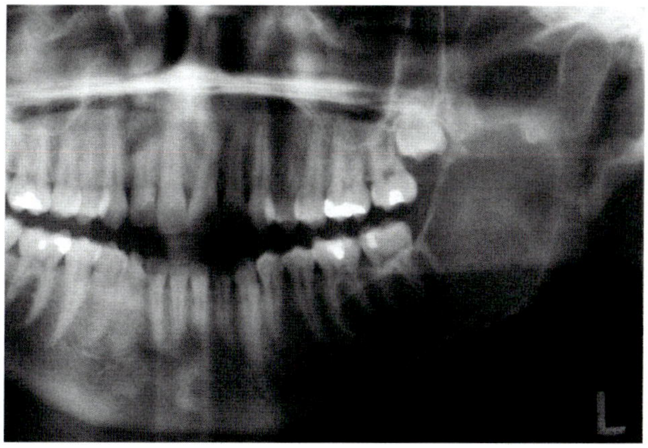

Abb. 5.68 (bis 5.75 gleicher Fall) 22-jähriger Patient mit keratozystischem odontogenem Tumor im Unterkiefer links.

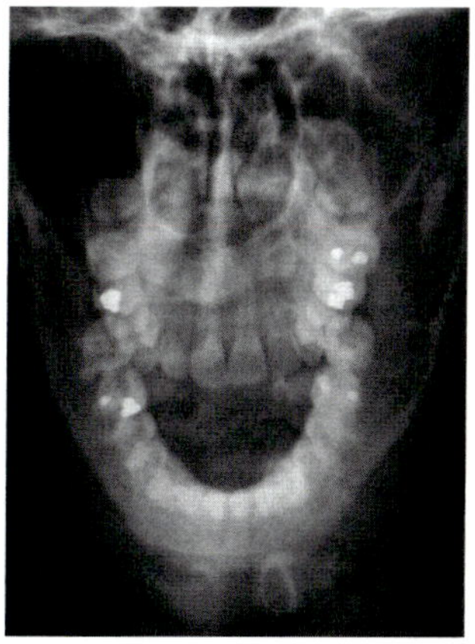

Abb. 5.69 Ausgangsbefund: Schädel-Röntgenaufnahme p.-a. nach *Clementschitsch*.

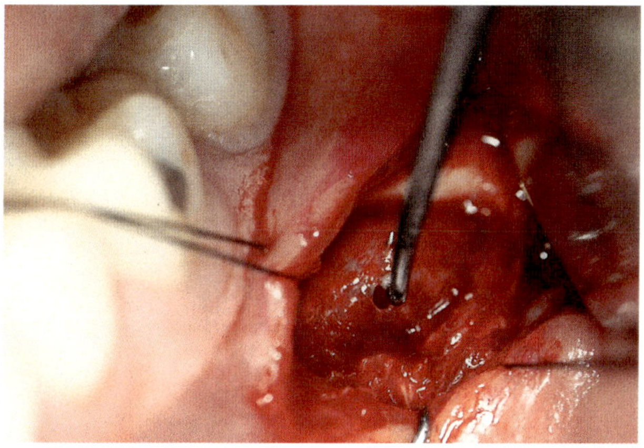

Abb. 5.70 Intraoperativer Situs bei Zystostomie 1994.

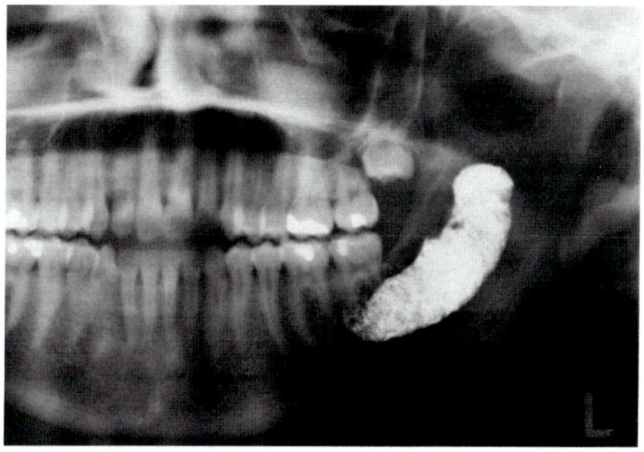

Abb. 5.71 Die postoperative Kontrolle nach zwei Monaten zeigt den peripheren Knochenanbau; mit Jodoformstreifen-Tamponade als Kontrastmittel.

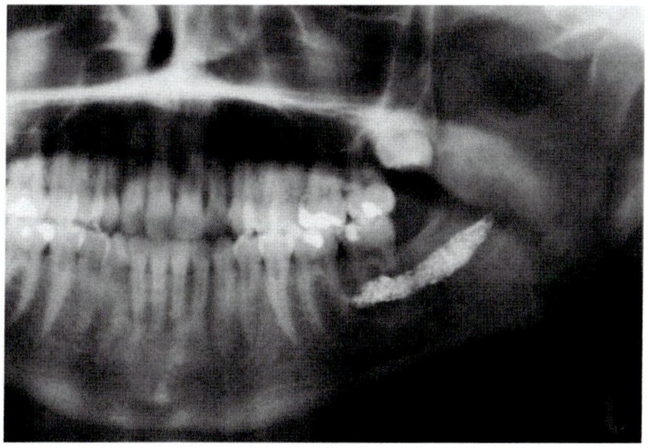

Abb. 5.72 Postoperative Kontrolle sechs Monate später: Das Zystenlumen hat sich weiter verkleinert.

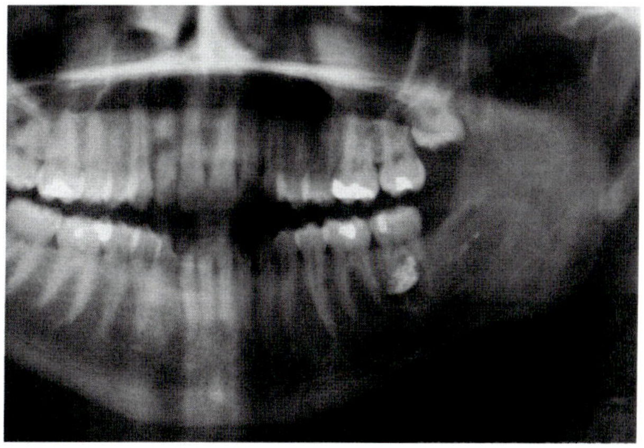

Abb. 5.73 Postoperative Kontrolle nach einem Jahr: Es verbleibt ein schmales Restlumen.

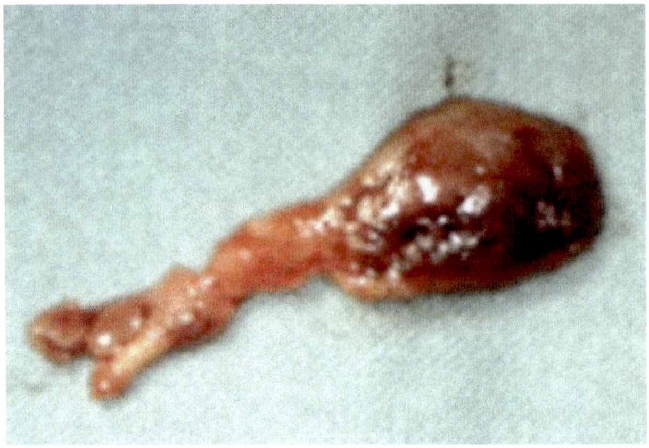

Abb. 5.74 Operationspräparat nach Zystektomie und Entfernung des Zahnes 37 im Jahr 1998 (der Patient hatte sich zwischenzeitlich der Behandlung entzogen).

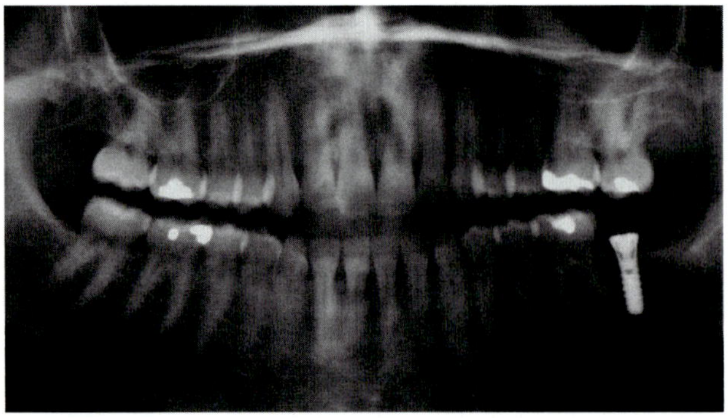

Abb. 5.75 Kontrolle 2007 (nach erneuter Behandlungsunterbrechung): Implantat 37, um weitere Elongation des Zahnes 27 zu verhindern.

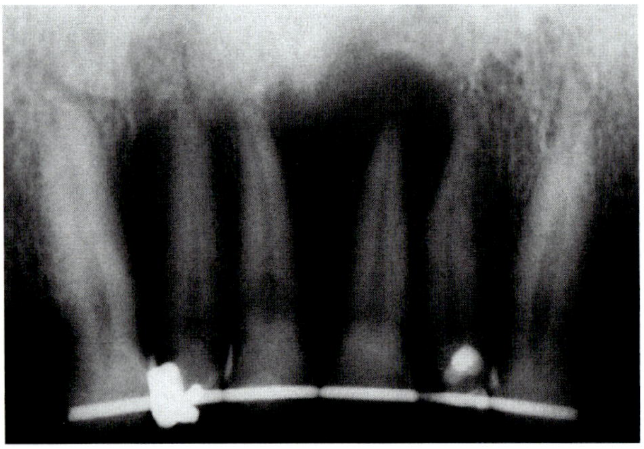

Abb. 5.76 (bis 5.77 gleicher Fall) Schienung der Oberkieferfrontzähne zum Erhalt von im Zystenlumen stehenden Zähnen. Ausgangsbefund in der Panoramaschichtaufnahme: ausgedehnte Radioluzenz von 12–22, nach Schienung und Zystektomie.

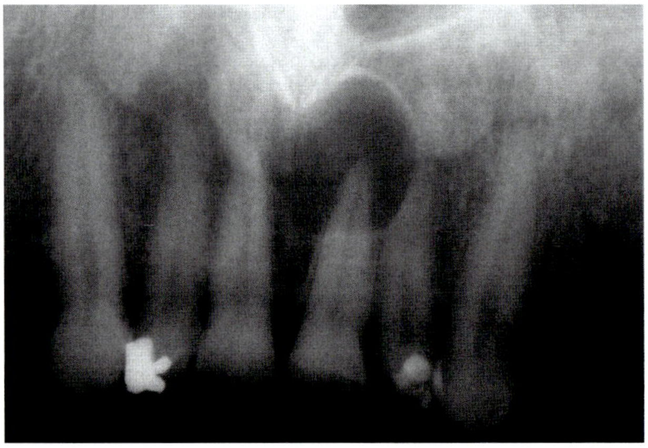

Abb. 5.77 Knöcherne Regeneration sechs Monate später mit Verbleib einer apikalen radikulären Zyste an Zahn 21 vor Wurzelspitzenresektion und Wurzelfüllung.

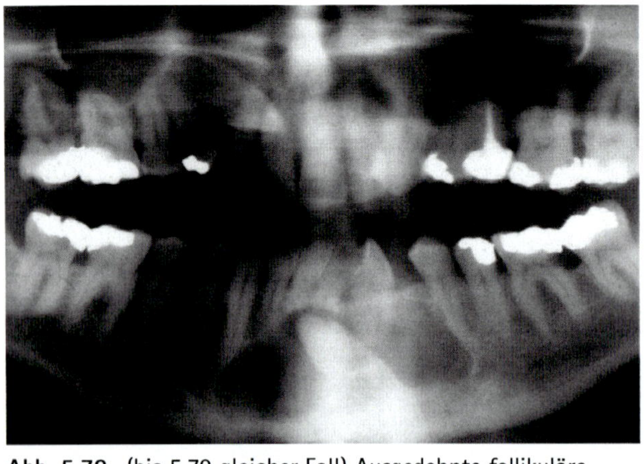

Abb. 5.78 (bis 5.79 gleicher Fall) Ausgedehnte follikuläre Zyste der Unterkieferfront, ausgehend von Zahn 33.

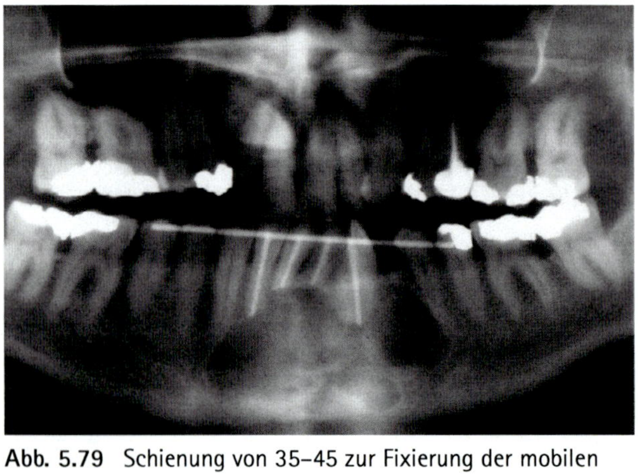

Abb. 5.79 Schienung von 35–45 zur Fixierung der mobilen Unterkieferfront mit gleichzeitiger Wurzelfüllung der beteiligten Zähne, deren Sensibilität negativ war; Nebenbefund: Retention und Verlagerung des Zahnes 13.

ben, damit langsam wieder Knochen in das Zystenlumen hineinwachsen kann.61 Die Autoren schlagen vor, dass nach der auf diese Weise erreichten Zystenverkleinerung dann schließlich eine Zystektomie angeschlossen werden kann. Als weitere Hilfsmaßnahme bei der operativen Behandlung der Zysten ist auch die Schienung bereits gelockerter Zähne beschrieben worden.72 Sowohl die Schiene im Oberkiefer (Abb. 5.76, Abb. 5.77) als auch die im Unterkiefer (Abb. 5.78, Abb. 5.79) werden fixiert. Alternativ wird heute auf die TTS-Schiene oder die kieferorthopädische Multibandtechnik zurückgegriffen. Auf diese Weise kann erfolgreich ein frühzeitiger Verlust von Zähnen, die durch das Wachstum der Zyste gelockert worden sind, vermieden werden.

5.4.2 Zystektomie (Partsch II)

Die Zystektomie, die seit der Veröffentlichung im Jahre 1910 auch Partsch-II-Operation genannt wird, ist bei allen kleineren Zysten indiziert.[54] Auf diese Weise können aus allen Regionen der Kiefer Zysten, bevorzugt kleinere Zysten, entfernt werden. Es ist darauf zu achten, dass die Schnittführung durch die Schleimhaut nicht direkt über dem Zystenlumen zu liegen kommt, da daraus Wundheilungsstörungen resultieren können. Schnittführungen am Zahnfleischrand eignen sich gut, um solche Komplikationen zu vermeiden. Die Zyste wird im Oberkiefer immer von der Seite mit der geringsten Knochendicke angegangen (Abb. 5.80 bis 5.86). Eine Besonderheit besteht, wenn sich die Zyste in

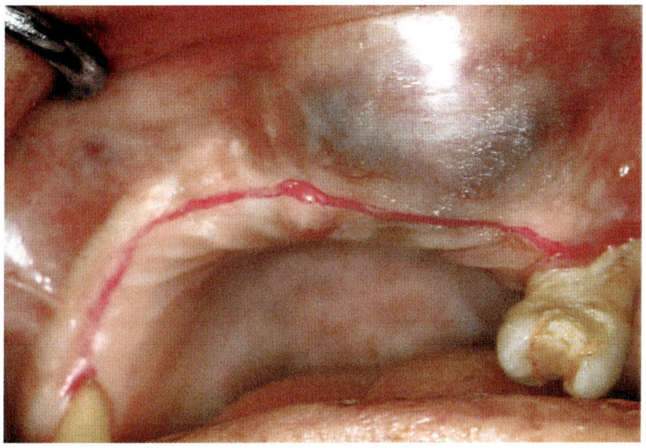

Abb. 5.80 (bis 5.86 gleicher Fall) Zystektomie (Partsch II) einer follikulären Zyste des Oberkiefers mit Eröffnung des Nasenbodens. Schnittführung auf dem Alveolarkamm.

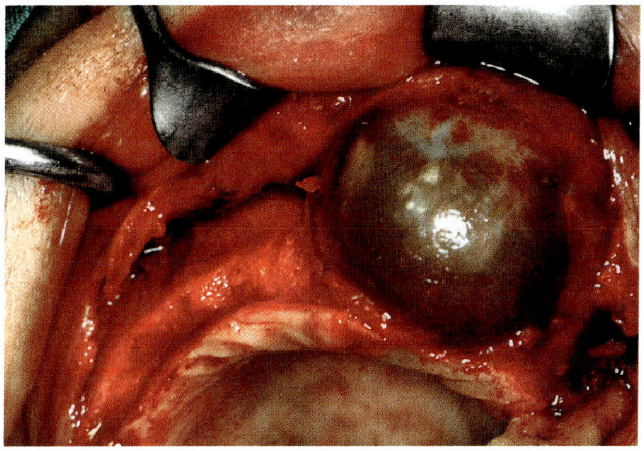

Abb. 5.81 Freilegung des Zystenbalgs.

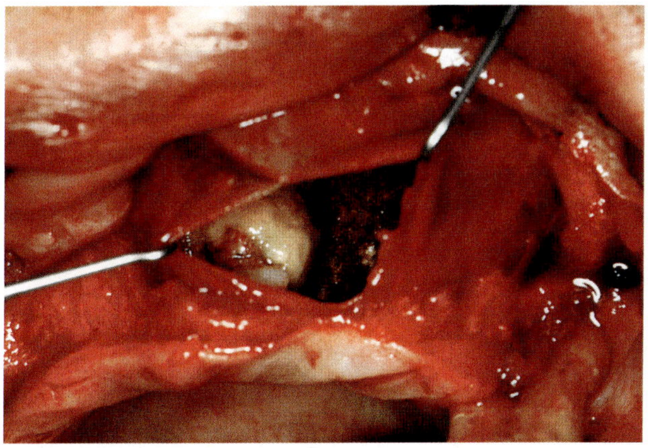

Abb. 5.82 Eröffnung des Zystenbalgs mit Darstellung des verlagerten Zahnes.

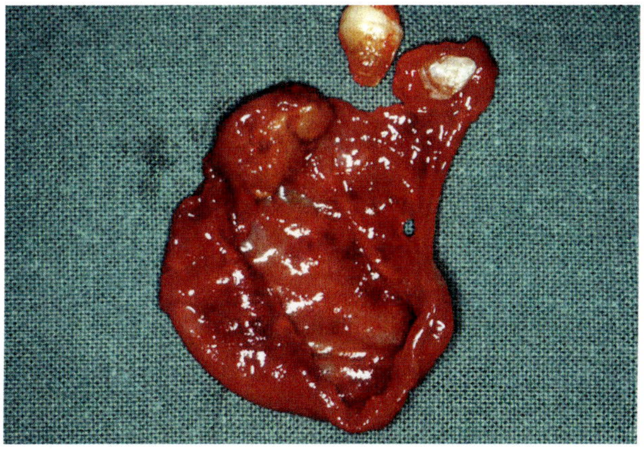

Abb. 5.83 Zystenbalg mit Zahn.

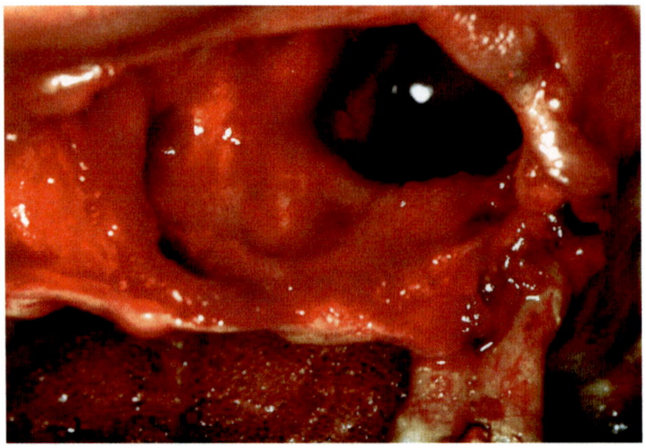

Abb. 5.84 OP-Situs mit Eröffnung des Nasenbodens.

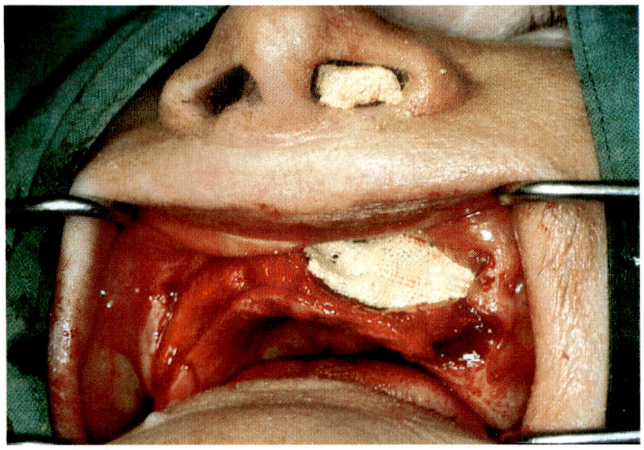

Abb. 5.85 Einlegen der Jodoformstreifen-Drainage, die zum unteren Nasengang hinausgeführt wird.

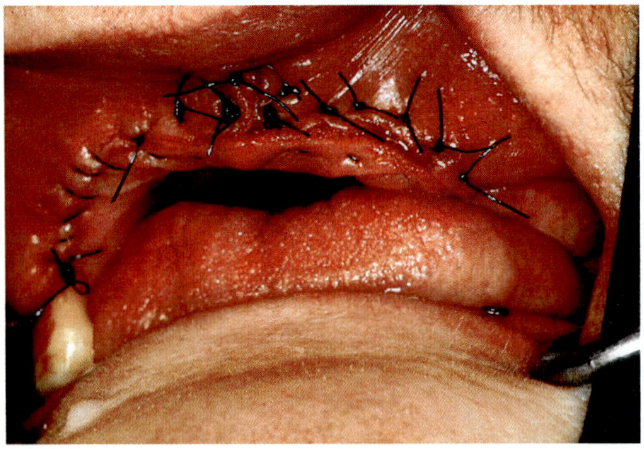

Abb. 5.86 Wundverschluss mit Einzelknopfnähten.

die Kieferhöhle ausbreitet und diese fast vollständig einnimmt. Während früher die Beziehung zwischen Zyste und Restkieferhöhle nur schwer zu erkennen war, lässt sich heute mit dem CT oder der digitalen Volumentomografie eine anatomische Übersicht erreichen, die auch den operativen Eingriff erleichtert.

Im Unterkiefer erfolgt die Zystektomie aufgrund des einfacheren Zuganges grundsätzlich von bukkal (Abb. 5.87 bis 5.96). Vorteil dieser Methode ist bei primärer Wundheilung eine kurze Behandlungszeit und die Gewinnung eines histologischen Präparates zur exakten Diagnosestellung. Das Verfahren wird unsicher, wenn die Zyste größer ist, da es zur Wundheilungsstörung kommen kann. Dies ist wohl der Grund warum eine Unmenge an verschiedenen Zystenfüllmaterialien in der Literatur beschrieben worden ist, die helfen sollten, diese Wundheilungsstörung zu vermeiden.

5.4.3 Biologische Füllmaterialien

Bereits *Lexer* hat 1924 bei seinen freien Transplantationen die Verwendung autologer Spongiosa beschrieben: ein Zystenfüllmaterial, das bis heute in extremen Fällen oder bei Rezidiven unumstritten geblieben ist.[41] 1960 wurde von *Schulte* erstmals Eigenblut zur Zystenfüllung angewendet.[59] Wenn örtlich zu wenig Blut vorhanden war, wurde dieses aus der Vene entnommen und Penicillin oder Thrombin zur Verhinderung lokaler Infektionen zugefügt oder zur Verringerung der Retraktion des Blutgerinnsels zusätzlich Gelatineschwämme eingebracht.[60] Ein weiterer Weg wurde von *Dickmeiß* et al. 1985 eingeschlagen, die zuerst Humanfibrinkonzentrat zur Füllung von Zystenlumen anwendeten.[17]

Joos und Mitarbeiter beschrieben 1979 die Auffüllung des Zystenlumens mit Kollagenvlies, das eine zuverlässige Knochenregeneration ermöglichte.[31,32] Im Zuge der wissenschaftlichen Aufarbeitung der extrazellulären Bindegewebsmatrix, die aus Kollagenen, Elastinen, Glykoproteinen und Proteoglykanen besteht, wurde dann zur Zystenlumenfüllung auch eine Kollagenmatrix angewandt (Abb. 5.97 bis 5.109).[6] *Hemprich* und Mitarbeiter publizierten 1989 die Anwendung der bovinen Knochenkollagenmatrix Typ I, die fast so erfolgreich war wie die autologe Knochentransplantation.[27]

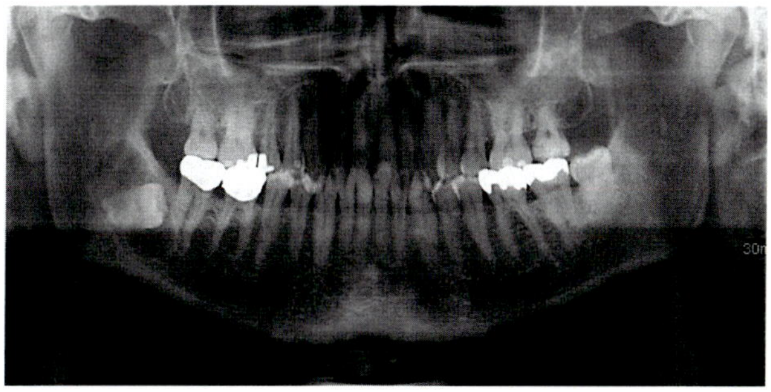

Abb. 5.87 (bis 5.96 gleicher Fall) Ausgangsbefund in der Panoramaschichtaufnahme: follikuläre Zyste des Unterkiefers, ausgehend von Zahn 48. Geplant ist eine Zystektomie (Partsch II).

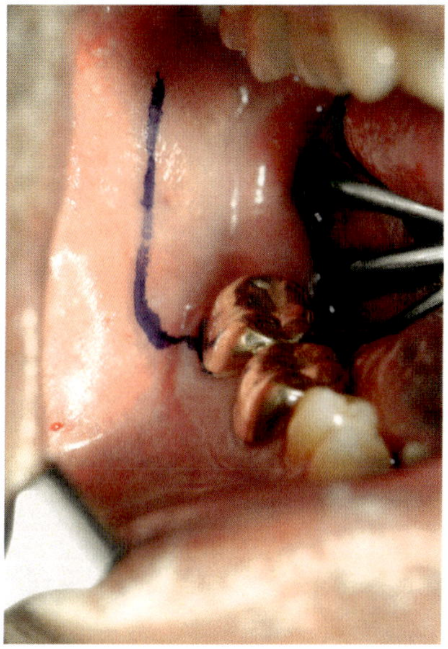

Abb. 5.88 (*links*) Anzeichnung der Schnittführung im dorsalen Unterkiefer-Vestibulum.

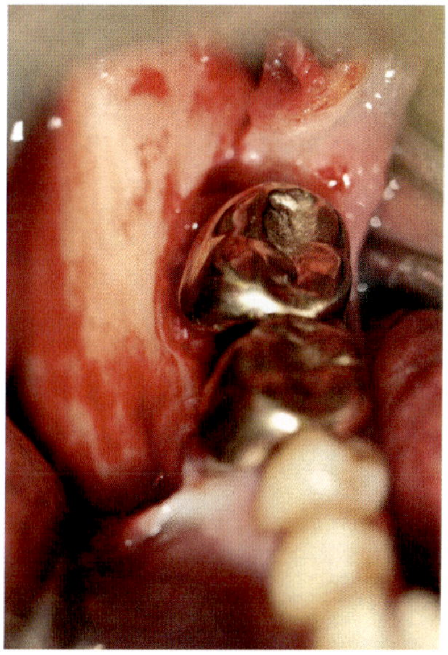

Abb. 5.89 (*rechts*) Operative Freilegung der vestibulären Molarenregion im Unterkiefer rechts.

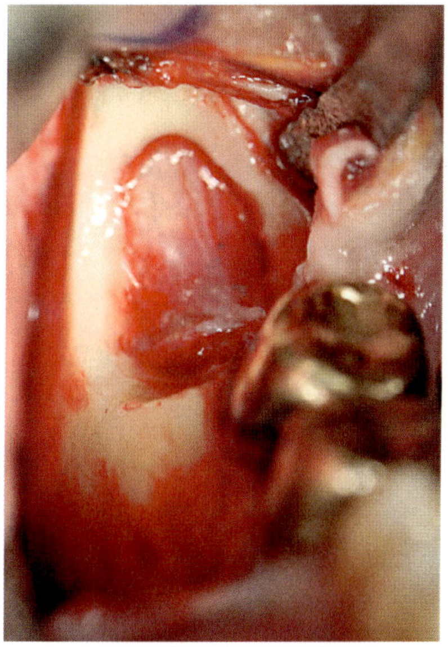

Abb. 5.90 (*links*) Osteotomie der Zystenregion mit Darstellung des Zystenbalgs.

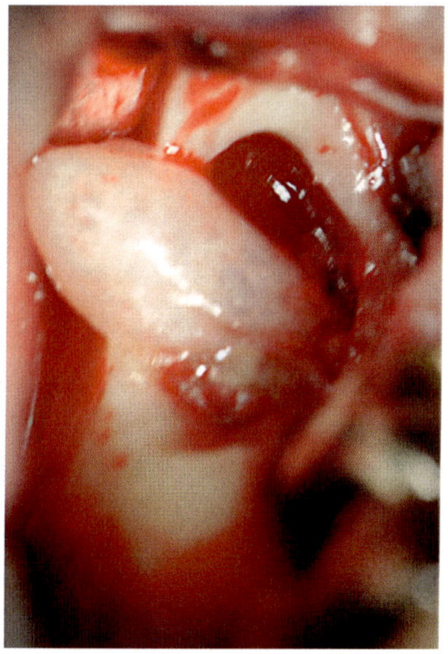

Abb. 5.91 (*rechts*) Vorsichtige Lösung der Zyste vom knöchernen Rand, die jetzt noch koronar am verlagerten Zahn fixiert ist.

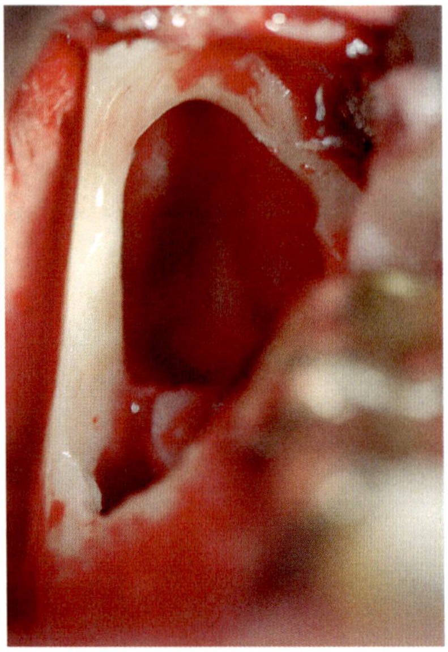

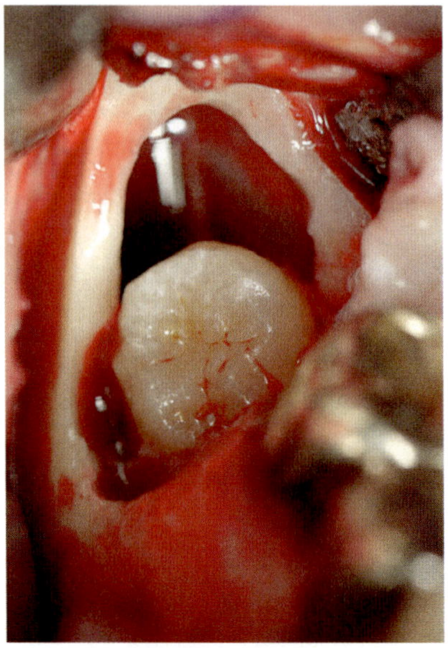

Abb. 5.92 (*links*) Nach Entfernung der Zyste Blick bis auf den *Nervus alveolaris inferior.*

Abb. 5.93 (*rechts*) Im anterioren Anteil des Zystenlumens Mobilisation des verlagerten Weisheitszahnes 48.

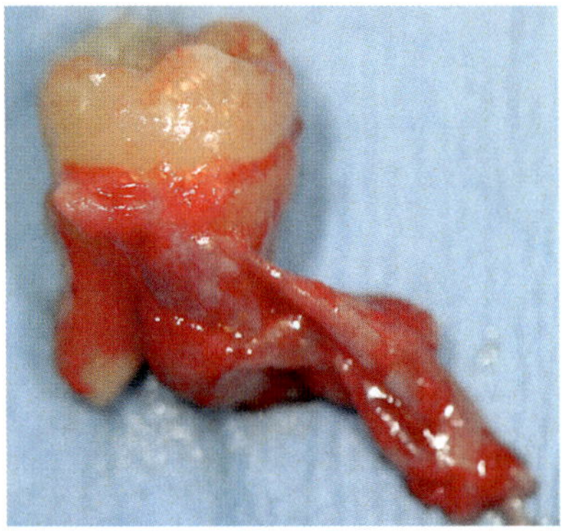

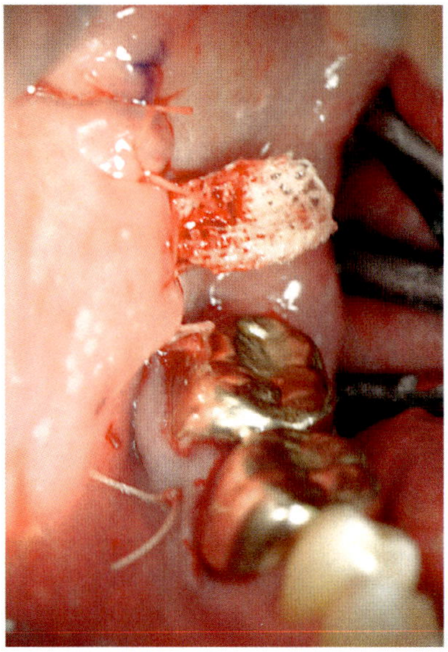

Abb. 5.94 (*links*) Entnommener Zahn 48 mit restlichem Zystengewebe, das am Schmelzdentinrand fixiert ist, die Krone umgeben hat und jetzt über die Wurzeln gestülpt worden ist.

Abb. 5.95 (*rechts*) Wundverschluss mit Einlage eines Jodoformstreifens.

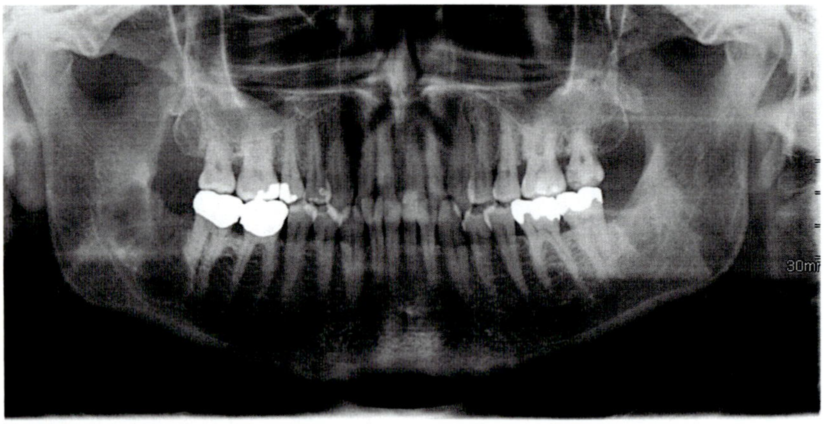

Abb. 5.96 Postoperative Röntgenkontrolle nach Nahtentfernung.

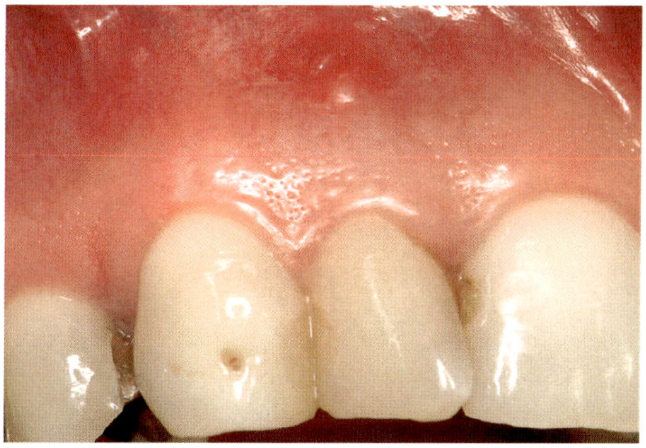

Abb. 5.97 (bis 5.109 gleicher Fall) Radikuläre Zyste ausgehend von Zahn 12; apikale Fistel.

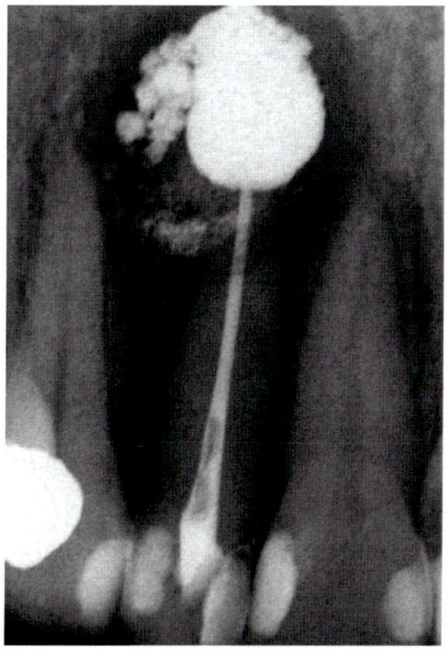

Abb. 5.98 Zahnfilm: überstopftes Wurzelfüllmaterial.

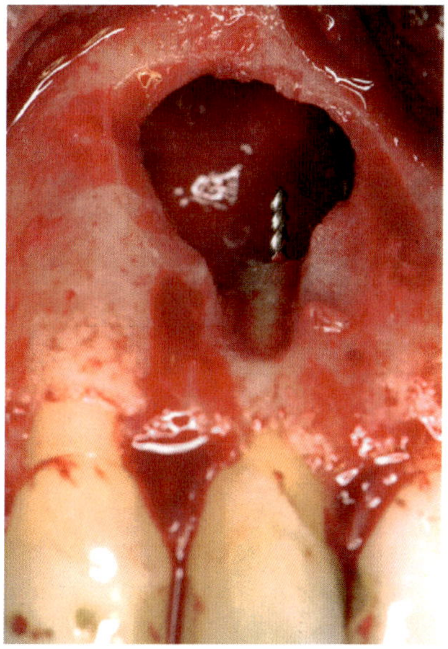

Abb. 5.99 Intraoperativer Situs nach Entfernung des Zystenbalgs; Aufbereitung des Wurzelkanals mit Feile, marginale Knochenbrücke noch intakt.

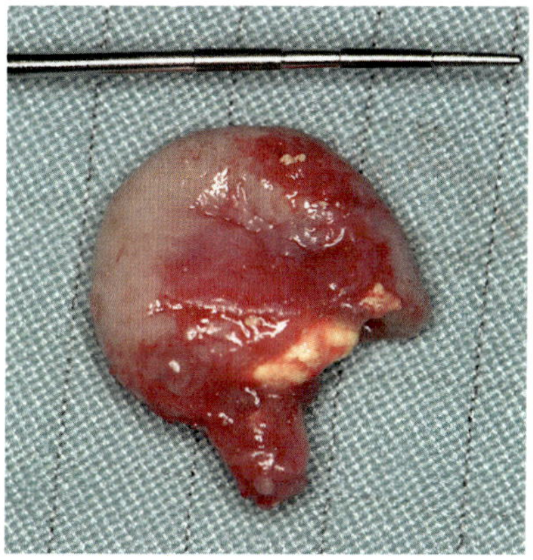

Abb. 5.100 Zystenbalg mit Wurzelfüllmaterial (gelb) zur histopathologischen Untersuchung.

Abb. 5.101 (*links*) Überprüfung der intraoperativ angelegten retrograden Wurzelkanalfüllung.

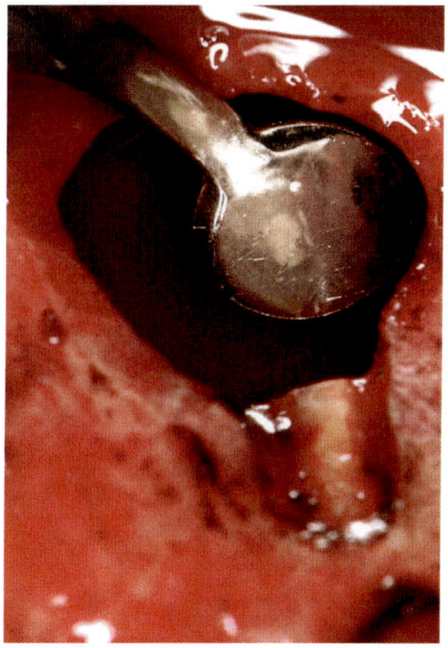

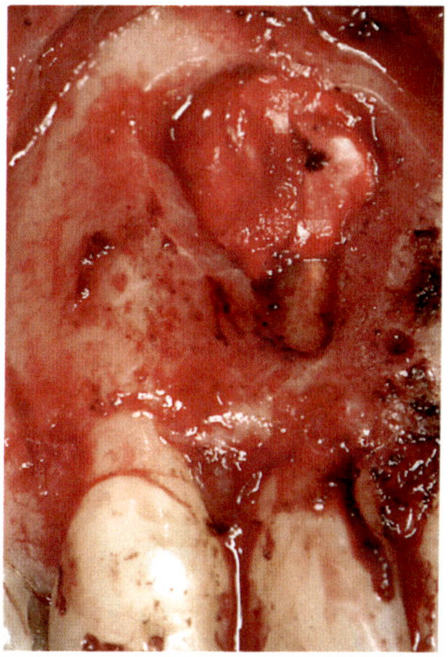

Abb. 5.102 (*rechts*) Auffüllen der Knochenhöhle mit Kollagenmatrix (Tissu Cone).

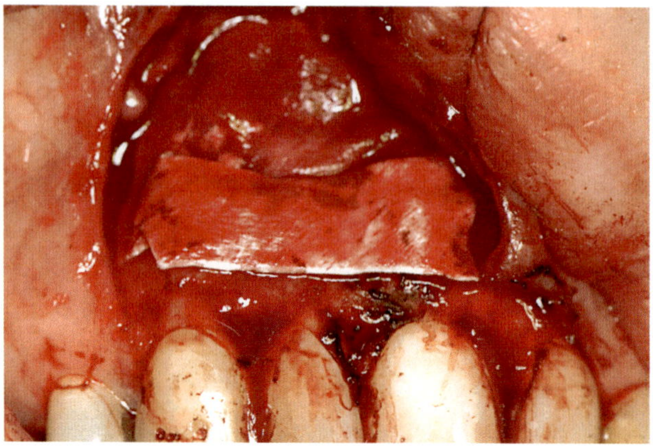

Abb. 5.103 Abdecken mit Kollagenmatrix-Membran (Bio Gide), um eine ungestörte Reossifikation zu erreichen.

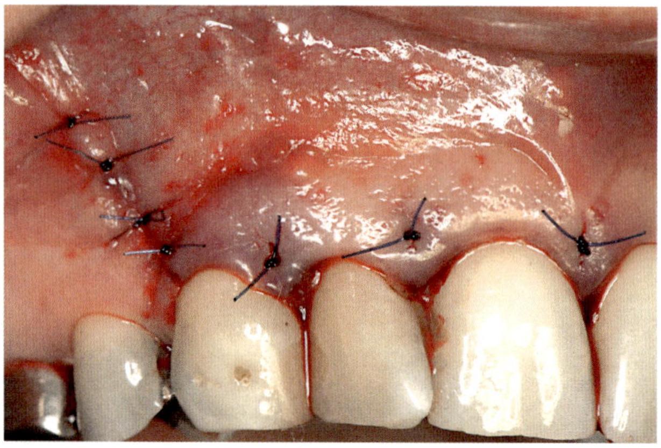

Abb. 5.104 Spannungsfreie Adaptation des Mukoperiostlappens mit Einzelknopfnähten beim Entlastungsschnitt und vertikalen Rückstichnähten im Papillenbereich.

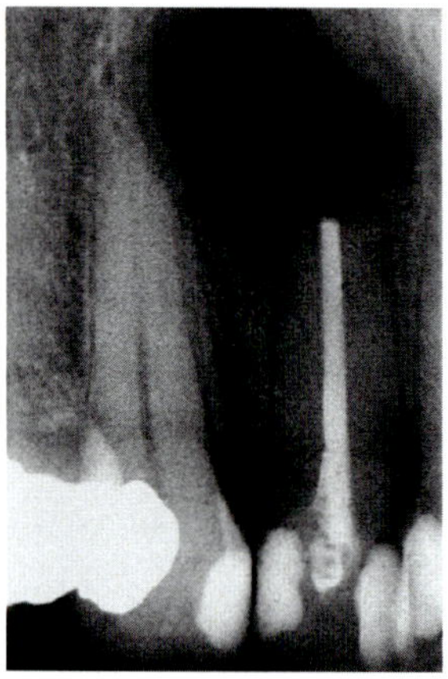

Abb. 5.105 Zahnfilm, postoperative Röntgenkontrolle.

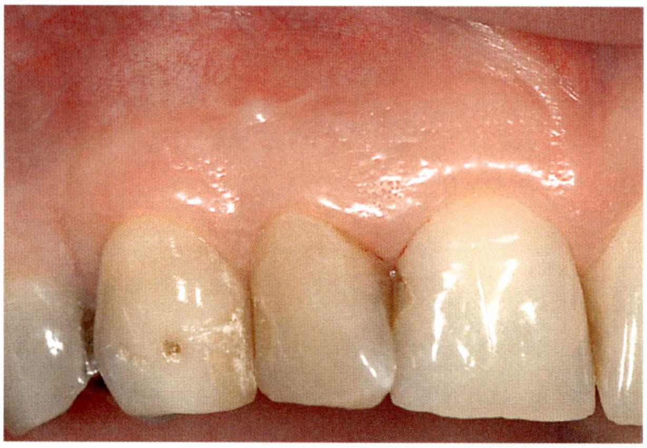

Abb. 5.106 Klinische Kontrolle nach einem Jahr.

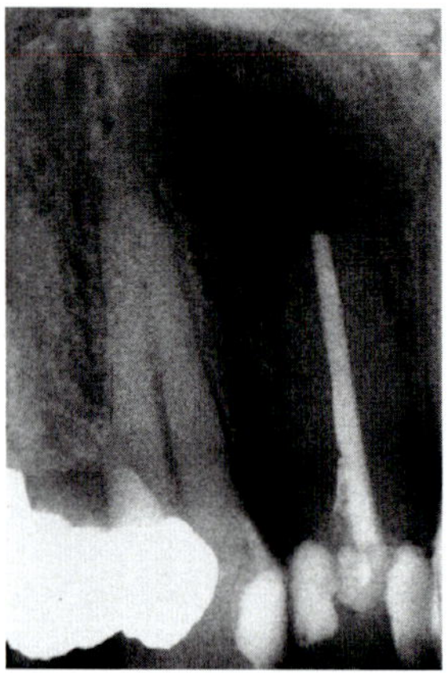

Abb. 5.107 Röntgenkontrolle nach einem Jahr.

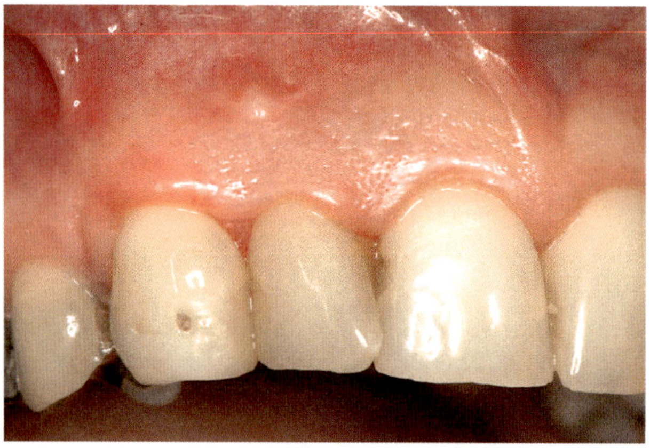

Abb. 5.108 Klinische Kontrolle nach zwei Jahren.

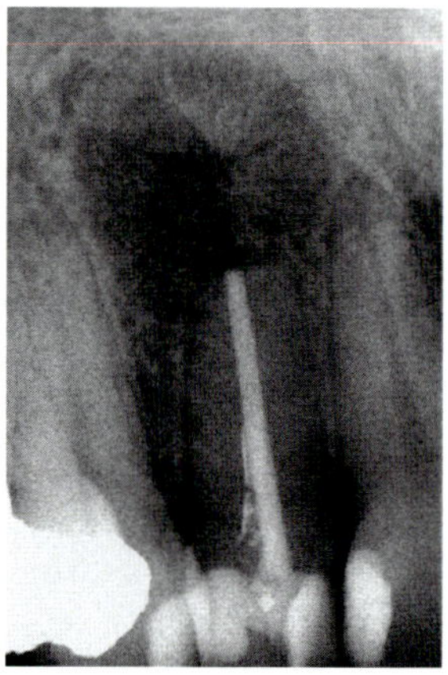

Abb. 5.109 Röntgenkontrolle nach zwei Jahren

5.4.4 Alloplastische und synthetische Füllmaterialien

Gips war das erste alloplastische Füllmaterial, das 1892 von *Dreesmann* beschrieben wurde.[19] In den Achtziger Jahren des letzten Jahrhunderts wurde in einer Studie an der Universität Kiel diese Methode wieder belebt. Es konnten gute Ergebnisse mit jeweils vollständiger Resorption des Füllmaterials erreicht werden, jedoch kam es in Einzelfällen zur Exsudation aus der Zystenregion. 1904 erfolgte die Anwendung einer Jodoformplombe zur Ausfüllung des Zystenlumens durch *Mosetik-Moorhof*.[47] Anfang der Fünfziger Jahre des letzten Jahrhunderts wurde von *Maatz* und *Bauermeister* der Kieler Knochenspan beschrieben.[3,43] Dieser mazerierte Rinderknochen fand weltweit Verbreitung und wurde als Bankknochen u. a. zur Auffüllung von Zysten eingesetzt.[4] Etwa zur gleichen Zeit wurde das Lyophilisationsverfahren entwickelt, sodass anschließend auch lyophilisierte allogene Knochentransplantate Anwendung fanden.[57] Erst in den Achtziger Jahren wurden dann Knochenersatzmaterialien auf dem Boden von Kalziumphosphaten entwickelt. Die Anwendung resorbierbarer Trikalziumphosphat-Keramik wurde ab 1981 von *Wagner* et al. vorgenommen und zwei Jahre später begann die Verwendung nicht resorbierbarer Hydroxylapatit-Keramik.[51,71] Im Laufe der Jahre wurden phykogene (AlgiPore) (Abb. 5.110 bis 5.115), allogene oder weitere synthetische Materialien dieser Art hergestellt und eingesetzt.[35] Mit den resor-

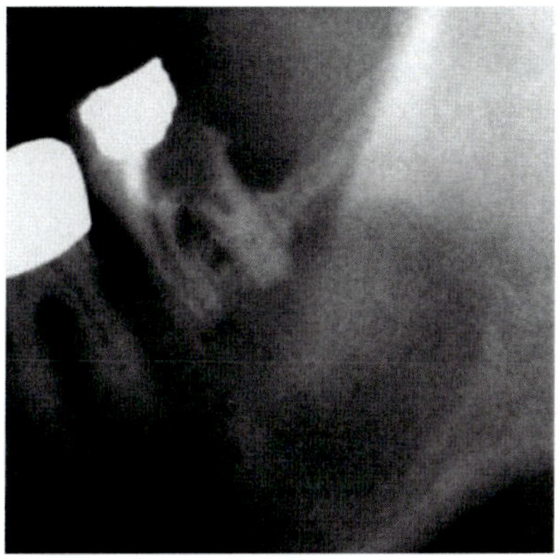

Abb. 5.110 (bis 5.115 gleicher Fall) Ausschnitt Panoramaschichtaufnahme (1990): radikuläre Zyste im Unterkiefer links, ausgehend von Zahn 37.

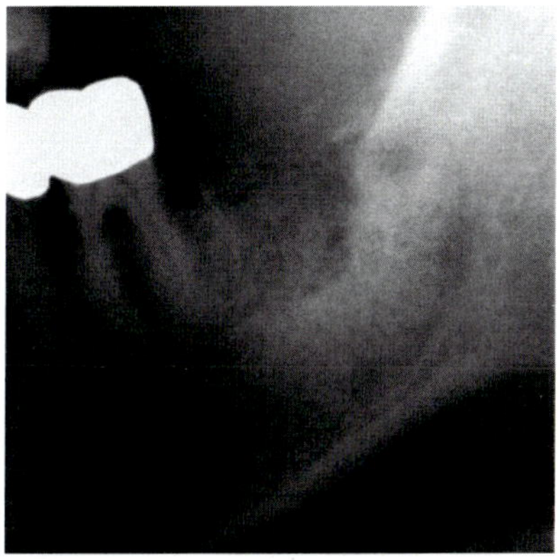

Abb. 5.111 Postoperative Kontrolle nach Entfernung von Zahn 47, Zystektomie und Auffüllen des Lumens mit AlgiPore (1990).

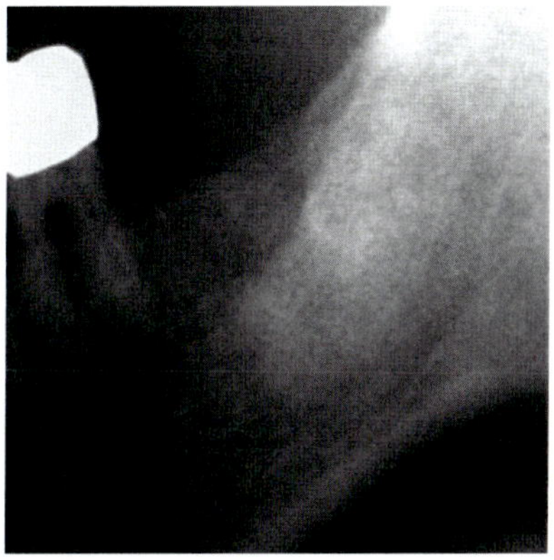

Abb. 5.112 Einjahreskontrolle 1991.

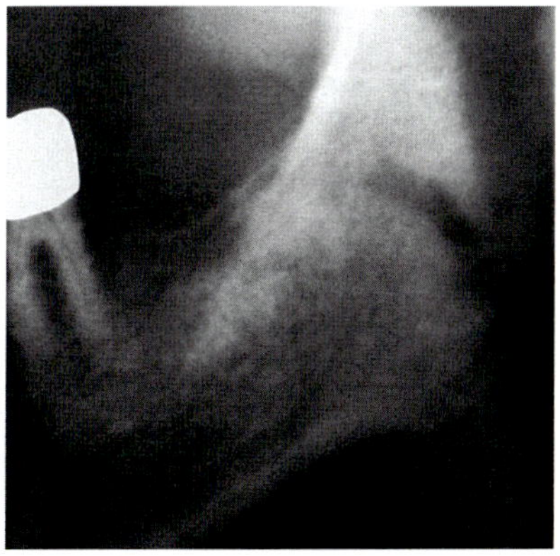

Abb. 5.113 Zehnjahreskontrolle 2000.

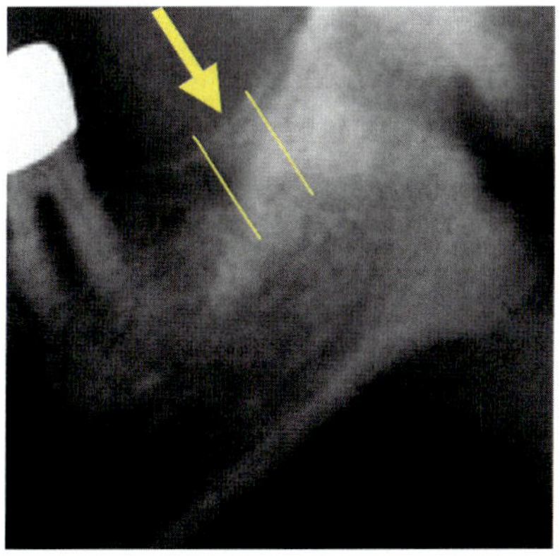

Abb. 5.114 Lokalisation der Knochenstanzbiopsie 2003.

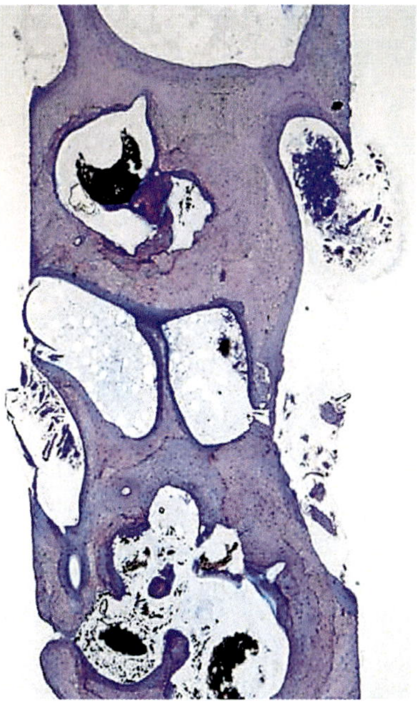

Abb. 5.115 (*rechts*) Histologisches Präparat 12,5 Jahre postoperativ: fast kompletter Umbau durch körpereigenen Knochen, minimale Restpartikel (dunkel angefärbt) von AlgiPore.

bierbaren Materialien ergaben sich in manchen Fällen Infektionen, weil sie schneller resorbierten als der Knochen randständig nachwachsen konnte. Nicht resorbierbare Materialien waren ebenfalls Anlass für Infektionen, wenn das Zystenlumen zu groß war und so viel Material eingebracht wurde, dass sich eine Infektion ausbildete bevor eine knöcherne Durchbauung zustande kam. Zuletzt berichteten *Wolff* et al. (2004) über einen neuartigen resorbierbaren Knochenzement (NORIAN SRS), der u. a. in Zystenlumina injiziert, spätestens nach dreißig Monaten vollständig resorbiert und durch neuen Knochen ersetzt wurde.[74] Trotz Skepsis der Autoren wurden in den bisherigen 27 Fällen keine Infektionen festgestellt.

In einer retrospektiven klinischen Studie an 160 Patienten wurde ermittelt, welche Komplikationen nach Zystektomie ohne Füllung der Knochenhöhle aufgetreten sind. *Bolouri* und Mitarbeiter (2001) haben bei einer durchschnittlichen Zystengröße von 31,5 mm in fast 70% der Fälle keine Komplikationen beobachtet.[9] Lediglich in 23% der Fälle traten Infektionen, in 4,5% Sensibilitätsstörungen und in 3% eine Unterkieferfraktur auf. Die mittlere Behandlungszeit betrug 45 Tage. Es wird von den Autoren die Schlussfolgerung gezogen, dass der Einsatz von Knochenfüllmaterialien in der Regel unnötig ist.

Im Zuge der gegenwärtigen Entwicklung von osseoinduktiven Knochenaufbaumaterialien wird in nächster Zeit auch ihr Einsatz zur Füllung zystischer Knochendefekte aktuell werden. Kombinationen mit Kollagen werden bereits angeboten. Erst wenn solche Materialien, durch das bakterielle Milieu der Mundhöhle vor Ort eingebracht, nicht mehr Anlass von Infektionen sind, werden sie weitere Verbreitung finden. Bis jetzt ist eine endgültige Lösung des Problems, große Knochenhöhlen mit Materialien auszufüllen, die sich möglichst schnell komplikationslos in Knochen umwandeln, nicht in Sicht.

5.5 Knochenläsionen

5.5.1 Osteolytische Läsionen

5.5.1.1 Aneurysmatische Knochenzyste

(Synonyme: aneurysmale Knochenzyste, hämangiomatöse Knochenzyste, aneurysmatischer Riesenzelltumor, subperiostales Knochenaneurysma, atypischer periostaler Riesenzelltumor, ossifizierendes Hämangiom, hämorrhagische Osteomyelitis, *periosteal haematoma, subperiosteal giant cell tumour*)

Die aneurysmatische Knochenzyste wurde erstmals von *Jaffe* und *Lichtenstein* 1942 beschrieben.[29] *Kalantar Motamedi* berichtet 1998 über 17 behandelte Fälle.[34] Sie tritt vornehmlich an langen Röhrenknochen und in der Wirbelsäule auf. In der Kieferregion ist sie außerordentlich selten. Es handelt sich um eine schnell wachsende solitäre Pseudozyste, die aus kavernösen, mit Blut gefüllten Hohlräumen, Riesenzellen und Osteoid besteht. Diese Zyste tritt bevorzugt bei Jugendlichen zwischen dem 6. und 17. Lebensjahr auf. Sie ist nur sehr selten im Oberkiefer beschrieben worden (Abb. 5.116, Abb. 5.117). Durch das Wachstum wird der Unterkieferknochen aufgetrieben (Abb. 5.118, Abb. 5.119). Röntgenologisch ist die aneurysmatische Knochenzyste scharf abgegrenzt, manchmal multilokulär exzentrisch gelegen und wächst so schnell, dass auch umfangreiche Wurzelresorptionen auftreten können.[26] Die Zyste ist immer von kompaktem Knochen umgeben. Der Inhalt ist Blut gefüllt, mit Endothelien ausgekleidet; die Verwandtschaft zum zentralen Riesenzellgranulom ist nahe liegend.

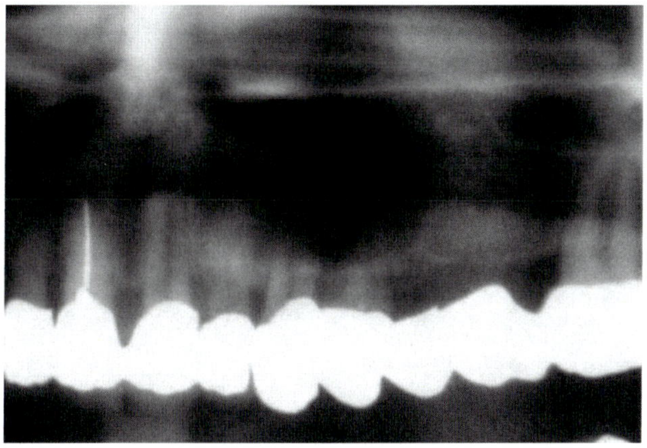

Abb. 5.116 (bis 5.117 gleicher Fall) Ausschnitt Panoramaschichtaufnahme: aneurysmatische Knochenzyste des linken Oberkiefers, ausgedehnte Radioluzenz in *regio* 22–25.

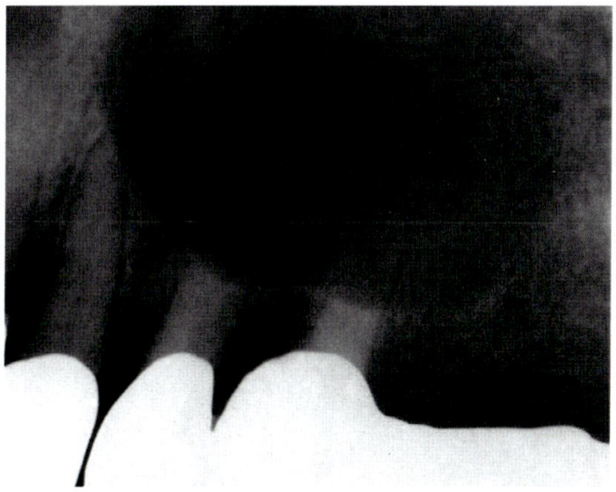

Abb. 5.117 Kombination zweier Zahnfilme vom Oberkiefer links: scharfe knöcherne Begrenzung der Zyste mit glatten Resorptionsrändern der beteiligten vitalen (!) Zahnwurzeln in *regio* 22, 23 und Zahn 24 .

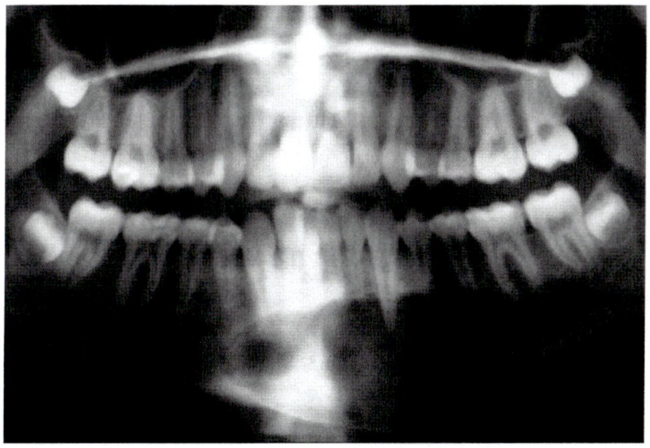

Abb. 5.118 (bis 5.119 gleicher Fall) Aneurysmatische Knochenzyste im Unterkiefer links. Ausgangsbefund: ausgedehnte Radioluzenz des linken Unterkiefers unter Beteiligung der Zahnwurzeln.

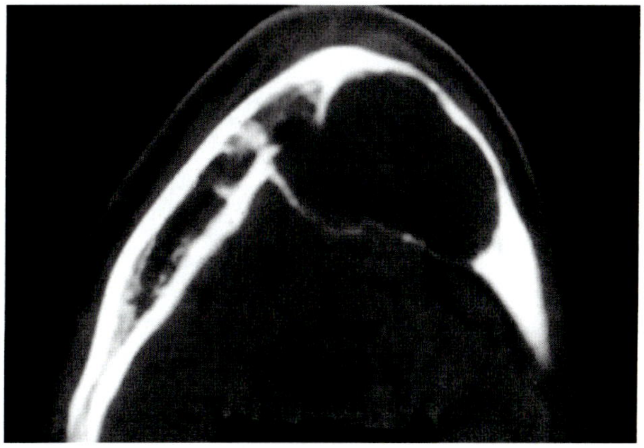

Abb. 5.119 CT-Aufnahme: Ausdehnung des osteolytischen Prozesses in den Mundboden.

Die Therapie besteht nach pathohistologischer Diagnostik in der sorgfältigen vollständigen chirurgischen Entfernung der gesamten Läsion ohne eine zusätzliche im Gesunden liegende Sicherheitszone.[66] Eine Unterkieferteilresektion ist heute nur noch bei umfangreichen Rezidiven indiziert. Es handelt sich um eine gutartige Neubildung, die nicht maligne entartet. Die in der Literatur beschriebene Rezidivfreudigkeit wird auf die oft unzureichenden operativen Maßnahmen zurückgeführt. *Kalantar Motamedi* (1998) hat bei seinen 17 eigenen Fällen zwei bis elf Jahre postoperativ keine Rezidive gesehen.[34]

5.5.1.2 Solitäre Knochenzyste

(Synonyme: Hämatomzyste, einfache Knochenzyste, hämorrhagische Extravasationszyste, traumatische Knochenzyste, hämorrhagische Knochenzyste, progressive Knochenzyste, *extravasation cyst*)

Bei der solitären Knochenzyste handelt es sich um einen einkammerigen, mit Luft oder Flüssigkeit gefüllten Hohlraum im horizontalen Unterkieferast, der völlig ohne Epithelauskleidung ist (Abb. 5.120, Abb. 5.121).[62] Folgende Theorien der Entstehung werden angenommen: örtliche Entwicklungsstörung des Knochens, Ausheilungsstadium gutartiger Riesenzelltumoren, chronische Zirkulationsstörung des Knochens mit ischämischer Nekrose oder ein Zustand nach traumatischer Markbildung mit Resorptionsstörung. Bei zahnlosen Patienten ist eine solitäre Knochenzyste noch nie beschrieben worden, was die Hypothese stützt, dass die Entstehung etwas mit odontogenen Epithelien zu tun haben könnte. Am häufigsten kommt die solitäre Knochenzyste im ersten oder zweiten Lebensjahrzehnt vor.

In den meisten Fällen wird sie als röntgenologischer Zufallsbefund entdeckt. Normalerweise fehlen eine klinische Symptomatik und ein typischer röntgenologischer Befund. Daraus resultiert eine große Anzahl präoperativer Fehldiagnosen. Als einziges röntgenologisches Charakteristikum wird die girlandenförmige Ausdehnung der Zyste um die Zahnwurzeln herum beschrieben. In seltenen Fällen kann es, wohl auch durch eine Knochenauftreibung bedingt, eine heftige Schmerzsymptomatik geben.[30] Die meisten Beschreibungen stimmen darin überein, dass die Zyste im Unterkiefer hauptsächlich oberhalb des *Canalis mandibularis* vorkommt, dass die benachbarten Zähne vital sind und neben Spontanheilungen auch in einigen Fällen Rezidive auftreten.[12] Ganz selten sollen solitäre Knochenzysten im Oberkiefer, in der Jochbeinregion und sogar beidseits im Unterkieferbereich aufgetreten sein.

Eine knöcherne Fensterung und anschließende Eigenblutfüllung (vollbluten lassen) ist im Allgemeinen ausreichend. Der Versuch Material zur histologischen Begutachtung zu gewinnen ist meist erfolglos, nur eine hauchdünne Membran wird – wenn überhaupt – sichtbar. Bei Rezidiven ist die Auffüllung mit Beckenkammspongiosa eine alternative Therapie (Abb. 5.124).

Aus Sicherheitsgründen wird die operative Exploration empfohlen, um einerseits klinisch die Diagnose zu stellen und andererseits eine raschere Rückbildung dieser Osteolyse zu erreichen.[20]

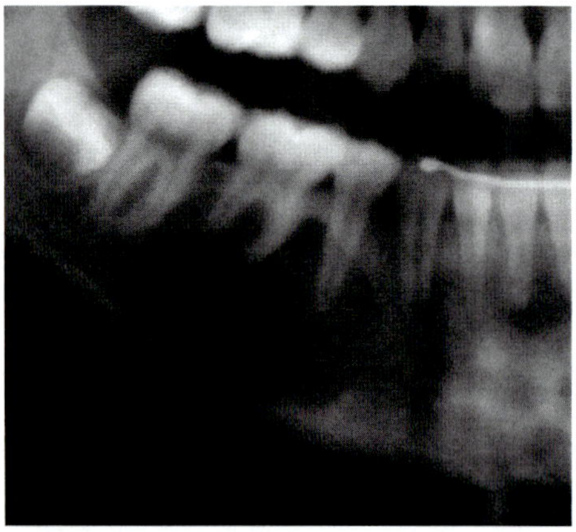

Abb. 5.120 (bis 5.121 gleicher Fall) Solitäre Knochenzyste im rechten Unterkiefer; ovaläre Radioluzenz in der rechten Unterkieferregion mit vitalen Zähnen 45 und 46.

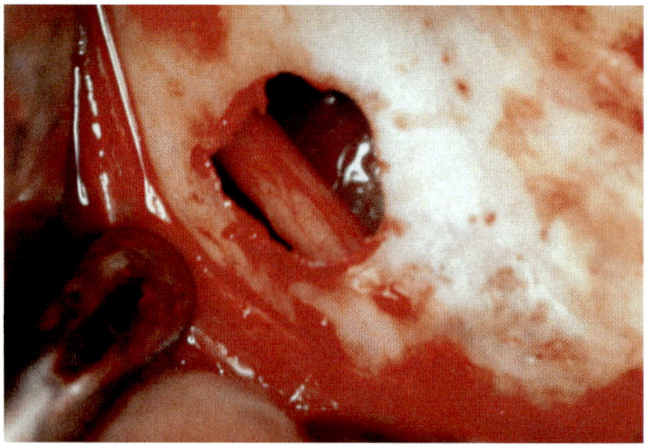

Abb. 5.121 Operative Eröffnung der Zyste mit *Nervus alveolaris inferior*, der durch ein völlig leeres Zystenlumen ohne epitheliale Auskleidung läuft.

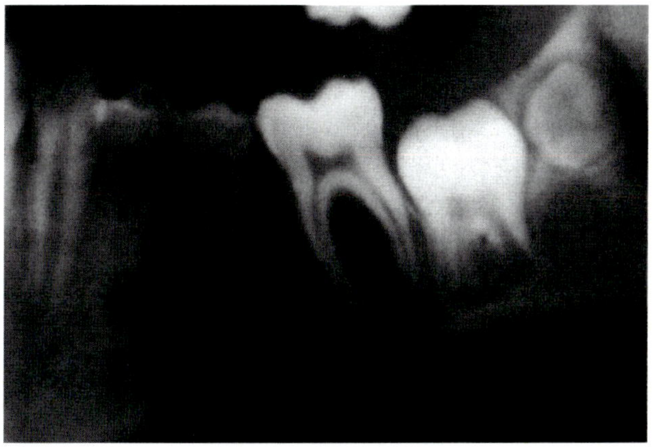

Abb. 5.122 (bis 5.124 gleicher Fall) Rezidiv einer solitären Knochenzyste des Unterkiefers mit Behandlungsverlauf über drei Jahre.

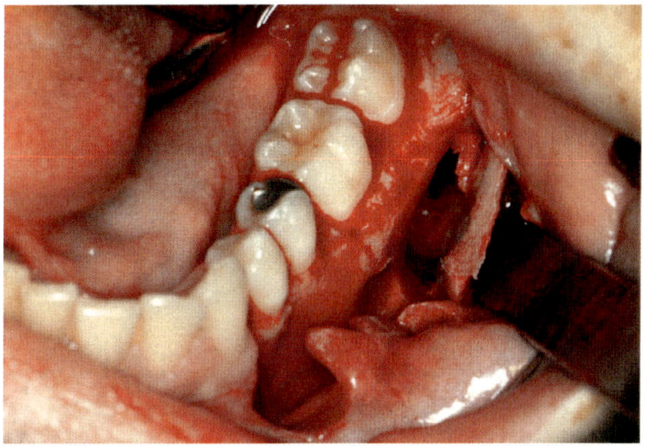

Abb. 5.123 Entfernung des kortikalen Knochendeckels zur Darstellung des Zystenlumens.

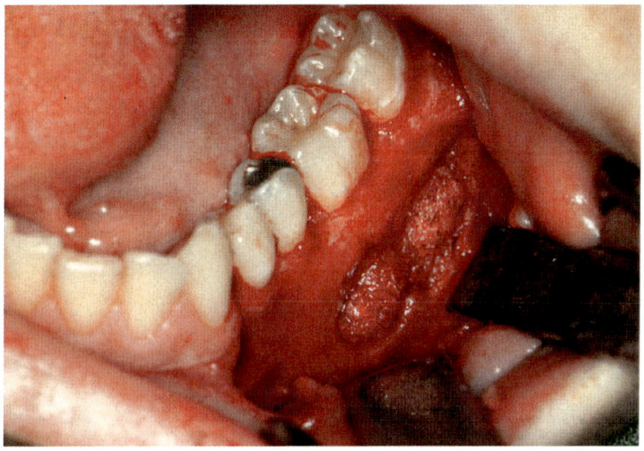

Abb. 5.124 Füllung des Zystenlumens mit komprimierter Beckenspongiosa.

5.5.1.3 Statische Knochenhöhle

(Synonyme: latente Knochenhöhle, *Stafne*-Tumor, lingualer Unterkieferkortikalisdefekt, idiopathische Knochenhöhle, latente Knochenzyste, linguale mandibuläre Knochenkavität, embryonaler Unterkieferdefekt, aberrierender Speicheldrüsendefekt, *Stafne cavity, mandibular idiopathic Stafne cavity*)

Stafne hat 1942 erstmals 35 Fälle von Zysten-vortäuschenden Knochendefekten im Unterkiefer beschrieben, die alle Zufallsbefunde darstellten und lediglich eine charakteristische Lokalisation unterhalb des Mandibularkanals vor dem Kieferwinkel aufwiesen.[68] (Abb. 5.125, Abb. 5.126) Bis heute sind mehrere Hundert solcher Fälle veröffentlicht worden. Inzwischen wurden die statischen Knochenhöhlen auch oberhalb des Mandibularkanals gefunden.[7] Die Pathogenese dieser knöchernen Veränderung ist unklar. Zuerst wurde ein dysontogenetischer Defekt vermutet. Dagegen spricht, dass der jüngste in der Literatur beschriebene Patient mit einer latenten Knochenhöhle elf Jahre alt war. Eine weitere Überlegung geht davon aus, dass durch biomechanische Belastungsänderungen eine lokale Druckatrophie von Knochenbälkchen zustande kommt. Die dritte Vermutung ist, dass durch den Wachstumsdruck der Speicheldrüsen die linguale Kortikalis des Unterkiefers resorbiert wird.

Zur Diagnosesicherung reichen die typische Lokalisation vor dem Kieferwinkelbereich unterhalb des Mandibularkanals und die klare zystische Begrenzung im Röntgenbild ohne Wachstumstendenz aus. Sicherheit in der Diagnostik bekommt man durch eine Sialografie, die die Einlagerung des Speicheldrüsenteils in die Knochenhöhle zeigen kann (Abb. 5.127 bis 5.129) oder durch ein reformatiertes CT bzw. eine digitale Volumentomografie; Röntgenkontrollen in längeren

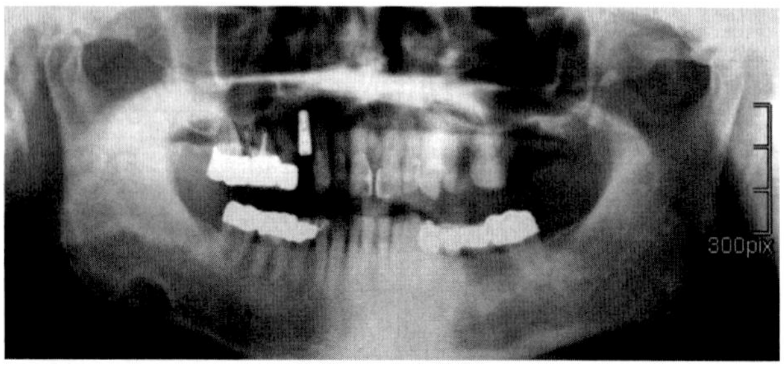

Abb. 5.125 (bis 5.126 gleicher Fall) Panoramaschichtaufnahme: statische Knochenhöhle rechts unterhalb des *Canalis mandibularis.*

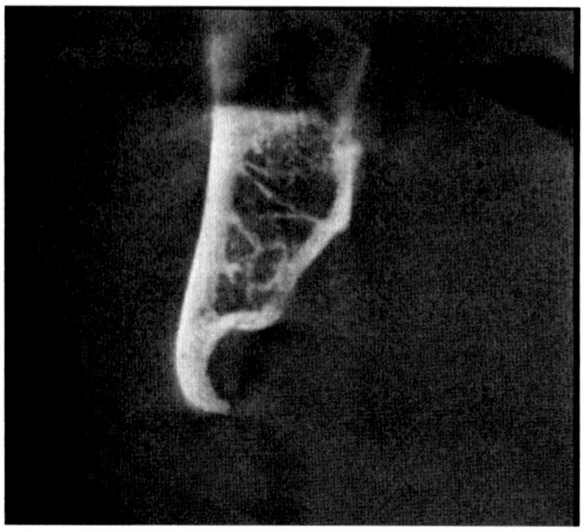

Abb. 5.126 Transversal reformatiertes CT: linguale Ausbuchtung unterhalb des *Canalis mandibularis.*

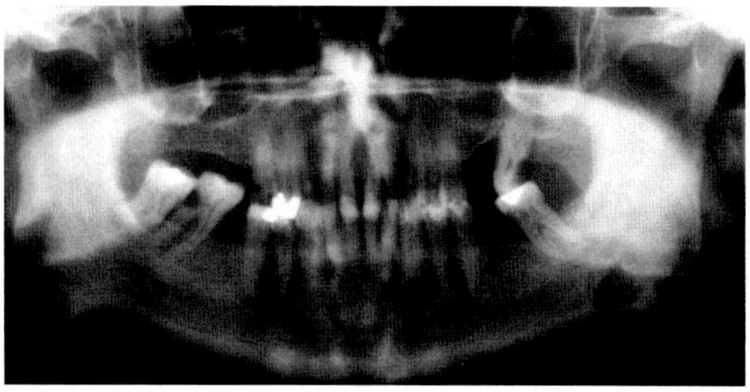

Abb. 5.127 (bis 5.129 gleicher Fall) Statische Knochenhöhle; Radioluzenz in der Panoramaschichtaufnahme am linken kaudalen Unterkieferrand.

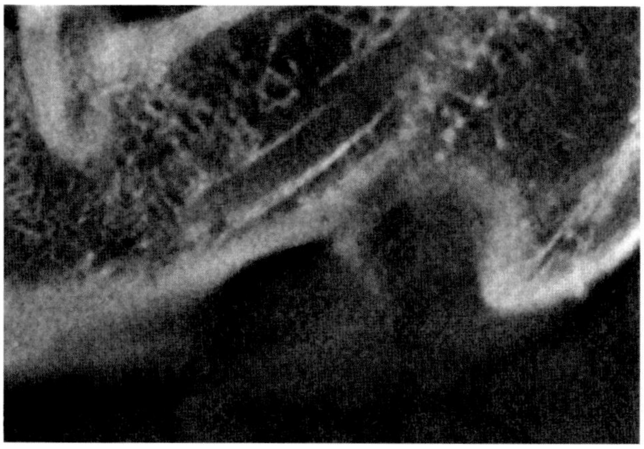

Abb. 5.128 Sagittal reformatiertes CT: zweiteilige Ausbuchtung unterhalb des *Canalis mandibularis.*

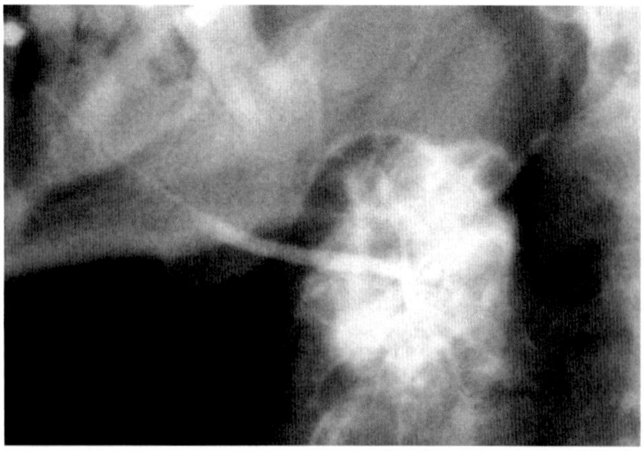

Abb. 5.129 Sialografie zur Darstellung der Einlagerung der *Glandula submandibularis* in die auffällige Radioluzenz.

Abständen sind indiziert. Die latente Knochenhöhle hat keinerlei Krankheitswert, deshalb ist die operative Revision auch nur aus differenzialdiagnostischen Erwägungen in Betracht zu ziehen.[18]

5.5.2 Osteoplastische Läsionen

Die häufigsten benignen Knochenläsionen im Sinne von ausdifferenzierten Knochenmassen sind die Osteome. Sie können unterschieden werden in endostale Osteome und periostale Exostosen. Klassische Exostosen sind im Oberkiefer der mittig angelegte *Torus palatinus* und im Unterkiefer der symmetrisch bilaterale *Torus mandibularis*.

Die im Prinzip harmlosen Veränderungen entwickeln sich im Laufe des Lebens langsam, die Ursache ist unbekannt, hereditäre Faktoren werden diskutiert. Vor allem beim autosomal dominant vererblichen *Gardner*-Syndrom (Hauttumore, Osteome, Dickdarmpolypen) können sie neben Odontomen und überzähligen Zähnen bei der Diagnostik ein wichtiges Leitsymptom für den Zahnarzt sein. Die Hauttumoren bei diesem Syndrom sind Talgzysten, Lipome und Fibrome, die Dickdarmpolypen entarten bei 50% der Patienten zu Adenokarzinomen. Beim Vorliegen von Osteomen und Exostosen muss daher anamnestisch nach Darmerkrankungen und -operationen in der Verwandtschaft gefragt werden. Bei dringendem Verdacht auf *Gardner*-Syndrom ist eine weitere Diagnostik (z. B. Koloskopie) angezeigt.

Osteome

Die Osteome kommen bevorzugt im Erwachsenenalter vor. Sie werden fast ausschließlich am Kopf beobachtet und können auch in die Lumina der Nasennebenhöhlen hineinwachsen (z. B. Stirnhöhlenosteom). Der häufigste Sitz endostaler Osteome ist der Unterkiefer (Abb. 5.130 bis 5.136).

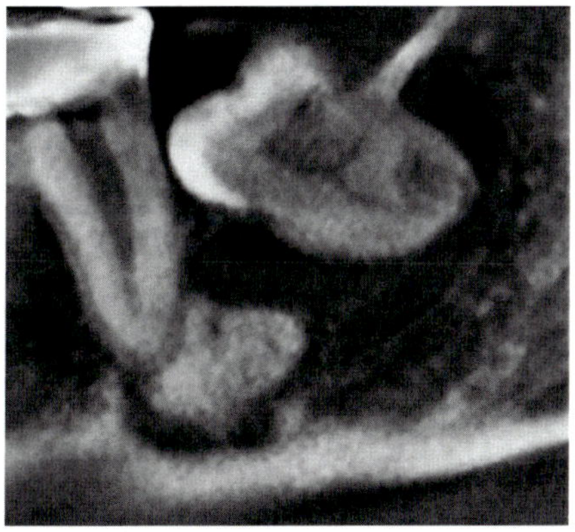

Abb. 5.130 (bis 5.136 gleicher Fall) Digitale Volumentomografie, laterale Ansicht: knochendichte Verschattung des Unterkiefers links.

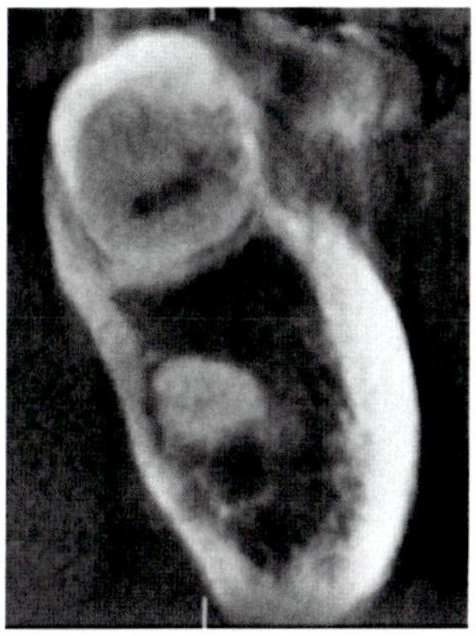

Abb. 5.131 DVT, transversaler Schnitt: intraossäre Lage oberhalb des *Nervus alveolaris inferior*; Verdacht auf Osteom.

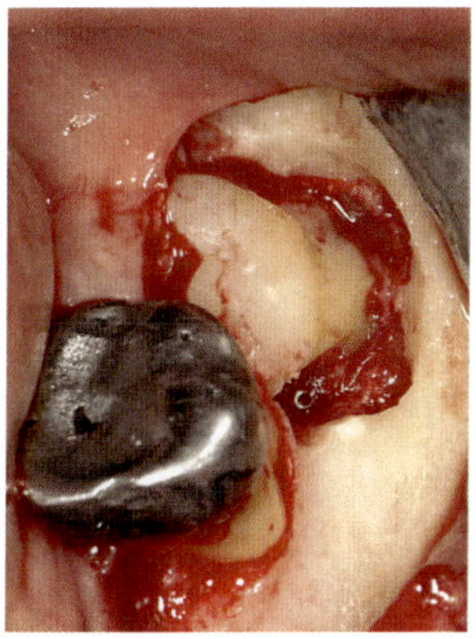

Abb. 5.132 Intraoperativer Situs: Entfernung des Zahnes 38.

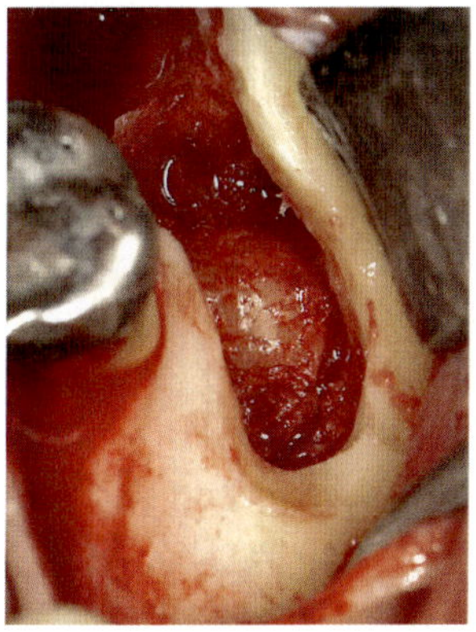

Abb. 5.133 Darstellung der darunter liegenden sklerosierten Veränderung.

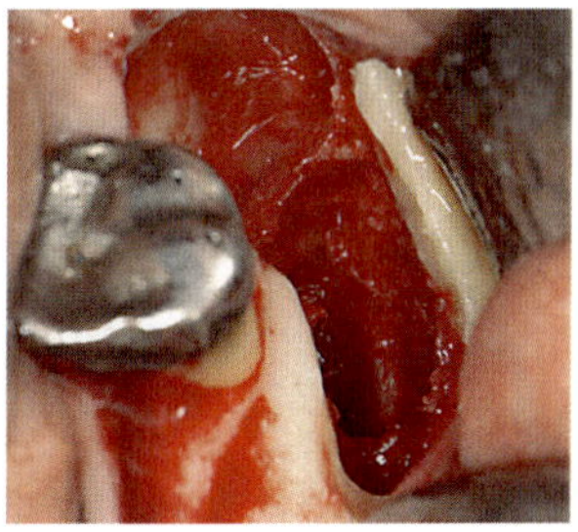

Abb. 5.134 Freies Lumen nach Entfernung.

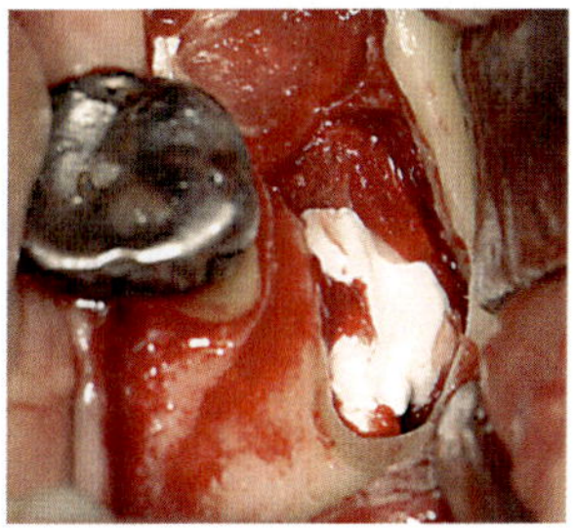

Abb. 5.135 Auffüllung des Defektes mit Kollagenvlies.

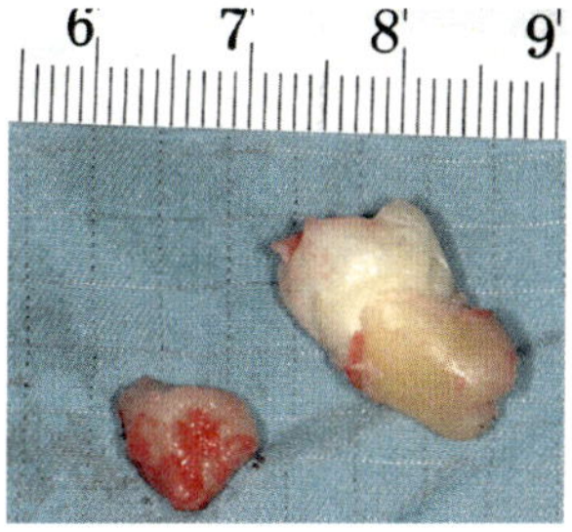

Abb. 5.136 Zahn 38 und Operationspräparat zur Einsendung für die pathohistologische Aufarbeitung – Diagnose: Osteom.

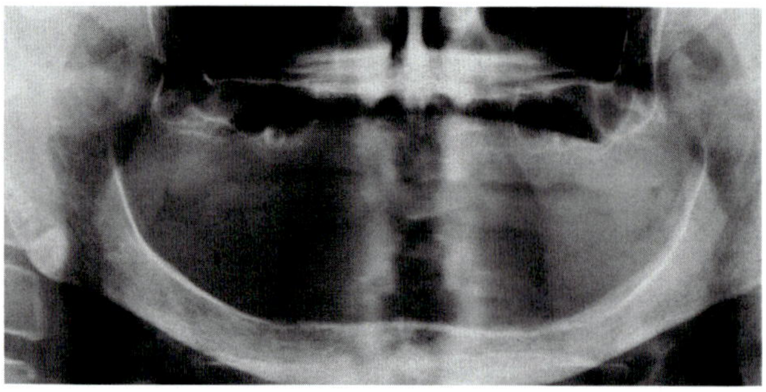

Abb. 5.137 (bis 5.138 gleicher Fall) Panoramaschichtaufnahme: knochendichte Verschattung des rechten Kieferwinkels.

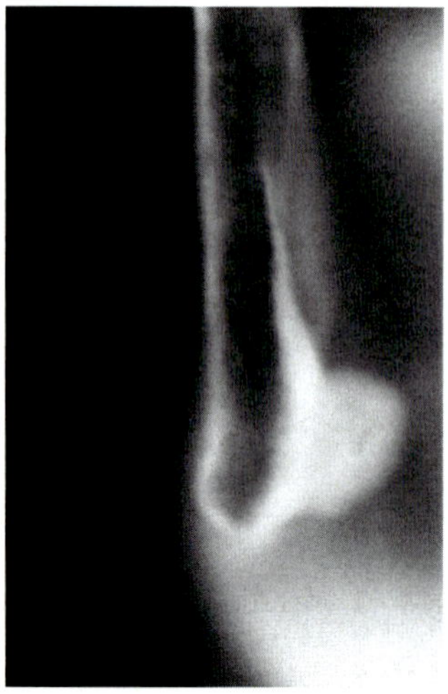

Abb. 5.138 Konventionelle Tomografie, transversale Aussicht: periostale Exostose medial.

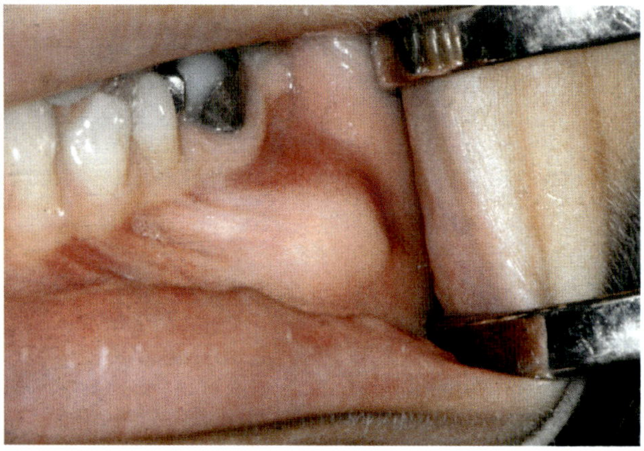

Abb. 5.139 (bis 5.142 gleicher Fall) Knochenharte Auftreibung vestibulär im Unterkiefer links.

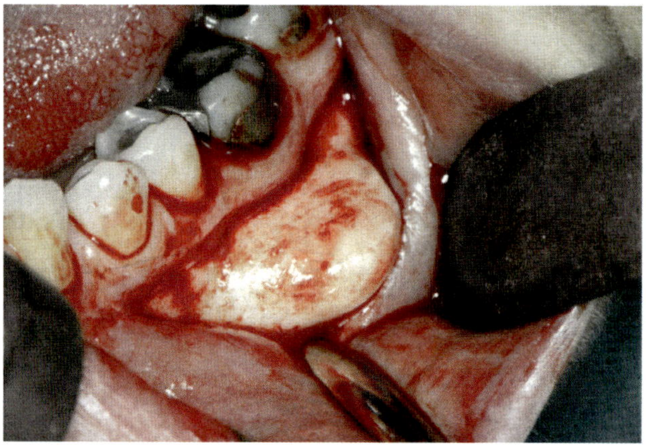

Abb. 5.140 Intraoperativer Situs: periostale Exostose lateral.

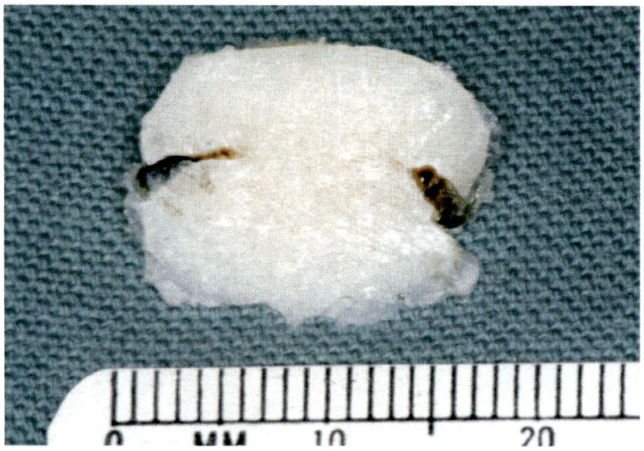

Abb. 5.141 Operationspräparat zur pathohistologischen Untersuchung.

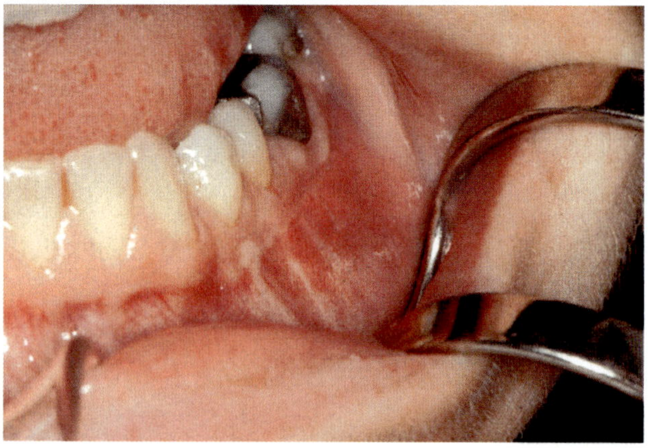

Abb. 5.142 Abschlussbefund zwei Monate postoperativ.

Exostose

Periostale Exostosen können sich einzeln oder multipel entwickeln. Sie können auf der Unterkieferinnenseite (Abb. 5.137, Abb. 5.138) oder an der Außenseite (Abb. 5.139 bis 5.142) lokalisiert sein. Im Oberkiefer können sie vestibulär lateral (Abb. 5.143) oder frontal (Abb. 5.144 bis 5.147) vorkommen.

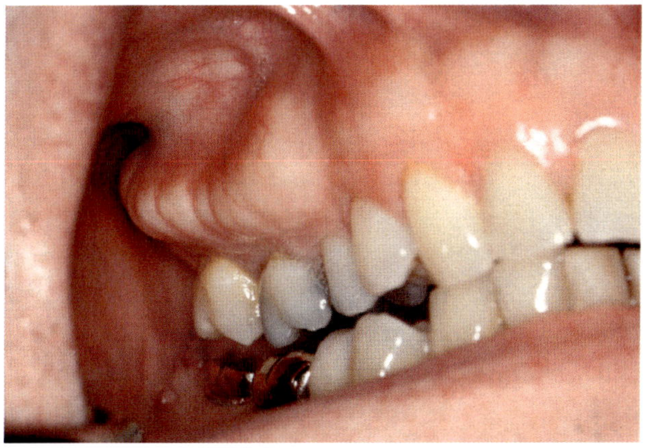

Abb. 5.143 Exostosen im Oberkiefer lateral.

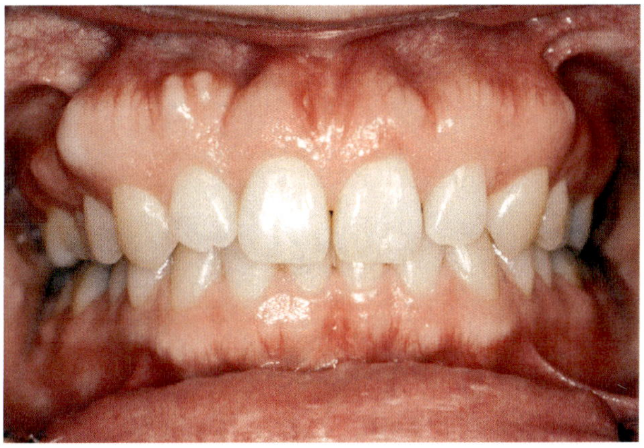

Abb. 5.144 (bis 5.147 gleicher Fall) Exostosen im Oberkiefer frontal.

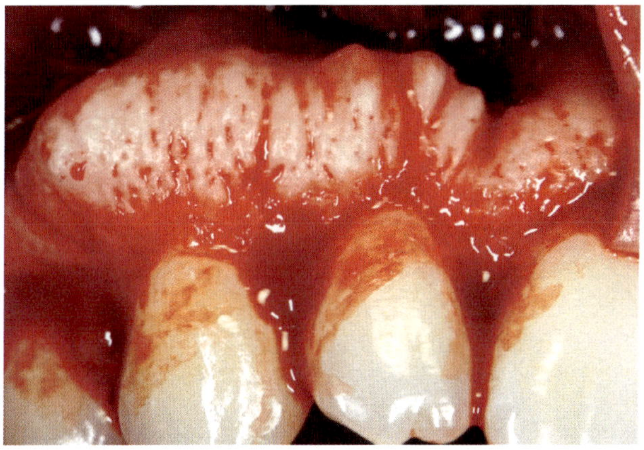

Abb. 5.145 Intraoperativer Situs: Die knöchernen Auftreibungen imponieren terrassenförmig.

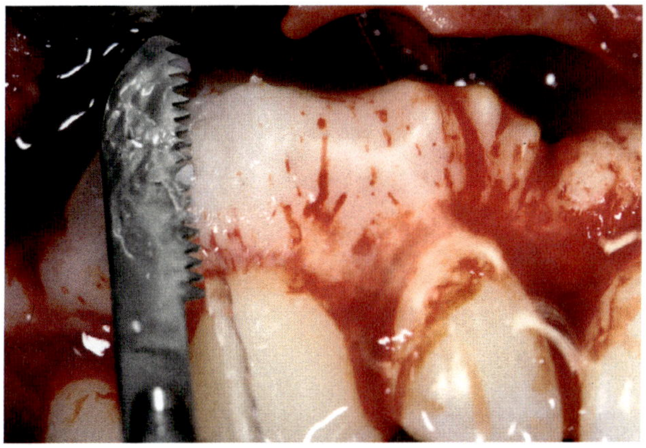

Abb. 5.146 Abtragen mit der oszillierenden Säge.

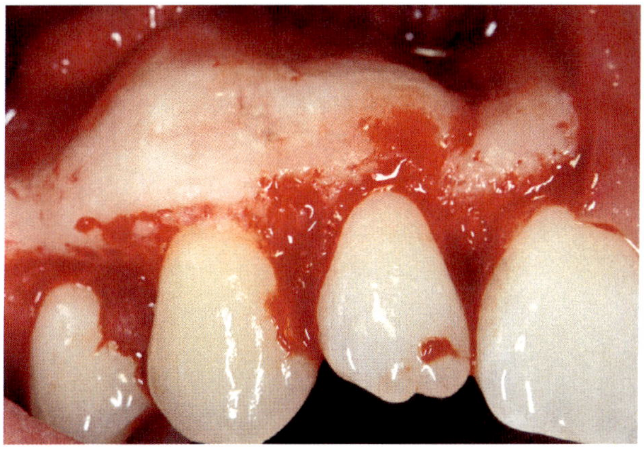

Abb. 5.147 Nach Glättung und modellierender Osteotomie mit der Kugelfräse.

Torus mandibularis

Der meist symmetrische *Torus mandibularis* wird von bezahnten jüngeren Patienten subjektiv nicht als störend empfunden. Bei älteren Patienten kann es zur Epithelabschilferung am *punctum maximum* mit Schmerzen kommen. Spätestens beim teil- oder unbezahnten Patienten wird der *Torus mandibularis* zum Problem, wenn eine prothetische Versorgung ansteht. Die operative Entfernung gelingt in manchen Fällen mit einem Meißelschlag, das modellierende Abfräsen mit der Kugelfräse ist die Alternative (Abb. 5.148 bis 5.152).

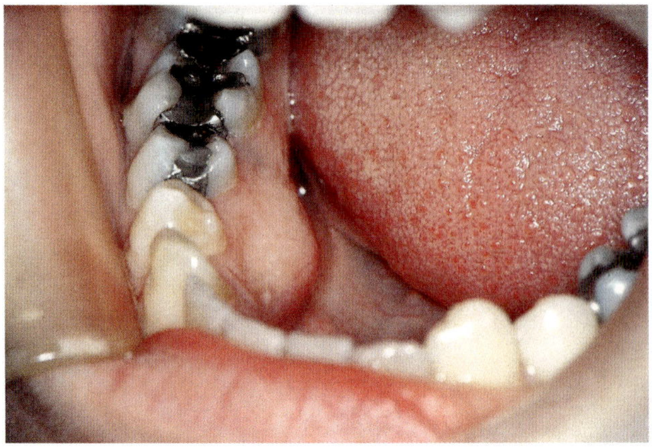

Abb. 5.148 (bis 5.152 gleicher Fall) *Torus mandibularis* im Unterkiefer rechts.

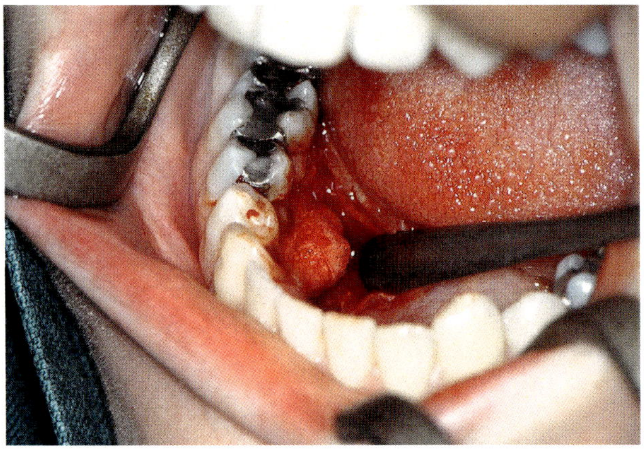

Abb. 5.149 Intraoperativer Situs.

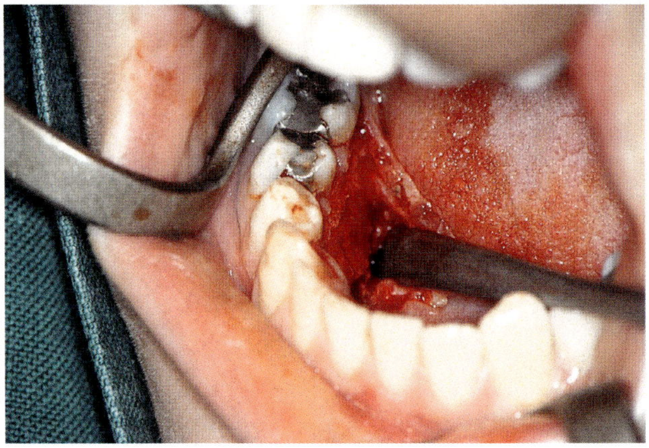

Abb. 5.150 Nach operativer Entfernung.

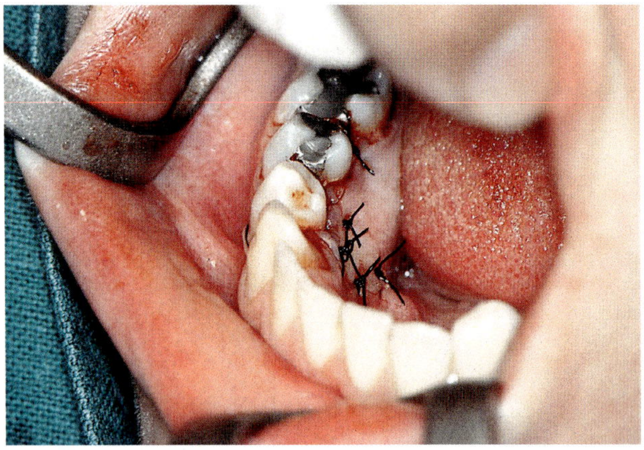

Abb. 5.151 Wundverschluss mit Interdentalnähten.

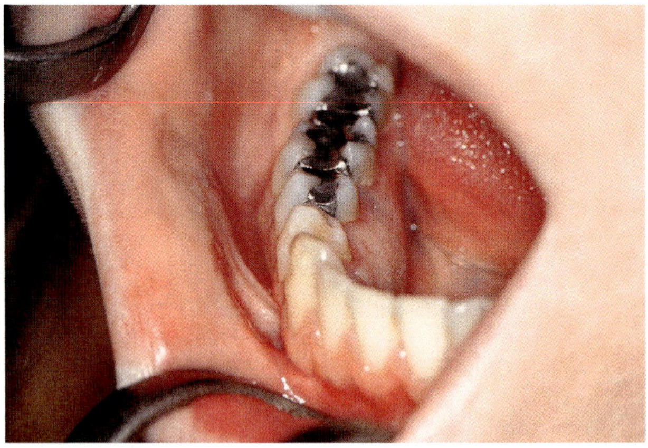

Abb. 5.152 Abschlusskontrolle nach vier Wochen.

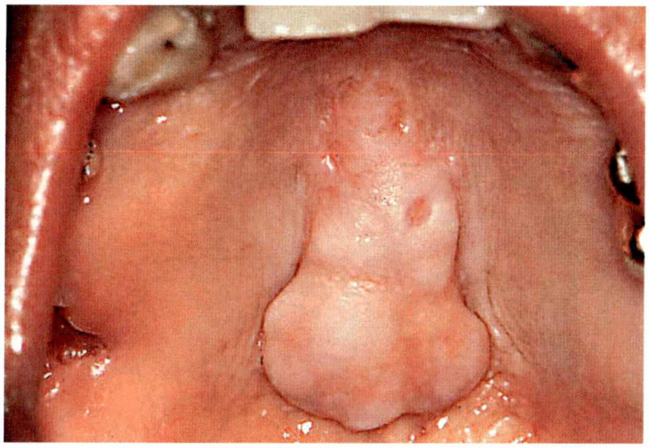

Abb. 5.153 (bis 5.158 gleicher Fall) *Torus palatinus* in Kombination mit Fibroepitheliom.

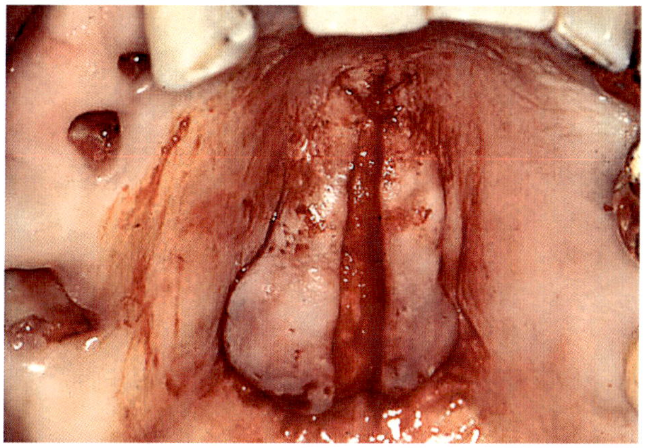

Abb. 5.154 Mediane Schnittführung palatinal.

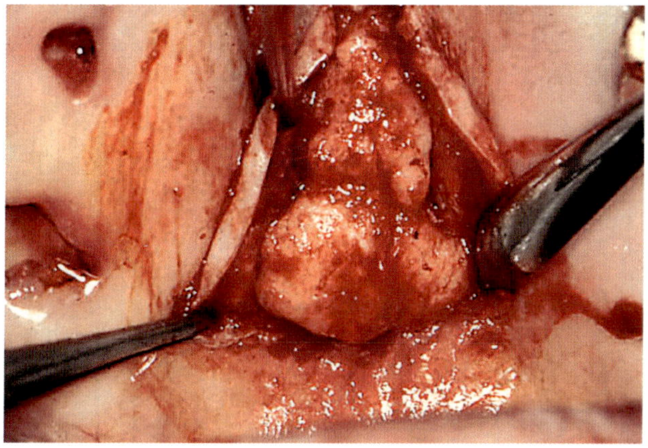

Abb. 5.155 Darstellung des knöchernen Torus.

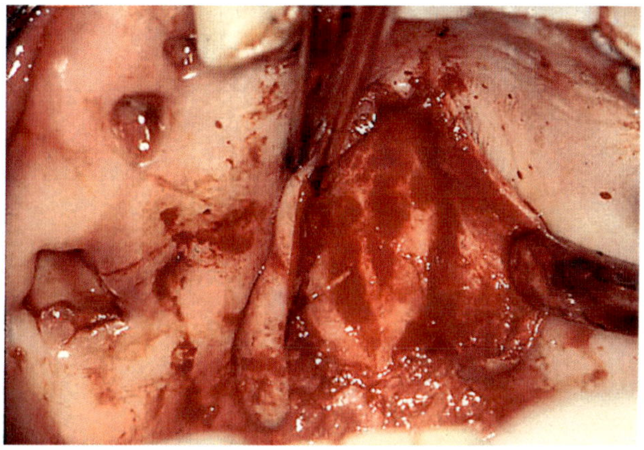

Abb. 5.156 Die Exostose ist mit der Kugelfräse abgetragen.

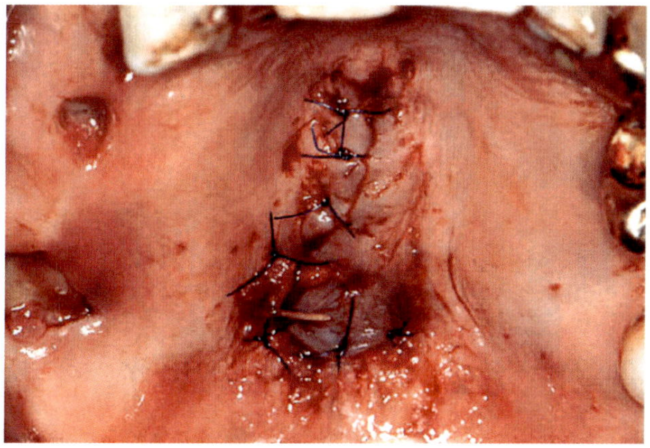

Abb. 5.157 Wundverschluss nach Exzision der überschüssigen epithelialen Anteile.

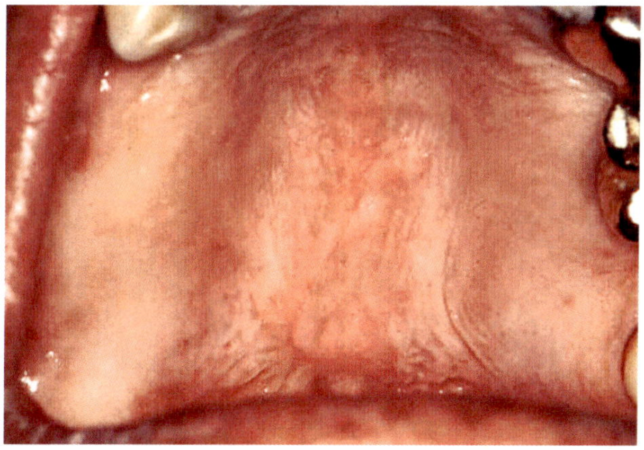

Abb. 5.158 Kontrolle nach sechs Wochen und neuer prothetischer Versorgung.

Torus palatinus

Der *Torus palatinus* ist median angelegt und wird ähnlich dem *Torus mandibularis* erst therapeutisch interessant, wenn eine pothetische Versorgung notwendig wird. Selten ist die Kombination von Irritationsfibrom und *Torus palatinus*, wenn sich der Torus unter einer Prothese entwickelt hat (Abb. 5.153 bis 5.158).

5.6. Odontogene Tumoren

Das vom Schmelzorgan ausgehende Ameloblastom ist klinisch-radiologisch dem neu von der WHO den odontogenen Tumoren zugeordneten keratozystischen odontogenen Tumor am ähnlichsten. Es rangiert in der Häufigkeit nach dem Odontom an zweiter Stelle, gefolgt vom odontogenen Myxom, dem odontogenen Fibrom, der kalzifizierenden odontogenen Zyste, dem adenomatoiden odontogenen Tumor sowie weiteren. Diese Tumore sind selten, die Therapie ist im Einzelfall sehr unterschiedlich, deshalb soll im Folgenden nur auf die Odontome und auf den keratozystischen odontogenen Tumor eingegangen werden.

5.6.1 Odontome

Das Odontom ist der häufigste odontogene Tumor. Er betrifft hauptsächlich junge Patienten, das Durchschnittsalter bei Diagnosestellung beträgt 14 Jahre. Die Geschlechter sind gleichmäßig betroffen. Es handelt sich meist um radiologische Zufallsbefunde, oft kombiniert mit einem ausbleibenden Zahn, der durch das Odontom retiniert ist. Es wird das komplexe Odontom (ungeordnete Substanzmassen meist in der Seitenzahnregion) vom Verbund-Odontom (zahnähnliche Strukturen im Frontzahnbereich) unterschieden. Die Therapie besteht in der operativen Entfernung verbunden mit der Freilegung und Anschlingung eventuell verlagerter Zähne und deren nachfolgender kieferorthopädischer Einreihung (Abb. 1.159 bis 5.165).

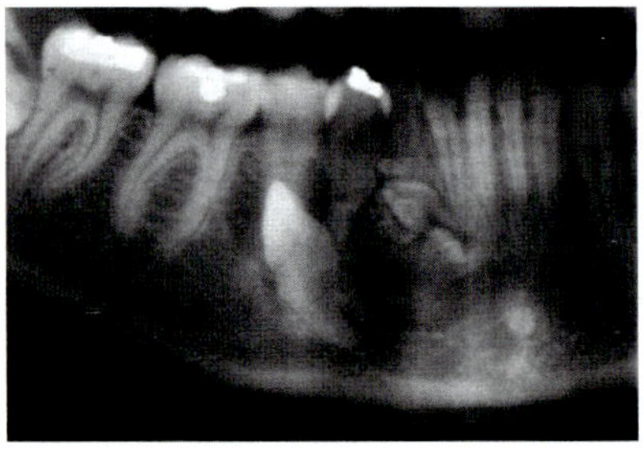

Abb. 5.159 (bis 5.165 gleicher Fall) Ausschnitt Panoramaschichtaufnahme: durch Odontom retinierter verlagerter Zahn 43.

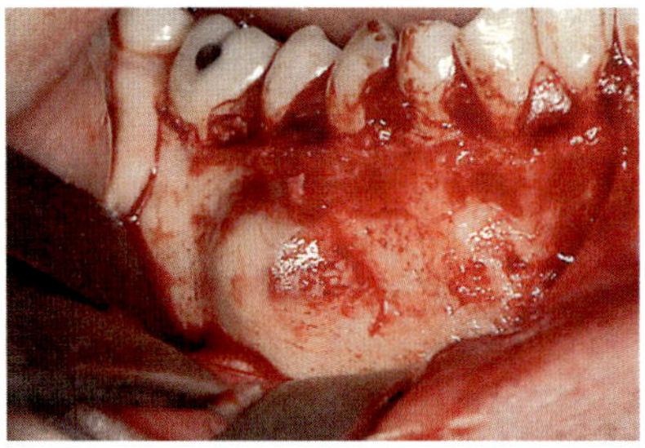

Abb. 5.160 Intraoperativer Situs mit Darstellung des *Nervus mentalis* (basal).

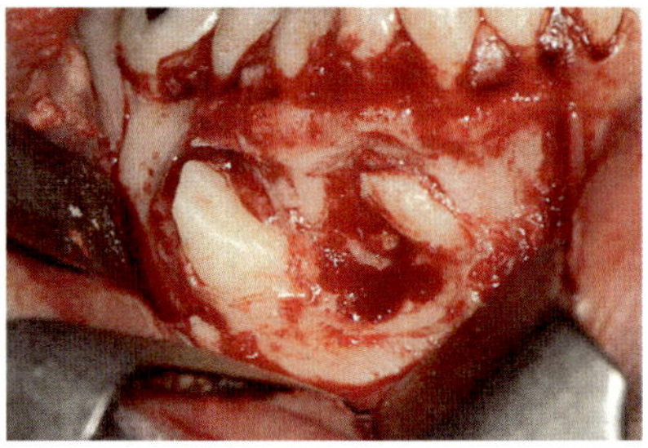

Abb. 5.161 Operative Entfernung des Odontoms und Darstellung von 43.

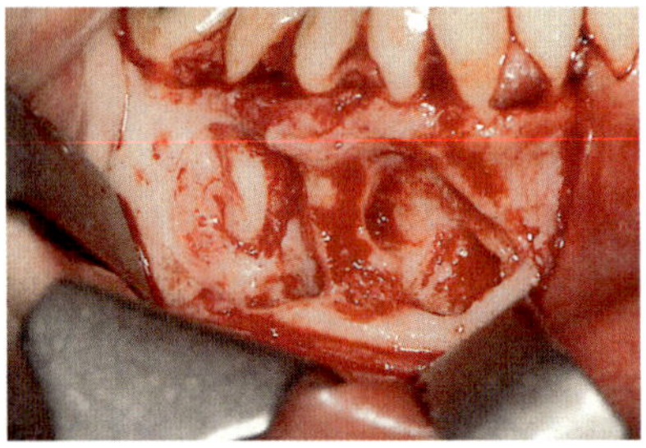

Abb. 5.162 Knöchernes Lumen nach Entfernung aller Anteile des Odontoms.

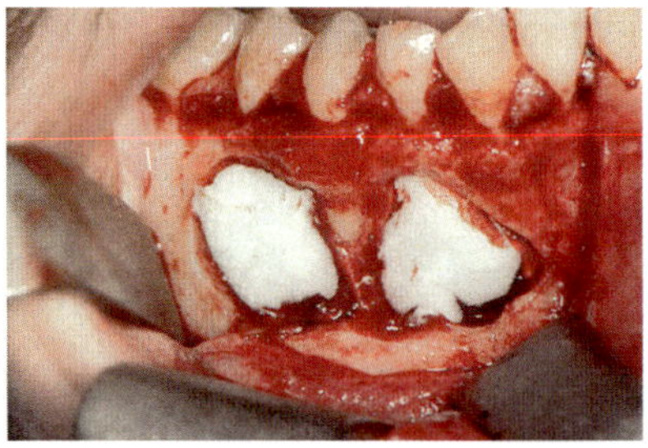

Abb. 5.163 Auffüllung des Defekts mit Kollagenvlies.

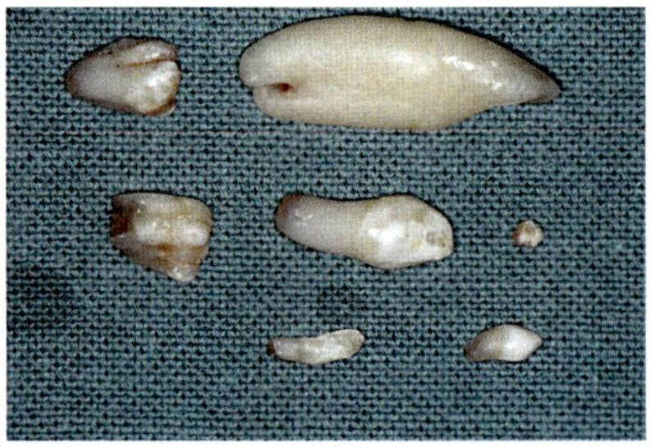

Abb. 5.164 Anteile des Odontoms und Zahn 43.

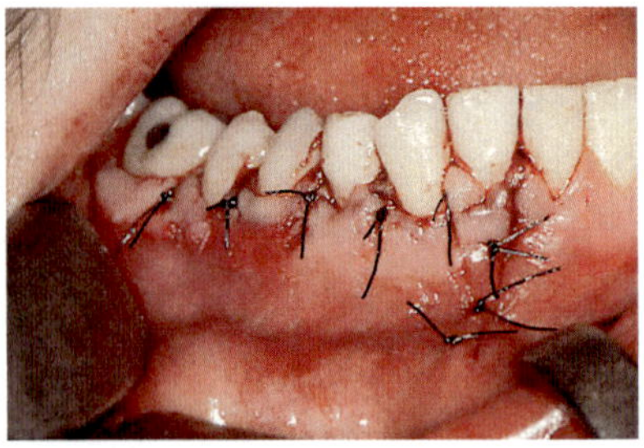

Abb. 5.165 Wundverschluss mit Interdentalnähten.

5.6.2 Keratozystischer odontogener Tumor

(Synonyme: Keratozyste, Primordialzyste, Epidermoidzyste, Kieferepidermoid, verhornende Epithelzyste, Pseudocholesteatom, Primordialzyste mit Verhornung, *odontogenic keratocyst, follicular primordial cyst*)

Die früher als odontogene Keratozyste bezeichnete Entität wird in der WHO-Klassifikation der Kopf-Hals-Tumoren von 2005 als benigner Tumor klassifiziert und als keratozystischer odontogener Tumor bezeichnet.[56] Diese zunächst irritierende Neuerung erfolgte auf Basis der Erkenntnis, dass die Keratozyste eher einer neoplastischen Veränderung gleicht.

Es handelt sich um einen zystischen Tumor mit verhornendem Plattenepithel, der zu Rezidiven neigt und mit dem Basalzellnävussyndrom vergesellschaftet sein kann. Häufig ist er im zweiten und dritten Lebensjahrzehnt und tritt dann noch im fünften Lebensjahrzehnt vermehrt auf.[15] Der keratozystische odontogene Tumor kommt im bezahnten Anteil der Kiefer vor, häufiger im Unterkiefer als im Oberkiefer, besonders häufig retromolar im Unterkiefer.[50] Röntgenologisch imponiert er uni- oder multilokulär.[13] Er kann auch bei mehreren Mitgliedern einer Familie auftreten. Oft sind die Zahnwurzeln resorbiert. Ein keratozystischer odontogener Tumor kann auch benachbarte Zahnkeime umgeben und einschließen. So kann ein Zahnkeim sogar in einen keratozystischen odontogenen Tumor hinein durchbrechen. Dann wird fälschlicherweise eine follikuläre Zyste mit verhornendem Plattenepithel diagnostiziert. Aufgrund der Lage oder der Beziehung zum Zahnkeim kann röntgenologisch ein keratozystischer odontogener Tumor in vielen Fällen nicht von einer follikulären Zyste unterschieden werden.

Die Behandlung der Wahl war lange die vollständige Zystektomie.[16] Die früher in Extremfällen in Erwägung gezogene Kieferteilresektion hat durch Erhöhung der Präzision des Zystektomieverfahrens heute keine Bedeutung mehr.[23] Die operative Entfernung des Knochenrandes durch Osteotomie wurde alternativ empfohlen, weil vom Zystenbalg ausgehend weichgewebige Satelliten in die benachbarte Knochenoberfläche einwachsen können.

Auch die Anwendung von Fixationsmitteln, die je nach Einwirkungszeit den Zystenbalg kontrahieren, sodass er vollständig und leicht von der knöchernen Begrenzung gelöst werden kann, ist erfolgreich durchgeführt worden. *Voorsmit* beschrieb 1985 die Anwendung von *Carnoy*'scher Lösung, die nur dann Nachteile aufweist, wenn die Einwirkungszeit zu lang ist und empfindliche Nachbarstrukturen wie Nerven und Gefäße in Mitleidenschaft gezogen werden.[69]

In letzter Zeit mehren sich Hinweise für ein konservatives Vorgehen (Dekompression, Zystostomie) vor allem bei jüngeren Patienten.[11,33,44,45,49,55]

Das autosomal dominant vererbte Basalzellnävussyndrom beinhaltet folgende Leitsymptome:[24,38]

a) Multiple Basaliome des Gesichts (Abb. 5.166, Abb. 5.167), die aus Basalzellnävi entstehen und oft gleichzeitig in unterschiedlichen Entwicklungsstadien vorkommen.

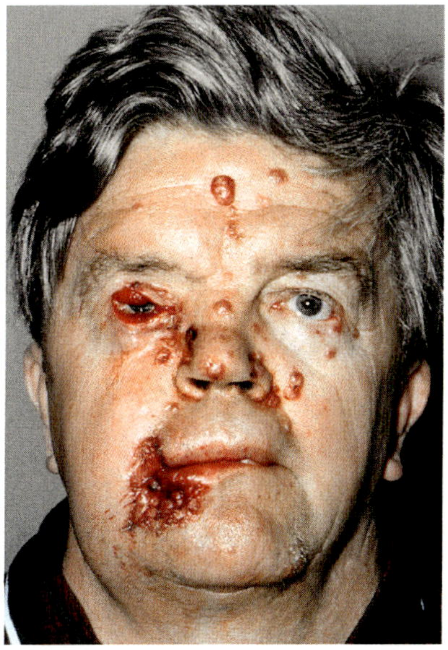

Abb. 5.166 (*links*) (bis 5.167 gleicher Fall) Patient mit *Gorlin-Goltz*-Syndrom. Wachstum von 37 Basaliomen im Gesicht und am behaarten Kopf. Geplant ist eine umfangreiche Sanierung.

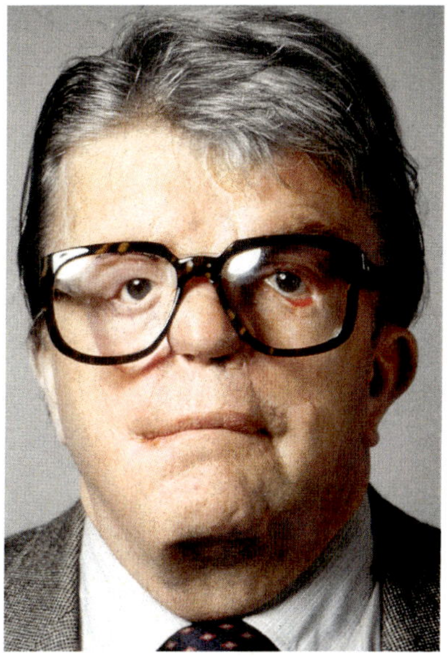

Abb. 5.167 (*rechts*) Eineinhalb Jahre nach Entfernung aller Basaliome, von denen drei während des Behandlungszeitraums neu auftraten; mit *Exenteratio Orbitae* rechts, Rehabilitation mit brillengestützter Augenepithese, Nasen- und Mundwinkelrekonstruktion sowie umfangreichen Rotationslappen im behaarten Kopfbereich.

b) Keratozystische odontogene Tumoren der Kiefer (Abb. 5.168 bis 5.171) in nicht vorhersehbarer Häufigkeit und mit unterschiedlicher Wachstumsgeschwindigkeit.
c) Skelettale Veränderungen am Thorax: rudimentäre Rippen, Pseudoarthrosen der Rippen, *Clavicula*-Fehlentwicklungen, *Spina bifida occulta*, Blockwirbelbildung an Hals und Brust.
d) Intrakranielle Verkalkungen der *Falx cerebri* und des *Tentorium cerebelli* und auch skelettale Schädelveränderungen mit ausgeprägter wulstiger Stirnkontur, *Hyperostosis frontalis* und *parietalis* und auffälligem Hypertelorismus.

Klinisch erhält man einen schnellen Überblick über das Syndrom, wenn Basaliome und keratozystische odontogene Tumoren gleichzeitig vorkommen und palmare sowie plantare Parakeratosen (Pits) vorliegen. Der Nachweis einer verkalkten *Falx cerebri* auf der Nasennebenhöhlenaufnahme sichert abschließend die Diagnose.[40]

Die Therapie beinhaltet neben der vollständigen Entfernung der Basaliome und der keratozystischen odontogenen Tumoren, die schnell wachsen können, eine engmaschige Kontrolle. In vereinzelten Fällen sind operative Eingriffe innerhalb von Monaten erforderlich. Wegen der autosomal dominanten Vererbung sollten alle Familienmitglieder einmal jährlich dermatologisch und zahnärztlich untersucht werden.[8]

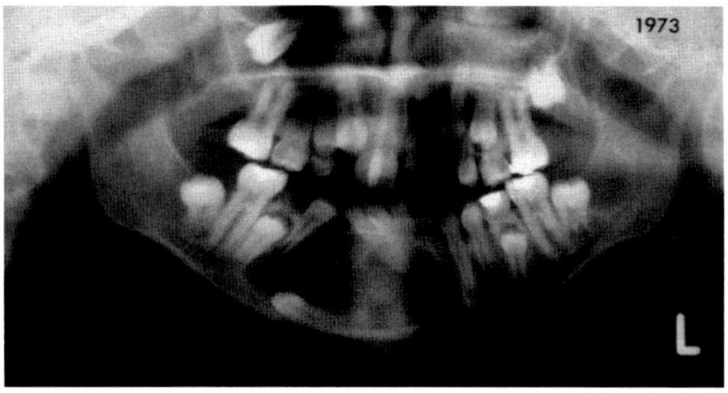

Abb. 5.168 (bis 5.171 gleicher Fall) Keratozystische odontogene Tumoren bei *Gorlin-Goltz*-Syndrom, Verlauf über 13 Jahre von 1973 bis 1986: ausgedehnter osteolytischer Prozess in der Unterkieferfront mit Verlagerung von Zahn 43 an den Boden der kortikalen Innenspange.

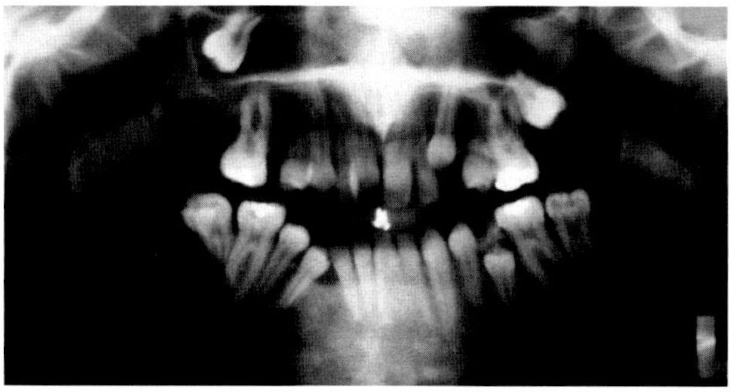

Abb. 5.169 Nach operativer Entfernung des Tumors und des Zahnes 43 vollständige knöcherne Regeneration der Unterkieferfront und kieferorthopädische Einstellung der gekippten Frontzähne; Auftreten eines weiteren keratozystischen Tumors in *regio* 46/47.

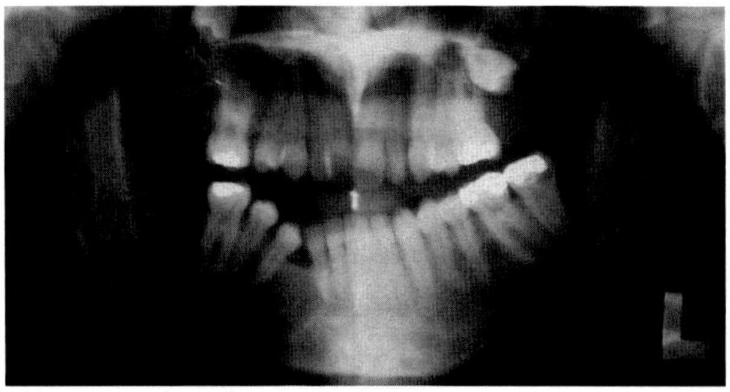

Abb. 5.170 In Regeneration befindlicher Bereich um Zahn 46/47 nach Zystektomie mit Auftreten eines neuen keratozystischen Tumors (Differenzialdiagnose: laterale parodontale Zyste) in *regio* 35/36 und einer chronischen apikalen Parodontitis an Zahn 37.

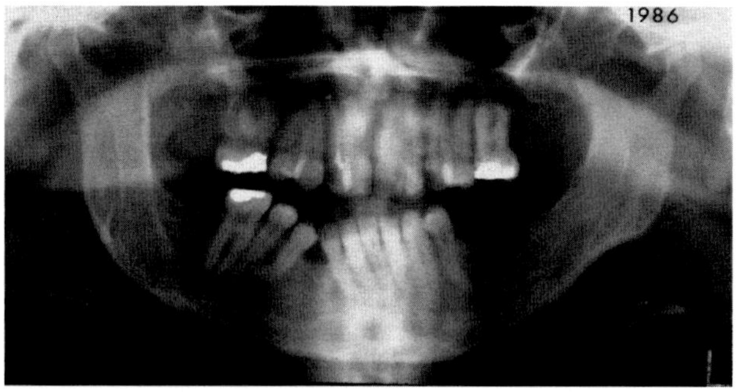

Abb. 5.171 Zustand nach Entfernung der Zysten und der Zähne 34, 35, 36 ohne Anhalt für weitere Zystenbildung 13 Jahre nach dem Erstbefund.

5.7 Literatur

1. Abu-Id MH, Kreusch T, Brüschke C. Glanduläre odontogene Zyste des Unterkiefers. Dtsch Z Mund Kiefer Gesichtschir 2005;9:188–192.
2. Barnes L, Eveson JW, Reichart P, Sidransky D. World Health Organization, classification of tumours, pathology and genetics of head and neck. Oxford: Oxford University Press, 2005.
3. Bauermeister A, Maatz R. A method of bone maceration; results in animal experiments. J Bone Joint Surg Am 1957;39:153–166.
4. Bauermeister A. Die Behandlung von Zysten, Tumoren und entzündlichen Prozessen des Knochens mit dem "Kieler Knochenspan". Bruns' Beiträge. Klin Chir 1961;203:287–310.
5. Beck-Mannagetta J, Roscic Z. Zur Differentialdiagnose median gelegener, zystischer Veränderungen im Oberkiefer. Dtsch Zahnarztl Z 1985;40:558–561.
6. Becker J. Immunhistochemische Untersuchungen zur strukturellen Organisation der extrazellulären Bindegewebsmatrix oraler Hart- und Weichgewebe. Habilitationsschrift Berlin 1988.
7. Becker S, Härle F. Die latente Knochenhöhle: ein Fall seltener Lokalisation. Dtsch Z Mund Kiefer Gesichtschir 1986;10:60–61.
8. Becker S, Lambrecht JT, Sterry W. Extreme Verläufe beim Gorlin-Goltz-Syndrom. Dtsch Zahnarztl Z 1985;40:531–532.
9. Bolouri S, Jonas S, Dunsche A. Die Komplikationen der Zystektomie ohne Füllung der Knochenhöhle. Dtsch Zahnarztl Z 2001;56:57–68.
10. Bonitz L, Weihe S, Franz EP, Hassfeld S, Lorenzen J. Glanduläre odontogene Zysten des Unterkiefers. Zahnarztl Mitt 2006;19:66–67.
11. Bornstein MM, Filippi A, Altermatt HJ, Lambrecht JT, Buser D. Die odontogene Keratozyste – odontogene Zyste oder beniger Tumor? Schweiz Monatsschr Zahnmed 2006;115:111–122.
12. Brandt M, Lehmann, W. Häufigkeit und Rezidivneigung der solitären Knochenzyste. Dtsch Zahnarztl Z 1985;40: 566–569.
13. Browne RM. The odontogenic keratocyst. Histological features and their correlation with clinical behaviour. Br Dent J 1971;131:249–259.
14. Caliskan MK. Prognosis of large cyst-like periapical lesions following nonsurgical root canal treatment: a clinical review. Int Endod J 2004;37:408–4116.
15. Chirapathomsakul D, Sastravaha P, Jansisyanont P. A review of odontogenic keratocysts and the behavior of recurrence. Oral Surg Oral Med Oral Pathol Oral Radiol Endod 2006;101:5–9.
16. Dammer R, Niederdellmann H, Dammer P, Nuebler-Moritz M. Conservative or radical treatment of keratocysts: a retrospective review. Br J Oral Maxillofac Surg 1997;35:46–48.
17. Dickmeiß B, Hauenstein H, Schettler D. Knochendefektfüllung mit Humanfibrinkonzentrat bei großen Kieferzysten. Dtsch Zahnarztl Z 1985;40:653–656.
18. Dielert E, Fischer-Brandies E. Zum Vorgehen bei statischen Knochenhöhlen. Dtsch Zahnarztl Z 1985;40:579–581.
19. Dreesmann H. Über Knochenplombierung. Bruns' Beiträge. Klin Chir 1892;9:804.
20. Fischer-Brandies E, Dielert E. Beitrag zur Diagnostik und Therapie solitärer Knochenzysten. Dtsch Zahnarztl Z 1985;40:570–572.
21. Gardner DG, Kessler HP, Morency R, Schaffner DL. The glandular odontogenic cyst: an apparent entity. J Oral Pathol 1988;17:359–366.
22. Gebhardt P, Lenz W. Zur Frage der Induktion follikulärer Zysten im Wechselgebiss durch Wurzelbehandlung von Milchzähnen. Dtsch Zahnarztl Z 1985;40:541–543.
23. Gerlach K L, Pape HD, Terhardt W. Ist die Kieferresektion bei der Behandlung der Keratozysten noch zeitgemäß? Dtsch Zahnarztl Z 1989;44:700–701.
24. Gorlin RJ, Goltz RW. Multiple nevoid basal-cell epithelioma, jaw cyst and bifid rib: a syndrome. New Engl J Med 1960;262:908–912.
25. Häring P, Filippi A, Bornstein M, Altermatt HJ, Buser D, Lambrecht JT. Die "Globulomaxilläre Zyste": Eigene Entität oder Mythos? Schweiz Monatsschr Zahnmed 2006;116: 381–391.
26. Hardee PSGF, Whear NM, Morgan PR. Aneurysmal bone cyst of the maxilla-an association with tooth resorption J Cranio Maxillofac Surg 1992;20:266–269.
27. Hemprich A, Lehmann R, Khoury F, Schulter A, Hidding J. Zur Zystenfüllung mit Knochenkollagen Typ I. Dtsch Zahnarztl Z 1989;44:590–592.
28. Hoffmeister B, Härle F. Zysten im Kiefer-Gesichtsbereich – eine katamnestische Studie an 3353 Zysten. Dtsch Zahnarztl Z 1985;40:610–614.
29. Jaffe HL, Lichtenstein L. Solitary unicameral bone cyst with emphasis on the roentgen picture, the pathologic appearance and the pathogenesis. Arch Surg 1942;44: 1004–1025.
30. Jend-Rossmann I. Zur Symptomatik und Differentialdiagnose von Pseudozysten im Kieferbereich. Dtsch Zahnarztl Z 1985;40:562–565.
31. Joos U, Vogel D, Ries P. Die Verwendung von Kollagenvlies zum Auffüllen von Knochendefekten in der Kiefer-Gesichts-Chirurgie. Dtsch Z Mund Kiefer Gesichtschir 1979;3:104–106.
32. Joos U. Die Knochenregeneration nach Zystenoperationen. Dtsch Zahnarztl Z 1985;40:661–663.

33. Jung YS, Lee SH, Park HS. Decompression of large odontogenic keratocysts of the mandible. J Oral Maxillofac Surg 2005;63:267–271.
34. Kalantar Motamedi MH. Aneurysmal bone cyst of the jaws: clinicopathological features, radiographic evaluation and treatment analysis of 17 cases. J Craniomaxillofac Surg 1998;26:56–62.
35. Kasperk Ch, Ewers R. Tierexperimentelle Untersuchungen zur Histokompatibilität und Einheilungstendenz solider und poröser Hydroxylapatitmaterialien. Dtsch Z Zahnarztl Implantol 1986;2:242–248.
36. Kniha H, Gokel M. Radikuläre Zyste im klinischen Bild einer medianen Unterkieferläsion. Dtsch Zahnarztl Z 1985;40:555–557.
37. Kramer IRH, Pindborg JJ, Shear M. The WHO Histological typing of odontogenic tumours. Cancer 1992;70:2988–2994.
38. Lambrecht JT. Gorlin-Goltz-Syndrom. In: Härle F. Atlas der Hauttumoren im Gesicht. München: Carl Hanser, 1993:133–137.
39. Lambrecht, JT, Godbersen GS, Hansmann ML. Zysten, Pseudozysten und Mukozelen der Kieferhöhle. Dtsch Zahnarztl Z 1988;43:1278–1281.
40. Lambrecht JT, Stübinger S, Siewert B, Härle F. Verkalkung der Falx cerebri – Ein pathognomonisches Zeichen beim Gorlin-Goltz-Syndrom. HNO 2005;53:701–706.
41. Lexer E. Die freien Transplantationen. Bd. 2. Stuttgart: Enke Verlag, 1924.
42. Lo Muzio L, Santarelli A, Caltabiano R, Rubini C, Pieramici T, Fior A. P63 expression in odontogenic cysts.Int J Oral Maxillofac Surg 2005;34:668–673.
43. Maatz R, Bauermeister A. Clinical experiences with the Kiel graft. Langenbecks Arch Klin Chir Ver Dtsch Z Chir 1961;298:239–244.
44. Maurette PE, Jorge J, De Moraes M. Conservative treatment protocol of odontogenic keratocyst: a preliminary study. J Oral Maxillofac Surg 2006;64:379–383.
45. Meiselman F. Surgical management of the odontogenic keratocyst: conservative approach. J Oral Maxillofac Surg 1994;52:960–963.
46. Mittermayer C. Oralpathologie. Stuttgart: Schattauer, 1993.
47. Mosetik-Moorhof A. Erfahrungen mit der Jodoformknochenplombe. Dtsch Z Chir 1904;71:419.
48. Nair PN. Apical periodontitis: a dynamic encounter between root canal infection and host response. Periodontol 2000 1997;13:121–148.
49. Nakamura N, Mitsuyasu T, Mitsuyasu Y, Taketomi T, Higuchi Y, Ohishi M. Marsupialization for odontogenic keratocysts: long-term follow-up analysis of the effects and changes in growth characteristics. Oral Surg Oral Med Oral Pathol Oral Radol Endod 2002;94:543–553.
50. Niemeyer K, Schlien HP, Habel G, Mentler C. Behandlungsergebnisse und Langzeitbeobachtungen bei 62 Patienten mit Keratozysten. Dtsch Zahnarztl Z 1985;40:637–640.
51. Osborn JF. Hydroxylapatitkeramik: ein osteotroper Werkstoff für den Knochenersatz. Fortschr Kiefer Gesichtschir 1983;28:37–40.
52. Padayachee A, Van Wyk CW. Two cystic lesions with features of both the botryoid odontogenic cyst and the central mucoepidermoid tumor: sialo-odontogenic cyst? J Oral Pathol 1987;16:499–504.
53. Partsch C. Über Kieferzysten. Dtsch Mschr Zahnheilk 1892;10:271–273.
54. Partsch C. Zur Behandlung der Kieferzysten. Dtsch Mschr Zahnheilk 1910;28:252.
55. Pogrel MA, Jordan RCK. Marsupialization as a definitive treatment for the odontogenic keratocyst. J Oral Maxillofac Surg 2004;62:651–655.
56. Reichart PA, Philipsen HP, Sciubba JJ. Die neue WHO-Klassifikation der Tumoren des Kopfes und des Halses. Mund Kiefer Gesichtschir 2006;10:1–2.
57. Reichenbach E. Kritik weiterer Erfahrungen mit der osteoplastischen Behandlung von Kieferzysten. Dtsch Zahn Mund Kieferheilk 1958;28:121.
58. Roggan R, Donath K. Klinik und Pathomorphologie odontogener Zysten. Dtsch Zahnarztl Z 1985;40:536–540.
59. Schulte W. Die Eigenblutfüllung: eine neue Methode zur Versorgung großer Knochendefekte nach intraoralen Eingriffen. Dtsch Zahnarztl Z 1960;15:910–914.
60. Schulte W. Über den primären Nahtverschluss nach intraoralen Eingriffen am Kieferknochen und die Defektversorgung mit Gelatineschwamm, Penicillin und Thrombin. Dtsch Zahnarztl Z 1963;18:338–343.
61. Schulte W, Liebhardt S. Hohlschraubenimplantate zur Fensterung: Eine neue Methode der zweizeitigen Zystenoperation. Dtsch Zahnarztl Z 1996;51:350–353.
62. Schwenzer N, Ehrenfeld M, Roos R. Über die sogenannte solitäre Knochenzyste. Dtsch Zahnarztl Z 1985;40:573–575.
63. Sha N. Nonsurgical management of periapical lesions: a prospective study. Oral Surg Oral Med Oral Pathol 1988; 66:365–371.
64. Shear M. Cysts of the oral regions. 3rd ed. Oxford: Wright Butterworth-Heinemann, 1992.
65. Shear M. Developmental odontogenic cysts. An update. J Oral Pathol Med 1994;23:1–11.
66. Sikken I, Schmid F, Löblich HJ. Eine aneurysmale Knochenzyste des Kiefers. Dtsch Zahnarztl Z 1985;40:576–578.
67. Soares J, Santos S, Silveira F, Nunes E. Nonsurgical treatment of extensive cyst-like periapical lesion of endodontic origin. Int. Endod J 2006;39:566–575.
68. Stafne EC. Bone cavities situated near the angle of the mandible. J Am Dent Ass 1942;29:1969–1973.

69. Voorsmit RACA. The incredible keratocyst: A new approach to treatment. Dtsch Zahnarztl Z 1985;40:641–644.

70. Wagner Y, Filippi A, Kirschner H, Dreyer T. Zytokeratin- und 53-Expression odontogener Zysten. Dtsch Z Mund Kiefer Gesichtschir 1999;3:263–269.

71. Wagner W, Tetsch P, Ackermann KL, Böhmer U, Dahl H. Tierexperimentelle Untersuchungen genormter Defekte nach der Implantation einer Tricalziumphosphatkeramik. Dtsch Zahnarztl Z 1981;36:82–85.

72. Wangerin K. Die Erhaltung von Zähnen und Knochensubstanz durch dentale Schienung bei Zystenoperationen. Dtsch Zahnarztl Z 1987;42:201–204.

73. Wassmund M. Lehrbuch der praktischen Chirurgie des Mundes und der Kiefer. Band 2; Leipzig: Meusser, 1935:140–156.

74. Wolff KD, Swais S, Nolte D, Böckmann A, Hölzle F, Müller-Mai C. Degradable injectable bone cement in maxillofacial surgery: indications and clinical experience in 27 patients. J Cranio Maxillofac Surg 2004;32:71–79.

75. Zecchi-Orlandini S, Formigli L, Giannelli M, Martini M, Tonelli P, Brandi ML, Bergamini M, Orlandini GE. Radicular cysts are involved in the recruitment of osteoclast precursors. J Oral Pathol Med 1996;25:325–330.

6

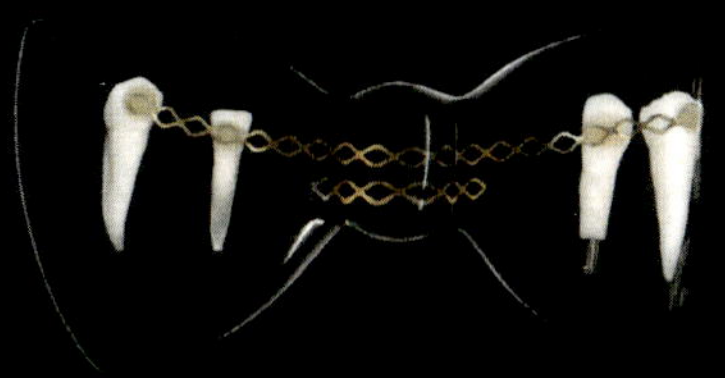

Andreas Filippi

Traumatologie bleibender Zähne

Die Traumatologie der Zähne ist ein sehr komplexes und umfangreiches Gebiet. Keine Unfallverletzung gleicht einer anderen; es gibt zu viele betroffene Gewebe und Einflussfaktoren. Jeder Fall muss als Einzelfall betrachtet und dementsprechend behandelt werden. Internationale Forschungsgruppen haben in den letzten Jahren die Behandlungskonzepte teilweise grundlegend verändert und werden dies auch in den nächsten Jahren weiter tun. Zur kompetenten Behandlung unfallbedingter Zahnverletzungen sind heute parodontologische, endodontologische und oralchirurgische Spezialkenntnisse erforderlich. Nur auf diese Weise kann erreicht werden, dass unfallverletzte Zähne von Kindern und Jugendlichen in möglichst vielen Fällen lebenslang erhalten werden können. Das vorliegende Kapitel kann nur die Grundlagen, die wesentlichen Unfallverletzungen sowie deren Therapie darstellen. Bei allen Therapieempfehlungen wird von zum Unfallzeitpunkt parodontal und kariologisch gesunden Zähnen ausgegangen. Bei bereits bestehender fortgeschrittener *Parodontitis marginalis* oder *Caries profunda* sind viele Therapien nicht mehr vorhersagbar möglich. Die Behandlung von Frakturen der Zähne wird mit Ausnahme der intra-extraalveolären Frakturen nicht behandelt. Für zusätzliche Detailinformationen wird auf die aktuelle und praxisrelevante Literatur verwiesen.[18,53]

6.1 Klassifikation und Nomenklatur von Zahnverletzungen

Bis 1998 wurden unfallbedingte Zahnverletzungen in Frakturen und Dislokationen unterteilt. Für Zahnfrakturen, insbesondere für Kronenfrakturen, gab und gibt es verschiedene weitere Unterteilungen (Tab. 6.1). Beispiele hierfür sind „Kronenfraktur Grad 1, 2 und 3", „Unkomplizierte und komplizierte Kronenfraktur" oder „Schmelzfraktur, Schmelz-Dentinfraktur sowie Fraktur mit Pulpaeröffnung". Didaktisch und therapeutisch sinnvoll ist aus heutiger Sicht lediglich „Kronenfraktur mit und ohne vorhandenes Fragment". Auch bei den Wurzelfrakturen wird in „Frakturen im apikalen, mittleren und koronalen Wurzeldrittel" unterschieden. Dies ist aufgrund des schrägen Bruchspaltverlaufs meist nicht exakt zuzuordnen und therapeutisch irrelevant. Therapeutisch und prognostisch relevant ist die Unterteilung in „Wurzelfraktur mit oder ohne Dislokation der Fragmente" und „Wurzelfraktur mit Erhalt oder Verlust der Pulpasensibilität".

Auch die Dislokationsverletzungen werden weiter in „klassische" Verletzungsarten unterteilt (Tab. 6.2). Insbesondere im deutschsprachigen Raum werden antiquierte und/oder falsche Synonyme verwendet. Begriffe wie Subluxation, Luxation, Totalluxation oder Exartikulation stammen aus der Gelenklehre und sollten heute grundsätzlich vermieden werden.

Diese Klassifikation unfallbedingter Zahnverletzungen (Tab. 6.1, 6.2) ist international etabliert, didaktisch sinnvoll und wird daher auch in diesem Kapitel

Tabelle 6.1 Unfallbedingte Zahnfrakturen

Art der Zahnfraktur	Beschreibung	Klinisch relevante Unterteilung
Schmelzriss, Schmelzsprung		keine üblich
Kronenfrakturen	extraalveolärer Verlauf des Bruchspalts; weitere Unterteilungen möglich	a) Fragment vollständig vorhanden oder verloren b) mit oder ohne Pulpaexposition
Kronen-Wurzelfrakturen	kombiniert intra-extraalveolärer Verlauf des Bruchspalts	aus therapeutischer Sicht nicht erforderlich
Wurzelfrakturen	intraalveolärer Verlauf des Bruchspalts	a) mit oder ohne Dislokation der Fragmente b) Pulpasensibilität erhalten oder verloren

Tabelle 6.2 Unfallbedingte Zahndislokationen.

Art der Verletzung	Beschreibung	Antiquierte und/oder falsche Synonyme
Konkussion	Erschütterung des Zahnes ohne Lockerung	Kontusion
Lockerung	Lockerung des Zahnes ohne Dislokation	Subluxation
Dislokation	Verlagerung des Zahnes, meist palatinale Dislokation der Zahnkrone, seltener extrusive oder bukkale Dislokation	Luxation
Intrusion	Verlagerung des Zahnes in die Alveole hinein	
Avulsion	der Zahn verlässt die Alveole vollständig	Totalluxation Exartikulation

verwendet. Nachteilig ist jedoch, dass jedem verletzten Zahn eine Hauptverletzung zugeteilt wird (z. B. Intrusion von Zahn 21), was dann häufig als alleinige Diagnose in der Krankengeschichte des Patienten fixiert wird. Dadurch werden neben der Hauptverletzung immer vorhandene Begleitverletzungen nicht berücksichtigt. Aus diesem Grund wurde 1998 eine neue und exaktere Klassifikation von Zahnverletzungen etabliert: die ZEPAG-Klassifikation.[34] Diese fragt nicht nach der Hauptverletzung des Zahnes, sondern berücksichtigt, welche Gewebe tatsächlich und wie stark nach einen Zahnunfall verletzt sind. Grundsätzlich können fünf Gewebe nach einen Zahntrauma unabhängig voneinander verletzt sein (Tab. 6.3). Dies muss erkannt und auch adäquat behandelt werden.

Alle fünf Gewebe werden bei jedem verletzen Zahn unabhängig voneinander diagnostiziert und entsprechend dem Verletzungsgrad (0–5) zahlenkodiert in der Krankengeschichte fixiert. 5 bedeutet, das Gewebe ist unverletzt, 0 besagt, das Gewebe ist verloren. Dies bedeutet eine vollständige und nachvollziehbare Diagnose sowie eine gute Dokumentation bei geringem Aufwand für den Akteneintrag: Es werden im Wesentlichen nur das Gewebe und der Schweregrad der Verletzung festgehalten. Für eine Avulsion wird beispielsweise eingetragen **Z: 5** (intakt), **E: 4** (fragliche Vitalität), **P: 2** (vitales Desmodont), **A: 4** (marginale Quetschung), **G: 3** (Papillenruptur). Die unterschiedlichen Schweregrade sind für jedes Gewebe definiert, sodass keine Kreativität erforderlich ist und kaum Interpretationsspielraum besteht. Die Schweregrade der Verletzung am Beispiel des Endodonts sind in Tabelle 6.4 beschrieben. Eine Liste mit den Schweregraden für alle fünf Gewebe kann unter www.andreas-filippi.ch als PDF-Datei abgerufen werden.

Tabelle 6.3 Mögliche verletzte Gewebe nach einem Zahntrauma

Verletztes Gewebe	Schweregrade
Zahnhartsubstanz	0 (verloren) bis 5 (nicht verletzt)
Endodont/Pulpa	0 (verloren) bis 5 (nicht verletzt)
Parodont	0 (verloren) bis 5 (nicht verletzt)
Alveolarknochen	0 (verloren) bis 5 (nicht verletzt)
Gingiva/ Mundschleimhaut	0 (verloren) bis 5 (nicht verletzt)

Tabelle 6.4 ZEPAG-Klassifikation: Schweregrade der endodontischen Verletzungen

Grad	Beschreibung
5	intakte Pulpa
4	freiliegendes Dentin, punktförmige Eröffnung der Pulpa und/oder fragliche Vitalität
3	breite Eröffnung der Pulpa, intraossäre Eröffnung der Pulpa bei Wurzelfrakturen, apikale Dehnung/Quetschung/Abriss; bereits bestehende suffiziente Wurzelkanalfüllung
2	Infektion der Pulpa
1	endodontische Komplikation (externe oder interne Wurzelresorption)
0	Endo-Paro-Läsion

6.2 Epidemiologie

Aktuelle und risikoreiche Trendsportarten haben in den letzten Jahren zu einem Anstieg unfallbedingter Zahnverletzungen geführt. Besonders viele Zahnunfälle passieren beim Inlineskating, Kickboarding und auf Wasserrutschen in Schwimmbädern. Heute erleiden etwa 56% aller Kinder und Jugendlichen ein Zahntrauma vor dem 17. Lebensjahr. Häufigkeitsmaxima finden sich zwischen dem dritten und vierten (Milchzähne) sowie dem neunten und zwölften Lebensjahr und im Alter von 16 Jahren. Betroffen sind überwiegend die mittleren Schneidezähne im Oberkiefer (Abb. 6.1). Laterale Inzisiven im Oberkiefer oder Schneidezähne im Unterkiefer werden deutlich seltener verletzt, Eckzähne, Prämolaren oder Molaren sind lediglich in Einzelfällen betroffen. Die häufigste Verletzung im bleibenden Gebiss ist die Kronenfraktur, im Milchgebiss die Dislokation. Etwa zwei Drittel aller Zahnunfälle passieren zu Hause oder an öffentlichen Sport- und Spielstätten.

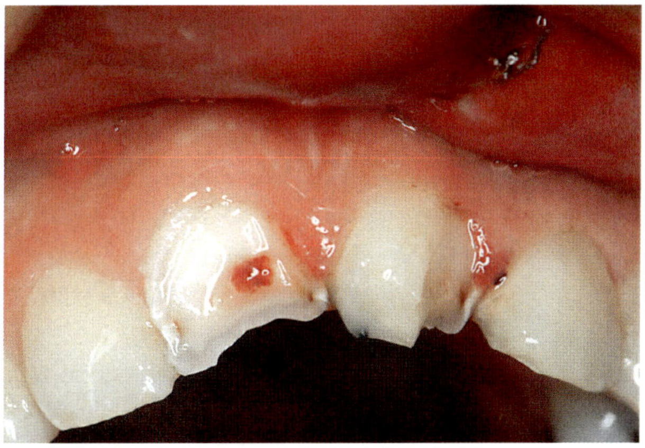

Abb. 6.1 Fast immer betroffen: die mittleren Schneidezähne im Oberkiefer.

6.3 Verhalten am Unfallort

Das Verhalten unmittelbar nach einem Zahnunfall kann für die Therapie und die Prognose des verletzten Zahnes entscheidend sein. Dies gilt vor allem für Kronenfrakturen und Avulsionen. Zähne oder deren Bruchstücke müssen sofort gesucht werden. Während koronale Fragmente lediglich feucht gelagert werden sollten, um ein Austrocknen und somit eine Verfärbung nach dem *Re-Attachment* zu verhindern, müssen avulsierte Zähne möglichst rasch in ein zellphysiologisches Medium eingebracht werden. Das Überleben der Zellen auf der Wurzeloberfläche (Zementoblasten, Parodontalfibroblasten) ist Voraussetzung für eine erfolgreiche Replantation mit parodontaler Heilung. Das Absterben der Zellen führt immer zum Zahnverlust durch Ankylose und externer Wurzelresorption (s. Kap. 6.8.2.1). Die hoch spezialisierten Zellen auf der Wurzeloberfläche können nur in der Zahnrettungsbox Dentosafe nennenswerte Zeiträume überleben (Abb. 6.2). Sie enthält sämtliche erforderlichen Nährstoffe und Aminosäuren und gewährleistet ein extraorales Überleben der Zellen und somit des Zahnes von mindestens 25–30 Stunden. Lassen die Umstände eine Replantation des Zahnes innerhalb dieser Zeit nicht zu, kann der Zahn in eine neue Rettungsbox umgelagert werden; Zeiträume bis zu 60 Stunden lassen sich überbrücken. Auf diese Weise können zunächst ggf. schwerwiegendere Verletzungen in der Unfallchirurgie oder auf der Kinderstation behandelt werden. Auch kann eine Replantation im nächtlichen Notfalldienst der zahnärztlichen Praxis auf den nächsten Tag mit besserer personeller Infrastruktur verschoben werden, ohne prognostische Kompromisse einzugehen. Die Zahnrettungsbox gibt nach dem Unfall auch genügend Zeit für die zahnärztliche Diagnostik und für die Information und Aufklärung der Eltern/Erziehungsberechtigten. Letztere ist umso wichtiger, je schlechter die Prognose der verletzten Zähne ist. Die Zahnrettungsbox enthält einen Puffer, der in der Lage ist, den pH-Wert über die genannten Zeiträume hinweg konstant physiologisch zu halten sowie einen Farbindikator, der das rosa Medium bei einem Absinken des pH-Wertes unter 6 gelb werden lässt (Abb. 6.3). Dies ist ein wichtiger Indikator für den behandelnden Zahnarzt. Die Zahnrettungsbox wird mit und ohne Zahn bei Raumtemperatur gelagert. Temperaturen über 40° C zerstören das hochkomplexe Zellnährmedium, Kühlschranktemperaturen verschlechtern die Prognose des Zahnes nach der Replantation. Für kürzere Zeiträume kommt als alternative Lagerungsmöglichkeit kalte ultrahocherhitzte Milch infrage. Dort können die Zellen maximal vier Stunden überleben. Medien wie Speichel, sterile isotone Kochsalzlösung oder Wasser führen rascher zum Zelltod (Tab. 6.5).

Realität ist jedoch, dass die wenigsten Betroffenen, aber auch deren Aufsichtspersonen in Schulen und Freizeiteinrichtungen und nur wenige Sporttrainer wissen, wie man sich nach einem Zahnunfall richtig zu verhalten hat. Immer wieder werden Zahnfragmente oder ganze Zähne nicht gesucht. Daher wurde ein Informationsplakat für Kinder und Jugendliche entwor-

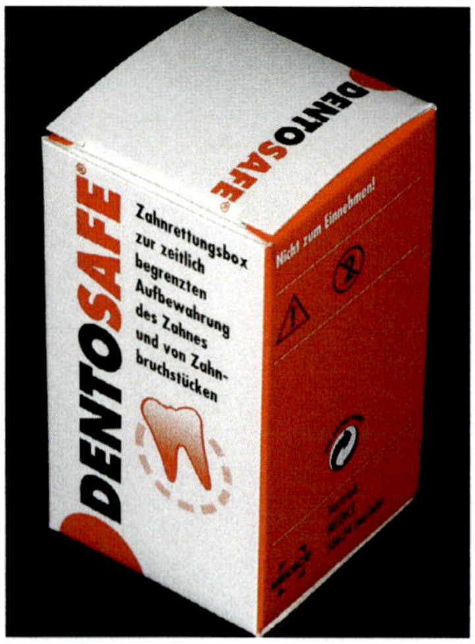

Abb. 6.2 Zahnrettungsbox Dentosafe.

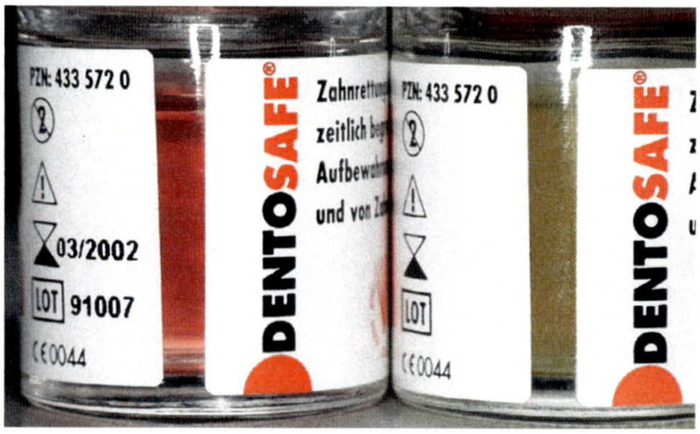

Abb. 6.3 Farbindikator des Zellnährmediums; links: zellphysiologischer pH-Wert (Farbe rosa); rechts: pH < 6 (Farbe gelb).

Tabelle 6.5 Vorhersagbare Überlebenszeiten der Zellen auf der Wurzeloberfläche in Abhängigkeit vom Aufbewahrungsmedium

Aufbewahrungsmedium	Zeit, in der vorhersagbar Zellen auf der Wurzeloberfläche überleben können
Dentosafe Zahnrettungsbox	ca. 25–30 Stunden (Farbindikator gibt Warnsignal bei Absinken unter pH-Wert 6 an)
kalte ultrahocherhitzte Milch	ca. 2 Stunden
sterile isotone Kochsalzlösung	ca. 1,5 Stunden
Speichel	ca. 1 Stunden
Wasser	ca. 30 Minuten
Taschentuch	ca. 5 Minuten

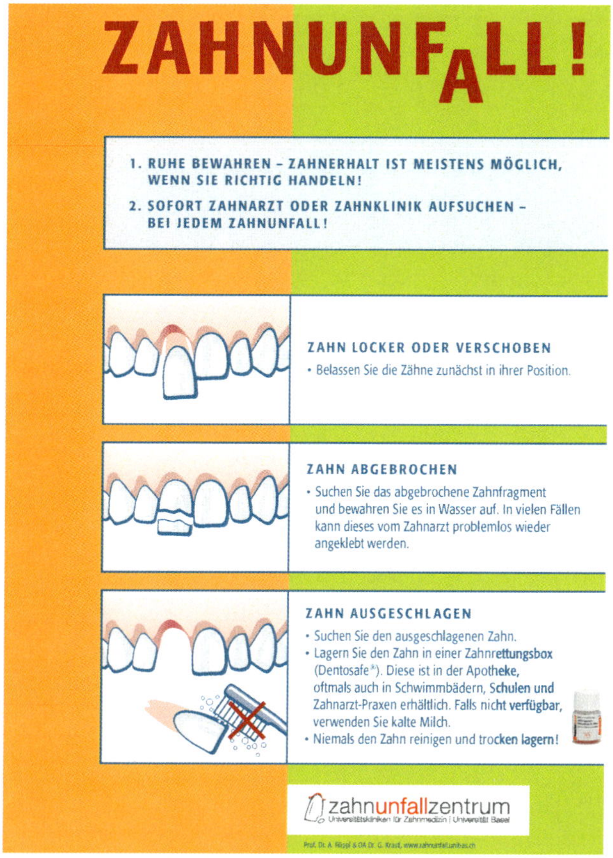

Abb. 6.4 Informationsplakat.

fen, welches heute von zahlreichen zahnärztlichen Gesellschaften und Institutionen in verschiedenen Sprachen vertrieben wird (Abb. 6.4). Kernpunkte des Posters sind: sämtliche Bruchstücke zu suchen, avulsierte Zähne nur an der Krone und nicht an der Wurzel zu berühren, nicht zu reinigen, so schnell wie möglich in der Zahnrettungsbox oder in Milch zu lagern und sofort einen Zahnarzt aufzusuchen. Dieses Poster sollte heute in allen Kindergärten, Grund- bzw. Primarschulen, Sporthallen und auch in möglichst vielen Zahnarzt- und Kinderarztpraxen hängen (Bestellung über www.andreas-filippi.ch). Die Zahnrettungsbox sollte heute in jeder Zahnarztpraxis, aber auch in jeder Unfallchirurgie und in jedem Notarztwagen vorhanden sein. Sie sollte ebenfalls dort verfügbar sein, wo häufig Zahnunfälle passieren: in Sporthallen und Schulen. In Österreich beispielsweise sind landesweit alle Grundschulen mit Dentosafe ausgestattet. In Deutschland und der Schweiz gibt es einige regional begrenzte Projekte; das am längsten (seit 1992) und besten dokumentierte Projekt ist das des Arbeitskreises Jugendzahnpflege in Frankfurt am Main. Es konnte gezeigt werden, dass nach flächendeckender Verteilung in Grundschulen in Hessen/ Deutschland im Haltbarkeitszeitraum von Dentosafe (drei Jahre) 8.2% alle Boxen zur Zahnrettung eingesetzt worden sind.[103]

6.4 Prävention von Zahnverletzungen

10 bis 15% aller Zahnunfälle passieren beim Sport. Vor allem im Leistungssport sind durch steigenden Leistungsdruck immer mehr Sportler bereit, ein höheres gesundheitliches Risiko einzugehen. Aber nicht nur im professionellen Sport, wo teilweise das Tragen eines Zahnschutzes vorgeschrieben oder zumindest empfohlen wird (Boxen, Eishockey, American Football), sondern auch im Amateur-, Freizeit- und Schulsport sollte ein Zahnschutz getragen werden. Deutliche Empfehlungen werden nicht gegeben, zusätzlich ist die Akzeptanz im Amateur-, Schul- und Freizeitsport gering. Häufige Kritikpunkte sind die Beeinträchtigung der Kommunikation beim Spiel, Atmungsprobleme und eine störende Ästhetik.[19,35,42,60] Alle diese Kritikpunkte entfallen jedoch, wenn der Zahnschutz individuell beim Zahnarzt angefertigt wird.[2,64] Auch Patienten mit einer festsitzenden kieferorthopädischen Apparatur können problemlos einen Zahnschutz tragen.[106] Zahlreiche Untersuchungen belegen, dass das Tragen eines Zahnschutzes zur deutlichen Reduktion von Zahnunfällen führt.[1,67,68,69,105,107]

Ein Zahnschutz sollte grundsätzlich nur im bleibenden oder im Wechselgebiss angefertigt und getragen werden. Die Indikation wird primär durch die ausgeübte Sportart gestellt. Die wichtigsten Sportarten wurden diesbezüglich in Gruppen eingeteilt. American Football, Hockey, Eishockey, Kampfsportarten, Rugby, Skating und Lacrosse haben ein hohes Zahntrauma-Risiko. Biking, Basketball, Handball, Fußball, Squash und Wasserball sind Sportarten mit mittlerem Risiko. Grundsätzlich haben jedoch alle Kontaktsportarten ein erhöhtes Zahntrauma-Risiko.[65] Es wird daher empfohlen, bei sämtlichen Kontaktsportarten einen Zahnschutz zu tragen.[66]

Ein optimaler Zahnschutz hält Lippe und Wange von den Zähnen fern, um Bissverletzungen oder Quetschungen durch die Zähne zu verhindern. Er ist in der Lage, schlag- und stoßinduzierte Energien abzufangen. Er schützt die Antagonisten vor okklusalen Verletzungen, indem er Unter- und Oberkiefer elastisch auf Distanz hält. Durch Absorption der einwirkenden Kraft vermindert er zusätzlich das Risiko einer Kieferwinkel- oder Kondylusfraktur und schützt vor neurologischen Verletzungen.[41] Es gibt Hinweise, dass das Tragen eines Zahnschutzes eine Positionsänderung der Kondylen, des Hyoids und der zerebralen Wirbel (C2–C4) bewirkt, indem der Biss durch den Zahnschutz über die Ruheschwebelage (2–4 mm) geöffnet wird.[104] Dies scheint zu einer Reduktion von Halswirbelsäulenverletzungen zu führen.[28,52,91] Daneben gibt es auch psychologische Aspekte: Sportler fühlen sich durch das entstandene Sicherheitsgefühl beim Sport siegessicherer und aggressiver.

Ein Zahnschutz kann nur bei exaktem Sitz und den richtigen anatomischen Abmessungen wirkungsvoll schützen. Sein Material soll elastisch sein. Der Sportler muss mit dem Zahnschutz im Mund problemlos Flüssigkeiten zu sich nehmen können. Der Sauerstoffumsatz – auch unter starker körperlicher Belastung – darf kaum verändert werden. Der Zahnschutz muss desinfizierbar, einfach zu reinigen sowie geschmack- und geruchlos sein. Er sollte exakt der Zahnreihe und dem Alveolarfortsatz angepasst sein, damit er sich auch unter körperlicher Aktivität oder beim Zusammenprall nicht löst. Ein schlecht sitzender Zahnschutz bewirkt auch, dass der Sportler diesen permanent bemerkt und ihn ständig neu positionieren muss, was die Konzentration vom Sport ablenkt. Nur ein beim Zahnarzt hergestellter *Multilayer*-Zahnschutz ist in der Lage, unfallbedingte Zahnschäden auf ein Minimum zu reduzieren.[49,61,75] Konfektionierter, individuell adaptierbarer oder individuell angefertigter *Monolayer*-Zahnschutz kann nicht wirkungsvoll vor Zahnverletzungen schützen und wird daher heute nicht mehr empfohlen.[61] Ein moderner und optimaler Zahnschutz wird für jeden Sportler individuell geplant und hergestellt: Das Design richtet sich nach Sportart und Spielklasse. Einen Standard-Sportschutz gibt es nicht.

6.4.1 Anfertigung eines *Multilayer*-Zahnschutzes

Bei Kindern und Jugendlichen ist das Einverständnis der Eltern Voraussetzung für die Anfertigung. Es sollte darauf hingewiesen werden, dass Neuanfertigungen bzw. Korrekturen/Adaptationen im wachsenden Kiefer erforderlich sind. Deren Häufigkeit richtet sich nach dem Fortschritt des (Wechsel-) Gebisses bei Erstanfertigung und dem individuellen Wachstumsmuster. Bei zahnärztlichen Routineuntersuchungen sollte der Zahnschutz regelmäßig kontrolliert werden.

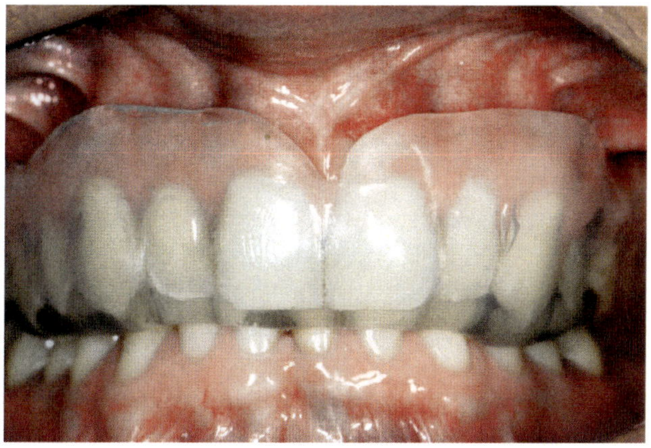

Abb. 6.5 Nur eine exakte Abformung im Randbereich des Zahnschutzes garantiert einen perfekten Halt und Tragekomfort.

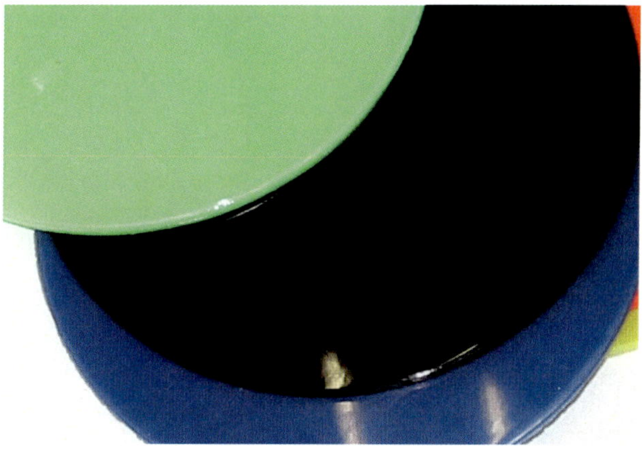

Abb. 6.6 Platten zur Herstellung von individuell angefertigtem Zahnschutz.

Zunächst erfolgen Abformungen von Ober- und Unterkiefer sowie eine Bissnahme. Bis einschließlich zum ersten Molaren müssen Umschlagfalte, Lippen-/Wangenbänder und Gaumen vollständig dargestellt sein (Abb. 6.5). Die Auswahl an Farben und Designs ist nahezu unbegrenzt, jedoch kostenlimitiert. Der Auftrag an den Zahntechniker enthält Farbe und Design, die Sportart und die gewünschte Plattenkombination, die Fertigung erfolgt auf dem Modell. Es kommen konfektionierte Äthylenpolymer- und Vinylacetatplatten in den Stärken 2 mm und 4 mm zum Einsatz (z. B. Erkoflex) (Abb. 6.6).[28] Um eine Optimierung der Dämpfungseigenschaften zu erreichen, werden verschiedene Plattentypen miteinander kombiniert (*Multilayer*-Verfahren).[73,74] Die ausgeübte Sportart entscheidet über die Stärke und Kombination der Platten. Sind sehr harte und kleinflächige Schläge zu erwarten (Eishockey, Feldhockey, Squash, Polo, Rollerblading, Kickboxen, Karate, Rugby), ist eine dreischichtige Kombination aus einer Platte à 2 mm, einer Platte à 0,8 mm (hart) und einer Platte à 4 mm zu empfehlen (Playsafe) (Abb. 6.7). Im Jugendbereich kann der gleiche Zahnschutz auch mit zwei Platten à 2 mm gestaltet werden (Abb. 6.8). Für Sportarten bei denen harte Schläge auftreten können (Boxen, Baseball, American Football, Skirennsport, Skateboarding) sollte der Zahnschutz aus zwei Schichten (2 mm und 4 mm) sowie drei zusätzlichen Kraftverteilungsleisten (bukkal, palatinal und inzisal) bestehen (Abb. 6.9). Sind flächige Schläge zu erwarten (Biking, Basketball, Fußball, Judo, Ringen, Reiten, Handball, Wasserball, Motocross), sollten eine 2-mm- und eine 4-mm-Platte kombiniert werden (Abb. 6.10). Bei Sportarten bei denen zusätzlich Helme getragen werden, die das Mittelgesicht schützen, oder bei denen okklusale Traumata zu erwarten sind (Skispringen, Freestyle), sind zwei Platten à 2 mm ausreichend (Abb. 6.11).

Der Zahnschutz umfasst den ersten Molaren, bedeckt den Alveolarfortsatz labial bis in die Umschlagfalte unter Aussparung der Lippen- und Wangenbänder und die palatinale Schleimhaut zirkulär etwa 4 mm (Abb. 6.12). Die Interkuspidation wird unter Erwärmung des Zahnschutzes im Artikulator durch Impressionen des Gegenkiefers eingestellt. Durch sorgfältiges Abrunden der Kanten und anschließendes thermisches Glätten wird das Weichgewebe nicht irritiert und das Sprechen nicht unnötig beeinträchtigt. Die palatinalen Anteile des Zahnschutzes werden zum Rand hin deutlich verjüngt.

Der Patient wird angewiesen, den Zahnschutz regelmäßig zu reinigen: vor dem Einsetzen mit einem milden Antiseptikum (z. B. 0,2% Chlorhexidin), nach dem Tragen wird der Zahnschutz mit Wasser abgespült und nach dem Trocknen zur Aufbewahrung in eine Box gelegt – ähnlich wie bei herausnehmbaren kieferorthopädischen Apparaturen (Abb. 6.13).

Der Zahnschutz stellt ein wichtiges Hilfsmittel in der Prävention von Zahnverletzungen beim Sport dar.[23,41,45,58,62,65,70] Die geringe Akzeptanz von Zahnschutz beim Sport ist nicht nur aus zahnärztlicher, sondern auch aus ökonomischer Sicht unbefriedigend. So stehen die oft hohen lebenslangen Folgekosten nach einem schweren Zahnunfall im wachsenden Kiefer mit sofortigem oder verzögertem Zahnverlust in keinem Verhältnis zu den Kosten der Anfertigung eines Zahnschutzes.[21,86,87,88,89]

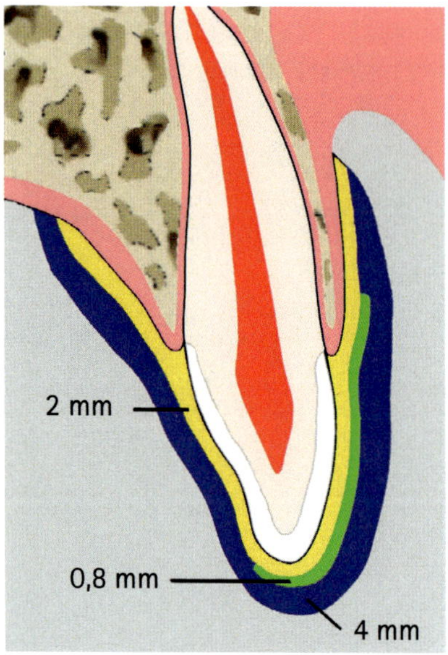

Abb. 6.7 Playsafe: Schutz vor harter und kleinflächiger Krafteinwirkung.

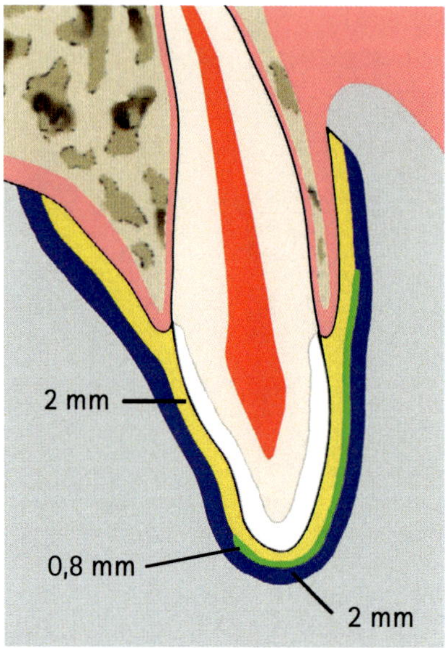

Abb. 6.8 Playsafe: Schutz vor harter und kleinflächiger Krafteinwirkung im Jugendbereich.

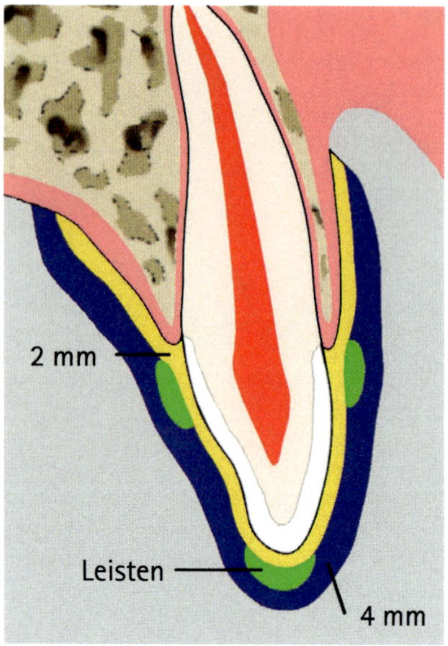

Abb. 6.9 Playsafe: Schutz vor harter und flächiger Krafteinwirkung.

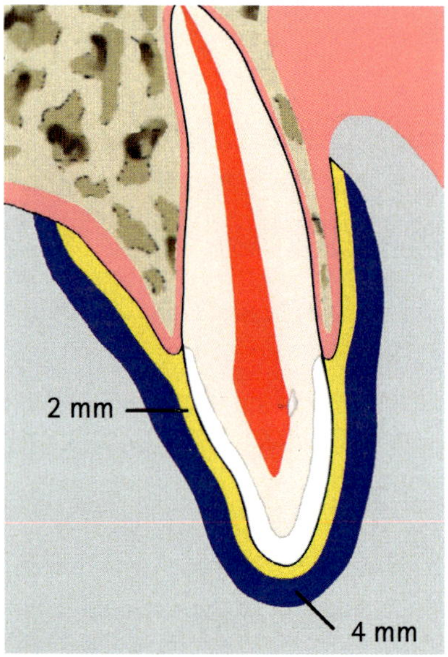

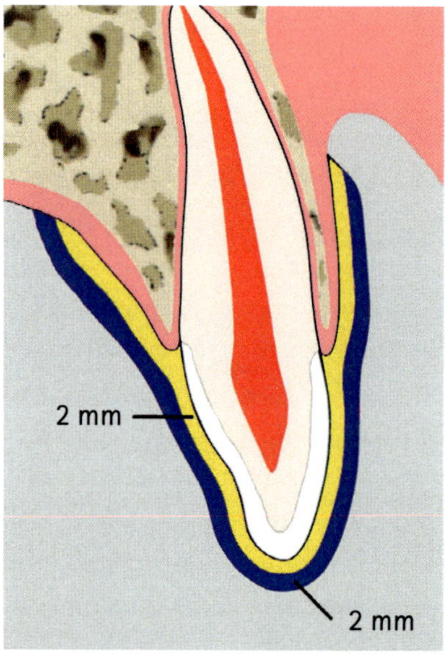

Abb. 6.10 (*links*) Playsafe: Schutz vor flächiger Krafteinwirkung.

Abb. 6.11 (*rechts*) Playsafe: Schutz vor okklusalen Traumata.

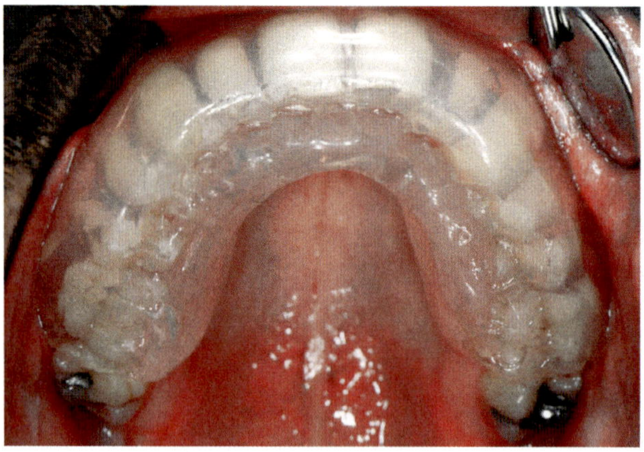

Abb. 6.12 Individuell angefertigter Zahnschutz *in situ*.

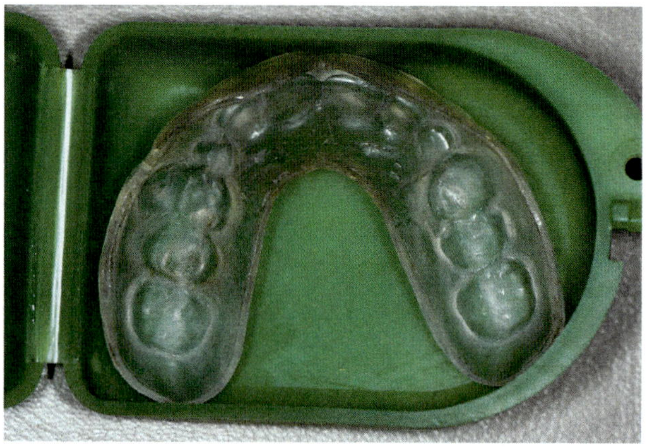

Abb. 6.13 Aufbewahrungsbox für einen Zahnschutz.

6.5 Diagnostik nach Zahntrauma

Zahnunfälle sind komplexe Verletzungen, die fünf Gewebe betreffen können: die Zahnhartsubstanzen, die Pulpa, das Parodont, den Alveolarknochen und die umgebenden Weichgewebe. Da jedes verletzte Gewebe unterschiedlich therapiert werden muss, ist eine gründliche Diagnostik essenziell.

Ist der Zahnarzt der erste Arzt, den der Verletzte nach dem Unfall konsultiert, muss dieser zunächst obligat ein allgemeinmedizinisches posttraumatisches *Screening* durchführen, um schwerwiegendere Verletzungen auszuschließen. Dieses *Screening* beinhaltet das Erkennen eines Schädel-Hirn-Traumas, eines posttraumatischen oder hypovolämischen Schocks sowie größerer extraoraler Verletzungen (Tab. 6.6). Das Erkennen möglicher schwerwiegender Begleitverletzungen durch den Zahnarzt hat oberste Priorität und eine sofortige Überweisung an eine Unfallchirurgie oder ein Kinderkrankenhaus zur Folge. Intraorale Verletzungen sind in solchen Fällen zweitrangig.

Der Zahnarzt ist verpflichtet, den Patienten oder dessen Erziehungsberechtigten darauf hinzuweisen, dass die Tetanusimmunität durch eine Kontrolle des Impfausweises überprüft werden muss. Diese Verpflichtung besteht unabhängig von der Schwere der Verletzung, egal ob intra- oder extraoral. Ist der Impfschutz weitgehend oder vollständig abgelaufen, muss eine Auffrischung oder Grundimmunisierung durch den Zahnarzt oder auf dessen Veranlassung durch den behandelnden Kinder- oder Hausarzt erfolgen.

Tabelle 6.6 Empfehlungen für ein allgemeinmedizinisches posttraumatisches *Screening*

Mögliche Verletzung	Screening
Schädel-Hirn-Verletzungen	retrograde Amnesie, Kopfschmerzen, Erbrechen, Pupillenreaktion, Reflexe
Schock	Puls, Blutdruck, Atmung, Schockindex
extraorale Verletzungen	Riss-Quetsch-Wunden, Abschürfungen, Beweglichkeit der Extremitäten, Thoraxprellungen, stumpfes Bauchtrauma

Dem allgemeinmedizinischen posttraumatischen *Screening* schließt sich die zahnärztliche Diagnostik an. Die Untersuchung beginnt immer extraoral und setzt sich intraoral fort. Für die Diagnostik der unfallverletzten Gewebe sollte grundsätzlich auf eine Lokalanästhesie verzichtet werden. Diese kann die Untersuchungsergebnisse verfälschen und für die Therapie relevante Befunde (Sensibilitätstest) verunmöglichen.

Die möglicherweise verletzten ZEPAG-Gewebe werden unabhängig voneinander untersucht und diagnostiziert. Nur dieses systematische Vorgehen gewährleistet, dass keine behandlungsbedürftigen Befunde übersehen werden (Tab. 6.7). Neben der klinischen

Tabelle 6.7 Untersuchungsmethoden und mögliche Verletzungen der beim Zahntrauma betroffenen Gewebe

Gewebe	Untersuchungsmethoden	Mögliche Verletzungen
Zahnhartsubstanz	Inspektion, Palpation, vorsichtige Bewegung des Zahnes	Kronenfraktur, Wurzelfraktur
Endodont/Pulpa	Inspektion, Sensibilitätstest (CO_2-Test max. 1 Sekunde und ohne Druck applizieren, sonst Risiko falsch positiver Befunde)	freiliegendes Dentin, eröffnete Pulpa, Ruptur/Quetschung apikal
Parodont	vorsichtige Bewegung des Zahnes, Perkussionsschall (bei Dislokation, Intrusion)	Quetschung, Ruptur parodontaler Fasern
Alveolarknochen	Palpation, vorsichtige Bewegung des Zahnes und des Alveolarfortsatzes	Fraktur der bukkalen Wand, Alveolarfortsatzfraktur
Gingiva/Mundschleimhaut	Inspektion	Quetschung oder Ruptur der Papillen, der Gingiva

Inspektion ist auch bei scheinbar leichten intraoralen Verletzungen immer eine radiologische Diagnostik erforderlich. Standardaufnahme ist der intraorale Einzelzahnfilm der betroffenen Zähne. Dieser muss im Einzelfall durch eine Aufbissaufnahme des Oberkiefers (zweite Ebene bei Wurzelfrakturen) (Abb. 6.14) oder besser durch eine digitale Volumentomografie (Abb. 6.15), einen Zahnfilm der Lippe (Kronenfraktur mit fehlendem Fragment und korrespondierender Lippenverletzung) (Abb. 6.16) oder eine Panoramaschichtaufnahme (Verdacht auf Alveolarfortsatzfraktur oder Kieferbruch) ergänzt werden (Abb. 6.17, Abb. 6.18).

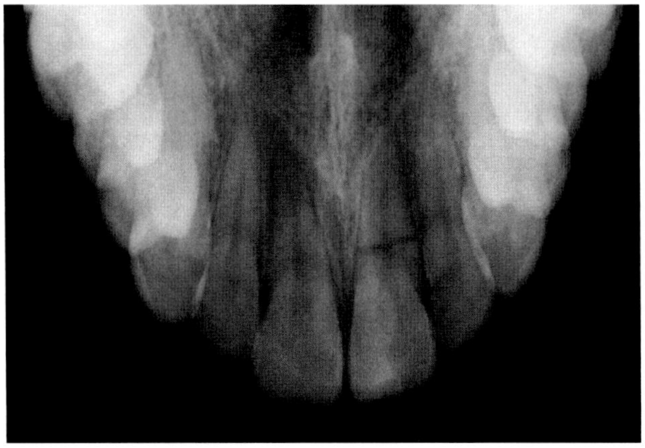

Abb. 6.14 Aufbissaufnahme des Oberkiefers als zweite Ebene bei einer Wurzelfraktur.

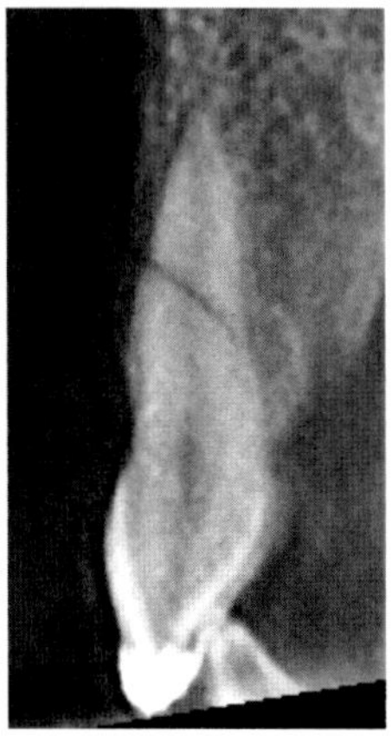

Abb. 6.15 Digitale Volumentomografie: Wurzelfraktur.

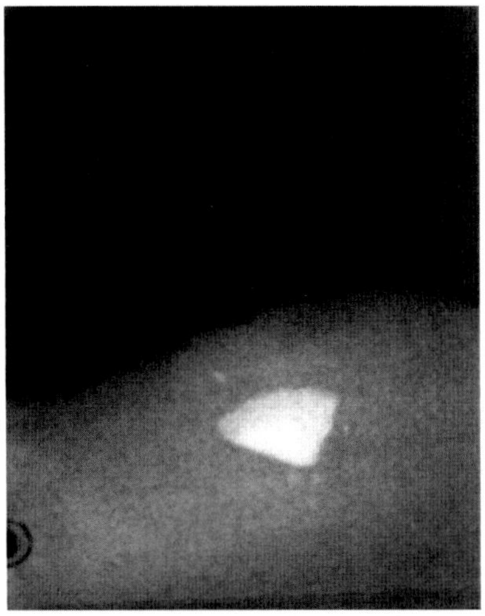

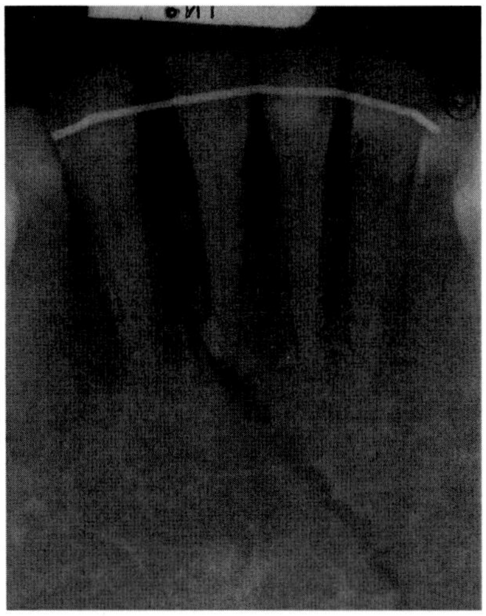

Abb. 6.16 (*links*) Zahnfilm der Unterlippe: in die Lippe disloziertes Kronenfragment.

Abb. 6.17 (*rechts*) Zahnfilm Unterkiefer: paramediane Unterkieferfraktur.

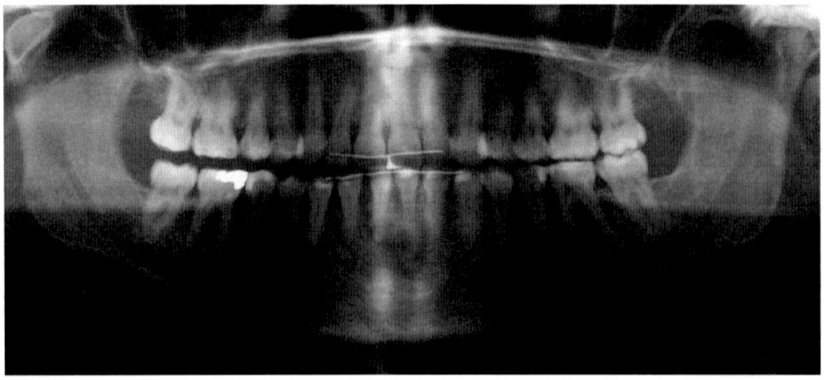

Abb. 6.18 Panoramaschichtaufnahme: paramediane Unterkieferfraktur sowie *Collum-mandibulae*-Fraktur beidseits.

6.6 Prognose von Zahnverletzungen

Untersuchungen zur Frage, was für die Langzeitprognose eines verletzten Zahnes relevant ist, haben gezeigt, dass nicht alle fünf verletzten ZEPAG-Gewebe gleichermaßen Einfluss auf die Prognose haben. In aller Regel heilen bei entsprechender Wundversorgung Gingiva und Mundschleimhaut in fünf bis sieben Tagen und Alveolarknochen in wenigen Wochen. Kronenfrakturen können durch *Re-Attachment* mitgebrachter Fragmente oder durch Komposit relativ einfach und ästhetisch ansprechend ersetzt werden.[53,98,99] Die Behandlung intraalveolärer Wurzelfrakturen ist heute ebenfalls gut untersucht; es existieren in Abhängigkeit vom Verlauf des Bruchspaltes Erfolg versprechende Therapiekonzepte.[18,53] Kombinierte intra-extraalveoläre Frakturen können nicht in jedem Fall zufrieden stellend behandelt werden; kieferorthopädische Extrusion und/oder chirurgische Kronenverlängerung sind nicht selten parodontal und/oder ästhetisch unbefriedigend.

Überlebt die Pulpa ein Zahntrauma nicht, kann sie heute durch eine suffiziente Wurzelkanalfüllung behandelt werden. Eine unterlassene oder unzureichende Wurzelkanalbehandlung initiiert nach schweren Zahnverletzungen eine infektionsbedingte externe Wurzelresorption und führt häufig zum Zahnverlust: Die Mikroorganismen treten nicht nur apikal, sondern bei Schäden im Wurzelzement auch großflächig lateral in das Parodont aus.[12,33,96] Sie aktivieren Osteoklasten, die täglich bis zu 0,1 mm der Zahnwurzel resorbieren (s. Kap. 6.8.2.2). Daher beinhaltet eine gute Wurzelkanalbehandlung nach Zahntrauma nicht nur eine apikale, sondern auch eine ebenso gute laterale Dichtigkeit. Immer erforderliche endodontische Behandlungen nach Avulsion und Intrusion von Zähnen mit abgeschlossenem Wurzelwachstum können auch extraoral durch retrograde Insertion von Titanstiften sehr erfolgreich und in kürzerer Zeit erfolgen (s. Kap. 6.7.5).[53,71,78] Während eine nekrotische Pulpa in aller Regel vergleichsweise problemlos ersetzt werden kann, ist bis heute ein verlorenes Parodont nicht zu ersetzen. Gehen durch den Unfall selbst oder durch eine inadäquate Behandlung große Teile des Parodonts verloren, geht auch der Zahn verloren. Seit etwa 2001 fokussieren daher aktuelle antiresorptive regenerative Therapiekonzepte primär auf das Parodont und dominieren die moderne Traumatologie der Zähne (s. Kap. 6.7.9).

6.7 Therapie nach Zahntrauma

6.7.1 Allgemeine Therapie

Die Therapie beginnt mit einer suffizienten Lokalanästhesie; betroffene Zähne müssen immer vestibulär (Infiltrationsanästhesie) und palatinal (Leitungsanästhesie *Foramen incisivum*) anästhesiert werden. Insbesondere bei Kindern ist dies einer der kritischsten Punkte in Bezug auf die weitere Mitarbeit des Patienten bei der Behandlung. Der Einstich- und Applikationsschmerz im Bereich der Oberkieferschneidezähne lässt sich durch Oberflächenanästhesie etwas vermindern, aber nicht wesentlich reduzieren. Trotzdem sollte aus psychologischen Gründen immer eine Oberflächenanästhesie appliziert werden. Bei Kindern ist ein Präparat mit angenehmem, kindgerechtem Geschmack zu wählen (z. B. Topicale, Abb. 6.19 bis 6.21). Die Lokalanästhesie (Articain 4% mit Vasokonstriktor) kann insbesondere bei kleinen oder ängstlichen Kindern nur dann erfolgreich und suffizient durchgeführt werden, wenn der Patient kindgerecht verständlich informiert wird, was ihn erwartet. Beschönigungen oder Verneinungen des Injektionsschmerzes führen oft zum Vertrauensverlust und der Einstellung der Mitarbeit des Kindes; die zweite, für eine schmerzlose Behandlung erforderliche (palatinale) Injektion ist dann meist nicht mehr möglich. Es beschleunigt die weitere Behandlung wesentlich, wenn man sich für die Lokalanästhesie ausreichend Zeit nimmt. Medikamentöse Sedierungen können auf diese Weise vermieden werden. Eine Behandlung einfacher Zahnverletzungen bei allgemeinmedizinisch gesunden Patienten in Intubationsnarkose ist nicht indiziert.

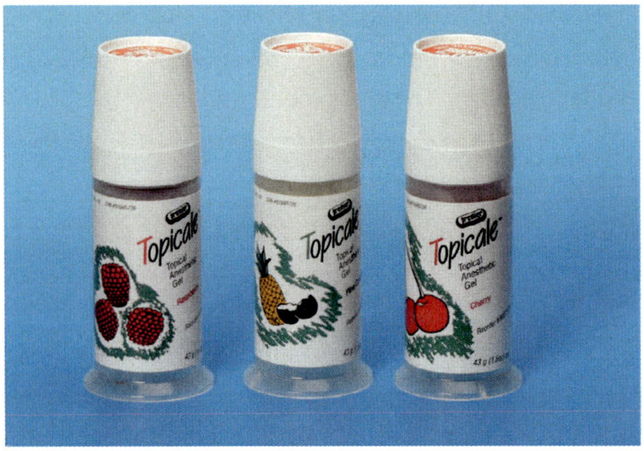

Abb. 6.19 Kindgerecht schmeckendes Oberflächenanästhetikum Topicale.

Nach der Lokalanästhesie erfolgt die Reinigung der Hart- und Weichgewebswunden, die stark verschmutzt sein können. Zur Reinigung kommen ausschließlich sterile Materialien (Tupfer) und sterile isotone Kochsalzlösung zum Einsatz. Wattepellets oder zellschädigende Lösungen wie Wasserstoffperoxid, sind kontraindiziert. Leere Alveolen und Wurzeloberflächen avulsierter oder dislozierter Zähne werden niemals mechanisch (z. B. mit Scharfen Löffeln oder Scalern) gereinigt, sondern immer nur durch Spülung mit steriler isotoner Kochsalzlösung. Vom Periost gelöste Knochenfragmente (meist der dünnen bukkalen Alveolenwand) werden entfernt und verworfen, noch am Periost fixierte Stücke werden reponiert. Nach der Wundreinigung findet die Nahtversorgung der Weichgewebe mit monofilem und atraumatischem Nahtmaterial der Stärken 5-0 oder 6-0 (Abb. 6.22 bis 6.27) statt. Erst anschließend erfolgt – falls erforderlich –

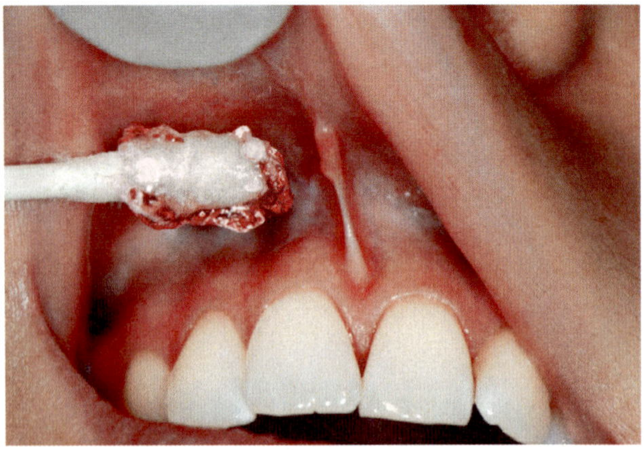

Abb. 6.20 Applikation von Topicale mit einem sterilen Wattestäbchen.

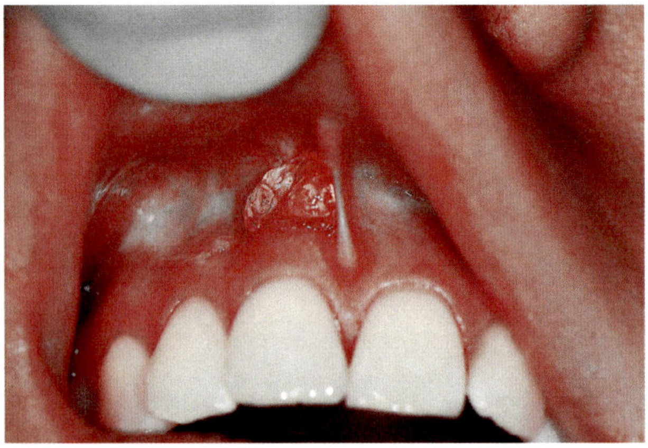

Abb. 6.21 Gute lokale Haftung von Topicale.

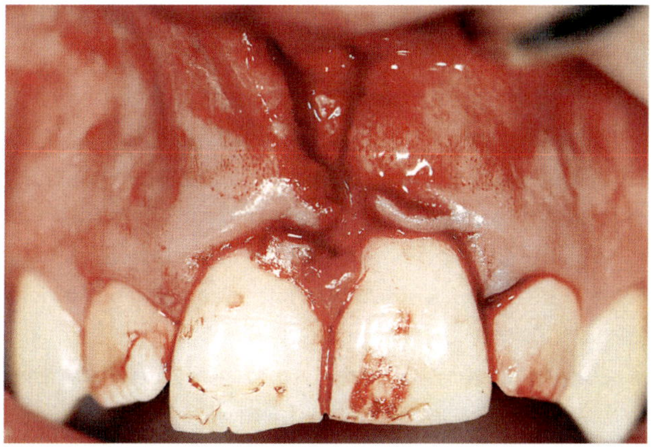

Abb. 6.22 (bis 6.24 gleicher Fall) Rissquetschwunde des Frenulums und der *attached gingiva* (intraoperativ).

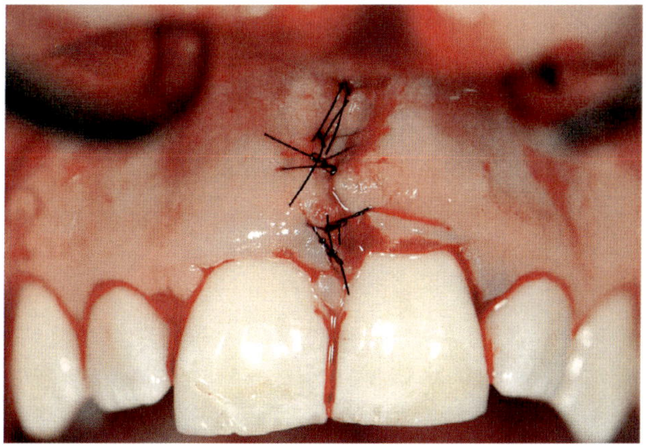

Abb. 6.23 Postoperative Situation.

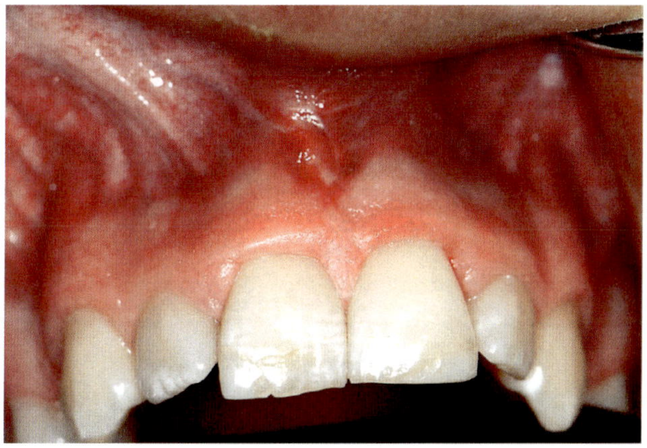

Abb. 6.24 Situation vier Wochen später.

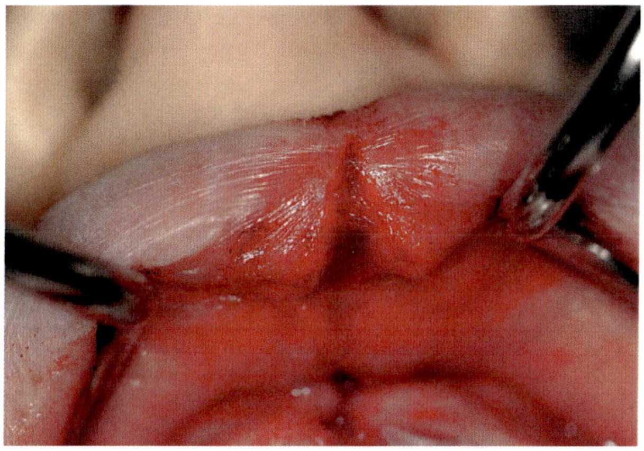

Abb. 6.25 (bis 6.27 gleicher Fall) Rissquetschwunde der Oberlippe (intraoperativ).

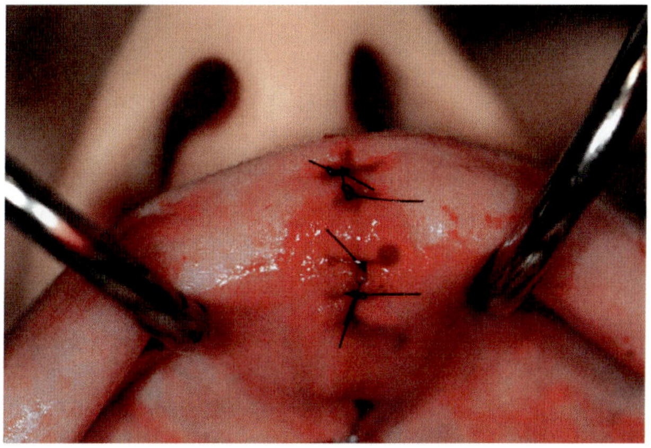

Abb. 6.26 Postoperative Situation.

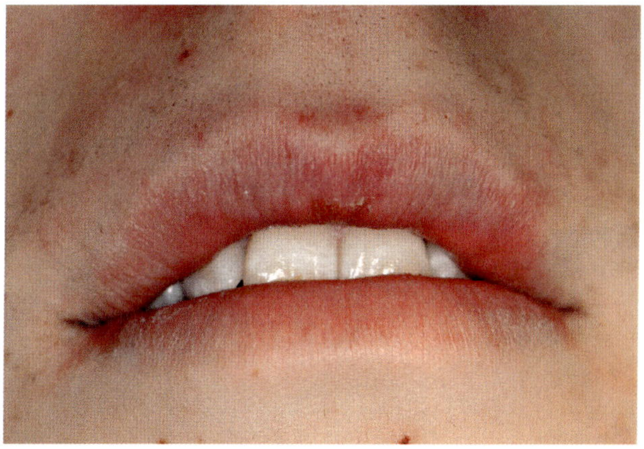

Abb. 6.27 Situation zwei Wochen später.

die Reposition oder Replantation dislozierter Zähne. Der genaue Ablauf wird anhand der einzelnen Verletzungsarten in den nachfolgenden Kapiteln beschrieben.

6.7.2 Intra-extraalveoläre Frakturen der Zähne

Während Kronenfrakturen und Wurzelfrakturen bei guter Prognose vergleichsweise einfach zu therapieren sind, sind intra-extraalveoläre Frakturen, je nach individuellem Verlauf des Bruchspaltes, schwieriger zu behandeln. Eine alleinige Schienung der Fragmente mit dem Ziel der Auffüllung des Bruchspaltes durch Tertiärdentin und gleichzeitiger Infektionsfreiheit ist durch den partiell extraalveolär verlaufenden Bruchspalt hoffnungslos. Die Fixation der Fragmente durch Säureätztechnik und Komposit unter palatinaler Aufklappung ist technisch anspruchsvoll und führt immer zu einer Parodontaltasche, die durch die biologische Breite 2 bis 3 mm unterhalb des mit Komposit gefüllten Bruchspaltes endet. Diese ist vom Patienten kaum adäquat zu reinigen, was zur Parodontitis und weiterem *Attachment*-Verlust führt.

Aussichtsreichere Therapiemöglichkeiten hängen vom Stand der Wurzelbildung und dem individuellen Verlauf des Bruchspaltes ab. In jedem Fall muss das koronale Bruchstück entfernt und eine Wurzelkanalbehandlung durchgeführt werden (Abb. 6.28). Bei Zähnen mit noch offenem *Foramen apicale* sollte dies im Sinne einer Pulpaamputation geschehen, um den Abschluss des Wurzelwachstums zu erreichen. Eine Möglichkeit der Erhaltung des Zahnes ist die chirurgische Kronenverlängerung. In Lokalanästhesie wird nach palatinaler Lappenbildung und suffizienter Blutstillung der krestale Knochen soweit entfernt, bis der Frakturspalt 2 bis 3 mm freigelegt ist (Abb. 6.29 bis 6.35). Häufig existierende zusätzliche (Mikro-)Frakturen sollten vor der weiteren Behandlung durch Anfärben mit 2%igem Methylenblau ausgeschlossen werden (s. Kap. 4). Nach intraoperativer Präparation des Kronenrandes erfolgt eine Abformung und anschließend die Wundversorgung. Das spätere Einsetzen der Krone sollte unter Aufklappung erfolgen, um ein vollständiges Entfernen der Zementreste zu ermöglichen. Diese Art der Therapie ist nur dann sinnvoll, wenn der Bruchspalt maximal 2 mm unterhalb des krestalen Knochenrandes liegt. Nachteile der Therapie sind die palatinal schwer zu reinigende Pseudotasche, der operative Aufwand, die erschwerte Sicht während der Behandlung sowie die Verschiebung des Kronen-Wurzelverhältnisses zu Ungunsten der Wurzel. Der Vorteil liegt in der Erhaltung des eigenen Zahnes; vor Abschluss des Kieferwachstums kann kein definitiver Zahnersatz (Brücke, Implantat) angefertigt werden.

Als alternative Behandlungsmethode kommt eine kieferorthopädische Extrusion der Wurzel infrage. Ziel der Behandlung ist eine 1 bis 2 mm extraalveoläre Mobilisation des palatinalen Bruchspaltes. Im Idealfall ist später eine konventionelle Kronenversorgung des Zahnes möglich (Abb. 6.36 bis 6.39). Nachteile der Behandlung sind, dass der palatinale Bereich erst nach Abschluss der kieferorthopädischen Extrusion auf weitere Frakturen untersucht werden kann, der Zahn-

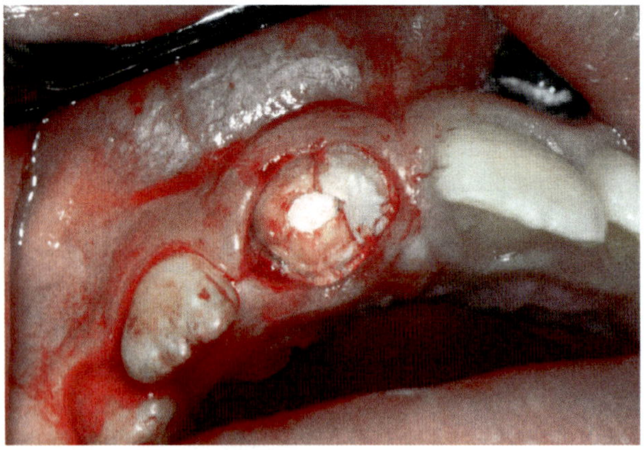

Abb. 6.28 Intra-extraalveoläre Fraktur von Zahn 11 nach Entfernung des Kronenfragments und Kalziumhydroxid-Einlage in den Wurzelkanal.

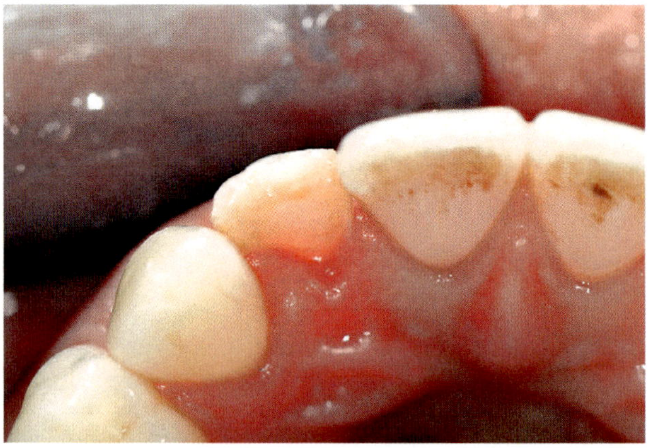

Abb. 6.29 (bis 6.35 gleicher Fall) Intra-extraalveoläre Fraktur von Zahn 12 bei einem 16-jährigen Patienten.

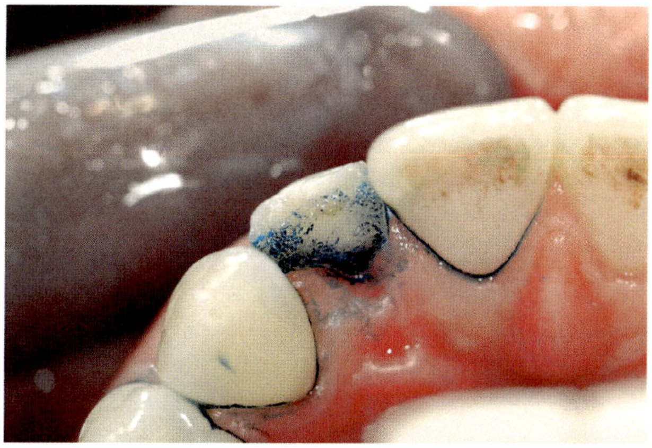

Abb. 6.30 Anfärben mit Methylenblau zur Darstellung der Frakturlinien.

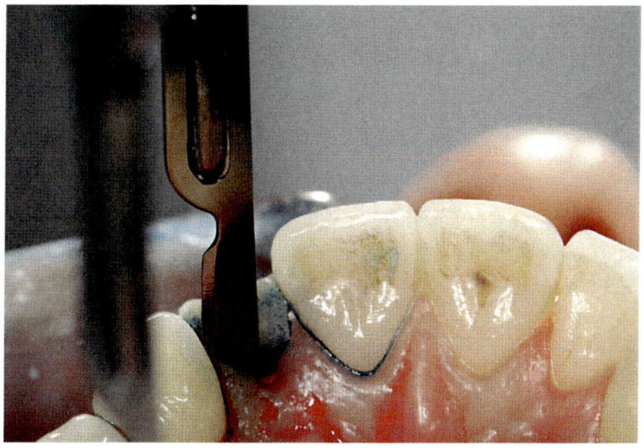

Abb. 6.31 Schnittführung.

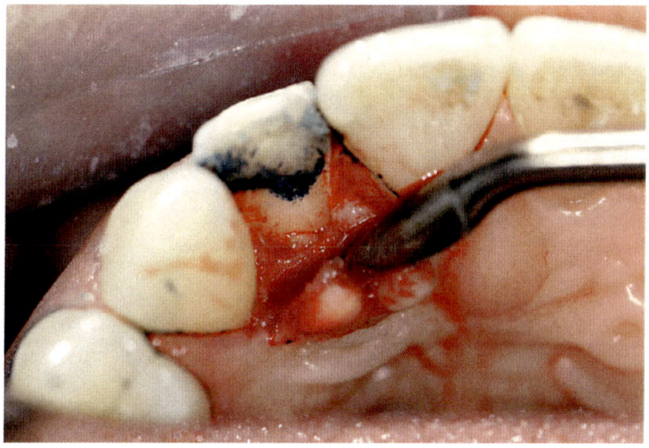

Abb. 6.32 Palatinale Mobilisation des Mukoperiostlappens.

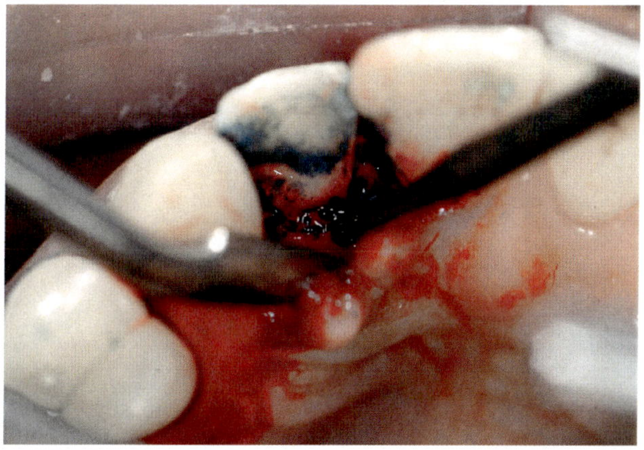

Abb. 6.33 Resektion des *Limbus alveolaris* zur Freilegung des Frakturspalts.

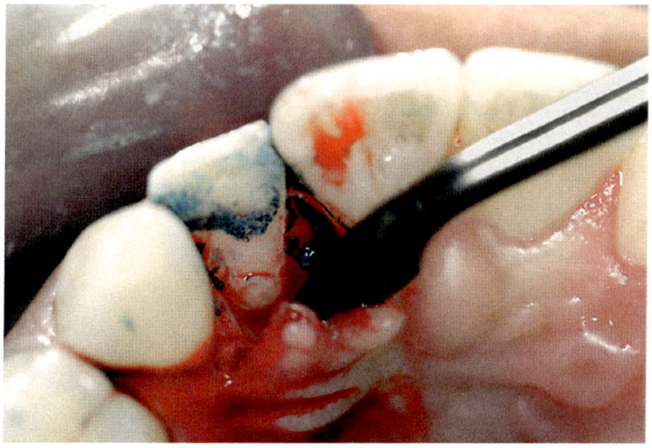

Abb. 6.34 Intraoperative Präparation für eine Krone.

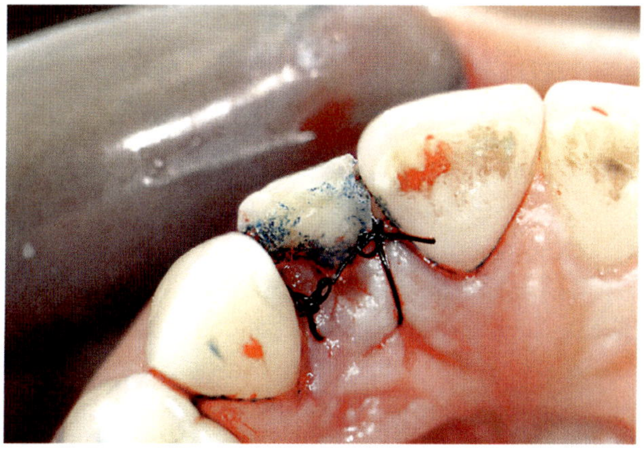

Abb. 6.35 Lappenreposition und Nahtverschluss.

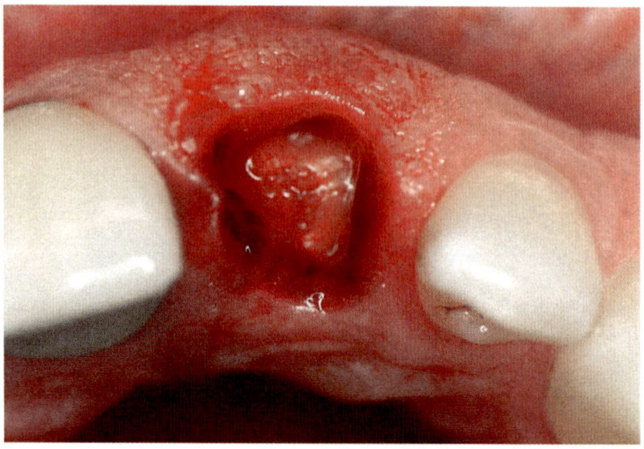

Abb. 6.36 (bis 6.39 gleicher Fall) Intra-extraalveoläre Fraktur von Zahn 21 bei einer 14-jährigen Patientin.

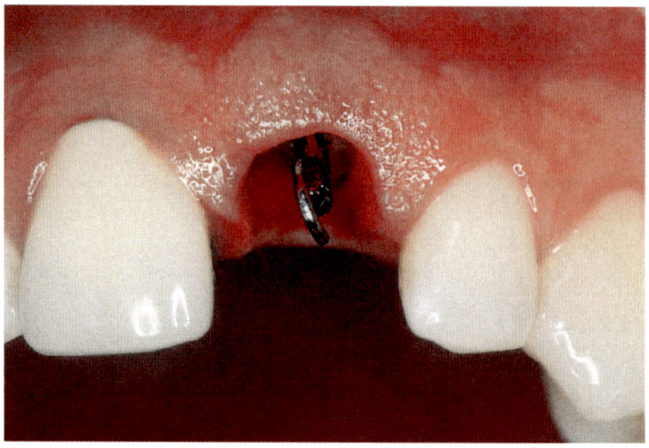

Abb. 6.37 Wurzelkanalbehandlung und endontische Fixation eines Hakens.

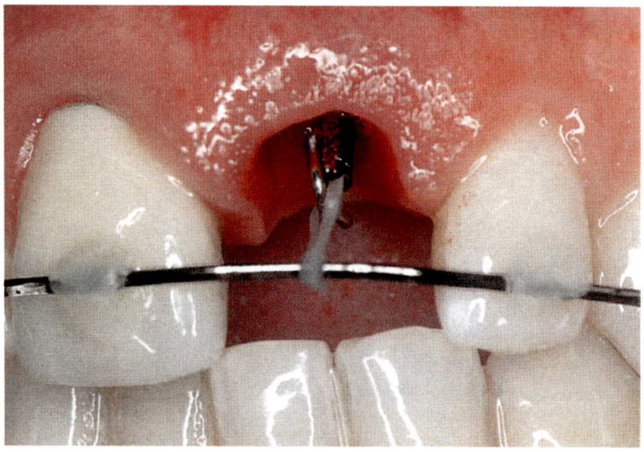

Abb. 6.38 Kieferorthopädische Extrusion.

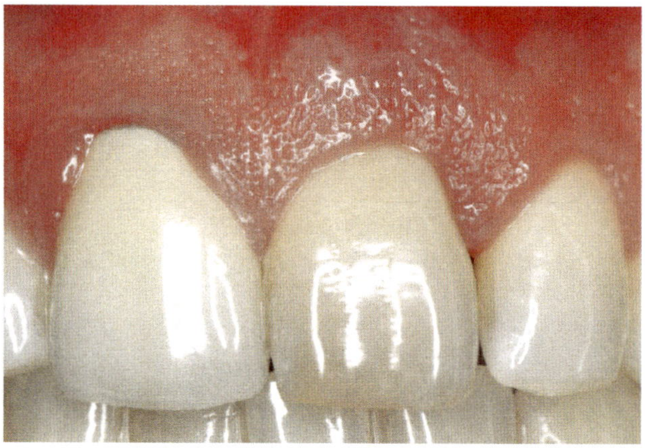

Abb. 6.39 Krone (Langzeitprovisiorium).

halsdurchmesser mit zunehmender Extrusion immer schmaler und somit ästhetisch zunehmend ungünstiger wird, dass die auch bei *forced eruption* mitwachsende Gingiva später im Sinne einer Gingivoplastik dem Niveau des Nachbarzahnes angeglichen werden muss und dass in den meisten Fällen eine zusätzliche chirurgische palatinale Kronenverlängerung erforderlich wird. Vorteile sind das günstigere Kronen-Wurzel-Verhältnis und die Möglichkeit, die Behandlung ohne großen Mehraufwand in eine laufende kieferorthopädische Therapie einbinden zu können. Insgesamt sind alle Behandlungsmethoden bei intra-extraalveolären Zahnfrakturen eher als Kompromisse und temporäre Lösungen zu sehen, bis die Kinder und Jugendlichen ein Alter erreicht haben, in dem dann ein definitiver Zahnersatz möglich ist.

6.7.3 Erschütterungen und Lockerungen der Zähne

Erschütterungen und Lockerungen sind sowohl klinisch als auch zellbiologisch betrachtet leichte Zahnverletzungen. Gingiva, Alveolarknochen und Zahnhartsubstanzen werden kaum oder gar nicht verletzt. Das Parodont wird auf der einen (meist palatinalen) Seite gequetscht, auf der anderen Seite gedehnt. Einzelne Parodontalfasern können zerrissen sein; es bildet sich ein Ödem oder Hämatom im Parodontalspalt. Einzelne Zementoblasten auf der Wurzeloberfläche können zwar zerstört werden, großflächiger Geweberlust mit nachfolgender Ankylose, Ersatzgewebsresorption und Zahnverlust ist jedoch sehr selten (s. Kap. 6.8.2.1). Die Pulpa kann apikal ebenfalls

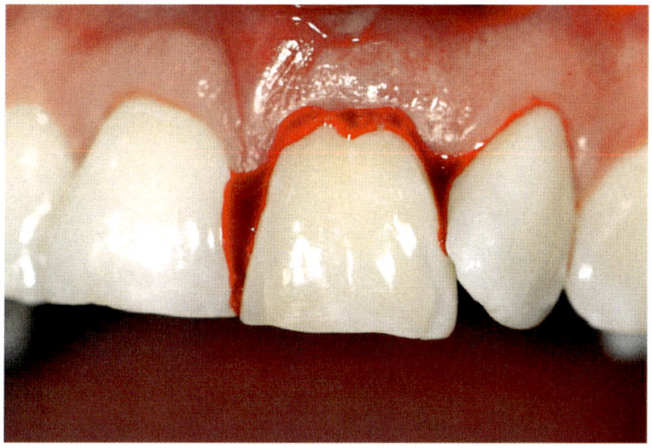

Abb. 6.40 (bis 6.41 gleicher Fall) Lockerung des Zahnes 21.

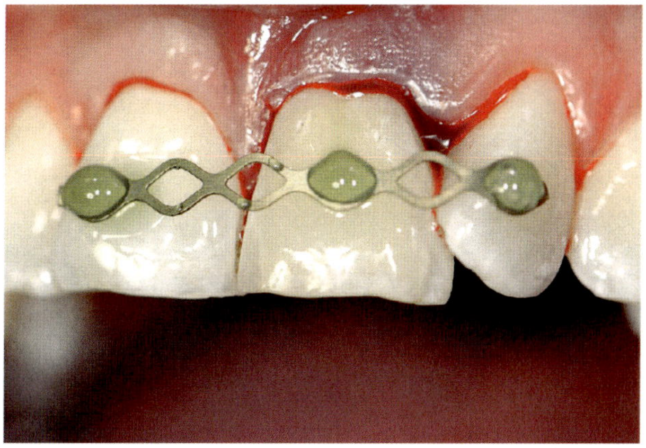

Abb. 6.41 Mobile Schienung mit Titan-Trauma-Schiene.

erschüttert, gedehnt oder gequetscht sein. Mögliche Folgen sind ein Sensibilitätsverlust zum Zeitpunkt der Erstbehandlung, eine nachfolgende Ersatzgewebsbildung der Pulpa oder (seltener) eine Pulpanekrose (s. Kap. 6.8.1). Dies muss bei negativem Sensibilitätstest in den folgenden Monaten engmaschig kontrolliert und bei Anzeichen einer Pulpanekrose unverzüglich adäquat behandelt werden. Klinisch sind die betroffenen Zähne trotz der biologisch betrachtet leichten Verletzung meist stark berührungs- und perkussionsempfindlich (Erschütterung) oder gelockert. Blutungen aus dem Parodontalspalt sind möglich. Außer bei erheblicher Zahnlockerung ist aus biologischer Sicht zunächst keine Therapie erforderlich. Aufgrund der hohen Berührungsempfindlichkeit können die betroffenen Patienten die Zähne jedoch weder funktionell belasten noch reinigen. Beides ist jedoch für eine funktionelle und infektionsfreie parodontale Regeneration unverzichtbar. Daher sollten die betroffenen Zähne im Sinne des Patientenkomforts, der funktionellen Belastbarkeit und der Hygiene über zwei bis drei Wochen mobil geschient werden (Abb. 6.40, Abb. 6.41) (s. Kap. 6.7.7).

6.7.4 Dislokation

Bei stärkerer Krafteinwirkung wird der Zahn disloziert. Vergleichsweise selten werden bukkale Dislokationen der Zahnkrone oder Extrusionen beobachtet. Die häufigste Dislokation ist die Verlagerung der Krone nach palatinal, der Wurzel nach vestibulär. Der Zahn kann gelockert sein, meist ist er jedoch in seiner Position verkeilt. Die Gingiva ist gequetscht oder eingerissen, die bukkale Wand der Alveole ist häufig frakturiert, die palatinale Wand gequetscht und die Zahnhartsubstanzen können zusätzlich frakturiert sein. Das Parodont ist vestibulär gequetscht und palatinal zerrissen. Großflächigere Zerstörungen mit nachfolgender Ankylose, Ersatzgewebsresorption und Zahnverlust sind möglich (s. Kap. 6.8.2.1). Die Pulpa ist zumindest gedehnt und bei einer Dislokation von mehr als 2 mm zerrissen. Folgen sind in Abhängigkeit vom Wurzelwachstum Ersatzgewebsbildung oder Pulpanekrose (s. Kap. 6.8.1). Der Sensibilitätstest zum Zeitpunkt der primären Behandlung gibt Hinweise. Die Therapie ist eine vorsichtige und Gewebe schonende bidigitale Reposition (Abb. 6.42 bis 6.45). Extraktionszangen und/oder großer Kraftaufwand provozieren Ankylose und Zahnverlust. Bei Fraktur der bukkalen Wand kann die Wurzelspitze vor einer noch stehenden Knochenkante verkeilt sein. Eine einfache Reposition ist dann nicht möglich. In diesen Fällen muss der Zahn leicht extrudiert und gleichzeitig reponiert werden, um das Hindernis der Knochenkante zu überwinden. Eine Gewebe schonende Reposition in diesen Fällen erfordert Feingefühl und Erfahrung. Nach Reposition wird der Zahn etwa zwei Wochen mobil geschient (s. Kap. 6.7.7). Negativer Sensibilitätstest und eine Dislokation von mehr als 2 mm bei abgeschlossenem Wurzelwachstum sind sichere Indizien für eine Pulpanekrose. Sieben bis zehn Tage nach Reposition muss eine Wurzelkanalbehandlung begonnen werden, um einer drohenden infektionsbedingten externen Wurzelresorption mit Zahnverlust vorzubeugen (s. Kap. 6.8.2.2).

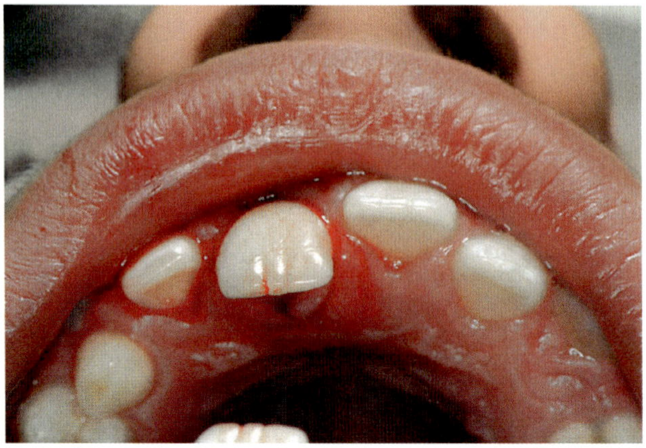

Abb. 6.42 (bis 6.45 gleicher Fall) Palatinale Dislokation von Zahn 11.

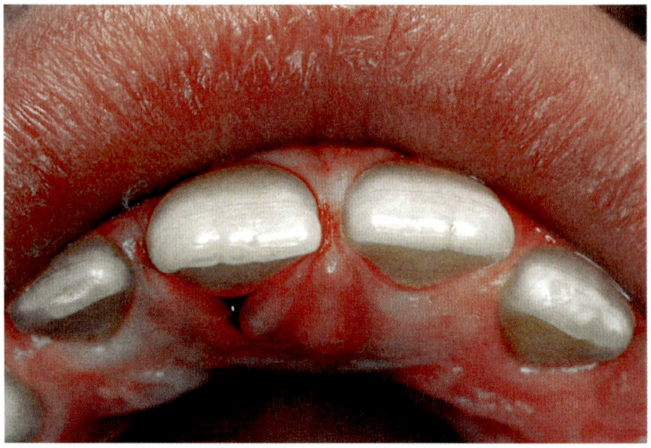

Abb. 6.43 Reposition von Zahn 11, okklusale Aufsicht.

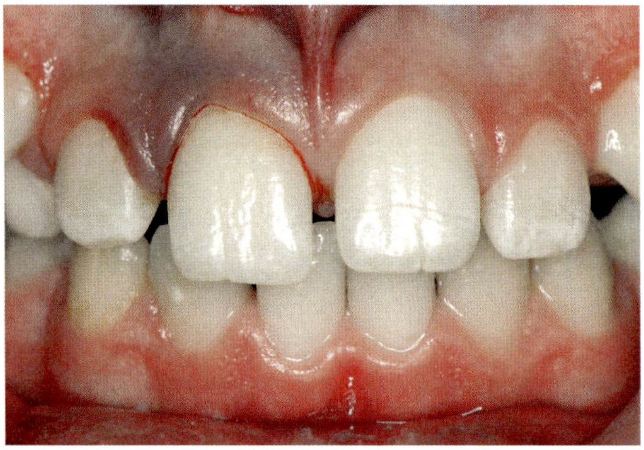

Abb. 6.44 Reposition von Zahn 11, bukkale Aufsicht.

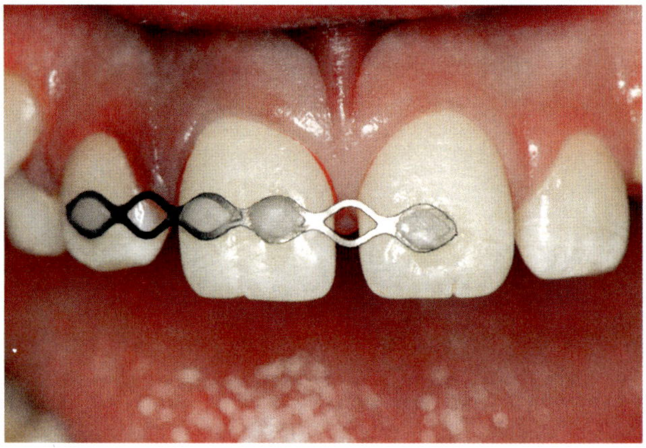

Abb. 6.45 Schienung mit Titan-Trauma-Schiene.

6.7.5 Intrusion

Bei der Intrusion wird der Zahn axial in den Kieferknochen hineingetrieben. Sie ist aus zellbiologischer Sicht die schwerste Zahnverletzung. Komplikationen und Spätfolgen treten sehr häufig auf (s. Kap. 6.8). Die Gingiva und der Knochen der Alveole sind immer gequetscht oder eingerissen bzw. frakturiert. Simultan können Frakturen der Zahnhartsubstanzen auftreten. Das Parodont ist großflächig zerquetscht. Gleiches gilt für die Pulpa im Bereich des *Foramen apicale*. Aufgrund der hohen Wahrscheinlichkeit von Spätfolgen muss nach Intrusion aktiv und konsequent chirurgisch und medikamentös behandelt werden. Ein Spontandurchbruch nach Intrusion bleibender Zähne erfolgt im Gegensatz zur Intrusion von Milchzähnen nicht und darf auch nicht abgewartet werden. Ausnahmen sind minimale Intrusionen von maximal 2 mm bei nicht abgeschlossenem Wurzelwachstum, bei denen der vertikale Perkussionsschall nicht erhöht ist.

Aufgrund der hohen Wahrscheinlichkeit von Pulpanekrose und Ankylose innerhalb kürzester Zeit muss der Zahn sofort chirurgisch aus seiner Verkeilung im Kieferknochen befreit werden. Kieferorthopädisches Einordnen eines intrudierten Zahnes benötigt initial den gleichen Kraftaufwand, um die Verkeilung zu lösen, verhindert eine frühzeitige, adäquate und konsequente endodontische Behandlung durch subgingivale Lage der palatinalen Fläche des Zahnes, ist weder zeitlich noch finanziell vorteilhaft und daher abzulehnen. Therapie der Wahl ist die chirurgische Mobilisierung und Entfernung des intrudierten Zahnes mit einer diamantierten Extraktionszange. Eine alleinige Reposition in die ursprüngliche Position mit nachfolgender Schienung und konventioneller Wurzelkanalbehandlung wird zwar vielerorts favorisiert, verhindert aber eine konsequente medikamentöse Therapie der Wurzeloberfläche. Ein solches antiresorptives-regeneratives Therapiekonzept wird heute als Standard angesehen (s. Kap. 6.7.9). Auf diese Weise kann die hohe Wahrscheinlichkeit von Ankylose, Ersatzgewebsresorption und Zahnverlust verbunden mit lebenslangen Folgekosten reduziert und die Prognose verbessert werden. Dafür muss der Zahn jedoch ganz aus der Alveole entfernt und extraoral behandelt werden.

Das antiresorptive-regenerative Therapiekonzept beinhaltet das Einlegen des Zahnes für zwanzig bis dreißig Minuten in die Zahnrettungsbox Dentosafe, um in zellphysiologischer Umgebung Toxine und Gewebszerfallsprodukte auszuschwemmen und vorgeschädigte Zementoblasten und Parodontalfibroblasten zur Regeneration zu bringen. In die Zahnrettungsbox kann zusätzlich ein Kortikosteroid zur Verbesserung der Prognose eingebracht werden (s. Kap. 6.7.9.3). Zusätzlich wird der Zahn fünf Minuten vor der Replantation für fünf Minuten in eine Tetrazyklinlösung eingelegt (s. Kap. 6.7.9.2). Ummittelbar vor Replantation wird Emdogain auf die Wurzeloberfläche und in die Alveole appliziert (s. Kap. 6.7.9.4). Der Zahn wird replantiert und über etwa zwei Wochen mobil geschient. Nach sieben bis zehn Tagen und somit noch während der Schienungsphase muss die Trepanation des Zahnes mit zunächst temporärer Kalziumhydroxid-Füllung erfolgen, da zu diesem Zeitpunkt bereits die osteoklastische Aktivität einsetzt, die wiederum Wege für eine infektionsbedingte externe Wurzelresorption öffnen kann (s. Kap. 6.8.2.2).[13,26]

Später muss eine apikal und lateral dichte konventionelle Wurzelkanalfüllung erfolgen. Dies ist insgesamt zeitaufwändig und nicht jedes Kind toleriert diese Behandlung. Daher empfiehlt sich nach der Intrusion eine extraorale Wurzelkanalbehandlung noch vor der Replantation. Der Vorteil liegt in der mindestens gleichen Qualität der Wurzelkanalfüllung mit vorhersagbarer Verhinderung infektionsbedingter externer Wurzelresorptionen oder *Parodontitis apicalis*, dem geringen Zeitaufwand sowie der nicht erforderlichen Mitarbeit des Patienten. Auch Zahnverfärbungen, die den zeitlichen und finanziellen Behandlungsaufwand zusätzlich erhöhen, werden im Gegensatz zu konventioneller Wurzelkanalbehandlung nach Zahntrauma nie beobachtet. Die Technik wird auch als autoalloplastische Replantation oder retrograde Stiftinsertion bezeichnet. Während der gesamten extraoralen Therapie wird der Zahn in einer diamantierten Frontzahnzange gehalten; die Zangenlippen dürfen die Wurzeloberfläche nicht berühren. Trotz der kurzen extraoralen Behandlungsdauer muss die Wurzeloberfläche mit steriler isotoner Kochsalzlösung oder dem Medium der Zahnrettungsbox ständig feucht gehalten werden. Zunächst wird mit einer sterilen Trennscheibe oder einer scharfen chirurgischen Fräse die Wurzelspitze etwa 3 bis 4 mm abgetrennt – wie bei einer Wurzelspitzenresektion. Dies verbessert nicht nur die Qualität der endodontischen Therapie, sondern auch die Prognose der parodontalen Regeneration, da Ankylosen häufig apikal beginnen und erst sekundär auf mittlere und koronale Wurzelabschnitte übergreifen. Das Risiko einer Ersatzgewebsresorption der Wurzel mit Zahnverlust kann auf diese Weise reduziert werden (s. Kap. 6.8.2.1).

Anschließend werden mit einem normierten Bohrer-Stift-System (Retropost) die Pulpa und große Anteile des Dentins bis in die Krone hinein rotierend und unter intensiver Kühlung drucklos entfernt. Analog zur Implantologie erfolgt zunächst eine Pilotbohrung (Durchmesser 1,6 mm) auf die definitive Länge bis zum spürbaren Berühren der palatinalen Schmelzfläche. Die angeschnittene und damit breite Pulpa gibt den Weg vor; eine Perforation ist bei drucklosem Arbeiten nicht möglich. Anschließend werden Bohrer aufsteigenden Durchmessers verwendet bis zirkulär auf Höhe der Resektionsfläche noch etwa 0,5 bis 1 mm Wandstärke verbleiben. Dies gewährleistet eine nahezu perfekte Wurzelkanalfüllung. Eine erhöhte Frakturgefahr durch eine möglicherweise zu starke Schwächung der Wurzelkanalwände besteht nicht. Nun wird ein exakt zum letzten Bohrer passender, apikal abgerundeter, polierter Titanstift mit einer Trennscheibe so weit gekürzt, dass der Stift durch apikalen Überstand etwa die ursprüngliche Wurzellänge wieder herstellt. Ziel dieses Überstandes ist nicht eine mechanische Verankerung, sondern der Erhalt des Drehpunktes des Zahnes. In jedem Fall bildet sich um den Stift ein Bindegewebsspalt, der eine normale Zahnbeweglichkeit, physiologische Periotest-Werte und eine normale kieferorthopädische Behandlung ermöglicht. Selbst bei einer späteren Ankylose des Zahnes osseointegriert der Stift nicht. Der Wurzelkanal wird von retrograd getrocknet und seine Wände mit einem biokompatiblen, aushärtenden Zement beschickt. Der Stift wird nun mit leichtem Druck rotierend in die Kavität eingebracht. Die Luft im Bereich der Kronenpulpa kann auf diese Weise entweichen. In Kombination mit einem zäh fließenden Zement (vorzugsweise Diaket) wird ein Herausrutschen des Stiftes verhindert. Die Zementüberschüsse werden entfernt, sie dürfen nicht auf die Wurzeloberfläche gelangen. Die Entfernung der Überschüsse ist mit sterilisiertem Super-Floss oder sterilisierten Baumwoll-Pfeifenreinigern durch deren große Oberfläche sehr leicht möglich. Nun erfolgt noch das Einlegen des Zahnes für fünf Minuten in die Tetrazyklinlösung sowie die Applikation von Emdogain. Der Zahn wird replantiert und für etwa zwei Wochen mobil geschient (s. Kap. 6.7.7) (Abb. 6.46 bis 6.58). Eine systemische orale Antibiotikabehandlung über sieben bis zehn Tage mit Tetrazyklin oder Doxyzyklin gehört heute ebenfalls zum antiresorptiven regenerativen Therapiekonzept (s. Kap. 6.7.9.2).

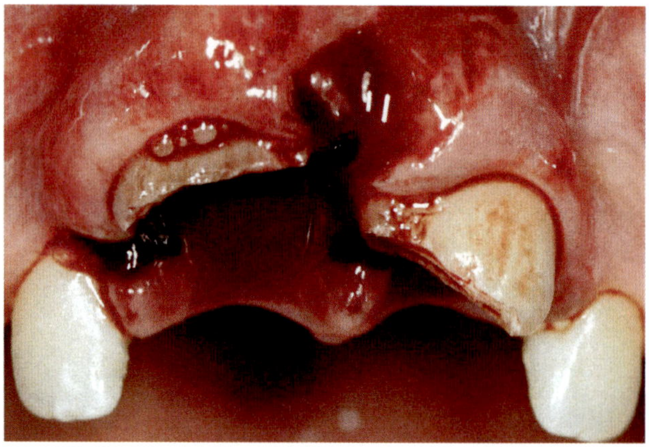

Abb. 6.46 (bis 6.58 gleicher Fall) Intrusion der Zähne 11 und 21 mit zusätzlichen Kronenfrakturen bei einem 9-jährigen Patienten.

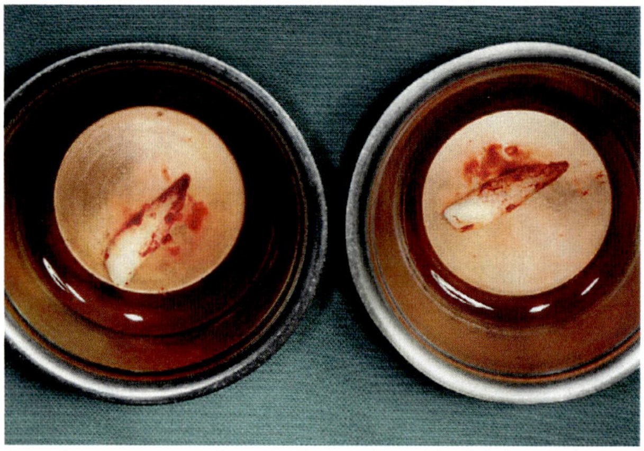

Abb. 6.47 Entfernung der intrudierten Zähne und zellphysiologische Lagerung im Medium der Zahnrettungsbox Dentosafe.

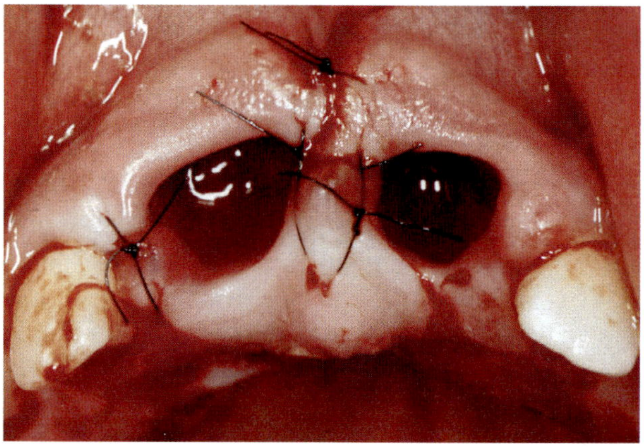

Abb. 6.48 Reposition der bukkalen Wand und Nahtversorgung der Weichgewebe.

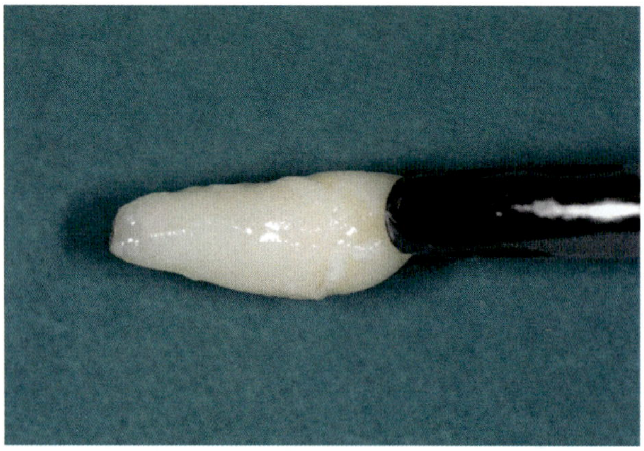

Abb. 6.49 Fixation in einer diamantierten Extraktionszange.

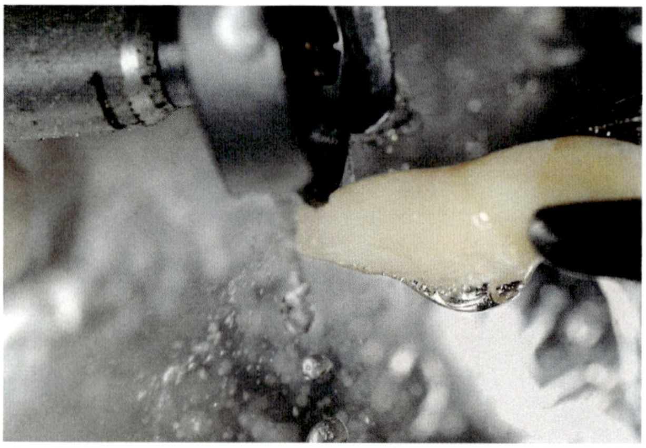

Abb. 6.50 Extraorale Resektion der Wurzelspitze mittels intensiv gekühlter diamantierter Trennscheibe.

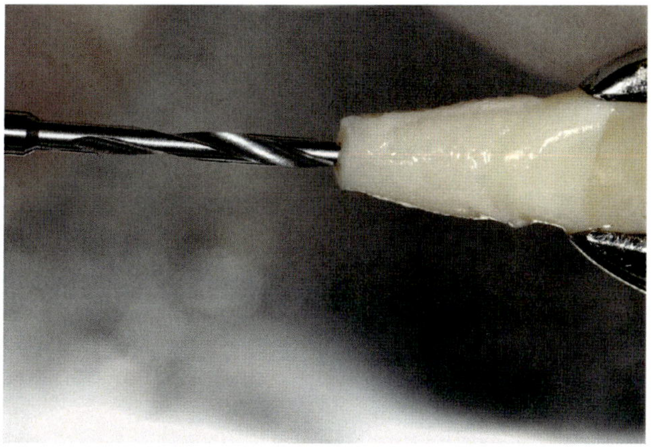

Abb. 6.51 Intermittierende retrograde Aufbereitung mit normierten Bohrern (Retropost): Ansetzen des Bohrers.

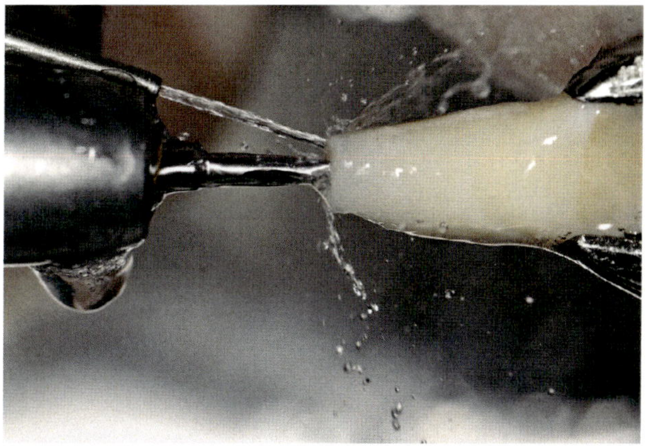

Abb. 6.52 Intermittierende retrograde Aufbereitung mit normierten Bohrern (Retropost) unter intensiver Kühlung mit Kochsalz: Präparation.

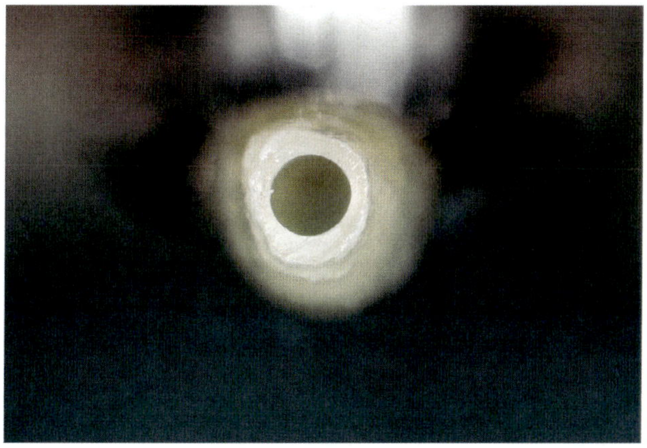

Abb. 6.53 Fertige retrograde Aufbereitung.

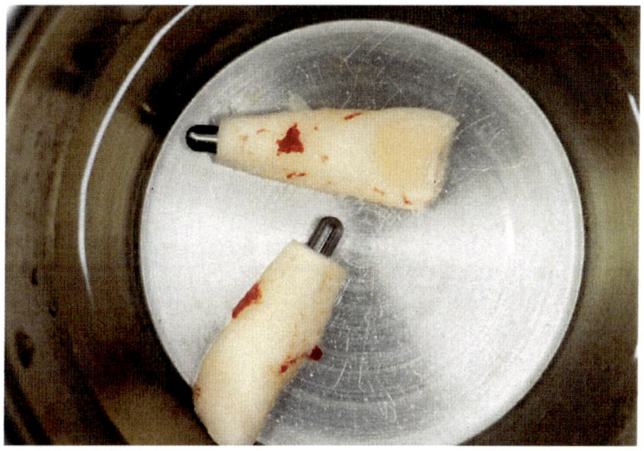

Abb. 6.54 Zementieren eines glatten, exakt passenden Titanstifts (Retropost) mit Diaket, Lagerung der Zähne für fünf Minuten in einer Tetrazyklinlösung.

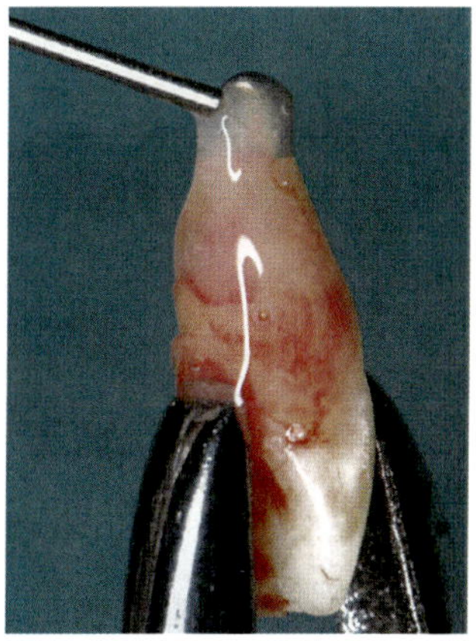

Abb. 6.55 Applikation von Emdogain.

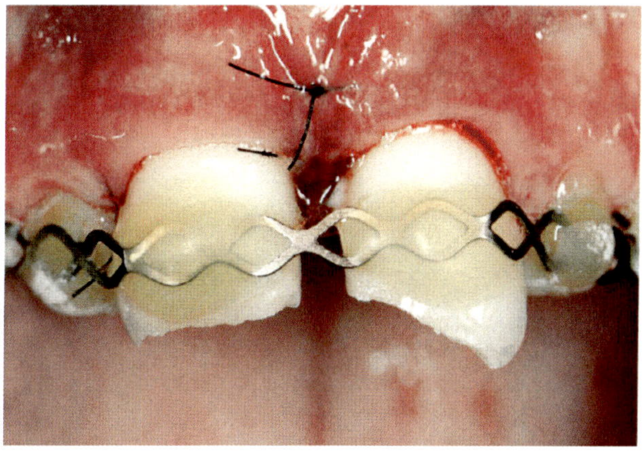

Abb. 6.56 Reposition und Schienung mit der Titan-Trauma-Schiene.

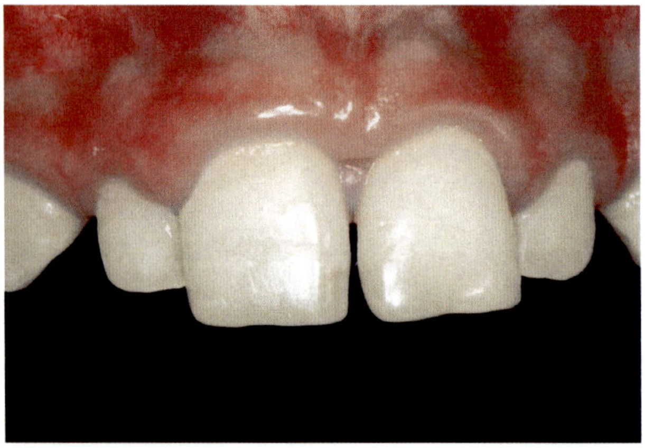

Abb. 6.57 Rekonstruktion der Kronen mittels Komposit wenige Wochen später.

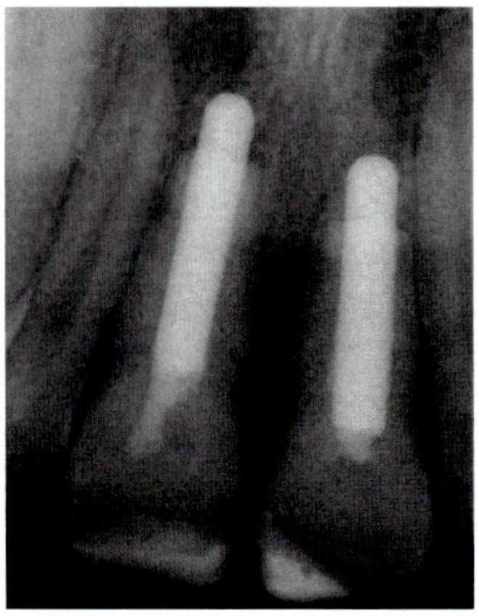

Abb. 6.58 Der zwei Jahre nach dem Unfall angefertigte Zahnfilm sowie die korrespondierenden Periotest-Werte (Zahn 11: +13, Zahn 21: +12) verdeutlichen den Therapieerfolg (parodontale Heilung).

6.7.6 Avulsion

Bei einer Avulsion wird der Zahn vollständig aus der Alveole herausgeschlagen. Die Begleitverletzungen sind in vielen Fällen weniger ausgeprägt als nach einer Intrusion. Gingiva und Alveolarknochen sind oftmals nur leicht gequetscht, die Zahnhartsubstanzen meist nicht frakturiert. Die Pulpa ist vollständig abgerissen. Nach Abschluss des Wurzelwachstums ist immer eine Wurzelkanalbehandlung erforderlich. Wie bereits beschrieben, kann diese sieben bis zehn Tage nach Replantation konventionell oder noch extraoral mit retrograder Stiftinsertion erfolgen (s. Kap. 6.7.5). Ist der Durchmesser des *Foramen apicale* größer als 2 mm, kann nach optimaler Zahnrettung unter physiologischen Bedingungen mit einer wiederkehrenden Vitalität der Pulpa gerechnet werden. Es erfolgt zwar keine echte Revaskularisation im Sinne eines Wiederanschlusses von Gefäßen, das nekrotische Pulpagewebe wird jedoch durch apikal einsprossendes vitales Gewebe ersetzt (s. Kap. 6.8.1.2). Voraussetzung für eine solche Ersatzgewebsbildung ist die Abwesenheit von Mikroorganismen. Eventuell freiliegendes Dentin bei gleichzeitiger Kronenfraktur muss als Eintrittspforte in die zunächst nicht vaskularisierte Pulpa sofort abgedeckt werden. Die apikal am Zahn haftenden Bakterien können durch das Einlegen für fünf Minuten in eine Tetrazyklinlösung weitgehend eliminiert werden, wodurch sich die Chance einer Revaskularisation der Pulpa verdoppelt (s. Kap. 6.7.9.2).

Entscheidend für Prognose und Therapie nach Avulsion ist der Zustand der Zementoblasten und Parodontalfibroblasten auf der Wurzeloberfläche. Die größten Zellschäden entstehen nicht durch den Unfallmechanismus, sondern durch Art und Dauer der extraoralen Lagerung bis zur Replantation. Die maximalen Überlebenszeiten sind in Tabelle 6.5 angegeben (s. Kap. 6.3). So lange davon auszugehen ist, dass sich definiert durch das Lagerungsmedium und die Lagerungsdauer noch vitale Zellen auf der Wurzeloberfläche befinden, sollte der Zahn in jedem Fall replantiert werden. Nach Avulsion sollten grundsätzlich antiresorptive regenerative Therapien eingesetzt werden. Diese umfassen das Einlegen des Zahnes für mindestens dreißig Minuten in die Zahnrettungsbox Dentosafe, den optionalen Zusatz eines Kortikosteroids in die Box, das Einlegen unmittelbar vor Replantation für fünf Minuten in eine Tetrazyklinlösung, die Applikation von Emdogain auf die Wurzeloberfläche und in die Alveole sowie die orale systemische Behandlung mit einem Tetrazyklin/Doxyzyklin (s. Kap. 6.7.9). Die parodontale Prognose wird deutlich verbessert. Ausnahmen sind optimale, aber sehr seltene Fälle, wo innerhalb von fünf Minuten ein Zahnarzt aufgesucht und der Zahn replantiert werden kann.

Nach Lokalanästhesie wird der Zahn zunächst durch intensives Spülen mit steriler isotoner Kochsalzlösung von makroskopisch sichtbaren Verschmutzungen oder Blutresten befreit. Auf die gleiche Weise wird die Alveole gereinigt. Das Koagulum muss vollständig entfernt werden; in Abhängigkeit vom Zeitraum zwischen Unfall und Replantation kann dieses bereits eine gewisse mechanische Festigkeit besitzen, was längeres Spülen erforderlich macht. Kürettieren der Alveole ist obsolet: Die am

Knochen hängenden Anteile des Parodonts dürfen nicht beschädigt werden. Nach der medikamentösen extraoralen Behandlung wird der Zahn bidigital und nicht mit der Zange vorsichtig und möglichst drucklos reponiert, bis er seine ursprüngliche Position erreicht hat. Diese wird durch den spürbaren Stopp beim Replantieren, die Okklusion und den Vergleich mit den Nachbarzähnen definiert. Im Zweifelsfall sollten die Erziehungsberechtigten oder der Patient mittels Spiegel befragt werden. Solche unsicheren Situationen können im Wechselgebiss, bei multiplen Zahnverletzungen, bei Engstand oder Zahnrotationen der Oberkieferfrontzähne oder großem Overjet bestehen. Nach Replantation wird der Zahn über etwa zwei Wochen mit einer mobilen Schiene fixiert (s. Kap. 6.7.7) (Abb. 6.59 bis 6.67). Sind vermutlich alle Zellen auf der Wurzeloberfläche abgestorben, kann bei Erwachsenen trotzdem eine Replantation im Sinne eines Langzeitprovisoriums überlegt werden. Der Zahn wird zwar rasch ankylosieren, bis zur vollständigen Ersatzgewebsresorption mit Zahnverlust vergehen nach Abschluss des Kieferwachstums jedoch meist viele Jahre. Daher kann mittelfristig unter Erhalt von Höhe und Breite des Alveolarfortsatzes ein Implantat oder eine Brücke geplant werden. Voraussetzungen sind eine suffiziente Wurzelkanalbehandlung und zusätzlich die mechanische Entfernung des nekrotischen Gewebes auf der Wurzeloberfläche mit Scaler und Kürette. Um die nach-

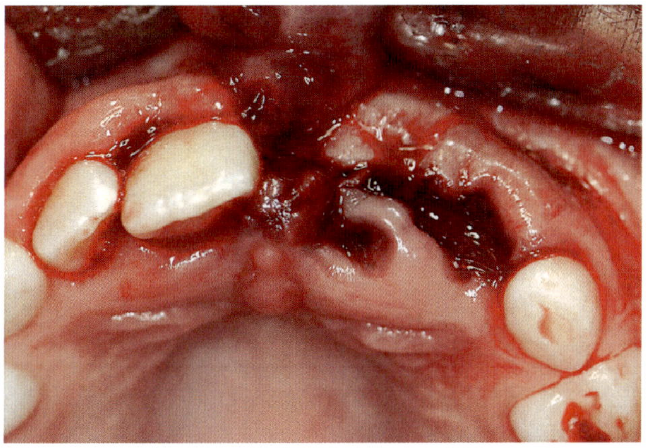

Abb. 6.59 (bis 6.67 gleicher Fall) Avulsion der Zähne 21 und 22 bei einem 8-jährigen Patienten. Zahn 22 wurde nach zwanzig Minuten in Dentosafe gelagert, Zahn 21 erst nach neunzig Minuten trockener Lagerung am Unfallort wiedergefunden und dann in Dentosafe gelagert. Zahn 21 erhiet eine extraorale Wurzelkanalbehandlung (keine Chance der Pulpa-Revaskularisation), Zahn 22 hatte noch ein weit offenes *Foramen apicale* bei physiologischer Zahnrettung.

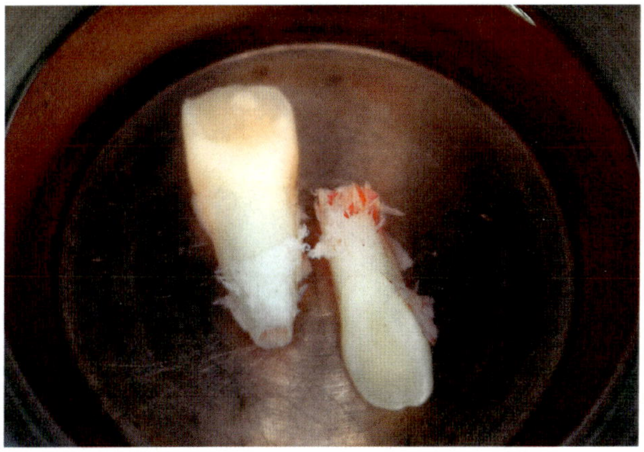

Abb. 6.60 Lagerung für mindestens dreißig Minuten in Dentosafe.

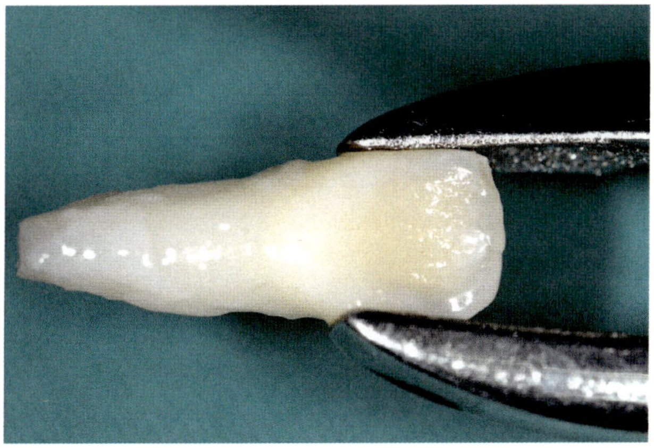

Abb. 6.61 Zahn 21: Fixation in einer diamantierten Extraktionszange.

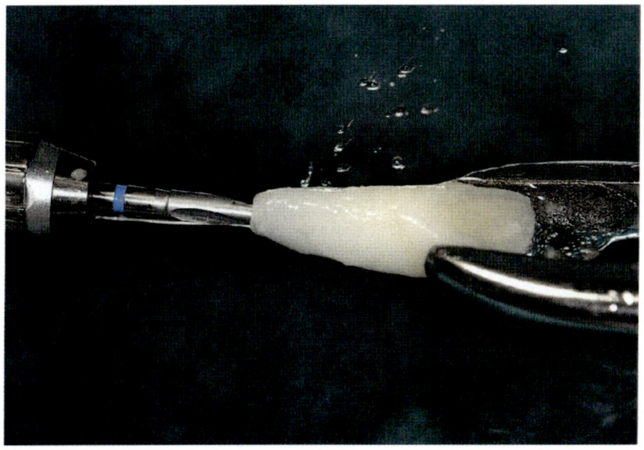

Abb. 6.62 Zahn 21: retrograde Aufbereitung mit Retropost unter intensiver Kochsalz-Kühlung.

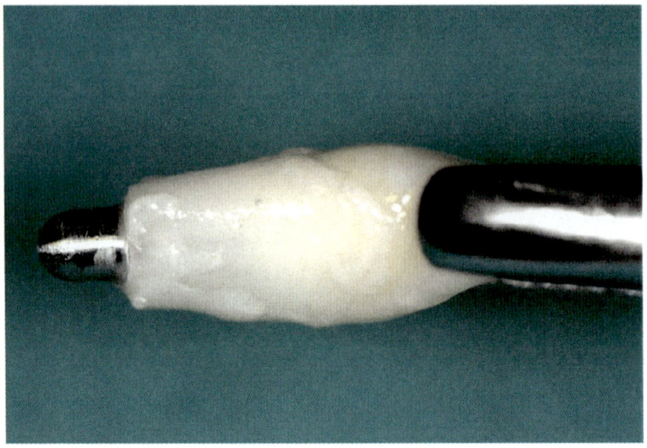

Abb. 6.63 Zahn 21: abgeschlossene extraorale Stiftinsertion.

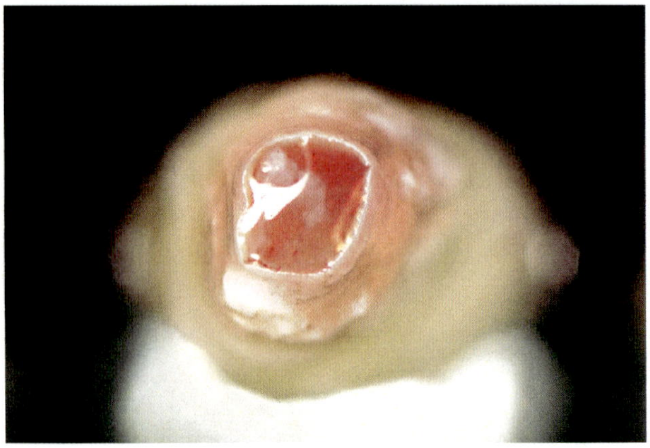

Abb. 6.64 Zahn 22: weit offenes *Foramen apicale* bei physiologischer Zahnrettung.

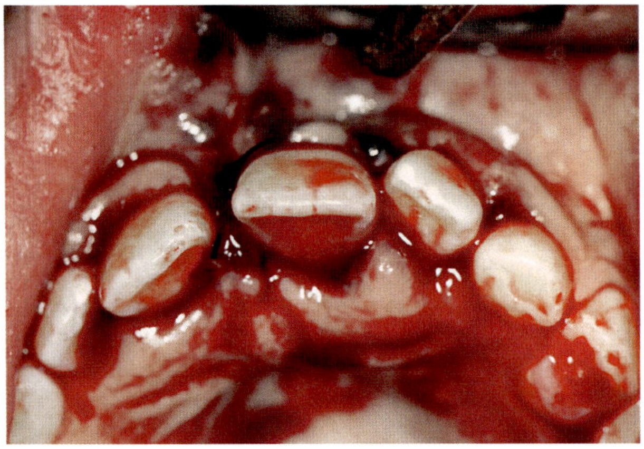

Abb. 6.65 Replantation der Zähne. Der Patient erhielt Tetrazyklin lokal und systemisch sowie Emdogain lokal.

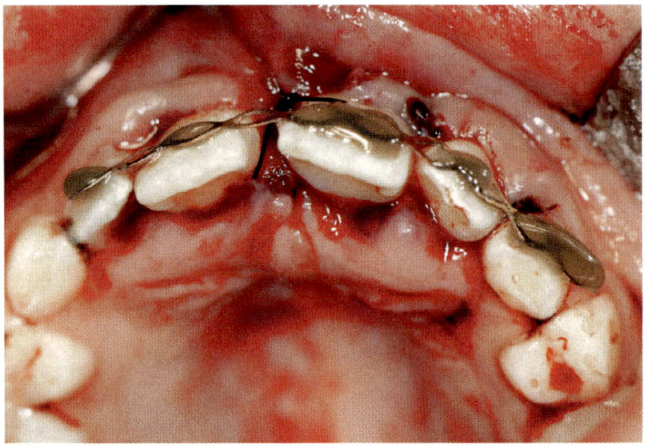

Abb. 6.66 Nahtversorgung und Schienung mit Titan-Trauma-Schiene.

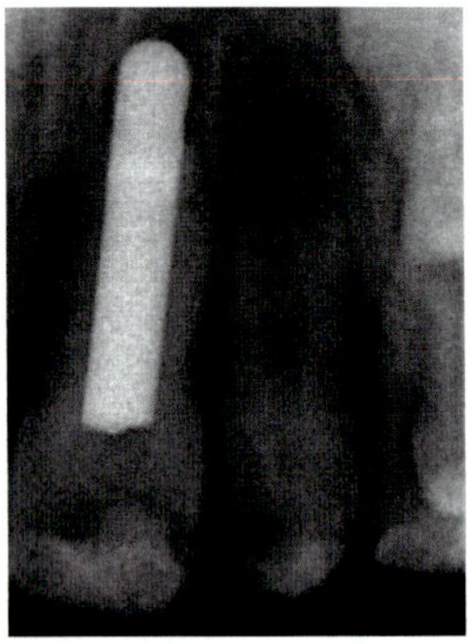

Abb. 6.67 Postoperativer Zahnfilm.

folgende Resorption etwas zu verlangsamen, kann der Zahn vor der Replantation für fünf Minuten in eine Fluoridlösung eingelegt werden.[20,93]

Bei Kindern und Jugendlichen, d. h. im wachsenden Kiefer, ist eine Replantation von Zähnen mit vorhersagbarer Ankylose und Ersatzgewebsresorption aufgrund der rasch einsetzenden irreversiblen Konsequenzen problematisch (s. Kap. 6.8.2.1). Aufgrund der schlechten Prognose und der teilweise dramatischen Folgen für Knochen und Weichgewebe ist hier eine unfangreichere Aufklärung der Eltern erforderlich.

6.7.7 Schienung nach Zahntrauma

Viele unfallbedingt erschütterte sowie alle gelockerten, dislozierten und wurzelfrakturierten Zähne werden geschient. Sämtliche Schienen verzögern die parodontale Regeneration. Es wird somit nicht geschient, um die parodontale Heilung zu beschleunigen. Aus biologischer Sicht wäre es sinnvoll, verunfallte Zähne nicht zu schienen. Die Gründe für eine Schienung liegen einerseits in der Wiederherstellung der Anatomie: Bei gedehnten Alveolen wird der Zahn in der Heilungsphase in seiner korrekten anatomischen Position fixiert. Andererseits wird geschient, um eine normale Funktion und eine optimale Mundhygiene bereits am Unfalltag wieder aufnehmen zu können. Beides ist essenziell für die parodontale Heilung. Ein weiterer Grund zu schienen, ist ein forensischer: Es muss verhindert werden, dass erheblich gelockerte und/oder wurzelunreife Zähne von kleineren Kindern verschluckt oder gar aspiriert werden können. Der letzte Grund betrifft den Patientenkomfort: Insbesondere leicht gelockerte oder erschütterte Zähne sind über zwei bis drei Wochen teilweise erheblich perkussions- und aufbissempfindlich. Jede Berührung ist unangenehm, was durch die Schienung verhindert wird. Die scheinbar leichten Verletzungen werden daher insgesamt länger geschient als die offensichtlich schwereren.

Die Schienungszeiten haben sich in den letzten Jahren mehrfach geändert. Die aktuellen Empfehlungen sind in Tabelle 6.8 angegeben. Längere Schienungszeiten sind nicht erforderlich; nach 10 bis 14 Tagen hat das heilende Parodont etwa 70% seiner Festigkeit wieder erreicht.

Tabelle 6.8 Empfohlene Schienungszeiten in Abhängigkeit von der Zahnverletzung

Zahnverletzung	Schienungsdauer
Erschütterung, Lockerung	2–3 Wochen
Dislokation, Intrusion, Avulsion	2 Wochen
Wurzelfrakturen	4 Wochen (unabhängig vom Verlauf des Bruchspalts, bei koronalem Frakturverlauf ggf. lebenslanger palatinaler Retainer)

Neben den gelockerten Zähnen wird jeweils rechts und links nur ein zusätzlicher, nicht erhöht beweglicher Zahn in die Schiene einbezogen. Umfangreichere Schienen sind unnötig. Grundsätzlich ist vor der Schienung die Okklusion zu überprüfen. Ein späteres palatinales Einschleifen kariesfreier jugendlicher Zähne durch Schienung von Zähnen in einer falschen Position ist obsolet.

Essenziell in der Schienungsphase sind normale Ernährung (keine weiche, klebrige Kost) und optimale Mundhygiene vom Unfalltag an. Plaque und Mikroorganismen am verletzten und heilenden Parodont können das Behandlungsergebnis beeinträchtigen. Moderne Zahntraumaschienen tolerieren eine normale Ernährung und Mundhygiene problemlos.

Kontraindizierte und obsolete Schienen nach Zahnunfällen sind sämtliche Kieferbruchschienen sowie alle Arten von Drahtumschlingungen, starren Schienen und Tiefziehschienen. Sie provozieren eine Ankylose, eine zervikale externe Wurzelresorption und verhindern ggf. erforderliche endodontische Interventionen noch in der Schienungsphase (Abb. 6.68 bis 6.71). Moderne Zahntraumaschienen müssen die physiologische Beweglichkeit des fixierten Zahnes ermöglichen, sind marginal und interdental leicht zu reinigen, leicht zu fixieren und Schmelz schonend zu entfernen. Sie dürfen die umgebenden ggf. mitverletzten Weichgewebe (Lippe, Gingiva, Frenulum) möglichst wenig irritieren. Viele der heute favorisierten Schienen erfüllen diese Anforderungen nicht. Nach aktuellen Untersuchungen sind lediglich die Drahtbogen-Komposit-Schiene sowie die Titan-Trauma-Schiene (TTS) uneingeschränkt empfehlenswert (Abb. 6.72, Abb. 6.73).[39,101,102]

Für eine Drahtbogen-Komposit-Schiene wird ein starrer kieferorthopädischer Vierkantdraht auf die entsprechende Länge gekürzt und anschließend mit Zangen so gebogen, dass er passiv und möglichst dicht den Schmelzoberflächen der zu schienenden Zähne aufliegt. Nach entsprechender Trocknung durch Absaugen (keinesfalls mit dem Luftbläser in offene Wunden oder verletzte Parodontien blasen: Emphysemgefahr!), Konditionierung, Abspülen (immer vom verletzten Parodont zur Inzisalkante spülen; das Säure-Wasser-Gemisch darf nicht ins verletzte Parodont eindringen), erneuter Trocknung und Applikation von Bonding wird die Schiene mit dünn fließendem und lichthärtendem Komposit auf dem vestibulären Schmelz fixiert. Es ist darauf zu achten, dass die Schiene keinesfalls zu weit

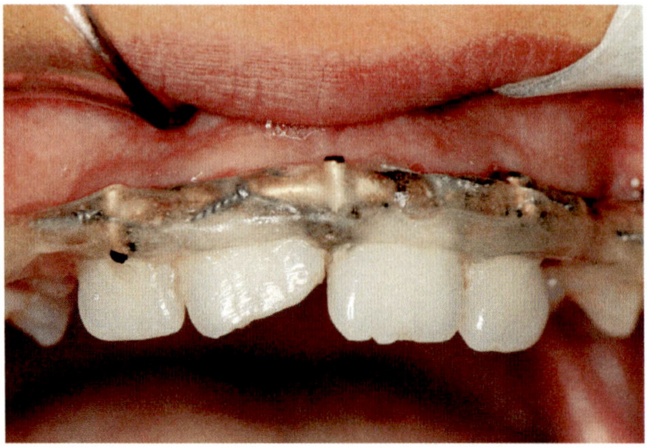
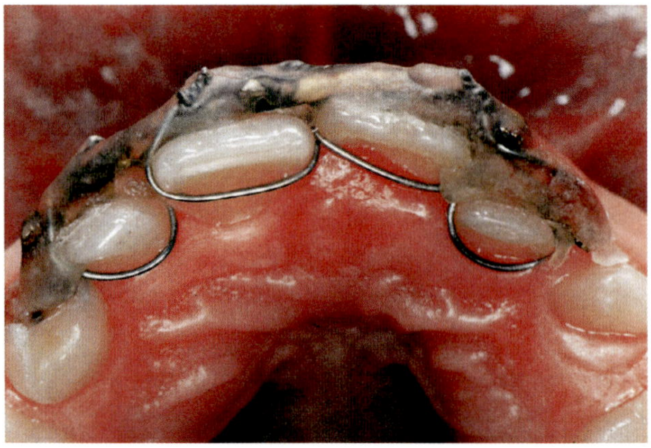

Abb. 6.68 und 6.69 Nach Zahntrauma obsolete Schienungen: Kieferbruchschienen.

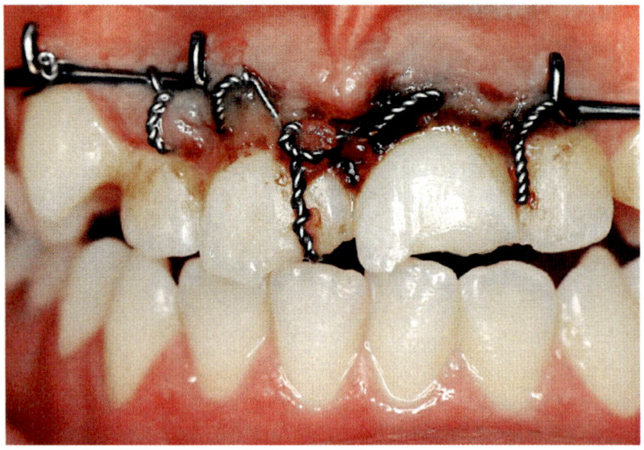

Abb. 6.70 Auch Drahtumschlingungen eignen sich nicht nach einem Zahntrauma, ...

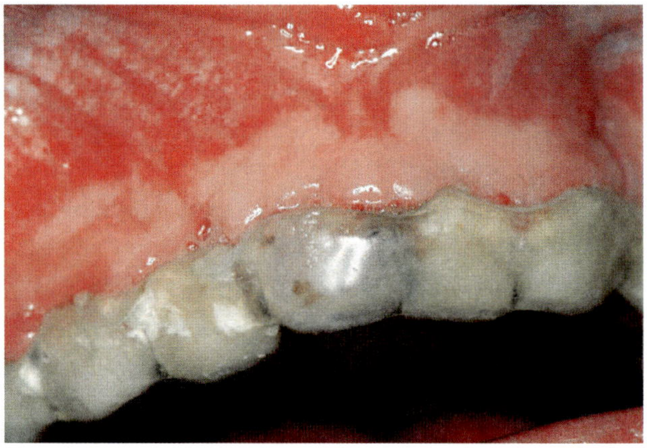

Abb. 6.71 ... ebenso wie Tiefziehschienen.

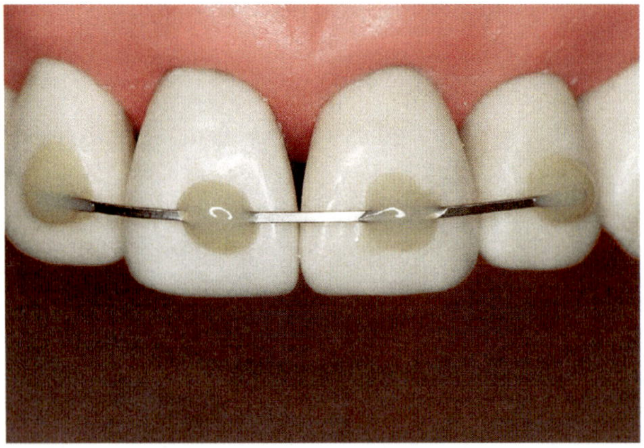

Abb. 6.72 Die Drahtbogen-Komposit-Schiene ist gemäß aktueller Untersuchungen uneingeschränkt empfehlenswert nach einem Zahntrauma.

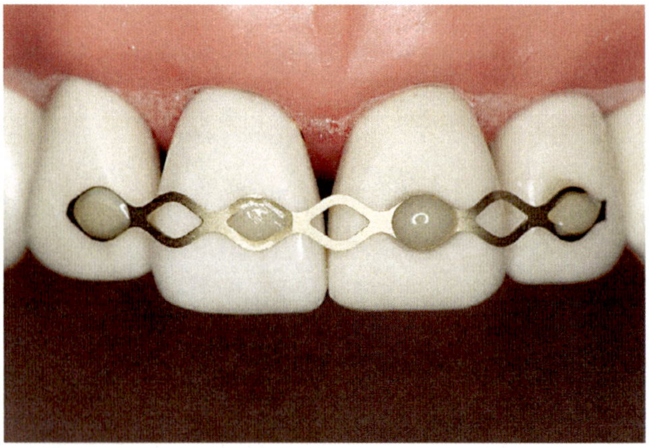

Abb. 6.73 Eignet sich nach aktuellen Studien ebenfalls sehr gut für eine Schienung nach Zahntrauma: die Titan-Trauma-Schiene (TTS).

marginal fixiert wird und die Klebeflächen so klein wie möglich gehalten werden.

Die Titan-Trauma-Schiene (Titan: Dicke 0,2 mm, plastisch verformbar, perforiert) wird ebenfalls auf die entsprechende Länge gekürzt. Sie kann aufgrund ihrer Plastizität durch leichten Druck einfach an die Zähne adaptiert oder mit den Fingern vorgeformt werden. Auch hier sollte die Schiene möglichst dicht den Schmelzoberflächen aufliegen. Nach entsprechender Trocknung, Konditionierung (nur dort wo sich eine Perforation der Schiene befindet und nicht der gesamten vestibulären Fläche), Spülung, erneuter Trocknung und Applikation von Bonding wird die Schiene mit dünn fließendem und lichthärtendem Komposit auf dem vestibulären Schmelz fixiert. Hierfür wird ein Tropfen Komposit in je eine Perforation der Schiene pro Zahn getropft. Dies vereinfacht die Applikation, definiert die Größe der Klebefäche und ermöglicht eine Schmelz schonende Entfernung (Abb. 6.74 bis 6.76).

Wurde zudem noch Tetric Flow Chroma als Fixierungskomposit verwendet, kann dieses durch das helle Licht der Zahnarztlampe oder einer Komposit-Aushärte-Lampe dunkelgrün gefärbt und somit selektiv und Schmelz schonend entfernt werden. Die letzte verbleibende hellgrüne Schicht und das Bonding werden am Schmelz schonendsten mit dem Klebstoffentferner abgetragen. Dieses rotierende Instrument arbeitet nicht abrasiv, sondern trägt bei mittleren Drehzahlen im blauen Winkelstück die letzten Kompositreste ab (Abb. 6.77 bis 6.88). Der Einsatz rotierender abrasiver Scheiben ist kontraindiziert: Hier wird unnötig unverletzter Zahnschmelz verletzt. Die Entfernung der Schiene endet mit einer Fluoridapplikation auf den ehemaligen Klebestellen. Viele Zahntrauma-Zentren verwenden heute ausschließlich die Titan-Trauma-Schiene aufgrund ihrer deutlich einfacheren und schnelleren Handhabung.

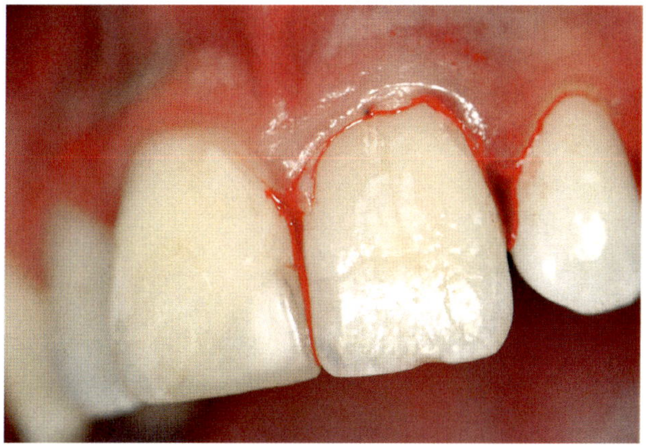

Abb. 6.74 (bis 6.76 gleicher Fall) Fixation des Zahnes 21 nach unfallbedingter Lockerung mit der TTS-Schiene; erster Schritt: Trocknen (nur mit dem chirurgischen Sauger).

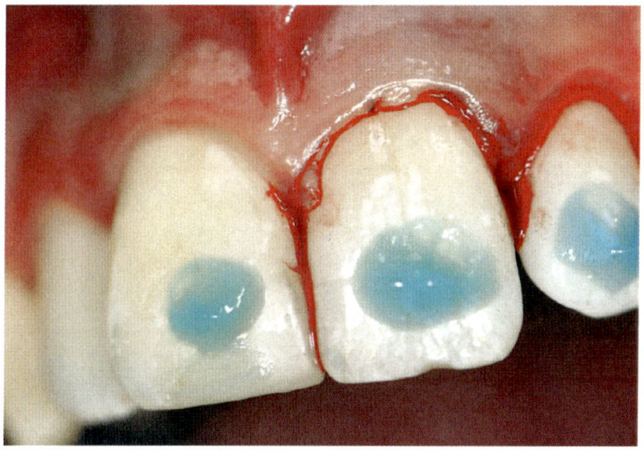

Abb. 6.75 Die Säureätztechnik schließt sich an.

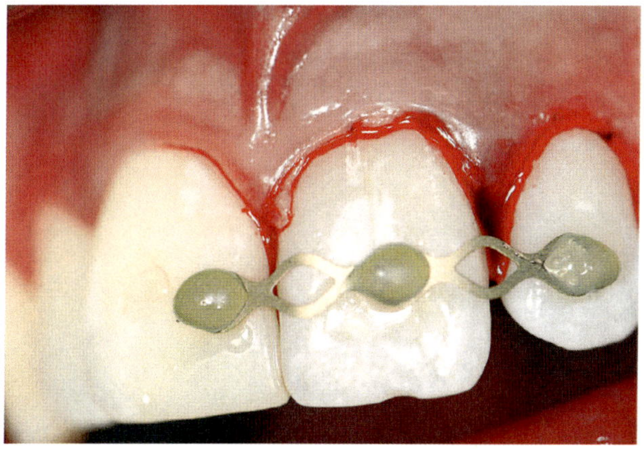

Abb. 6.76 Die weiteren Schritte: Abspülen, erneut trocknen, Bonding, Tetric Flow Chroma.

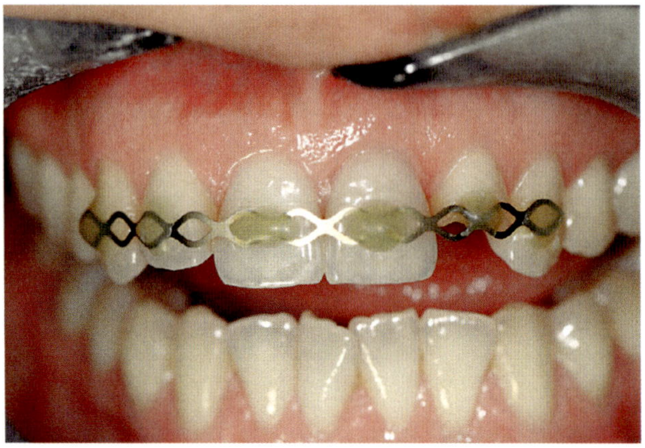

Abb. 6.77 (bis 6.88 gleicher Fall) Entfernen der Titan-Trauma-Schiene.

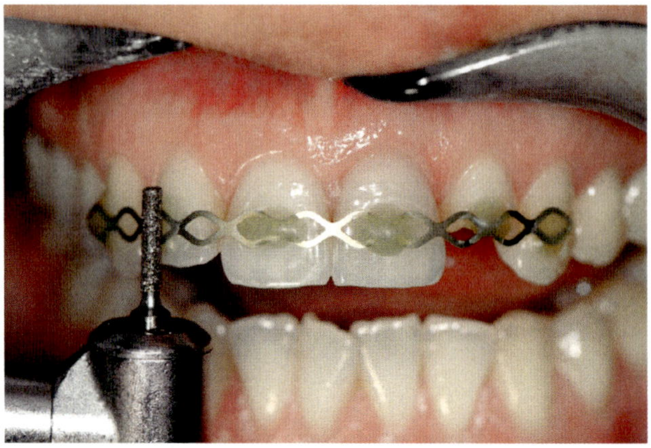

Abb. 6.78 und 6.79 Tangentiales Entfernen des Tetric Flow Chroma auf der Oberseite der Schiene mit einer rauen Diamantwalze.

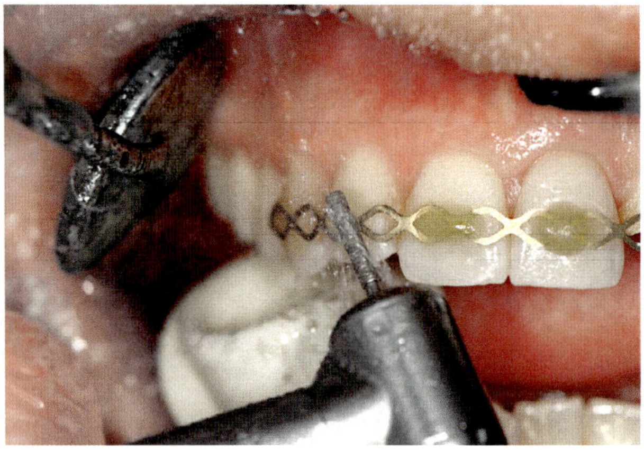

Abb. 6.79

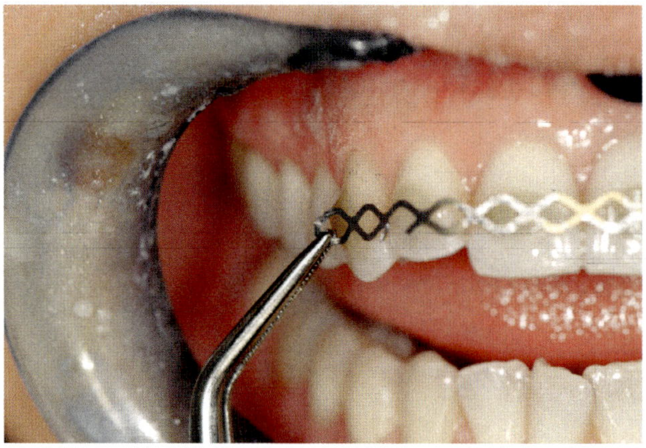

Abb. 6.80 und 6.81 Abziehen der Schiene.

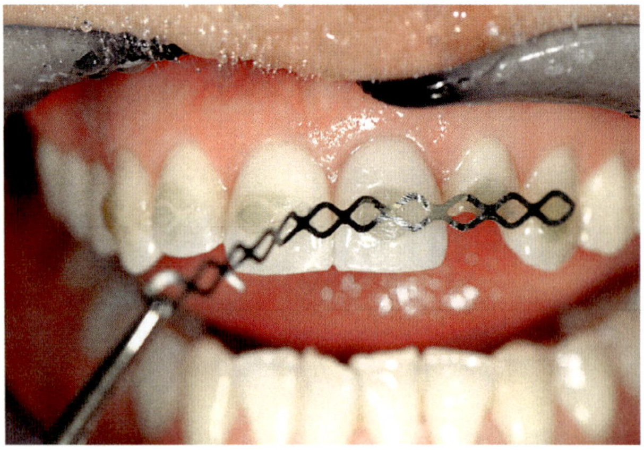

Abb. 6.81

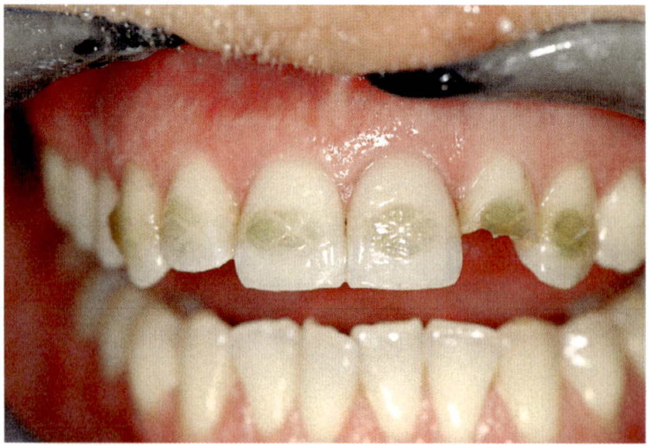

Abb. 6.82 Verbliebenes Komposit.

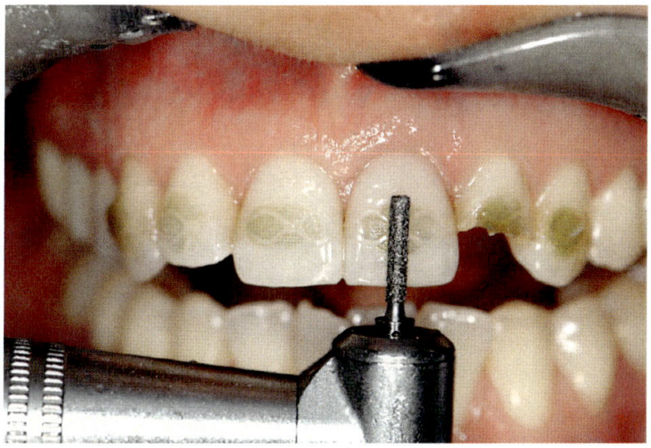

Abb. 6.83 Tangentiale Reduktion der Kompositschicht mit dem gleichen Diamanten bis eine hellgrüne Schicht übrig bleibt.

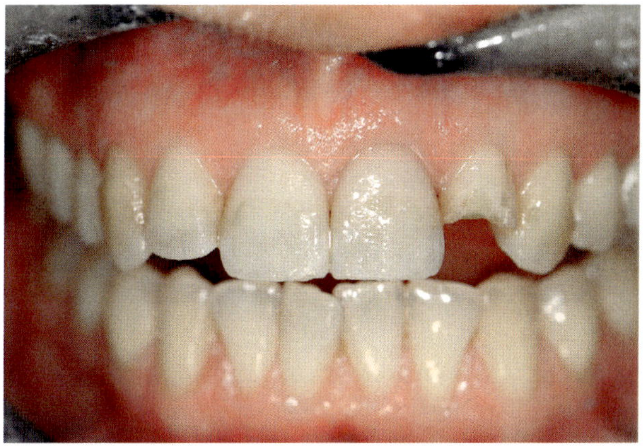

Abb. 6.84 Verbliebene hellgrüne Schicht.

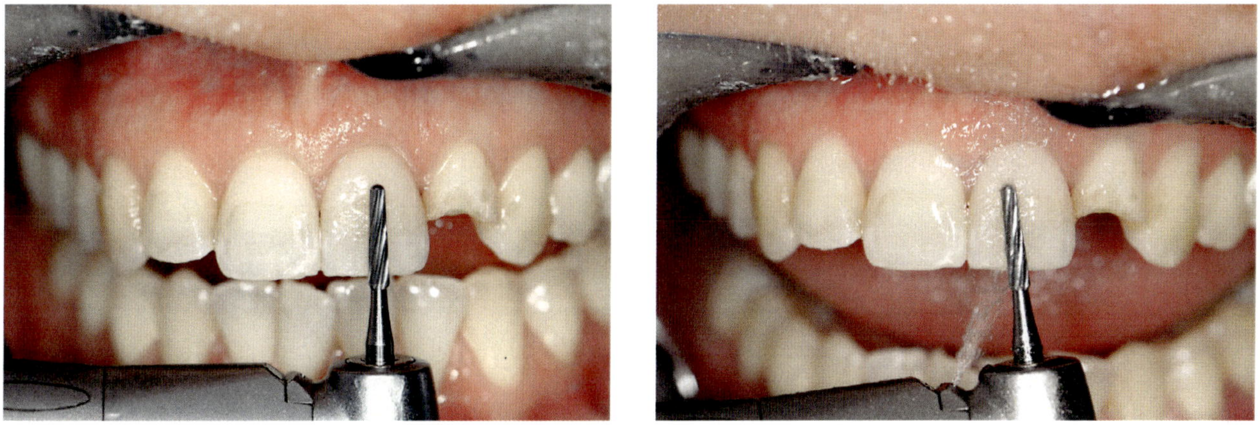

Abb. 6.85 und 6.86 Entfernung des restlichen Komposits und des Bondings mit dem Klebstoffentferner.

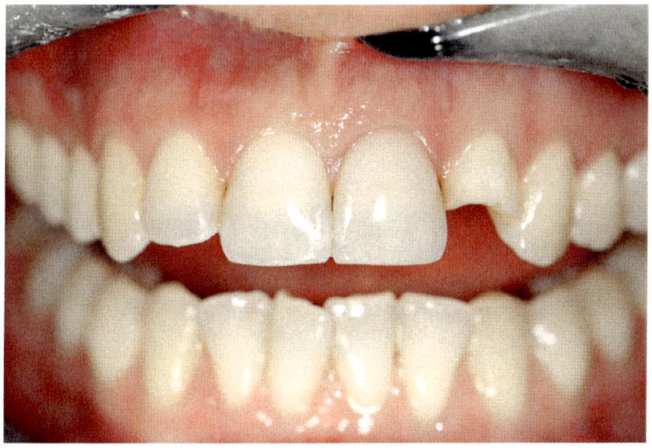

Abb. 6.87 Situation nach Entfernung von Komposit und Bonding.

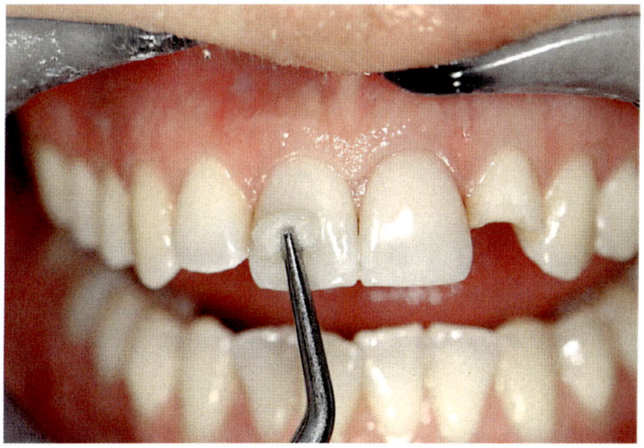

Abb. 6.88 Abschließend erfolgt eine lokale Fluoridierung.

6.7.8 Allgemeine medikamentöse Behandlungen nach Zahntrauma

6.7.8.1 Lokalanästhesie

Eine schmerzlose und somit erfolgreiche Behandlung nach Zahntrauma braucht eine suffiziente und über den gesamten Zeitraum der Behandlung wirksame Lokalanästhesie (s. Kap. 6.7.1). Keinesfalls darf eine durch fehlende oder insuffiziente Lokalanästhesie schmerzvolle Behandlung ein Kind für weitere zahnärztliche Behandlungen unfähig machen. Als Präparate kommen die auch für Erwachsene eingesetzten Standardlokalanästhetika zum Einsatz; der Wirkstoff ist vorzugsweise Articain 4%. Auf einen vasokonstriktorischen Zusatz darf keinesfalls verzichtet werden, die Wirkungsdauer wäre definitiv zu kurz. Wie bei allen Medikamenten muss insbesondere bei Mehrfachverletzungen die Tageshöchstdosis beachtet werden. Diese hängt vom Körpergewicht des Patienten und im Einzelfall auch von der allgemeinen Anamnese (kardiovaskuläre Erkrankung) ab und ist auf dem Beipackzettel des Anästhetikums nachzulesen.

6.7.8.2 Analgesie

Nach der Erstbehandlung, insbesondere nach Reposition bzw. Replantation und Schienung verbleibende Schmerzen bedürfen in vielen Fällen keiner starken analgetischen Nachbehandlung. Insbesondere bei kleinen Kindern sind Paracetamol-Präparate meist ausreichend. Diese können in Abhängigkeit von den Fähigkeiten des Kindes bzw. der Einschätzung der Erziehungsberechtigten als Tabletten, sich in Wasser lösendes Pulver oder als Suppositorien rezeptiert werden. Bei älteren Jugendlichen und Erwachsenen können in Abhängigkeit von der allgemeinen Anamnese die auch in der zahnärztlichen Chirurgie verwendeten Präparate zum Einsatz kommen. Eine über 48 Stunden intermittierende extraorale Kühlung vermindert den Wundschmerz zusätzlich und reduziert das postoperative Ödem.

6.7.9 Medikamentöse antiresorptive regenerative Therapien

Insbesondere nach schweren und großflächigen Verletzungen der Zellen auf der Wurzeloberfläche kommen heute routinemäßig antiresorptive regenerative Therapien zum Einsatz. Die antiresorptiven Komponenten sollen primär das Auftreten von Ankylose und Ersatzresorption verhindern oder zumindest hinauszögern, die regenerativen Komponenten sollen eine Regeneration vorgeschädigter Zementoblasten und Parodontalfibroblasten ermöglichen sowie denudierte Anteile der Wurzeloberfläche wieder mit Zement besiedeln, um trotz erheblichem Gewebeverlust eine Regeneration des Parodonts und somit den Erhalt des Zahnes zu ermöglichen.

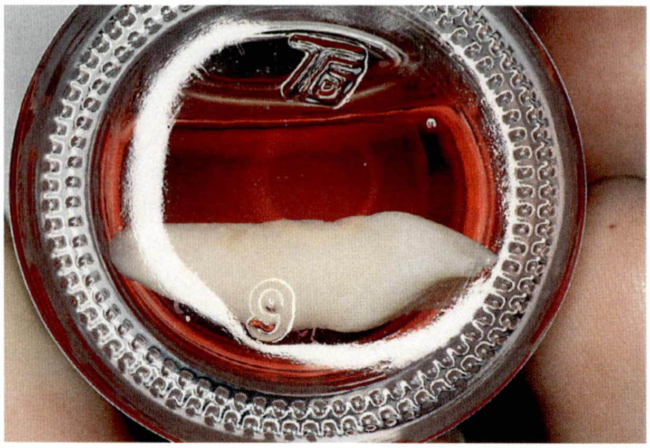

Abb. 6.89 Avulsierter Zahn in der Zahnrettungsbox Dentosafe.

6.7.9.1 Die Zahnrettungsbox Dentosafe

Die Zahnrettungsbox trägt zur Regeneration vorgeschädigter Zellen auf der Wurzeloberfläche bei. Befindet sich ein avulsierter Zahn länger als fünf Minuten außerhalb des Mundes oder wurde ein intrudierter Zahn zur weiteren Therapie entfernt, sollte er nicht möglichst schnell replantiert, sondern zunächst für mindestens dreißig Minuten in die Zahnrettungsbox eingelegt werden (Abb. 6.89).[53,56,95] Entstehende Toxine und Gewebszerfallsprodukte auf der Wurzeloberfläche können dort besser als im Parodont ausgeschwemmt werden, was die parodontale Regeneration begünstigt. Durch falsche oder zu lange extraorale Lagerung nach Avulsion geschädigte Zementoblasten können im Medium besser regenerieren als im Koagulum. Die Wahrscheinlichkeit einer Ersatzgewebsresorption kann deutlich verringert werden.

6.7.9.2 Reduktion von Mikroorganismen

Die Reduktion von Mikroorganismen gehört in den antiresorptiven Teil des Behandlungskonzepts. Mikro-

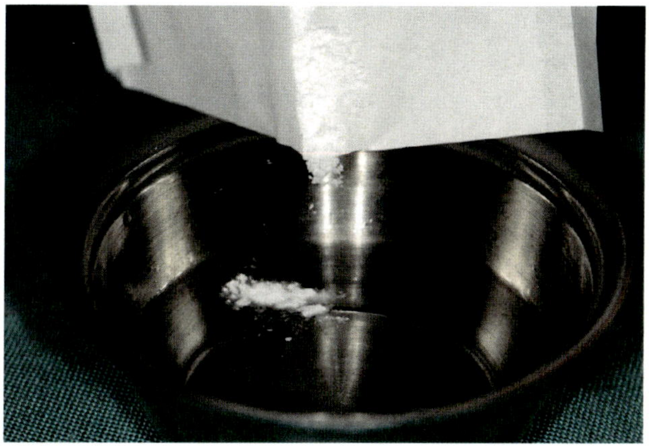

Abb. 6.90 1 mg Tetrazyklin wird in 20 ml Kochsalzlösung gelöst.

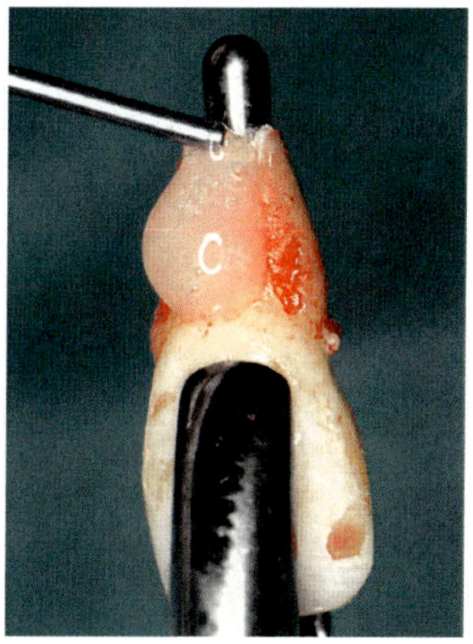

Abb. 6.91 Applikation von Emdogain auf die Wurzeloberfläche ohne vorherige Konditionierung.

organismen haben wesentlichen Einfluss auf die parodontale Regeneration nach Zahntrauma. Gleichzeitig müssen nach schweren Zahnunfällen auch körperfremde Bakterien eliminiert werden. Standard-Antibiotika in der zahnärztlichen Traumatologie sind heute Tetrazyklin bzw. Doxyzyklin.[33,53,84] Diese besitzen nicht nur antibiotische, sondern auch antiresorptive Eigenschaften: Sie hemmen die Aktivität der Osteoklasten für die Dauer der Einnahme. Das verletzte Parodont hat mehr Zeit für die Regeneration. Tetrazykline werden nach schweren Zahnunfällen für sieben bis zehn Tage rezeptiert. Die Dosierung hängt vom Körpergewicht des Patienten ab. Da Tetrazykline während der Zahnentwicklung Verfärbungen bleibender Zähne induzieren können, bleibt die systemische Applikation bei Kindern bis zum zwölften Lebensjahr auf maximal zehn Tage begrenzt. Avulsierte und entfernte intrudierte Zähne werden zusätzlich unmittelbar vor Replantation für fünf Minuten in eine Tetrazyklinlösung eingelegt (1 mg Tetrazyklinpulver gelöst in 20 ml steriler Kochsalzlösung) (Abb. 6.90). Auch dies reduziert das Risiko einer Ankylose.[24] Zusätzlich verdoppelt sich die Chance einer Revaskularisierung der Pulpa wurzelunreifer und zellphysiologisch geretteter Zähne.[108]

6.7.9.3 Manipulation der Entzündung

Manipulationen der Entzündungsvorgänge gehören ebenfalls in den antiresorptiven Teil des Behandlungskonzepts. Osteoklasten werden durch Entzündungen und deren Mediatoren im Körper aktiviert. Durch Manipulation der Entzündungsreaktion können Osteoklasten gehemmt bzw. nicht aktiviert werden; das Parodont bekommt mehr Zeit für die Regeneration. Dies ist systemisch durch die Einnahme nicht-steroidaler Antirheumatika als Schmerzmittel nach dem Unfall (z. B. Diclofenac oder Ibuprofen) möglich. Der Effekt ist jedoch nicht überzubewerten. Nach Avulsion kann auch die Wurzeloberfläche lokal mit Steroiden behandelt werden.[85]

Befindet sich der Zahn in der Zahnrettungsbox, wird dieser Dexamethason in definierter Konzentration zugefügt (40 µg/ml). Die Behandlung zeigt eine geringere osteoklastische Aktivität.[84]

6.7.9.4 Ersatz von zerstörtem Zement

Emdogain ist bei Defekten über der kritischen Größe (*Critical size defect*) in der Lage, begrenzt azelluläres Wurzelzement zu ersetzen.[22,46,47,92] Dadurch regenerieren sich das parodontale Ligament und der gegenüberliegende Alveolarknochen. Die Erfahrungen aus der Parodontologie zeigen positive Resultate.[46,47,92,110] Studien an kleinflächig ankylosierten, extrahierten, extraoral mit Emdogain behandelten und replantierten Zähnen belegen dies ebenfalls.[38,40] Die Wurzeloberfläche darf vor der Applikation des gelförmigen Emdogains nicht konditioniert werden. Die Wurzeloberfläche wird lediglich kurz und vorsichtig mit einem sterilen Tupfer getrocknet. Der Proteinkomplex wird auf die gesamte Wurzeloberfläche und in die Alveole appliziert (Abb. 6.91). Danach wird der avulsierte Zahn replantiert und überschüssiges Material abgesaugt.

6.7.9.5 Postoperative Kontrollphase

Nach Reposition, Replantation oder Schienung wird sofort ein Einzelzahnfilm angefertigt. Er dient nicht nur zur Überprüfung des Behandlungsergebnisses, sondern ist Ausgangsvergleichsbild für spätere Veränderungen von Pulpa, Parodont und Knochen. Die erste klinische Kontrolle erfolgt nach 24 Stunden, die Entfernung der Nähte nach sieben Tagen. Die Schiene wird nach zwei bis vier Wochen entfernt (s. Kap. 6.7.7). In der Folgezeit müssen Pulpa und Parodont zunächst engmaschig auf Heilungsvorgänge oder mögliche Komplikationen untersucht werden (s. Kap. 6.8).

6.8 Spätfolgen nach Zahnunfällen

6.8.1 Spätfolgen der Pulpa

Nahezu jedes Zahntrauma betrifft auch die Pulpa. Während sie nach Frakturen der Zahnhartsubstanzen offensichtlich betroffen ist, können auch scheinbar unbedeutende Verletzungen die Pulpa betreffen. Dies wird oft nicht unmittelbar erkannt. Insbesondere bei Dislokationsverletzungen kommt es zur Erschütterung, Dehnung oder Quetschung bis hin zum vollständigen Abriss der Pulpa. Die Möglichkeiten des weiteren Verlaufs sind Regeneration, Ersatzgewebsbildung oder Pulpanekrose. Dies hängt neben der Schwere der Verletzung vor allem vom Stadium des Wurzelwachstums ab. Bei offenem *Foramen apicale* (Durchmesser > 1,2 mm) besteht die Möglichkeit einer Revaskularisation der Pulpa im Sinne von apikal einsprossendem Gewebe.[15,16,17,54] Dies bezieht sich auch auf schwere Zahnverletzungen wie Intrusion oder Avulsion. Ersatzgewebsbildung oder Pulpanekrose nach Zahntrauma bedürfen einer entsprechenden Diagnostik. Sie können einen wichtigen Einfluss auf die weitere Therapie und Prognose des verletzten Zahnes haben.

6.8.1.1 Pulpanekrose

Wird die Vaskularisierung der Pulpa durch Dehnung, Quetschung oder Abriss unterbrochen, können die Odontoblasten nur eine begrenzte Zeit überleben. Erfolgt dann keine Ernährung der Zellen, z. B. durch Reposition unreifer Zähne in die Alveole oder durch Lagerung des Zahnes nach Avulsion in der Zahnrettungsbox Dentosafe, reduziert sich die Chance auf Regeneration oder Reparation der Pulpa.[76] Der Infarkt der Pulpa führt zum Zelluntergang, zur Pulpanekrose. Da es bei den meisten Zahnverletzungen auch zu Schäden der Wurzeloberfläche kommt, besteht bei unbehandelter Pulpanekrose die Gefahr einer infektionsbedingten externen Wurzelresorption: In die Pulpa eingewanderte Mikroorganismen oder deren Toxine können via Dentintubuli ungehindert in das Parodont eindringen, aktivieren Osteoklasten und führen zu einer raschen Zerstörung von Zahnhartsubstanz und Alveolarknochen (Abb. 6.92).[12,33,96] Wird zu diesem Zeitpunkt nicht eingegriffen, geht der Zahn innerhalb weniger Wochen verloren. Pulpanekrosen nach Zahntrauma müssen daher frühzeitig diagnostiziert und behandelt werden. Ist bereits zum Zeitpunkt der Erstbehandlung nach Trauma wahrscheinlich, dass die Pulpa in Abhängigkeit vom Wurzelwachstum des Zahnes und der Art der Verletzung keine reelle Überlebenschance hat, muss die endodontische Therapie präventiv erfolgen, um einem Zahnverlust zuverlässig vorzubeugen. Diese Wahrscheinlichkeit ist in Tabelle 6.9 dargestellt.

6.8.1.2 Ersatzgewebsbildung

Wenn die Pulpa den Gefäßanschluss wiederfindet oder dieser lediglich temporär unterbrochen ist, bedeutet dies noch nicht, dass es auch zu einer Regeneration der Pulpa kommt. In vielen Fällen wandelt sich die Pulpa in Ersatzgewebe als aktive Leistung vitaler Odontoblasten um, die zu erhöhter Hartgewebsbildung veranlasst werden.[7,37,100] Drei bis zwölf Monate nach dem Unfall zeigt sich radiologisch eine Verengung des Wurzelkanals durch Hartgewebsapposition auf den

Tabelle 6.9 Wahrscheinlichkeit von Pulpanekrose in Abhängigkeit von der Art der Zahnverletzung und dem Fortschritt des Wurzelwachstums

Zahnverletzung	Wahrscheinlichkeit von Pulpanekrose vor Abschluss des Wurzelwachstums	Wahrscheinlichkeit von Pulpanekrose nach Abschluss des Wurzelwachstums
Erschütterung	0%	4%
Lockerung	0%	16%
Dislokation	7–10%	65–79%
Intrusion	63%	100%
Avulsion	hängt von Art und Dauer der extraoralen Aufbewahrung ab	100%

Wänden des Wurzelkanals bis hin zur vollständigen Obliteration (Abb. 6.93).[13] Als Folge wird die Reaktion des Zahnes auf Sensibilitätstests geringer oder kann völlig ausbleiben.[13] Diese vollständige Umwandlung in Hartgewebe kann in 7 bis 16% aller Fälle zur Gefäßverengung und somit sekundär zur Pulpanekrose und *Parodontitis apicalis* führen.[6,13] Vor allem Zähne mit offenem *Foramen apicale* zeigen Ersatzgewebsbildung.[6] Obliterationen des Wurzelkanals gehen häufig mit gelblich-bräunlichen Verfärbungen der klinischen Krone einher (Abb. 6.94).[13] Sollten diese aus ästhetischen Gründen korrigiert werden müssen, ist darauf zu achten, dass bei der Präparation von Veneers oder Kronen keine Dentinkanälchen freigelegt werden: Eindringende Mikroorganismen können zu einer sekundären Pulpanekrose führen, da das Ersatzgewebe keine pulpaähnliche Abwehrleistung erbringen kann (Abb. 6.95).[14] Eine endodontische Behandlung ist aufgrund der Obliteration nicht mehr möglich. Auch hier kann bereits zum Zeitpunkt der Erstbehandlung die Wahrscheinlichkeit einer Ersatzgewebsbildung abgeschätzt werden. Diese hängt vom Wurzelwachstum des Zahnes und der Art der Verletzung ab (Tab. 6.10).

6.8.1.3 Diagnostik der Pulpa nach Zahntrauma im Recall

Besteht die Wahrscheinlichkeit, dass die Pulpa nach einem Zahntrauma regeneriert oder zumindest eine Ersatzgewebsbildung zeigt (grundsätzlich nach Erschütterung oder Lockerung sowie ggf. nach Dislokation unreifer Zähne), müssen solche Vorgänge engmaschig kontrolliert und verifiziert werden. Sind die

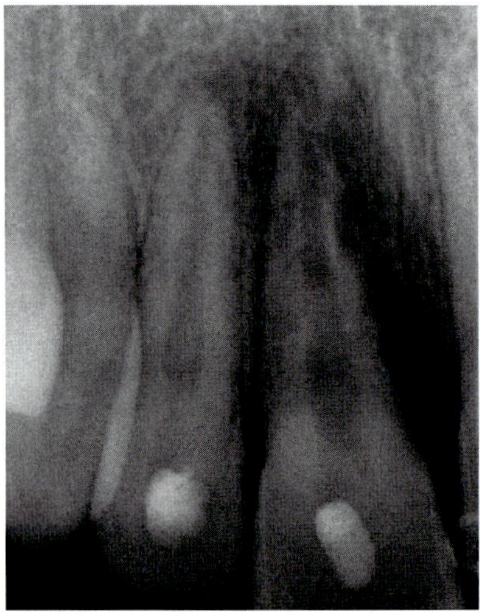

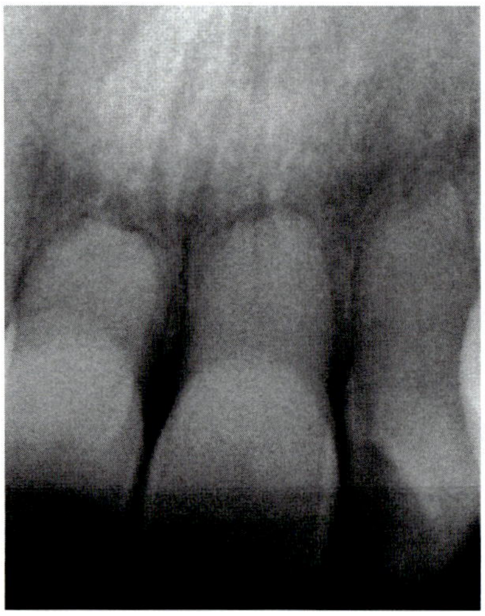

Abb. 6.92 (*links*) Infektionsbedingte Wurzelresorption an Zahn 11 durch unterlassene Wurzelkanalbehandlung bei Pulpanekrose nach Zahntrauma.

Abb. 6.93 (*rechts*) Obliteration der Pulpa mehrerer Frontzähne des Oberkiefers nach Zahntrauma vor Abschluss des Wurzelwachstums.

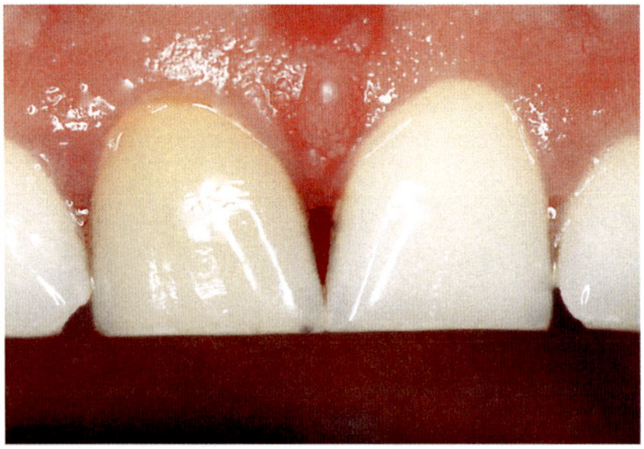

Abb. 6.94 Typische Gelbfärbung der Zahnkrone durch Pulpaobliteration 12 Monate nach Zahntrauma.

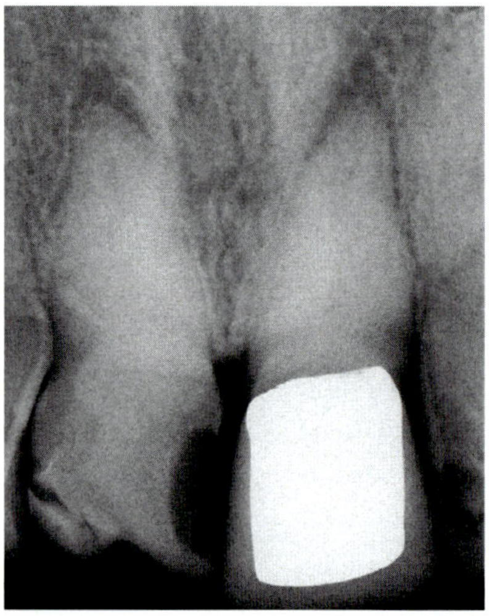

Abb. 6.95 Pulpanekrose mit *Parodontitis apicalis* nach Obliteration und Kronenpräparation bzw. Karies der Zähne 11 und 21.

Tabelle 6.10 Wahrscheinlichkeit von Ersatzgewebsbildung in der Pulpa in Abhängigkeit von der Art der Zahnverletzung und dem Fortschritt des Wurzelwachstums

Zahnverletzung	Wahrscheinlichkeit von Ersatzgewebsbildung vor Abschluss des Wurzelwachstums	Wahrscheinlichkeit von Ersatzgewebsbildung nach Abschluss des Wurzelwachstums
Erschütterung	3%	6%
Lockerung	12%	8%
Dislokation	62–71%	9–19%
Intrusion	25%	0%
Avulsion	hängt von Art und Dauer der extraoralen Aufbewahrung ab	0%

Sensibilitätstests im Kontrollzeitraum zweifelsfrei positiv, ist auch die Pulpa vital. Die Sensibilität der Pulpa wird mithilfe von CO_2-Schnee untersucht. Elektrische Tests sind nach Zahnunfällen aufgrund möglicher falsch positiver Befunde nicht geeignet. Die Applikation von CO_2-Schnee sollte maximal eine Sekunde erfolgen und immer im Vergleich zu korrespondierenden unverletzten Nachbarzähnen getestet werden.

Ersatzgewebsbildungen können sekundär zum Sensibilitätsverlust und nicht selten auch zum Vitalitätsverlust der Pulpa führen. Daher sind auch bei zunächst eindeutigem Sensibilitätstest Kontrollen über mindestens ein Jahr indiziert. Reagiert der Zahn anfangs nicht eindeutig auf den Sensibilitätstest, kann auch die Vitalität der Pulpa kurz nach einem Zahnunfall nicht sicher beurteilt werden. Daher gilt es zunächst, Negativzeichen zu erfassen, die für eine Pulpanekrose sprechen könnten. Typische Anzeichen hierfür können Verfärbungen der Krone nach Tagen oder Wochen (grau, violett oder rot) (Abb. 6.96 bis 6.98), klinische Beschwerden nach Tagen oder Wochen (Perkussion, Spontanschmerz) sowie Anzeichen für pathologische radiologische Veränderungen (Osteolysen von Zahn und Knochen = infektionsbedingte externe Wurzelresorption oder apikale Parodontitis) sein (s. Abb. 6.95). Solche Veränderungen können zwei bis zwölf Wochen nach dem Unfall diagnostiziert werden, eine adäquate endodontische Therapie ist einzuleiten.[14,72] Eine initiale Verfärbung der Zahnkrone, die durch Einblutungen aus der Pulpa in das Dentin entsteht, kann nicht mit permanentem Vitalitätsverlust gleichgesetzt werden. Eine Entfärbung der Zähne und die Wiederkehr der Sensibilität sind möglich.[5]

Periapikale radiologische Veränderungen können jedoch auch durch physiologische posttraumatische Umbauvorgänge im Sinne eines *Transient apical breakdown* entstehen und sind daher kein alleiniges Kriterium für eine Pulpanekrose.[13] Sensibilitätstests können erst zwei bis drei Monate nach einem Zahntrauma wieder eindeutig positiv sein oder bei Ersatzgewebsbildung gar keine Reaktion hervorrufen.[12] Eindeutige Zeichen für die Vitalität der Pulpa finden sich dann nach Wochen bis Monaten radiologisch: Beim unreifen Zahn und vitaler Pulpa kann trotz negativem Sensibilitätstest der Fortschritt des Wurzelwachstums beobachtet werden.[30] Dies bedarf einer vitalen Pulpa. Auch beginnende Obliterationen sind an vitales Gewebe gebunden und können erst nach Monaten radiologisch diagnostiziert werden. In Fällen mit unsicherer klinischer Pulpadiagnostik sind somit regelmäßige radiologische Kontrollen indiziert. Die

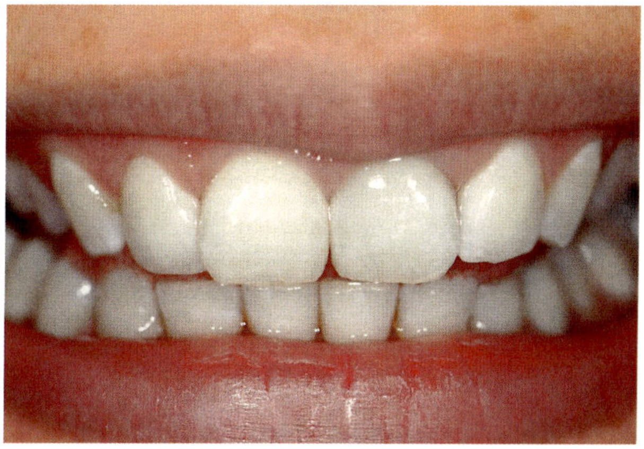

Abb. 6.96 Typische Zahnverfärbung nach Zahntrauma und Pulpanekrose mehrere Wochen nach dem Unfall des Zahnes 21.

erste sollte bereits zwei bis drei Wochen nach Trauma erfolgen, um infektionsbedingte externe Wurzelresorptionen frühzeitig erkennen zu können. Hilfreich sind auch regelmäßige Messungen mit dem Periotest-Gerät; viel früher als radiologische Befunde können unphysiologisch ansteigende Periotest-Werte Hinweise auf eine infektionsbedingte externe Wurzelresorption sein.[33]

Zusammenfassend müssen Pulpanekrosen nach Zahntrauma rasch diagnostiziert und behandelt werden, um einer infektionsbedingten externen Wurzelresorption und somit dem drohenden Zahnverlust sicher vorzubeugen.[33] Auch Zahnverfärbungen durch falsche oder zu späte Therapie sind zu erwähnen, da internes *Bleaching* nach Zahntrauma schwere parodontale Schäden hervorrufen kann, die ggf. zum Zahnverlust führen.[43,44,83]

6.8.2 Spätfolgen im Parodont

Physiologischerweise werden bleibende Zähne des Menschen nicht resorbiert und auch nicht in die Umbauvorgänge des Knochens einbezogen, sonst hätte der Erwachsene keine Zähne mehr. Vitale Zementoblasten und vitales Wurzelzement verhindern dies. Sie schützen die Zähne vor Osteoklasten.[12,33] Osteoklasten sind an sämtlichen Umbauvorgängen des Knochens beteiligt. Sie werden vor allem dann aktiv, wenn Gewebe im Organismus zerstört wurde und phagozytotisch eliminiert werden muss.[59] Kommen Mikroorganismen hinzu, nimmt die Resorptionsgeschwindigkeit deutlich zu.[12,33] Nahezu jedes Zahntrauma geht mit parodontalen Verletzungen einher. Die Schäden der Zellen im Desmodont reichen von Erschütterung über Quetschung bis hin zu großflächigen Zellnekrosen auf der Wurzeloberfläche. Die größten Zellschäden entstehen nach Intrusion bzw. nach Avulsion mit unphysiologischer und/oder langer extraoraler Lagerung. Sind Zahnwurzeln nach einem Unfall nicht mehr überall von einer vitalen Zement-/Zementoblastenschicht geschützt und wird eine kritische Defektgröße (*Critical size defect*) von etwa 4 mm^2 überschritten, beginnen Osteoklasten nach einer Woche den Zahn an diesen ungeschützten Stellen zu resorbieren. Bleibt eine Infektion aus, wird der Zahn in die Umbauvorgänge des Knochens einbezogen und durch diesen ersetzt.[12,33,72,96] Die wichtigsten Formen posttraumatischer externer Wurzelresorptionen sind die Ersatzgewebsresorption (*Osseous replacement, Replacement resorption, Replacement remodeling*) und die infektionsbedingte externe Resorption (*Infection related resorption*).[12]

6.8.2.1 Ersatzgewebsresorption

Schwere Zahnverletzungen können zu irreversiblen Zerstörungen der Zementoblastenschicht führen.[51,90] Es folgt die bereits erwähnte entzündliche Antwort auf die Gewebezerfallsprodukte. Dadurch beginnen aktivierte Osteoklasten mit der Resorption von Zement und Dentin. Der Defekt ist so groß, dass benachbarte vitale Zementoblasten nicht mehr in der Lage sind, den Defekt vollständig auszukleiden. Gegebenenfalls fehlen überhaupt vitale Zellen auf der Wurzeloberfläche, die diesen Defekt auskleiden könnten. Die Osteoklasten setzen die Resorption der Zahnwurzel

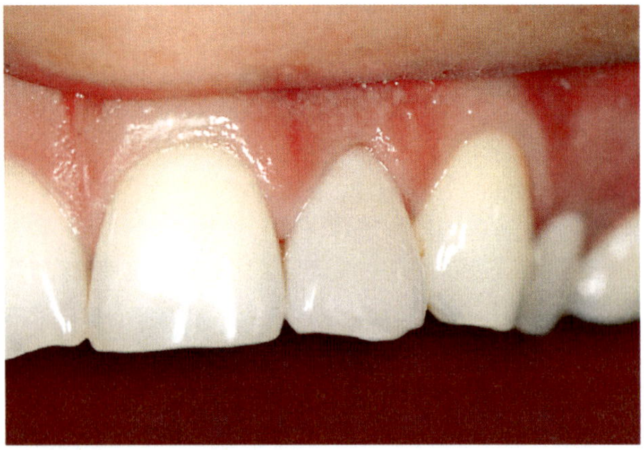

Abb. 6.97 Typische Zahnverfärbung nach Zahntrauma und Pulpanekrose drei Wochen nach dem Unfall des Zahnes 22.

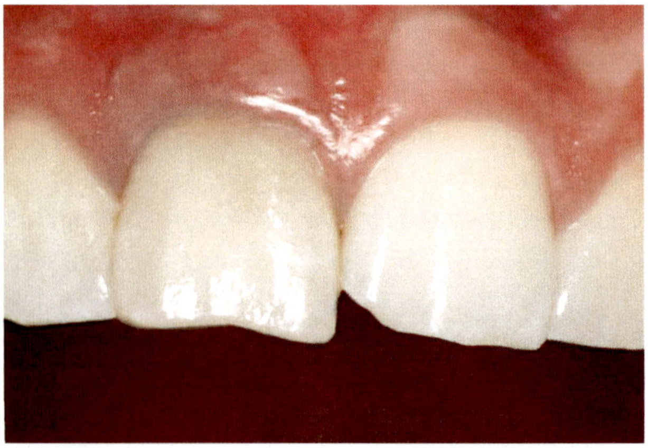

Abb. 6.98 Typische Zahnverfärbung nach Zahntrauma und Pulpanekrose zwei Wochen nach dem Unfall des Zahnes 11.

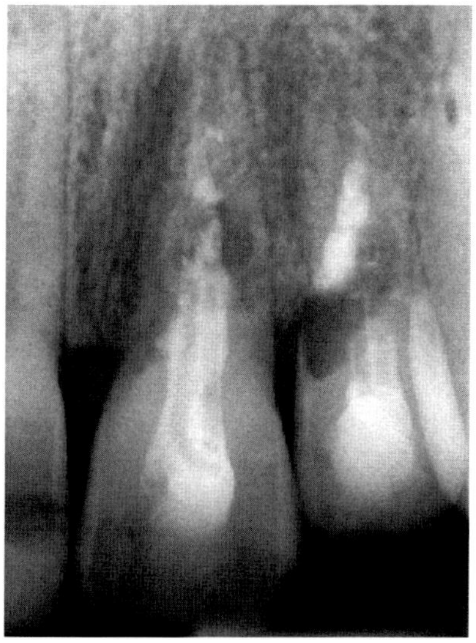

Abb. 6.99 (*links*) Fortgeschrittene Ersatzgewebsresorptionen der Zähne 21 und 22 bei einem Erwachsenen.

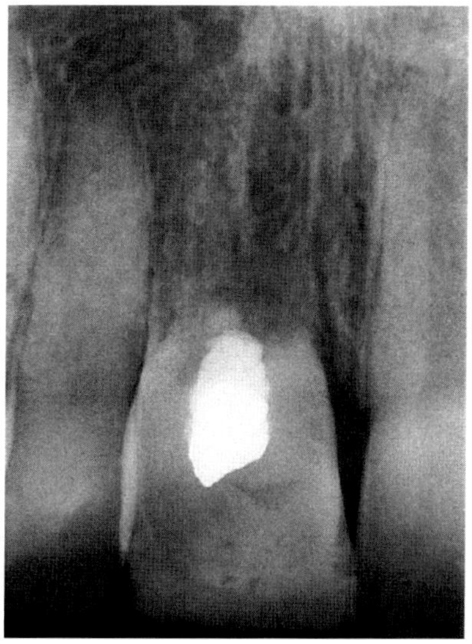

Abb. 6.100 (*rechts*) Fortgeschrittene Ersatzgewebsresorptionen des Zahnes 11 bei einem jungen Erwachsenen.

fort; Osteoblasten ersetzen die resorbierten Zahnsubstanzen unmittelbar durch Alveolarknochen. Es kommt zu einer direkten Anlagerung von Alveolarknochen an die Wurzeloberfläche, eine Ankylose entsteht.[12,48,72,96] In der Folge wird die gesamte Wurzel resorbiert und durch Alveolarknochen ersetzt (Abb. 6.99, Abb. 6.100). Schließlich frakturiert der Zahn und ist verloren.[4] Ersatzgewebsresorptionen laufen bei Kindern ungleich schneller ab als bei Erwachsenen.[12,29] Bereits in der initialen Resorptionsphase werden die (vertikalen) Periotest-Werte kontinuierlich kleiner (Abb. 6.101 bis 6.103). Später ist dann der Perkussionsschall (Spiegelschaft) deutlich erhöht und hat einen typischen hellen, metallischen Klang.[12,30,72] In Abhängigkeit von der Lokalisation und dem Stadium der Resorption zeigen sich auch radiologische Veränderungen. Der Parodontalspalt ist nicht mehr durchgehend zu erkennen und die Konturen des Zahnes verschwinden mit zunehmender Resorption.

Wird eine Ersatzgewebsresorption diagnostiziert, plant man beim erwachsenen Patienten mittelfristig einen definitiven Zahnersatz (Implantat, Brücke). Es dauert im Durchschnitt drei bis sieben Jahre, bis der ankylosierte Zahn verloren geht.[4] Der Alveolarfortsatz bleibt meist in vollem Umfang erhalten, da die Zahnwurzel lediglich in Knochen umgebaut wird und zunächst keine entzündlichen Vorgänge mit Knochenresorptionen stattfinden.

Bei Kindern oder Jugendlichen d. h. im wachsenden Kiefer, kommt es neben der Wurzelresorption zu einem Wachstumsstopp des Kieferknochens im Bereich des betroffenen Zahnes.[12,14,29] Während der Oberkiefer weiter nach kaudal und anterior wächst, bleibt der ankylosierte Zahn in seiner Position; er scheint klinisch „kürzer" zu werden (Abb. 6.104 bis 6.106).[63]

Nach Abschluss des Wachstums verbleiben laterale und vertikale Knochendefekte, die vor Implantation teilweise aufwändig augmentiert werden müssen. Außerdem werden solche Zähne mit fortschreitender Pubertät durch die sich verschlechternde Ästhetik zunehmend als störend empfunden, können auch psychologisch belastend sein und sind völlig funktionslos. Ankylosierte Zähne im wachsenden Kiefer müssen ab einer Infraposition von mehr als 1 mm in der Regel umgehend entfernt werden.[12,53,63] Mögliche Folgetherapien sind das kieferorthopädische Offenhalten der Lücke bzw. der Lückenschluss, der insbesondere nach Ankylose bzw. Verlust der beiden mittleren Schneidezähne diskutiert werden sollte. Ein einseitiger kieferorthopädischer Lückenschluss wird oftmals nicht favorisiert: Die Kompromisse (Verschiebung der Mittellinie, ästhetische Kompromisse bei deutlich kleinerem lateralem Inzisivus, erforderliche Weichgewebskorrekturen marginal) sind insbesondere bei hoher Lachlinie kaum zu tolerieren. In den meisten Fällen ist es besser, einen Zahn mit vitalem Desmodont an die Stelle des ankylosierten Zahnes zu transplantieren, der den Fortschritt des Kieferwachstums stimuliert und gleichzeitig ästhetischen und funktionellen Ansprüchen genügt.

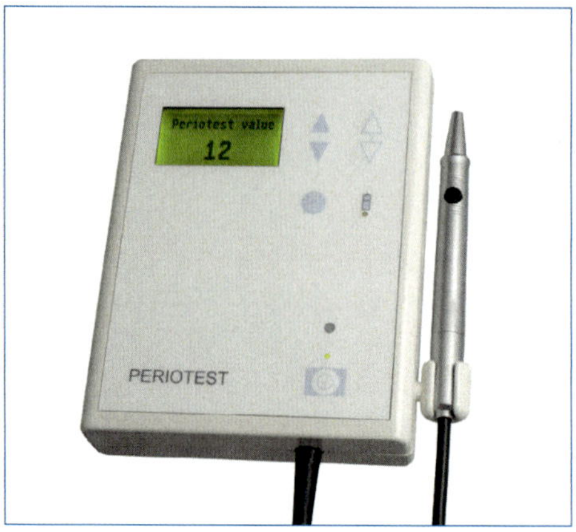

Abb. 6.101 Periotest-Gerät zur Frühdiagnose einer Ankylose (Ersatzgewebsresorption).

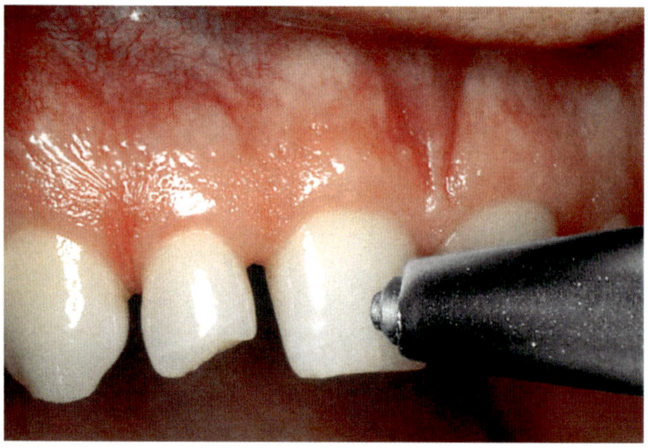

Abb. 6.102 Horizontale Periotest-Messung.

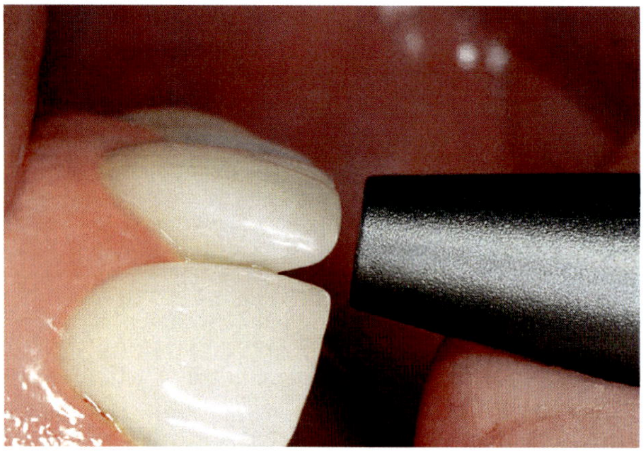

Abb. 6.103 Deutlich sensitivere vertikale Periotest-Messung.

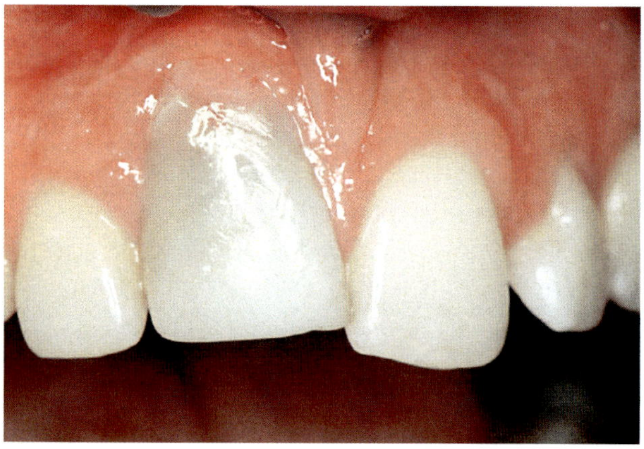

Abb. 6.104 Typische Folge der unfallbedingten Ankylose bei Kindern: Infraposition von Zahn 11.

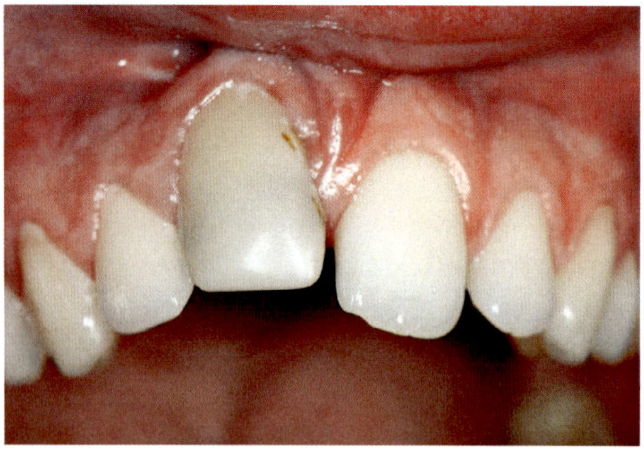

Abb. 6.105 Infraposition von Zahn 11.

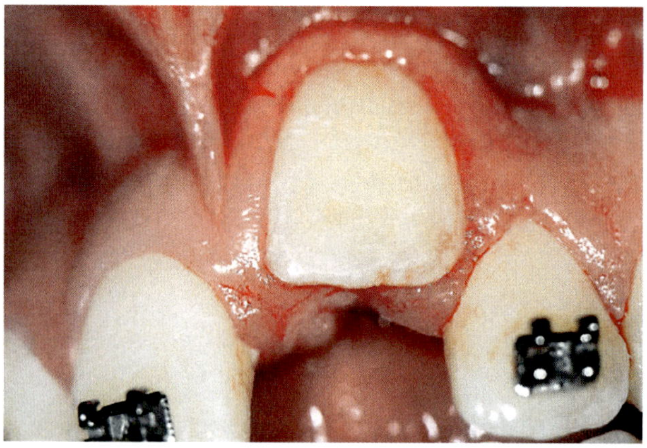

Abb. 6.106 Massive Infraposition von Zahn 21.

Die klassische Therapie besteht in der Transplantation eines (unteren) Prämolaren (Abb. 6.107 bis 6.129). Die Erfolgraten dieser Therapie sind hoch, nach der parodontalen Heilung lassen sich die transplantierten Prämolaren ästhetisch korrigieren.[8,9,10,11,14,57] Die Entfernung eines Prämolaren muss jedoch auch aus kieferorthopädischer Sicht indiziert sein. Zusätzlich sollte zum Zeitpunkt der Transplantation die Prämolarenwurzel zu etwa 70% ausgebildet und der Zahn durchgebrochen sein. Bei wurzelunreifen Prämolaren-Transplantaten wäre aus biologischer Sicht eine endodontische Behandlung zunächst nicht erforderlich. Da die Pulpa nach Transplantation fast immer eine Ersatzgewebsbildung zeigt, bedeutet dies, dass für die

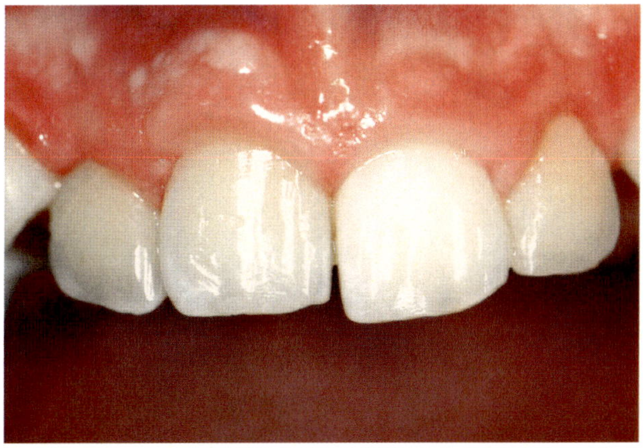

Abb. 6.107 (bis 6.129 gleicher Fall) Prämolaren-Transplantation nach fortgeschrittener Ersatzgewebsresorption und progredienter Infraposition von Zahn 11 bei einem 14-jährigen Patienten.

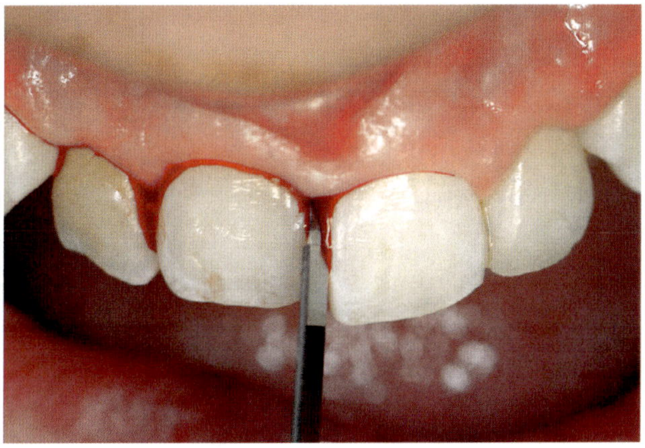

Abb. 6.108 Scharfes Trennen der gingivalen Fasern.

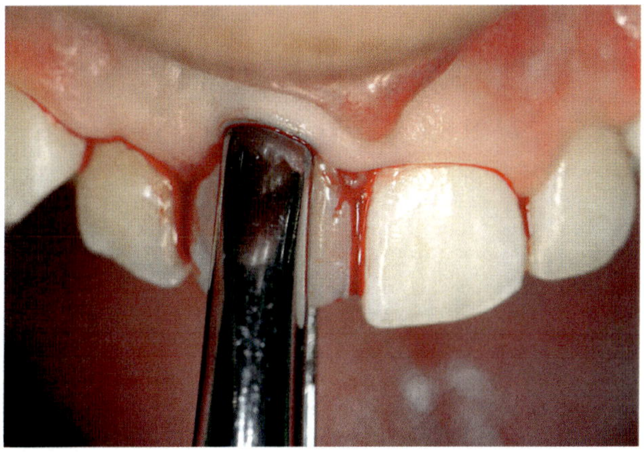

Abb. 6.109 Ansatz einer diamantierten Zange.

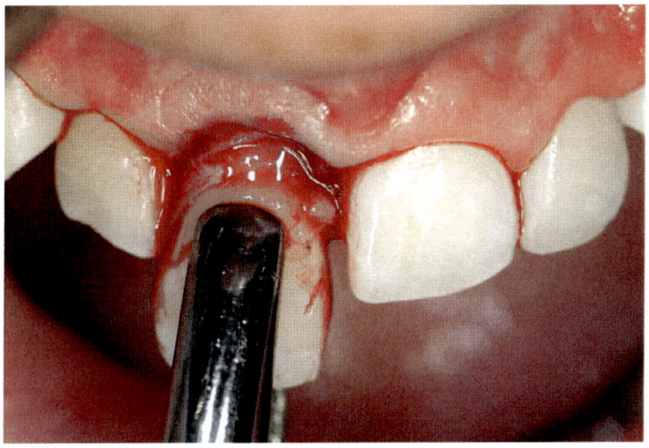

Abb. 6.110 Mobilisation des Zahnes.

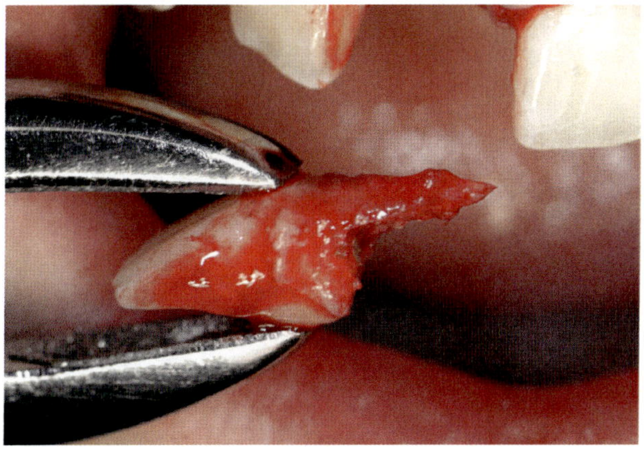

Abb. 6.111 Initiale Fraktur durch fortgeschrittene Ersatzgewebsresorption.

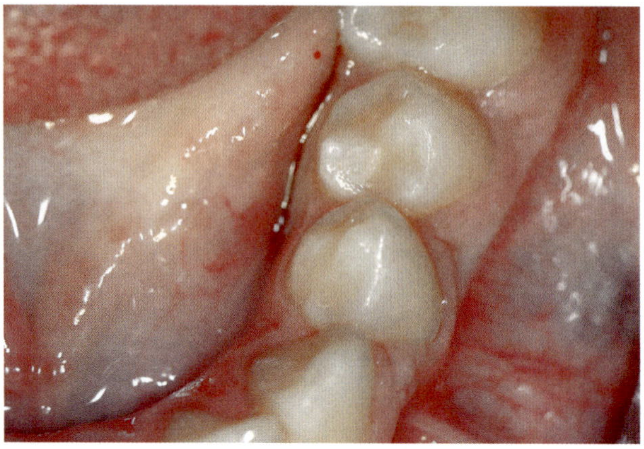

Abb. 6.112 Okklusale Ansicht des radiologisch ausgewählten Transplantats 35.

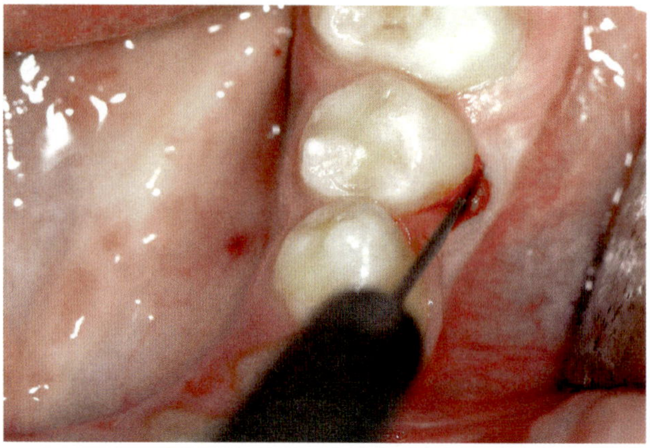

Abb. 6.113 Scharfes Trennen der gingivalen Transplantatfasern.

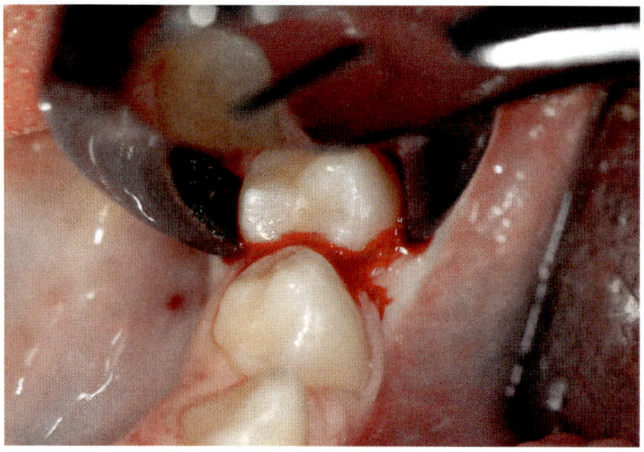

Abb. 6.114 Gewebe schonende Entnahme des Transplantats.

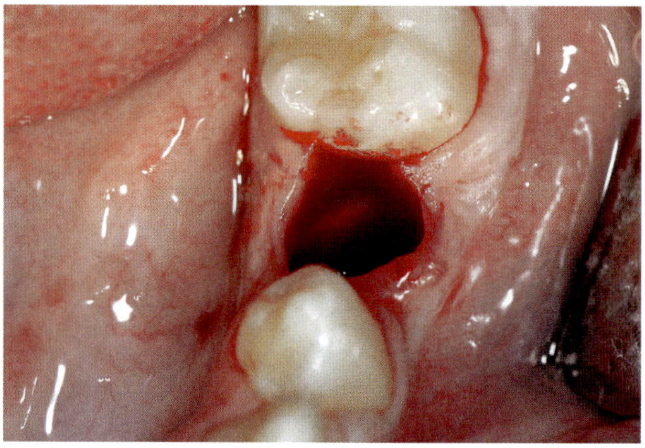

Abb. 6.115 Entnahmestelle in *regio* 35.

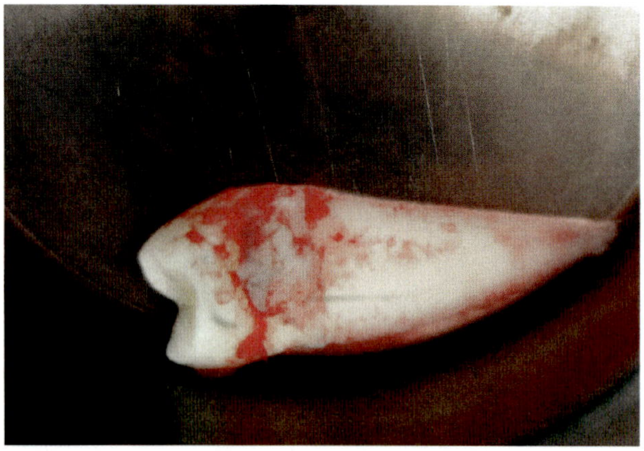

Abb. 6.116 Zellphysiologische Lagerung in der Zahnrettungsbox Dentosafe.

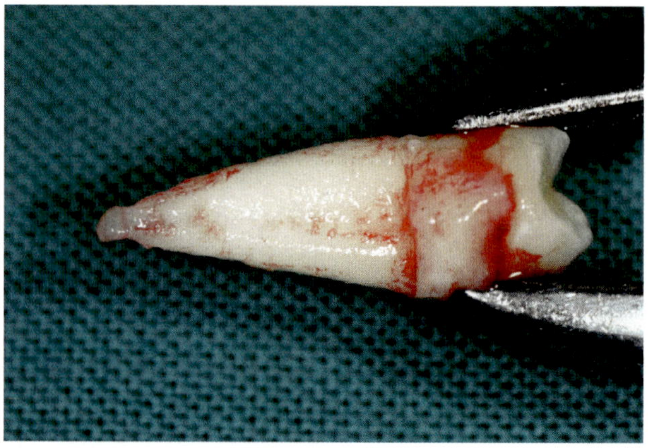

Abb. 6.117 Fixation in einer diamantierten Extraktionszange.

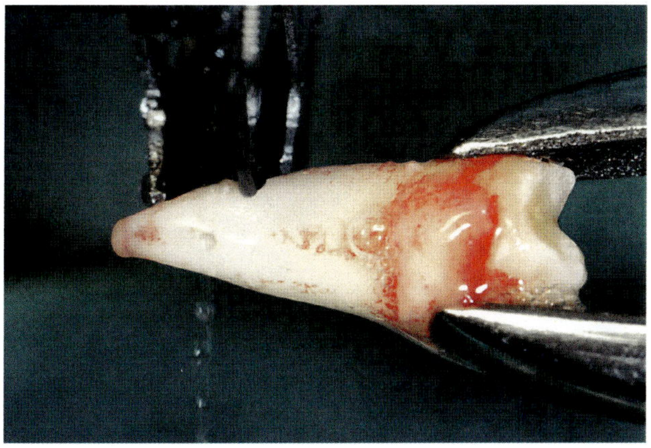

Abb. 6.118 Ansetzen der intensiv gekühlten diamantierten Trennscheibe.

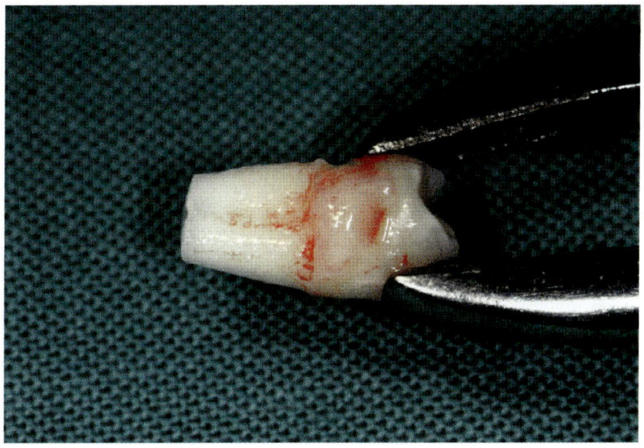

Abb. 6.119 Absetzen der Wurzelspitze.

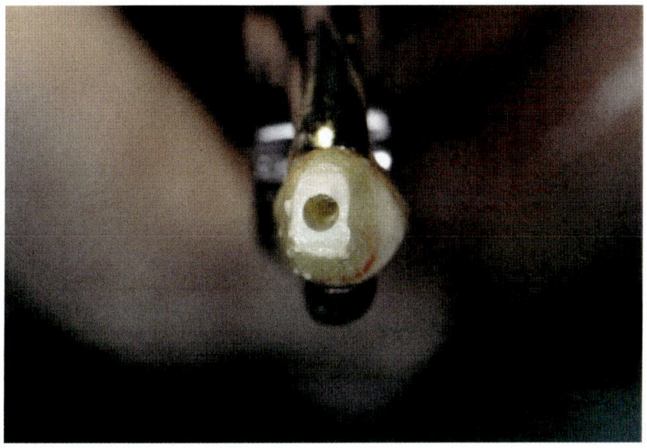

Abb. 6.120 Retrograde Aufbereitung mit Retropost *(Foramen apicale* < 1 mm).

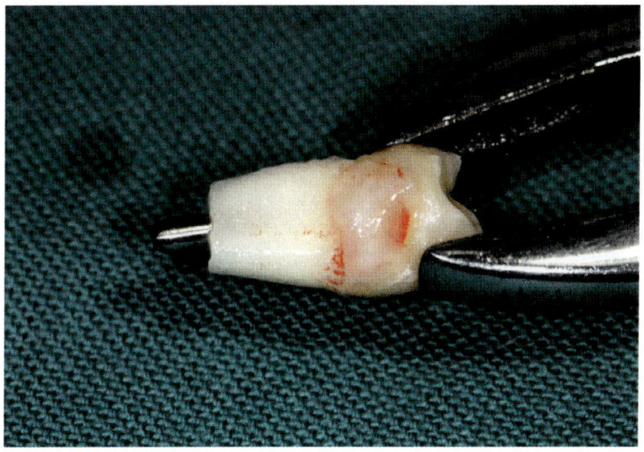

Abb. 6.121 Extraorale Wurzelkanalfüllung mit Retropost.

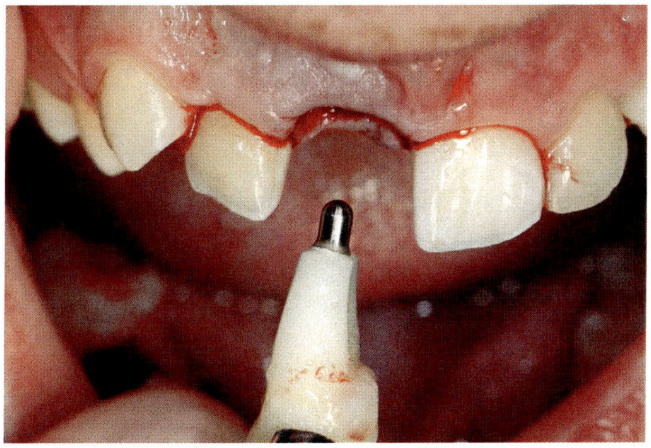

Abb. 6.122 Transplantation.

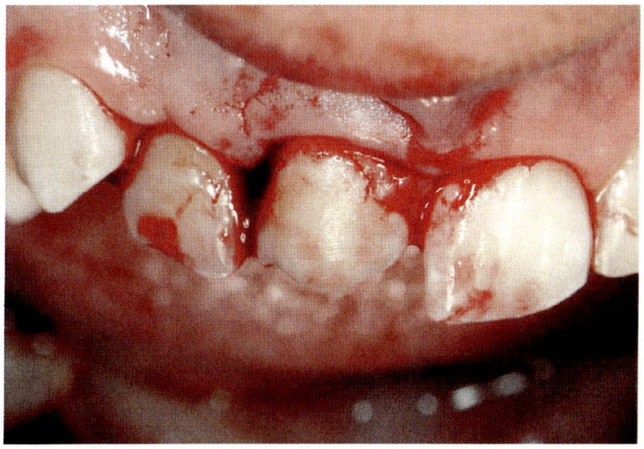

Abb. 6.123 Endgültige Position.

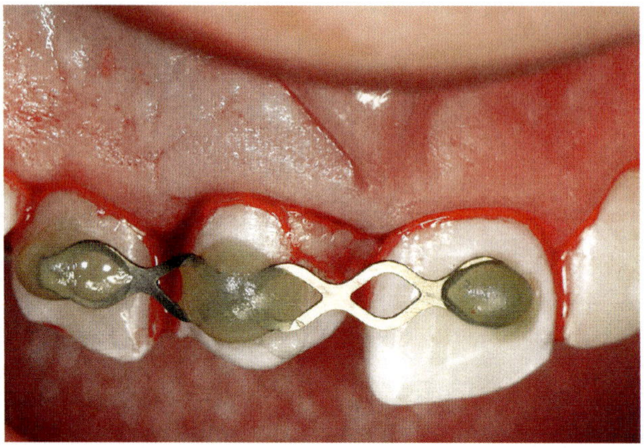

Abb. 6.124 Schienung mit der Titan-Trauma-Schiene; bukkale Ansicht.

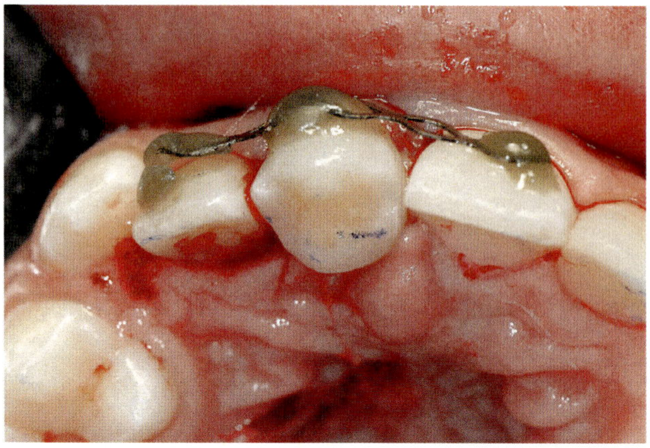

Abb. 6.125 Schienung mit der Titan-Trauma-Schiene; okklusale Ansicht.

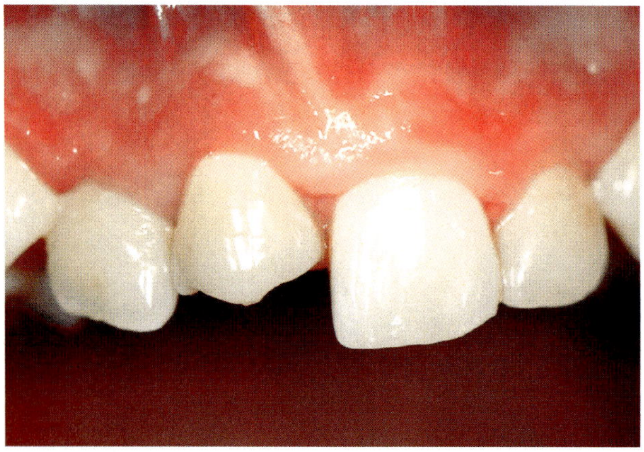

Abb. 6.126 Situation nach Entfernung der Schiene vier Wochen postoperativ.

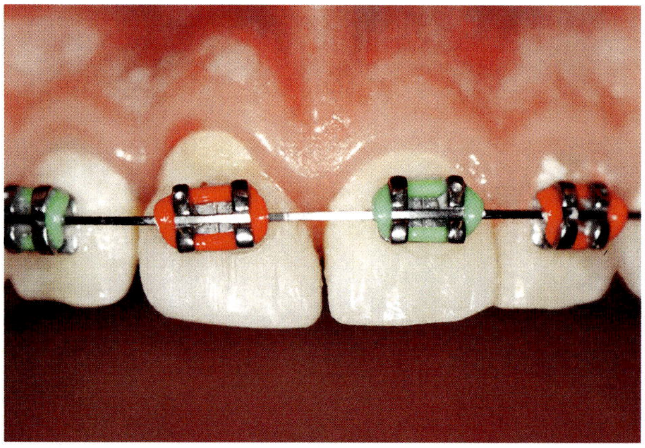

Abb. 6.127 Postoperativer Verlauf nach der Rekonstruktion mit Komposit zwei Jahre nach der Transplantation; der Zahn befindet sich in aktiver kieferorthopädischer Behandlung, Ansicht von bukkal.

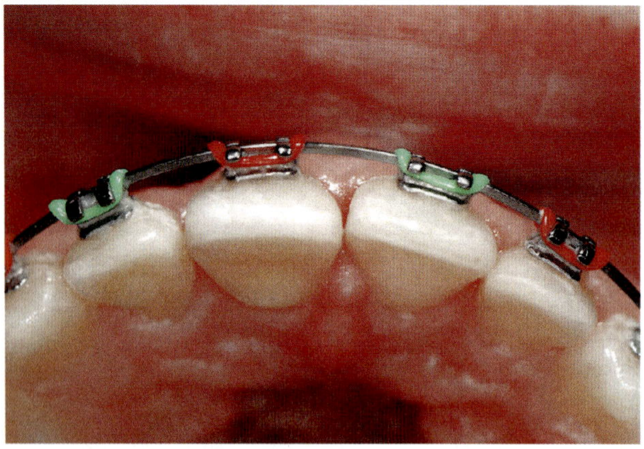

Abb. 6.128 Ansicht von okklusal.

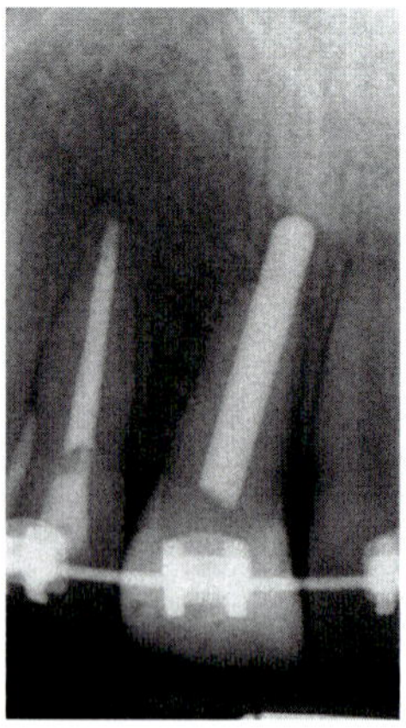

Abb. 6.129 Der Zahnfilm zwei Jahre *post operationem* sowie der korrespondierende Periotest-Wert (12) veranschaulichen die parodontale Heilung.

Transformation der Prämolarenkrone in eine Frontzahnkrone keine Dentinkanälchen freigelegt werden sollten, um eine iatrogene *Parodontitis apicalis* zu verhindern. Dies ist jedoch in einigen Fällen aufgrund der morphologischen Unterschiede zwischen Prämolaren und Schneidezähnen nicht möglich. Daher empfiehlt sich nicht nur bei wurzelreifen Prämolaren in den meisten Fällen eine retrograde extraorale Stiftinsertion zur Prävention endodontisch induzierter Komplikationen mit drohendem Transplantatverlust.

Sind die bleibenden Prämolaren noch zu wurzelunreif und/oder noch nicht durchgebrochen, sollte die Transplantation eines Milcheckzahnes in Erwägung gezogen werden. Dessen Wurzel sollte noch zu etwa 70% erhalten sein; eine autologe, nicht anresorbierte Wurzellänge von etwa 3 mm ist ausreichend.[53] Die Indikation zur Milcheckzahntransplantation betrifft Kinder zwischen dem achten und zehnten Lebensjahr (Abb. 6.130 bis 6.143). Nicht nur nach Ankylose, sondern auch nach unfallbedingtem Zahnverlust bei Kindern können die Zähne auf biologische Weise ersetzt werden. Bei diesem Verfahren ist immer eine Wurzelkanalbehandlung erforderlich, die aufgrund des Alters der Patienten und der begonnenen physiologischen Wurzelresorption grundsätzlich extraoral mittels retrograder Stiftinsertion erfolgen muss.[77] Erste Ergebnisse über einen Zeitraum von sieben Jahren sind vielversprechend.[77,82] Die Milcheckzahntransplantation ist eine hervorragende Möglichkeit, um einen verloren gegangenen Frontzahn

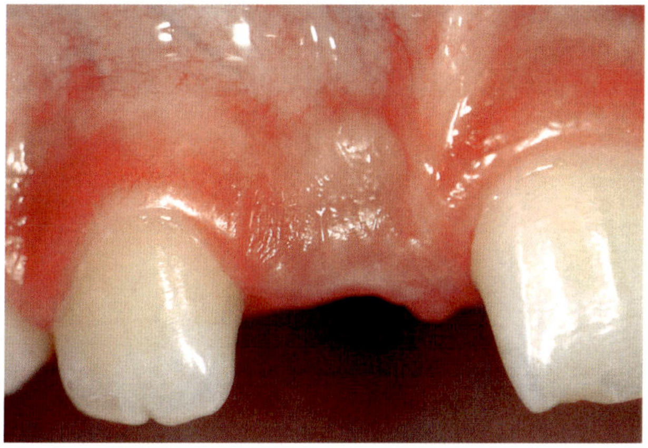

Abb. 6.130 (bis 6.143 gleicher Fall) Milcheckzahntransplantation nach unfallbedingtem Zahnverlust bei einem 9-jährigen Patienten; präoperative klinische Situation von bukkal.

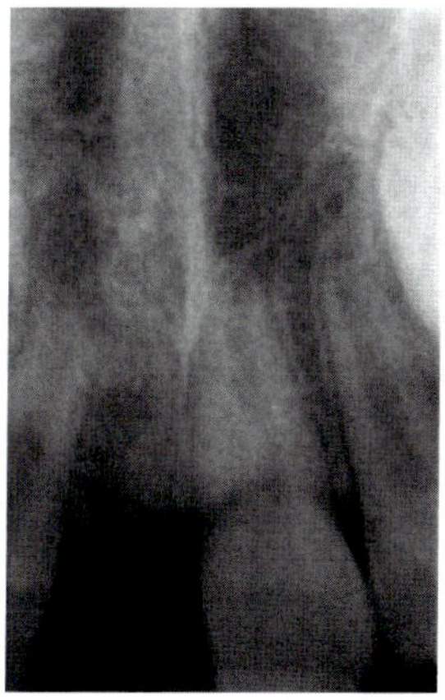

Abb. 6.131 Der Zahnfilm zeigt die präoperative radiologische Situation.

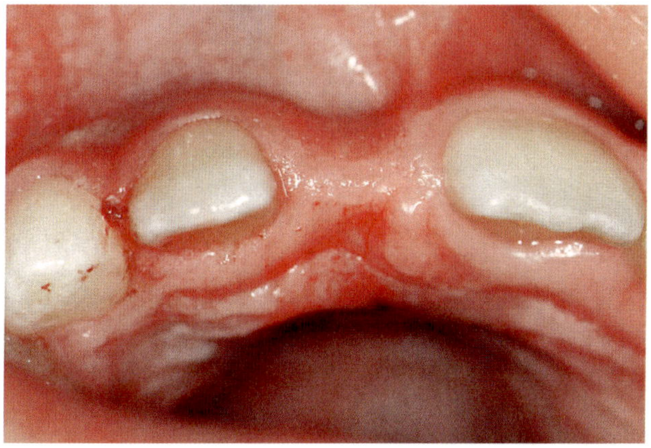

Abb. 6.132 Klinische Situation von okklusal nach Lokalanästhesie.

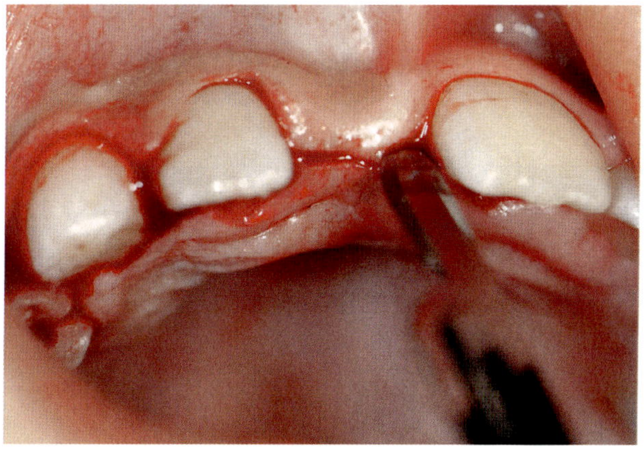

Abb. 6.133 Adäquate Schnittführung zur Translantatentnahme und Schaffung des Transplantatlagers.

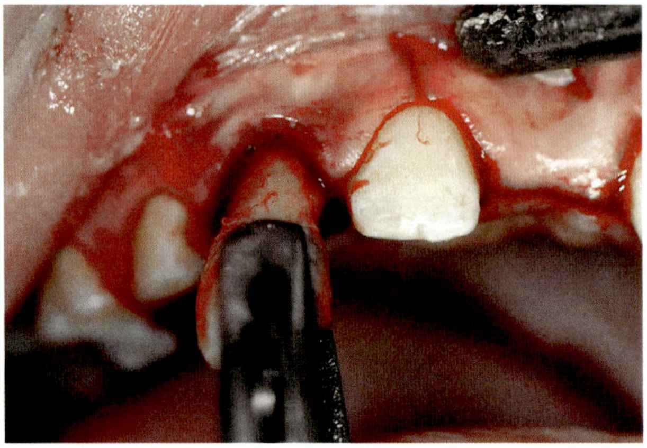

Abb. 6.134 Gewebe schonende Entnahme des Transplantats Zahn 53.

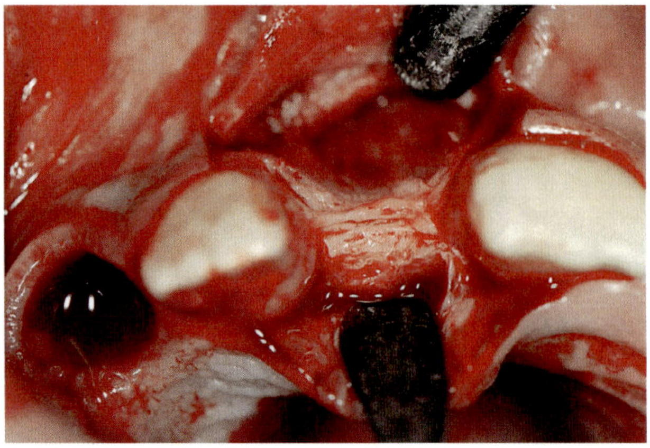

Abb. 6.135 Darstellung der lokalen Situation in *regio* 11.

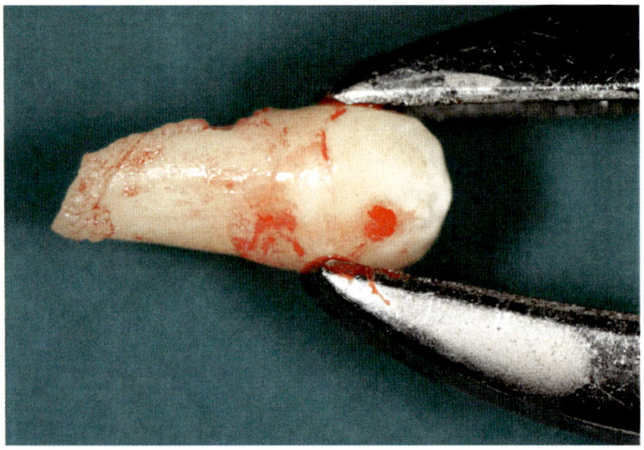

Abb. 6.136 Fixation in einer diamantierten Extraktionszange.

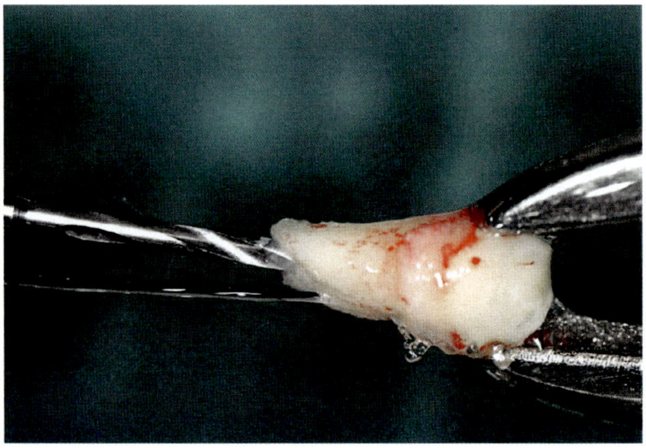

Abb. 6.137 Retrograde Aufbereitung des Wurzelkanals.

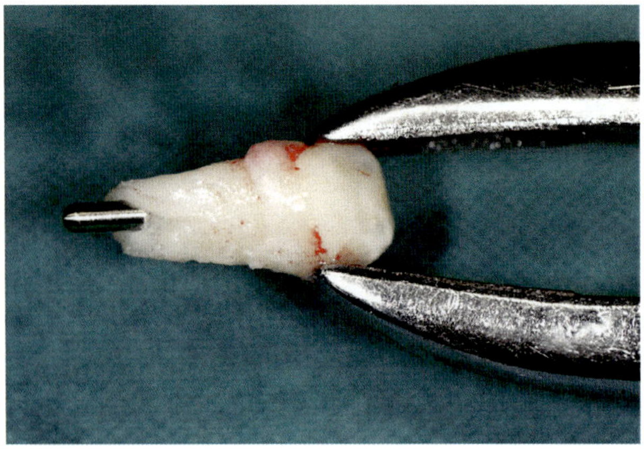

Abb. 6.138 Extraorale Wurzelkanalfüllung mit Retropost.

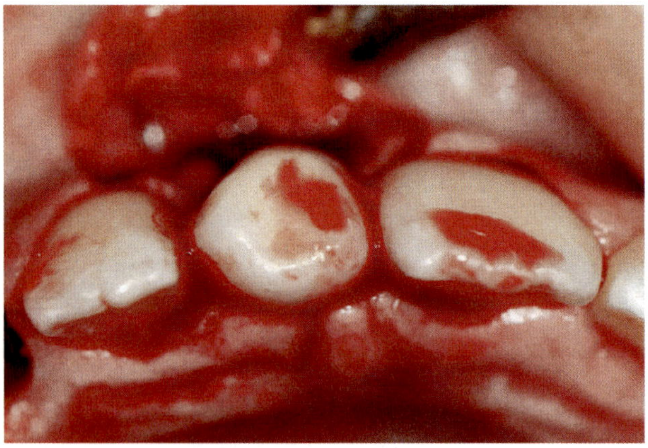

Abb. 6.139 Transplantation des Milchzahnes.

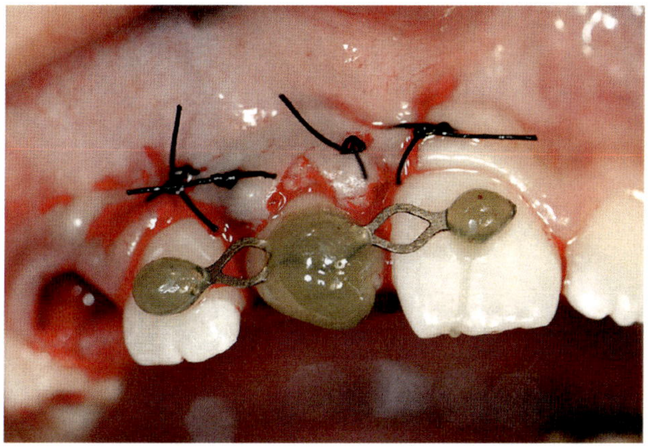

Abb. 6.140 Schienung mit der Titan-Trauma-Schiene nach entsprechender parodontalchirurgischer Intervention.

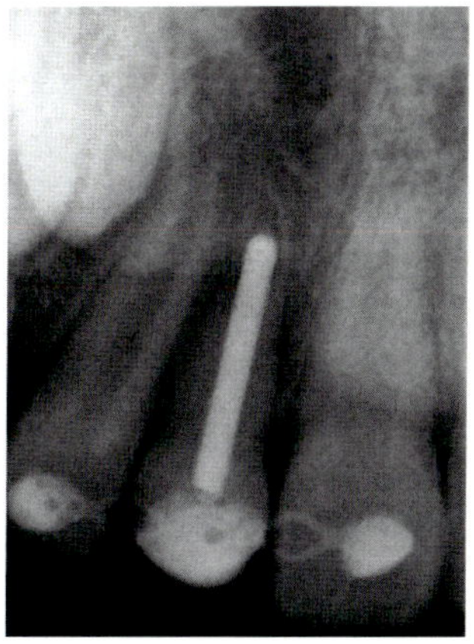

Abb. 6.141 Postoperativer Kontrollzahnfilm.

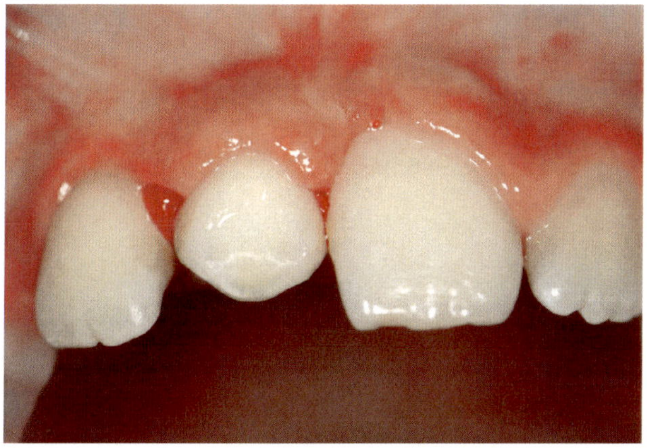

Abb. 6.142 Situation unmittelbar nach Entfernung der Schiene sechs Wochen nach Transplantation.

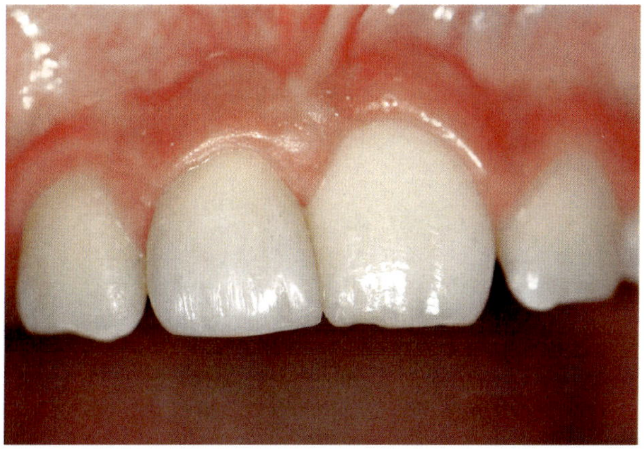

Abb. 6.143 Situation zwei Jahre nach der Transplantation, Rekonstruktion mit Komposit.

bereits im Kindesalter zumindest temporär zu ersetzen, das umgebende Hart- und Weichgewebe zu erhalten und den Fortschritt des Kieferwachstums zu gewährleisten.

Bei kleinflächigen Wurzelresorptionen (progrediente Infraposition und Periotest-Werte > 0) kann heute eine intentionelle Replantation mit Emdogain in Betracht gezogen werden (Abb. 6.144 bis 6.147).[36,38,40] Der Zahn wird schonend entfernt. Um infektionsbedingten externen Wurzelresorptionen vorzubeugen, bietet sich die extraorale retrograde Stiftinsertion an. Die Resektion der Wurzelspitze ermöglicht zusätzlich, anresorbierte Wurzelanteile im apikalen und mittleren Wurzeldrittel zu resezieren, ohne funktionelle oder statische Kompromisse machen zu müssen.[31,79,80,81] Auch großzügigere Resektionen der Wurzel sind möglich; eine autologe Restwurzellänge von 2 bis 3 mm ist grundsätzlich ausreichend.[32] Auf die resorbierten Wurzeloberflächen sowie in die Alveole wird ohne vorherige Konditionierung Emdogain aufgetragen. Der Zahn wird replantiert und wie nach Avulsion über etwa zwei Wochen mobil geschient. Die Insertion des Titanstiftes beeinträchtigt nicht die Einheilung des autologen Wurzelabschnitts.[79,80,81] Bisherige Erfahrungen mit dieser Methode zeigen über viele Jahre gute Ergebnisse.[40]

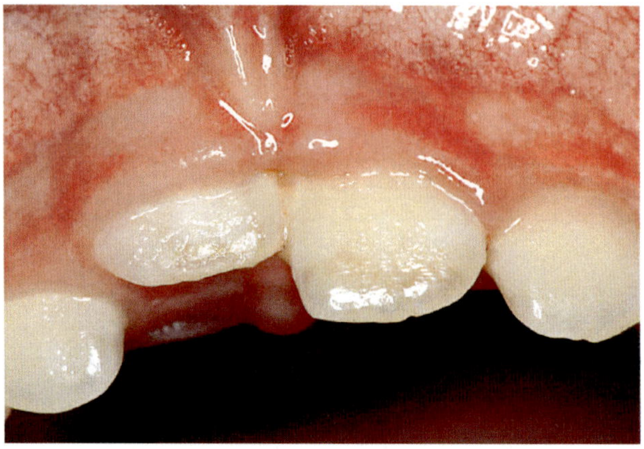

Abb. 6.144 (bis 6.147 gleicher Fall) Ausgangsbefund bei einem 9-jährigen Patienten: kleinflächige unfallbedingte Ankylose bzw. klinisch progrediente Infraposition bei positivem Periotest-Wert.

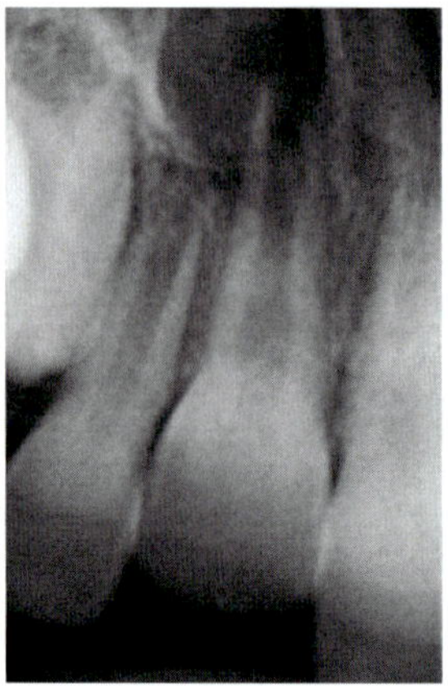

Abb. 6.145 Radiologischer Ausgangsbefund.

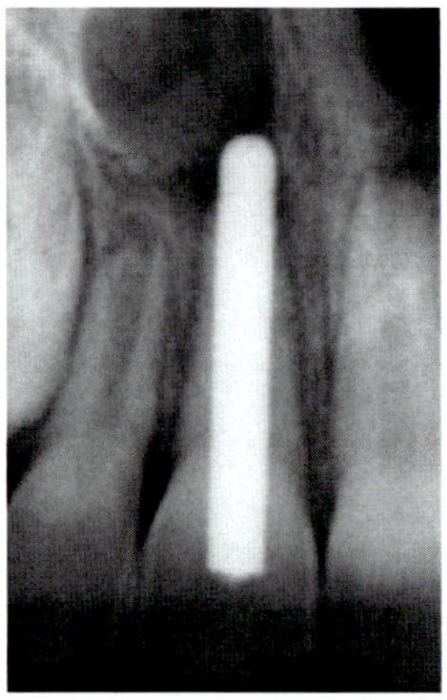

Abb. 6.146 Radiologische Situation vier Jahre nach Gewebe schonender Entfernung, extraoraler Stiftinsertion, Applikation von Emdogain und intentioneller Replantation von Zahn 11.

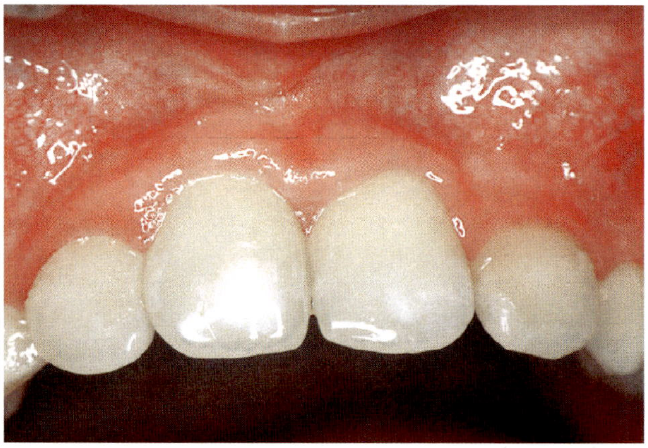

Abb. 6.147 Klinische Situation vier Jahre nach Replantation von Zahn 11.

6.8.2.2 Infektionsbedingte externe Wurzelresorption

Das Auftreten einer infektionsbedingten externen Wurzelresorption bedarf ebenfalls eines Defekts des Wurzelzements, der gleichzeitig Dentintubuli eröffnet.[12,96] In der Folge können Mikroorganismen oder deren Toxine aus der Pulpa, die nicht oder unzureichend endodontisch behandelt wurde, in das Parodont austreten. Aber auch falsche Schienungstechnik oder unzureichende Zahnpflege nach dem Unfall können zu einem Eindringen von Keimen via *Sulcus gingivae* zu den beschädigten Arealen der Wurzeloberfläche führen.[97] Die eindringenden Bakterien aktivieren Osteoklasten, was zu einer raschen Resorption von Zement und Dentin sowie des benachbarten Alveolarknochens im Sinne einer akuten Infektion führt (Abb. 6.148-bis 6.150).[12,96] Der betroffene Zahn ist perkussionsempfindlich und deutlich gelockert. Gegebenenfalls entleert sich Pus aus dem Sulkus. Radiologisch zeigen sich Osteolysen im Bereich der Zahnwurzel und des umgebenden Alveolarknochens, da die Zahnsubstanz nicht durch Knochen, sondern durch Entzündungsgewebe ersetzt wird. Der Zahn geht innerhalb weniger Wochen verloren. Frühstadien einer infektionsbedingten Resorption lassen sich bei engmaschigen Kontrollen mit dem Periotest-Verfahren erkennen: Die Messwerte sind erhöht.

Kommt es zur infektionsbedingten externen Wurzelresorption, sind sofortige Trepanation, vorsichtiges Entfernen nekrotischen Gewebes (vorwiegend durch

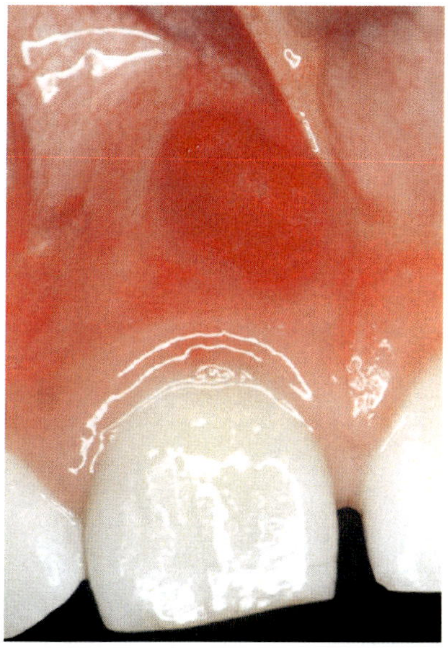

Abb. 6.148 Typischer klinischer Befund einer infektionsbedingten Wurzelresorption.

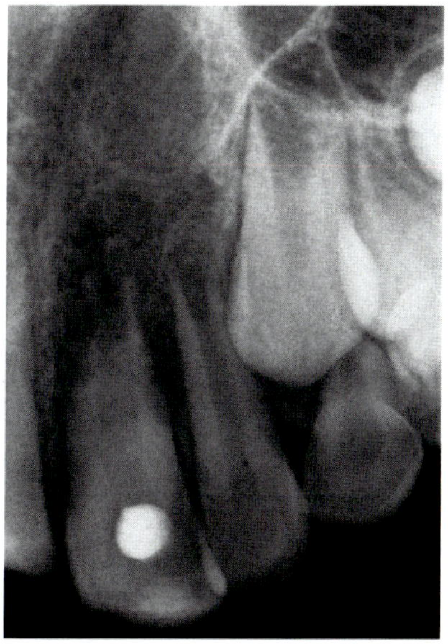

Abb. 6.149 Typischer radiologischer Befund einer infektionsbedingten Wurzelresorption.

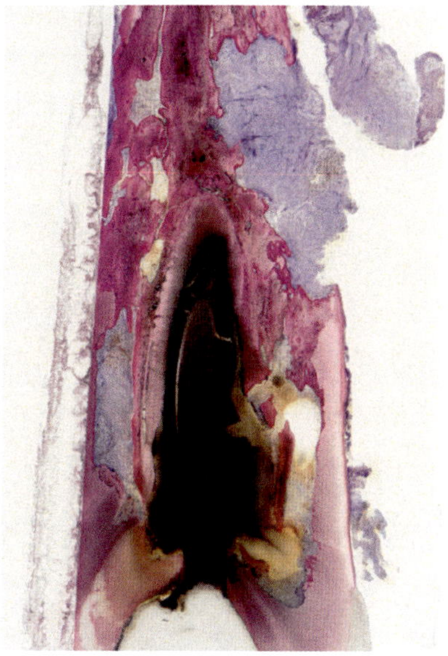

Abb. 6.150 Typisches histologisches Bild einer infektionsbedingten Wurzelresorption.

Abb. 6.151 (*links*) Infektionsbedingte Resorption nach Avulsion und Replantation des Zahnes 42; zunächst Kalziumhydroxid-Langzeiteinlagen. Die definitive Wurzelkanalfüllung erfolgte 16 Monate später.

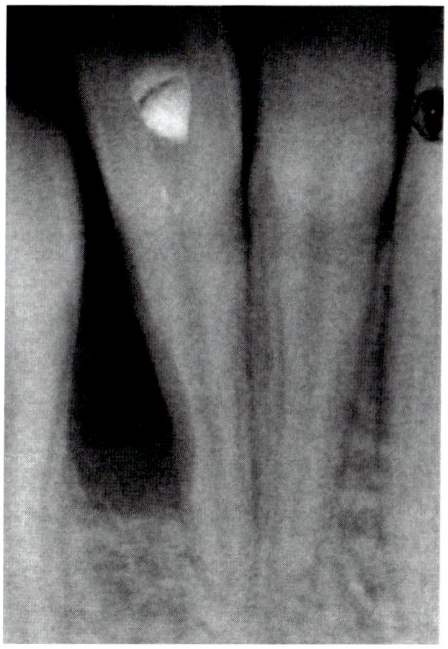

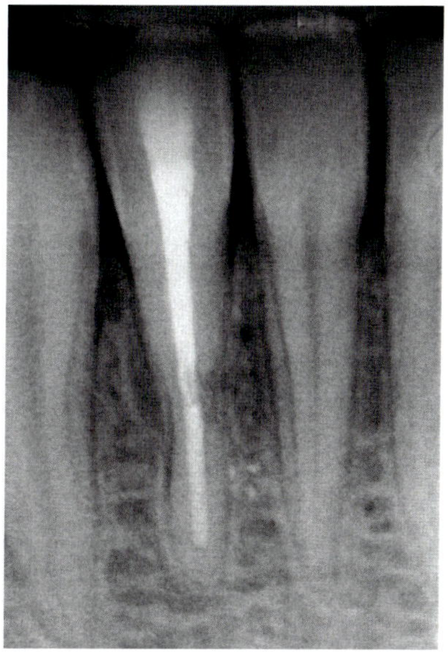

Abb. 6.152 (*rechts*) Radiologische Situation nach fünf Jahren.

Spülen, keine exzessive Aufbereitung) und eine temporäre Wurzelkanalfüllung mit Kalziumhydroxid erforderlich. Kalziumhydroxid ist einerseits in der Lage, eine Keimreduktion im Wurzelkanalsystem bis in die Dentintubuli zu erreichen, andererseits unterbindet es damit auch infektionsbedingte externe Wurzelresorptionen.[13] Beim wurzelreifen Zahn kann nach Abklingen der akuten Infektion meist eine konventionelle Wurzelkanalbehandlung durchgeführt werden (Abb. 6.151, Abb. 6.152). Bei offenem *Foramen apicale* ist dies jedoch nicht möglich: Die apikalen Kanalwände divergieren und es fehlt ein apikaler Stopp.[55] Außerdem ist die vollständige Entfernung des nekrotischen Gewebes in unreifen Zähnen erschwert.[26] Für diese Fälle werden wiederum zwei unterschiedliche Therapien favorisiert: die Apexifikation und die intentionelle Replantation (s. Kap. 4).

Die Apexifikation erfolgt durch langfristige Kalziumhydroxid-Einlagen, die etwa alle drei Monate erneuert werden.[26,55,109] Obwohl das Wurzelwachstum

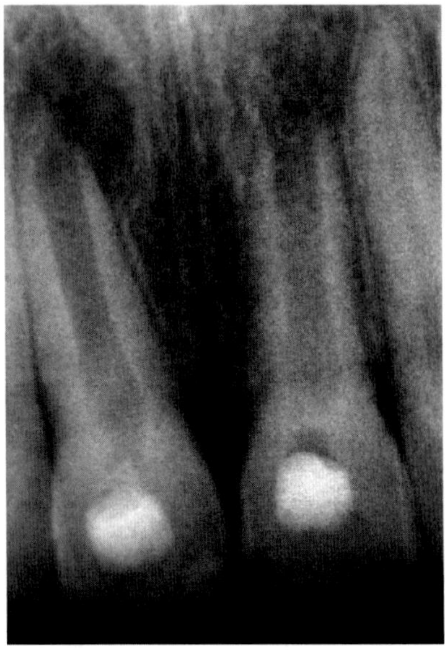

Abb. 6.153 (bis 6.154 gleicher Fall) *Parodontitis apicalis* der wurzelunreifen Zähne 11 und 21 nach Frontzahntrauma.

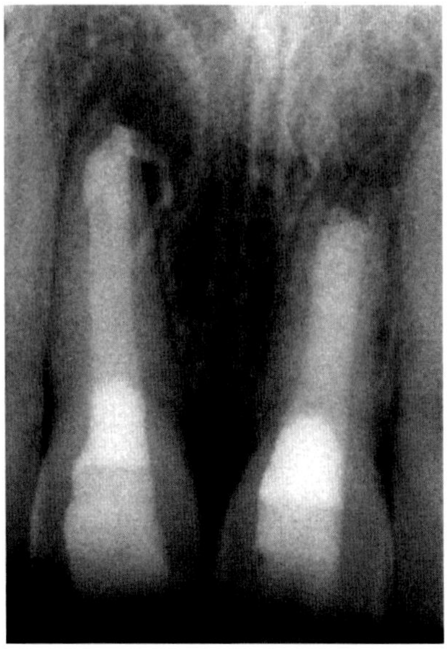

Abb. 6.154 Kalziumhydroxid-Einlage für vier Wochen.

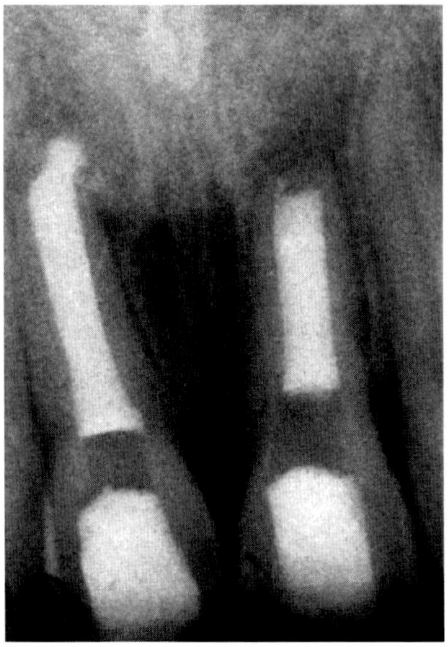

Abb. 6.155 Wurzelkanalfüllung mit MTA als apikaler Verschluss sowie Guttapercha und Sealer (vertikale Kondensation).

nicht weiter fortschreiten kann, bildet sich im Durchschnitt nach 6 bis 18 Monaten eine horizontale Hartsubstanzbarriere.[94] Sie entsteht dort, wo das Kalziumhydroxid Kontakt zu vitalem Gewebe im apikalen Bereich hat.[26] Anzustreben ist eine vertikale Ausdehnung bis 2 mm vor den radiologischen Apex.[50] Sie ermöglicht nach Abschluss der Apexifikation eine vollständige Wurzelkanalfüllung.[27,50,55] Unter lang dauernden Kalziumhydroxid-Einlagen wird jedoch in einem hohen Prozentsatz über zervikale Wurzelfrakturen berichtet, die zum Zahnverlust führen.[25] Alternativ kommt heute eine frühzeitige Wurzelkanalfüllung mit Mineral Trioxide Aggregate (Pro Root MTA) infrage (Abb. 6.153 bis 6.155).

6.8.2.3 Diagnostik des Parodonts nach Zahntrauma im Recall

Externe Wurzelresorptionen führen zu reversiblen oder irreversiblen Veränderungen des Zahnhalteapparats. Diese Veränderungen können in Abhängigkeit von Ausdehnung und Lokalisation radiologisch auf einer Einzelzahnaufnahme oder Aufbissaufnahme erkannt werden. Radiologische Veränderungen der Zahnhartsubstanzen werden jedoch häufig erst dann sichtbar, wenn mindestens etwa 50% der anorganischen Substanzen aufgelöst sind. Externe Wurzelresorptionen werden somit radiologisch vergleichsweise spät oder bei palatinaler bzw. vestibulärer Lokalisation gar nicht dargestellt. Daher eignen sich Röntgenaufnahmen nicht zur Frühdiagnostik unfallbedingter Resorptionen.[3,12]

Frühzeitiges Erkennen und rasches Einleiten der entsprechenden Therapie (s. o.) ist jedoch für die Prognose des verunfallten Zahns von großer Bedeutung. Im Gegensatz zu intraoralen Röntgenaufnahmen ist das Periotest-Verfahren in der Lage, externe Wurzelresorptionen frühzeitig und zuverlässig zu erkennen. Mit dem Periotest-Gerät werden die Zähne horizontal durch einen integrierten Stössel definiert perkutiert (s. Abb. 6.101 bis 6.103). Der untersuchte Zahn sollte dabei möglichst vertikal stehen und der Messkopf etwa im rechten Winkel im Abstand zwischen 0,5 mm und 2,5 mm angesetzt werden. Das Gerät misst die Dämpfungseigenschaften des Zahnhalteapparates. Der parodontalen Auslenkung wird ein Wert zugeordnet, der akustisch und optisch wiedergegeben wird. Als Vergleich sind die unverletzten Nachbarzähne zu prüfen, da die vom Hersteller angegebenen Normwerte eine hohe Variabilität aufweisen. Der Normbereich für einen mittleren oberen Schneidezahn liegt beispielsweise zwischen 3 und 13, für einen lateralen Inzisivus zwischen 3 und 10. Größere Messwerte lassen auf eine entzündlich erhöhte oder traumatisch bedingte Zahnlockerung schließen. Kleinere Periotest-Werte beschreiben pathologische Verengungen des Parodontalspalts, den direkten Kontakt oder die knöcherne Verbindung zwischen Alveolarknochen und

Zahn: die Ankylose. Pro Zahn sollten zwei bis drei Messungen durchgeführt werden.

Für die Diagnostik von Wurzelresorptionen ist eine Verlaufskontrolle erforderlich. Daher sollten bei jeder der zunächst engmaschigen posttraumatischen Kontrollen Periotest-Werte erhoben werden. Resorptionsbedingte Veränderungen der Messwerte werden dadurch sicher und schnell erkannt. Erfahrungen zeigen, dass vertikal gemessene Periotest-Werte noch früher Hinweise auf eine beginnende externe Wurzelresorption geben (Flachlagerung des Patienten, Zahnachse möglichst parallel zum Boden und Ansatz des Messkopfes axial).[30] Radiologische Kontrollen und die Ermittlung des Perkussionsschalls mit einem Spiegelschaft – jeweils verglichen mit den Nachbarzähnen – ergänzen die Diagnostik. Postoperative Kontrollen des Parodonts sollten nach allen Zahnunfällen mindestens über ein Jahr erfolgen, da manche Spätfolgen erst nach Monaten auftreten. Schwer verletzte Zähne bedürfen eines deutlich längeren Recalls.

6.9 Literatur

1. American Dental Association, Council on Dental Materials. Mouth protectors and sports team dentists. J Am Dent Assoc 1984;109:84–87.
2. Amis T, Di Somma E, Bacha F, Wheatley J. Influence of intra-oral maxillary sports mouthguards on the airflow dynamics of oral breathing. Med Sci Sports Exerc 2000;32:284–290.
3. Andersson L, Blomlöf L, Lindskog S, Feiglin B, Hammarström L. Tooth ankylosis. Clinical, radiographic and histological assessments. Int J Oral Surg 1984;3:423–431.
4. Andersson L, Bodin I, Sorensen S. Progression of root resorption following replantation of human teeth after extended extraoral storage. Endod Dent Traumatol 1989;5:38–47.
5. Andreasen FM. Transient apical breakdown and its relation to color and sensibility changes after luxation injuries to teeth. Endod Dent Traumatol 1986;2:9–19.
6. Andreasen FM, Zhijie Y, Thomsen BL, Andersen PK. Occurrence of pulp canal obliteration after luxation injuries in the permanent dentition. Endod Dent Traumatol 1987;3:103–115.
7. Andreasen FM. Pulpal healing after luxation injuries and root fracture in the permanent dentition. Thesis, Copenhagen University 1995.
8. Andreasen JO, Paulsen HU, Yu Z, Ahlquist R, Bayer T, Schwartz O. A long-term study of 370 autotransplanted premolars. Part I. Surgical procedures and standardized techniques for monitoring healing. Eur J Orthod 1990;12:3–13.
9. Andreasen JO, Paulsen HU, Yu Z, Ahlquist R, Bayer T, Schwartz O. A long-term study of 370 autotransplanted premolars. Part II. Surgical procedures and standardized techniques for monitoring healing. Eur J Orthod 1990;12:14–24.
10. Andreasen JO, Paulsen HU, Yu Z, Schwartz O. A long-term study of 370 autotransplanted premolars. Part III. Periodontal healing subsequent to transplantation. Eur J Orthod 1990;12:25–37.
11. Andreasen JO, Paulsen HU, Yu Z, Bayer T. A long-term study of 370 autotransplanted premolars. Part IV. Root development subsequent to transplantation. Eur J Orthod 1990;12:38–50.
12. Andreasen JO, Andreasen FM. Avulsions. In: Andreasen JO, Andreasen FM (eds). Textbook and color atlas of traumatic injuries to the teeth. Kopenhagen: Munksgaard, 1994: 383–425.
13. Andreasen JO, Andreasen FM. Luxation injuries. In: Andreasen JO, Andreasen FM (eds). Textbook and color atlas of traumatic injuries to the teeth. Kopenhagen: Munksgaard, 1994:315–382.
14. Andreasen JO, Kristerson L, Tsukiboshi M, Andreasen FM. Autotransplantation of teeth to the anterior region. In: Andreasen JO, Andreasen FM (eds). Textbook and color atlas of traumatic injuries to the teeth. Kopenhagen: Munksgaard, 1994:671–690.
15. Andreasen JO, Borum M, Jacobsen HL, Andreasen FM. Replantation of 400 avulsed permanent incisors. 1. Diagnosis of healing complications. Endod Dent Traumatol 1995;11:51–58.
16. Andreasen JO, Borum M, Jacobsen HL, Andreasen FM. Replantation of 400 avulsed permanent incisors. 2. Factors related to pulp healing. Endod Dent Traumatol 1995;11: 59–68.
17. Andreasen JO, Borum M, Jacobsen HL, Andreasen FM. Replantation of 400 avulsed permanent incisors. 4. Factors related to periodontal ligament healing. Endod Dent Traumatol 1995;11:76–89.
18. Andreasen JO, Andreasen FM, Bakland LK, Flores MT. Traumatic dental injuries. Kopenhagen: Munksgaard, 2003.
19. Bemelmanns P, Pfeiffer P. Häufigkeit von Zahn-, Mund- und Kieferverletzungen und Bewährung von Mundschutz bei Spitzensportlern. Sportverletz Sportschaden 2000;14: 139–143.
20. Björvatn K, Selvig KA, Klinge B. Effect of tetracycline and SnF2 on root resorption in replanted incisors in dogs. Scand J Dent Res 1989;97:477–482.
21. Borum MK, Andreasen JO. Therapeutic and economic implications of traumatic dental injuries in Denmark: an estimate based on 7549 patients treated at a major trauma center. Int J Paediatr Dent 2001;11:249–258.
22. Bosshardt DD, Sculean A, Windisch P, Pjetursson BE, Lang NP. Effects of enamel matrix proteins on tissue formatting along the roots of human teeth. J Periodontal Res 2005; 40:158–167.
23. Chapman PJ. Attitudes to mouthguards and prevalence of orofacial injuries in international rugby: a study oh the 1990 Wallabies. Aust J Sci Med Sports 1991;23:115–117.
24. Cvek M, Cleaton-Jones P, Austin J, Kling M, Lownie J, Fatti P. Effect of topical application of doxycycline on pulp revascularisation and periodontal healing in reimplanted monkey incisors. Endod Dent Traumatol 1990;6:170–176.
25. Cvek M. Prognosis of luxated non-vital maxillary incisors treated with calcium hydroxide and filled with guttapercha. Endod Dent Traumatol 1992;8:45–55.
26. Cvek M. Endodontic management of traumatized teeth. In: Andreasen JO, Andreasen FM (eds). Textbook and color atlas of traumatic injuries to the teeth. Kopenhagen: Munksgaard, 1994:517–585.
27. De Cleen M. Apexifikation – eine Literaturübersicht und klinische Empfehlungen. Endodontie 1994;3:39–46.

28. Dorney B, Dreve V, Rickert T. Signature mouthguard. Quintessenz Zahntech 1994;20:311–319.
29. Ebeleseder KA, Friehs S, Ruda C, Pertl C, Glockner K, Hulla H. A study of replanted permanent teeth in different age groups. Endod Dent Traumatol 1998;14:274–278.
30. Ebeleseder KA, Glockner K. Folgen des dentalen Traumas. Endodontie 1999;2:113–124.
31. Filippi A, Kirschner H. Nachuntersuchungen auto-alloplastisch replantierter Zähne. Z Zahnarztl Implantol 1992; 8:117–121.
32. Filippi A, Pohl Y, Tekin U. Transplantation of displaced and dilacerated anterior teeth. Endod Dent Traumatol 1998; 14:93–98.
33. Filippi A, von Arx T, Buser D. Externe Wurzelresorptionen nach Zahntrauma: Diagnose, Konsequenzen, Therapie. Schweiz Monatsschr Zahnmed 2000;110:712–729.
34. Filippi A, Tschan J, Pohl Y, Berthold H, Ebeleseder K. A retrospective classification of tooth injuries using a new scoring system. Clin Oral Invest 2000;4:173–175.
35. Filippi A, Pohl Y. Der Zahnschutz: Prävention von Zahnunfällen im Sport. Schweiz Monatsschr Zahnmed 2001; 111:1074–1085.
36. Filippi A, Pohl Y, von Arx T. Treatment of replacement resorption with Emdogain – preliminary results after 10 months. Dent Traumatol 2001;17:135–139.
37. Filippi A, Pohl Y, von Arx T. Das Verhalten der Pulpa nach Zahntrauma: Diagnose, Konsequenzen, Therapie. Schweiz Monatsschr Zahnmed 2001;111:39–56.
38. Filippi A, Pohl Y, von Arx T. Treatment of replacement resorption with Emdogain – a prospective clinical study. Dent Traumatol 2002;18:138–143.
39. Filippi A, von Arx T, Lussi A. Comfort and discomfort of dental trauma splints – a comparison of a new device (TTS) with three commonly used splinting techniques. Dent Traumatol 2002;18:275–280.
40. Filippi A, Pohl Y, von Arx T. Treatment of replacement resorption by intentional replantation, resection of the ankylosed sites, and Emdogain – results of a 6 year survey. Dent Traumatol, 2006;22:307–311.
41. Flanders RA, Bhat M. The incidence of orofacial injuries in sports: A pilot study in Illinois. J Am Dent Assoc 1995; 126:491–496.
42. Francis KT, Brasher J. Physiological effects of wearing mouthguards. Br J Sports Med 1991;25:227–231.
43. Friedman S, Rotstein I, Libfeld H, Stabholtz A, Heling I. Incidence of external root resorption and esthetic results in 58 bleached pulpless teeth. Endod Dent Traumatol 1988;4:23–26.
44. Fuss Z, Szajkis S, Tagger M. Tubular permeability to calcium hydroxide and to bleaching agents. J Endod 1989;15: 362–362.
45. Garon MW, Merkle A, Wright JT. Mouth protectors and oral trauma: a study of adolescent football players. J Am Dent Assoc 1986;112:663–665.
46. Hammarström L, Heijl L, Gestrelius S. Periodontal regeneration in a buccal dehiscence model in monkeys after application of enamel matrix proteins. J Clin Periodontol 1997;24:669–677.
47. Heijl L, Heden G, Svärdström G, Östgren A. Enamel matrix derivative (Emdogain) in the treatment of intrabony periodontal defects. J Clin Periodontol 1997;24:705–714.
48. Hellsing E, Alatli-Kut I, Hammarström L. Experimentally induced dentoalveolar ankylosis in rats. Int Endod J 1993;26:93–98.
49. Hoffmann J, Alfter G, Rudolph NK, Göz G. Experimental comparative study of various mouthguards. Endod Dent Traumatol 1999;15:157–163.
50. Hulla H, Ebeleseder KA, Glockner K, Städtler P. Results of gentle endodontic treatment in apexification of non-vital permanent teeth. Ital J Paediatr Dent 1999:5;137–140.
51. Hupp JG, Mesaros SV, Aukhil I, Trope M. Periodontal ligament vitality and histologic healing of teeth stored for extended periods before transplantation. Endod Dent Traumatol 1998;14:79–83.
52. Johnsen DC, Winters JE. Prevention of intraoral trauma in sports. Dent Clin North Am 1991;35:657–666.
53. Kirschner H, Filippi A, Pohl Y, Ebeleseder K. Unfallverletzungen der Zähne. Hannover: Elsevier, 2005.
54. Kling M, Cvek M, Mejare I. Rate and predictability of pulp revascularisation in therapeutically reimplanted permanent incisors. Endod Dent Traumatol 1986;2:83–89.
55. Kockapan C..Endodontie. Gießen: Lehmanns, 1998: 186–194.
56. Krasner P, Rankow HJ. New philosophy for the treatment of avulsed teeth. Oral Surg Oral Med Oral Pathol Oral Radiol Endod 1995;79:616–623.
57. Kristerson L, Lagerström L. Autotransplantation of teeth in cases with agenesis or traumatic loss of maxillary incisors. Eur J Orthod 1991;13:486–492.
58. Lahti H, Sane J, Ylipaavalniemi P. Dental injuries in ice hockey games and training. Med Sci Sports Exerc 2002;34:400–402.
59. Lambrecht JT. Resorbierende Knochenzellen des Menschen in vitro. München, Wien: Carl Hanser Verlag, 1991.
60. Lang B, Pohl Y, Filippi A. Knowledge and prevention of dental trauma in team handball. Dent Traumatol 2002; 18: 329–334.
61. Lang B, Filippi A. Der Zahnschutz im Sport: Funktion, Herstellung, Design. Endodontie 2003;12:39–51.
62. Lee-Knight CT, Bell RD, Faulkner RA, Schneider VE. Protective mouthguards and sports injuries. J Can Dent Assoc 1991;57:39–41.

63. Malmgren O, Malmgren B, Goldson L. Orthodontic management of the traumatized dentition. In: Andreasen JO, Andreasen FM (eds). Textbook and color atlas of traumatic injuries to the teeth. Kopenhagen: Munksgaard, 1994:587–633.
64. McCelland C, Kinirons M, Geary L. A preliminary study of patient comfort associated with customised mouthguards. Br J Sports Med 1999;33:186–189.
65. McNutt T, Shannon SW, Wright JT, Feinstein RA. Oral trauma in adolescent athletes: a study of mouth protectors. Pediatr Dent 1989;11:209–213.
66. McTigue DJ. Diagnosis and management of dental injuries in children. Pediatr Clin North Am 2000;47:1067–1084.
67. Mischkowski RA, Zöller JE. Mundschutz zur Vorbeugung von sportbedingten Zahn-, Mund- und Kieferverletzungen. Sportverletz Sportschaden 1998;12:152–161.
68. Morrow RM, Bonci T. A survey of oral injuries in female college and university athletes. Athletic Training 1989;24:236–237.
69. Morrow RM, Conci T, Seals RR, Branwell GM. Oral injuries in southwest conference women basketball players. Athletic Training 1991;26:344–345.
70. Morton JG, Burton JF. An evaluation of the effectiveness of mouthguards in high-school rugby players. N Z Dent J 1979;75:151–153.
71. Naumann S, Pohl Y, Filippi A. Endodontische Therapie nach unfallbedingter Avulsion und Intrusion von Zähnen. Quintessenz 2003;54:241–249.
72. Ne RF, Witherspoon DE, Gutman JL. Tooth resorption. Quintessence Int 1999;30:9–25.
73. Oikarinen KS, Salonen MA, Korhonen J. Comparison of the guarding capacities of mouth protectors. Endod Dent Traumatol 1993;9:115–119.
74. Oikarinen KS, Salonen MA. Introduction to four custom-made mouth protectors constructed of single and double layers for activists in contact sports. Endod Dent Traumatol 1993;9:19–24.
75. Padilla RR, Lee TK. Pressure-laminated athletic mouth guards: a step-by-step process. J Calif Dent Assoc 1999;27: 200–209.
76. Pohl Y, Tekin U, Boll M, Filippi A, Kirschner H. Investigations on a cell culture medium for storage and transportation of avulsed teeth. Aust Endod J 1999;25:70–75.
77. Pohl Y, Filippi A, Kirschner H. Auto-alloplastic transplantation of a primary canine after traumatic loss of a permanent central incisor. Dent Traumatol 2001;17:188–193.
78. Pohl Y, Filippi A, Kirschner H. Extraoral endodontic treatment by retrograde insertion of posts: a long-term study on replanted and transplanted teeth. Oral Surg Oral Med Oral Pathol Radiol Endod 2003;95:355–363.
79. Pohl Y, Filippi A, Kirschner H. Results after replantation of avulsed permanent teeth. I. Endodontic considerations. Dent Traumatol 2005;21:80–92.
80. Pohl Y, Filippi A, Kirschner H. Results after replantation of avulsed permanent teeth. II. Periodontal healing and the role of physiologic storage and antiresorptive-regenerative therapy (ART). Dent Traumatol 2005;21:93–101.
81. Pohl Y, Wahl G, Filippi A, Kirschner H. Results after replantation of avulsed permanent teeth. III. Tooth loss and survival analysis. Dent Traumatol 2005;21:102–110.
82. Pohl Y, Filippi A. Transplantation of primary canines after loss or ankylosis of upper permanent incisors. A prospective case series study on healing and survival. Dent Traumatol 2007 (in press).
83. Rotstein I, Torek Y, Misgav R. Effect of cementum defects on radicular penetration of 30% H_2O_2 during intracoronal bleaching. J Endod 1991;17:230–233.
84. Sae-Lim V, Metzger Z, Trope M. Local dexamethasone improves periodontal healing of replanted dogs´ teeth. Endod Dent Traumatol 1998;14:232–236.
85. Sae-Lim V, Wang CY, Choi GW, Trope M. The effect of systemic tetracycline on resorption of dried replanted dogs´ teeth. Endod Dent Traumatol 1998;14:127–132.
86. Sane J, Ylipaavalniemi P. Maxillofacial and dental soccer injuries in Finland. Br J Oral Maxillofac Surg 1987;25: 383–390.
87. Sane J, Ylipaavalniemi P. Dental trauma in contact team sports. Endod Dent Traumatol 1988;4:164–169.
88. Sane J, Lindqvist C, Kontio R. Sports-related maxillofacial fractures in a hospital material. Int J Oral Maxillofac Surg 1988;17:122–124.
89. Sane J, Ylipaavalniemi P, Leppanen H. Maxillofacial and dental ice hockey injuries. Med Sci Sports Exerc 1988; 20:202–207.
90. Schatz JP, Hausherr C, Joho JP. A retrospective clinical and radiologic study of teeth re-implanted following traumatic avulsion. Endod Dent Traumatol 1995;11:235–239.
91. Scheer B. Prevention of dental and oral injuries. In: Andreasen JO, Andreasen FM (eds). Textbook and color atlas of traumatic injuries to the teeth. Kopenhagen: Munksgaard, 1994.
92. Sculean A, Reich E, Chiantella GC, Brecx M. Treatment of intrabony periodontal defects with an enamel matrix protein derivative: a report of 32 cases. Int J Periodont Rest Dent 1999;19:157–16.
93. Selvig KA, Björvatn K, Claffey N. Effect of stannous fluoride and tetracycline on repair after delayed replantation of root-planed teeth in dogs. Acta Odontol Scand 1990; 48:107–112.
94. Tronstad L. Clinical Endodontics. Stuttgart: Thieme, 1991.
95. Trope M, Friedman S. Periodontal healing of replanted dog teeth stored in Viaspan, milk and Hank´s balanced solution. Endod Dent Traumatol 1992;8:183–188.

96. Trope M. Root resorption of dental and traumatic origin: classification based of etiology. Pract Periodont Aesthet Dent 1998;10:515–522.
97. Trope M. Subattachment inflammatory root resorption: treatment strategies. Pract Periodont Aesthet Dent 1998;10:1005–1010.
98. Tsukiboshi M, Schmelzeisen R, Hellwig E. Behandlungsplanung bei Zahntraumata. Berlin: Quintessenz, 2001.
99. van Waes HJM, Stöckli PW. Kinderzahnmedizin. Stuttgart: Thieme, 2001.
100. von Arx T, Wenger P, Hardt N. Spätfolgen nach Traumata bleibender Zähne bei Kindern. Acta Med Dent Helv 1998;3:196–202.
101. von Arx T, Filippi A, Lussi A. Comparison of a new dental trauma splint device (TTS) with three commonly used splinting techniques. Dent Traumatol 2001;17:266–274.
102. von Arx T, Filippi A, Buser D. Splinting of traumatized teeth with a new device: TTS (Titanium Trauma Splint). Dent Traumatol 2001;17:180–184.
103. Weber C. Zahnrettung nach Unfall. Med. Diss., Gießen, 2001.
104. Winters JE. Role of properly fitted mouthguards in prevention of sport-related concussion. J Athletic Training 2001; 36:339–341.
105. Woodmansey KF. Athletic mouth guards prevent orofacial injuries. J Am Coll Health 1997;45:179–182.
106. Yamada T, Sawaki Y, Ueda M. Mouth guard for athletes during orthodontic treatment. Endod Dent Traumatol 1997;13:40–41.
107. Yamada T, Sawaki Y, Tomida S, Tohnai I, Ueda M. Oral injury and mouthguard usage by athletes in Japan. Endod Dent Traumatol 1998;14:84–87.
108. Yanpiset K, Trope M. Pulp revascularization of replanted immature dog teeth after different treatment methods. Endod Dent Traumatol 2000;16:211–217.
109. Yates JA. Barrier formation time in non-vital teeth with open apices. Int Endod J 1988;21:313–319.
110. Zetterström O, Andersson C, Eriksson L, Fredriksson A, Friskopp A, Heden G. Clinical safety of enamel matrix derivative (Emdogain) in the treatment of periodontal defects. J Clin Periodontol 1997;24:697–704.

7

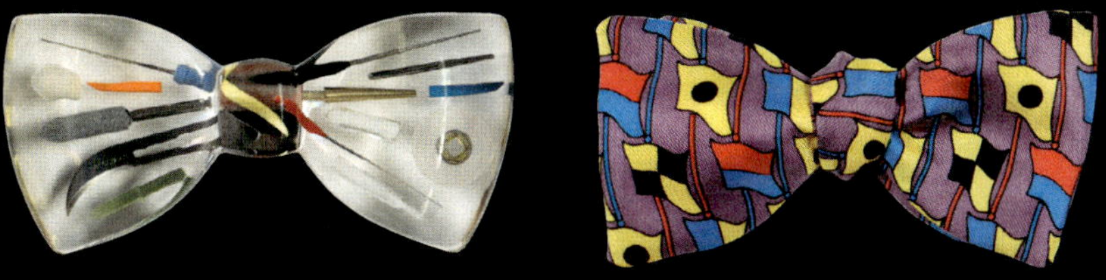

Anton Dunsche und J. Thomas Lambrecht

Chirurgie der intraoralen Weichgewebe

Die zahnärztliche Chirurgie der intraoralen Weichgewebe beinhaltet die Entnahme von Gewebsproben, die vollständige Exzision benigner Veränderungen sowie die Parodontalchirurgie und die präprothetische Weichgewebschirurgie auch im Zusammenhang mit der Implantologie. Daneben ist der Zahnarzt mit der septischen Weichgewebschirurgie (Abszesseröffnung) und der Chirurgie der kleinen Speicheldrüsen konfrontiert. Zusätzlich wird die Chirurgie gutartiger Schleimhautveränderungen und gutartiger Tumoren sowie der Präkanzerosen (nach neuer WHO-Definition: *epithelial precursor lesions*) abgehandelt.

7.1 Biopsien

Die histopathologische Untersuchung einer Gewebeprobe für die Diagnose intraoraler Veränderungen ist trotz Fortschritten in der zytologischen Diagnostik häufig unumgänglich. Weichgewebsbiopsien können ggf. auch zur mikrobiologischen Diagnostik (z. B. PCR zur Virusdiagnostik) notwendig werden. Die große Domäne der immunhistochemischen Untersuchungen im Zusammenhang mit der serologischen Diagnostik ist die exakte diagnostische Einordnung Blasen bildender Mundschleimhautveränderungen.

Mit der Biopsie wird Gewebe zur histologischen Untersuchung oder – wie im Fall der Bürstenbiopsie – Zellmaterial zur zytologischen Beurteilung gewonnen. Biopsien sind grundsätzlich bei Präkanzerosen und allen weiteren Veränderungen mit Malignitätsverdacht angezeigt. Außerdem sollte eine Biopsie bei ungewöhnlicher Klinik oder bei atypischem Verlauf einer Erkrankung durchgeführt werden. Prinzipiell sollte die Exzisionsbiopsie bei kleinen Veränderungen von der Inzisionsbiopsie unterschieden werden. Dies gilt sowohl für intraorale als auch für extraorale Biopsien.[15] Eine Biopsie wird üblicherweise in Lokalanästhesie vorgenommen. Hierbei ist das Lokalanästhetikum im Sinne einer Leitungsanästhesie entfernt von der histopathologisch zu beurteilenden Region einzubringen.

7.1.1 Exzisionsbiopsie

Die Exzisionsbiopsie hat zum Ziel, kleine Veränderungen mit geringer Morbidität bereits bei der diagnostischen Probeentnahme vollständig zu entfernen. Dies kommt in Betracht bei etwa bis zu 1 cm im Durchmesser großen isolierten Läsionen sowohl an der beweglichen als auch der befestigten Schleimhaut (Abb. 7.1 bis 7.9).

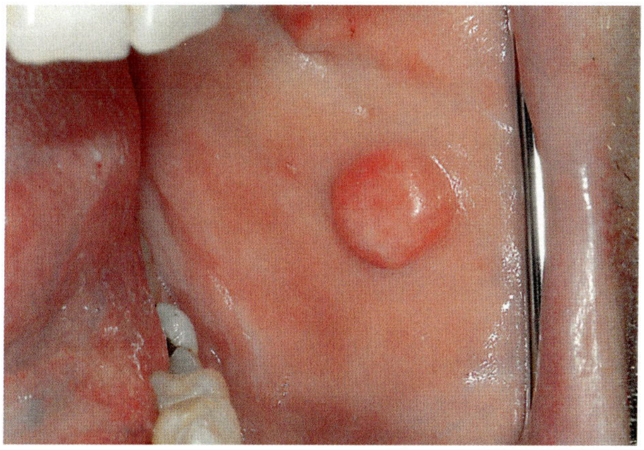

Abb. 7.1 (bis 7.9 gleicher Fall) Fibrom an der Innenwange links bei einem 36-jährigen Patienten.

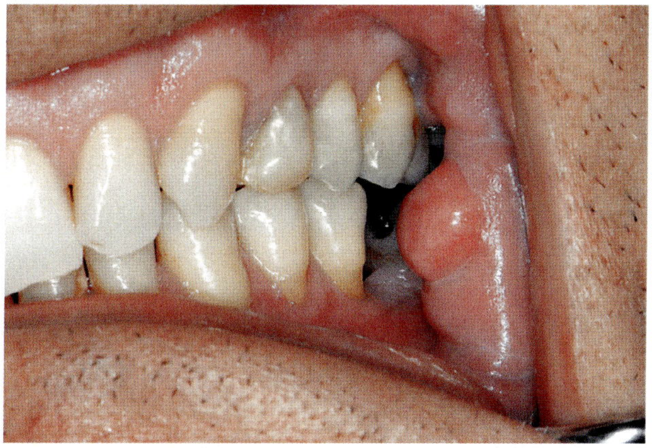

Abb. 7.2 Das Fibrom auf der Höhe der Okklusionsebene ist bedingt durch eine mechanische Irritation.

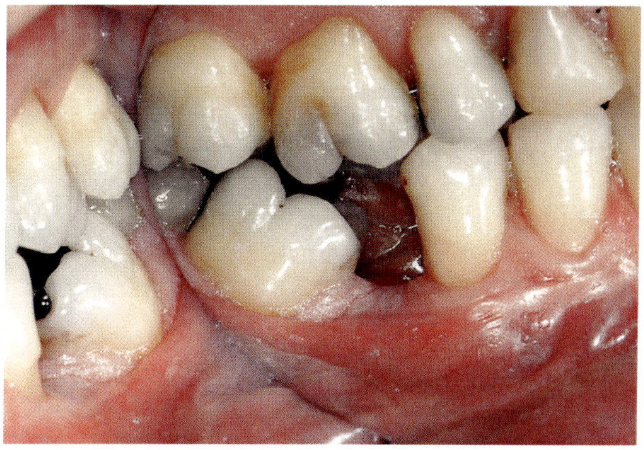

Abb. 7.3 Ursache des Irritationsfibroms ist die Schaltlücke 36 und das daraus resultierende Einsaugen der Innenwange.

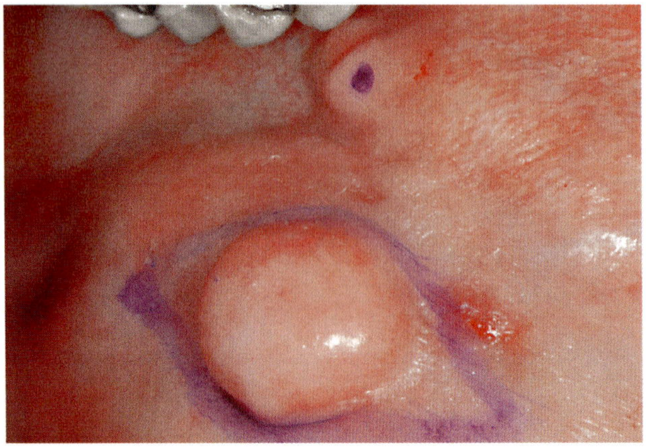

Abb. 7.4 Markierung der *Papilla parotidea* vestibulär des Zahnes 26 zu ihrer Schonung und Anzeichnen der Exzisionsgrenzen.

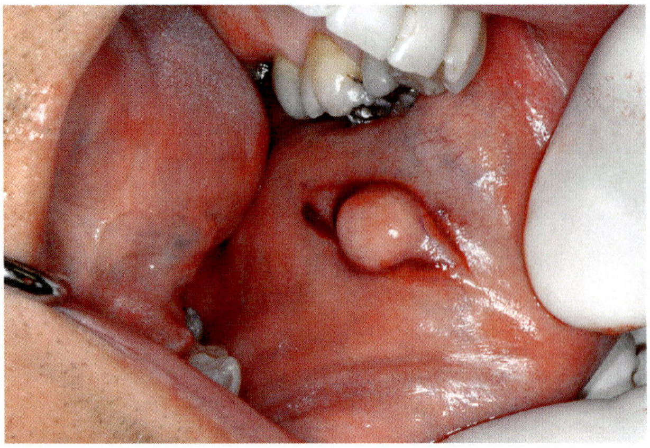

Abb. 7.5 Oberflächliches Umschneiden der Läsion, keilförmig zur Tiefe hin, anschließendes Abtragen mit der Schere.

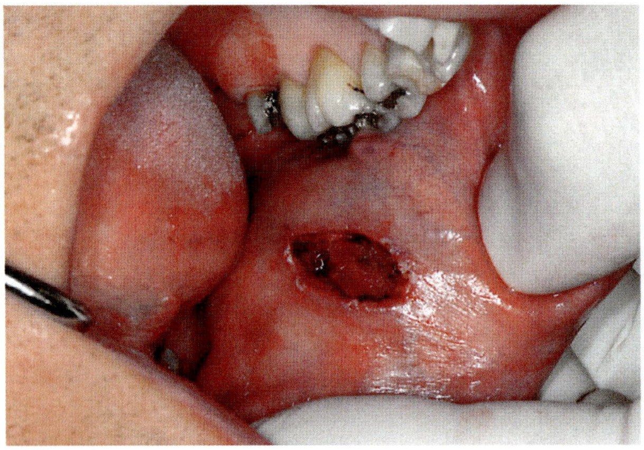

Abb. 7.6 Blutstillung am Wundgrund und zirkulär submuköse Wundrandmobilisation von ca. 0,5 cm.

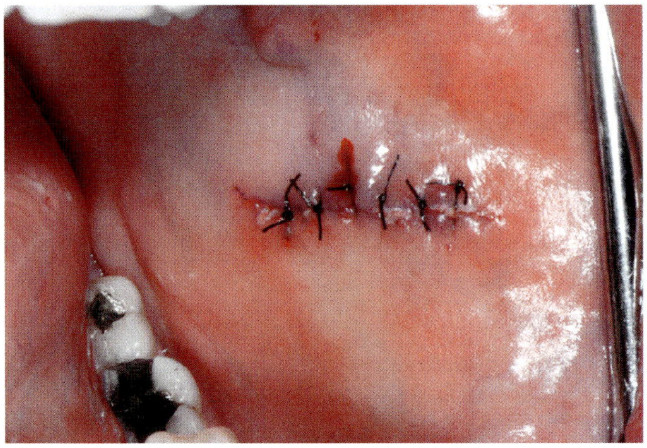

Abb. 7.7 Wundverschluss als Dehnungsplastik mit sechs Einzelknopfnähten.

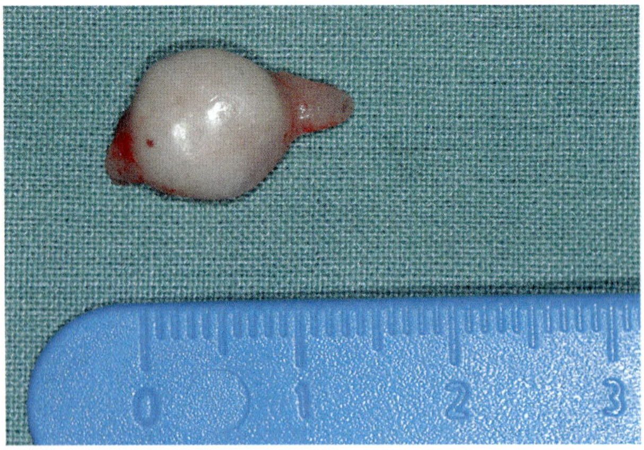

Abb. 7.8 Exzisionsbiopsat für die Einsendung zur histopathologischen Untersuchung.

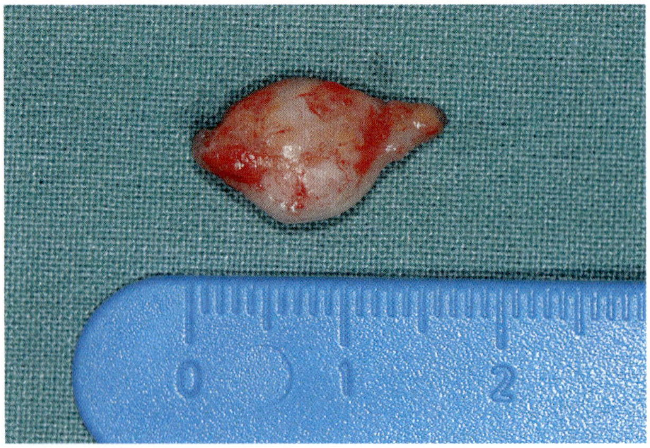

Abb. 7.9 In der Tiefe wurde das Fibrom einschließlich seiner Kapsel oberhalb der Muskulatur entfernt.

7.1.2 Inzisionsbiopsie

Die Inzisionsbiopsie ist für die Entnahme einer Gewebeprobe aus einer größeren Veränderung, aus kleinen Veränderungen in schwieriger Lokalisation oder bei systemischen Erkrankungen geeignet. Die Läsion wird nicht vollständig entfernt, sondern eine Probe am Übergang von gesunder zu erkrankter Schleimhaut entnommen (Abb. 7.10 bis 7.14). Die Inzisionsbiopsie sollte grundsätzlich repräsentativ sein. Dies impliziert bei inhomogenen bzw. heterogenen Veränderungen, dass ggf. mehrere repräsentative oder so genannte strategische Biopsien zu entnehmen sind. Die Biopsie

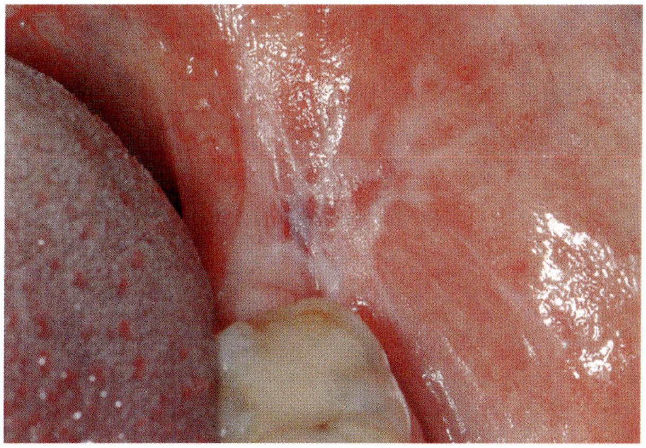

Abb. 7.10 (bis 7.14 gleicher Fall) Oraler *Lichen planus* der Innenwange links bei einer 54-jährigen Patientin.

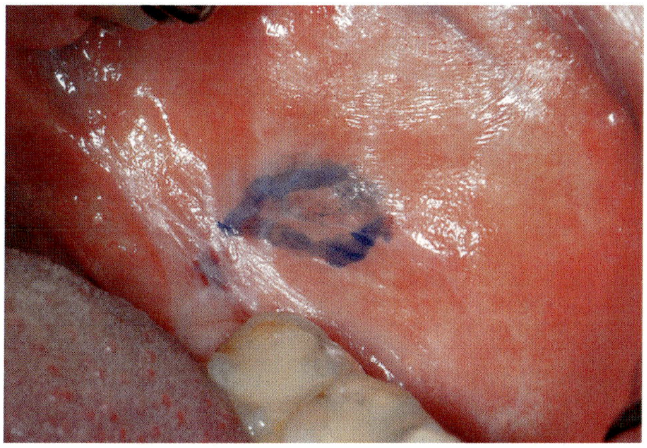

Abb. 7.11 Anzeichnen der Inzisionsbiopsie am Übergang von der gesunden zur erkrankten Schleimhaut.

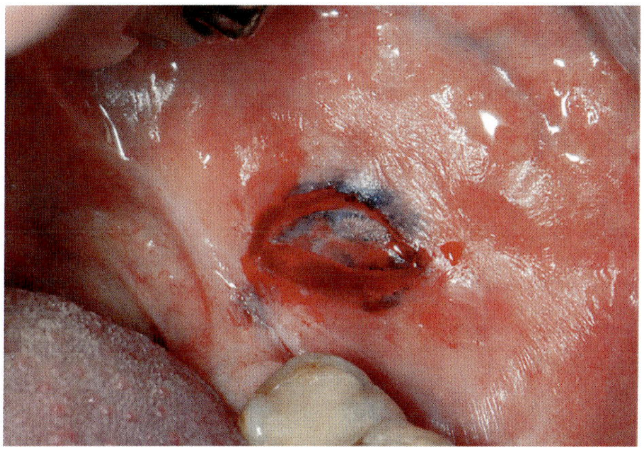

Abb. 7.12 Umschneidung mit dem Skalpell.

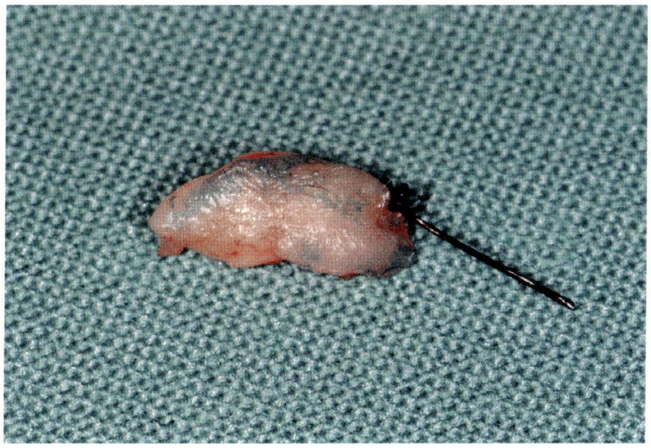

Abb. 7.13 Biopsat mit Fadenmarkierung für die Orientierung bei der histopathologischen Untersuchung; der Faden markiert die gesunde Schleimhaut am ventralen Exzisionsrand.

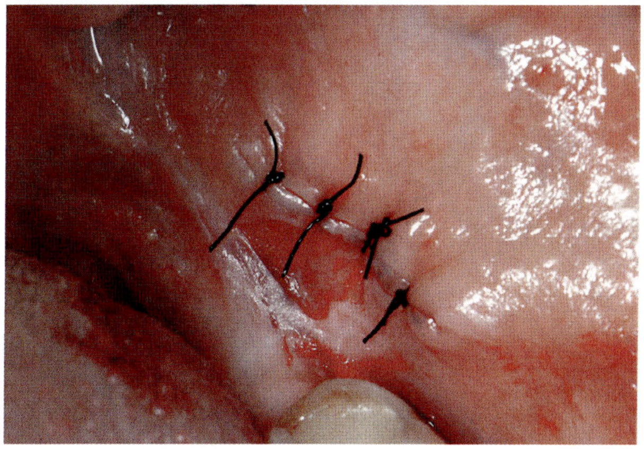

Abb. 7.14 Wundverschluss mit Einzelknopfnähten. Kaudal der Nähte sieht man das abgeschilferte Epithel, ein Zeichen für die Verletzlichkeit der Schleimhaut beim oralen *Lichen planus*.

darf nicht zu klein oder zu flach sein, die Ablederung des Epithels sowie eine Quetschung oder Austrocknung sollten vermieden werden. Das geeignete Transportmedium und eine sofortige Einsendung zur histopathologischen Untersuchung sind essenziell. Die Transportbehälter werden normalerweise mit entsprechender Fixierlösung (5–10%iges Formalin) vom untersuchenden Institut zur Verfügung gestellt. Die Biopsie sollte komplett von der Fixierlösung bedeckt sein und dem Institut für Pathologie sollten neben den Patientendaten wichtige anamnestische Informationen, die Art und Herkunft der Biopsie sowie eine Orientierung zur anatomisch-topografischen Zuordnung, angegeben werden. Exzisionen mit dem CO_2-Laser (Abb. 1.15 und 1.16) sollten als solche vermerkt werden.

7.1.3 Stanzbiopsie

Die Stanzbiopsie ermöglicht eine schonende und tiefe Biopsie mit sauberem Biopsierand. Sie ist indiziert bei schwieriger Lokalisation, beweglicher Schleimhaut, an Lippe und Wange oder bei verletzlicher Schleimhaut (Blasen bildende Erkrankungen). Es stehen Biopsiestanzen, ähnlich den gebräuchlichen Hautstanzen (*Punch*-Biopsie), von 2 bis 6 mm Durchmesser zur Verfügung. Um eine ausreichende Größe zu erreichen, wird eine 4- bis 6-mm-Stanze bevorzugt. Bei einer 4-mm-Stanze reicht die Versorgung mit einer Einzelknopfnaht, größere Stanzen erfordern die Versorgung mit zwei Nähten. Die Stanzbiopsie ermöglicht eine Gewebe schonende Entnahme (Abb. 7.15 bis 7.23). Kleine umschriebene Veränderungen können als Exzisionsbiopsie gestanzt werden, ansonsten ist die Stanzbiopsie als Sonderform der Inzisionsbiopsie anzusehen.

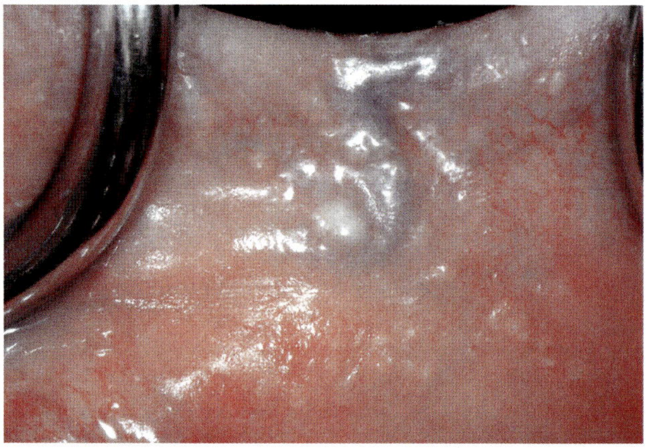

Abb. 7.15 (bis 7.23 gleicher Fall) Hyperplastische, druckdolente kleine Speicheldrüse am Mundinnenwinkel links bei einem 42-jährigen Patienten.

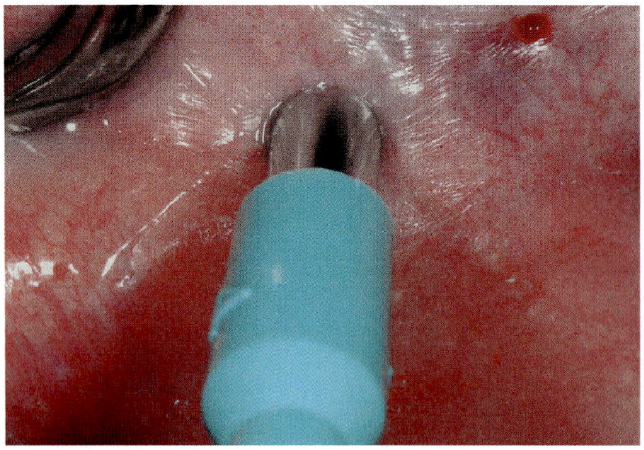

Abb. 7.16 Aufsetzen der im Durchmesser 4 mm großen runden Biopsiestanze (*Punch*-Biopsie).

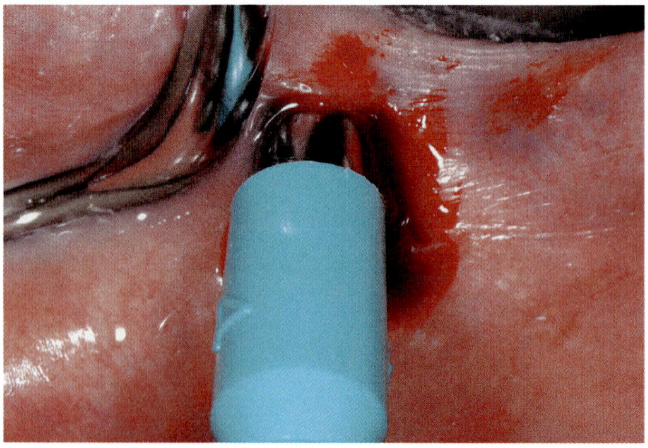

Abb. 7.17 Sanftes Einrotieren der Stanze, wodurch eine zirkulär schneidende Wirkung entsteht.

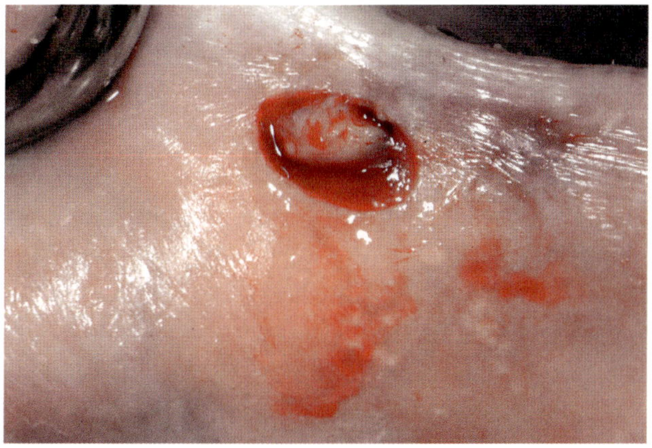

Abb. 7.18 Nach Herausziehen der Stanze bleibt das Biopsat im Zentrum unverletzt liegen.

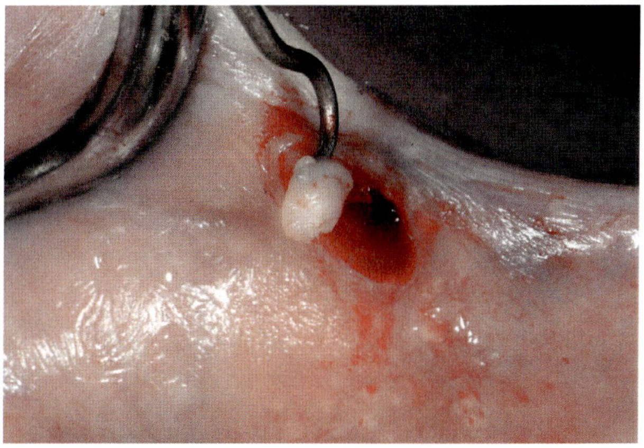

Abb. 7.19 Vorsichtiges Mobilisieren des Biopsates mit einem Schleimhauthäkchen (Einzinker).

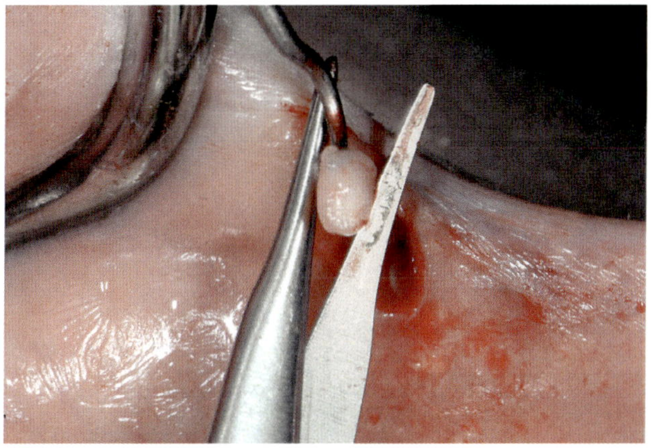

Abb. 7.20 Abschneiden der basalen Verbindung zur Unterlage. Hierdurch ist eine ausreichend tiefe Biopsie gesichert.

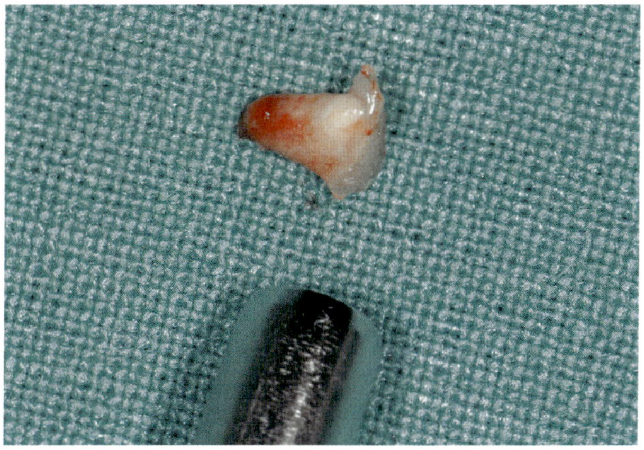

Abb. 7.21 Biopsat in der seitlichen Ansicht: intakte Epithellage, ausreichende Tiefe, ausreichende Größe; nach Fixation in Formalinlösung wird das Biopsat zur histopathologischen Untersuchung eingesendet.

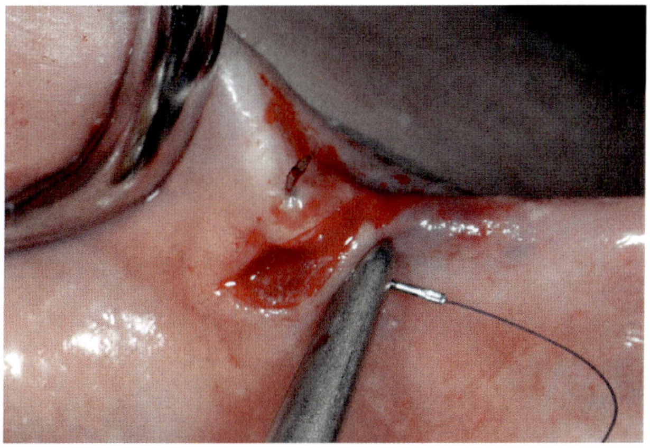

Abb. 7.22 Wundverschluss mit atraumatischer Naht .

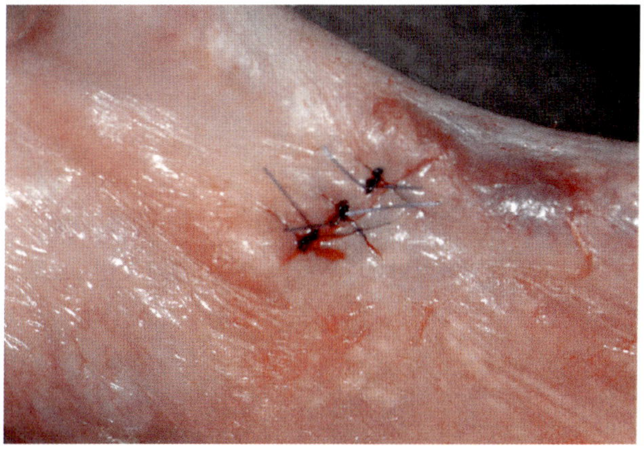

Abb. 7.23 Postoperatives Abschlussbild.

7.1.4 Bürstenbiopsie

Die intraorale Bürstenbiopsie wird als nicht invasive Untersuchungstechnik zur Überwachung von Leukoplakien, Erythroplakien oder Lichenes sowie zur Früherkennung oraler Plattenepithelkarzinome empfohlen.[4] Ihr wird eine treffsichere Dignitätsabklärung unklarer Veränderungen der Mundschleimhaut zugeschrieben, die in jeder zahnärztlichen Praxis möglich sei. Durch die Bürstenbiopsie (*brush-biopsy*) sollen tiefe Zelllagen, insbesondere auch aus der Basalzellschicht, gewonnen werden. Maligne Läsionen können mit hoher Sensitivität erfasst werden.[22] Kritisch bewertet wird die teilweise geringe Spezifität.[21,26] Bevor eine generelle Empfehlung zur Bürstenbiopsie gegeben werden kann, sollten zunächst prospektive Studien mit detaillierten Ergebnissen abgewartet werden. Molekulargenetische oder immunhistochemische Untersuchungen der Bürstenbiopsate, die deren Spezifität verbessern, werden ggf. in Zukunft eine Verbreitung dieses gering invasiven zytologischen Verfahrens und seine Anwendung in der Zahnarztpraxis zur Sekundär- oder Tertiärprophylaxe des Mundhöhlenkarzinoms ermöglichen.

7.2 Parodontalchirurgie

Voraussetzung der Parodontalchirurgie in der Praxis ist eine zeitgemäße, rationale und Erfolg versprechende konservative Parodontalbehandlung.[29] Sie setzt sich aus folgenden Schritten zusammen:

1. Anamnese mit Risikoanalyse (Tab. 7.1) und Untersuchung (Röntgen, Kurzbefund, Kostenaufklärung mit grundsätzlicher Einschätzung der Therapiebereitschaft und Kooperation).
2. Initialphase und parodontale Vorbehandlung: wiederholte professionelle Zahnreinigung (PZR) mit sub- und supragingivaler Plaque- und Zahnsteinentfernung, Politur und Fluoridierung sowie Motivation und Instruktion durch die Dentalhygienikerin.
   Zweite PZR mit evtl. notwendiger Nachreinigung, Remotivation, Re-Instruktion und Beginn der konservativen Therapie.
3. Re-Evaluation der Mundhygiene und detaillierte parodontale Befunderhebung: PAR-Status, Taschenmessung, PSI (*Parodontal Screening Index*), ggf. mikrobiologische Diagnostik bei aggressiver Parodontitis, schwerer chronischer Parodontitis, Parodontitiden mit Therapie resistenten progredienten Attachment-Verlusten und bei Parodontitiden im Zusammenhang mit systemischen Erkrankungen oder Immunsuppression.
4. Hygienephase: geschlossene subgingivale Instrumentierung der Wurzeloberflächen in zwei bis vier Sitzungen, quadranten- oder seitenweise, Kontrolluntersuchung mit PZR.
5. Re-Evaluation: Etwa zwei Monate nach Abschluss der Hygienephase erfolgt eine Re-Evalutation mit erneutem PAR-Status und anschließender Entscheidung über die weitere Behandlungsnotwendigkeit (Parodontalchirurgie) sowie Kostenaufklärung.
6. Erst jetzt Parodontalchirurgie: bei Taschen, die größer als 6 mm sind, lokale chirurgische Parodontalbehandlung in einer oder mehreren Sitzungen, ggf. gleichzeitige rekonstruktive Parodontalchirurgie; ästhetische Parodontalchirurgie abhängig vom Patientenwunsch (frühestens ein halbes Jahr nach Beendigung der konservativen Parodontalbehandlung) bei gesicherten stabilen parodontalen Verhältnissen.

Die konsequente Umsetzung der ersten fünf Behandlungsschritte ist unabdingbare Voraussetzung für den Erfolg chirurgischer, regenerativer und ästhetischer Therapiemaßnahmen. Die Techniken der Parodontalchirurgie gliedern sich in Gingivektomie, Lappenchirurgie, Mukogingivalchirurgie sowie Kombinationen der verschiedenen parodontologischen Maßnahmen. Eine ausführliche Monografie zum Thema hat *Sato* vorgelegt.[23]

Antibiotika werden adjuvant eingesetzt: bei aggressiver Parodontitis, schwerer chronischer Parodontitis, Therapie resistenten Parodontopathien, Parodontalabszessen mit Ausbreitung in Logen sowie bei nekrotisierenden ulzerierenden Gingivitiden und Parodontitiden.[3]

7.2.1 Gingivektomie

Eine Gingivektomie muss bei einer offenen Kürettage nahezu immer vorgenommen werden, um nach der Konkremententfernung, der Entfernung von entzündlichem Weichgewebe, der Wurzelglättung, der Politur und der Desinfektion die Gingivaränder zu trimmen, indem Granulationsgewebe reseziert und die entzündlich veränderten Gingivaränder reduziert werden. Selten besteht eine Indikation zur Gingivektomie bei mit Hyperplasie einhergehenden ohne Lappenoperation zu beherrschenden Parodontopathien. Hingegen leitet bei medikamentös bedingten Gingivahyperplasien (Nifedipin, Hydantoin, Ciclosporin) die Gingivektomie nach der vorbereitenden Hygienephase

Tabelle 7.1 Risikobewertung in der Parodontologie[5,29]

Faktoren	Risiko
vorherige Parodontalerkrankung	+
parodontale Erregerzahl jenseits der Schwellenkonzentration von 10^5KBE/ml	++
Tabakkonsum (über 20 Zigaretten pro Tag)	+++
– systemische Erkrankungen (z. B. Leukämie, HIV, schlecht eingestellter Diabetes mellitus, Osteopenie) – genetische Faktoren und Prädisposition (familiäre Häufung) – interagierende Medikationen (z. B. Immunsuppressiva)	++++

die Therapie häufig erst ein (Abb. 7.24 bis 7.29). Bei ausgeprägten Fällen ist mit dem verordnenden Arzt die mögliche Umstellung der Medikation abzusprechen. Nach der Gingivektomie, die im Normalfall auch mit einem Scaling und der Wurzelglättung, der Politur und der Desinfektion einhergeht, ist der Rezidivprophylaxe mit gründlicher Mundhygiene, regelmäßiger Kontrolle und professionellen Zahnreinigungen besonderes Augenmerk zu widmen.

Das Ziel der Gingivektomie ist, soweit nicht schon durch vorbereitende Reinigung und Scaling geschehen, die Behebung der Entzündung, die Nivellierung von Pseudotaschen und das Erreichen physiologischer und ästhetisch akzeptabler Zahnfleischkonturen. Ein Schnitt im 45-Grad-Winkel zur Zahnachse, der auf den tiefsten Punkt der Pseudotasche zielt, aber immer oberhalb des *Limbus alveolaris* bleibt, teilt die zu exzidierenden Gingivaanteile scharf ab. Mit Lanzetten, Scalern oder Scheren wird das Exzidat abgetragen, ggf. mit dem Elektrotom. Die Feinmodellation erfolgt mit dem kugeligen Elektrotom, der Diamantfräse oder der Zahnfleischschere. Wegen der großen Wundflächen besteht eine nicht unerhebliche Nachblutungsgefahr, insbesondere bei nachlassender Lokalanästhesie (schmerzbedingte Blutdrucksteigerung und abflutendes Vasokonstringens). Aus diesem Grund empfiehlt sich ein Wundverband oder eine Verbandplatte. Bei sehr hohem Blutungsrisiko kann die Gingivektomie mit einem ablativen Lasersystem, wegen der Koagulation am besten mit einem CO_2-Laser (Kap. 1), durchgeführt werden. Dieses Verfahren dauert länger und es kann gelegentlich zu thermischen Zahnhartgewebsschäden kommen.

7.2.2 Mukogingivalchirurgie

Die Mukogingivalchirurgie hat zum Ziel, die befestigte Gingiva zu verbreitern oder freiliegende Wurzeloberflächen zu decken.[23] Die Verbreiterung der befestigten Gingiva kann durch freie autologe Gingivatransplantate, gestielte Gingivatransplantate oder apikal positionierte Lappen erfolgen. Bei den apikal positionierten Lappen muss zwischen einem Volllappen (Mukoperiostlappen) und einem partiellen Lappen (Spaltlappen oder Mukosalappen) unterschieden werden. Nach mobilisierender Präparation werden die Lappenanteile apikal mit Nähten fixiert und die Heilung bleibt der freien Granulation und der sekundären Epithelisation überlassen. Der Mukosalappen ist dem Volllappen vorzuziehen, da die Periostab-

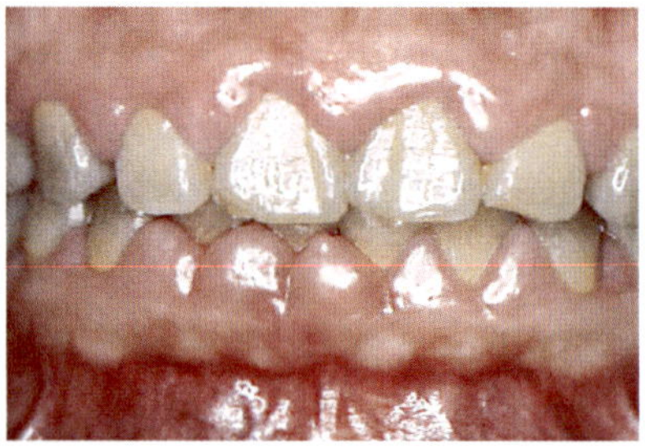

Abb. 7.24 (bis 7.29 gleicher Fall) Gingivahyperplasie mit 6 mm tiefen Pseudotaschen.

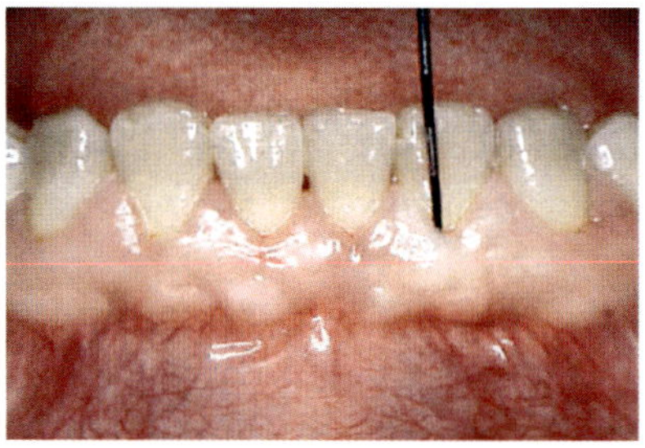

Abb. 7.25 Taschentiefenmessung im Unterkiefer.

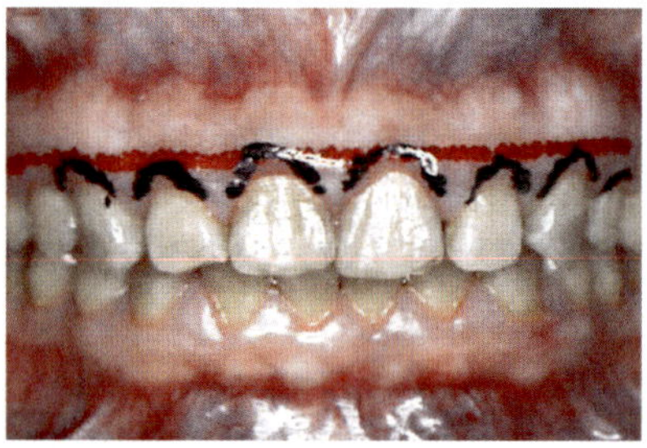

Abb. 7.26 Markierung der Ästhetiklinie.

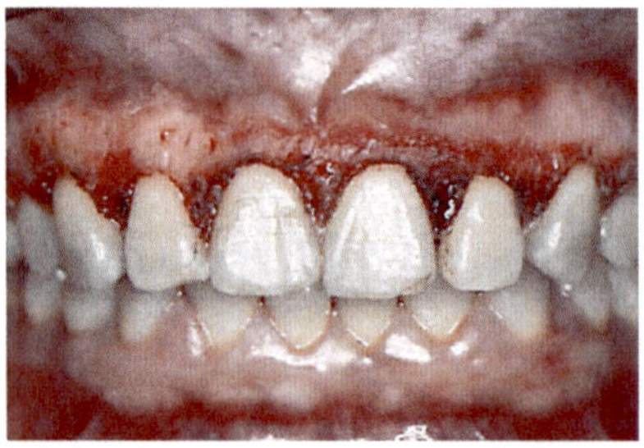

Abb. 7.27 OP situs nach Gingivaplastik mit Elektrotom.

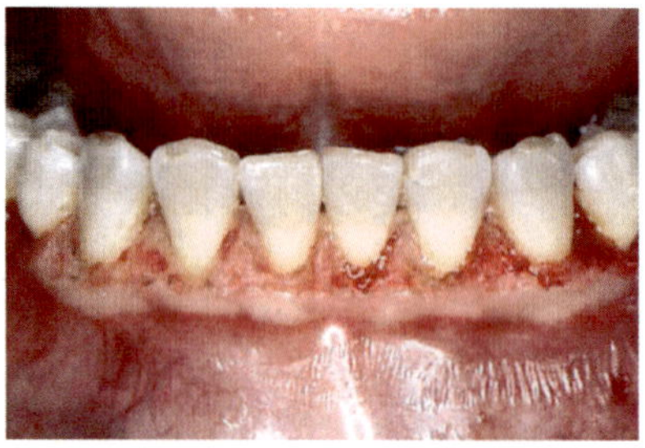

Abb. 7.28 Ergebnis im Unterkiefer; anschließend Anlegen eines Zahnfleischverbandes (Peripac).

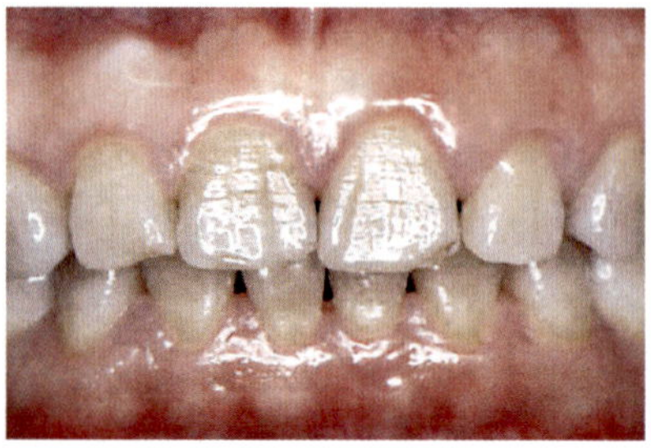

Abb. 7.29 Ergebnis sechs Monate postoperativ.

lösung mit einer weiteren Ernährungsstörung und damit einem langfristigen Knochenverlust einhergeht. Hierdurch könnte eine Rezession mit Wurzelexposition begünstigt werden, wodurch Attachment-Verlust und Sensibilität der Zähne zunehmen. Dies steht im Gegensatz zur Absicht, die befestigte Gingiva zu verbreitern.

Wurzeldeckungen können ebenfalls mit gestielten Gingivatransplantaten, koronalen Verschiebelappen (Abb. 7.30 bis 7.40), autologen Gingivatransplantaten, Bindegewebstransplantaten (Abb. 7.41 bis 7.47) und mit der gesteuerten Geweberegeneration vorgenommen werden.

Histologische Ergebnisse aus Tierversuchen und klinischen Studien zeigen, dass die Behandlung von bukkalen Rezessionsdefekten mit koronalen Verschiebelappen und Emdogain nicht nur zu einer Deckung der Rezession, sondern auch zu einer Neubildung von Zement, Desmodont und sogar Knochen führen kann.[24,25]

7.2.3 Lappenoperation

Bei den Lappenoperationen unterscheidet man die Knochenresektion mit oder ohne Osteoplastik, die Knochentransplantation und die gesteuerte Geweberegeneration mit oder ohne Knochentransplantat bzw. Knochenaufbaumaterial.[23]

Die Taschenreduktion mit geschlossener Instrumentierung der Wurzeloberfläche ist in der Regel bei Zähnen, die Taschen mit Sondierungstiefen zwischen 3,5 und 6 mm aufweisen, angezeigt. Sind damit die Taschenreduktion und die Reinigung der Wurzel-

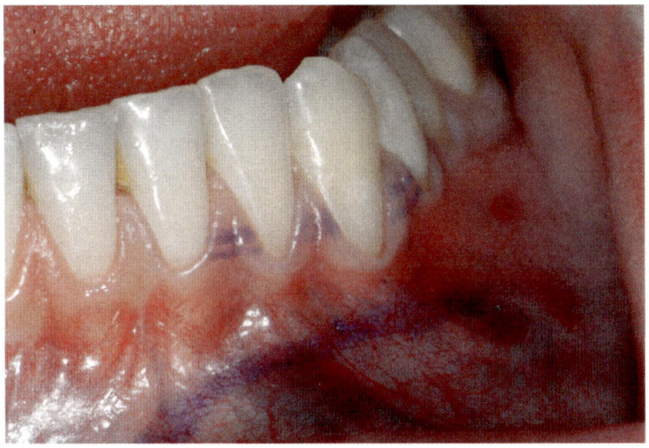

Abb. 7.30 (bis 7.40 gleicher Fall) Rezession an den Zähnen 32, 33, 34 bei einem 18-jährigen Patienten; angezeichnete Schnittführung.

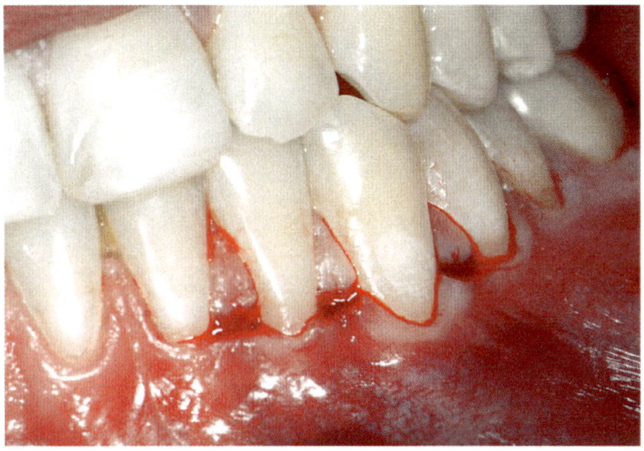

Abb. 7.31 Exzision kleiner Epithelstreifen vor koronarer Verschiebung.

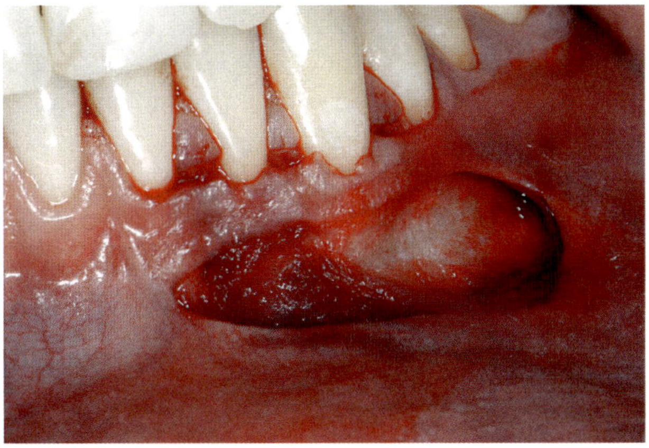

Abb. 7.32 Bildung eines Brückenlappens von 32 nach 35 und koronare Verschiebung.

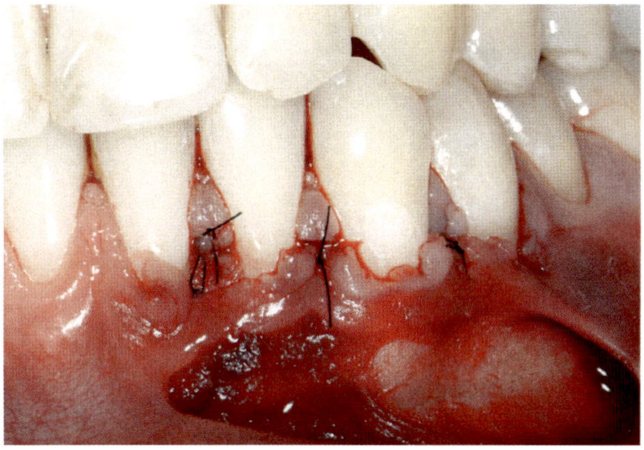

Abb. 7.33 Koronare Anheftung mit Nähten.

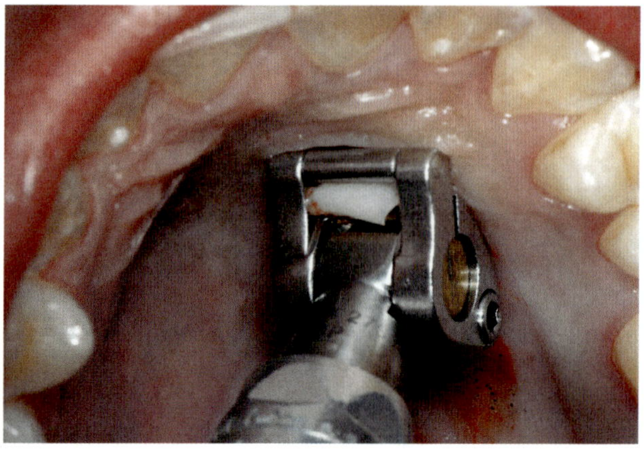

Abb. 7.34 Gewinnung eines Gaumenschleimhauttransplantates (keratinisiert) mit dem Mukotom.

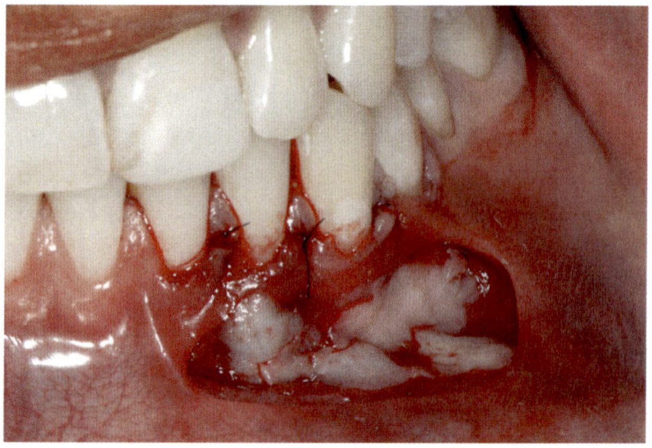

Abb. 7.35 Auflegen der Transplantate nach sorgfältiger Trocknung der Unterlage.

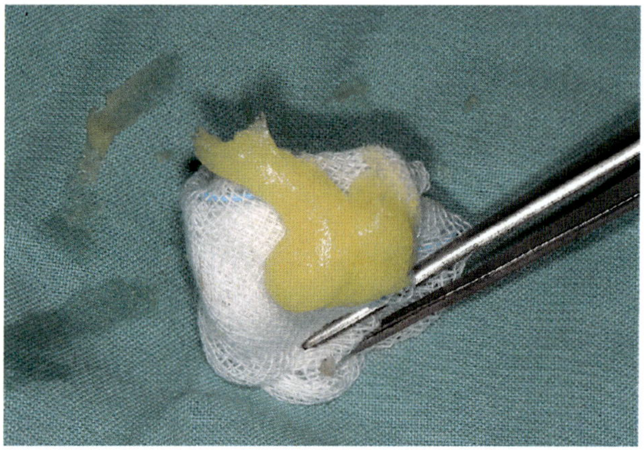

Abb. 7.36 Vorbereitung einer Tamponade mit Jodoformpaste.

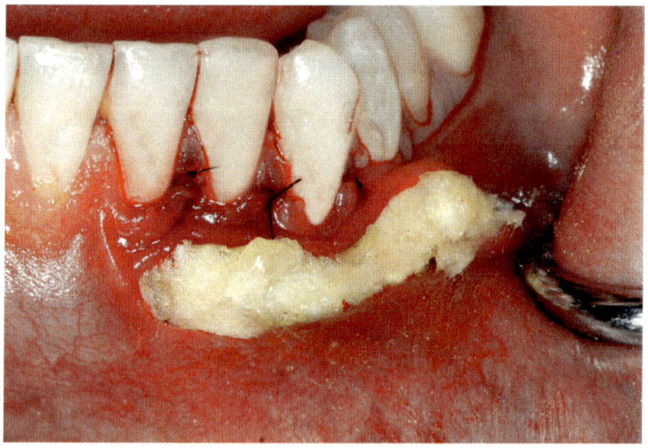

Abb. 7.37 Auflegen eines Jodoformstreifens und Adaption der Transplantate.

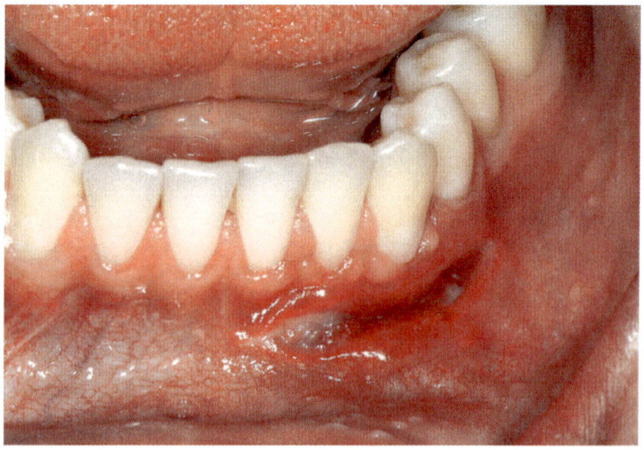

Abb. 7.38 Situation vier Wochen nach Transplantation.

oberfläche nicht zu erreichen oder beträgt die Taschentiefe von vornherein mehr als 6 mm, so ist im Allgemeinen ein chirurgisches Vorgehen indiziert, bei dem das Taschenepithel und das entzündliche Infiltrat durch interne Gingivektomie exzidiert werden (Abb. 7.48 bis 7.52). Durch die Aufklappung wird ein direkter Zugang zur Wurzeloberfläche geschaffen, wobei tiefe Knochendefekte gleichzeitig mit augmentativen Verfahren (Knochenaufbaumaterial plus Membran, autologes Knochentransplantat plus Membran, Emdogain) behandelt werden können (Abb. 7.53 bis 7.59, Abb. 7.60 bis 7.64, Abb. 7.65 bis 7.72). Insbesondere vertikale Knochendefekte erholen sich unter Verwendung von Schmelzmatrixproteinen, wenn diese während der Lappenoperation auf die gesäuberte Wurzeloberfläche aufgetragen werden.[16]

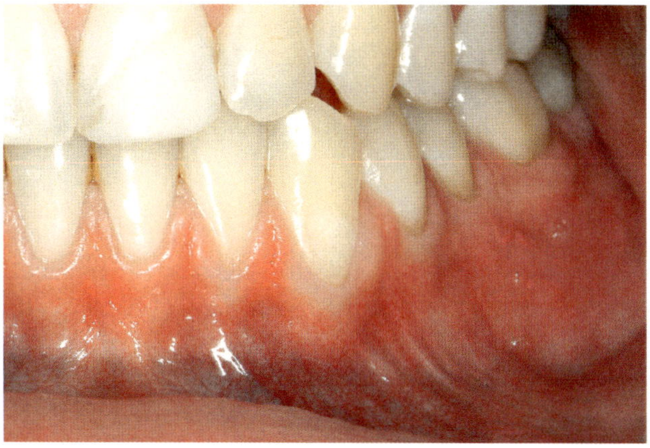

Abb. 7.39 Präoperative Situation (vgl. mit Abb. 7.40).

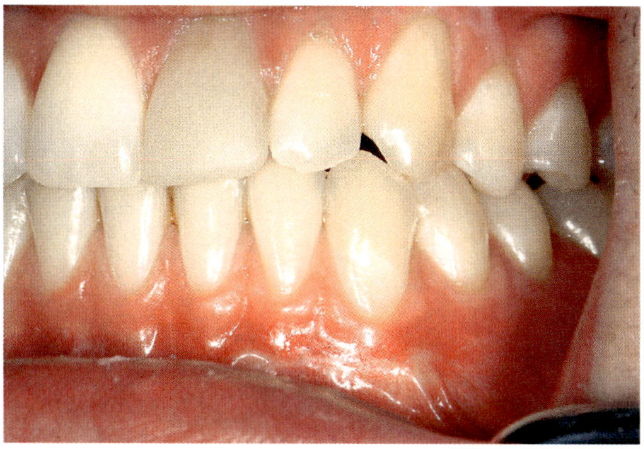

Abb. 7.40 Ein Jahr nach Deckung der Rezession: stabile Verhältnisse.

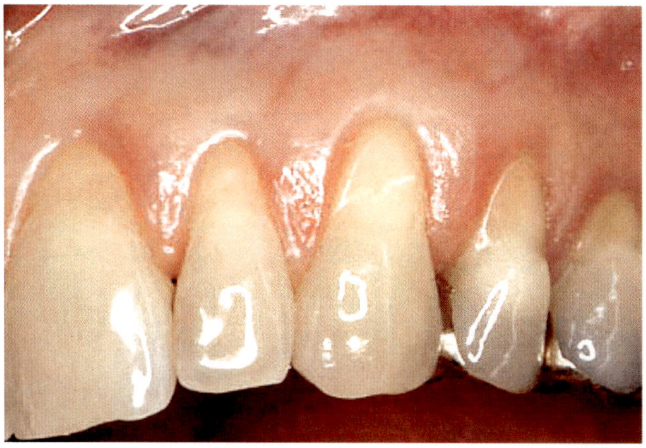

Abb. 7.41 (bis 7.47 gleicher Fall) Rezessionen im Oberkiefer links, Ausgangsbefund.

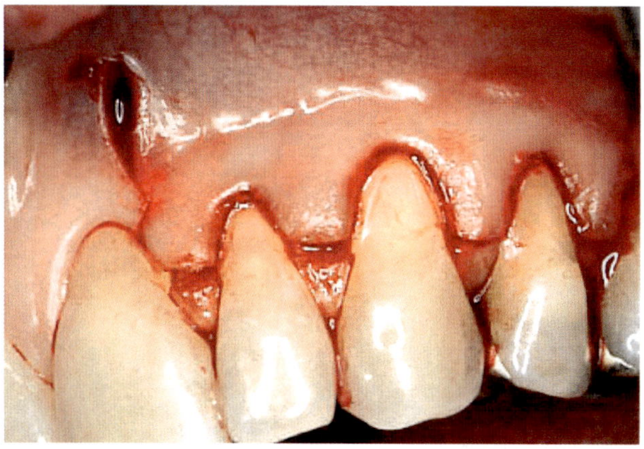

Abb. 7.42 Marginale Schnittführung, Entlastungsschnitt.

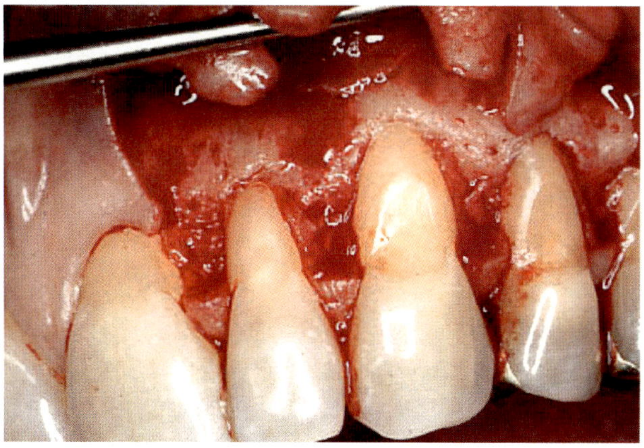

Abb. 7.43 Mobilisation des Mukoperiostlappens.

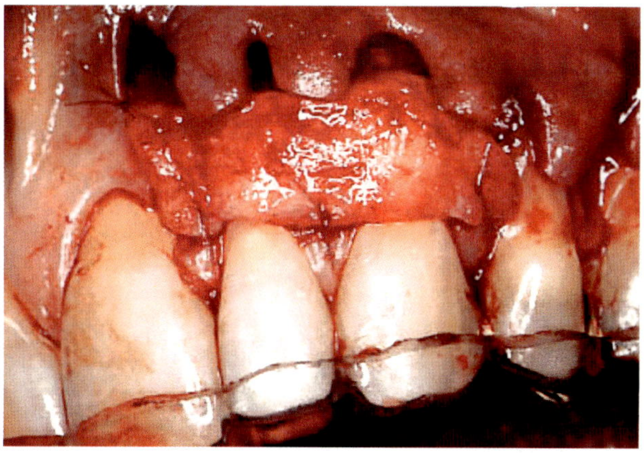

Abb. 7.44 Einlegen eines Bindegewebstransplantats vom Gaumen; Tiefziehschiene als palatinale Schutzplatte.

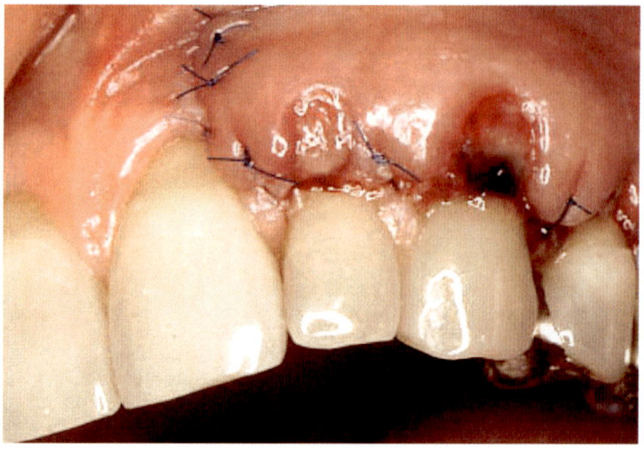

Abb. 7.45 Wundverschluss als Dehnungsplastik mit sechs Einzelknopfnähten.

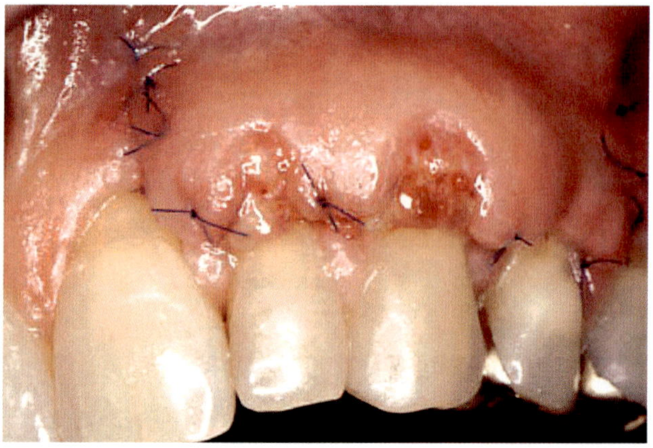

Abb. 7.46 Postoperativer Befund am dritten Tag.

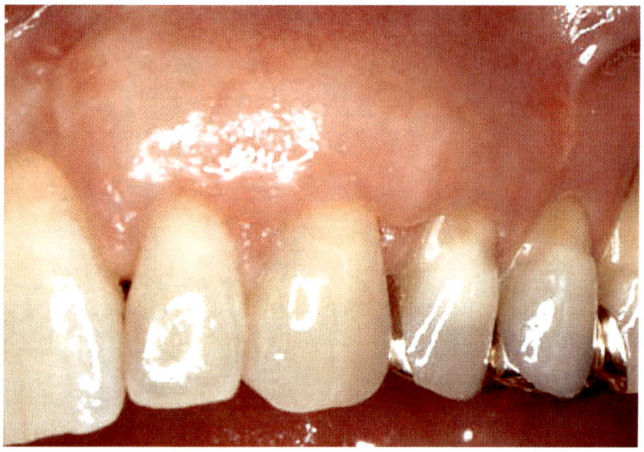

Abb. 7.47 Postoperativer Befund nach einer Woche.

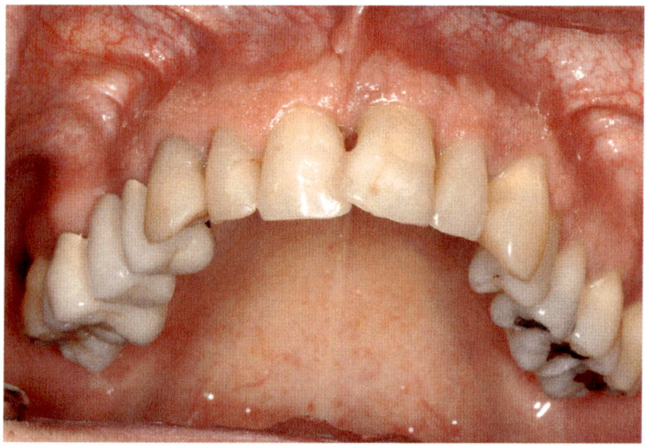

Abb. 7.48 (bis 7.52 gleicher Fall) Schwere generalisierte adulte Parodontitis bei einem 41-jährigen Patienten. Situation nach Hygienephase, systemischer Antibiotikatherapie und geschlossener Kürettage vor zwei Monaten; geplante Behandlung: offene Kürettage.

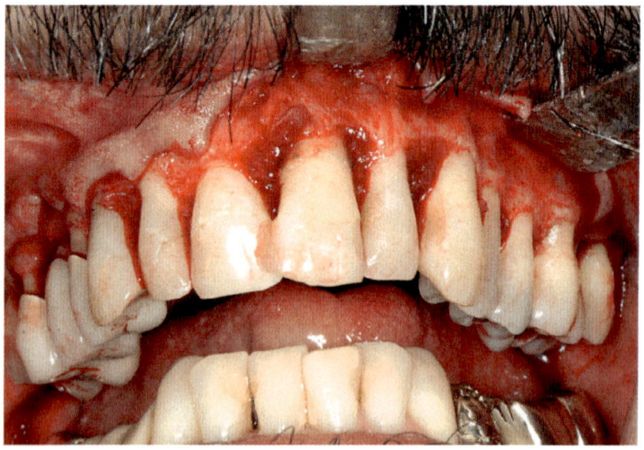

Abb. 7.49 Befund nach Bildung des Mukoperiostlappens: erhebliche entzündliche Veränderungen in den Taschen, insbesondere in der Oberkieferfront.

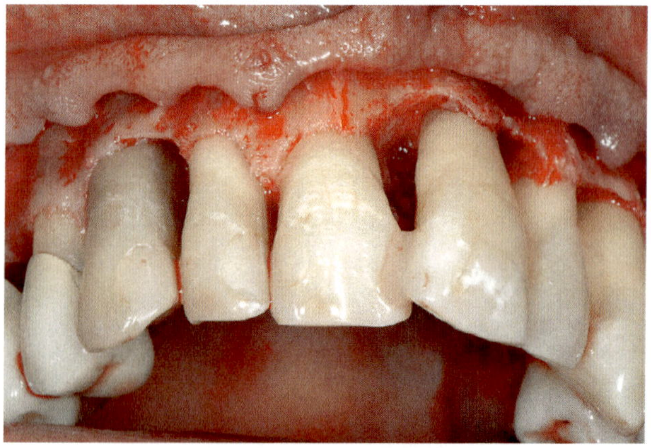

Abb. 7.50 Situation nach Kürettage, Scaling und Root planing.

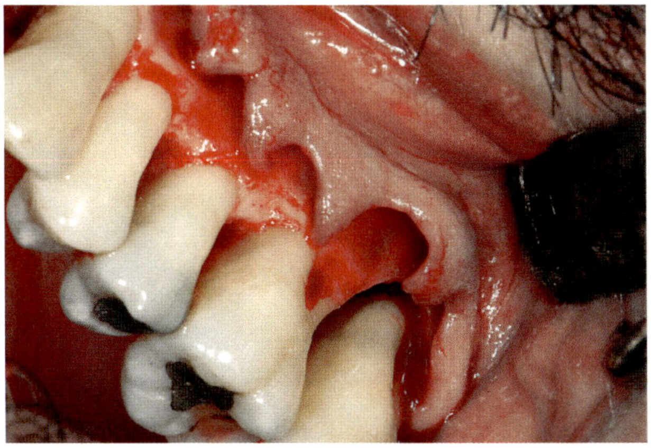

Abb. 7.51 Im linken Oberkiefer vollständige Entfernung des Granulationsgewebes mit Darstellung der Taschen. Aufgrund der erheblichen vertikalen Einbrüche fand bei diesem Patienten zunächst eine isolierte Behandlung mit dem Schmelzmatrixprotein (Emdogain) statt.

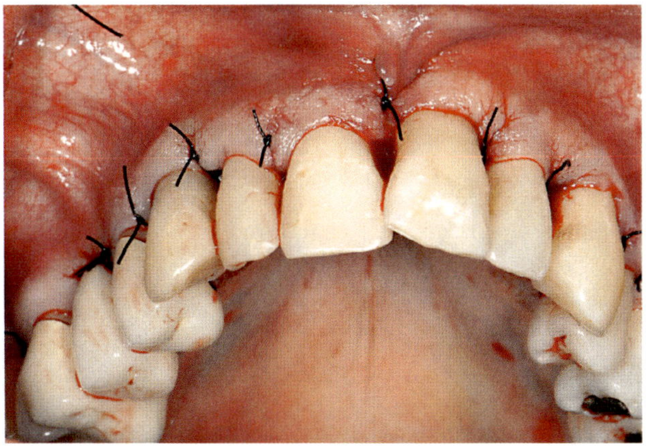

Abb. 7.52 Abschluss der Operation nach interdentalem Wundverschluss mit Adaptation jeder einzelnen Papille.

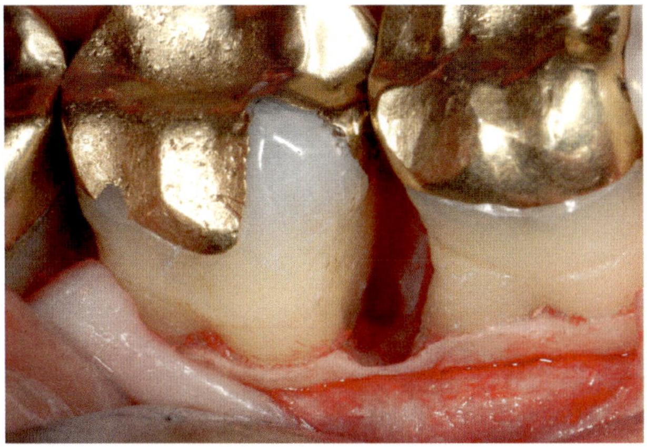

Abb. 7.53 (bis 7.59 gleicher Fall) 44-jährige Patientin mit tiefem vertikalem Einbruch (11 mm) zwischen Zahn 46 und 47 nach geschlossener Kürettage; Rezidiv nach vorausgehend putridem Infekt, offene Kürettage und Glättung der Wurzeloberfläche.

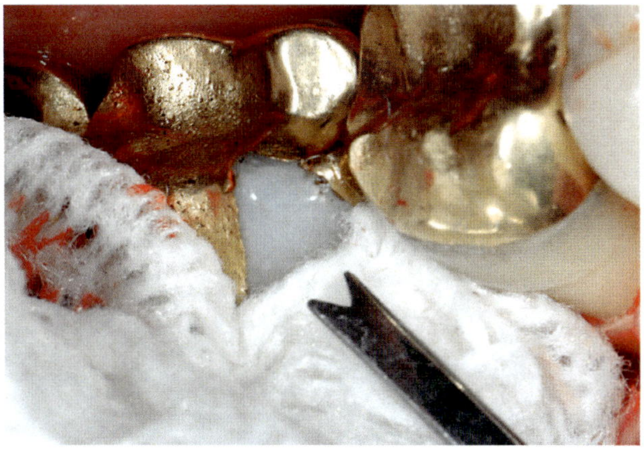

Abb. 7.54 Sorgfältige Trockenlegung des Operationsgebietes.

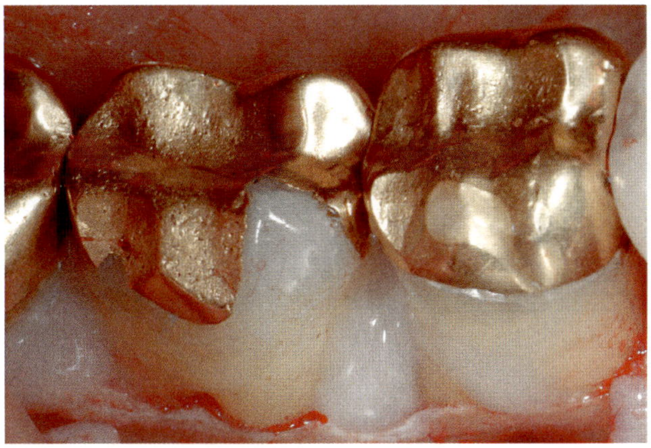

Abb. 7.55 Applikation von PrefGel.

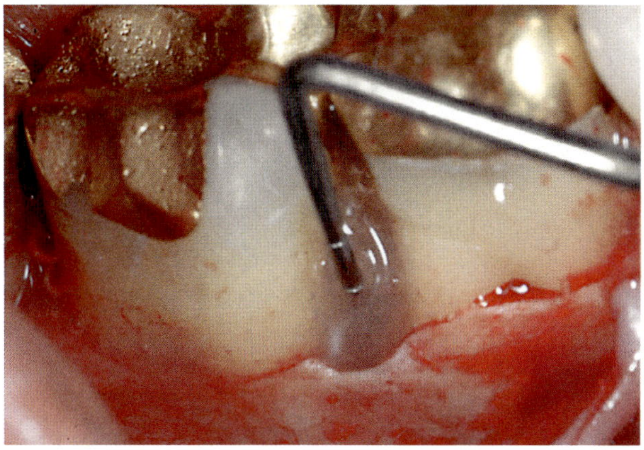

Abb. 7.56 Applikation von Emdogain.

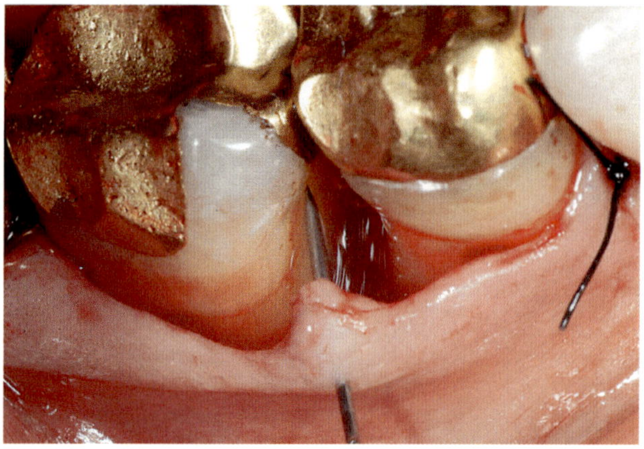

Abb. 7.57 Interdentale Einzelknopfnähte nach Gingivektomie und Periostschlitzung zur vollständigen Entfernung der entzündlichen Gewebe und zum spannungsfreien Wundverschluss.

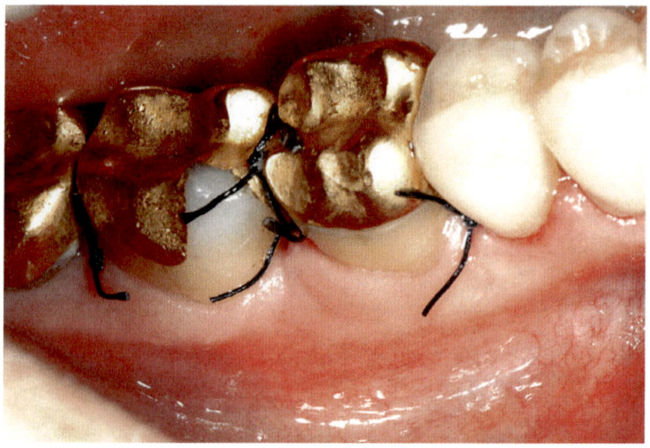

Abb. 7.58 Die Papillennaht hängt mit einer Umschlingung den Interdentalbereich zeltförmig auf.

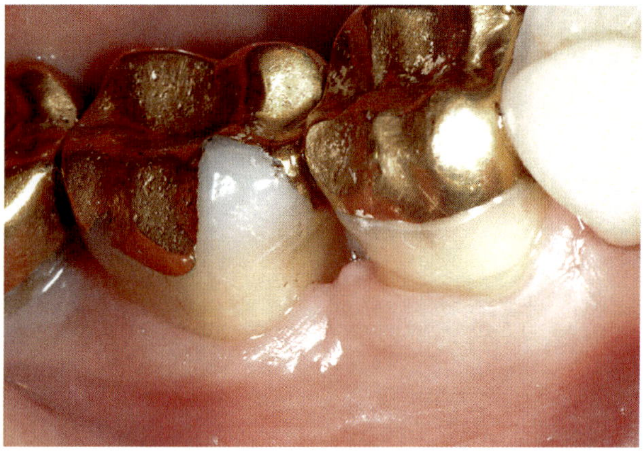

Abb. 7.59 Situation nach 14 Tagen.

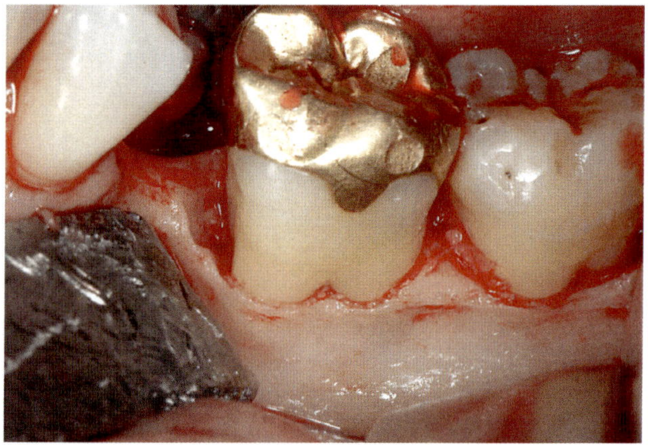

Abb. 7.60 (bis 7.64 gleicher Fall) Mesialer Defekt an Zahn 36 nach Kürettage, Wurzelglättung und Politur. Zwischen den Zähnen 36 und 37 erfolgte noch keine Kürettage.

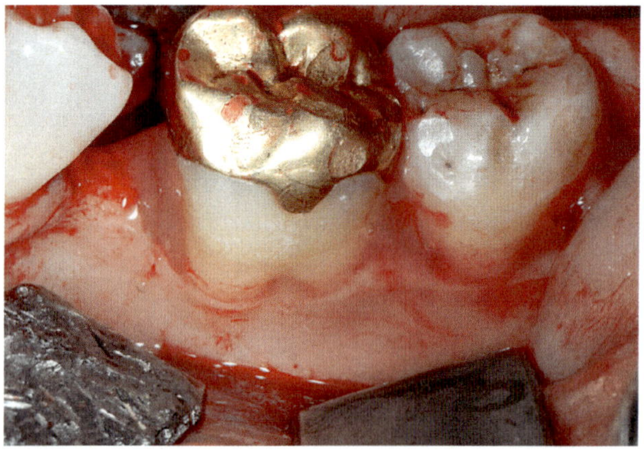

Abb. 7.61 Nach identischer Vorbehandlung wie auf der rechten Seite erfolgte auch hier die Behandlung zur Rekonstruktion des Alveolarfortsatzes mit Emdogain.

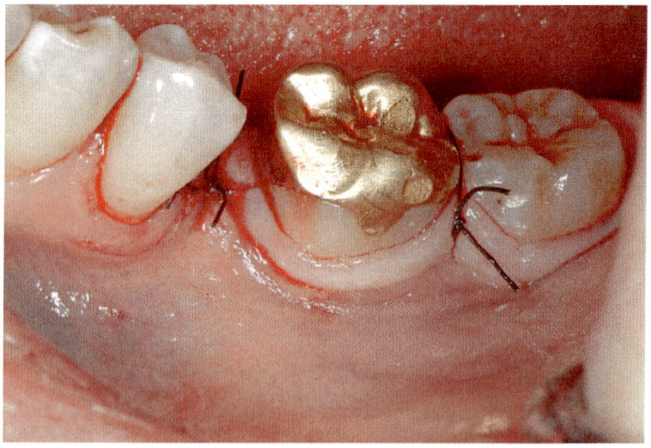

Abb. 7.62 Aufhängenähte zur Rekonstruktion der Papille.

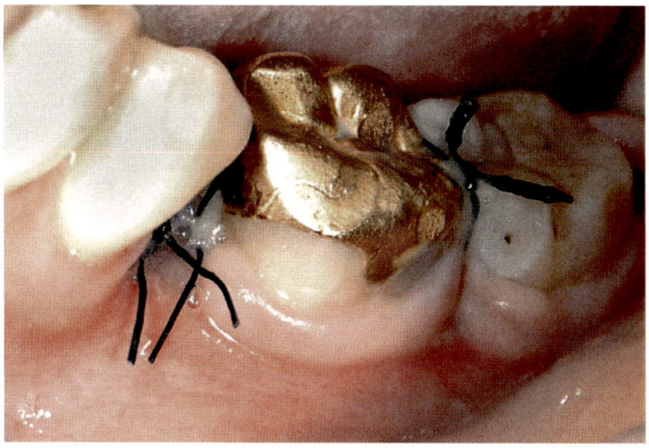

Abb. 7.63 Situation zehn Tage postoperativ: Beläge aufgrund des Putzverbotes.

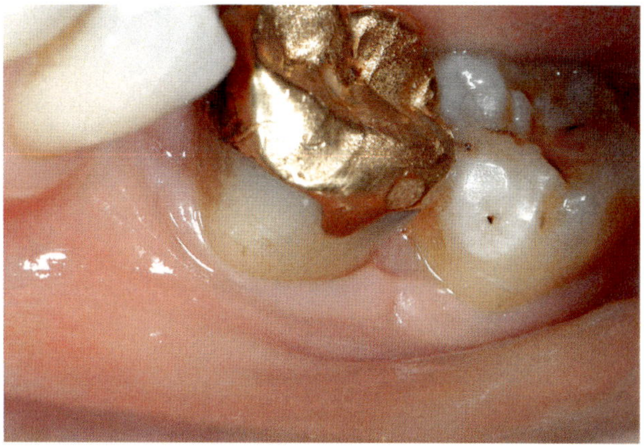

Abb. 7.64 Sechs Monate nach der regenerativen Parodontalbehandlung: Die Papillenspitzen sind eingezogen.

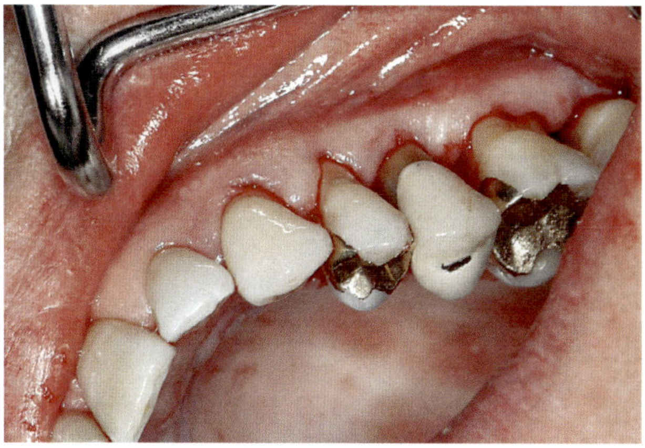

Abb. 7.65 (bis 7.72 gleicher Fall) 36-jähriger Patient, geplante Lappenoperation mit offener Kürettage; Anzeichnung der Schnittführung im Oberkiefer links, Blutung nach Sondierung.

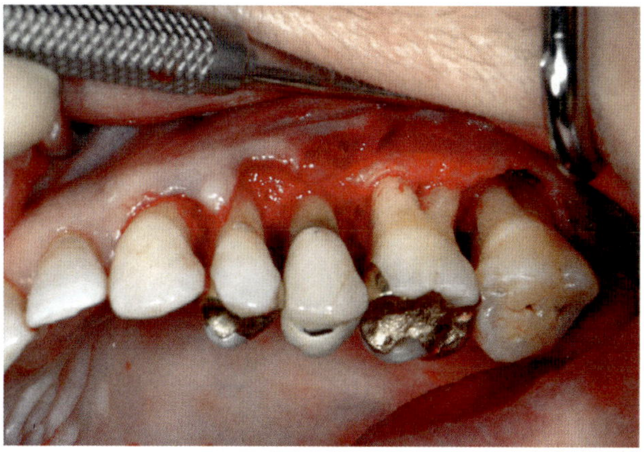

Abb. 7.66 Bildung des Mukoperiostlappens und offene Kürettage, Glättung der Wurzeloberflächen.

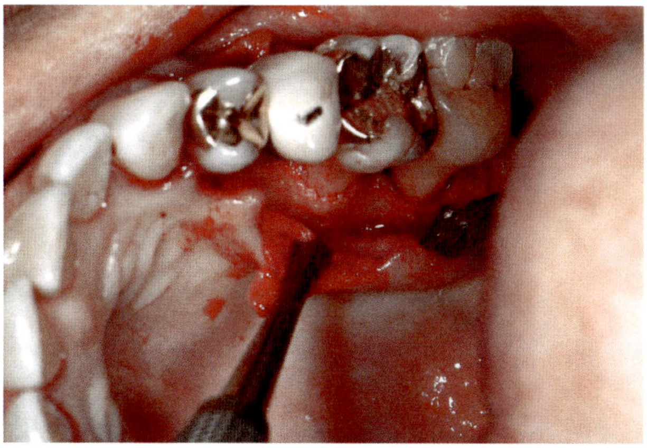

Abb. 7.67 Palatinale Ansicht.

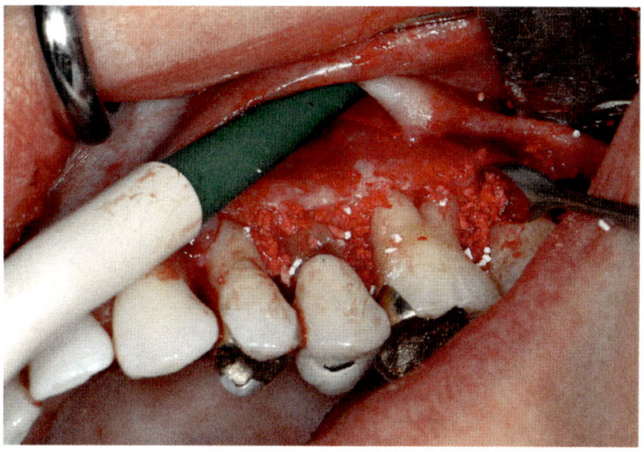

Abb. 7.68 Nach Behandlung der Wurzeloberflächen mit PrefGel und Emdogain wird Beta-Trikalziumphosphat in die parodontalen Defekte eingebracht.

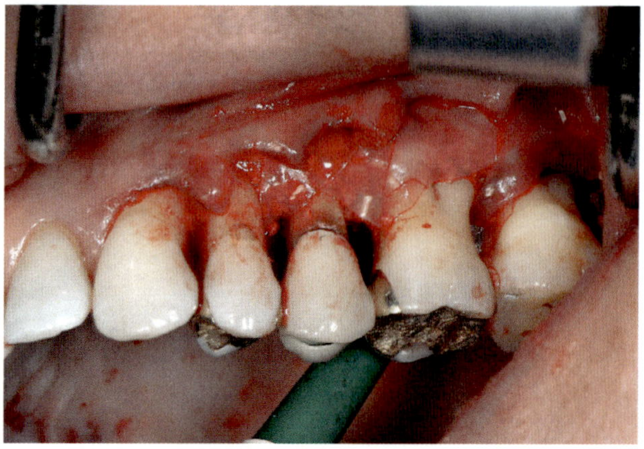

Abb. 7.69 Abdeckung des Knochenaufbaumaterials mit einer resorbierbaren Kollagenmembran (Bio-Gide).

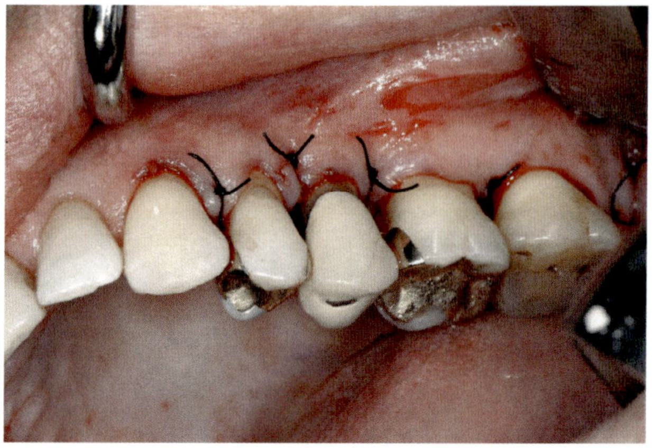

Abb. 7.70 Interdentalnähte als Wundverschluss.

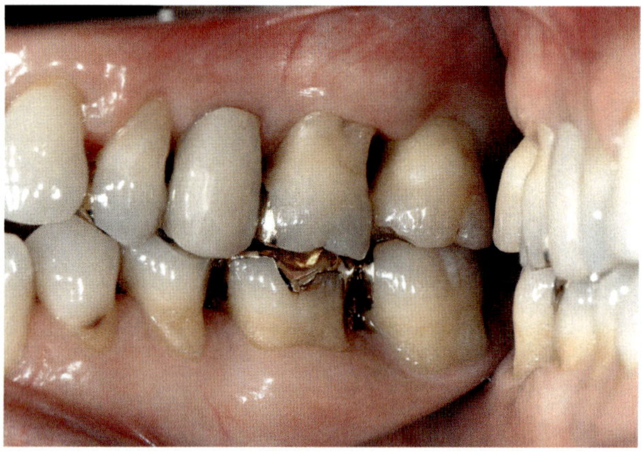

Abb. 7.71 Sechs Monate nach Parodontalbehandlung.

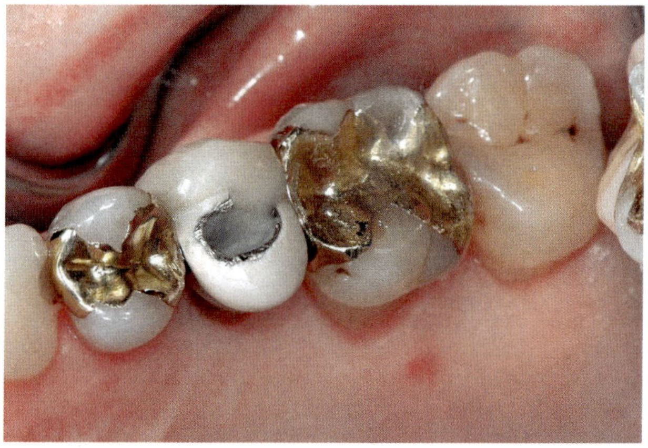

Abb. 7.72 Sechs Monate nach Parodontalbehandlung, palatinale Ansicht.

7.3 Präprothetische Chirurgie

Die Stellung der präprothetischen Chirurgie hat sich in den letzten Jahrzehnten durch die Fortschritte in der Implantologie erheblich gewandelt. Da die Versicherungssysteme aber die zahnärztliche Implantologie aus der Basisversorgung nahezu komplett ausschließen, sind Versorgungen mit zahnärztlichen Implantaten nicht allen Patienten zugänglich. In diesen Fällen kann den Patienten weiterhin nur mit der klassischen präprothetischen Chirurgie geholfen werden. Auch aus didaktischen Gründen ist die präprothetische Chirurgie nach wie vor Inhalt jeder zahnärztlich-chirurgischen bzw. mund-, kiefer-, gesichtschirurgischen Ausbildung.[14] Freie Schleimhauttransplantate, Vestibulumplastiken und Bänderkappungen haben in der prä-, peri- und postimplantologischen Chirurgie einen wichtigen Stellenwert. Je schwieriger der implantologische Behandlungsfall, desto wichtiger die dazugehörige Weichgewebschirurgie.

Eine der klassischen präprothetischen Operationen ist die Vestibulumplastik, die vorwiegend offen (nach *Pichler* und *Trauner*) oder modifiziert mit Gaumenschleimhauttransplantat (nach *Steinhäuser*) durchgeführt wird.[18,27] Dieses Operationsvorgehen ist in den Abbildungen 7.73 bis 7.84 dargestellt.

Der häufigste prä- bzw. periimplantäre Eingriff ist die Vestibulumplastik zur Schaffung befestigter Gingiva und zur Vermeidung von Zug durch Wange, Lippe und Zunge am periimplantären Gewebe. Meist ist die

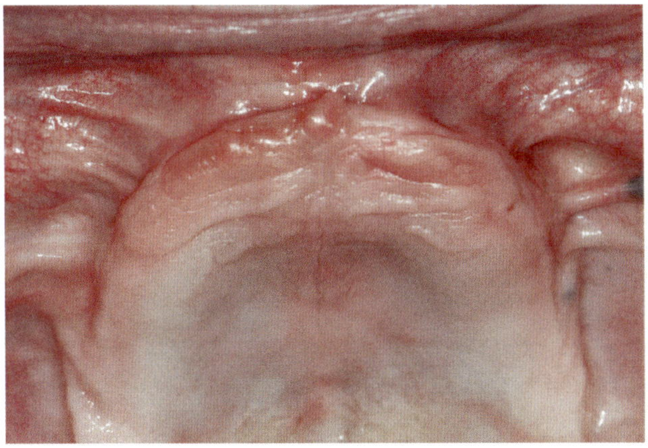

Abb. 7.73 (bis 7.84 gleicher Fall) 54-jähriger Patient mit Prothesenunfähigkeit, Schlotterkamm und Alveolarfortsatzatrophie. Eine absolute Kieferkammerhöhung mit Beckenkammtransplantat und anschließender implantatprothetischer Versorgung wurde von der Krankenversicherung abgelehnt.

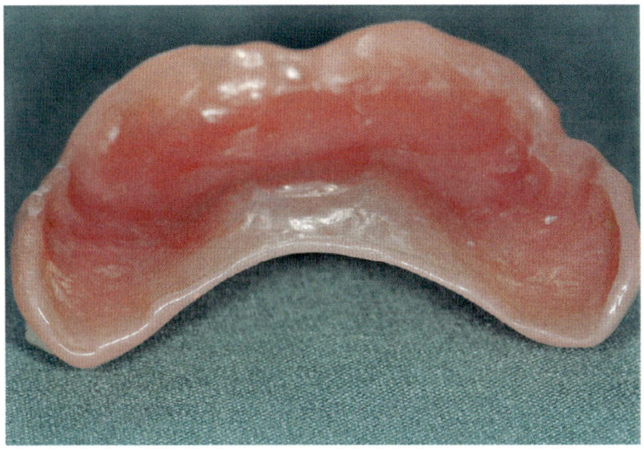

Abb. 7.74 Die aktuelle Prothese des Patienten hält nur mit Haftcreme ohne Kaukomfort.

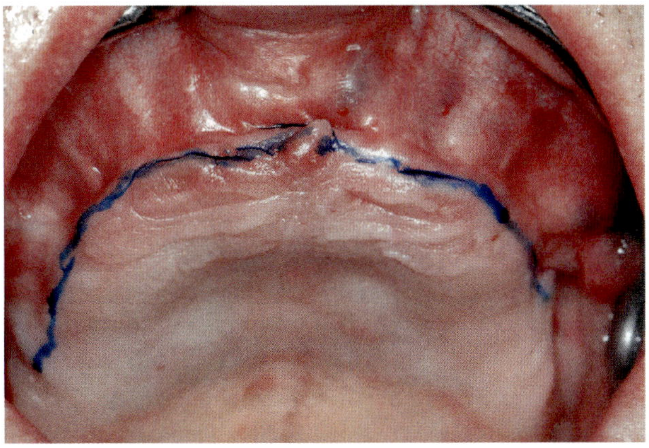

Abb. 7.75 Schnittführung am Übergang des Schlotterkamms zur beweglichen Schleimhaut. Der Schlotterkamm wird nicht exzidiert.

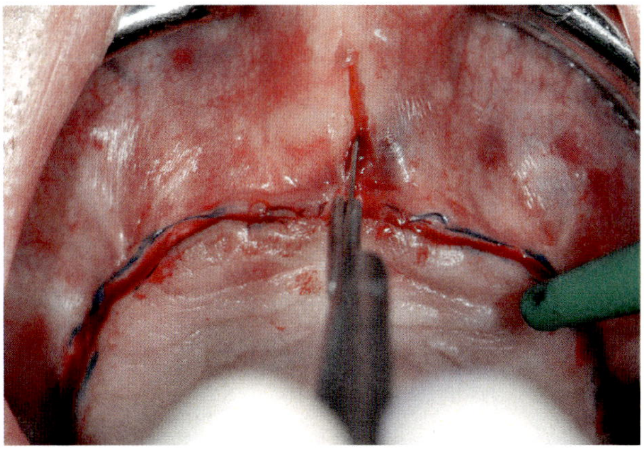

Abb. 7.76 Vertikale Entlastung im Bereich der Mittellinie.

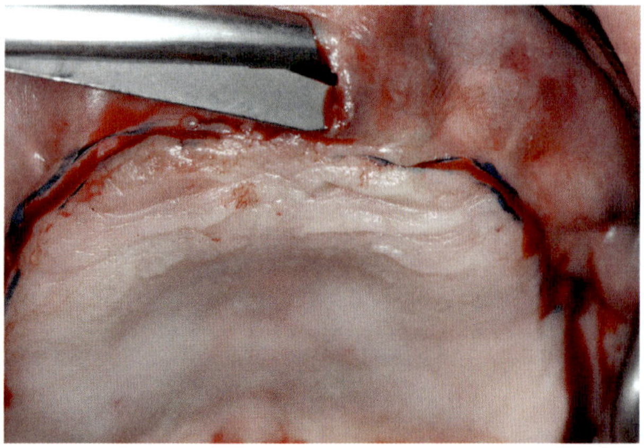

Abb. 7.77 Durch stumpfes Spreizen der Schere kann die Mukosa sehr oberflächlich und sehr dünn bis in die *Tuber*-Regionen präpariert werden.

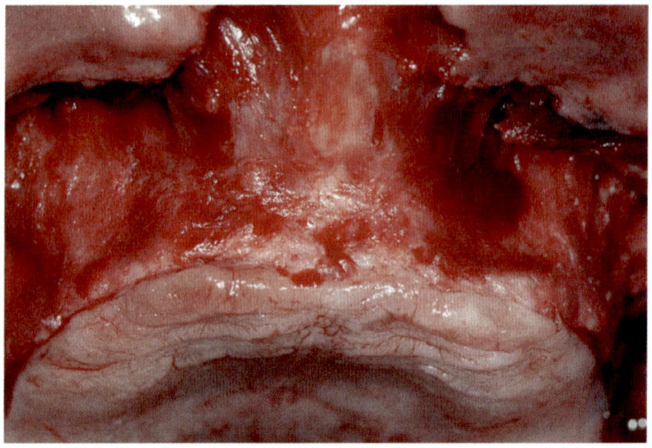

Abb. 7.78 Nach Ablösen der gesamten Muskulatur kann unter Zug die zu gewinnende Vestibulumhöhe demonstriert werden.

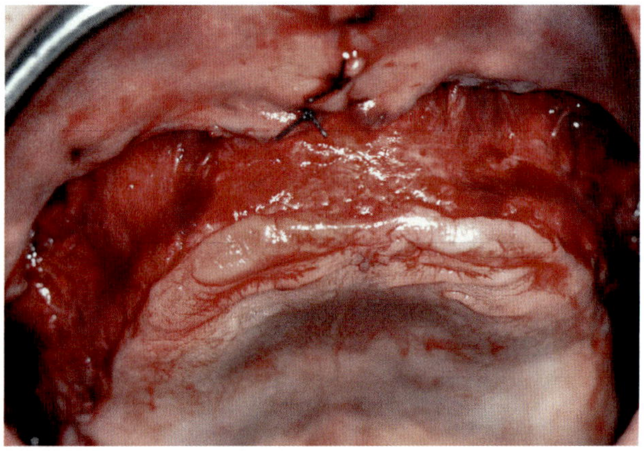

Abb. 7.79 Ausreichende Vestibulumhöhe nach umlaufender Nahtversorgung.

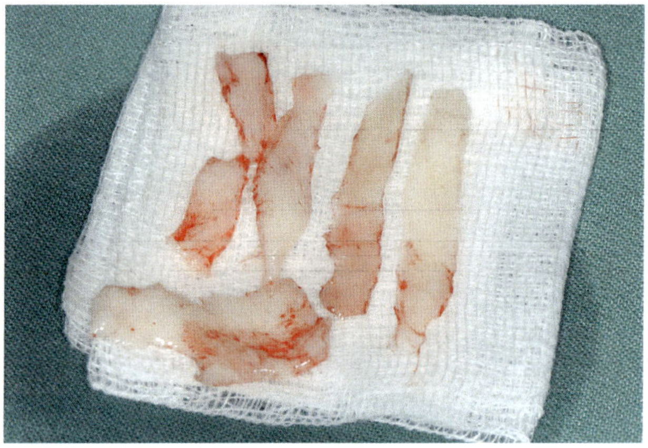

Abb. 7.80 Mit dem Mukotom gewonnene palatinale Schleimhauttransplantate.

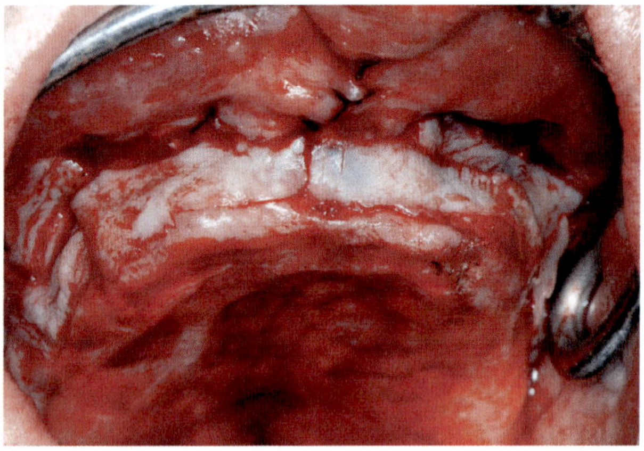

Abb. 7.81 Auflagerung der Transplantate vestibulär.

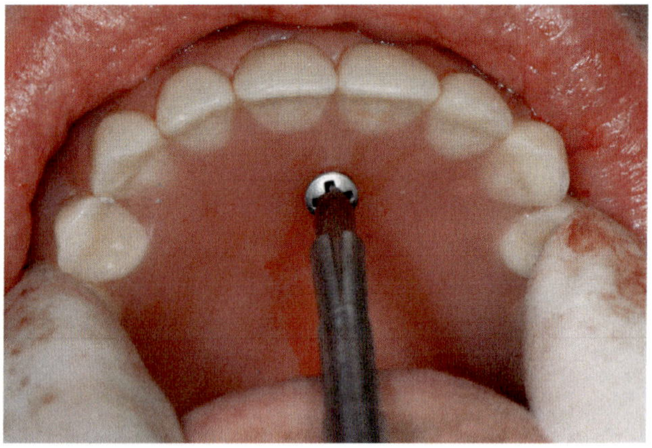

Abb. 7.82 Die erweiterte Prothese wird palatinal per Zugschraube intraossär fixiert.

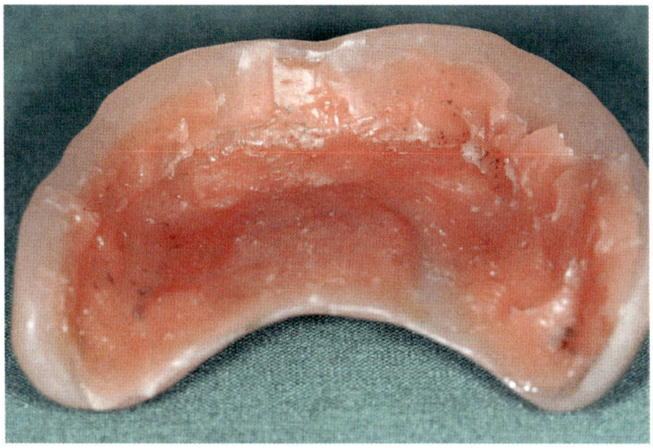

Abb. 7.83 Die Prothese wird erneut nach einer Woche weich bleibend unterfüttert und weist bereits jetzt einen zufrieden stellenden Halt auf.

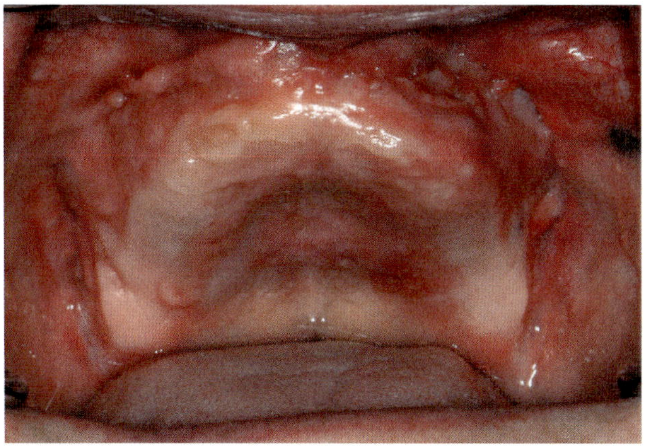

Abb. 7.84 Vier Wochen nach Vestibulumplastik ist die Oberfläche nahezu vollständig epithelisiert. Es zeigt sich ein ausreichendes Vestibulum für ein gutes Prothesenlager.

Vestibulumplastik im Unterkiefer zur Schaffung keratinisierter Gingiva um interforaminale Implantate herum indiziert. Hier wird die Schnittführung in *regio* 35 bis 45 semizirkulär gewählt, eine streng epiperiostale Präparation vorgenommen und das Vestibulum nach apikal vernäht (Abb. 7.85 bis 7.91). Dabei müssen die *Nervi mentales* geschont werden. Als Transplantate wurden früher Wangenschleimhaut und Spalthaut verwandt. Heute wird das Gaumenschleimhauttransplantat bevorzugt, da es einen besseren Vestibulumerhalt zeigt, fester ist und in der zahnärztlichen Praxis gewonnen werden kann.[12]

Die Chirurgie der Bänder mit Lippenbändchen-, Zungenbändchen- und Wangenbändchenoperationen spielen nicht nur in der präprothetischen, sondern auch in der kieferorthopädischen Chirurgie und der Parodontalchirurgie eine Rolle. Grundprinzipien sind die Anwendung der Methoden der plastischen Chirurgie zur Verlängerung bzw. zur Verlagerung von Gewebe. Hier kommen der Längsdurchtrennung mit Quervernähung oder der VY-Plastik bzw. der Z-Plastik die tragende Rolle zu.[14] Bei einem häutigen Zungenbändchen wird nur durchtrennt (Scherenschlag). Bei einem dünnen Bändchen wird quer durchtrennt und längs vernäht. Bei einem breitbasigen Bändchen kann eine VY-Plastik oder eine Z-Plastik zur Anwendung kommen (Abb. 7.92 bis 7.99). Während in den Sechzigerjahren die Lippenbändchenoperation noch zum Zeitpunkt der halb durchgebrochenen mittleren Schneidezähne vorgenommen wurde, wurde in den Siebziger- und Achtzigerjahren ein späterer Zeitpunkt gewählt und während des Durchbruchs der seitlichen Schneidezähne operiert. Heute wird von kieferorthopädischer Seite die Indikation erst beim Durchbruch der Eckzähne gesehen. Im vorgestellten Fallbeispiel war die Indikation eindeutig, da ein Bindgewebsstrang zwischen die Schneidezähne zog. Die Indikation zur Durchtrennung eines Lippenbändchens ist grundsätzlich dann gegeben, wenn bei Retraktion eine Ischämie im Bereich der befestigten Gingiva entsteht (Abb. 7.100 bis 7.104).[13,17]

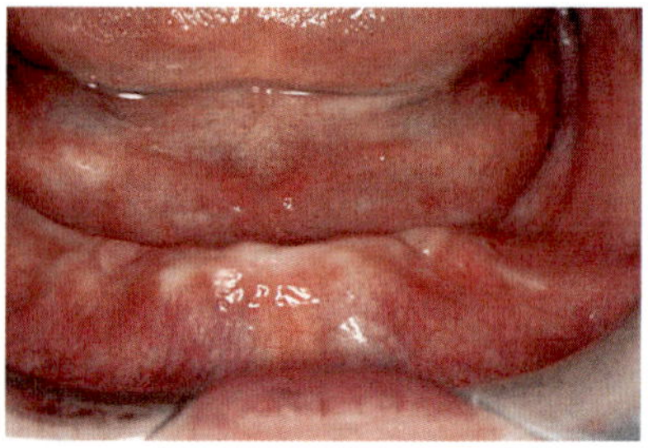

Abb. 7.85 (bis 7.91 gleicher Fall) Prothesenunfähigkeit bei hoch ansetzendem Mundboden und von ventral einstrahlendem Vestibulum sowie schmale keratinisierte Gingiva auf der Spitze des Kieferkamms; implantologische Versorgung geplant.

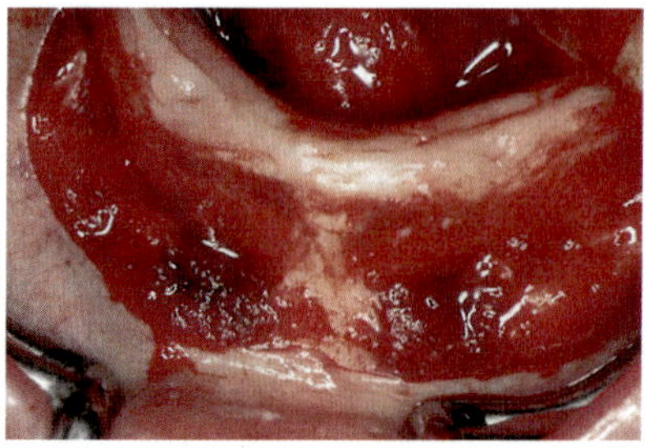

Abb. 7.86 Vestibulumplastik mit epiperiostaler Präparation und Ablösung des *Musculus mentalis* beidseits ohne Verletzung des Periosts. Krestal bleibt der schmale Streifen keratinisierter Schleimhaut erhalten.

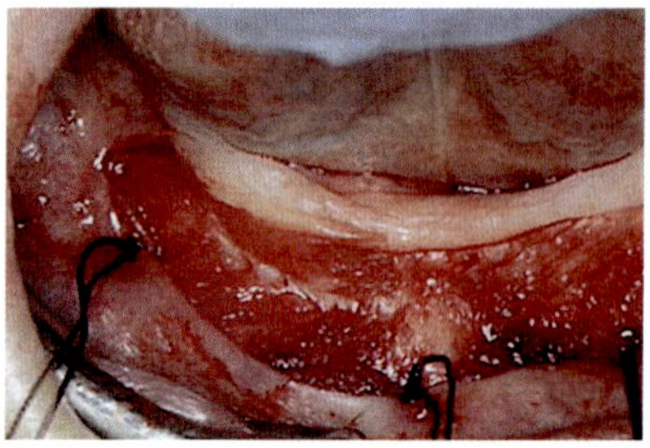

Abb. 7.87 Basales Vernähen des mobilisierten Wundrandes nach stumpfer Präparation der Schleimhaut mit einem Präpariertupfer.

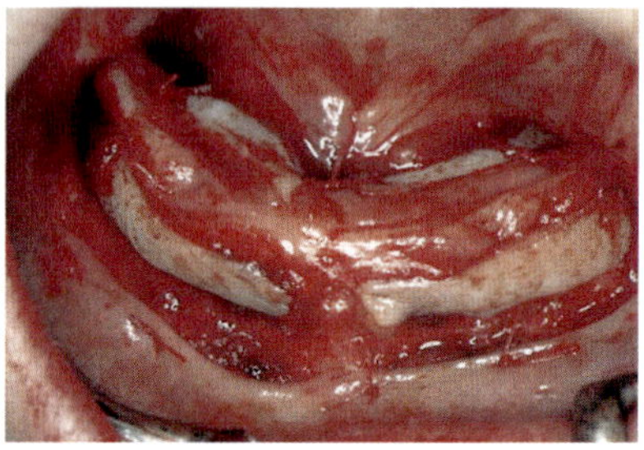

Abb. 7.88 Nach zusätzlicher Mundbodensenkung im vorderen Bereich werden sowohl auf die vestibulären als auch auf die lingualen periostalen Flächen Transplantatstreifen vom Gaumen aufgelegt.

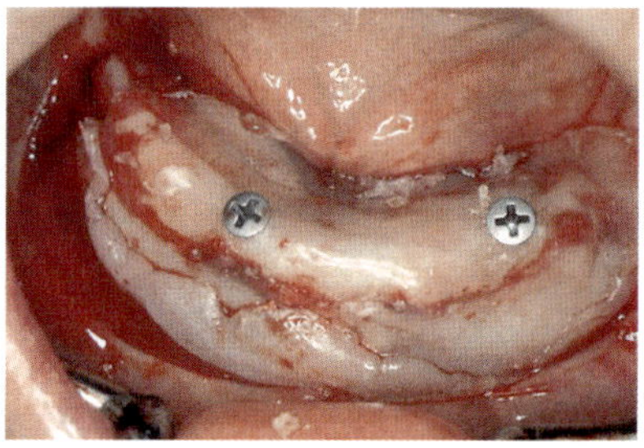

Abb. 7.89 Schraubenfixation der vorbereiteten Verbandsplatte (unterfüttert mit GC soft).

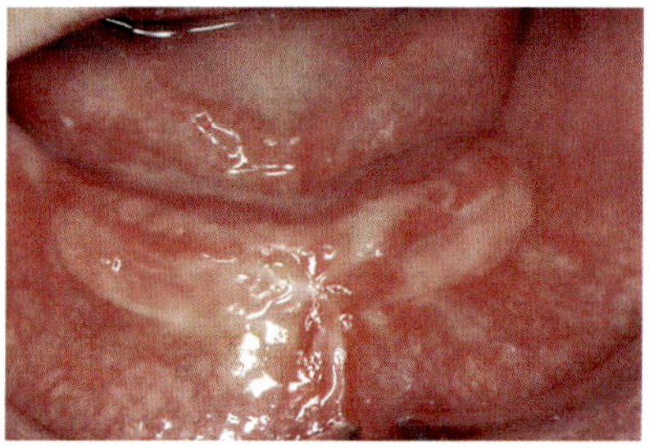

Abb. 7.90 Ein Jahr postoperativ findet sich eine stabile Weichgewebssituation mit oberflächlichen Druckstellen.

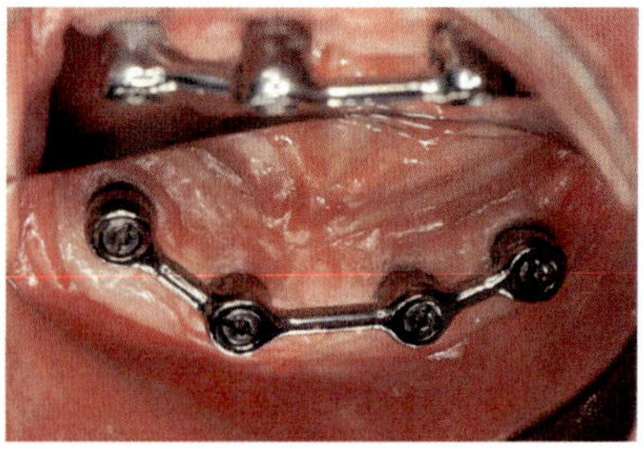

Abb. 7.91 Abschluss der Behandlung mit vier interforaminalen Implantaten und Stegversorgung.

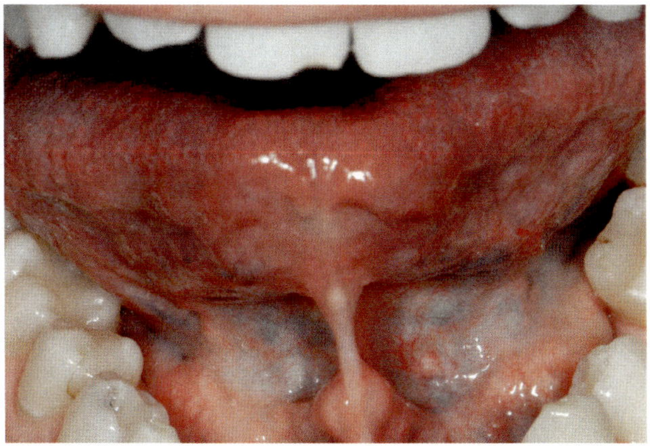

Abb. 7.92 (bis 7.99 gleicher Fall) Verkürztes Zungenband.

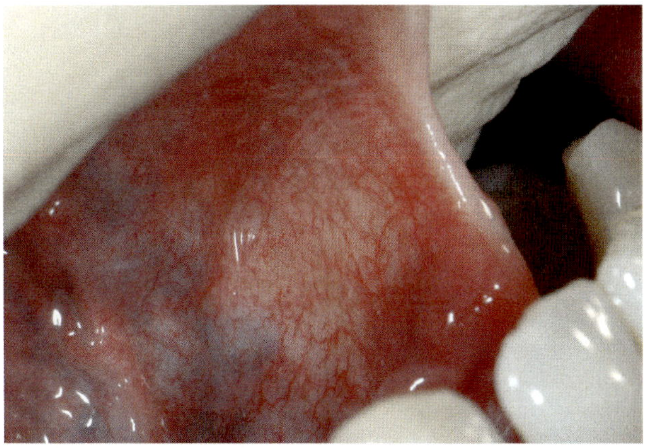

Abb. 7.93 Die Dicke des Bändchens wird deutlich, wenn mit zwei Fingern die Zunge angehoben wird.

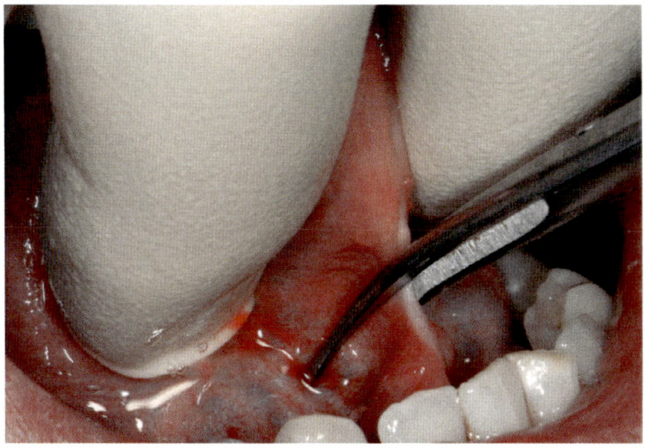

Abb. 7.94 Mit der Schere wird zunächst das Bändchen von der Zunge weg in den Mundboden hinein und in der Folge mit umgekehrter Scherenhaltung vom Mundboden weg in die Zunge durchtrennt.

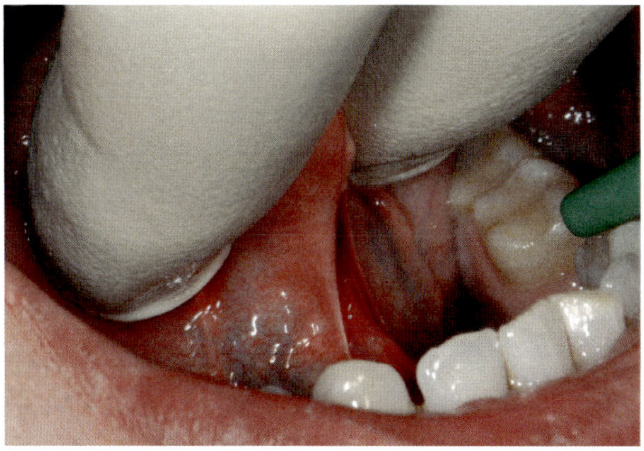

Abb. 7.95 Situation in der die Schere umgekehrt gehalten und das Bändchen weiter zur Zunge hin durchtrennt wird.

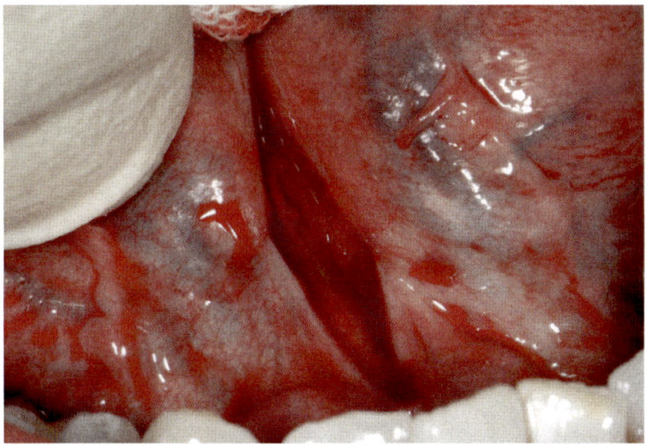

Abb. 7.96 Unter Anhebung der Zunge wird nun die Schnittwunde längs verzogen.

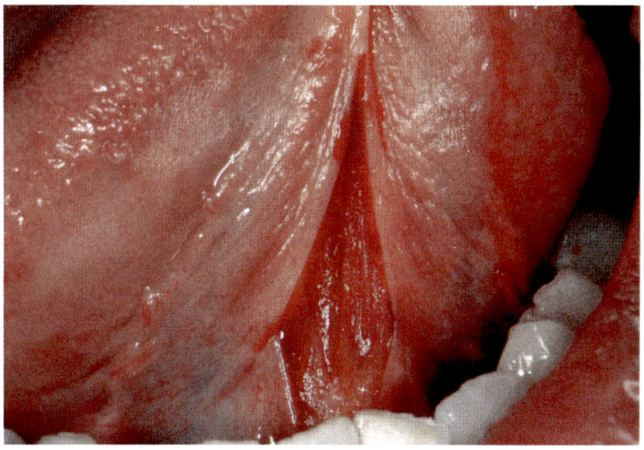

Abb. 7.97 Deutlicher Gewinn an Zungenmobilität; längliche rautenförmige Wundfläche.

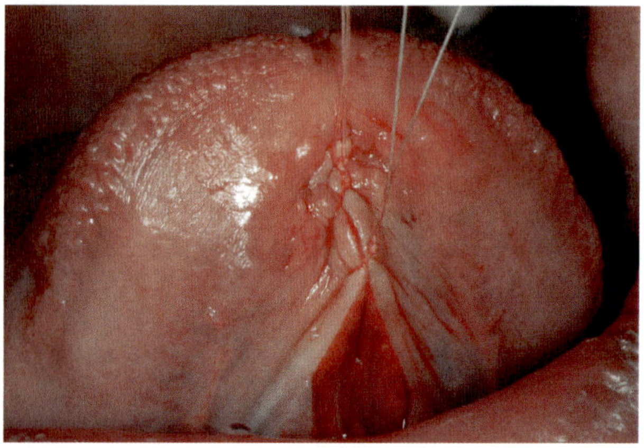

Abb. 7.98 Von kranial nach kaudal wird die Nahtversorgung mit Einzelknopfnähten vorgenommen.

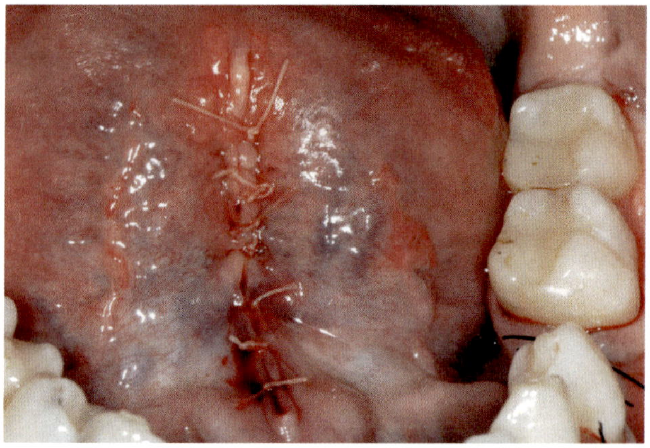

Abb. 7.99 Die Zungenspitze erreicht nun den Gaumen. Im vorderen Mundboden muss beachtet werden, dass bei einer tief greifenden Naht der Ausführungsgang der *Glandula submandibularis* nicht erfasst wird.

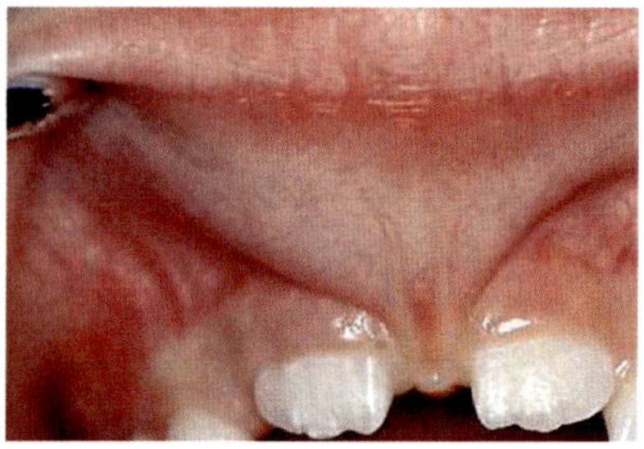

Abb. 7.100 (bis 7.104 gleicher Fall) Tief inserierendes Lippenbändchen.

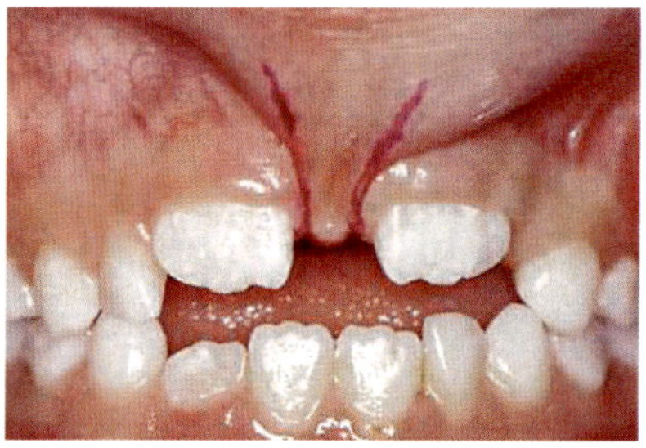

Abb. 7.101 Einsetzen einer VY-Plastik: Anzeichnen eines V, das direkt in das inserierende Lippenbändchen zieht.

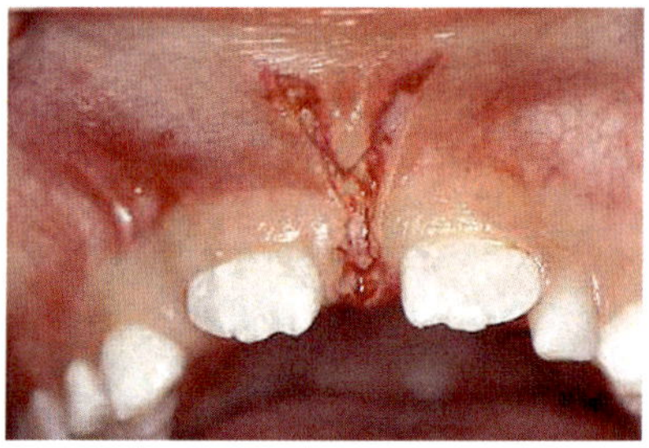

Abb. 7.102 Retraktion ohne größere Kraftanwendung. Hierdurch zeigt sich bereits das resultierende Y, das dieser Plastik den Namen gegeben hat.

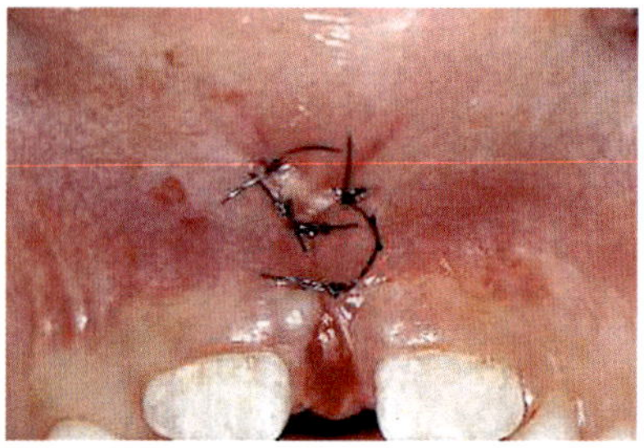

Abb. 7.103 Nach Exzision des derben Weichgewebes unter Belassung des Periostes zwischen den Zähnen 11 und 21 wird die Wundversorgung mit Einzelknopfnähten vorgenommen.

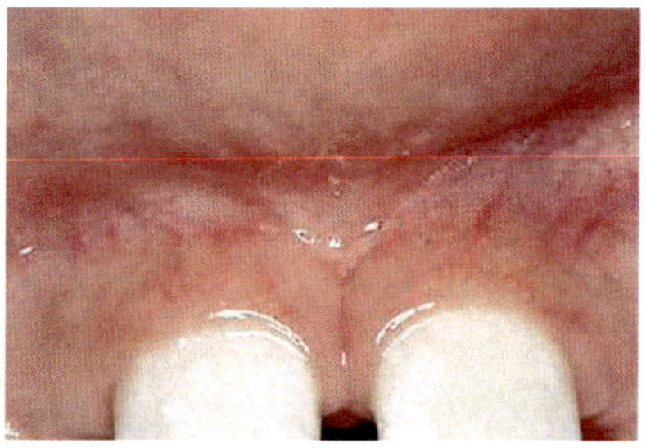

Abb. 7.104 Sechs Monate nach der Vestibulumplastik: Annäherung der Frontzähne, unauffälliger Narbenverlauf.

7.4 Chirurgie der kleinen Speicheldrüsen

Die Biopsien der kleinen Speicheldrüsen (s. Abb. 7.15 bis 7.23, Abb. 7.105 bis 7.110) sind mit der Marsupialisation (Abb. 7.111 bis 7.119) und der einfachen Speichelsteinentfernung (Abb. 7.120 bis 7.122, Parotis) die häufigsten Eingriffe der septischen Ausführungsgangchirurgie. Die Schleimdrüsenretentionszyste ist ein gängiges Krankheitsbild in der Mundhöhle.[2] Klinisch stellen sich rundliche Erhebungen dar, die oft heller erscheinen oder eine durchscheinende bläuliche Farbe aufweisen. Sie sind bei Palpation prall elastisch, aber beweglich. Vermehrt kommen sie im Bereich der Unterlippeninnenseite und der Innenwange vor. Im Bereich der vorderen Hälfte des harten Gaumens können sie aufgrund des Fehlens von kleinen Speicheldrüsen nicht vorkommen. Es besteht eine Neigung zum Rezidiv. Wenn die Zysten eine störende Größe erreichen, sucht der Patient den Chirurgen zur Therapie auf oder er beißt sie auf oder sie platzen, sodass sich zähflüssiger Schleim entleert. Die Entstehung der Schleimdrüsenretentionszyste wird auf ein Trauma des Drüsenausführungsganges oder auch eine chronische Entzündung mit langsamem Verschluss des Ausführungsganges zurückgeführt. Bei traumatischer Ätiologie kommt es zur Extravasation des neu gebildeten Speichels in die umliegenden Gewebe, vor allem ins interstitielle Bindegewebe, sodass histologisch eine Extravasationszyste beschrieben werden kann.

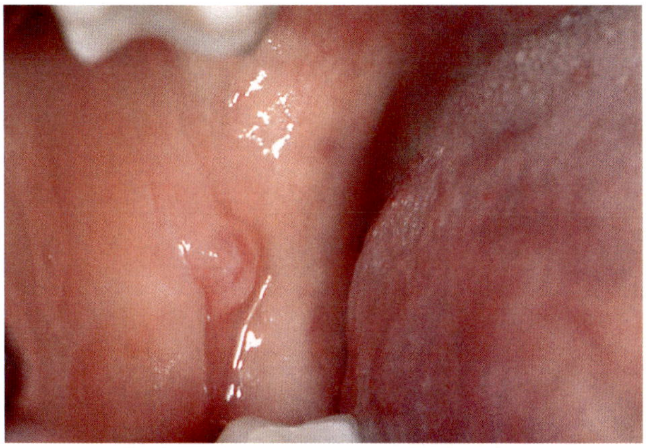

Abb. 7.105 (bis 7.110 gleicher Fall) 32-jährige Patientin mit rezidivierenden Auftreibungen bedingt durch kleine Speicheldrüsen retromolar/vestibulär acht Wochen nach operativer Entfernung von Zahn 48.

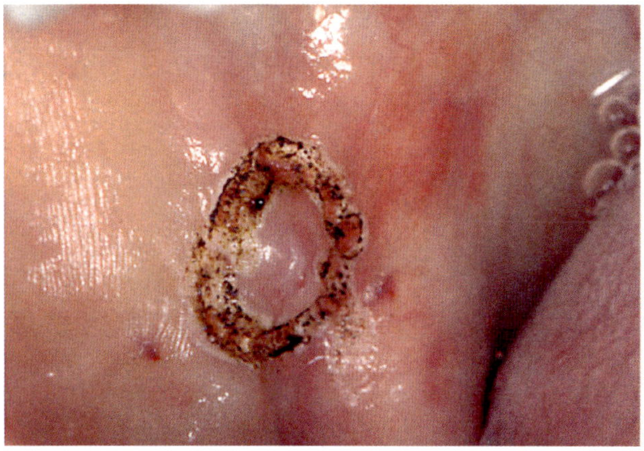

Abb. 7.106 Zirkuläre Markierung mit dem CO_2-Laser, 0,5 cm Sicherheitsabstand.

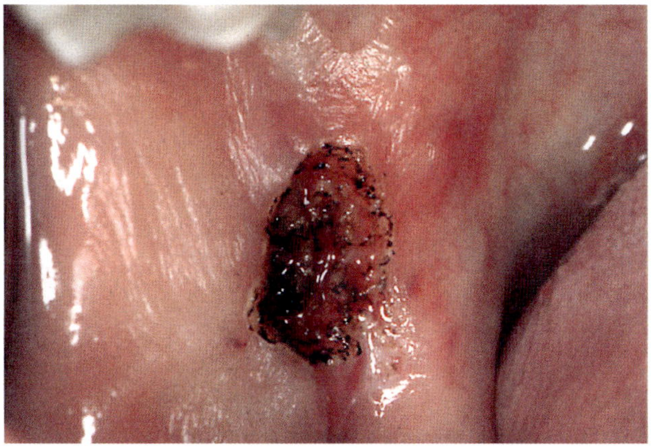

Abb. 7.107 Frische Wunde nach CO_2-Laser-Exzision.

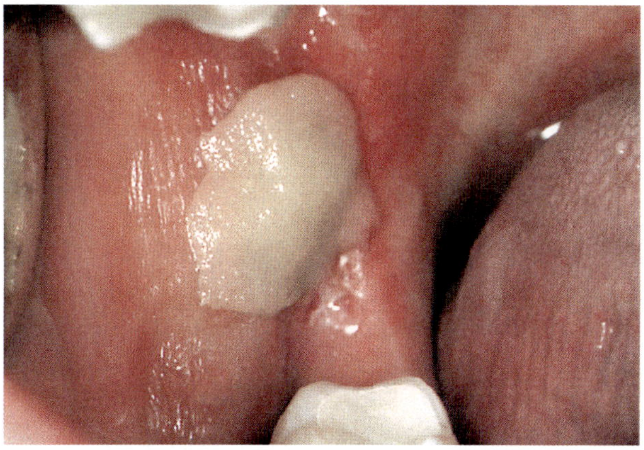

Abb. 7.108 Versorgung einer offenen Wundheilung mit Solcoseryl Salbe. Die Salbenapplikation erfolgt vier Mal täglich durch den Patienten.

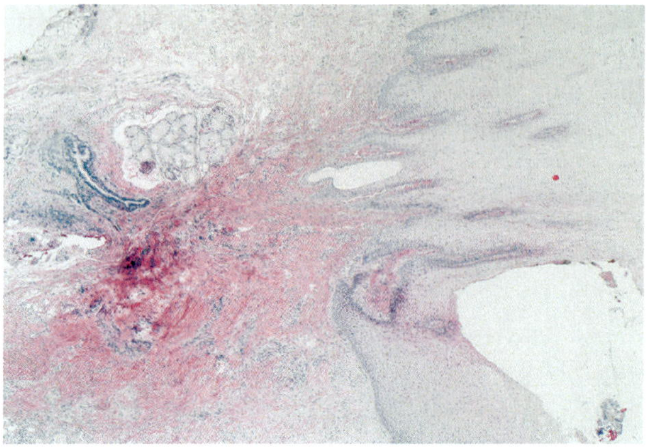

Abb. 7.109 Histopathologisches Bild einer Schleimdrüsenretentionszyste.

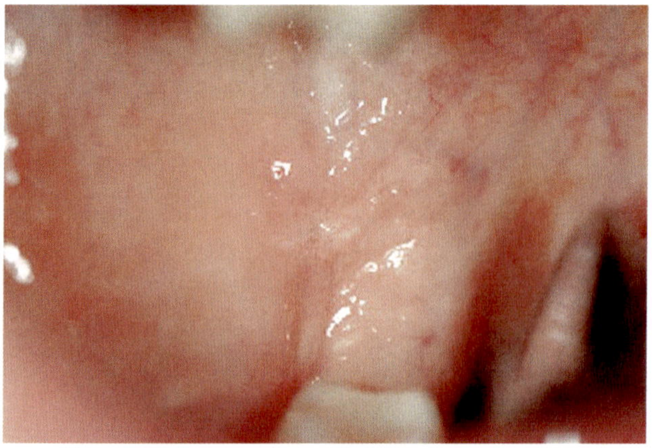

Abb. 7.110 Unauffällige Wundheilung vier Wochen postoperativ.

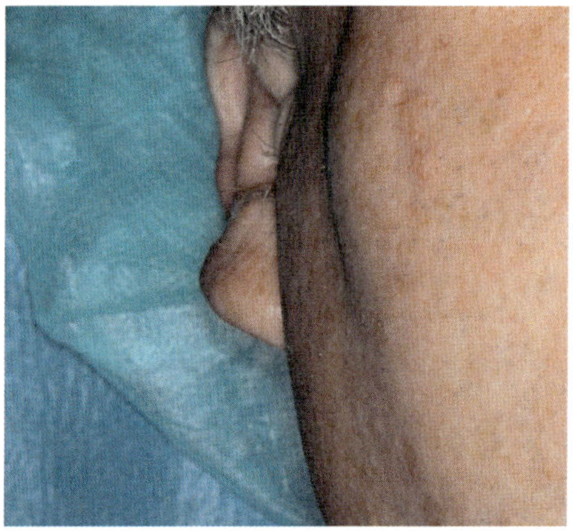

Abb. 7.111 (bis 7.119 gleicher Fall) Patient mit Parotitis rechts. Wangenschwellung, abstehendes Ohrläppchen; sonografisch und klinisch kein Steinnachweis, Stenose der *Papilla parotidea.*

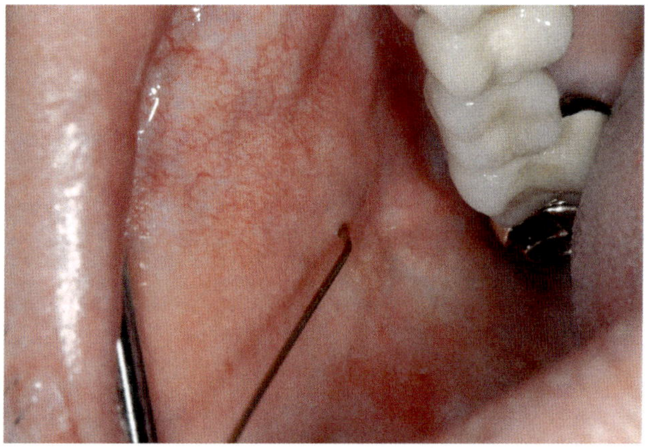

Abb. 7.112 Sondierung des Ausführungsgangs mit Silberblattsonden in aufsteigender Größe (Bougierung).

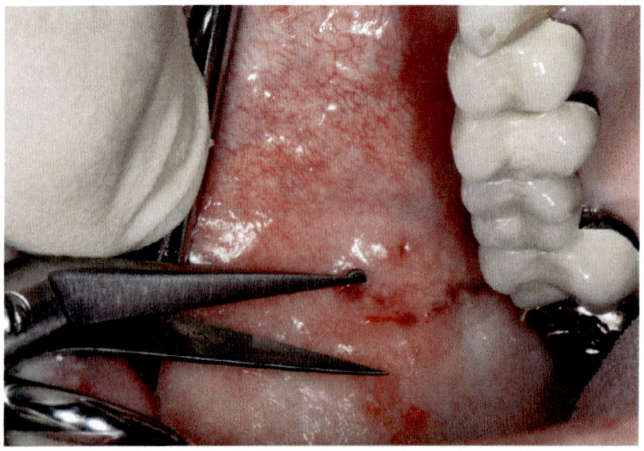

Abb. 7.113 Einführung der Koronarienschere (Knopfschere) mit dem Knopfende.

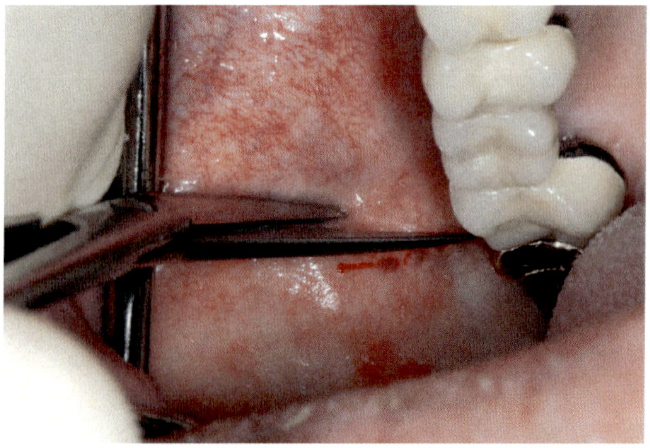

Abb. 7.114 Senkrechtes Einschneiden des Epithels oberhalb der Schere.

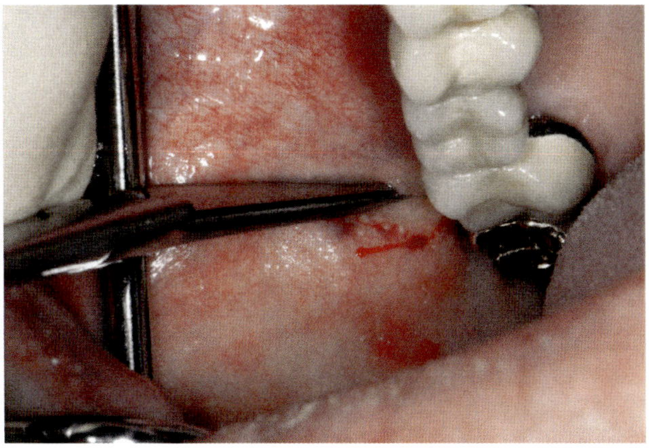

Abb. 7.115 Komplette Durchtrennung mit Schließen der Schere, der Knopf bleibt im Ausführungsgang.

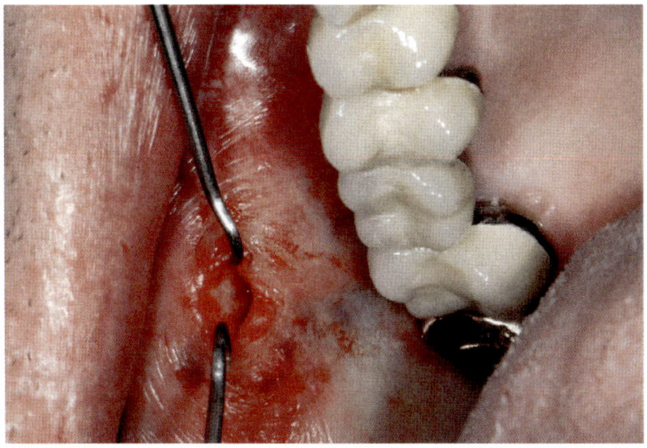

Abb. 7.116 Spreizen des eröffneten Ausführungsgangs mit feinen Schleimhaut-Einzinkern. Das aufgeklappte Gangepithel wird sichtbar.

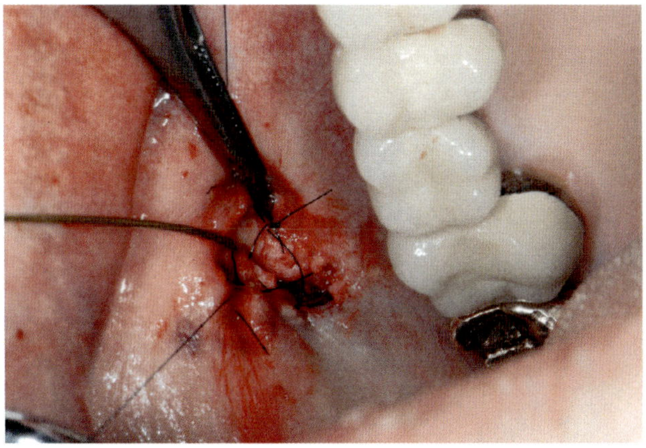

Abb. 7.117 Vernähung des Epithels vom Ausführungsgang zum Epithel der Mundhöhle (Marsupialisation).

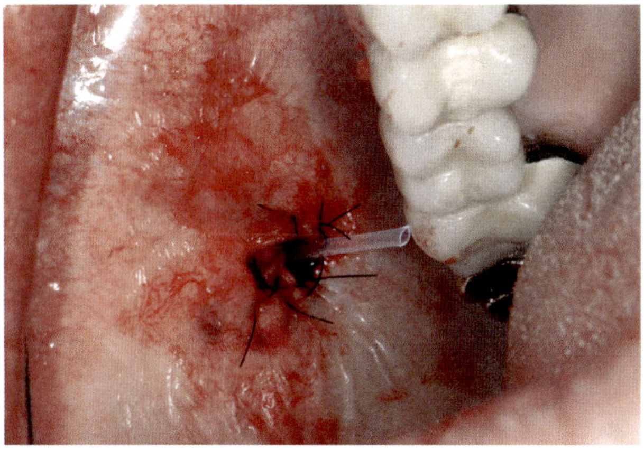

Abb. 7.118 Einlegen eines Katheters.

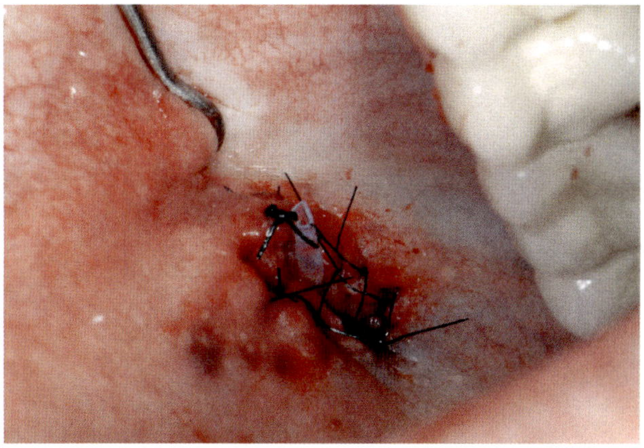

Abb. 7.119 Nahtfixation des Röhrchens, damit dieses nicht aus dem Gang herausrutscht.

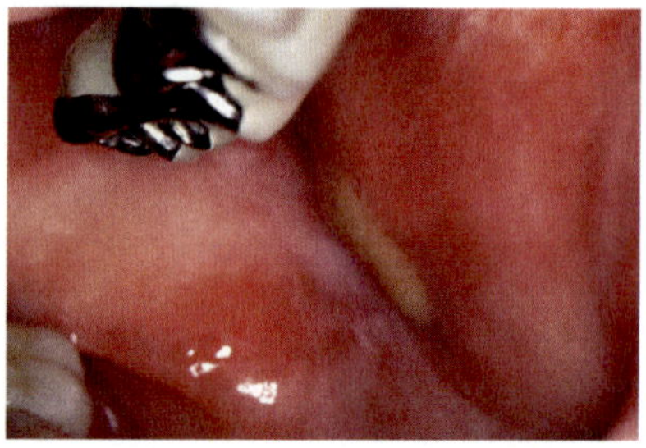

Abb. 7.120 (bis 7.122 gleicher Fall) 64-jährige Patientin mit tastbarem Speichelstein im Ausführungsgang bei akuter Parotitis links. Bei leichter Massage der *Glandula parotis* entleert sich putrides Sekret aus dem Ausführungsgang, von dem ein Abstrich zur Erreger- und Resistenzbestimmung genommen wird.

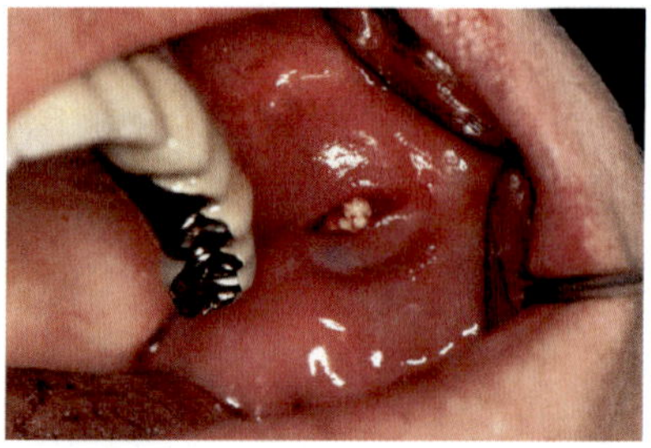

Abb. 7.121 Nach Inzision wird eröffnet und der Stein entfernt. Anschließend Einlage eines Katheters, Verschreibung von Antibiotika sowie Aufnahme von ausreichend Flüssigkeit sowie von Speichel anregenden Lutschpastillen durch die Patientin.

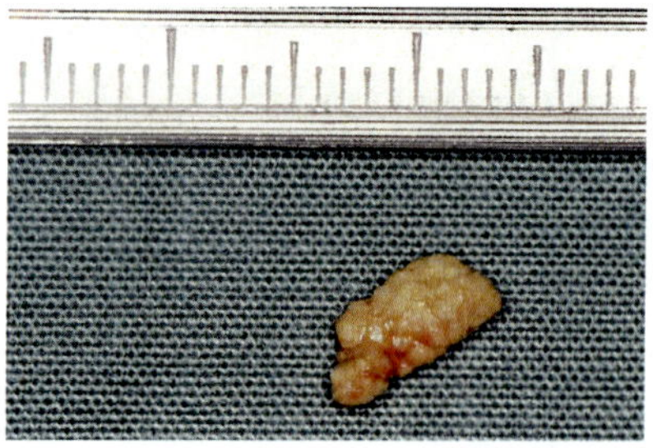

Abb. 7.122 Der 9 mm lange Stein nach Entfernung.

Weitere Beispiele sind die Speichelsteinentfernung aus dem *Ductus submandibularis* mit dem Skalpell (Abb. 7.123 bis 7.128) oder dem CO_2-Laser (Abb. 7.129 bis 7.134), die Ranula im Mundboden (Abb. 7.135 bis 7.137) und die Extravasationszysten der kleinen Speicheldrüsen an der Lippe (Abb. 7.138 bis 7.149). Bei der Ranula (Synonym: Fröschleingeschwulst) handelt es sich ebenfalls um eine Schleimdrüsenretentionszyste, die aber vom Ausführungsgang der *Glandula submandibularis* bzw. der *Glandula sublingualis* ausgeht.[2] Die Ranula ist eine schmerzlose Zyste, die schnell wachsend eine Größe von mehreren Zentimetern erreichen

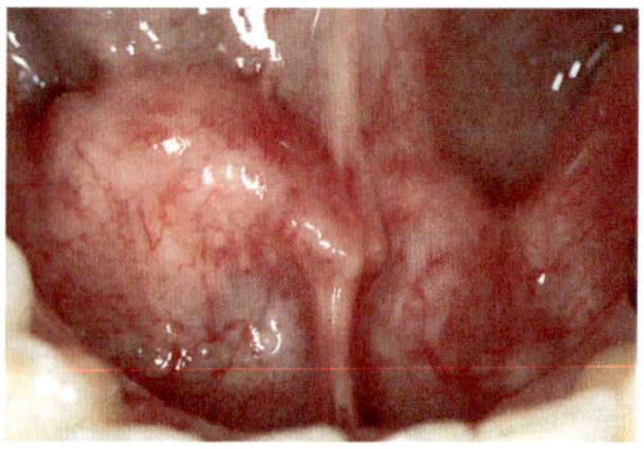

Abb. 7.123 (bis 7.128 gleicher Fall) Vorwölbung des Mundbodens rechts, palpatorisch induriert: Sialolith im Ausführungsgang der *Glandula submandibularis.*

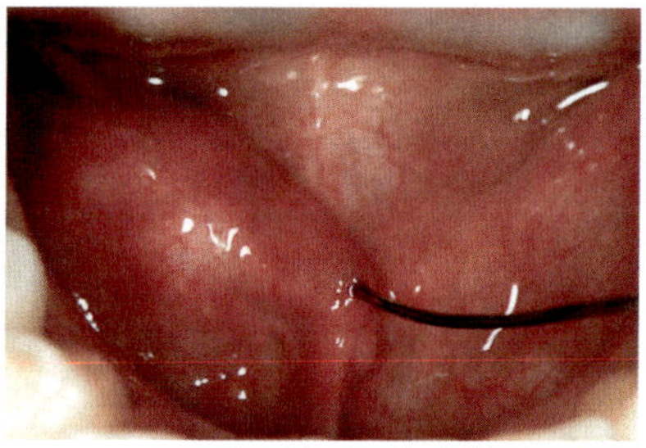

Abb. 7.124 Aufsuchen der *Caruncula sublingualis* und Sondierung des Gangs mit der Silberblattsonde bis zum Stein.

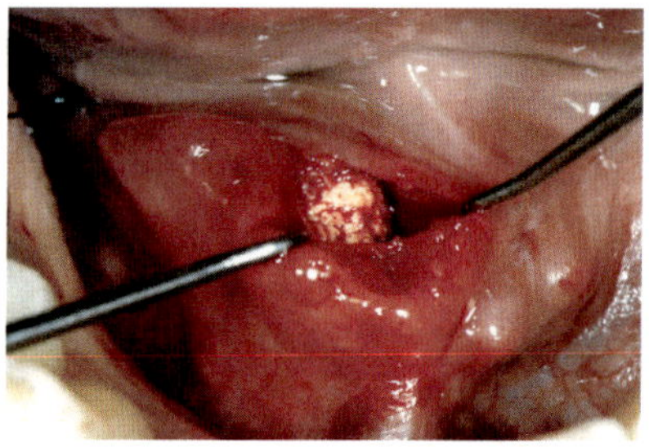

Abb. 7.125 Eröffnung mit dem Skalpell, Darstellung des Steins mit dem Einzinker.

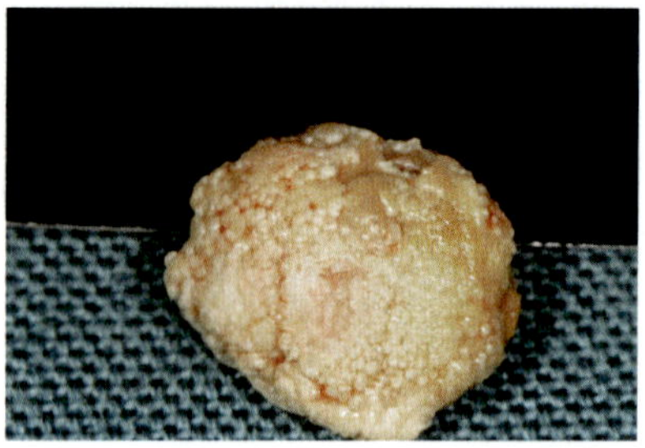

Abb. 7.126 Ein 15 mm großer, aus multiplen Konkrementen zusammengesetzter Sialolith.

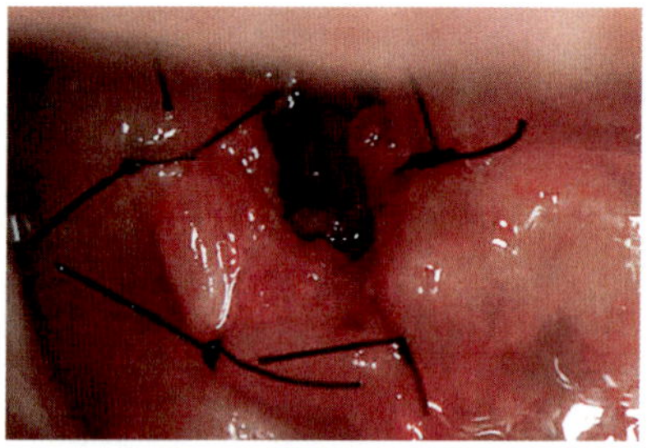

Abb. 7.127 Marsupialisation im Mundboden rechts.

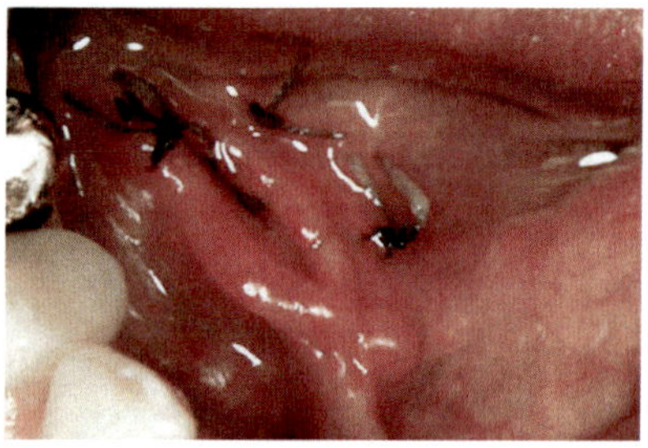

Abb. 7.128 Komplikationslose Wundheilung nach fünf Tagen.

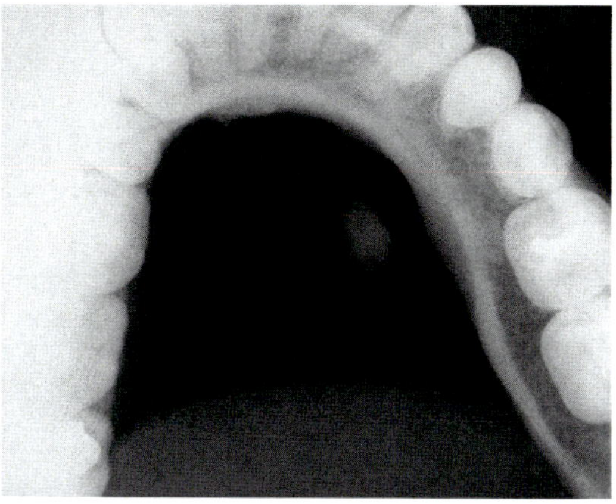

Abb. 7.129 (bis 7.134 gleicher Fall) Röntgenaufnahme (Unterkiefer-Aufbiss): Speichelstein im Ausführungsgang der *Glandula sublingualis* rechts.

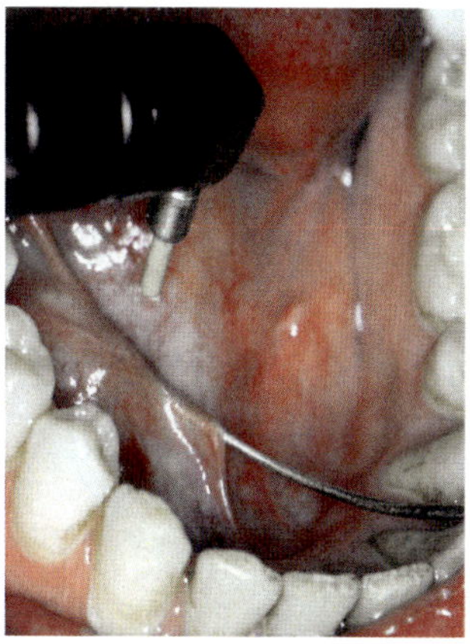

Abb. 7.130 Sondierung des Ausführungsganges oberhalb des Steins und Bereitstellung des CO_2-Lasers.

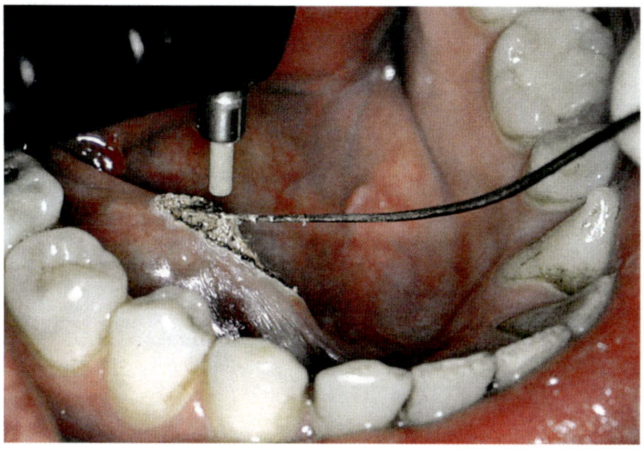

Abb. 7.131 Gangeröffnung: Der CO_2-Laserstrahl wird auf die Silberblattsonde gerichtet und nur dort der Gang gespalten.

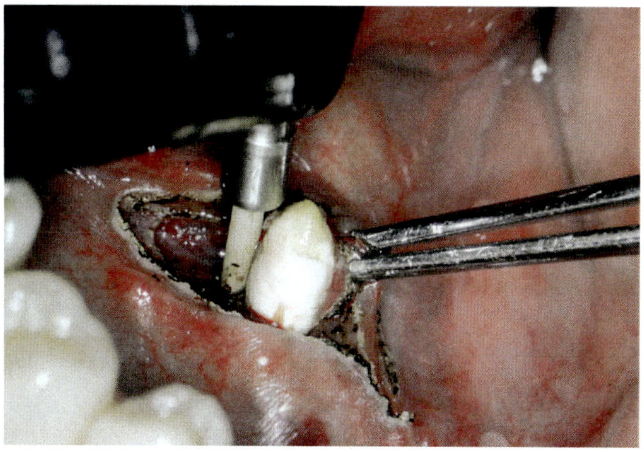

Abb. 7.132 Gangeröffnung ohne Blutung und Entfernung des Speichelsteins.

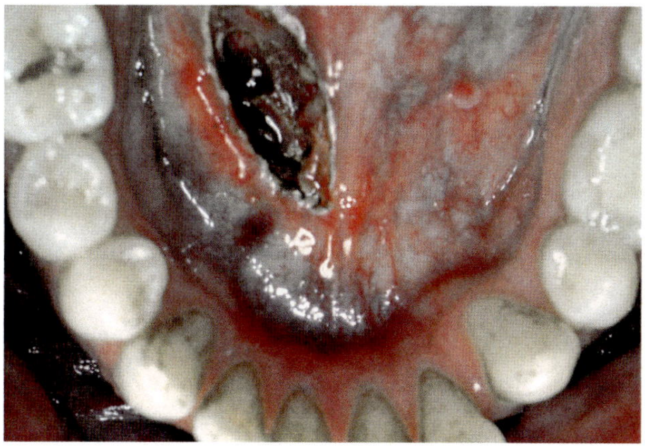

Abb. 7.133 Offene Wundheilung ohne Marsupialisation und ohne Katheter, jedoch mit desinfizierenden Mundspülungen.

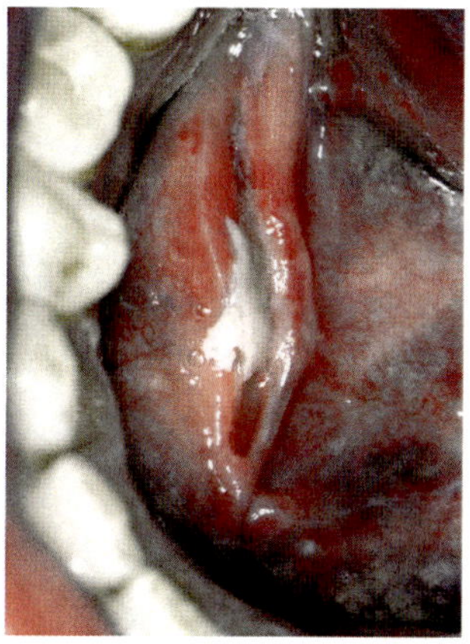

Abb. 7.134 Komplikationslose Wundheilung nach acht Tagen.

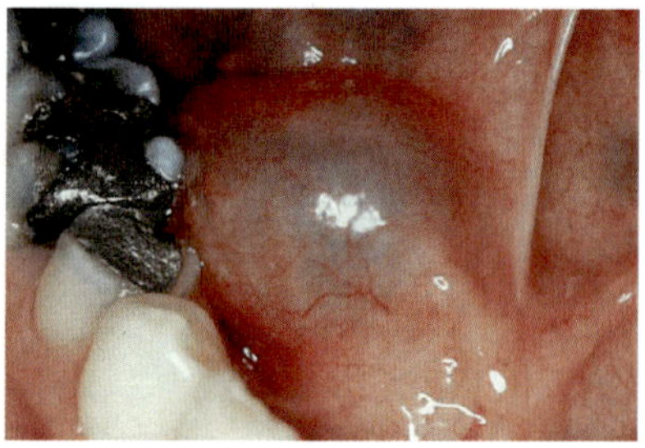

Abb. 7.135 (bis 7.137 gleicher Fall) Ranula im vorderen Mundboden rechts. Die Ranula wurde nach der Marsupialisation exzidiert.

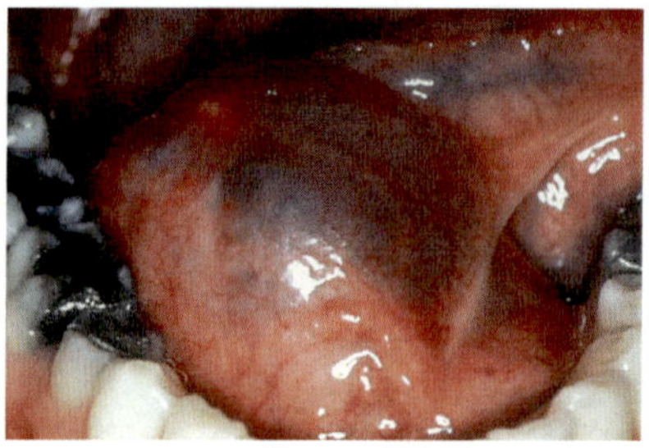

Abb. 7.136 Rezidiv der Ranula, fast doppelt so groß wie der Primärbefund. Die Veränderung wurde mit dem CO_2-Laser entfernt.

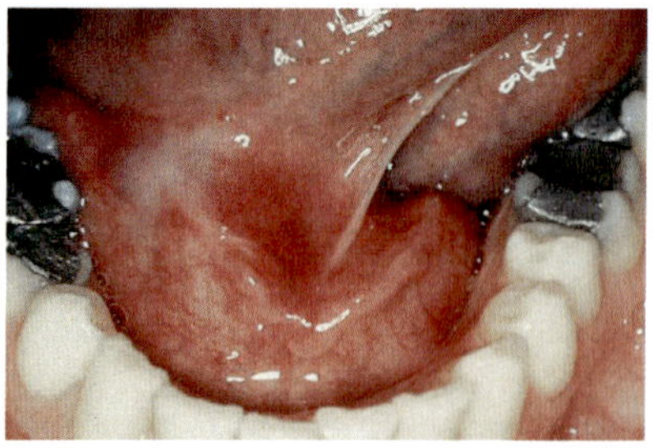

Abb. 7.137 Zwei Jahre nach Exzision der Ranula mit dem CO_2-Laser.

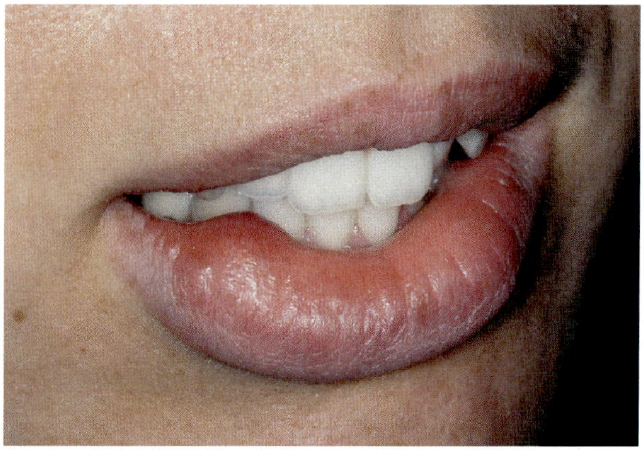

Abb. 7.138 (bis 7.149 gleicher Fall) Schleimdrüsenretentionszyste bei einer 19-jährigen Patientin an der Unterlippe rechts nach dreifachem Rezidiv.

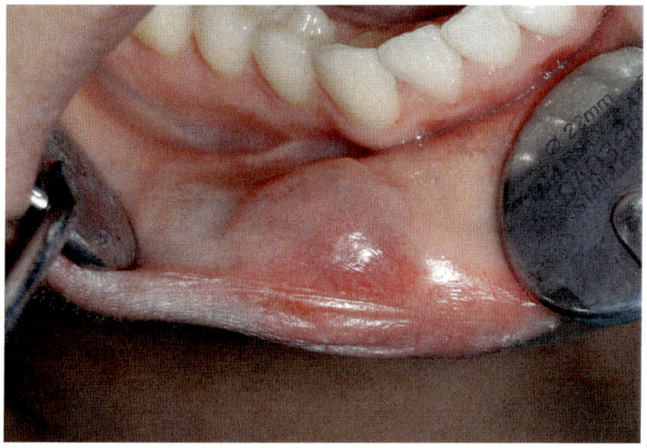

Abb. 7.139 Aspekt an der Innenlippe.

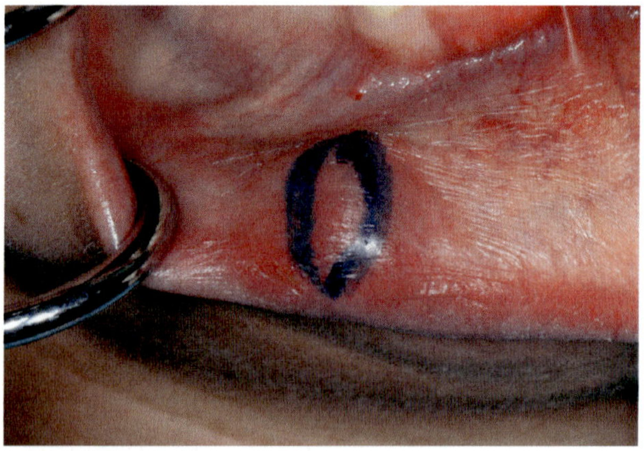

Abb. 7.140 Nach Anzeichnung der Schnittführung vorsichtige Infiltration der Präparationsränder zur Hydrodissektion und möglichst blutarmem Operationsfeld.

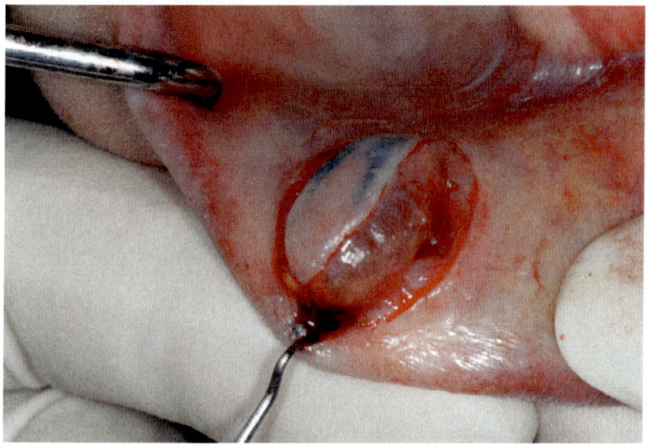

Abb. 7.141 Nach spindelförmiger Eröffnung sorgfältige Präparation der Zystenwand.

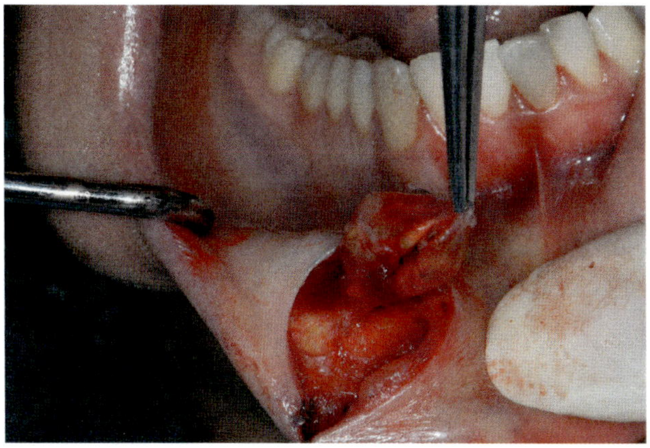

Abb. 7.142 Die Zyste wird vollständig entfernt und mit der Schere ausgelöst.

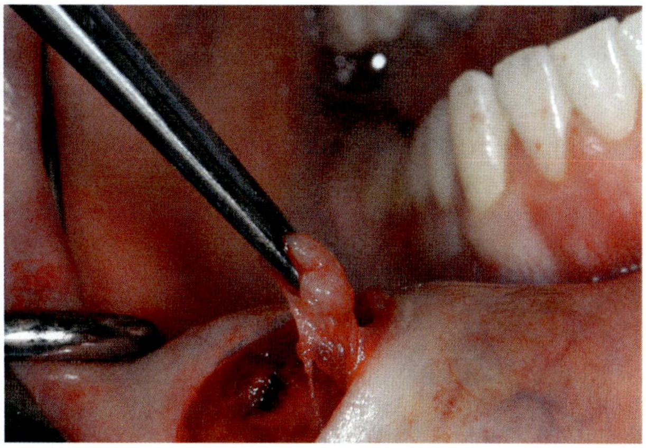

Abb. 7.143 Heben zweier vergrößerter Speicheldrüsen direkt im Resektionsbereich und Exzision.

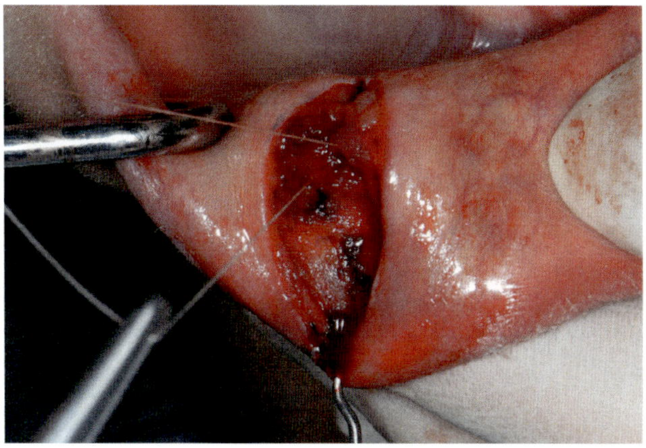

Abb. 7.144 Adaption der Muskulatur mit Einzelknopfnähten (resorbierbares Nahtmaterial).

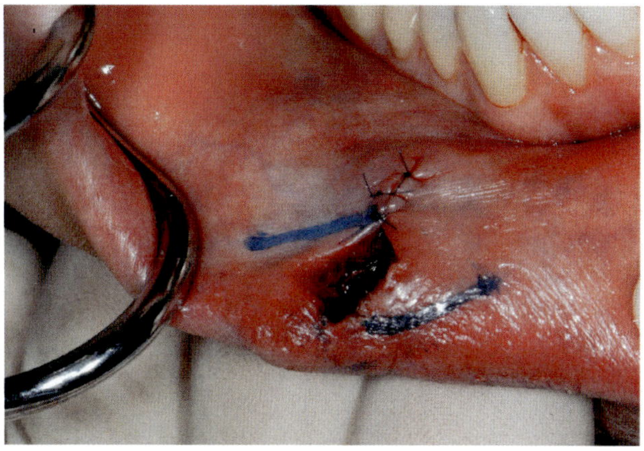

Abb. 7.145 Nach initialem Nahtverschluss von innen nach außen Anzeichnen einer Z-Plastik.

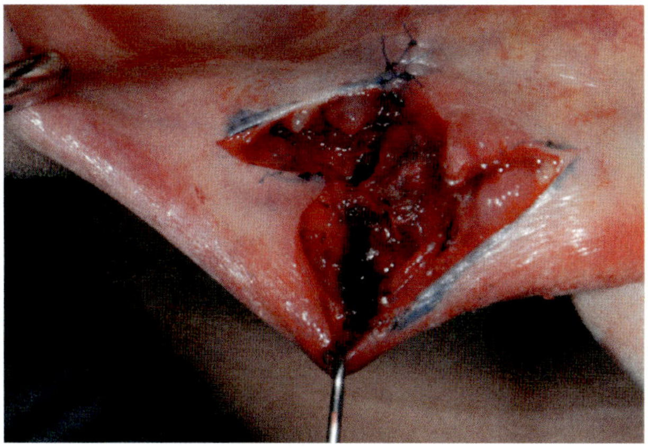

Abb. 7.146 Mobilisation der Z-Schenkel.

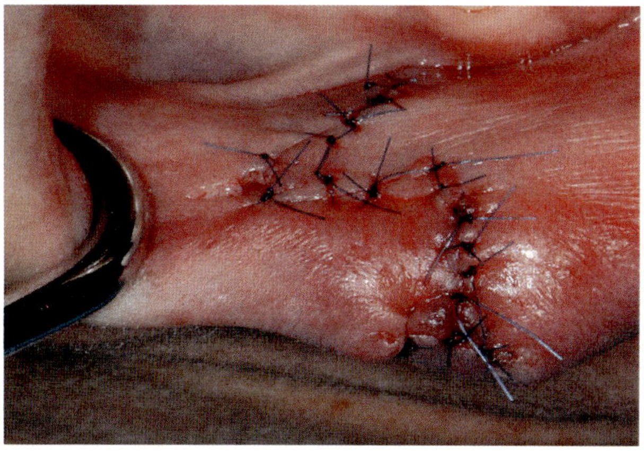

Abb. 7.147 Vollständige Adaptation und Versorgung mit multiplen Einzelknopfnähten.

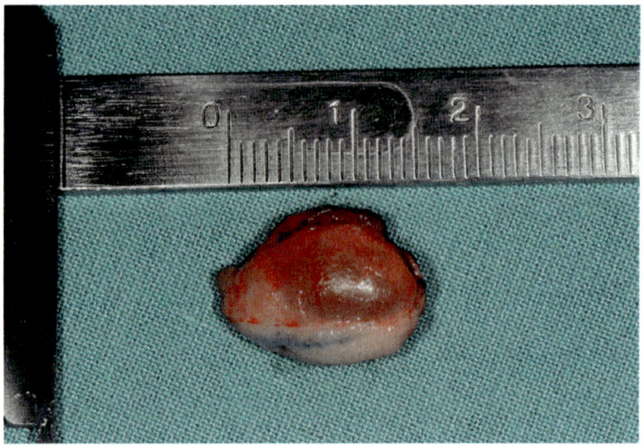

Abb. 7.148 Exzisat mit anliegender Schleimhautinsel. Die Speicheldrüsenzyste hat eine Größe von 1,5 cm.

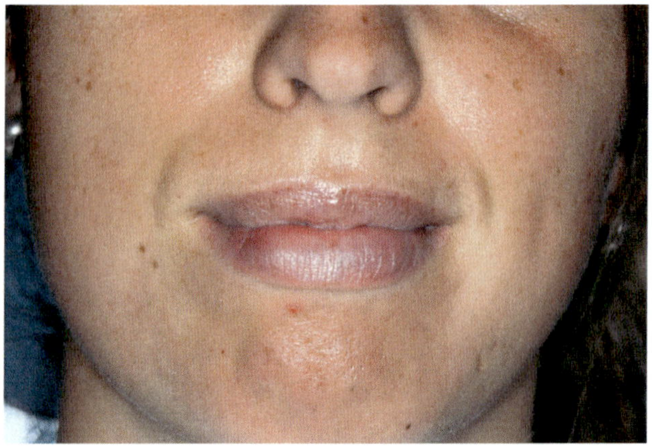

Abb. 7.149 Zwei Monate nach der Operation.

und den ganzen Mundboden ausfüllen kann. Erst wenn die Artikulation eingeschränkt oder die Nahrungsaufnahme gestört ist, kommen die Eltern mit den häufiger betroffenen Kindern zur operativen Entfernung. Manchmal platzen solche Schleimdrüsenretentionszysten bevor ein operativer Eingriff in die Wege geleitet werden kann. Es muss dann gewartet werden, bis sich ein Rezidiv bildet, das eine günstige, überschaubare Größe von 1 bis 2 cm hat (Abb. 7.150 bis 7.157).

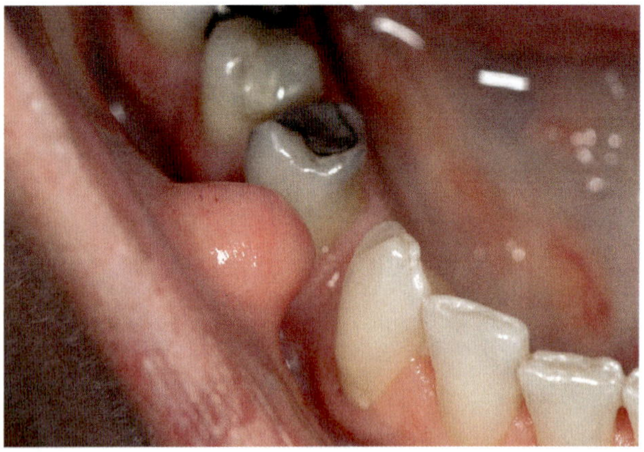

Abb. 7.150 (bis 7.157 gleicher Fall) 68-jährige Patientin mit einer fibrösen Hyperplasie in Kombination mit Speicheldrüsenanteilen der Innenlippe rechts.

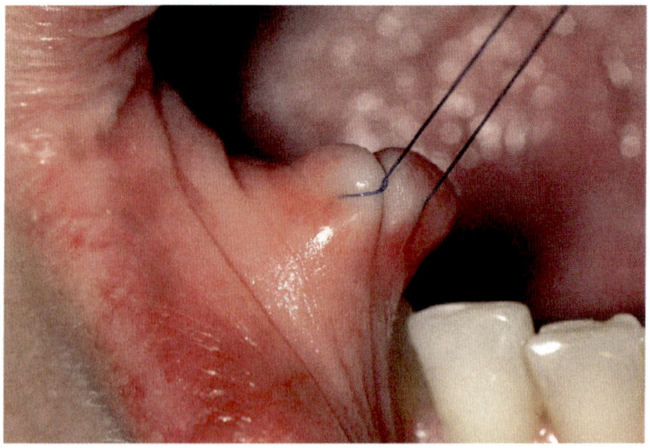

Abb. 7.151 Fixation mit Nähten zur Vorbereitung der CO_2-Laser-Exzision.

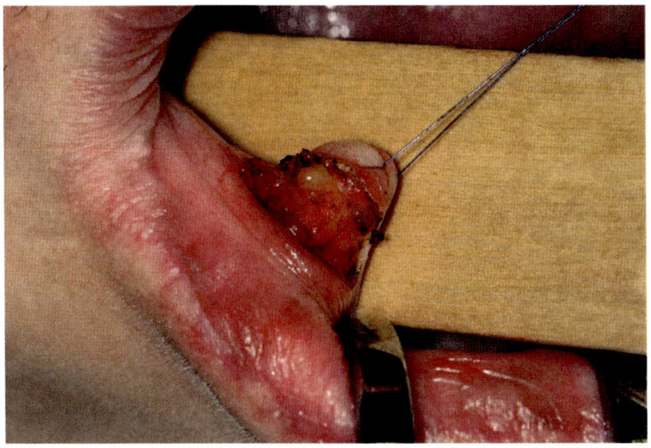

Abb. 7.152 Blutungsfreies Abtragen etwa bis zur Hälfte, Holzspatel als Schutz der dorsal gelegenen Gewebe vor dem CO_2-Laserstrahl.

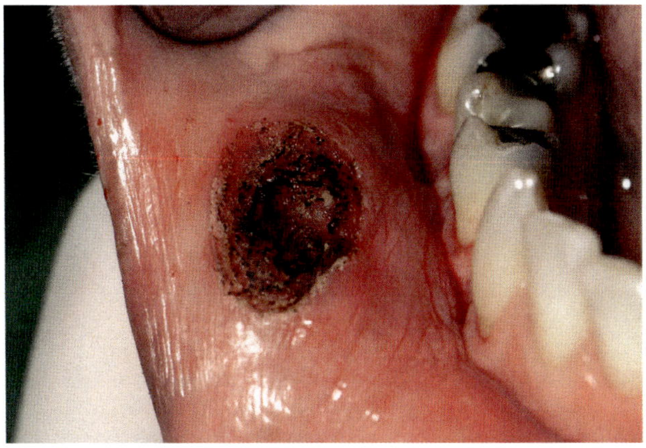

Abb. 7.153 Beendigung der Exzision, freie Wundfläche.

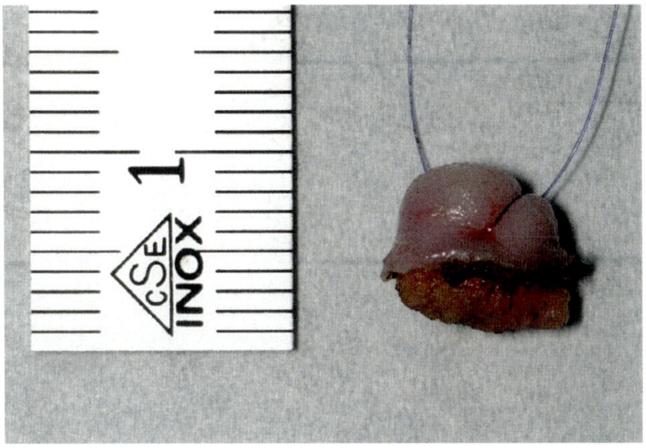

Abb. 7.154 Das in etwa 1 cm große Präparat.

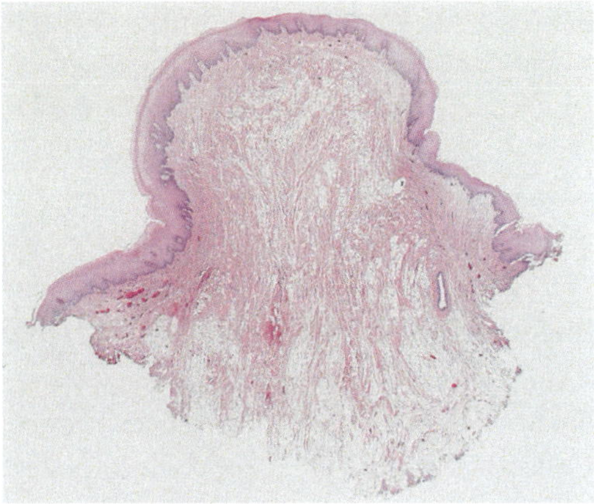

Abb. 7.155 Histologische Darstellung des Präparates: fibröse Hyperplasie, Anteile kleiner Speicheldrüsen mit kleinherdiger, chronischer Entzündung.

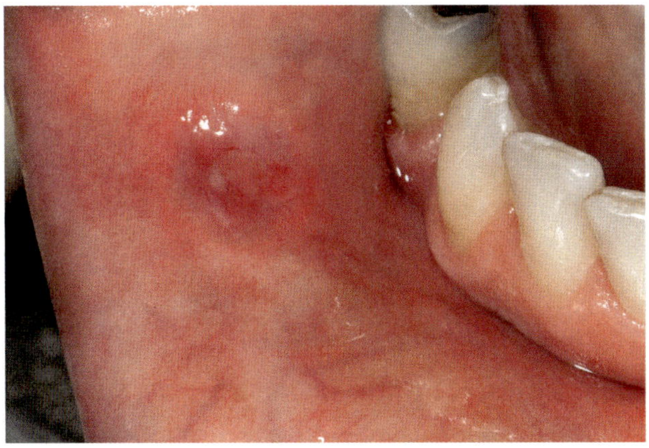

Abb. 7.156 Komplikationslose schmerzfreie Wundheilung nach zwei Wochen.

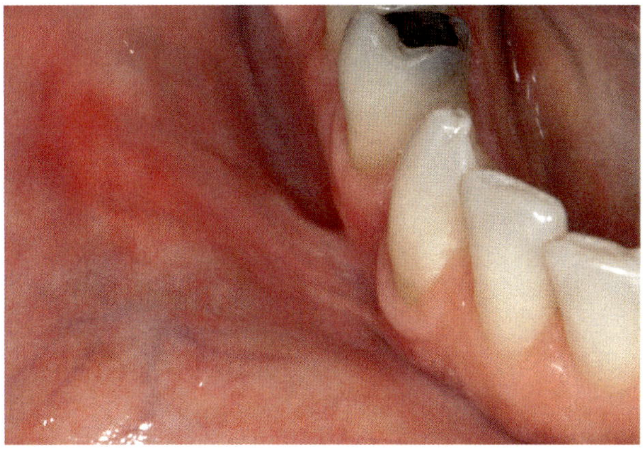

Abb. 7.157 Abschlusskontrolle nach zwei Monaten: zu sehen ist eine elastische Schleimhaut.

7.5 Abszesseröffnung

„Ubi pus, ibi evacua" ist der althergebrachte therapeutische Leitfaden bei odontogenen pyogenen Infektionen. Nicht immer entleert sich nach der Eröffnung eines Infiltrats sofort Pus. Wenn auch durch Nachspreizen in das Zentrum des Infiltrates sich kein Eiter entleert, wird drainiert und antibiotisch therapiert. Bei abszedierenden Infektionen stellt die Abszessinzision und Drainage mit Ursachenbeseitigung (primär die Trepanation, sekundär die Extraktion) die entscheidende Therapie dar. Im Milchgebiss kann beim gesunden Kind die Ursachenbeseitigung, in der Regel die Zahnextraktion, und die einmalige Entlastung als Therapie ausreichend sein (Abb. 7.158, Abb. 7.159).

Gemeinhin gilt der chirurgische Grundsatz, dass ein Abszess in kranio-kaudaler Richtung an seinem tiefsten Punkt zu spalten und zu drainieren ist. Der Eiter soll der Schwerkraft nach ablaufen können. In der Mundhöhle kann diesem Prinzip jedoch aus anatomischen und funktionellen Gründen nicht immer entsprochen werden. Die meisten odontogenen Abszesse sind intraoral zu eröffnen. Ausnahmen bilden die fortgeleiteten Logenabszesse. Submuköse Abszesse werden in Lokalanästhesie immer primär intraoral eröffnet. Früher bot sich das *Punctum maximum abscessi* für eine erweiterte Stichinzision in Richtung Apex des verursachenden Zahnes an. Heute wird ein submuköser Abszess marginal über den Zahnfleischrand eröffnet (Abb. 7.160 bis 7.162). Hierdurch wird eine später störende Narbenbildung im Vestibulum vermieden. Diese Inzisionstechnik ist bei allen Parodontalabszessen und palatinalen Abszessen und bei submukösen purulenten Entzündungen im Oberkieferseitenzahnbereich angezeigt, um bei letztgenannten nicht die ernährende Basis eines nach ggf. notwendiger Zahnentfernung für die plastische Deckung der Kieferhöhle zu bildenden *Rehrmann*-Lappens zu durchtrennen (Abb. 7.163). Eine zusätzliche zum Zahnfleischrandschnitt vorgenommene vertikale Inzision muss diesen Überlegungen Rechnung tragen (Abb. 7.164). Bei Abszessen mit apikaler Parodontitis als Ursache hat die marginale Inzision die Nachteile, dass sie den Eiter über den Subperiostalraum ableitet, dass die Inzision zu weit marginal von der Ursache apikal vorgenommen wird, dass sie evtl. technisch schwierig ist und mit einer hohen Morbidität einhergeht (Abb. 7.165) und dass zum Erreichen eines tiefer gelegenen Geschehens ein großer Zugang notwendig ist. Ggf. macht das die Drainage sogar unmöglich. Bei ausnahmsweise durchgeführten Abszesseröffnungen am *Punctum maximum* ist Vorsicht geboten, besonders im Unterkiefer in der Eckzahn- und Prämolarenregion, da es hierbei zur Verletzung des *Nervus mentalis* mit bleibender Sensibilitätsstörung kommen kann.

Fortgeleitete Abszesse der Wange, des Retromaxillärraums, der masseterikomandibulären Logen und der pterygomandibulären Logen sind in der Klinik – je nach Indikation intra- und extraoral – ausreichend zu eröffnen. Bei letztgenannten können ein schleppender Verlauf, ein tiefes Absinken, eine Kieferklemme, eine drohende Ausbreitung oder Allgemeinsymptome Grund für eine extraorale Eröffnung sein. Zusammen mit dem Abszess in der *Fossa canina* (bei Druckschmerz der *Vena angularis* im medialen Augenwinkel) ist aufgrund der

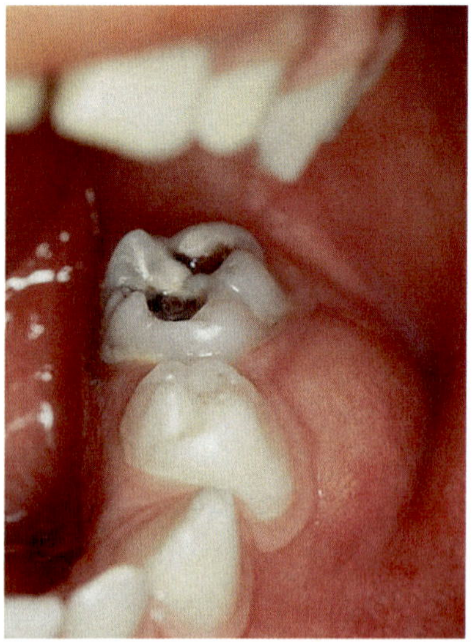

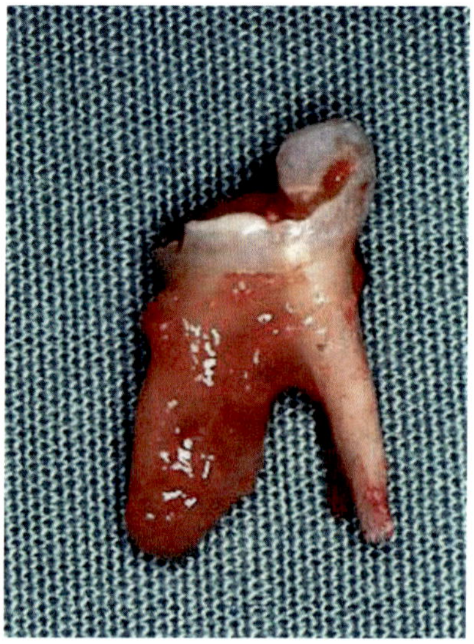

Abb. 7.158 (*links*) (bis 7.159 gleicher Fall) Submuköser Abszess, ausgehend vom zerstörten Zahn 75 bei einem 5-jährigen Jungen. Die Entfernung des Zahnes reicht bei einem hoch (koronar) gelegenen submukösen Abszess – wie häufig beim Milchgebiss vorzufinden – aus, um Pusentleerung bei gleichzeitiger Beseitigung der Ursache zu gewährleisten.

Abb. 7.159 (*rechts*) Entfernter Zahn 75 mit apikalem Granulationsgewebe.

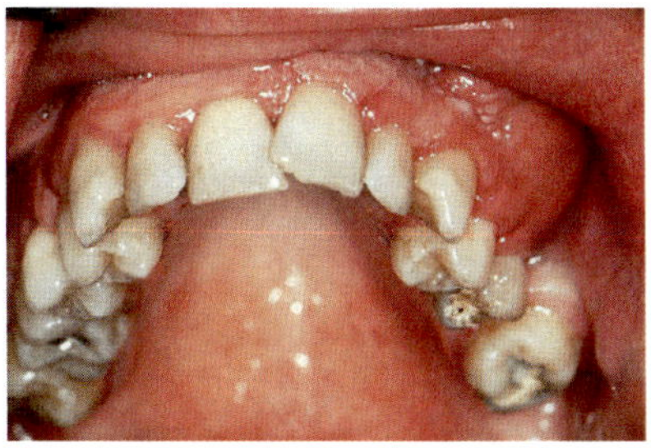

Abb. 7.160 (bis 7.162 gleicher Fall) Submuköser Abszess im Oberkiefer-Vestibulum links, ausgehend von Zahn 25.

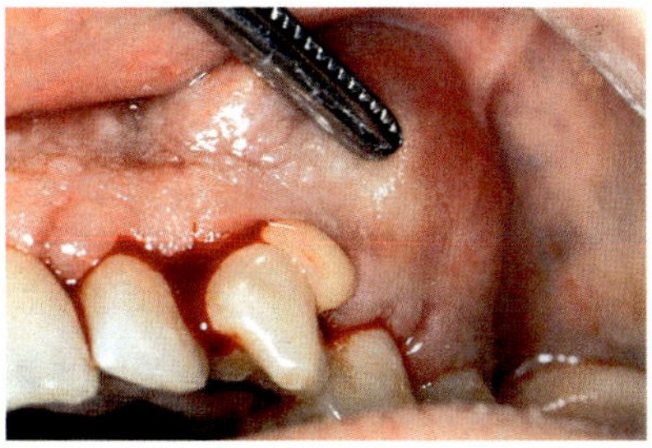

Abb. 7.161 Nach Inzision am Zahnfleischrand entleert sich Pus schon auf leichten Druck.

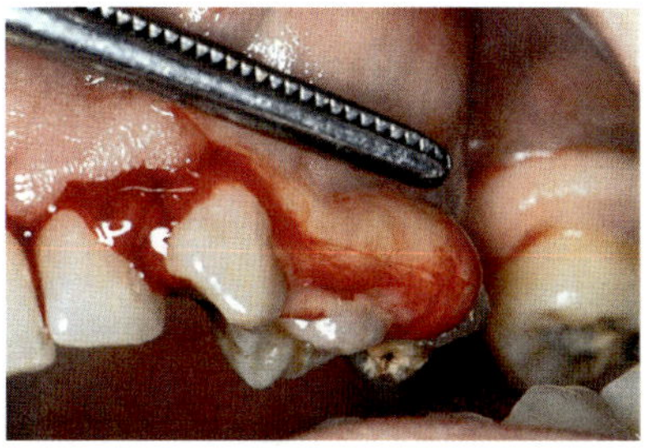

Abb. 7.162 Eine ausreichende Abszessentlastung ist durch die Vordehnung des Gewebes ohne Probleme möglich.

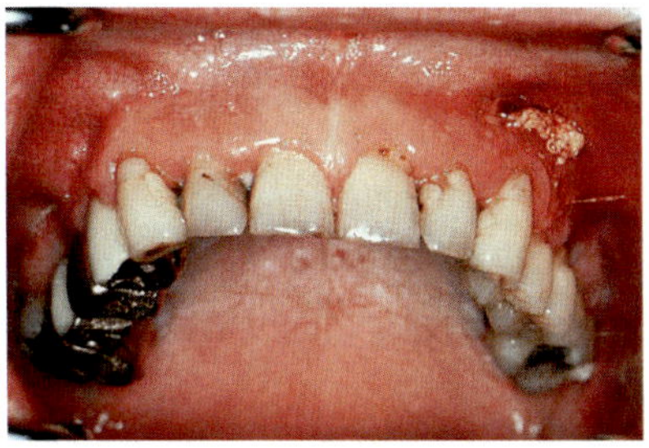

Abb. 7.163 Eine hohe horizontale Inzision im Vestibulum, wie hier geschehen, ist kontraindiziert, da so die eventuell notwendige plastische Deckung der Kieferhöhle mit einem *Rehrmann*-Lappen unmöglich gemacht wird. In jedem Fall sind vertikale Entlastungsschnitte vorzuziehen.

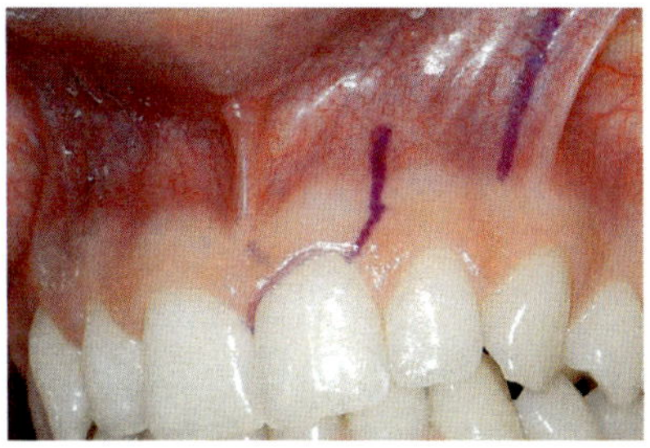

Abb. 7.164 Bei Längsinzision ist immer darauf zu achten, dass koronar entsprechend der Parodontalfaserverläufe mit einem „Krückstockschnitt" entlastet und apikal der Schnitt parallel zu den Bändern geführt wird.

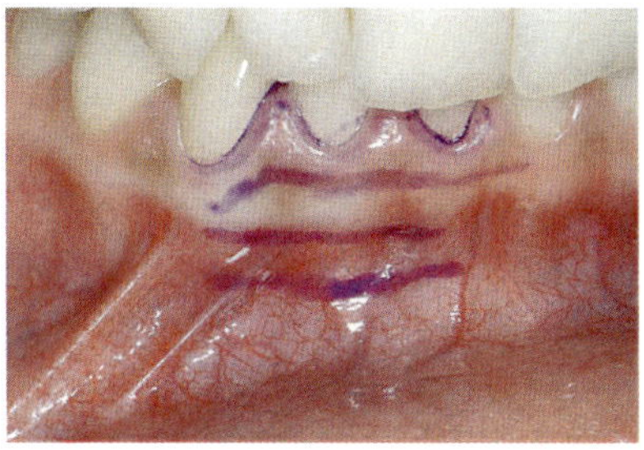

Abb. 7.165 In der Unterkieferfront ist ein Zahnfleischrandschnitt (erste Anzeichnung) aufgrund anatomischer Gegebenheiten unter Umständen schwierig. Ein paramarginaler Schnitt (zweite Anzeichnung von kranial) führt zu keinen wesentlichen Vorteilen. Ein Schnitt am Übergang der beweglichen zur unbeweglichen Schleimhaut (dritte Markierung) hat häufig einen langwierigen Abheilungsprozess zur Folge. Daher ist in der Unterkieferfront eine vestibuläre Inzision auf dem höchsten Punkt (vierte Linie von oben) häufig Inzisionsort der Wahl.

Gefahr der weiteren Ausbreitung die antibiotische Therapie zwingend. Die intraorale Eröffnung eines fortgeleiteten Abszesses der Wange ist auf den Abbildungen 7.166 bis 7.179 dargestellt. Odontogene Abszesse können sich schnell ausbreiten. Spätestens bei beginnenden Schluck- und/oder Atembeschwerden ist die sofortige notfallmäßige Überweisung angebracht.

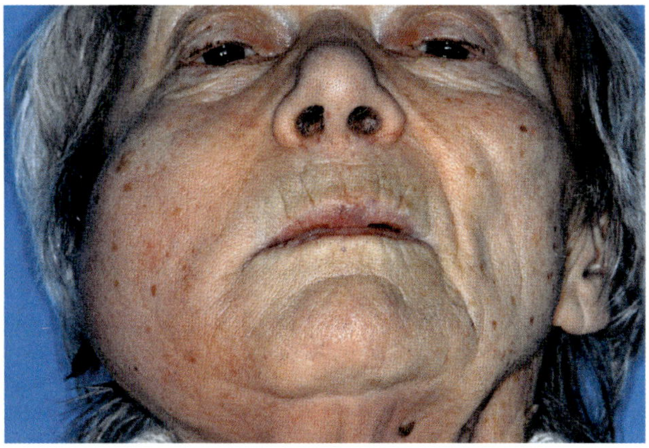

Abb. 7.166 (bis 7.179 gleicher Fall) 75-jährige Patientin mit Wangenabszess rechts, ausgehend von Zahn 47.

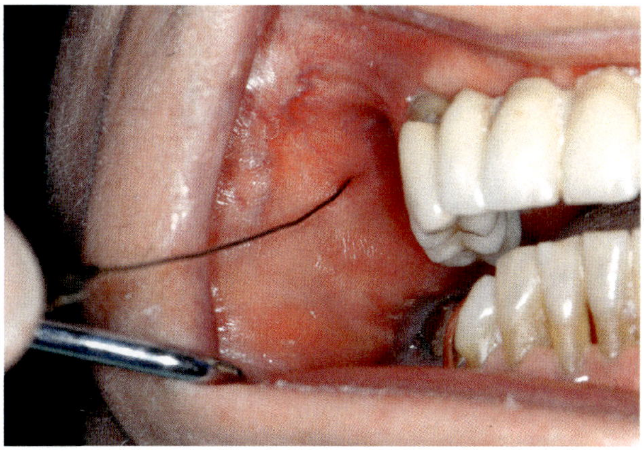

Abb. 7.167 Kieferklemme; Darstellung der *Papilla parotidea* vestibulär gegenüber von Zahn 16 zur Schonung derselben.

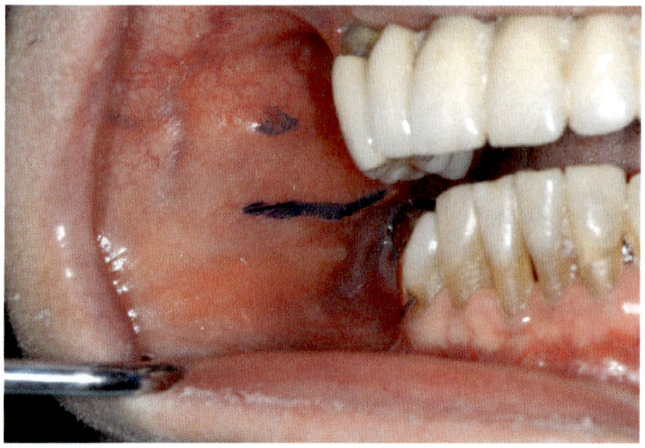

Abb. 7.168 Die *Papilla parotidea* und die Inzisionslinie ca. 5 bis 7 mm kaudal der Papilla auf Höhe der Interkalarlinie sind markiert.

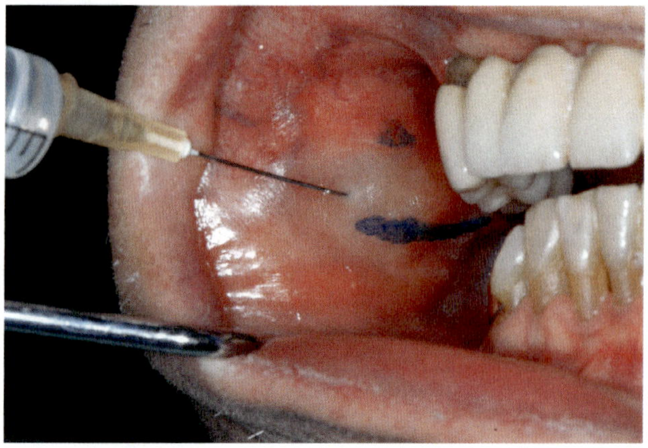

Abb. 7.169 Die Infiltrationsanästhesie erfolgt tangential in die Abszessmembran, um erstens eine Ischämie und zweitens eine ausreichende Anästhesie herbeizuführen.

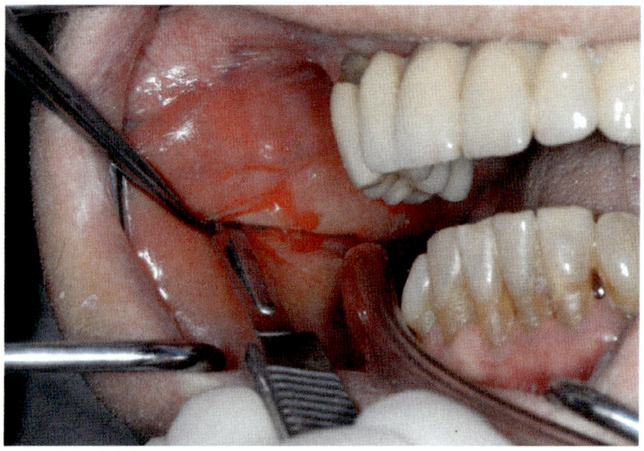

Abb. 7.170 Mit einem Schnitt erfolgt die Inzision in den Abszess.

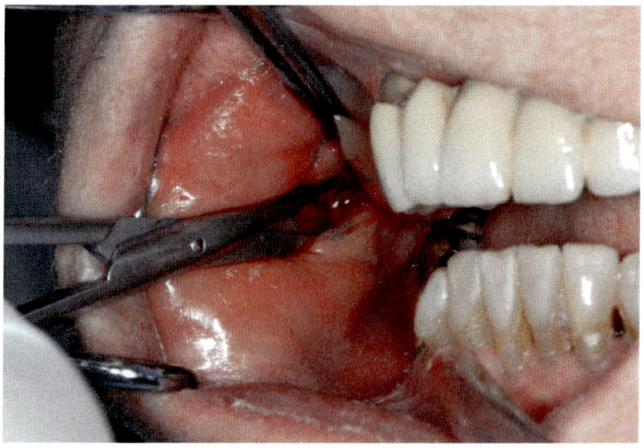

Abb. 7.171 Stumpfes Spreizen mit der Schere bzw. Eröffnung des Abszesses mit der Kornzange. Das Instrument wird immer geschlossen eingeführt, in der Tiefe geöffnet und dann vorsichtig in geöffneter Stellung zurückgezogen.

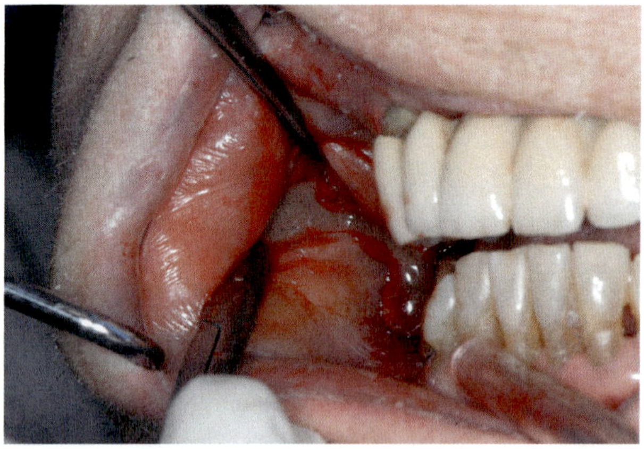

Abb. 7.172 Aus der Tiefe, in diesem Fall ca. 4,5 cm hinter dem Inzisionspunkt, entleert sich Pus aus dem Wangenabszess.

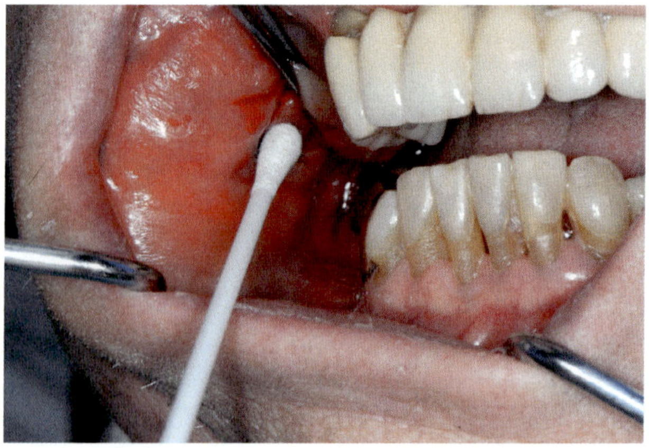

Abb. 7.173 Entnahme eines Abstrichs zur mikrobiologischen Untersuchung. Alternativ kann Eiter aspiriert und im Röhrchen eingesandt werden.

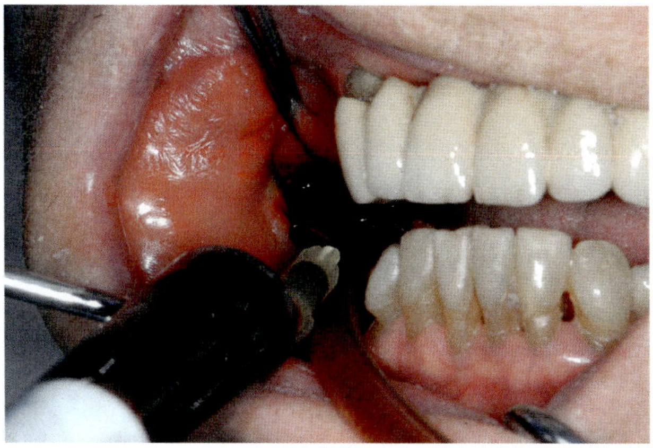

Abb. 7.174 Um Detritus und Pus auszuspülen sowie eine Keimreduktion zu erreichen, wird mit Polyvinylpyrrolidon(PVP)-Jodlösung ausgespült.

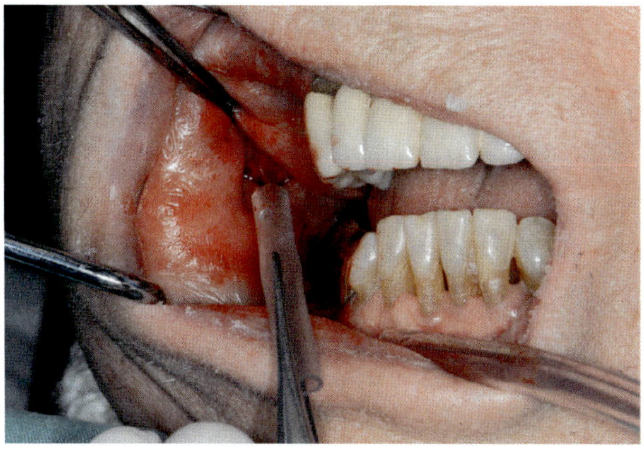

Abb. 7.175 Anschließend wird mit einem Anästhesiekatheter drainiert. Das Röhrchen wird mit einer Einzelknopfnaht fixiert.

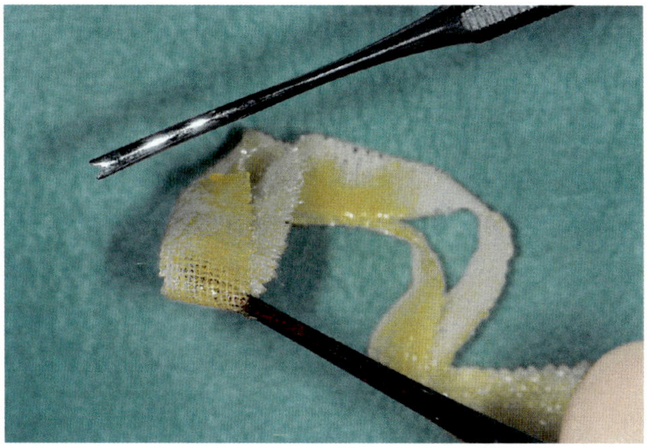

Abb. 7.176 Um das Lumen um das Röhrchen herum freizuhalten, wird ein mit Jodoform-Bepanthen getränkter Streifen eingebracht, der am zweiten oder dritten Tag entfernt wird. Das Drainageröhrchen wird für etwa acht bis zehn Tage belassen.

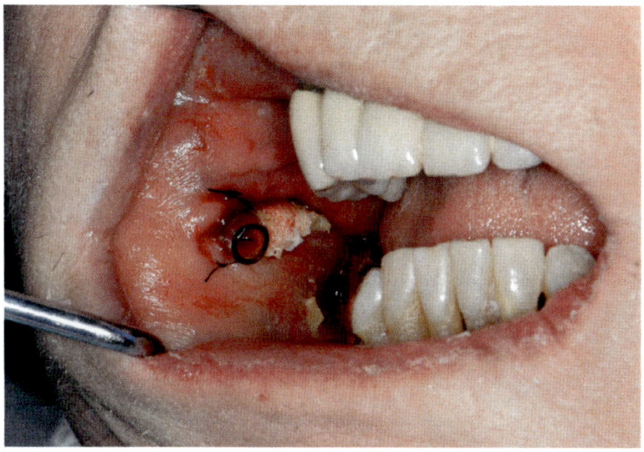

Abb. 7.177 Eingenähtes Röhrchen und Umlagerung desselben mit einem Jodoform-Bepanthen-Streifen.

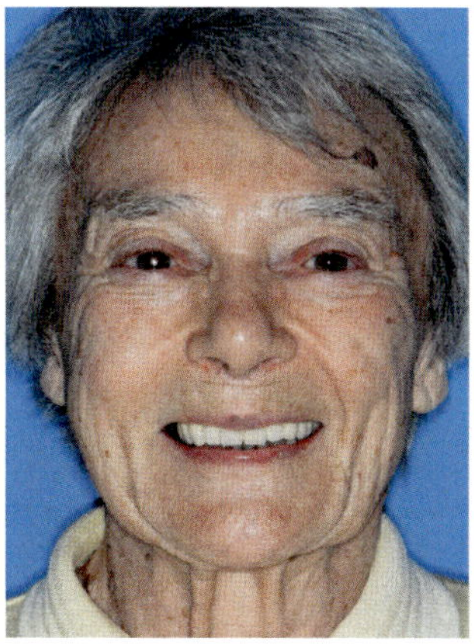

Abb. 7.178 Vier Wochen nach Abszess-Inzision ist die Schwellung vollständig zurückgegangen.

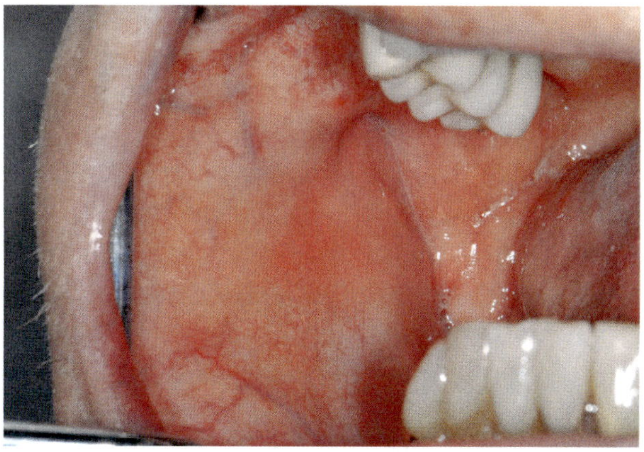

Abb. 7.179 Die Inzisionsstelle an der Innenwange ist vollständig abgeheilt, allerdings besteht auch nach vier Wochen noch eine geringfügige Mundöffnungseinschränkung.

7.6 Gutartige Tumoren

An gutartigen Tumoren finden sich in der Mundhöhle vorwiegend reaktive Neubildungen wie Epulitiden, Prothesenrand- oder Lappenfibrome (klinisch: Irritationsfibrome im Sinne fibroepithelialer Hyperplasien), aber auch echte Fibrome, Riesenzellgranulome, Speicheldrüsentumoren und seltenere sonstige Bindegewebstumoren wie Lipome und Myxome.

Prinzip der Chirurgie gutartiger Tumoren ist deren vollständige Entfernung, bei reaktiven Veränderungen zunächst die Ausschaltung einer möglichen Ursache. Klassisches Beispiel für eine reaktive Veränderung ist das Irritationsfibrom, das sich im Frühstadium nach Ausschaltung der Ursache zurückbilden kann. Infizierte Lappenfibrome können erhebliche Ausmaße annehmen und sind eventuell schwer von malignen Tumoren zu unterscheiden. In diesen Fällen muss biopsiert werden. Eine Ausnahme bilden Hämangiome. Hier kann alternativ zur Entfernung (kleine Tumoren) die permuköse oder die interstitielle Therapie mit dem Farbstofflaser, dem Diodenlaser oder dem Neodym-YAG-Laser (große Läsionen) angezeigt sein (Abb. 7.180 bis 7.182). Alternativ kann diese Entfernung mit dem CO_2-Laser durchgeführt werden (Abb. 7.183 bis 7.188).

Die Entfernung gutartiger Tumoren erfolgt in der Regel in Lokalanästhesie. Gutartige Tumoren an der beweglichen Schleimhaut können bei Größen bis zu 15 mm primär exzidiert und der Defekt durch Wundrandmobilisation geschlossen werden. Die Alternative bei der beweglichen Schleimhaut besteht in der Exzision mit dem CO_2-Laser.[11] Hierbei wird der Laser in fokussierter Einstellung mit geringer Leistung (drei bis sieben Watt) als schneidendes Instrument benutzt. Die Wunden werden der freien Granulation und der sekundären Epithelisation überlassen. Die Wundheilung erfolgt verzögert im Gegensatz zur Skalpellexzision, es kommt jedoch zu guten funktionellen Ergebnissen, wenn diese verzögerte Wundheilung an der beweglichen Schleimhaut stattfindet (Abb. 7.189 bis 7.192).

Anatomische oder funktionelle Besonderheiten sind bei der Weichgewebschirurgie in der Mundhöhle im Mundboden zu beachten sowie bei der nicht beweglichen Schleimhaut des Alveolarfortsatzes und am retroangulären Gaumen. Am Alveolarfortsatz ist die befestigte Gingiva nur minimal mobilisierbar, sodass nach Exzision bei intaktem Periost ggf. die Wunde der sekundären Epithelisation überlassen wird (Verband-

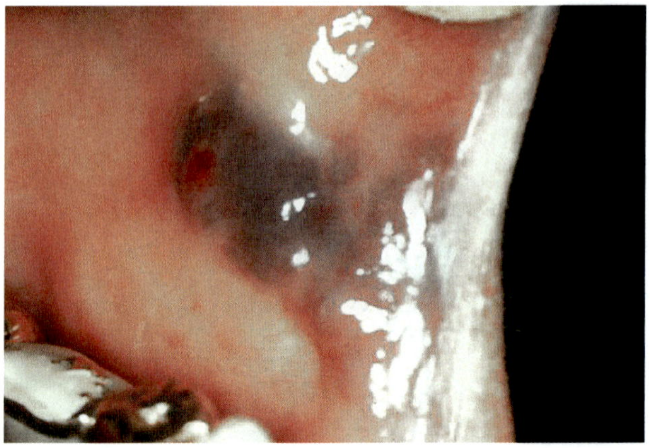

Abb. 7.180 (bis 7.182 gleicher Fall) Kavernöses Hämangiom retroangulär bis in die Innenwange ziehend bei einem 43-jährigen Patienten.

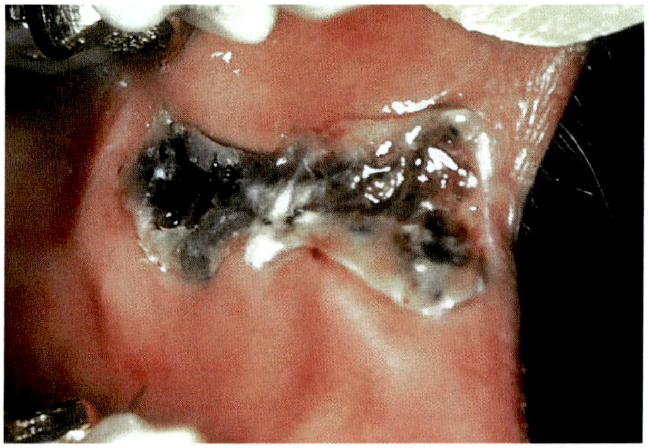

Abb. 7.181 Drei Tage nach interstitieller Koagulation des Hämangioms mit einem Neodym-YAG-Laser bei einer Leistung von 13 Watt.

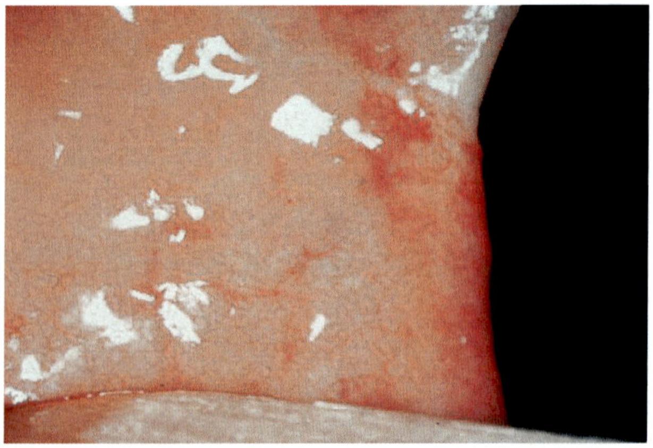

Abb. 7.182 Vollständige und scheinbar narbenfreie Abheilung der Läsion ein Jahr nach Laser-Koagulation.

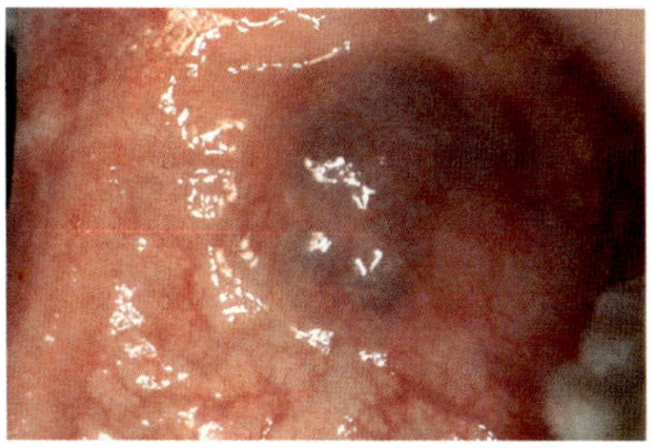

Abb. 7.183 (bis 7.188 gleicher Fall) Hämangiom der Innenwange rechts.

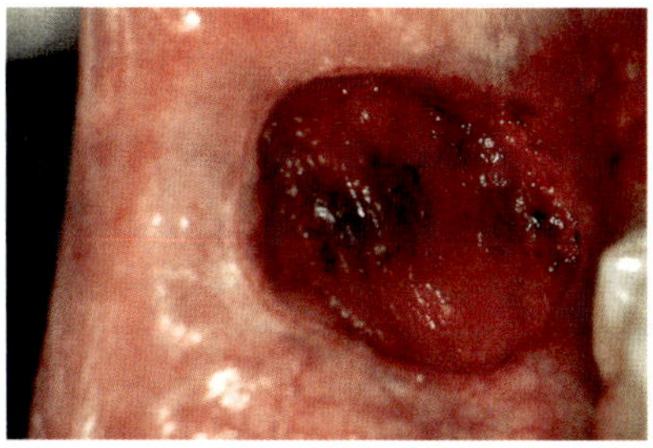

Abb. 7.184 Operative Entfernung mit dem CO_2-Laser.

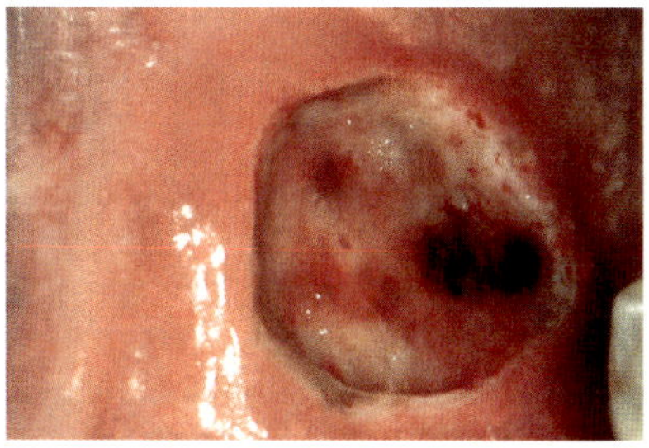

Abb. 7.185 Offene Wundheilung, postoperative Kontrolle nach vier Tagen: Fibrinbeläge und Granulation.

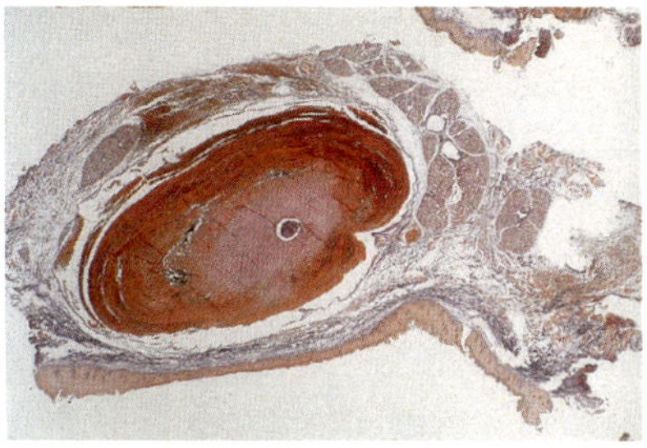

Abb. 7.186 Histopathologisches Präparat des komplett entfernten kavernösen Hämangioms. Am Exzisionsrand sind keine Koagulationsnekrosen erkennbar.

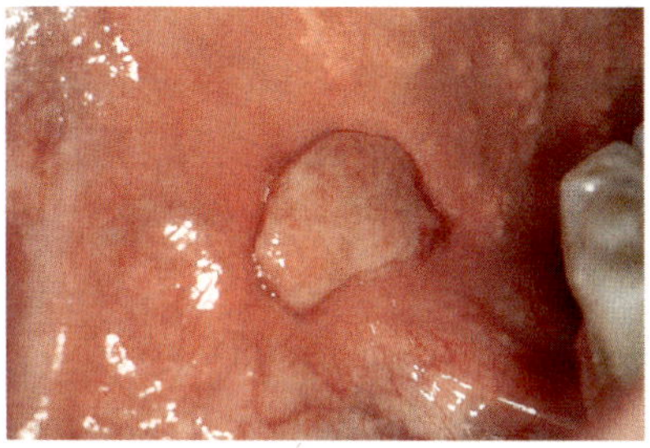

Abb. 7.187 Postoperative Kontrolle nach zwei Wochen.

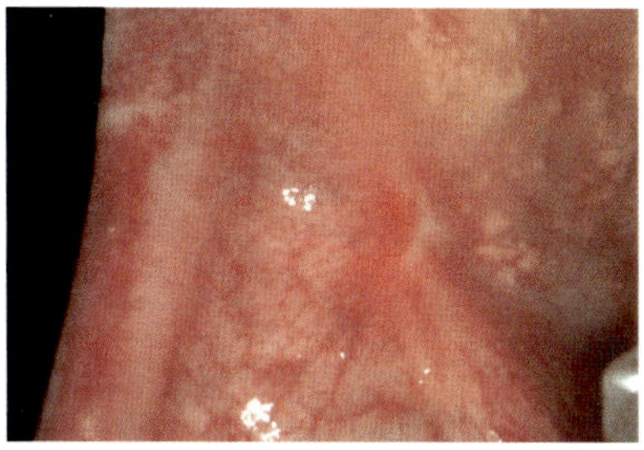

Abb. 7.188 Abschlusskontrolle nach zwei Monaten: zentripetale reizlose Wundheilung ohne Schmerzen, keine Infektion sowie narbenfreie Schleimhaut.

platte). Eine Sonderform der gutartigen Tumore stellen die Epulitiden dar. Schwangerschaftsepulitiden bilden sich nach suffizienter Dentalhygiene zurück, eine chirurgische Therapie ist nicht notwendig. Ansonsten gilt die vollständige epiperiostale Entfernung. Beim ersten Rezidiv gilt es, einen sekundären Hyperparathyreoidismus auszuschließen, und die Resektion unter Erhalt des Zahnes durchzuführen, allerdings unter Mitnahme des Periostes und Anfrischung des Knochens. Beim zweiten Rezidiv ist der Zahn zu entfernen. Günstigere Ergebnisse als bei der offenen Wundheilung werden durch die Mobilisation eines großen Mukoperiostlappens bis hinter den endständigen Zahn und eine ventrale Verschiebelappenplastik um eine Papille erzielt (Abb. 7.193 bis 7.196).

Eine weitere Besonderheit besteht am harten Gaumen: Die häufigsten Eingriffe werden hier zur Resektion einer papillären Hyperplasie (Prothesenstomatitis Grad 3 nach *Newton*, 1966) durchgeführt (Abb. 7.197). Zunächst wird antimykotisch behandelt. Während die Prothesenstomatitis (Grad 1 und 2) unter der antimykotischen Behandlung reversibel ist, ist beim Grad 3

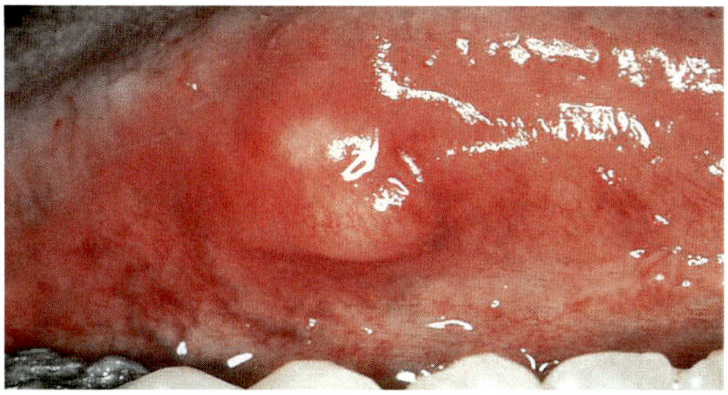

Abb. 7.189 (bis 7.192 gleicher Fall) Derber gelblicher Tumor am Zungenrand rechts. Verdacht auf Lipom bei einer 42-jährigen Patientin. In fokussierter Einstellung wird bei niedriger Leistung der CO_2-Laser als schneidendes Instrument benutzt.

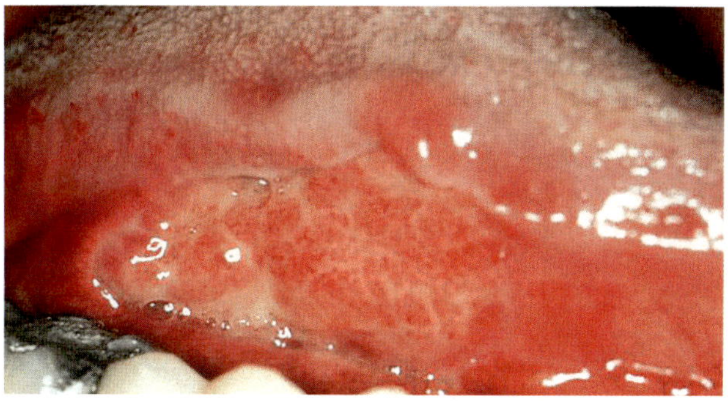

Abb. 7.190 Zehn Tage nach vollständiger Entfernung der Veränderung zeigt sich eine Granulation der gesamten Wundfläche mit beginnender sekundärer Epithelisation. Die histopathologische Untersuchung ergab ein Leiomyom ohne Anhalt für Malignität.

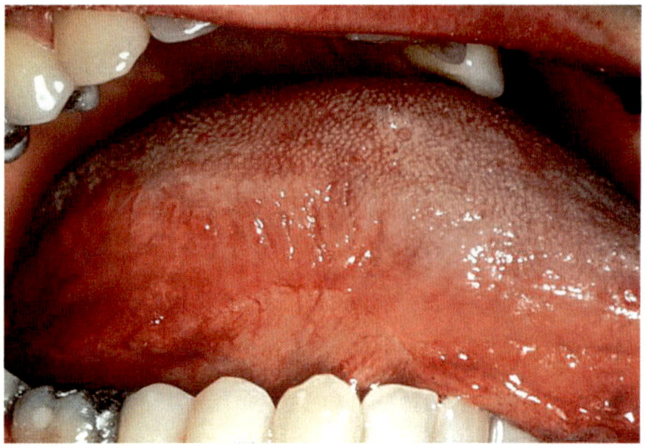

Abb. 7.191 Drei Wochen nach CO_2-Laser-Exzision ist die Wundfläche vollständig abgeheilt.

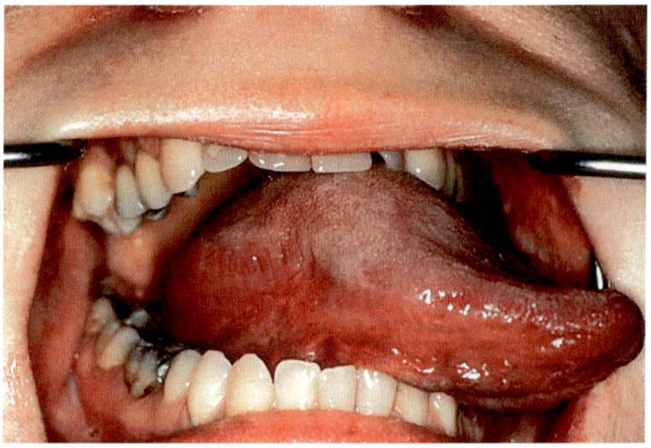

Abb. 7.192 Die Zungenmobilität und -funktion sind ein Jahr nach der Operation nicht beeinträchtigt.

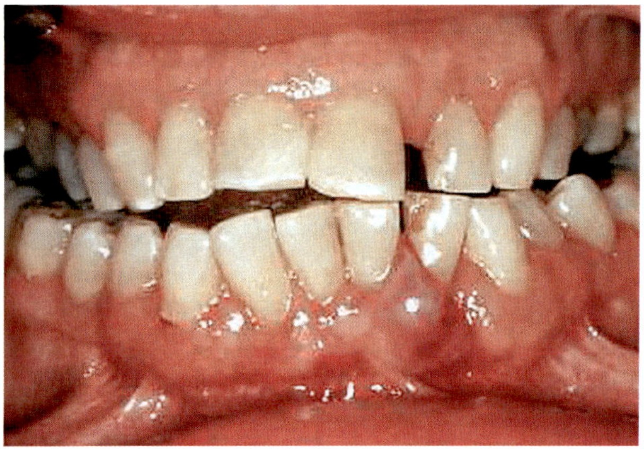

Abb. 7.193 (bis 7.196 gleicher Fall) Epulis in *regio* 31/32; an der keratinisierten Gingiva ist eine Exzision mit dem CO_2-Laser schwierig.

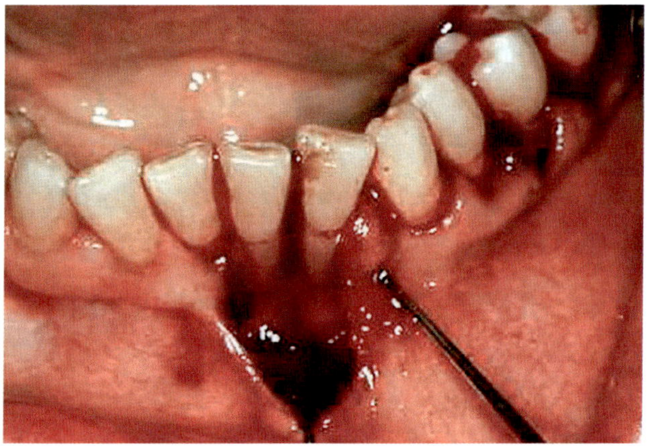

Abb. 7.194 Keilförmige Exzision der Epulis. Zur Deckung des Defektes muss nach dorsal verlaufend ein versetzter Papillenlappen präpariert werden.

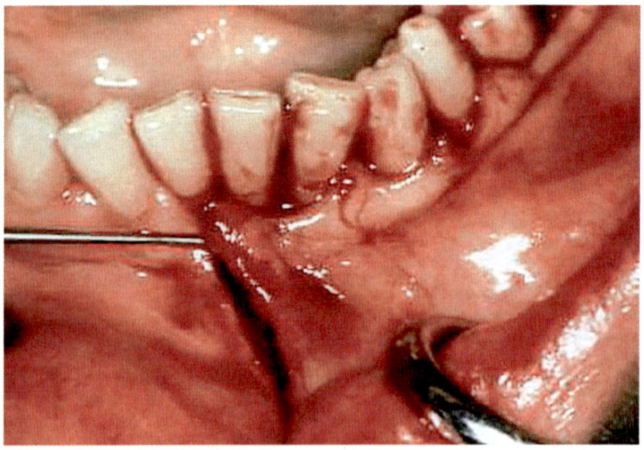

Abb. 7.195 Die Deckung findet mit einer Transposition um eine Papille nach ventral statt.

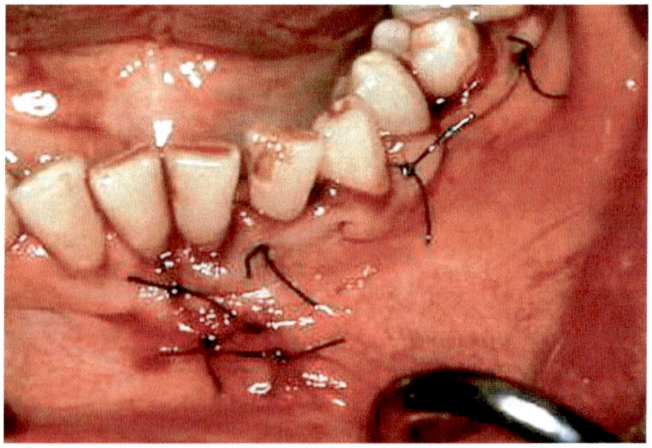

Abb. 7.196 Nahtversorgung mit interdentaler Rückstichnaht und spannungsfreie Adaptation zur epithelialen Deckung der keilförmigen Exzision.

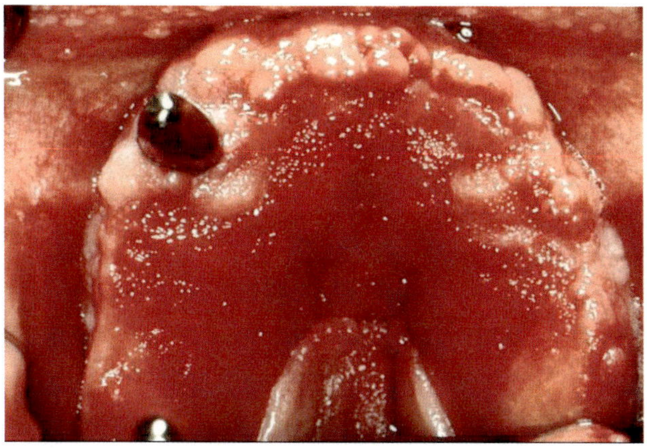

Abb. 7.197 (bis 7.200 gleicher Fall) Papilläre Hyperplasie des Gaumens mit erheblicher *Candida*-Infektion (akute *Candidiasis*, so genannte Prothesenstomatitis dritten Grades aufgrund der papillären Hyperplasie).

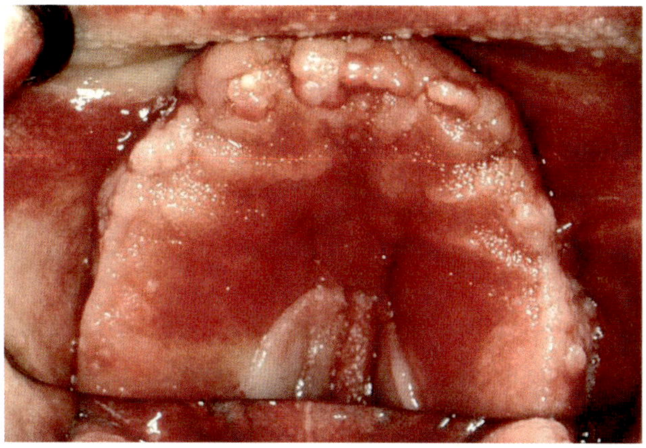

Abb. 7.198 Nach suffizienter antimykotischer Behandlung und Prothesenkarenz ist die Infektion teilweise rückläufig, die papilläre Hyperplasie bleibt jedoch.

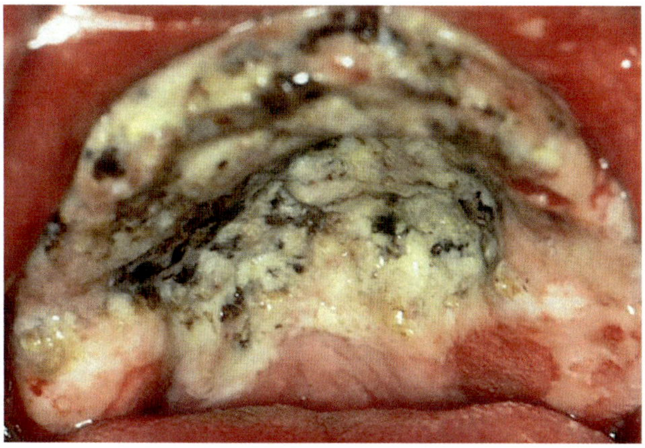

Abb. 7.199 Mit dem CO_2-Laser wurde die Hyperplasie bis auf das Periost abgetragen. Zu beachten sind die erheblichen Beeinträchtigungen der Patienten mit Komplikationen durch thermische Periost- und Knochenschädigungen.

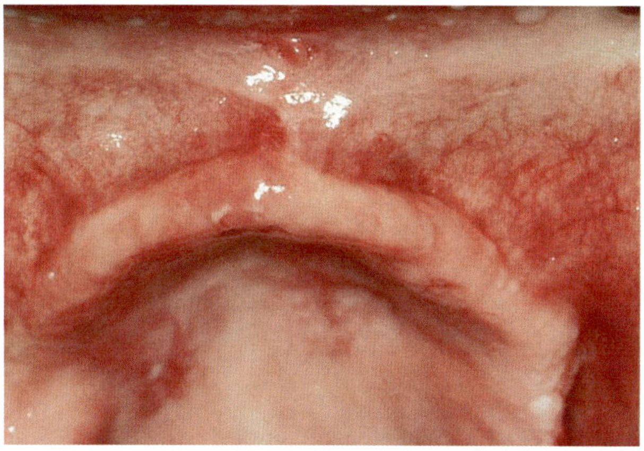

Abb. 7.200 Nach Abheilung zeigt sich ein reizfreies Prothesenlager. Jetzt ist die Neuanfertigung der Prothese möglich, ohne dass dies wieder zu einer Superinfektion prädisponiert.

zwar ein Rückgang der entzündlichen Erscheinungen zu erzielen, die Hyperplasien müssen jedoch vor einer prothetischen Neuversorgung abgetragen werden, sonst ist das Rezidiv an der Prothesenauflagefläche vorbestimmt. Der CO_2-Laser ist hier wegen erheblicher Schmerzen und Wundheilungsstörungen sowie der Gefahr thermischer Periostverletzungen und ggf. Knochennekrosen (Abb. 7.198 bis 7.200) bis hin zu Perforationen zur Nasenhaupthöhle zurückhaltend einzusetzen. Oberflächliche Vaporisationen in kleinen Bezirken und mehrfachen Sitzungen sind hier vorzuziehen.[8,9] Alternative Therapie ist die Abtragung der Hyperplasien mit der elektrischen Schlinge oder das hochtourige Abtragen mit rotierenden Diamanten (Abb. 7.201).[14]

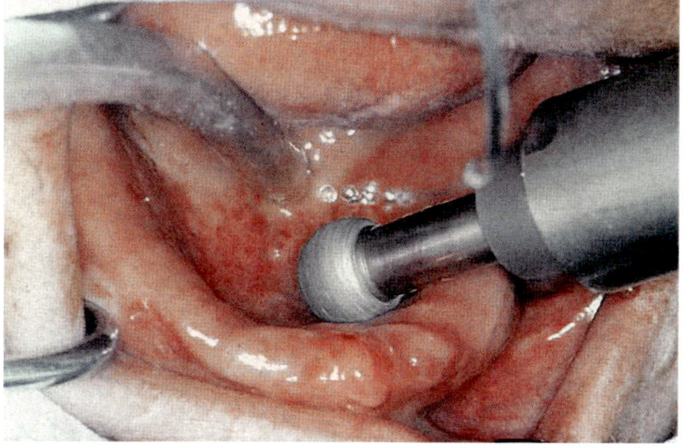

Abb. 7.201 Alternativ ist nach wie vor das hochtourige Abtragen mit einem rotierenden Diamanten im Einsatz. Ein ausreichender Schutz vor dem Sprühnebel ist dringend angezeigt.

7.7 Epitheliale Vorstadien maligner Läsionen

Die neue WHO-Klassifikation von 2005 gibt als einheitliche Bezeichnung für Krebsrisikoläsionen der Mundschleimhaut den Begriff „epitheliale Präkursorläsionen“ vor. Hierin finden sich die Bezeichnungen Dysplasien, prämaligne Läsionen, Präkanzerosen und präkanzeröse Bedingungen wieder. Die WHO verzichtet in der aktuellen Fassung auf die Definition der klinischen Erscheinungsformen Leukoplakie (Abb. 7.202) und Erythroplakie (Abb. 7.203), hebt aber beide als wesentliche klinische Manifestationsformen der Präkursorläsionen des Mundhöhlenkarzinoms hervor.[6] Histologisch wird eine Dreiteilung der Schwere der Dysplasie mit einer dreigradig unterteilten „Squamösen Intraepithelialen Neoplasie (SIN I–III)“ gleichgesetzt (Tab. 7.2).

Voraussetzung für ein histologisches oder zytologisches Grading mit entsprechender Wertigkeit und Sicherheit ist die repräsentative Biopsie. Die Klinik steht der Histologie an Wichtigkeit noch voran, um Notwendigkeit und Ort der Biopsie festzulegen.

Präkanzerosen sind Läsionen der Schleimhaut, in denen das Entstehen eines Karzinoms wahrscheinlicher ist als in entsprechendem, normal gesundem Gewebe. In unseren Breitengraden sind das die orale Leukoplakie und die orale Erythroplakie.[7] Präkanzeröse Bedingungen hingegen sind definiert als ein „generalisierter Zustand, der mit einem erheblich erhöhten Risiko für Krebs an der Schleimhaut einhergeht“ (Tab. 7.3).[30] Die präkanzerösen Bedingungen als generalisierte Erkrankungen sind entsprechend nicht primär chirurgisch anzugehen, es sei denn, dass sich auf dem generalisierten Zustand eine Vorläuferläsion im Sinne einer Präkanzerose gebildet hat. Das heißt, z. B. beim

Tabelle 7.2 Epitheliale Präkursorläsionen (Krebsvorstufen) der Mundschleimhaut aufgelistet nach der neuen WHO-Klassifikation von 2005[6]

WHO-Klassifikation 2005	Squamöse Intraepitheliale Neoplasie (SIN)	Dysplasiegrade (alt)
Plattenepithelhyperplasie	–	ohne
Leichte Dysplasie	SIN I	Grad I
Mittelgradige Dysplasie	SIN II	Grad II
Schwere Dysplasie oder CIS	SIN III	Grad III

Tabelle 7.3 Präkanzerosen und präkanzeröse Bedingungen der Mundschleimhaut nach WHO-Definition und -Klassifikation von 1997[20]

Präkanzerosen	Präkanzeröse Bedingungen
Leukoplakie	oraler *Lichen planus*
Erythroplakie	*Plummer-Vinson*-Syndrom
palatinale Keratose bei *„reverse smoking“*	Syphilis
	Lupus erythematodes discoides
	Epidermolysis bullosa hereditaria
	Xeroderma pigmentosum
	submuköse Fibrose

In älteren Beiträgen wurden Tuberkulose und die Dyskeratosis congenita zu den präkanzerösen Bedingungen gezählt.[19] Unberücksichtigt hierbei bleiben jedoch Patienten mit HIV-Infektion oder manifestem AIDS, die häufiger als nicht erkrankte Patienten ein Schleimhautkarzinom entwickeln sowie immunsupprimierte Patienten.

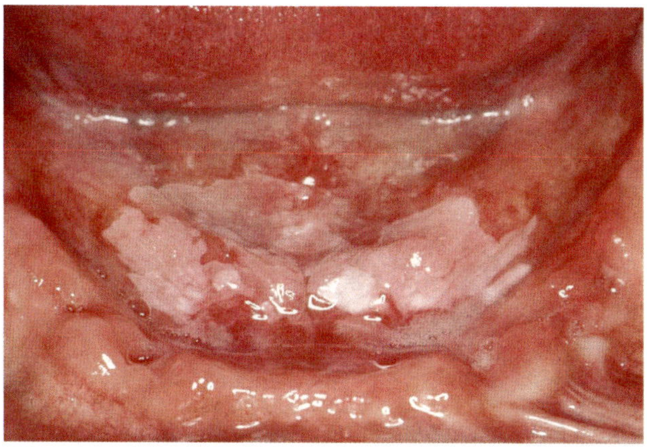

Abb. 7.202 Inhomogene Leukoplakie des vorderen Mundbodens, auch als Erythroleukoplakie zu bezeichnen. Eine derartige inhomogene Veränderung muss vollständig exzidiert werden.

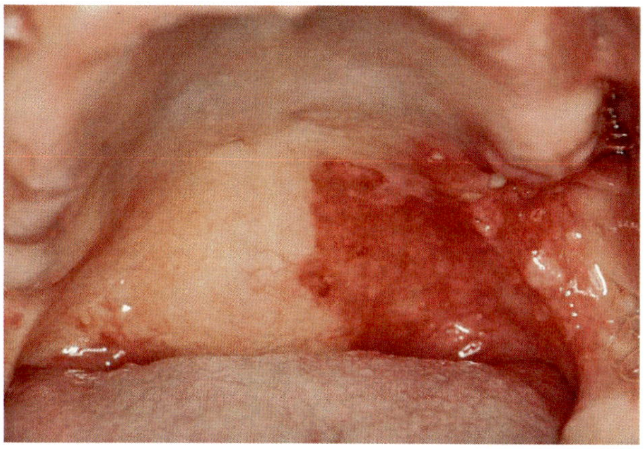

Abb. 7.203 Erythroplakie mit Übergang in ein frühes Karzinom am weichen Gaumen links.

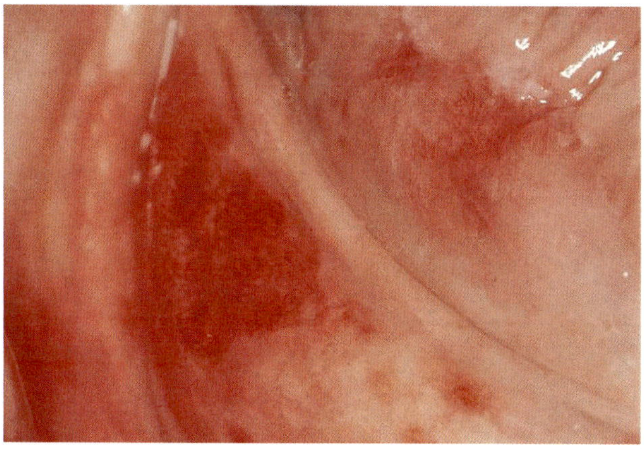

Abb. 7.204 (bis 7.205 gleicher Fall) Erythroplakie mit Verdacht auf Plattenepithelkarzinom am rechten Alveolarfortsatz und im rechten Mundboden bei einem 91-jährigen Patienten.

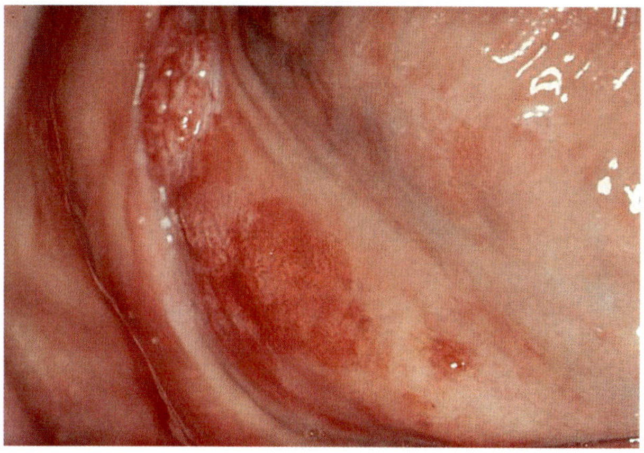

Abb. 7.205 Ein halbes Jahr später entstand aus der Erythroplakie ein Karzinom, das chirurgisch behandelt werden musste.

oralen *Lichen planus* entsteht eine Läsion, welche operativ entfernt wird.

Bei Erythroplakien gilt, dass jede diagnostizierte Läsion vollständig zu entfernen ist, da innerhalb von fünf Jahren mit einem Übergang in ein Plattenepithelkarzinom zu rechnen ist (Abb. 7.204, Abb. 7.205), bei Leukoplakien mit Epitheldysplasie Grad 3 resp. SIN III gilt das gleiche. Inhomogene Leukoplakien beinhalten allein vom klinischen Aspekt her ein hohes Entartungsrisiko (verruköse Leukoplakien 11%, erosive Leukoplakien 38%), sodass sie ebenfalls komplett zu entfernen sind. Sollte sich nach Ausschaltung der möglichen Ursachen (Nikotin, Alkohol, mangelhafte Mundhygiene, Mangelernährung) die Veränderung nicht zurückbilden, ist diese in den genannten Fällen vollständig zu entfernen (Abb. 7.206 bis 7.211).

Zur Diskussion stehen allerdings die einfachen, homogenen Leukoplakien. Hier ist mit einer Entartung in einer Häufigkeit von 3 bis 6% zu rechnen. Klinische Hinweise auf ein erhöhtes Risiko sind abgesehen von der genannten Inhomogenität Symptome (Schmerzen und Brennen), Risikolokalisationen (Zunge, Mundboden und Lippe), lange Bestanddauer, fehlende Ursache (idiopathische Leukoplakien), weibliches Geschlecht, große Ausdehnung und ein Mundhöhlenkarzinom in der Anamnese (Tab. 7.4).

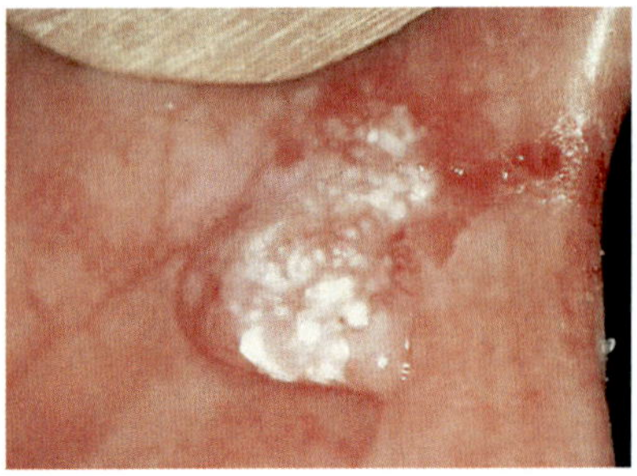

Abb. 7.206 (bis 7.211 gleicher Fall) Verruköse Leukoplakie am kaudalen Rand, noduläre Leukoplakie kranial. Die betonte Interkalarlinie zeigt eine mechanische Beteiligung in der Entstehung durch die Prothese. Der infizierte Mundwinkel weist auf eine *Candidiasis* hin. Die noduläre Leukoplakie mit dem Zeichen der weißlichen Knötchen auf rotem Grund ist durch die *Candidiasis* mitbedingt, weshalb zunächst antimykotisch behandelt und Prothesenkarenz angeordnet wurde.

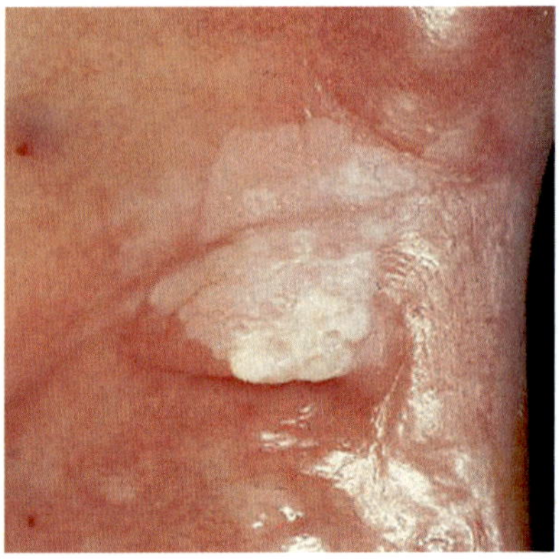

Abb. 7.207 Zwei Wochen nach Behandlungsbeginn (Fluconazol 100 mg pro Tag für sieben Tage per os) zeigt sich die Umwandlung der nodulären Leukoplakie zur planen Leukoplakie. Die verrukösen Anteile waren jedoch nicht reversibel.

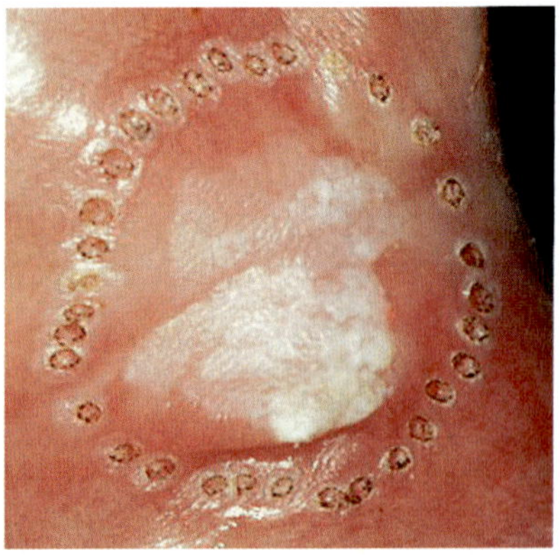

Abb. 7.208 Mit einer Leistung von drei Watt und fokussierter Einstellung wird die Restläsion mit dem CO_2-Laser umfahren. Der Sicherheitsabstand zum gesunden Gewebe ist hier groß gewählt.

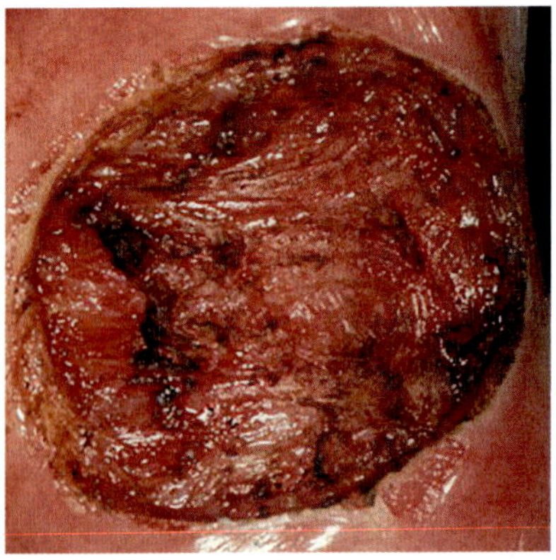

Abb. 7.209 Die Abbildung zeigt die oberflächliche Abtragung bis in die Submukosa.

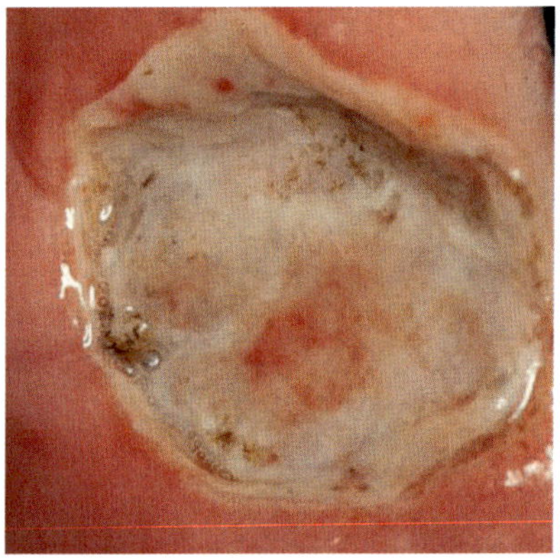

Abb. 7.210 Eine Woche nach Exzision: Fibrinbelag und eine etwas verzögerte Wundheilung.

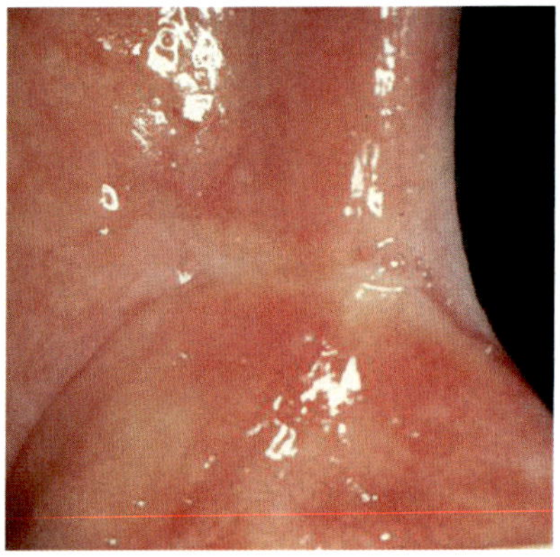

Abb. 7.211 Vier Wochen nach CO_2-Laser-Exzision: vollständige Abheilung, die Wundheilung verläuft zentripetal.

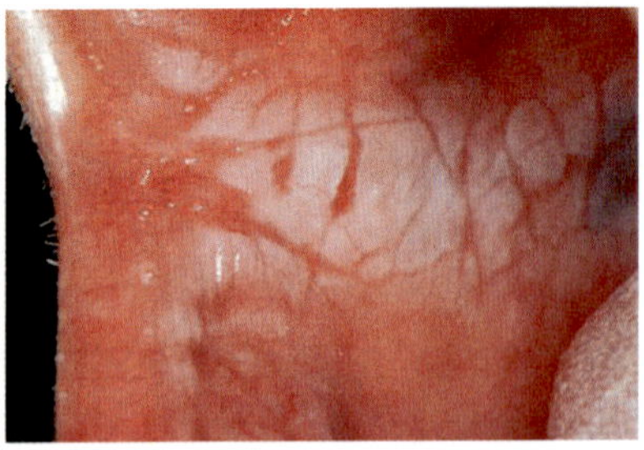

Abb. 7.212 (bis 7.215 gleicher Fall) Der 62-jährige Patient rauchte dreißig bis vierzig Zigaretten pro Tag. Zu sehen ist eine erhebliche Leukoplakie an der rechten Innenwange mit Leukokeratosis der gesamten Mundschleimhaut.

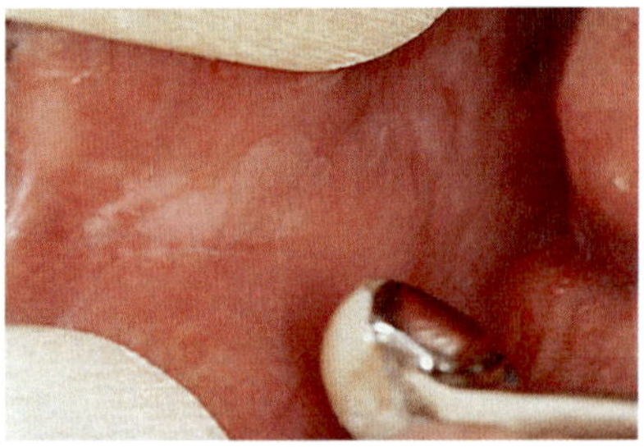

Abb. 7.213 Die Abbildung zeigt den gleichen Patienten ein halbes Jahr später. Die Leukoplakie ist nahezu vollständig abgeheilt. Die Schleimhautmelanose ist nach wie vor nachweisbar.

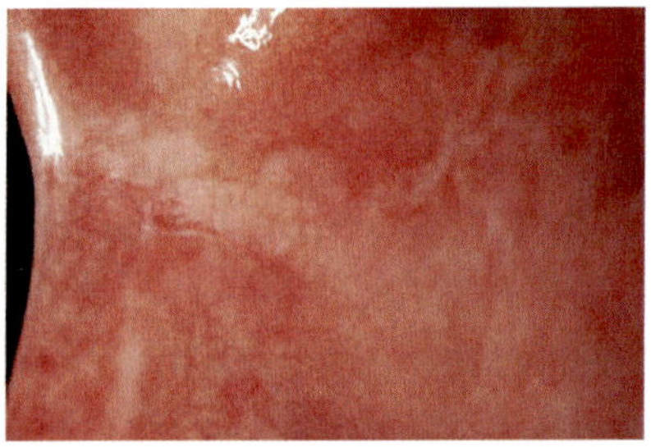

Abb. 7.214 Befund ein Jahr nach Nikotinkarenz.

Tabelle 7.4 Risikofaktoren einer malignen Entartung von Leukoplakien

Risikofaktoren
makroskopische Inhomogenität
Epitheldysplasie
Symptome (Brennen, Schmerz)
Fehlen ätiologischer Faktoren
weibliches Geschlecht
lange Bestandsdauer
Risikolokalisation Zunge, Mundboden, Lippe
Größe > 5,5 cm^2
Mundhöhlenkarzinom in der Anamnese

Die Inhomogenität ist als Warnzeichen anzusehen. Ulzerierte Leukoplakien entarten in 38% der Fälle. Mit zunehmender Epitheldysplasie steigt das Transformationsrisiko von 3% bei fehlender auf 43% bei schwerer Dysplasie.[10,28] Idiopathische Leukoplakien entarten häufiger als die tabakassoziierten – eine mögliche Erklärung für das erhöhte Entartungsrisiko bei Frauen.[1,19]

Es ist auch hier zu empfehlen, einfache homogene Leukoplakien, auf welche die genannten Kriterien zutreffen, zu entfernen, falls sich die Läsionen nicht nach Ausschaltung einer möglichen Ursache vollständig zurückbilden. Die Abbildungen 7.212 bis 7.215 zeigen einen Spontanverlauf nach Nikotinkarenz, die Abbildungen 7.216 bis 7.220 ein typisches Vorgehen. Nach Ausschaltung aller möglichen Ursachen ist die vollständige Entfernung der Leukoplakie auch aus dem Grund gerechtfertigt, da sich hinter den Leukoplakien in 3 bis 10% der Fälle Karzinome verbergen.[10] Karzinome sind auch durch eine vorherige Biopsie nicht auszuschließen, da der Ort der Biopsie trotz großer klinischer Erfahrung nicht immer repräsentativ ist.

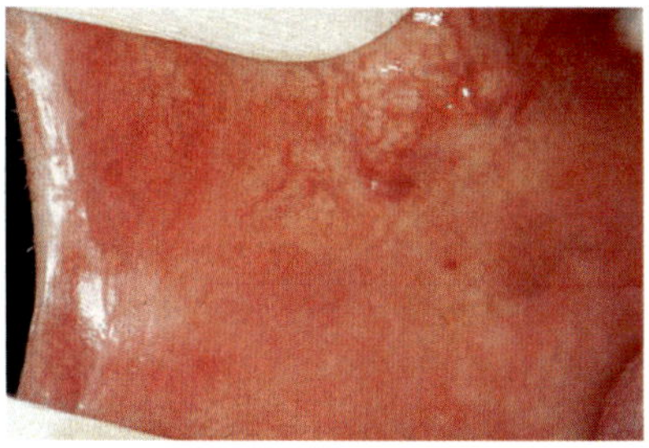

Abb. 7.215 Fünf Jahre nach absoluter Nikotinkarenz: Die melanotischen Anteile sind kaum noch zu erkennen. Die Hyperpigmentierung der Mundschleimhaut beim Raucher ist eine melanotische Pigmentierung, eine Abwehrleistung des Körpers, und keine Teerablagerung.

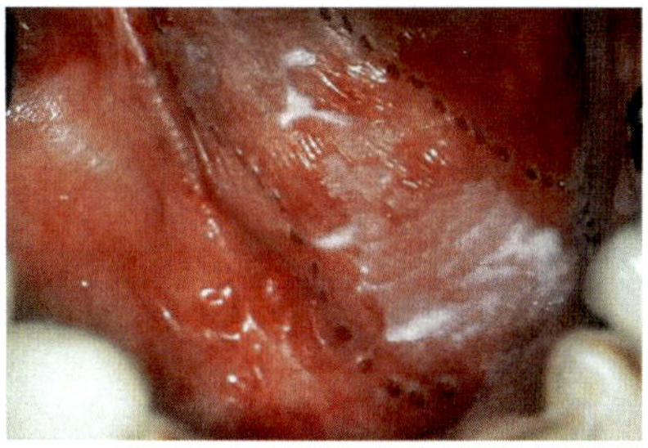

Abb. 7.216 (bis 7.220 gleicher Fall) Homogene Leukoplakie im vorderen Mundboden. Die Leukoplakie hat sich nach Ausschaltung mehrerer Risikofaktoren nicht zurückgebildet. Wegen der Risikolokalisation wird auch die homogene Leukoplakie vollständig entfernt.

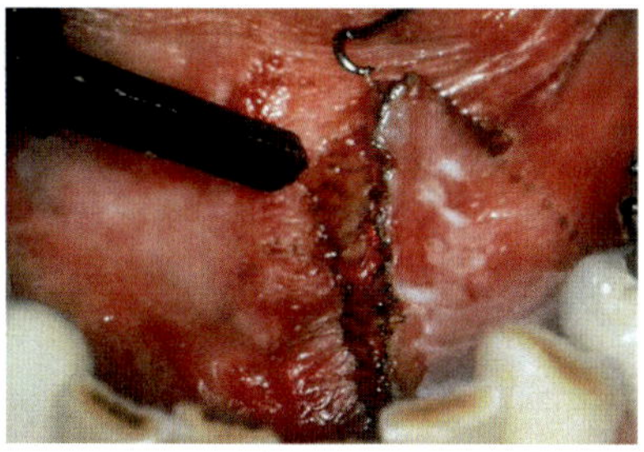

Abb. 7.217 Mit dem Schleimhauthäkchen wird nach Umfahren der Läsion mit dem CO_2-Laser die Veränderung vorsichtig angehoben.

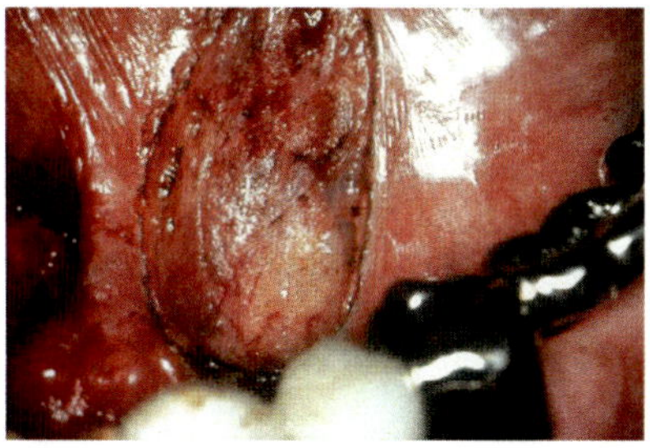

Abb. 7.218 Oberflächliche und vollständige Entfernung der Läsion. Der Defekt bleibt der freien Granulation und sekundären Epithelisation überlassen.

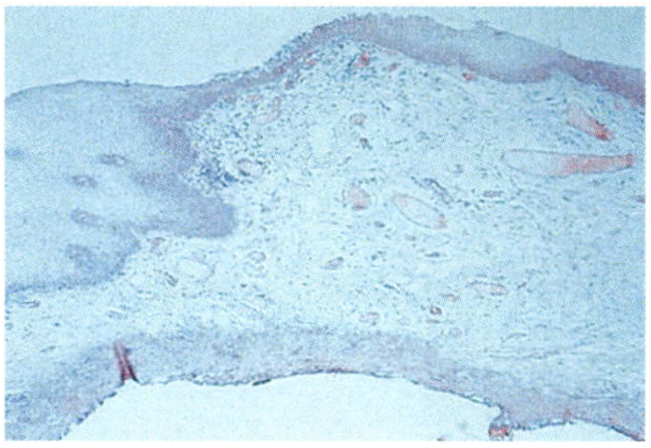

Abb. 7.219 Histologisches Bild: Die Basalmembran ist in allen Teilen des histologischen Präparates ausreichend beurteilbar. Die thermische Schädigung hat die histopathologische Untersuchung nicht beeinträchtigt.

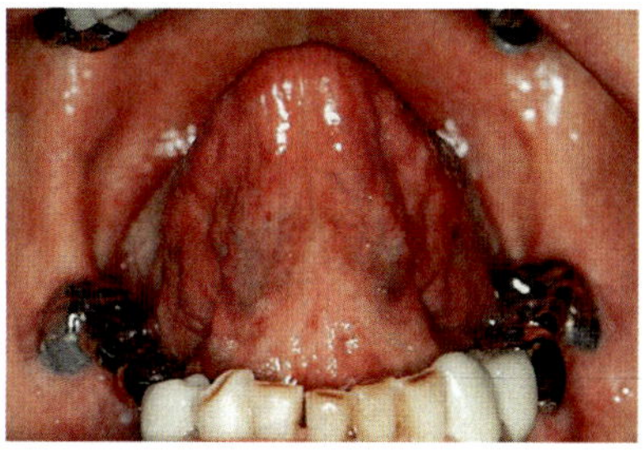

Abb. 7.220 Die Zungenfunktion des Patienten ist ein Jahr nach CO_2-Laser-Exzision der Mundbodenleukoplakie ohne wesentliche Einschränkung.

7.8 Literatur

1. Axéll T, Holmstrup P, Kramer IRH, Pindborg JJ, Shear M. International seminar on oral leukoplakia and associated lesions related to tobacco habits. Community Dent Oral Epidemiol 1984;12:145–154.
2. Baurmash HD. Mucoceles and ranulas. J Oral Maxillofac Surg 2003;61:369–378.
3. Beikler T, Flemming TF, Karch H. Adjuvante Antibiotika in der Parodontitistherapie. Dtsch Zahnarztl Z 2003;58: 263–265.
4. Böcking A, Becker J, Remmersbach TW. Bürstenbiopsie zur Mundkrebsfrüherkennung. Zahnarztl Mitt 2004;94:28–32.
5. Buchmann R. Praxiskonzept Parodontologie. Zahnarztl Mitt 2005;95:44–51.
6. Driemel O, Hertel K, Reichert TE, Kosmehl H. Aktuelle Klassifikation der Präkursorläsionen des oralen Plattenepithelkarzinoms, Prinzipien der WHO-Klassifikation 2005. Mund Kiefer Gesichtschir 2006;10:89–94.
7. Dunsche A, Kreusch TH, Sauer M. Die Leukoplakie der Mundschleimhaut – Eine retrospektive Studie an 161 Patienten. Dtsch Zahnarztl Z 1992;47:869–871.
8. Dunsche A, Hoffmeister B, Fleiner B. Die Exzision von Mundschleimhautveränderungen mit dem CO_2-Laser. Dtsch Zahnarztl Z 1994;49:148.
9. Dunsche A, Fleiner B, Terheyden H, Hoffmeister B. Use of carbon dioxide Laser in the therapy of benign oral soft-tissue lesions. Adv Otorhinolaryngol 1995;49:136.
10. Dunsche A, Härle F. Die Krebsvorstufen der Mundschleimhaut. Laryngorhinootologie 2000;79:423–427.
11. Fleiner B, Lüttges J, Hoffmeister B. Histologische Beurteilbarkeit von Mundschleimhautveränderungen nach CO_2-Laserresektion. Dtsch Zahnarztl Z 1993;48:53.
12. Fröschl T, Kerscher A. The optimal vestibuloplasty in preprosthetic surgery of the mandible. J Craniomaxillofac Surg 1997;25:85–90.
13. Härle F. Durchtrennung von Lippen- und Zungenbändchen. Pädiatr Prax 1986;34:281–282.
14. Härle F. Atlas der präprothetischen Operationen. München-Wien: Hanser, 1989.
15. Härle F. Atlas der Hauttumoren im Gesicht. München-Wien: Hanser, 1993.
16. Jepsen S, Heinz B, Wachtel H. Regenerative Therapie mit einem Schmelzmatrixprotein (Emdogain). Dtsch Zahnarztl Z 2002;49:94.
17. Mintz SM, Siegel MA, Seider PJ. An overview of oral frena and their association with multiple syndromic and non-syndromic conditions. Oral Surg Oral Med Oral Pathol Oral Radiol Endod 2005;99:321–234.
18. Pichler H, Trauner R. Die Alveolarkammplastik. Z Stomatol 1930;38:675–697.
19. Pindborg JJ. Oral Cancer and Precancer. Bristol: Wright, 1980.
20. Pindborg JJ, Reichart PA, Smith CJ, Van der Waal I. In: World Health Organization (eds). International histological classification of tumours. Second edition. Histological typing of cancer of the oral mucosa. New York: Springer, 1997.
21. Poate TW, Buchanan JA, Hodgson TA, Speight PM, Barrett AW, Moles DR. An audit of the efficacy of the oral brush biopsy technique in a specialist Oral Medicine unit. Oral Oncol 2004;40:829–834.
22. Remmerbach TW, Mathes SN, Weidenbach H, Hemprich A, Bocking A. Nichtinvasive Bürstenbiopsie als innovative Methode in der Früherkennung des Mundhöhlenkarzinoms. Mund Kiefer Gesichtschir 2004;8:229–236.
23. Sato N. Parodontalchirurgie. Klinischer Atlas. Berlin: Quintessenz, 2004.
24. Sculean MS. Regenerative Parodontaltherapie Teil 1, Schmelz-Matrix-Proteine (Emdogain) im Blickpunkt der Therapie. ZBW 2005;7:46–49.
25. Sculean MS. Regenerative Parodontaltherapie Teil 2, Schmelz-Matrix-Proteine (Emdogain) im Blickpunkt der Therapie. ZBW 2005;8:22–24.
26. Slater LJ. Brush biopsy: false negative results. J Oral Maxillofac Surg. 2004;62:764.
27. Steinhäuser EW. Free transplantation of oral mucosa for improvement of denture retention. J Oral Surg 1969; 27:955–961.
28. Sugár Ö, Bánóczy J. Untersuchung bei Präkanzerose der Mundschleimhaut. Dtsch Zahn Mund Kieferheilkd 1959; 30:132–140.
29. Wolf HF, Rateitschak EM, Rateitschak H. Farbatlanten der Zahnmedizin 1. Parodontologie. Stuttgart-New York: Thieme, 2003.
30. WHO. Collaborating Centre for oral precancerous lesions. Definition of leukoplakia and related lesions: An aid to studies on oral precancer. Oral Surg Oral Med Oral Pathol 1978;46:518–539.

8.1 Grundlagen

8.1.1 Indikationen und Kontraindikationen enossaler Implantate

Nach über dreißig Jahren Erfahrung mit enossalen Implantaten nehmen diese in der modernen Zahnmedizin einen festen Platz ein. Die Indikationen wurden stark erweitert, es gibt nur wenige Kontraindikationen bei somatischen und psychischen Erkrankungen.[117]

Durch die Implantologie hat sich die präprothetische Chirurgie sehr gewandelt. Die „relative" Kieferkammerhöhung durch Tieferlegen der Vestibulumschleimhaut ist zu Gunsten der Kieferkammerhaltung durch Implantate bzw. der „absoluten" Kieferkammerhöhung mittels Transplantaten und Implantaten verlassen worden (Abb. 8.1).

Wie lange soll man Zähne im parodontal geschädigten Knochen und Weichgewebe erhalten? Ab wann empfiehlt es sich, den Zahn zu extrahieren? In der regenerativen Parodontaltherapie sind große Fortschritte zu verzeichnen. Wenn mit einer alleinigen parodontalen Therapie ein Erfolg möglich ist, sollte man bei Zähnen in Risikogebieten wie posteriorer Oberkiefer (*Sinus maxillaris*) oder Unterkiefer (*Canalis mandibularis*) mit der Indikation zur Implantation sehr restriktiv sein.[191] Fest steht, dass zu langes Warten den Knochen schwinden lässt, welcher dann wieder aufgebaut werden muss.[30]

Ein modernes Konzept ist die so genannte Zahn-für-Zahn-Versorgung.[85,96,131] Es wird angestrebt, einen zu extrahierenden Zahn entweder sofort oder bis zu sechs Wochen zeitversetzt mit einem Implantat zu ersetzen.[31] Die Sofortimplantation wird durch eine Infektsituation limitiert: In einem infizierten Parodont oder bei einer lokalen Ostitis sollte keine Implantation vorgenommen werden und nach etwa sechs bis acht Wochen die Methode der verzögerten Sofortimplantation gewählt werden.[62]

8.1.2 Prinzipien der Planung *von Harald Fahrenholz*

Die Implantatprothetik wird vom angestrebten Therapieziel aus rückwärts geplant (*backward planning*). Im Umkehrschluss ist die Vorwärtsplanung, die sich nur nach den anatomisch-chirurgischen Gegebenheiten gerichtet hat, nicht mehr zeitgemäß.[99] Die Ist-Situation wird dadurch zur Soll-Situation.

Folgende Therapiesequenz sollte eingehalten werden:

1. Prophylaxe und Vorbehandlung
2. Anamnese und Befunderhebung
3. Auswertung der Befunde
4. Definition des prothetischen Ziels
6. Implantation
7. Implantateröffnung (wenn zweizeitig)
8. prothetische Rehabilitation
9. Recall

Maßgeblich ist die prothetische Ausgangssituation: Zahnstatus, Kieferrelation, anatomischer Zustand der oralen Hartgewebe, der intraoralen und extraoralen Weichgewebe, der bestehenden funktionellen, phonetischen und ästhetischen Einschränkungen des Patienten.[109]

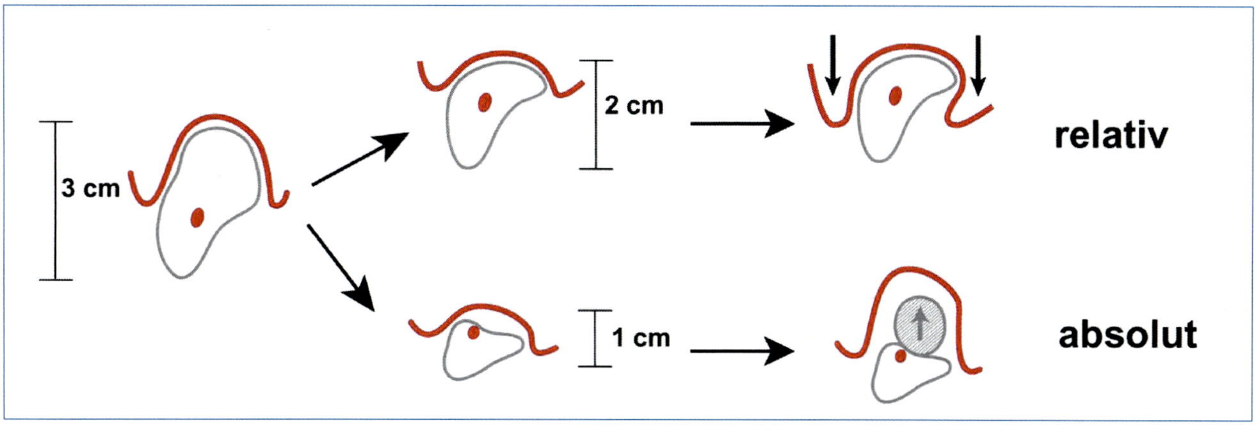

Abb. 8.1 Die klassische präprothetische Chirurgie teilt sich in **relative** und **absolute** Kieferkammerhöhung für Totalprothesen ein.

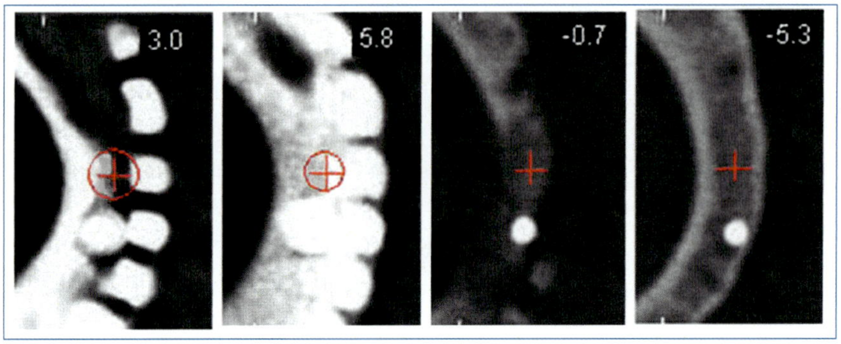

Abb. 8.2 *Crown-down*-Planung bedeutet, dass die Achse der Implantate in der Achse der späteren Kronen zu liegen kommt.

Das Wax-up bzw. Set-up wird auf dem Patientenmodell im zahntechnischen Labor hergestellt. So kann die optimale Zahnposition aus ästhetischer und funktioneller Sicht geplant werden. Als Artikulationskonzept sollte eine situationsangepasste Front-Eckzahnführung mit frühzeitiger Disklusion der Seitenzähne angestrebt werden.[152] Das Ergebnis dieser prothetischen Planung, die im Mund des Patienten überprüft wird, kann entweder auf klassische Bohrschablonen[98] oder in Kombination mit einem computergestützten Simulationsprogramm auf navigationsbasierte Schablonen übertragen werden.[55] Mit einem Navigationsprogramm können im CT Diskrepanzen zwischen dem atrophierten Knochen und der prothetisch erforderlichen Kronenposition rechtzeitig erkannt und entsprechende präprothetische Schritte geplant werden. Eine optimale Position des Implantates und der Zahnkrone in Bezug auf Ästhetik und Funktion (z. B. Lage der Verschraubungen) kann durch *Crown-down-Planung* im CT mit Übertragung auf eine entsprechende Bohrschablone erreicht werden (Abb. 8.2 bis 8.4).[55,95,97]

Primäres Ziel ist der festsitzende Zahnersatz. Lässt sich eine Implantatposition für einen festsitzenden Zahnersatz aus funktioneller (Implantatbelastung, Kronenlänge), ästhetischer (Weichteilstützung) und

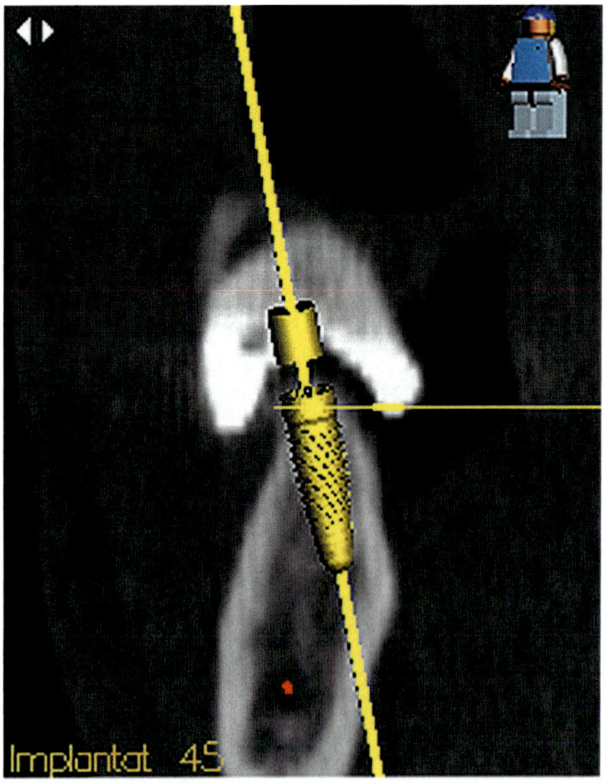

Abb. 8.3 *Crown-down*-Planung eines Implantates in *regio* 45 mit dem Med3D-Simulationsprogramm anhand des CT-Datensatzes (transversale Reformatierung). Die Zähne in der Schablone sind aus radiopakem Material.

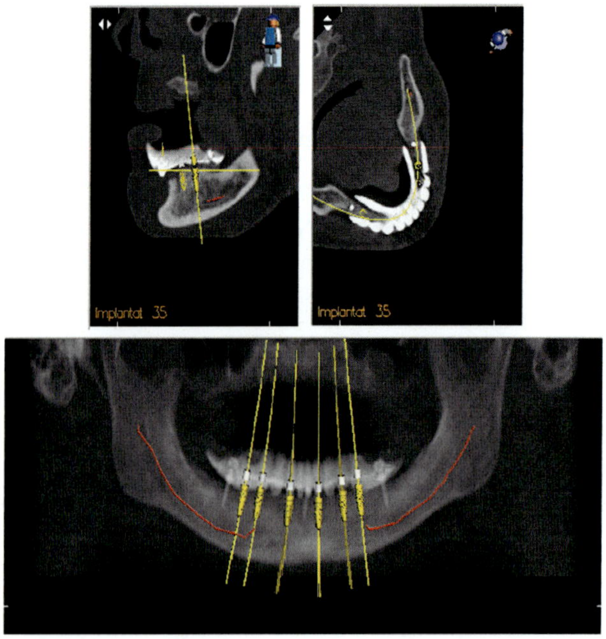

Abb. 8.4 *Crown-down*-Planung eines Implantates in *regio* 45 mit dem Med3D-Simulationsprogramm anhand des CT-Datensatzes. Die Zähne in der Schablone sind aus radiopakem Material; sagittale, okklusale und Panoramareformatierung.

hygienischer Sicht nicht realisieren, so wird ein herausnehmbarer Zahnersatz geplant. Das Ergebnis sollte ein den Wünschen und Möglichkeiten des Patienten angepasstes individuelles Behandlungsziel unter Berücksichtigung der prothetischen Ausgangssituation sein. Möglichkeiten, Implantate mit Zahnersatz zu versorgen sind :

1. Festsitzender Zahnersatz :
   a) Einzelkrone(n)
   b) Brücke(n)
2. Herausnehmbarer Zahnersatz:
   a) Doppelkronentechnik
   b) Stegtechnik:
      Individuell gefräster Steg
      Konfektionierter Steg
   c) Kugelaufbau

Bei zahnlosem Oberkiefer sollten für festsitzende Konstruktionen mindestens sechs und für herausnehmbare Deckprothesen mindestens vier Implantate zur Verfügung stehen. Bei zahnlosem Unterkiefer sollten für festsitzende Konstruktionen mindestens vier und für herausnehmbare Deckprothesen mindestens zwei Implantate inseriert sein. Für festsitzenden Zahnersatz ist eine strategisch günstige Verteilung der Implantate Voraussetzung.[152]

8.1.3 Bildgebende Verfahren

Standardmäßig muss die Panoramaschichtaufnahme (Orthopantomografie) als präoperatives bildgebendes Verfahren zur Verfügung stehen (Abb. 8.5).[156] Mit Messkugeln kann zwar die Höhe des Knochens, nicht aber die genaue mesiodistale Dimension sowie die transversale Breite des Knochens bestimmt werden (Abb. 8.6). Oft ist die mesiodistale Distanz im Prämolarenbereich viel schmäler wiedergegeben (Abb. 8.7), als sie wirklich ist (Abb. 8.8. bis 8.10).

Bei ausgeprägten Knochenatrophien (Abb. 8.11) kommt das seitliche Fernröntgenbild zur Anwendung, vor allem um die sagittale maxillo-mandibulare Relation zu bestimmen (Abb. 8.12). Hierbei entscheidet sich z. B. bei ausgeprägter Oberkieferatrophie, ob man noch einen Sinuslift mit Sinusgraft durchführen kann oder ob eine Hufeisen-*Le-Fort*-I-Osteotomie mit Interposition des Beckenknochens notwendig ist.[47]

Bei schwierigen Fällen und zur Abklärung des Ausmaßes der Atrophie sollten Computertomogramme (CT) verwendet werden. Das Dental-CT ist ein spezielles Untersuchungsprogramm, welches axiale Schichten mit höchster Auflösung herstellt und sekundär Panorama- und orthoradiale multiplanare Reformatierungen ermöglicht.[63,143,144] Die multiplanare Rekonstruktion verdeutlicht im Originalmaßstab das vertikale sowie das palato-bukkale bzw. linguo-bukkale Knochenangebot.[1] Das traditionelle Dental-CT zeigt einen in mittlerer Höhe gewählten axialen Schnitt, drei Panoramaschichten in unterschiedlicher Schichttiefe und bis zu sechzig orthoradial rekonstruierte Bilder, die mit den orthoradialen Linien, welche auf der axialen Aufnahme zu sehen sind, korrespondieren (Abb. 8.13, Abb. 8.14).[61,126] Seit einigen Jahren werden computerisierte Tomografie-Technologien (limited cone beam CT; Digitale Volumentomografie, DVT) zur Anwendung gebracht (Abb. 8. 15, Abb. 8. 16).[72,127,114]

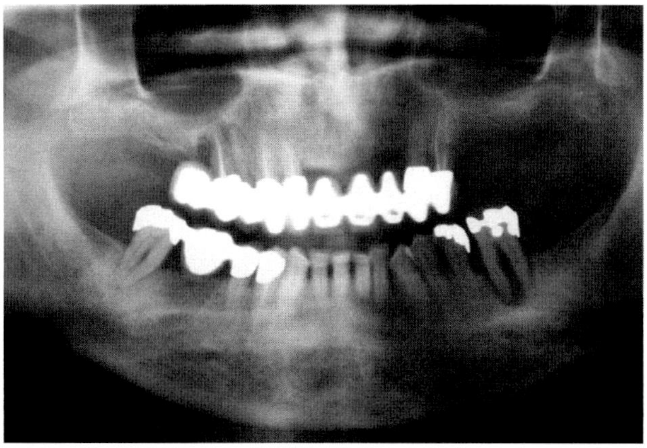

Abb. 8.5 Panoramaschichtaufnahme; Restgebiss mit teilweise nicht erhaltungswürdigen Zähnen.

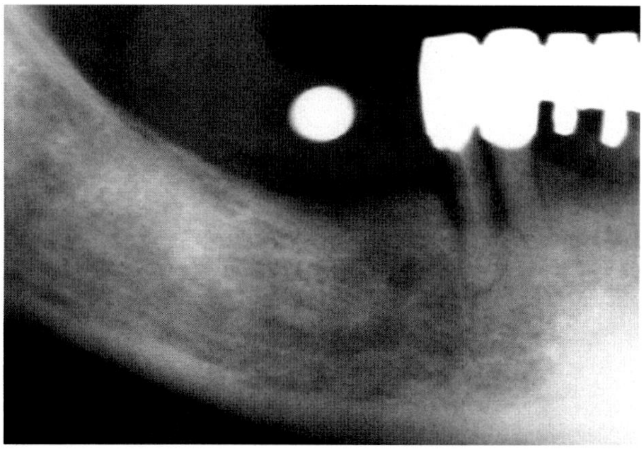

Abb. 8.6 Ausschnitt der Panoramaschichtaufnahme: 5 mm Stahlkugel als Maßeinheit für die vertikale Knochenhöhe.

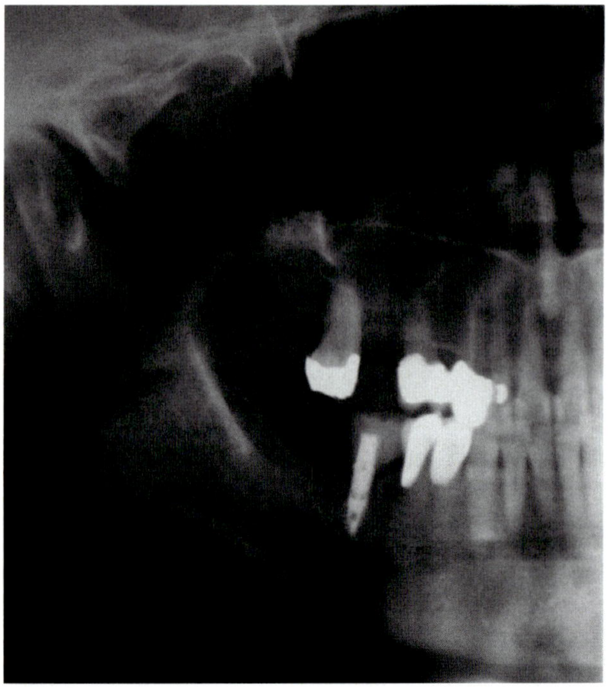

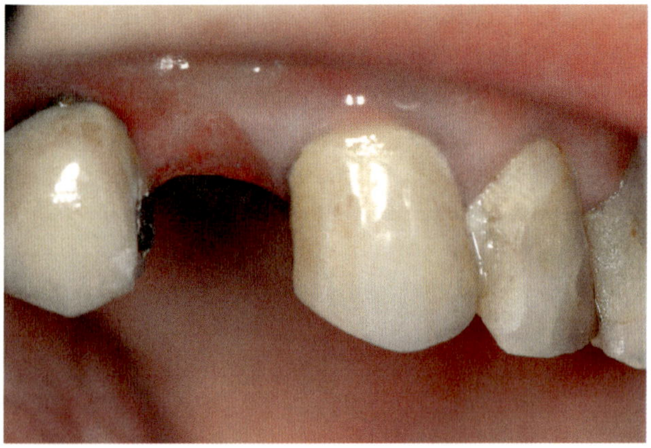

Abb. 8.8 Klinische Situation mit ausreichendem Platzangebot in *regio* 14 für eine normal breite Prämolarenkrone.

Abb. 8.7 (*links*) (bis 8.10 gleicher Fall) Ausschnitt der Panoramaschichtaufnahme: Schaltlücke in *regio* 14 und 16; Lücke 14 scheinbar mit geringer mesiodistaler Breite.

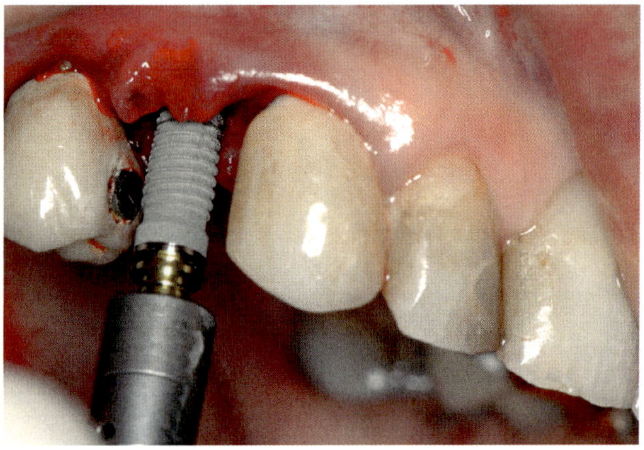

Abb. 8.9 Insertion eines 4,3 mm dicken und 13 mm langen Implantates in *regio* 14.

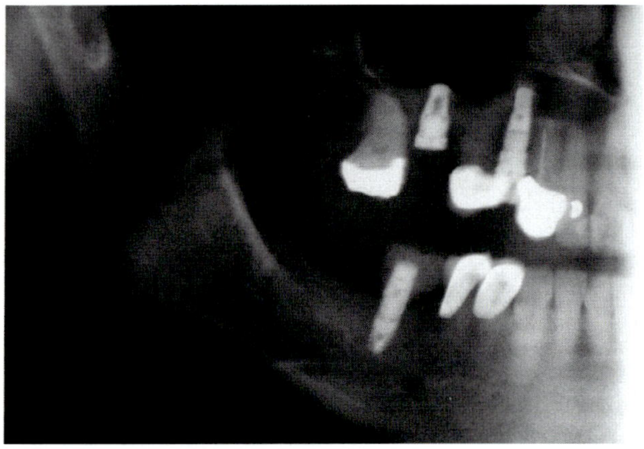

Abb. 8.10 Ausschnitt der Panoramaschichtaufnahme nach Implantatinsertion in *regio* 14 und 16 mit minimalem Sinuslift, Auffüllung mit AlgiPore und Versorgung des bereits freigelegten Implantates 14 mit Vollkeramikkrone.

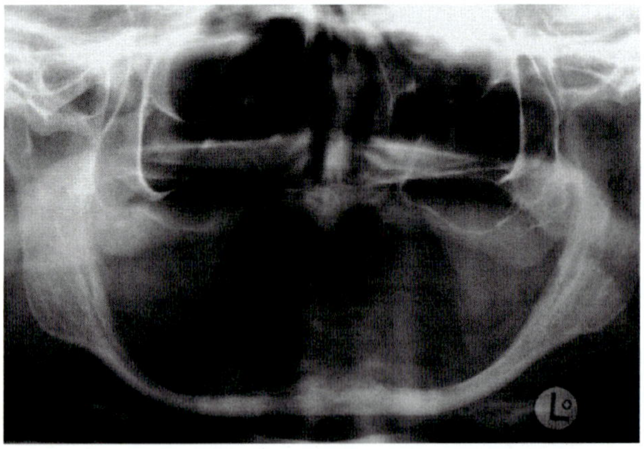

Abb. 8.11 (bis 8.12 gleicher Fall) Panoramaschichtaufnahme bei ausgeprägter Oberkiefer- und Unterkieferatrophie. Die sagittale mandibulo-maxilläre Position lässt sich hier nicht beurteilen.

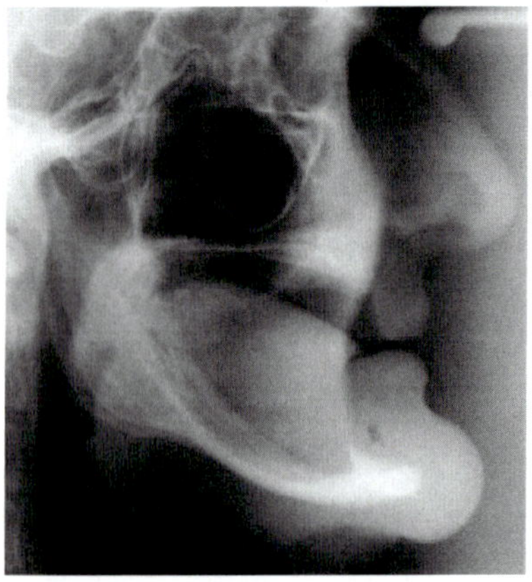

Abb. 8.12 Seitliches Fernröntgenbild zur Beurteilung der sagittalen Relationen.

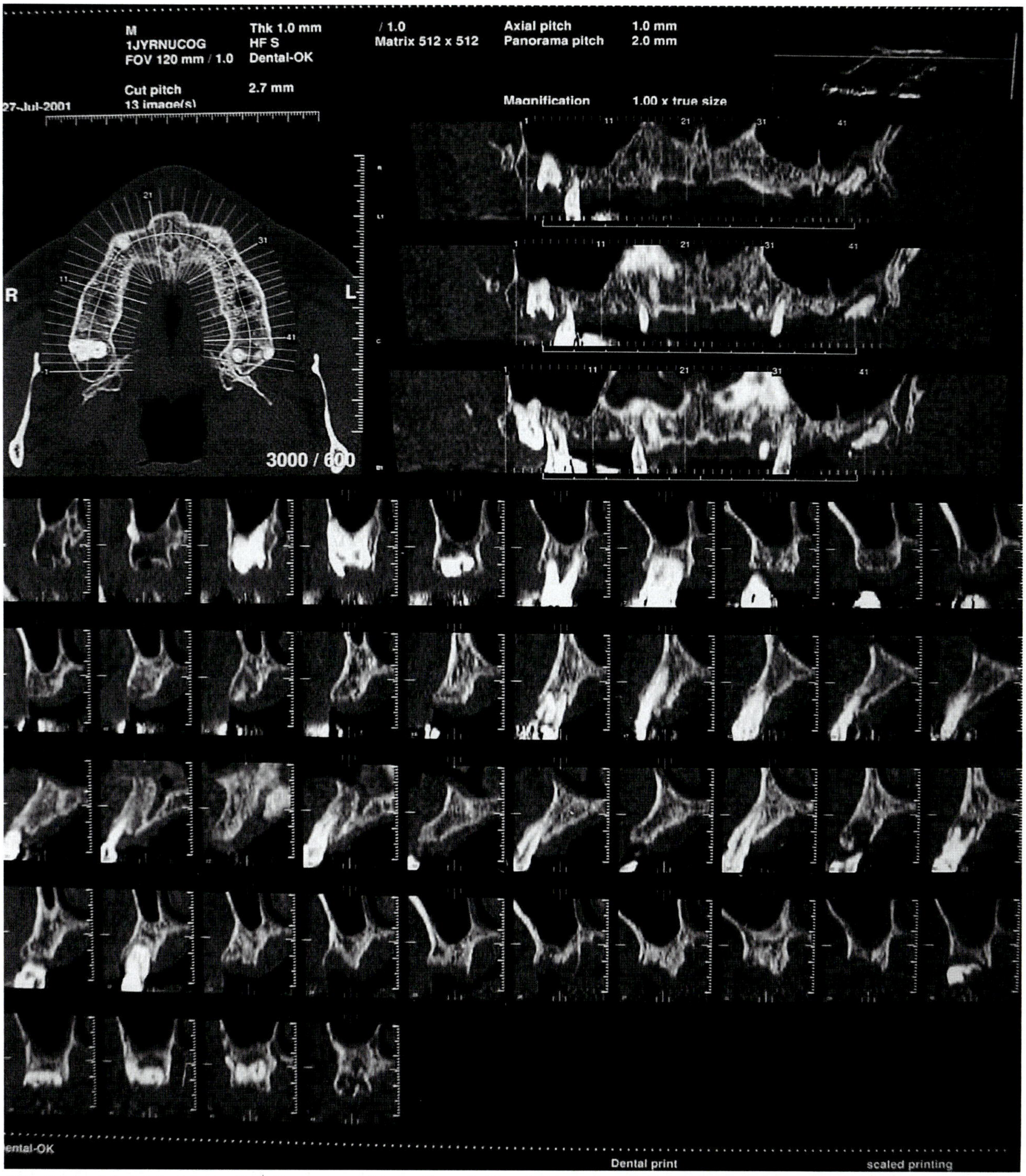

Abb. 8.13 (bis 8.14 gleicher Fall) Gesamtansicht des Dental-CTs mit koronalem Schnitt, drei reformatierten Panorama- und 44 reformatierten orthoradialen Schichten.

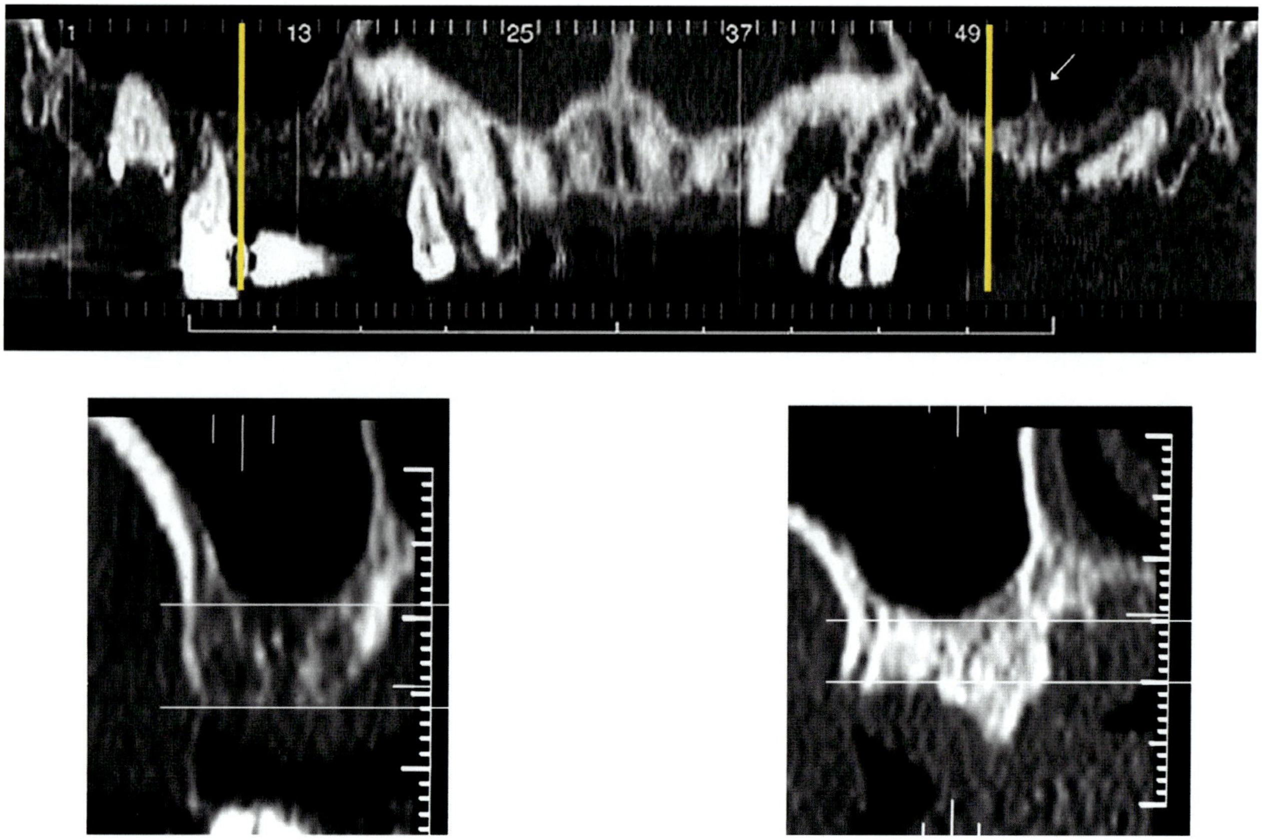

Abb. 8.14 Oberes Bild: reformatierte Panoramaansicht des Dental-CTs mit Knochendefizit im Kieferhöhlenbereich; durchschnittliche Restknochenhöhe 3 bis 6 mm. Die gelben Linien in den unteren orthoradialen Abbildungen verdeutlichen die Positionen der Zähne 16 und 26; Nebenbefund: Kieferhöhlenseptum (*weißer Pfeil*).

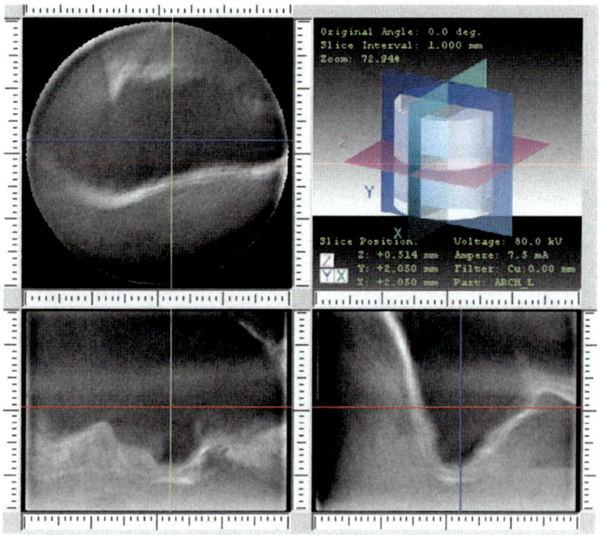

Abb. 8.15 Digitale Volumentomografie; zahnloser lateraler Oberkiefer; linkss oben: Aufsicht in das Kieferhöhlenlumen auf Höhe der roten Linie; links unten: Panoramareformatierung sagittal auf Höhe der blauen Linie; rechts unten: transversaler Schnitt auf Höhe der grünen Linie.

Zur genauen Positionierung der Implantate werden viele Methoden angegeben. Die einfachste Methode ist diejenige, anhand von Abdrücken eine Tiefziehschablone mit Bohrhülsen anzufertigen. Mit dieser „Bohrschablone“ wird eine Panoramaschichtaufnahme angefertigt, um die Position der Implantate zweidimensional vorzubestimmen und post operationem auch kontrollieren zu können (Abb. 8.17).

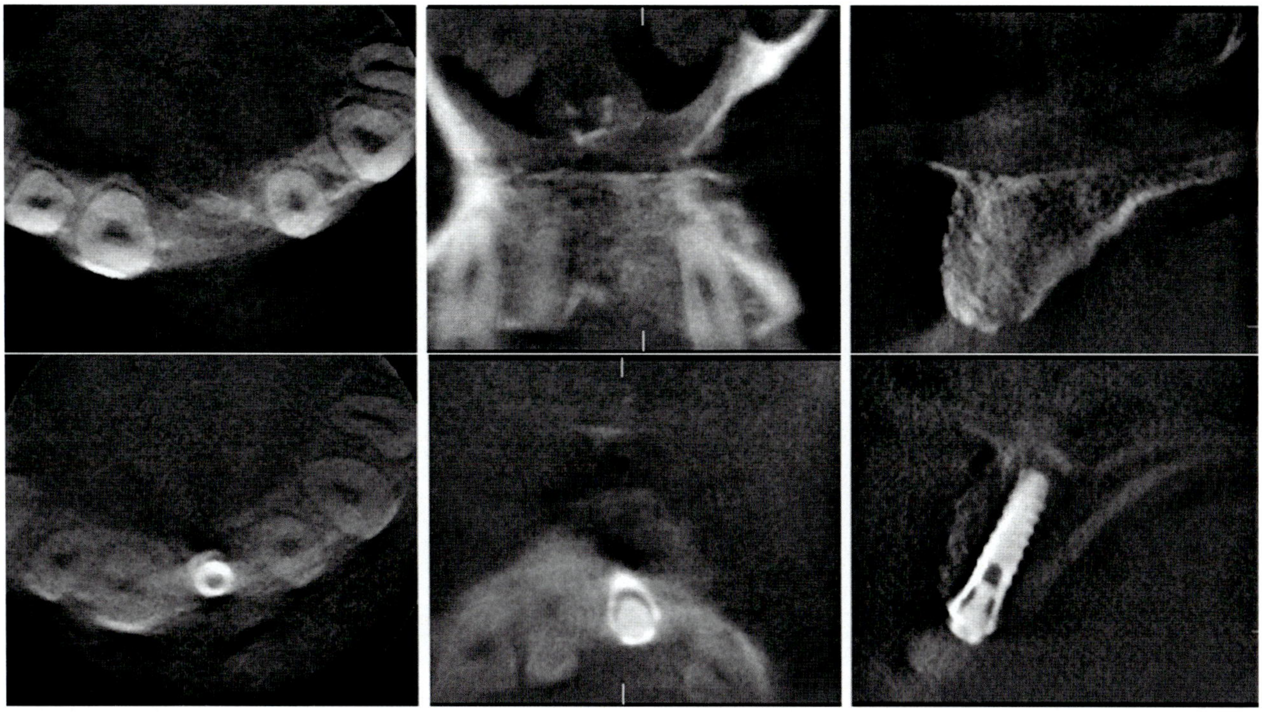

Abb. 8.16 Digitale Volumentomografie: präoperative Diagnostik (oben) und postoperative Kontrolle (unten) in allen drei Dimensionen.

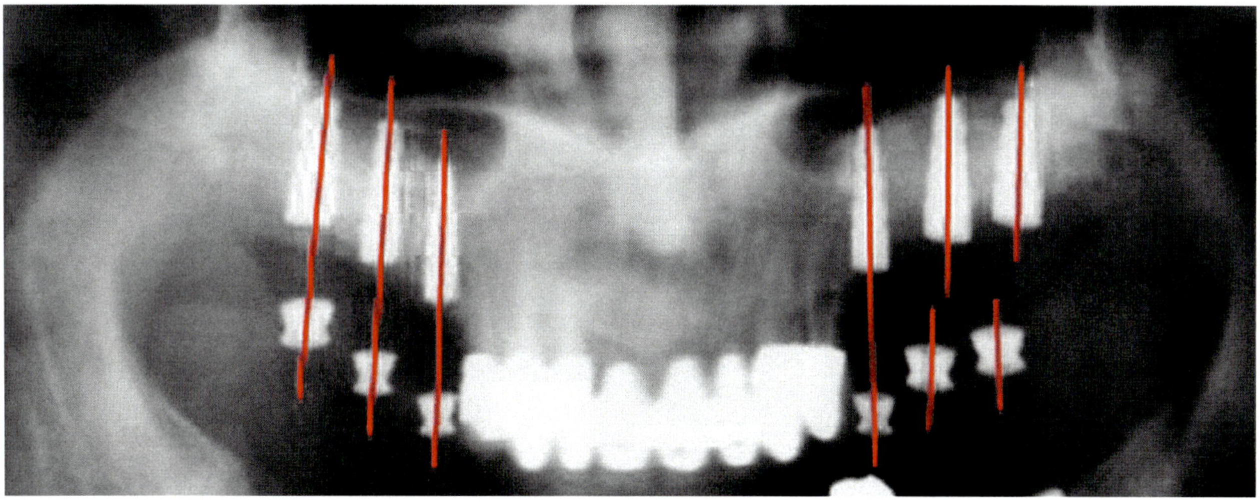

Abb. 8.17 Panoramaschichtaufnahme mit einer Bohrschablone nach Insertion von sechs Implantaten nach vorrausgegangenem Sinuslift mit AlgiPore zur Kontrolle der geplanten Position.

8.2 Klinische Voraussetzungen

8.2.1 Knochenqualität

Es gibt unterschiedliche Definitionen des Begriffs Knochenqualität: Interpretieren Internisten diesen Begriff bei älteren Patienten, vor allem bei Frauen mit Osteoporose, mit der Gefahr von Spontanfrakturen, verstehen die zahnmedizinischen Implantologen unter Knochenqualität eher die Konsistenz und damit die erwünschte mechanische Stabilität und die so genannte Osseointegrationsfähigkeit des Knochens.[16,36,43,64,77,90,100]

Faktoren, die die Knochenqualität beeinflussen:

Anorganische Faktoren	- Matrix
Zelluläre Faktoren	- Zelluläre Matrix und Blutplättchen
	- Granulationsgewebe und Entzündungszellen
	- mesenchymale Progenitorzellen
	- Osteoblasten
	- *Bone Morphogenetic Protein* (BMP)
	- Osteoklasten (Rankl Rank)

Anorganische und zelluläre Faktoren wie Monozyten, mesenchymale Progenitorzellen, Osteoklasten sowie die Vaskularisationsfaktoren im Sinne von *Lexer* (1906)[116] mit möglichst gut vaskularisiertem Transplantat- bzw. Implantatbett müssen neben den strukturellen Faktoren bei der Implantation Berücksichtigung finden.

Die von *Lekholm* und *Zarb* (1985)[113] beschriebene rein klinisch-strukturell orientierte Einteilung hat noch heute ihre Gültigkeit (Abb. 8. 18, Abb. 8. 19). Sie unterscheidet vier Typen der Knochenqualität:

1. Der Kiefer besteht fast ausschließlich aus homogener kompakter Knochensubstanz.
2. Eine breite Kompakta umgibt einen Bereich dichter Spongiosa.
3. Eine dünne Kortikalis umgibt dichte Spongiosa mit guter Festigkeit.
4. Eine dünne Kortikalis umgibt lockere Spongiosa-Strukturen.

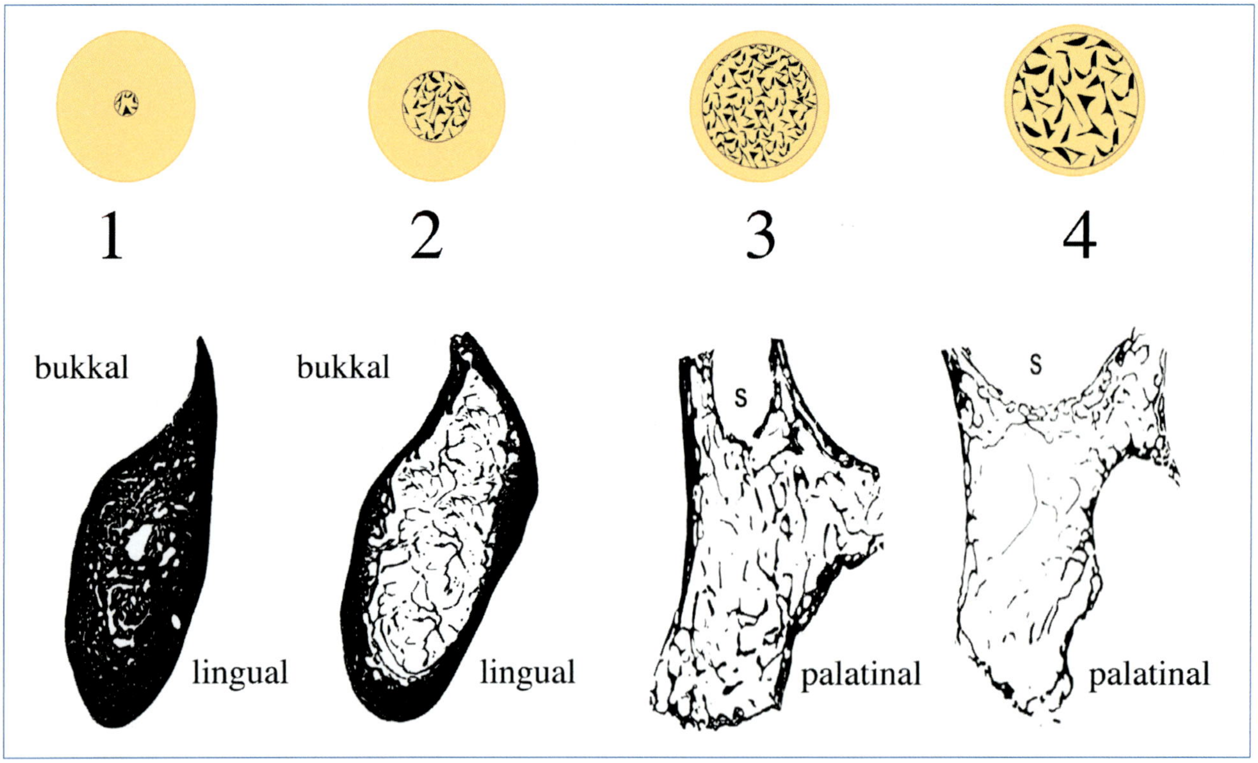

Abb. 8.18 Klassifikation des qualitativen Knochenangebotes (nach *Lekholm* und *Zarb* 1985)[113] sowie entsprechende Mikroradiografien.

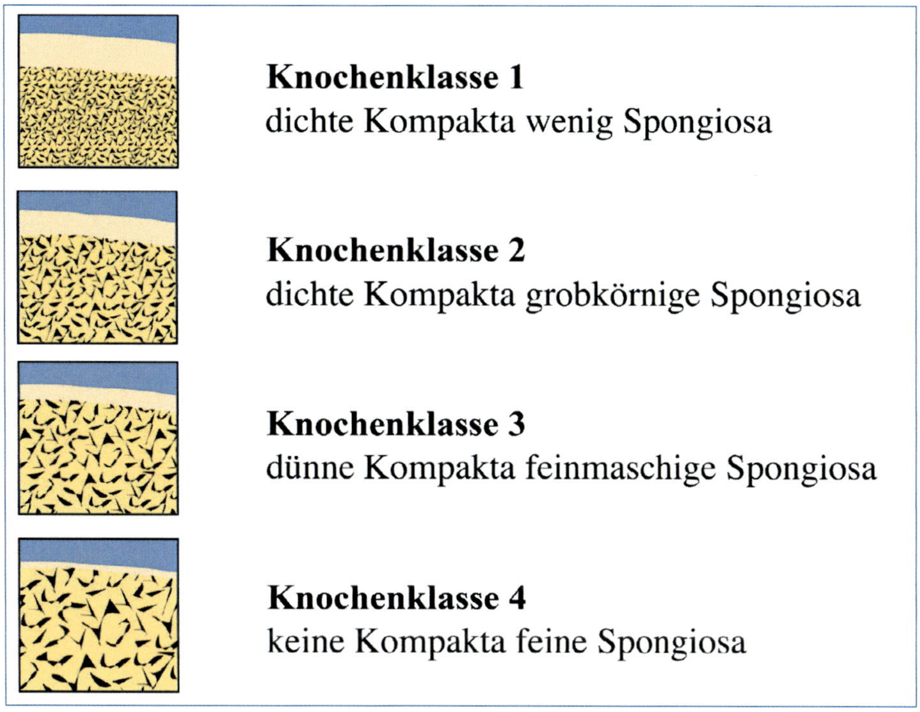

Abb. 8.19 Klassifikation des qualitativen Knochenangebotes (nach *Lekholm* und *Zarb* 1985).[113]

8.2.2 Knochenangebot

Vor der Implantation muss die vertikale und horizontale Knochendicke Berücksichtigung finden. Man geht von minimal 10 mm vertikalem und 5 mm transversalem Knochenangebot aus. Entsprechende Einteilungen der so genannten Atrophiegrade wurden von *Atwood* (1963)[6], *Lekholm* und *Zarb* (1985)[113], *Fallschlüssel* (1986)[57] sowie *Cawood* und *Howell* (1988)[27] vorgenommen (Abb. 8.20, Abb. 8.21). In Beispielen wird gezeigt, wie mit gewissen Kompromissen bei Implantationen Strukturen geschützt werden können (Abb. 8.22)[153] oder wie man vor der Implantation den Alveolarknochen aufbauen muss.[93]

Lekholm und *Zarb* (1985)[113] unterscheiden fünf Gruppen der Kieferkontur:

A) Fast vollständig erhaltener Alveolarfortsatz
B) Geringfügige Resorption des Alveolarkammes
C) Fortgeschrittene Resorption des Alveolarkammes bis zum Basalbogen
D) Beginnende Resorption des Basalbogens
E) Extreme Resorption des Basalbogens

Im klinischen Alltag wird eine vielfältige Variationsbreite der möglichen Kombination von Knochenqualität und Kieferknochenangebot beobachtet. *Lekholm* und *Zarb* schlagen deshalb für die chirurgischen Aspekte der Implantation folgende Richtlinien für die Kombination von qualitativem und quantitativem Knochenangebot vor:[113]

I: Ober- und Unterkiefer der Konturengruppe B und C werden in Kombination mit der qualitativen Gruppe 2 oder 3 als therapeutisch unproblematisch beobachtet.

II: Bei der Konturengruppe A in Kombination mit der qualitativen Gruppe 4 gibt es Schwierigkeiten, sodass meist die Gegenkortikalis zur Stabilisierung benötigt wird.

III: Unterkiefer der Konturengruppe D und Knochenqualität der Gruppe 1 oder 2 gelten als problematisch.

IV: Unterkiefer der Konturengruppe E in Verbindung mit der Gruppe 1 Knochenqualität sind sehr problematisch wegen der Gefahr der Überhitzung beim Bohren (Empfehlung: Gewindeschneiden).

V: Oberkiefer der Konturengruppe D und E sind unabhängig von der Qualität des Knochenangebotes extrem problematisch und meist ohne Augmentation nicht zu implantieren.

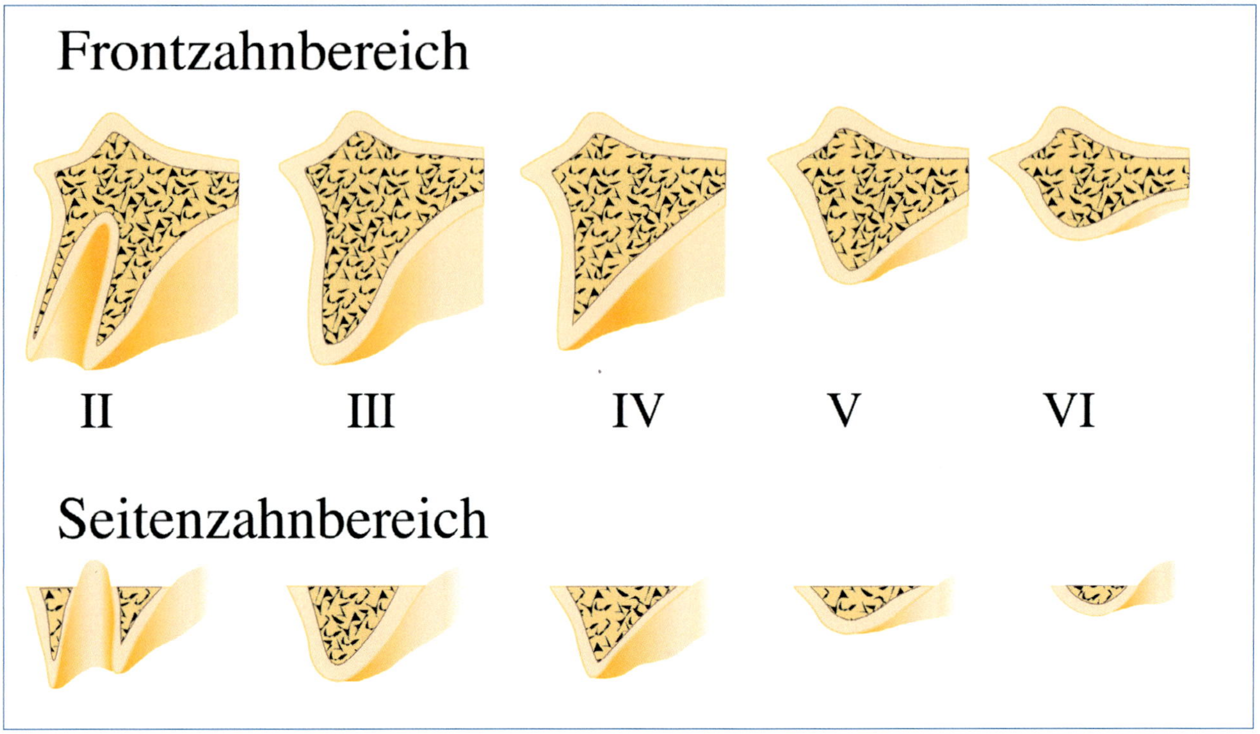

Abb. 8.20 Einteilung der Knochenatrophie im Oberkiefer (nach *Cawood* und *Howell* 1988).[27]

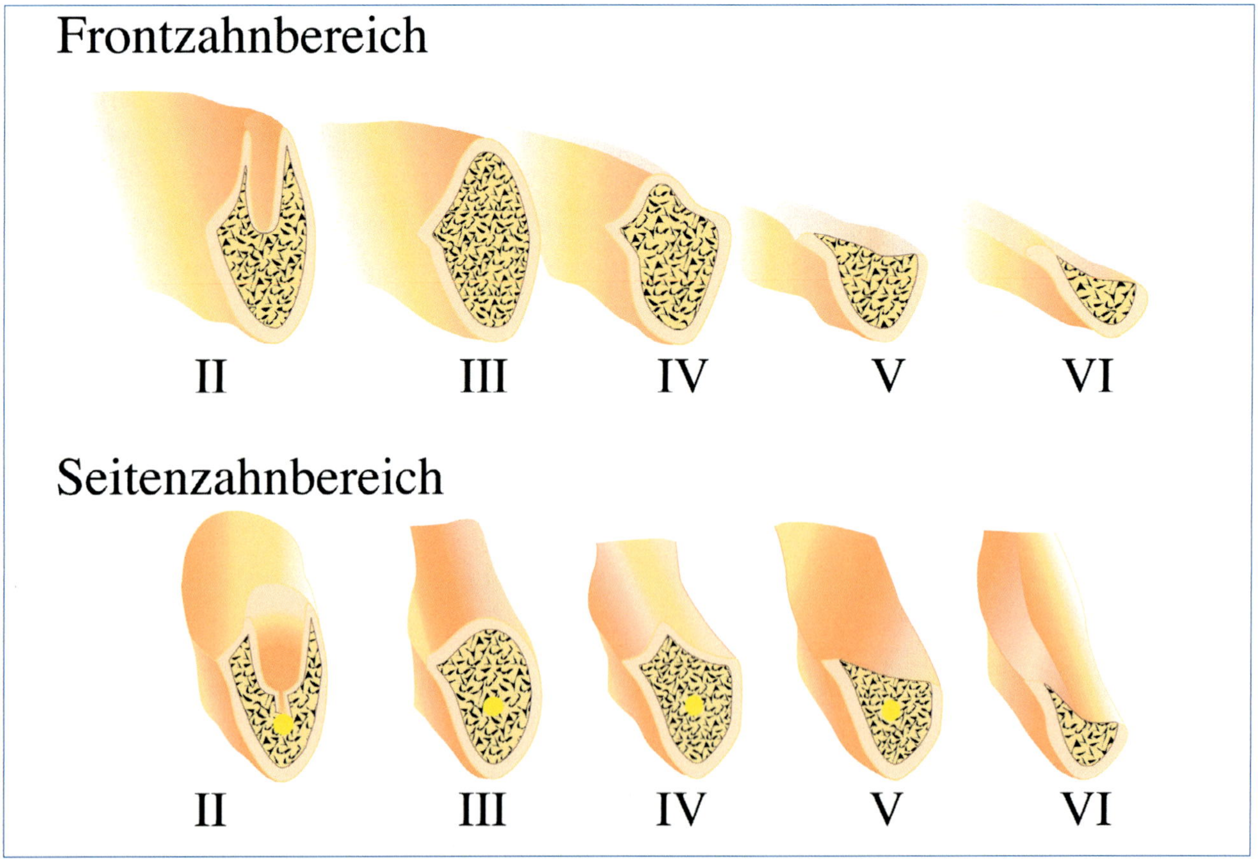

Abb. 8.21 Einteilung der Knochenatrophie im Unterkiefer (nach *Cawood* und *Howell* 1988).[27]

8.2.3 Osseointegration und funktionelle Ankylose

Ein osseointegriertes Implantat ist durch eine so genannte funktionelle Ankylose unbeweglich mit dem Kieferknochen verbunden.[59,142] Nach *Brånemark* (1985) ist die Osseointegration ein im lichtmikroskopischen Bereich sichtbarer, direkter funktioneller und struktureller Verbund zwischen dem organisierten, lebenden Knochengewebe und der Oberfläche eines belasteten Implantates.[17] Kennzeichnend für diesen Verbund ist ein typischer heller, „harter" Klopfschall, im Gegensatz zum gedämpften, weicheren Klopfschall eines nicht integrierten Implantates. Osseointegration bedeutet jedoch nicht den Endzustand der Implantateinheilung, sondern einen kontinuierlichen, höchst dynamischen Prozess des periimplantären Knochens. Das Schicksal eines Implantates ist nicht nur von der Einheilungszeit abhängig, sondern von vielen Parametern, die die dynamischen Prozesse des Knochens beeinflussen.[3,18] Beide Aspekte der Osseointegration, die Aufrechterhaltung des bestehenden Knochens (*Remodelling*) und die Knochenneubildung (*Modelling*) bestimmen das Schicksal der Knocheneinheilung und den Erhalt des Implantates.[89]

Das Trauma des Knochenbohrens wird weniger als ausschlaggebender Faktor der Osseointegration betrachtet als die mechanischen Belastungen, die Geometrie des Implantatsystems und die Beschaffenheit der Implantatoberfläche und ihrer Biomimetik.[7,20,21,26,64,108] Die Proliferation und Differenzierung der Osteoblasten, die für die periimplantäre Gewebeformation verantwortlich sind, werden entsprechend der Gewebedifferenzierungshypothese von *Frost* (1987)[59] durch die lokalen mechanischen Belastungen (mit entsprechender Richtung und Größe) reguliert. Die physiologische Knochenbelastung von 500–3000 *microstrains* (1 *microstrain* = Dehnung um 1 µm pro Meter) führt zu reifer Knochenbildung, während eine höhere Belastung zu vermehrtem unreifem Knochenmineral und fibroblastenartigen Zellformationen führen.[79,88,124]

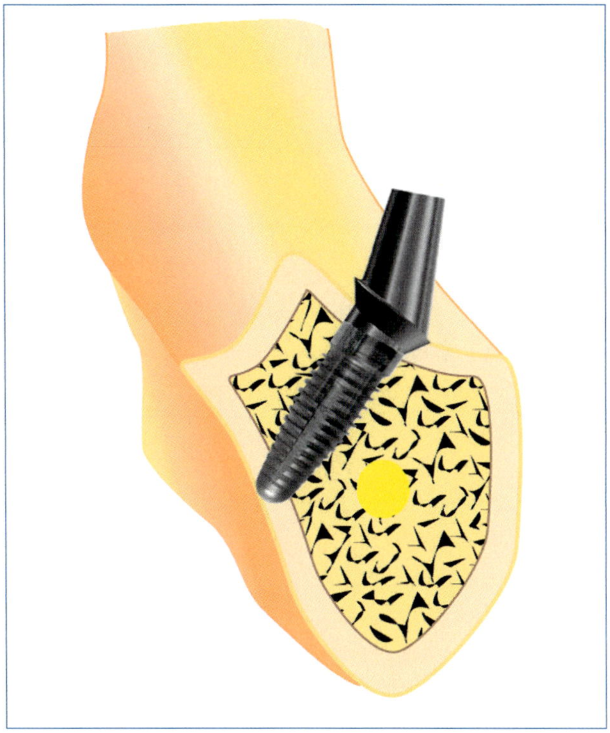

Abb. 8.22 Lingualer Bypass bei Resorptionsklasse III bis IV (nach *Cawood* und *Howell* 1988).[27]

8.2.4 Belastung

Die frühzeitige Belastung nach Setzen der Implantate hat in letzter Zeit großes Interesse erregt. Die Ursache liegt in neuen Entwicklungen in Bezug auf neue Implantatoberflächen, Implantatdesign und verbesserten, Knochen aufbauenden Operationsmethoden und Materialien. Parallel zu diesen Entwicklungen hat aufseiten der Wissenschaft eine intensive Auseinandersetzung mit der Frage der Implantateinheilung im Knochen, der Implantatbelastung und deren Zeitpunkt eingesetzt.

Das Ausmaß der Knochendeformation unter Belastung (besonders bei sofortiger oder frühzeitiger) ist ein wichtiger Regulationsfaktor, vor allem in Bezug auf die resultierende Belastung und der so genannten *strain*-Verteilung.[38,60,87,107,124] Die Größe und Richtung der ausgeübten Kräfte, aber auch die Geometrie des Implantates spielen eine essenzielle Rolle.[20,21,88]

2006 hat die *European Consensus Conference* in Köln Richtlinien mit folgenden Definitionen aufgestellt:[12]

1. Sofortversorgung (nicht kaufunktionelle Sofortbelastung): Eingliederung von Zahnersatz ohne Okklusionskontakt am Tag der Implantation oder bis zu 72 Stunden nach der Implantation (geschützte Okklusion).
2. Sofortbelastung: Eingliederung von Zahnersatz mit Okklusionkontakt am Tag der Implantation oder bis zu 72 Stunden nach der Implantation.

Es wurde festgestellt, dass bei einer Sofortbelastung in der zahnlosen Unterkieferfront mit mindestens vier Implantaten eine langfristige Überlebensrate von 97,3% besteht. Über eine Sofortbelastung mit implantatgetragenen Deckprothesen im zahnlosen Oberkiefer liegen nur wenige wissenschaftliche Erkenntnisse vor. Aus diesem Grund ist eine evidenzbasierte Aussage nicht möglich. Sofortbelastungen mit implantatgetragenen Brücken im zahnlosen Oberkiefer erfordern mehr Implantate zur Sofortversorgung als entsprechende Brückenversorgungen im zahnlosen Unterkiefer. Neuere Studien zeigen für implantatgetragene Brücken auf mindestens sechs Implantaten im Oberkiefer die gleiche Vorhersagbarkeit und Überlebensrate wie im Unterkiefer. Sofortbelastungen im teilbezahnten Ober- und Unterkiefer mit festsitzender Prothetik sind nicht gut dokumentiert. Deshalb kann gegenwärtig keine evidenzbasierte Aussage für die Sofortbelastung getroffen werden. Für die Sofortversorgung mit festsitzenden Brücken im teilbezahnten Ober- und Unterkiefer liegen nur Studien mit kurzer Beobachtungsdauer vor. Jüngst erschienene Studien empfehlen den Ersatz jeden fehlenden Zahnes durch ein Implantat, wobei die Implantate durch die Versorgung verblockt werden. Die meisten Veröffentlichungen über Implantatversorgungen von Einzelzahnlücken im Ober- oder Unterkiefer kommen zu Überlebensraten, die mit denen von Spätversorgungen vergleichbar sind. Diese Studien beziehen sich jedoch auf reduzierte Belastungen (Sofortversorgung, nicht Sofortbelastung), daher ist derzeit keine evidenzbasierte Aussage möglich. Für die Sofortversorgung von Einzelzahnlücken liegt eine gute Dokumentation, jedoch mit kurzer Beobachtungsdauer vor. Vorliegende Studien berichten über die Sofortversorgung nur im ästhetischen Bereich, wobei okklusale Kräfte vermieden werden müssen.

Folgende Kriterien wurden als für die Entscheidung, ob eine Sofortversorgung/Sofortbelastung möglich ist und wie viele Implantate zu setzen sind, von höchster Bedeutung angesehen:

a) Zeitpunkt der Implantatinsertion; sofortige, verzögerte oder späte
b) Primärstabilität; diese hängt u. a. ab von der:
   - Knochenqualität
   - Implantatgeometrie
   - Implantatoberfläche
   - chirurgischen Technik
   - Eindrehmoment
c) Verblockung, sofern möglich
d) verblockte Versorgungen, die die Belastungen der Implantate in der Einheilphase reduzieren helfen
e) Belastung durch antagonistische Bezahnung

Folgende Risikofaktoren bestehen:

a) starke funktionelle Überlastung
b) parafunktionelle Kräfte
c) reduzierte Knochenqualität
d) eingeschränktes Knochenangebot
e) Infektionen
f) risikobehaftete Verhaltensweisen (z. B. starkes Rauchen)
g) eingeschränkte Mundhygiene
h) schlechte Patienten-Compliance
i) andere allgemeine und lokale Risikofaktoren

Folgende allgemeine Voraussetzungen sind zu beachten:

a) umfassende Diagnose und Behandlungsplanung
b) kritische Prüfung von Vor- und Nachteilen für den Patienten
c) Erfahrung und Kompetenz des Behandlungsteams
d) Aufklärung und Einwilligung des Patienten

Zusammenfassend wurde 2006 auf der *European Consensus Conference* in Köln festgestellt, dass dieser Konsens hauptsächlich auf prospektiven klinischen Untersuchungen (Evidenzgrad 3) und einigen randomisiert kontrollierten klinischen Untersuchungen (Evidenzgrad 2) basiert. Die Sofortbelastung dentaler Implantate ist bei Patienten mit guter periimplantärer Knochenqualität und sicherer Primärstabilität des Implantates gut dokumentiert und hinsichtlich der Überlebensdauer mit den bereits bekannten Daten bei verzögerter Implantatbelastung vergleichbar. Die nahe Zukunft wird hoffentlich durch evidenzbasierte prospektive Studien die offene Frage der Sofortbelastung klären. In Tierexperimenten konnte gezeigt werden, dass bei Verwendung speziell geformter Implantate die Osseointegration bei Sofortbelastung nicht negativ beeinflusst wird.[124] Weitere Tierexperimente zeigten jedoch, dass Lockerungen von Implantaten statistisch signifikant vom Kippmoment auf Höhe der krestalen Durchtrittsstelle abhängig waren. Eine klinische Lockerung der Implantate trat jedoch nur auf, wenn die Belastung 900 cN überstieg.[19]

8.2.5 Weichgewebe

Die wichtigsten Einfluss nehmenden Faktoren einer reizlosen, langjährigen Implantat-Weichgewebe-Situation sind:

- Vaskularisation
- Struktur des Weichgewebes (*attached gingiva*)
- Implantatdesign
- Struktur der Implantatoberfläche
- Implantatposition

Prinzipielle Unterschiede zwischen dem natürlichen Parodont und der periimplantären Schleimhaut bestehen in Bezug auf Schleimhautzusammensetzung, Gewebeausrichtung und -Attachment. Zwischen der Gingiva und der Wurzeloberfläche beim Zahn sowie der periimplantären Schleimhaut und der Implantatoberfläche beim Implantat existieren ebenfalls unterschiedliche Verhältnisse (Abb. 8.23).[75]

Unterschiede zu den periimplantären Geweben sind:

a) Mangel an bindegewebigem Attachment
b) Hypovaskuläre bzw. hypozelluläre Bindegewebezone in der Nachbarschaft des Implantates
c) Fehlen der Blutversorgung aus dem Parodontalligament

Die Bindegewebsfasern inserieren nicht direkt in das Implantat, sondern liegen nur straff um es herum. Bei gesunden parodontalen Verhältnissen kann der Sul-kus mit der Parodontalsonde etwas tiefer sondiert werden als beim natürlichen Zahn (Abb. 8.24). Die Exploration des periimplantären Sulkus ist zu vermeiden.[2]

Berglundh und *Lindhe* (1996) haben eine genaue Definition des notwendigen Weichgewebes um ein Implantat beschrieben.[13] Sie konnten zeigen, dass die um das Implantat liegende Schleimhaut vom Periost bis zur marginalen Grenze der periimplantären Mukosa (GR) mindestens 4 mm betragen muss. Bei Versuchen mit Beaglehunden war ein signifikant höherer Knochenabbau festzustellen, wenn die Schleimhaut auf 2 mm reduziert wurde. Je dünner die Schleimhaut, desto größer ist die Gefahr einer periimplantären Knochenresorption, die dann zu einer Periimplantitis mit anschließendem weiterem Knochenabbau und möglichem Implantatverlust führen kann (Abb. 8.25).[135]

Abhängig von der Beschaffenheit der Implantatoberfläche ergeben sich Unterschiede, wie sich die

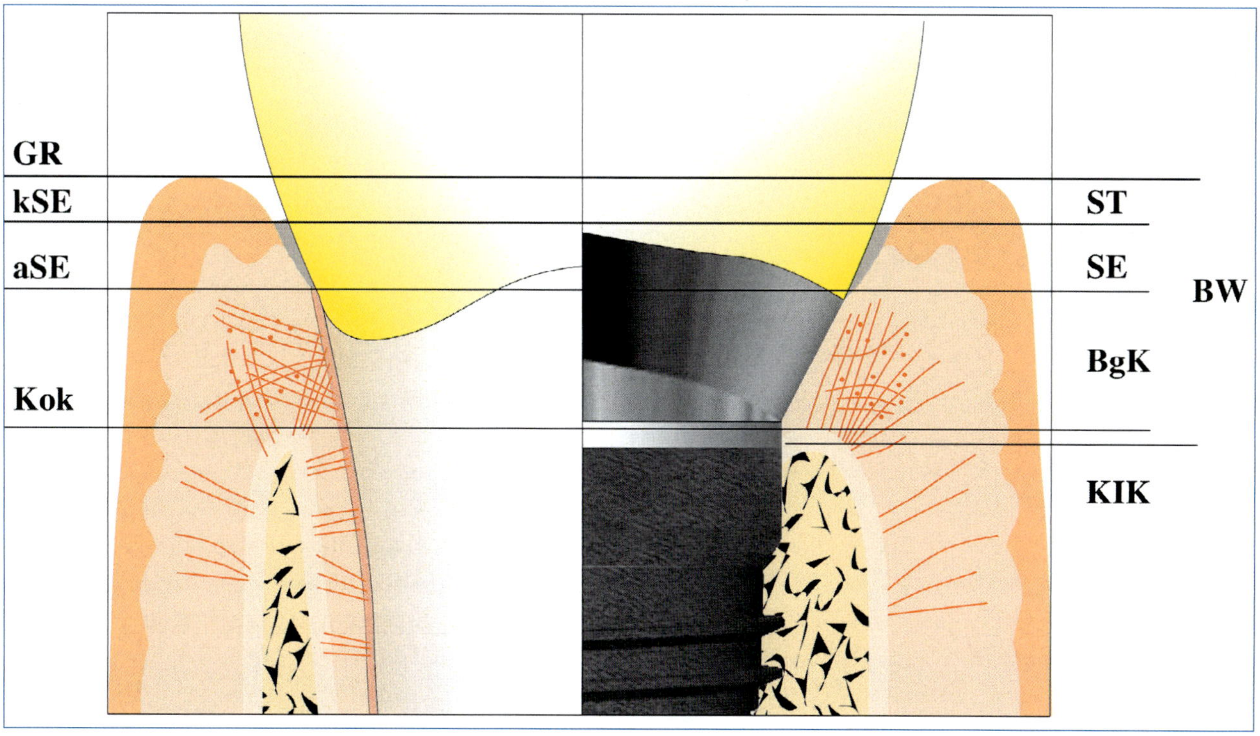

Abb. 8.23 Vergleich der parodontalen Strukturen beim natürlichen Zahn und beim Implantat (nach *Hermann* et al. 2000):[75]
GR: Gingivarand; kSE: koronales Saumepithel; aSE: apikales Saumepithel; Kok: Knochenoberkante;
KIK: Knochen-Implantat-Kontakt; ST: Sulkustiefe: zwischen GR und kSE; SE: Saumepithel: zwischen kSE und aSE;
BgK: Bindegewebe-Kontakt: zwischen aSE und KIK; BW: Biologische Weite zwischen GR und KIK.

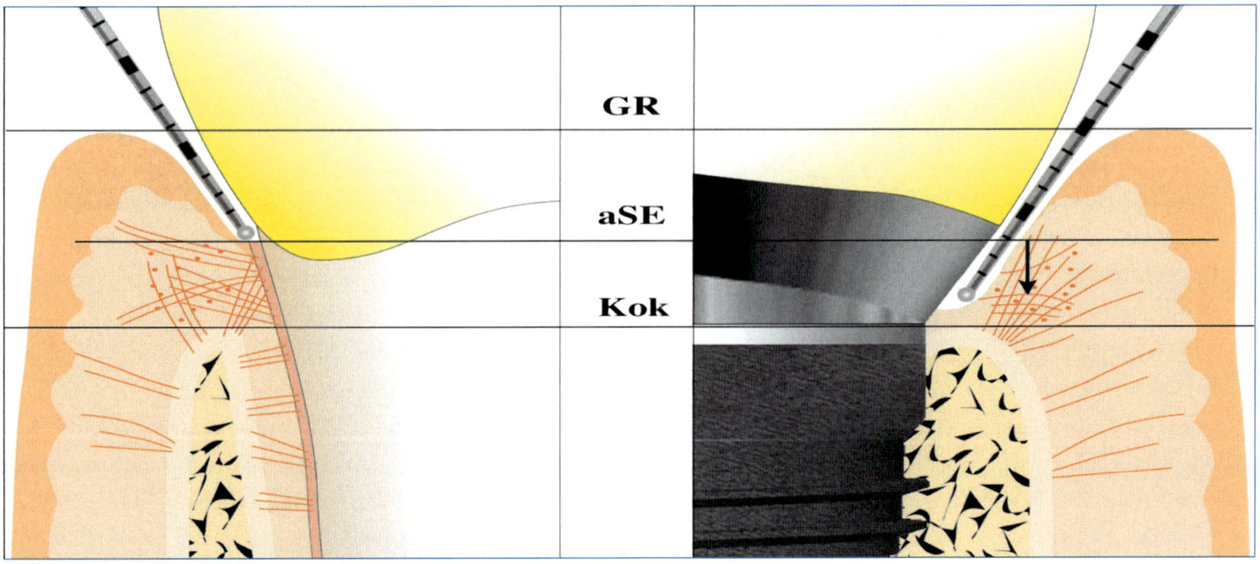

Abb. 8.24 Schematische Darstellung der unterschiedlichen Probentiefen beim natürlichen Zahn und beim Implantat durch das Fehlen der direkten Faserinsertion in das Titan (nach *Ericsson* und *Lindhe* 1993).[42]
GR: Gingivarand; aSE: apikales Saumepithel; Kok: Knochenoberkante

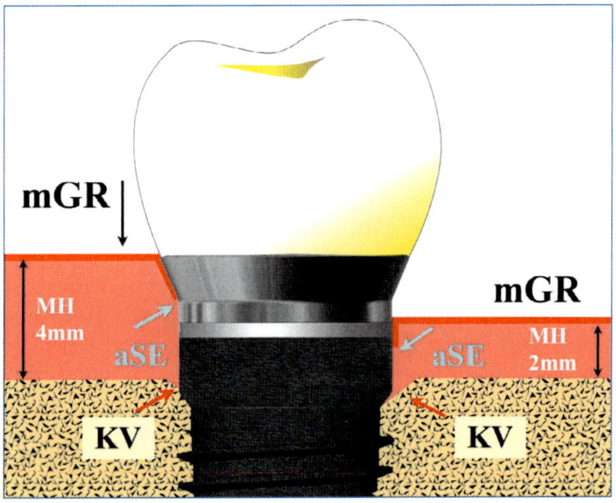

Abb. 8.25 Vergleich der normalen periimplantären Gingivaverhältnisse mit einer zu dünnen periimplantären Schleimhaut mit dadurch bedingter periimplantärer Knochenresorption (nach *Berglundh* und *Lindhe* 1996).[13]
mGR: marginaler Gingivarand der periimplantären Mukosa;
MH: Mukosahöhe in mm;
aSE: apikales Saumepithel; KV: Ausmaß des keilförmigen periimplantären Knochenverlustes

Schleimhaut an der Implantatdurchtrittsstelle verhält. Aus diesem Grund werden ganz spezielle Oberflächen am oberen Rand des Implantates gefertigt (Abb. 8.26).[7] Die häufigste Ursache einer Periimplantitis ist das Fehlen einer straffen Schleimhaut-Ummantelung (Narbe) um das Implantat.[75,138]

8.2.6 Ästhetik
von Harald Fahrenholz

Die Erhaltung oder Wiederherstellung einer natürlichen Alveolarfortsatzanatomie ist die Voraussetzung für den Erfolg in der ästhetischen Implantatchirurgie. Dadurch reduziert sich die Anwendung von erhaltenden Maßnahmen und macht eventuelle rekonstruktive Techniken unnötig.[24,185] Daher heißt das primäre Ziel: Erhaltung der knöchernen Strukturen, des Weichgewebemantels und der geschwungenen Weichgewebearchitektur, um eine natürliche rotweiße Linie zu erhalten.

Chirurgische Maßnahmen zur Erhaltung der knöchernen Strukturen beginnen mit einer schonenden Extraktion, mit dem Auffüllen der Extraktionsalveole (*socket preservation*) und enden mit speziellen Freilegungstechniken. Die Erhaltung der Weichgewebearchitektur beginnt mit einem, wenn möglich festsitzendem Interimszahnersatz. Deshalb empfiehlt sich der strategische Erhalt einiger natürlicher Pfeilerzähne, die so lange erhalten bleiben, bis eine ausreichende Anzahl von Implantaten osseointegriert ist. Festsitzende Langzeitprovisorien verhindern eine Übertragung von Mikro- bzw. Makrobewegungen auf das Schleimhaut- und Implantatlager und minimieren dadurch Verluste von Transplantaten und Implantaten.[81,159] Wenn nicht genügend natürliche Pfeilerzähne zur Verfügung stehen, können interimsprovisorische Implan-

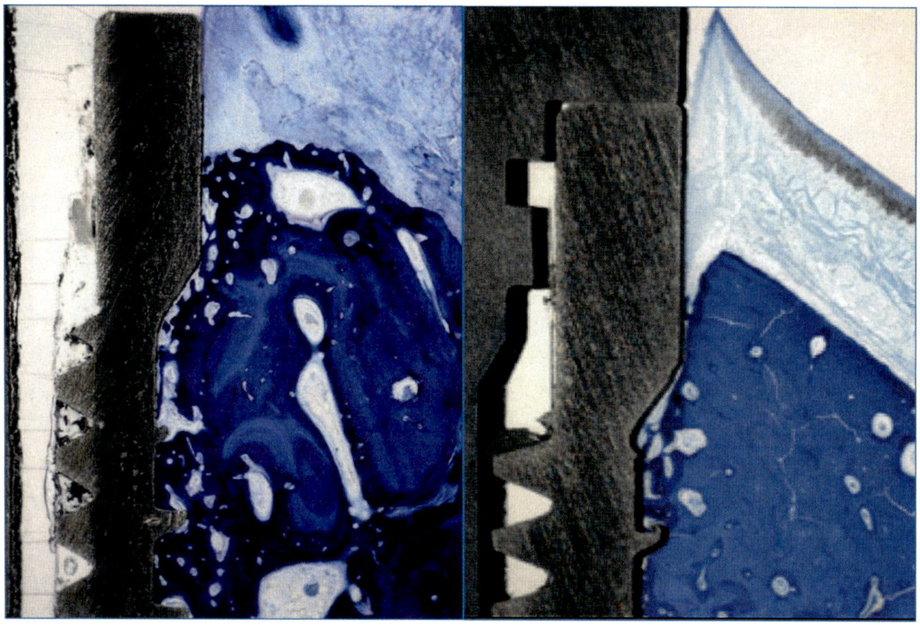

Abb. 8.26 *Links*: CAMLOG Promote plus Implantat mit direktem Knochen-Implantat-Kontakt auf Höhe der klinischen Insertionstiefe (nach *Becker* et al. 2006)[7]; *rechts*: Standard Promote Implantat mit bindegewebiger Separation der enossalen glatten Anteile vom angrenzenden Knochenlager.

tate verwendet werden. Die Verwendung der prothetisch gesteuerten Weichgewebeheilung zur Verbesserung der ästhetischen Ergebnisse in der Implantatbehandlung umfasst den frühen Einsatz von prothetischen Komponenten in verschiedenen Therapiestadien.[145] Dazu gehören interimsprovisorische Restaurationen mit spezieller Gestaltung von Kronen und Brückengliedern, individuelle Gingivaformer und implantatgestützte provisorische Restaurationen.[112,162]

Ein schönes und stabiles Langzeitprovisorium verschafft dem Prothetiker Zeit, die Konturen zu modifizieren, um der Phonetik und Ästhetik des Patienten gerecht zu werden. Durch *backward planning* bei der zahntechnischen Konzeption, *Crown-down*-Planung beim Simulationsprogramm über CT und mit navigationsbasierten Bohrschablonen können ästhetisch wesentlich verbesserte Ergebnisse erzielt werden.[49,98] Ein wichtiger Teilaspekt der Ästhetik ist der Erhalt oder die Wiederherstellung von Papillen. Auch hier gilt: Erhalten ist einfacher als Wiederherstellen. Die ideale Situation ist in der Abbildung 8.27 dargestellt. Die prothetisch gesteuerte Weichgewebeheilung ist jedoch limitiert. Die in der Literatur oft zitierten 5 mm Abstand vom Kontaktpunkt zur knöchernen Spitze der Papille bedingen nicht die sichere Wiederherstellung. Die von *Tarnow* 1992[160] aufgestellten Regeln wurden von ihm selbst inzwischen revidiert bzw. differenzierter dargestellt.[162] Der Abstand der knöchernen Grundlage einer Papille zur Kontaktzone sollte folgende Abstände nicht überschreiten, da sonst die komplette Ausfüllung des Interdentalraumes ausbleibt:

- Abstand zwischen zwei Pontics: 6,5 mm
- Abstand zwischen zwei Implantaten: 3,5 mm
- Abstand zwischen zwei Zähnen: 6,0 mm
- Abstand zwischen Implantat und Pontic: 5,5 mm
- Abstand zwischen Zahn und Implantat: 4,5 mm

Der beste Weg einen Kollaps der Weichgewebe und des darunter liegenden Knochens von vornherein zu verhindern, ist das Sofortimplantat (s. Abb. 8.41 bis 8.58). Die manchmal äußerst dünne labiale Knochenlamelle muss auf jeden Fall erhalten bleiben. Die Interimsversorgung ist eine adäquate Weichgewebe-

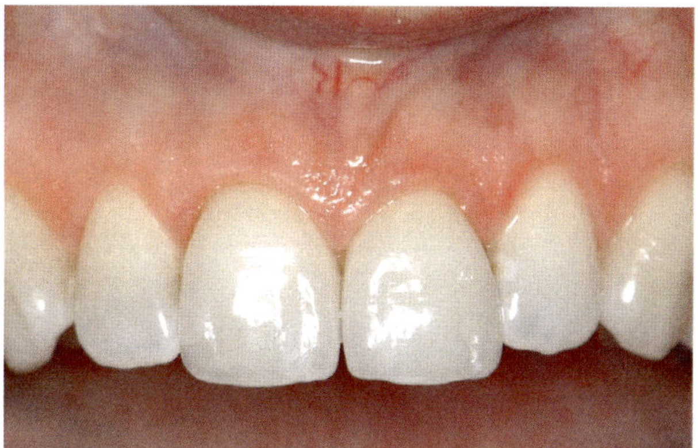

Abb. 8.27 Ideale Papillensituation mit optimaler rotweißer Ästhetik; Veneers an den Zähnen 11 und 21.

stütze und gewährleistet Funktion und Ästhetik (s. Abb. 8.51, Abb. 8.52). Transmissionen von Makrobewegungen auf das Implantat müssen durch entsprechendes Einschleifen der Interimskrone vermieden werden. Nachteil der Sofortimplantation ist die frühe Eröffnung der mukosalen Durchtrittsstelle. Wird dieser erste Schritt nicht ausreichend beachtet und resultiert dadurch eine Dehiszenz oder ein sichtbares Gewebedefizit, so wird eine Revision enorm erschwert oder fast unmöglich.[155] Ist die Durchtrittsstelle erst einmal determiniert, so bleibt kaum eine Möglichkeit, breiteres Gewebe biologisch zu verankern.[161] Der mehrzeitige Eingriff dagegen bietet bei jedem Schritt die Möglichkeit zur Gewinnung von Hart- und Weichgewebe.

Nicht immer ist es möglich, konsequent durch Hartgewebe die Weichgewebe zu stützen, um das Idealziel zu erreichen (Abb. 8.28). So genannte „schwarze Dreiecke" gelten in der ästhetischen Implantologie als Kompromiss oder Misserfolg (Abb. 8.29 bis 8.31). Bei unzureichendem Gewinn von vertikaler Knochenhöhe zur Unterstützung der Papillen und zur Gewährleistung einer ästhetischen Restauration mit harmonischen Verbindungszonen gilt es, den ästhetischen Kompromiss zu akzeptieren. Wichtig ist es, den Patienten auf die Möglichkeit einer Einschränkung des ästhetischen Resultates hinzuweisen.

Die Abbildung 8.382 zeigt einen Fall mit einem solchen Kompromiss. Nach einer Onlay-Plastik mit einem Beckenspan-Transplantat und mehrfachen Eingriffen hat der Prothetiker durch die Vernarbung des Weichgewebes nur ein begrenztes Potenzial, die interimplantären Papillen und die Form des periimplantären freien Gingivagewebes zu beeinflussen und trotz schwerer Ausgangsbedingungen noch ein befriedigendes und über Jahre stabiles Resultat zu erreichen. Der folgende Fall zeigt, dass auch die gesteuerte Weichgewebeheilung

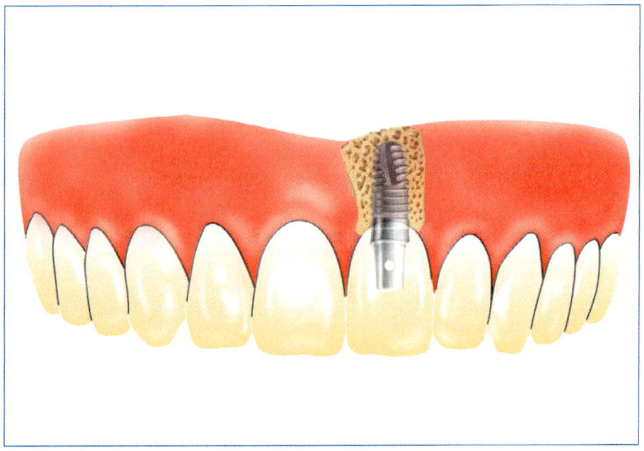

Abb. 8.28 Idealsituation der rotweißen Ästhetik auch im Bereich des gesetzten Implantates.

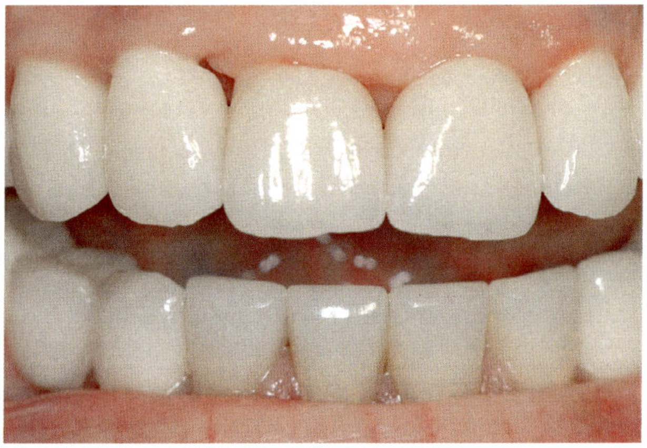

Abb. 8.29 (bis 8.31 gleicher Fall) Vollkeramikkronen auf den Implantaten 12, 11 und 21 mit ausgeprägten schwarzen Dreiecken zwischen 12 und 11 sowie zwischen 11 und 21.

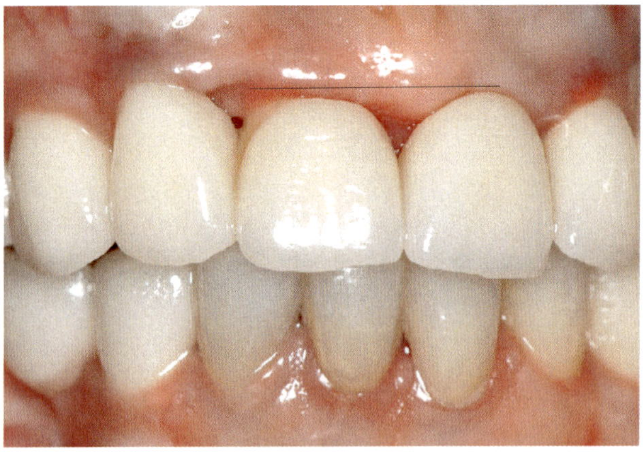

Abb. 8.30 Durch entsprechende Ausformung der Kronen teilweise Regeneration der Papillenschleimhaut ein Jahr später.

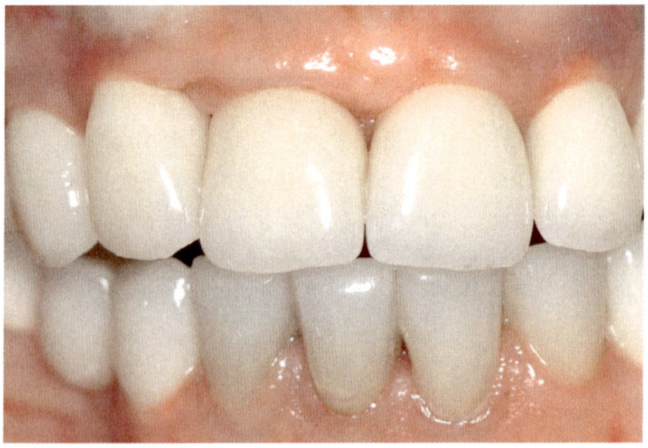

Abb. 8.31 Mit Keramik verschlossene schwarze Dreiecke.

ihre Grenzen hat. Durch die Resorption des augmentierten Knochens fehlt die ausreichende Unterstützung des Weichgewebes (s. Abb. 8.29). Die Ausformung der Kronenkontur führt nur zu einer begrenzten Regeneration der Papille (s. Abb. 8.30). Eine weitere Verbesserung kann durch eine zahntechnische Manipulation erreicht werden. Man verkleinert das schwarze Dreieck durch zusätzliches Auftragen von keramischer Masse an der entsprechenden Kronenkante (s. Abb. 8.31).

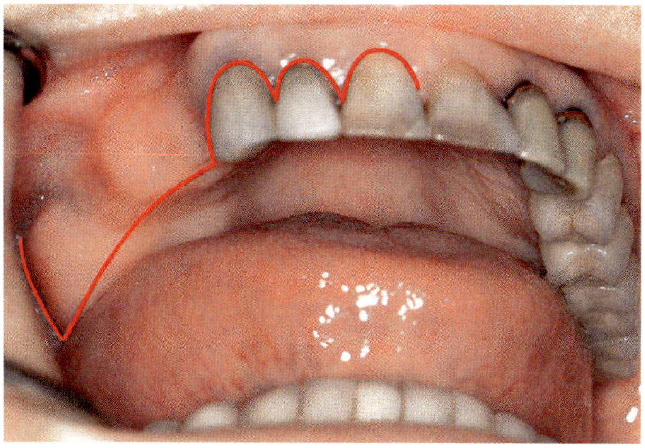

Abb. 8.32 Zahnfleischrandschnitt und Alveolarkammmitteschnitt mit Stielung ins Vestibulum im *Tuber*-Bereich als Zugang für eine Sinuslift-Operation.

8.2.7 Schnittführungen

Zahnfleischrandschnitt

Um ideale Schleimhautverhältnisse und vor allem eine ideale rotweiße Ästhetik zu erreichen, hat sich im bezahnten Bereich der Zahnfleischrandschnitt bewährt (Abb. 8.32 bis 8.36), im unbezahnten Bereich der Alveolarkammmitteschnitt (Abb. 8.32) bzw. der palatinale Schnitt (Abb. 8.37 bis 8.39).[58,92,101] Beim Schnitt durch die interdentale Papille muss darauf geachtet

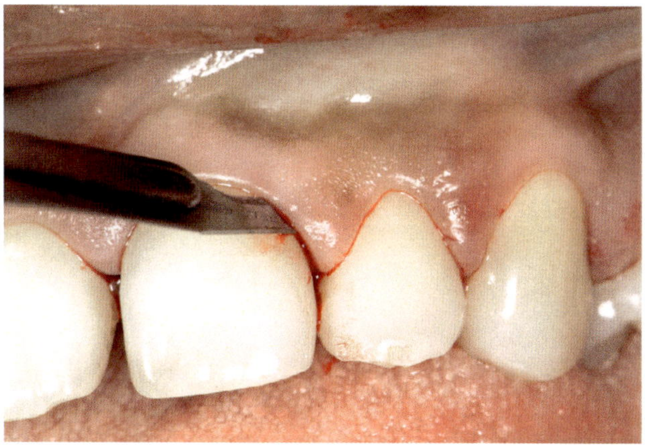

Abb. 8.33 (bis 8.36 gleicher Fall) Keilförmiger Schnitt mit einem 15c-Skalpell.

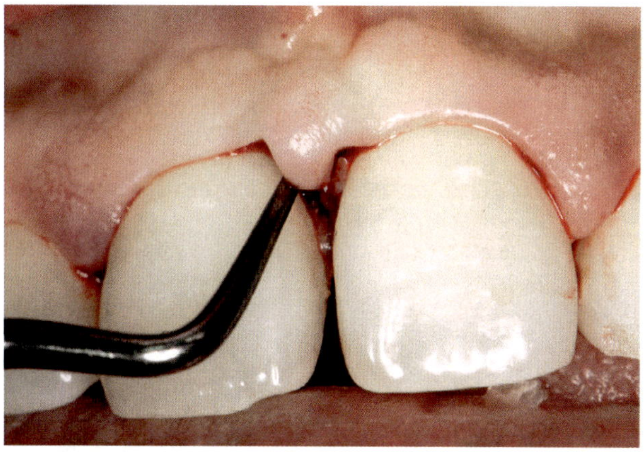

Abb. 8.34 Mobilisierung der Papille mit diskoidem Exkavator.

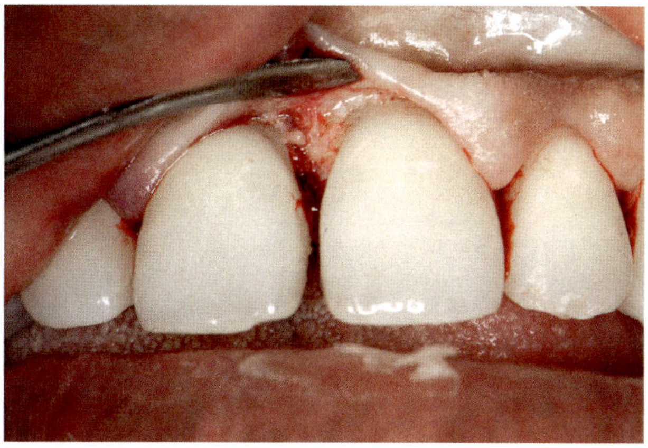

Abb. 8.35 Bildung des Mukoperiostlappens durch Mobilisieren mit dem *Freer*-Instrument.

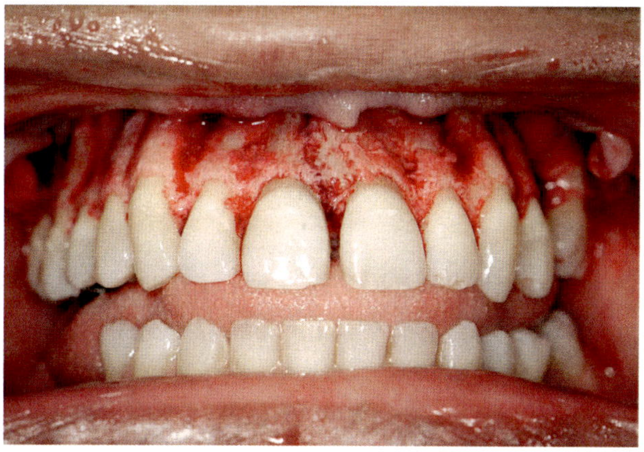

Abb. 8.36 Oberkiefer nach Lösen der Schleimhaut.

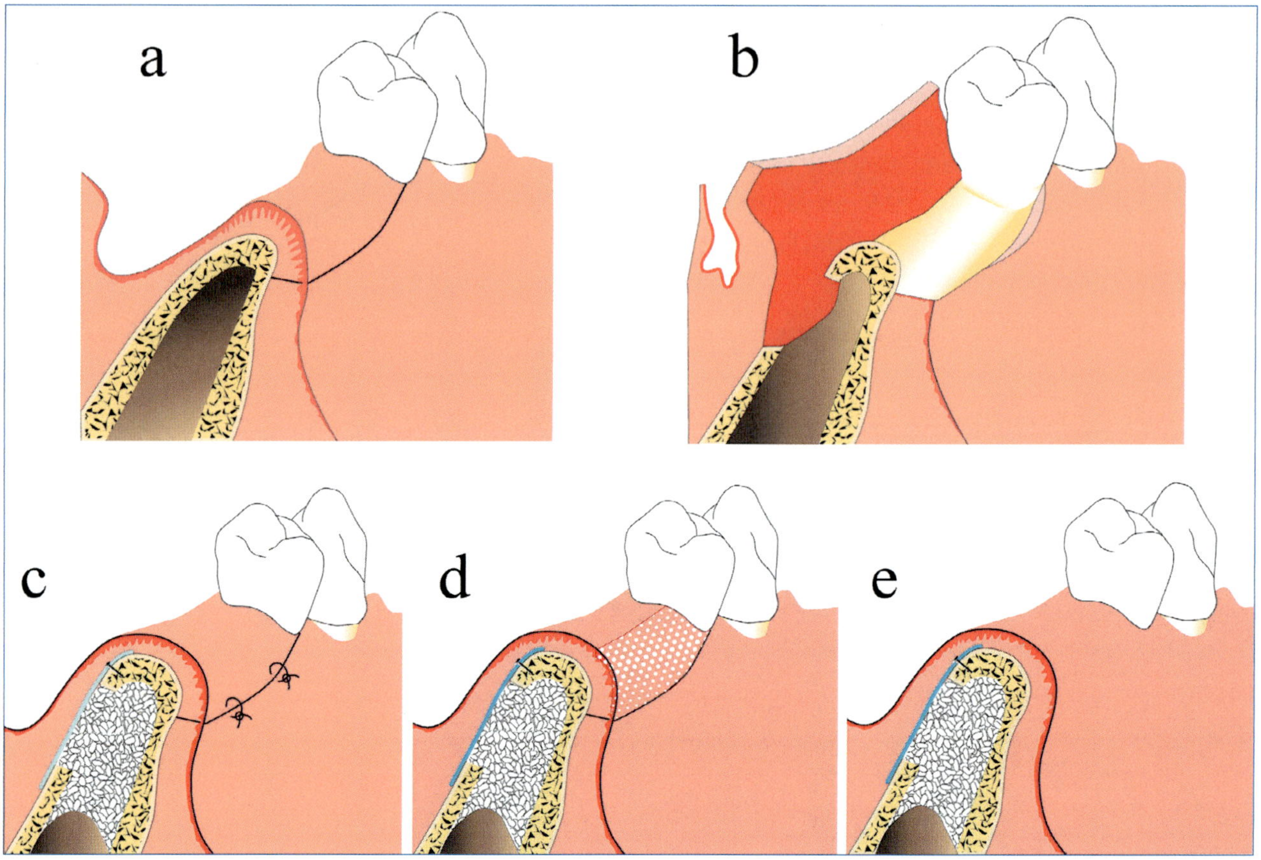

Abb. 8.37 Der Palatinalschnitt bei der Sinusliftoperation.
a. Inzision der Schleimhaut auf der palatinalen Seite.
b. Nach Abklappen der Schleimhaut und Präparation der Knochenrinne, vor Elevation der Kieferhöhlenschleimhaut.
c. Nahtverschluss nach Sinuslift.
d. Deepithelisation der Schleimhaut zwischen Alveolarkammmitte und palatinaler Inzision.
e. Abgeheilte Schleimhaut.

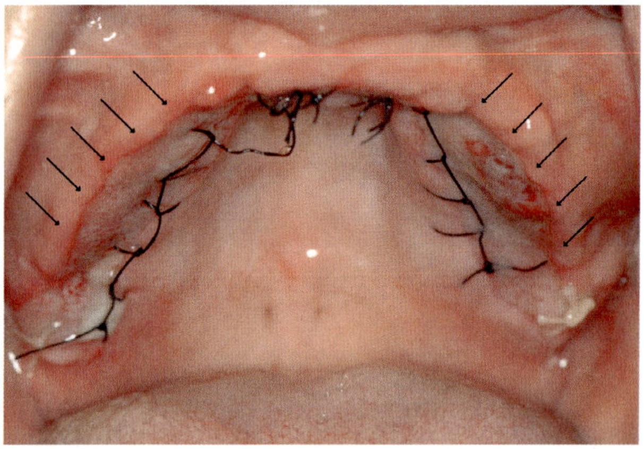

Abb. 8.38 (bis 8.39 gleicher Fall) Deepithelisation zehn Tage postoperativ kurz vor Fadenentfernung.

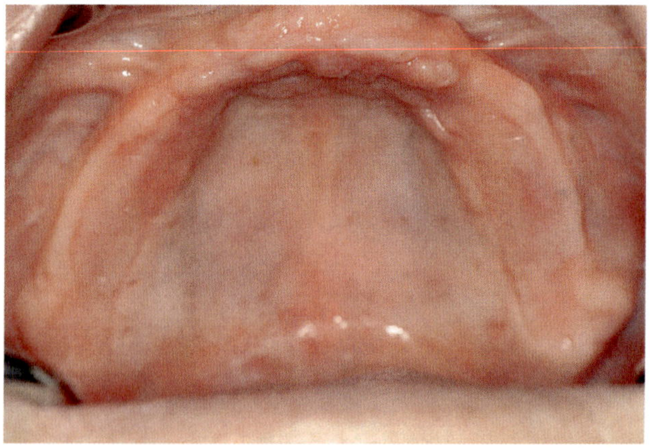

Abb. 8.39 Nach wenigen Wochen ist die Schleimhaut komplett ohne Dehiszenz abgeheilt.

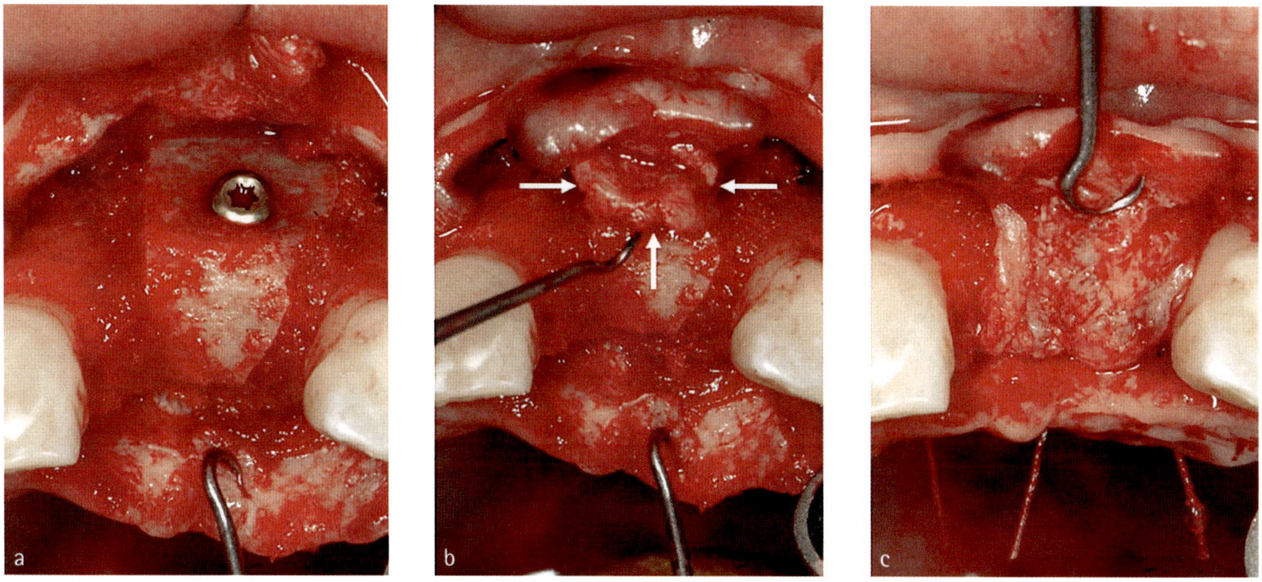

Abb. 8.40 Bildung eines Periostlappens:
a. Einpassen des autogenen monokortikalen Kieferwinkelknochens, fixiert mit einer Mini-Osteosynthesezugschraube.
b. Nach Mobilisierung des vestibulär gestielten Periostbindegewebelappens (Pfeile).
c. Fixieren des Lappens unter der palatinalen Schleimhaut mit 4-0 resorbierbaren Matratzen-Rückstichnähten.

werden, dass das 15c-Skalpell tief nach palatinal bzw. lingual geführt wird (Abb. 8.33), damit bei der Präparation der Schleimhaut eine füllige Papille entsteht (Abb. 8.34). Nach weiterer Präparation (Abb. 8.35) kann so der gesamte Alveolarkamm des Ober- (Abb. 8.36) oder Unterkiefers nach Bedarf freigelegt werden. Der Zahnfleischrandschnitt erlaubt eine spannungsfreie Naht indem jeweils zwei Papillen mit Rückstichnähten um einen Zahn befestigt werden.[118] Das Wesentliche in der Knochenchirurgie ist der Weichgewebsverschluss. Nur wenn das Weichgewebe verschlossen ist, kommt es zu einer reizlosen Einheilung des Knochentransplantates oder des Augmentates.

Palatinaler Schnitt

Durch den von *Sato* (2001)[140] empfohlenen palatinalen Schnitt (Abb. 8.38, Abb. 8.39) lassen sich Nahtdehiszenzen vermeiden, auch wenn das Gewebe bis zur Kieferkammmitte oberflächlich deepithelisiert wird (Abb. 8.37d, Abb. 8.38). In der Regel ist die Schleimhaut nach wenigen Wochen reizlos abgeheilt, ohne dass Nahtdehiszenzen aufgetreten sind (Abb. 8.39).

Gestielte Periostbindegewebelappen

Eine weitere Möglichkeit zur Vermeidung von Nahtdehiszenzen besteht in der Bildung von periostgestielten Bindegewebstransplantaten (Abb. 8.40; s. Abb. 8.228, Abb. 8.331 und Abb. 8.474). Diese lokal gestielten Lappen müssen vorsichtig aus dem genügend Material bietenden palatinalen Mukoperiostlappen herauspräpariert werden und spannungsfrei unter das Periost des gegenüberliegenden vestibulären Schleimhautbereiches geschoben werden. Durch Fixation mit Matrazennähten erhält man einen zweischichtigen Weichgewebeverschluss.

8.3 Klinische Standardsituationen

In den folgenden Abschnitten werden Standardsituationen beschrieben.

8.3.1 Einzelzahnlücke in der Front

Mit den Abbildungen 8.41 bis 8.58 wird eine Sofortimplantation unmittelbar nach der Extraktion bei einem 18-jährigen Patienten vorgestellt. Vor allem darf die dünne vestibuläre Knochenlamelle bei der Extraktion nicht abbrechen. Um dies zu vermeiden, kann z. B. ein spezielles Gerät wie das Easy Extrakt verwendet werden (Abb. 8.45 bis 8.47), bei dem der Zahn ohne Hebelbewegungen axial herausgezogen und die Fraktur der vestibulären Knochenlamelle vermieden wird. Bei geringerer Angulation des Implantates muss die Inkongruenz mit einem abgewinkelten Abutment ausgeglichen werden (Abb. 8.48). Der kleine vestibuläre Hohlraum, der zwischen der vestibulären Extraktionsalveole und dem flacher inserierten Implantat entsteht, füllt sich mit neu gebildetem Knochen im Sinne der gesteuerten Knochenregeneration (s. Kap.8.4.2); es kann auch autogener Knochen oder Aufbaumaterial verwendet werden.

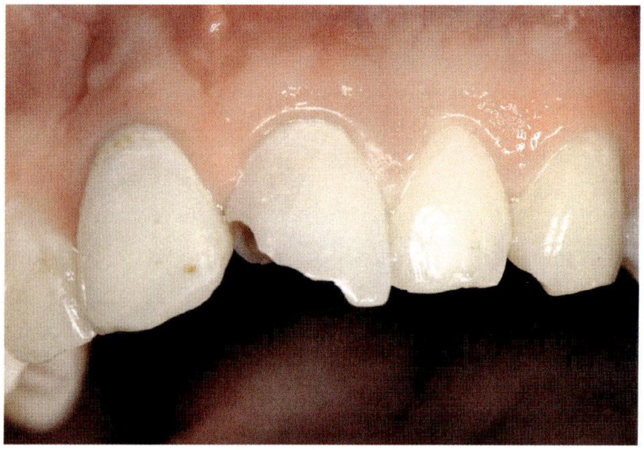

Abb. 8.41 (bis 8.58 gleicher Fall) Zahn 21 mit Kronenfraktur.

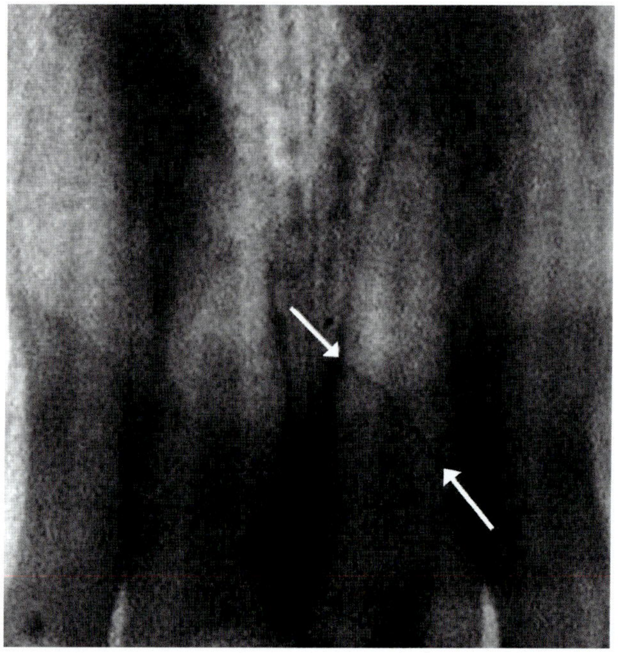

Abb. 8.42 (*rechts*) Zahnfilm mit Querfraktur der Wurzel (*Pfeile*).

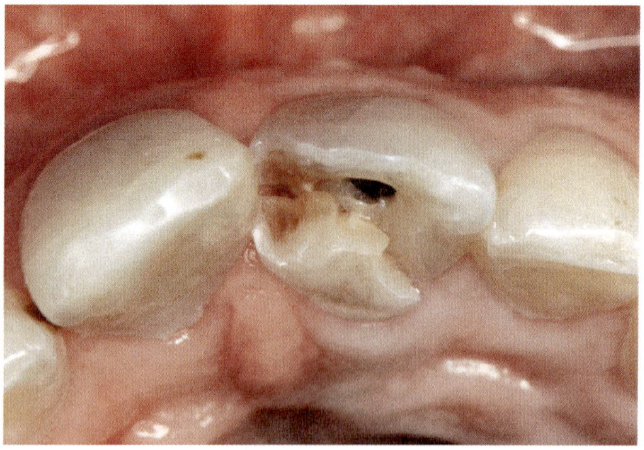

Abb. 8.43 Zu extrahierender Zahn mit Kronenlängsfraktur (klinisch) und Querfraktur (radiologisch) der Wurzel.

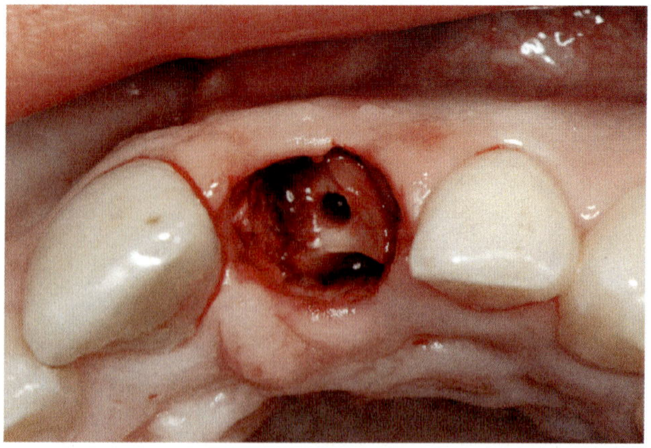

Abb. 8.44 Wurzelrest nach Entfernung der Krone.

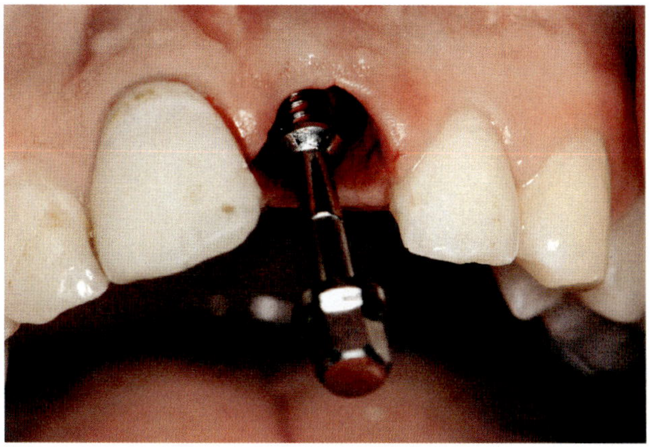

Abb. 8.45 Easy-Extrakt-Systemschraube *in situ*.

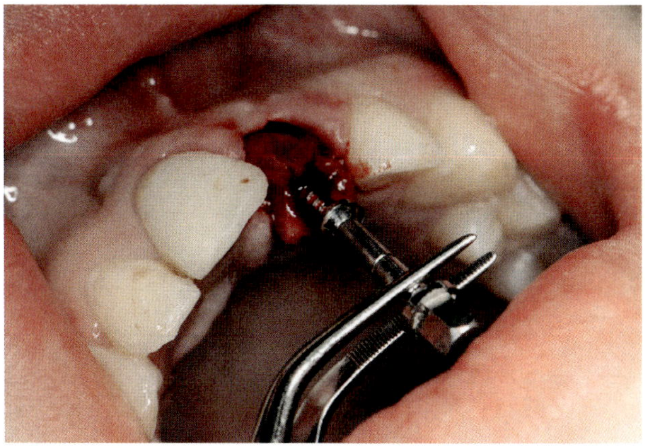

Abb. 8.46 Der Wurzelrest wird entnommen.

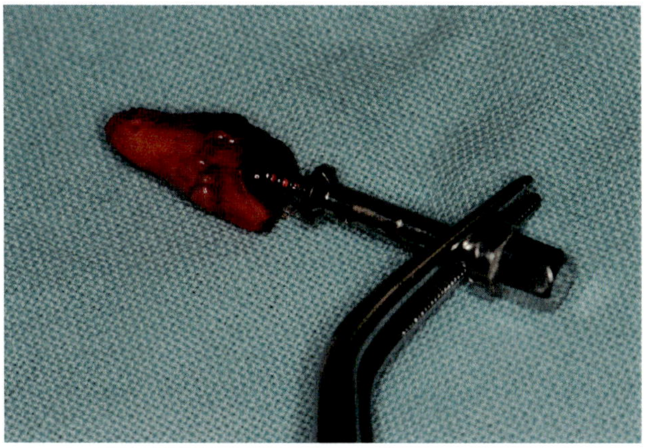

Abb. 8.47 Der entfernte Wurzelrest.

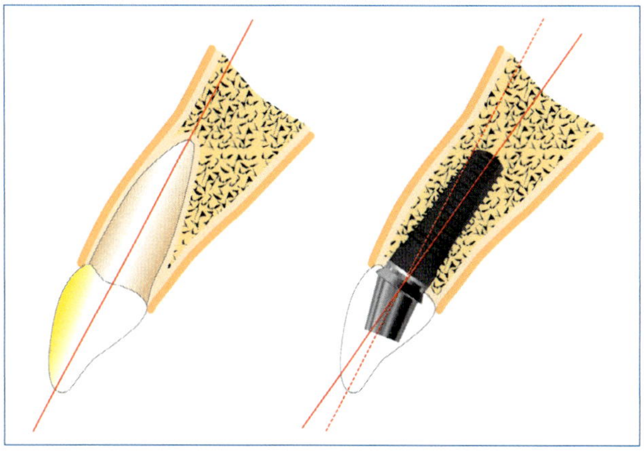

Abb. 8.48 Nach Extraktion eines Front- oder Eckzahnes muss die Achse des Implantates stärker nach palatinal geneigt sein.

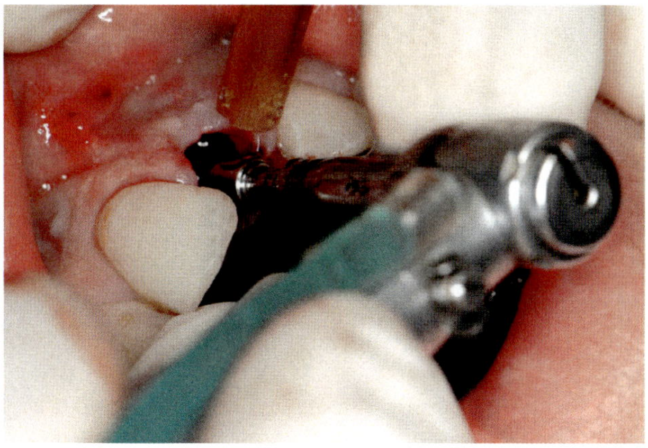

Abb. 8.49 Insertion des Implantates.

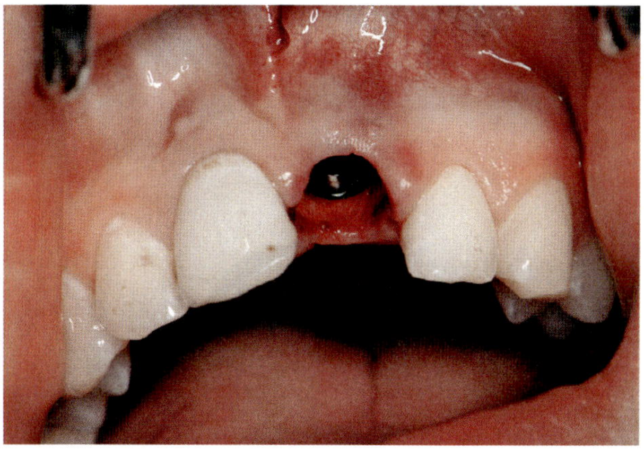

Abb. 8.50 Papillensituation nach Implantation.

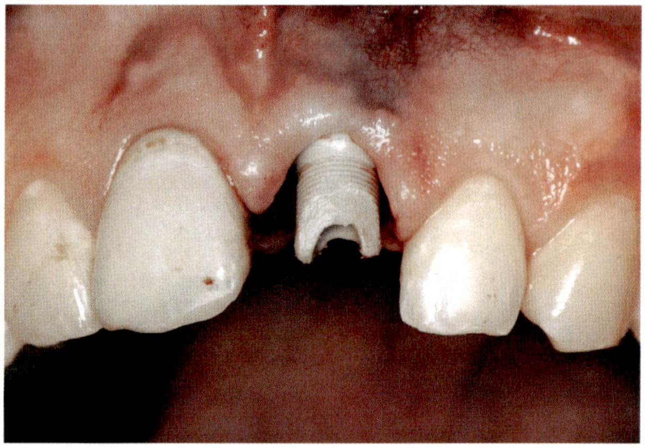

Abb. 8.51 Provisorisches Abutment.

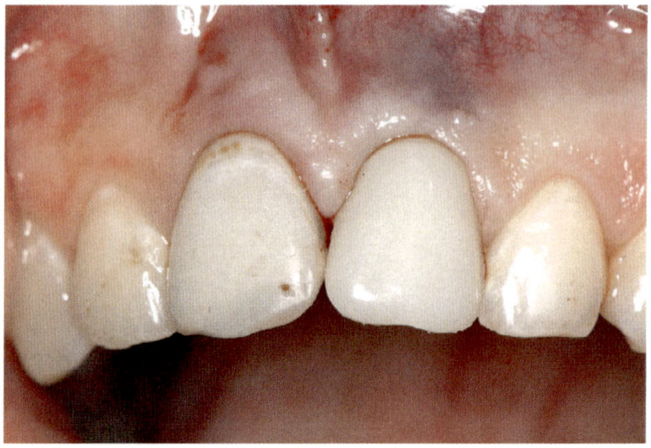

Abb. 8.52 Zementierte provisorische Kunststoffkrone.

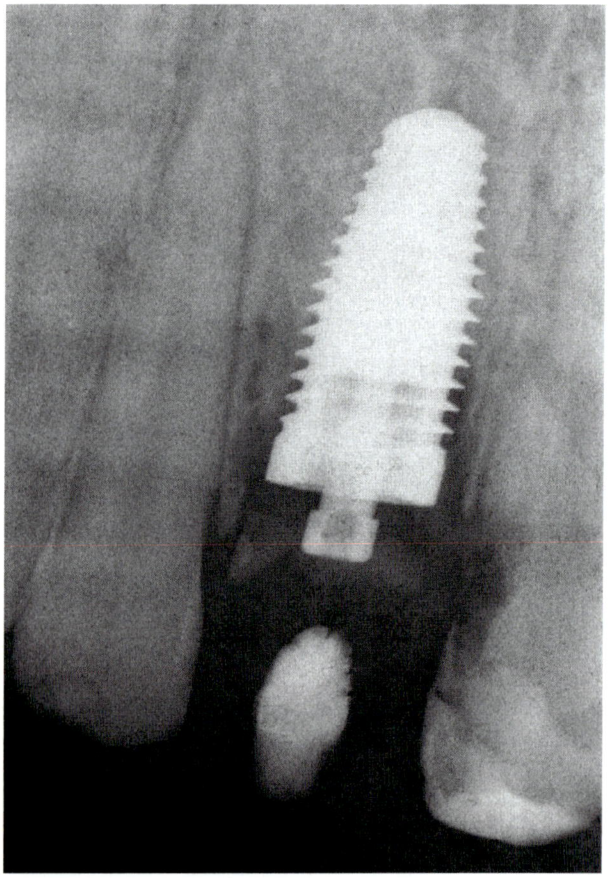

Abb. 8.53 Zahnfilm nach Sofortimplantation.

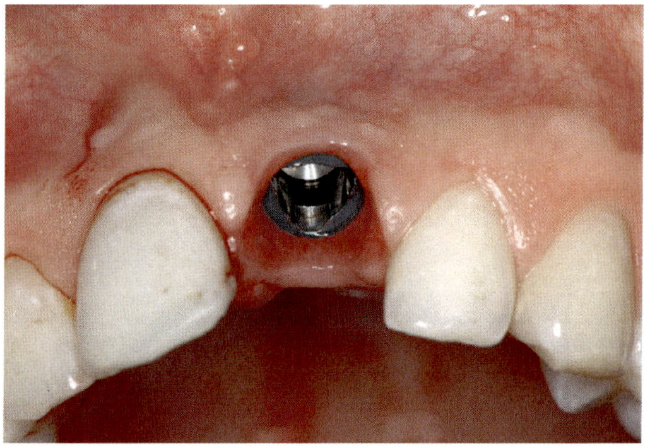

Abb. 8.54 Papillensituation sechs Monate später.

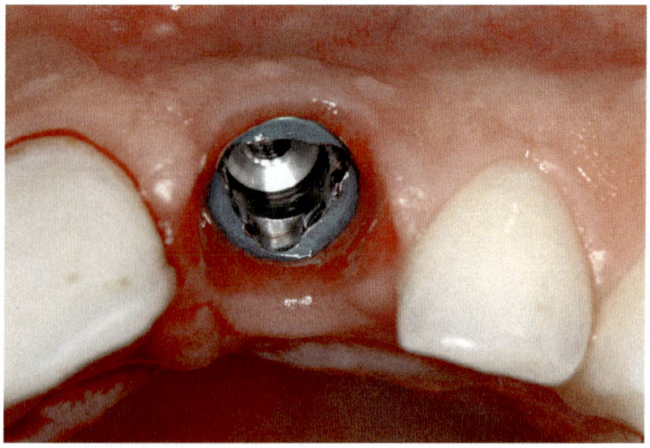

Abb. 8.55 Erhaltung der Weichgewebsarchitektur.

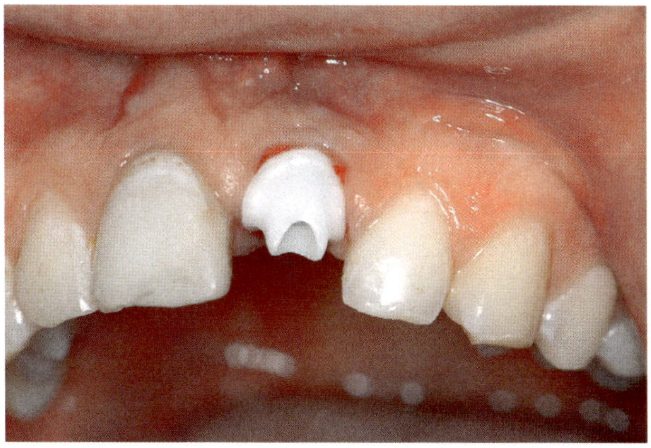

Abb. 8.56 Eingesetztes individuelles Keramik-Abutment.

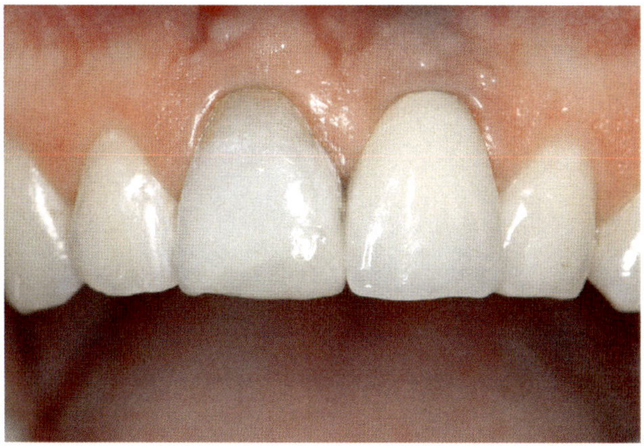

Abb. 8.57 Abschlusssituation mit vollkeramischer Krone.

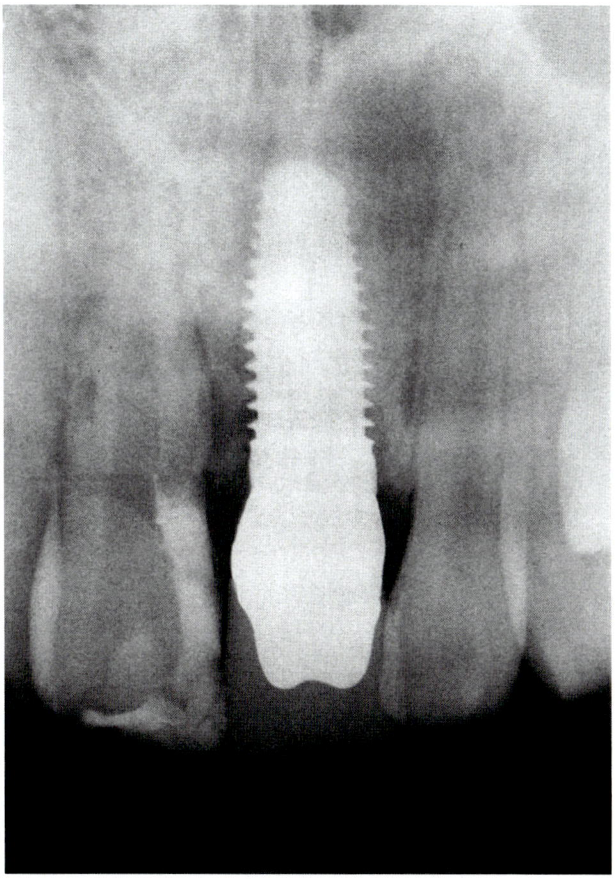

Abb. 8.58 Zahnfilm nach Abschluss der Behandlung.

8.3.2 Laterale Schaltlücke

Bei Schaltlücken muss entschieden werden, ob der Patient ein konservatives prothetisches Konzept mit Anfertigung einer Brückenkonstruktion wünscht oder ob er Einzelkronen auf Implantaten bevorzugt. Wenn Implantate gewünscht werden, muss mit bildgebenden Verfahren geklärt werden, ob transversal und vertikal genügend Knochen vorhanden ist, um Implantate inserieren zu können oder ob Knochen aufbauende Verfahren angewendet werden müssen. Im folgenden Fall wird eine verzögerte Versorgung nach Extraktion vorgestellt (Abb. 8.59 bis 8.70). Bei diesem 70-jährigen Patienten musste der Zahn 15 wegen einer *Parodontitis periapicalis chronica* extrahiert werden. Nach Kürettage der Alveole wurde sie mit dem Knochen aufbauenden Material AlgiPore aufgefüllt (s. Kap. 8.4.3) (Abb. 8.60). Nach reizloser Einheilung des Augmentates wurden fünf Monate später drei Implantate inseriert (Abb. 8.64, Abb. 8.65) und dann sechs Monate später die Einzelkronenversorgung vorgenommen (Abb. 8.67 bis 8.70).

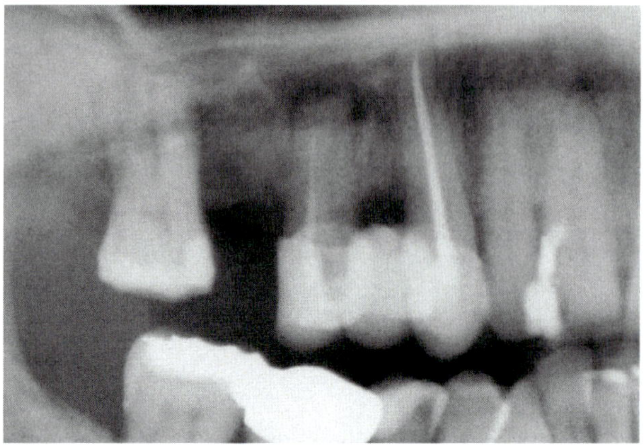

Abb. 8.59 (bis 8.70 gleicher Fall) Ausschnitt der Panoramaschichtaufnahme: *Parodontitis periapicalis chronica* des Zahnes 15.

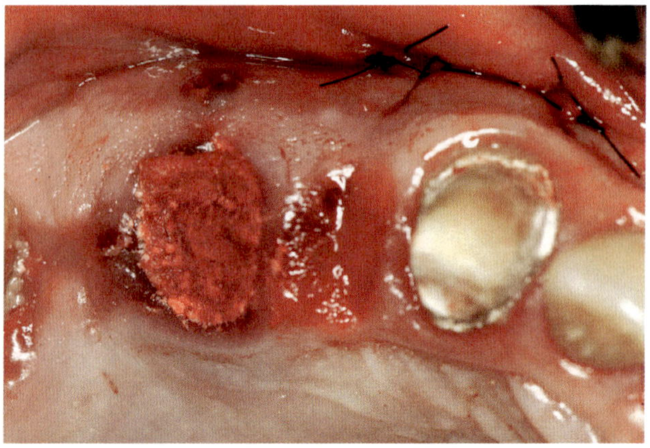

Abb. 8.60 Auffüllen der Extraktionsalveole (*socket preservation)* mit AlgiPore.

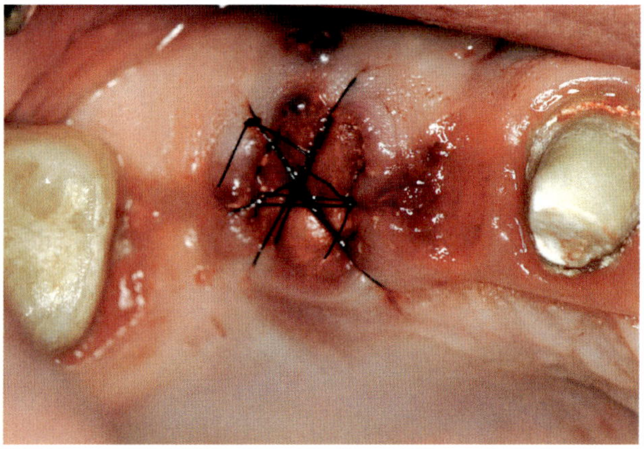

Abb. 8.61 Auflage einer resorbierbaren Kollagenmembran und Legen einer Kreuznaht.

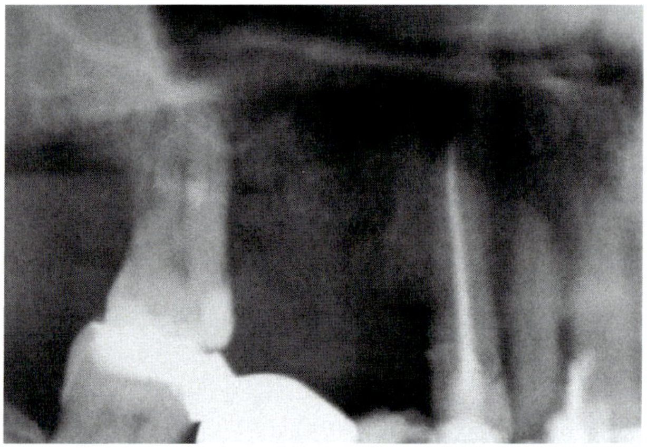

Abb. 8.62 Ausschnitt der Panoramaschichtaufnahme nach Extraktion des Zahnes 15 und Auffüllung mit AlgiPore.

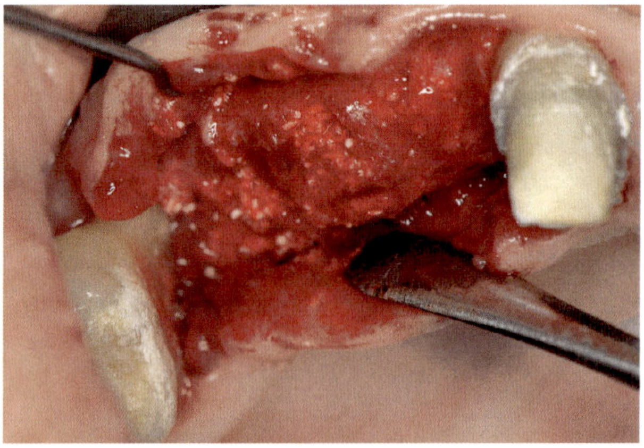

Abb. 8.63 Abklappen des Mukoperiostlappens nach fünf Monaten. Die außerhalb des Knochens liegenden AlgiPore-Granula werden zur Stützung der Schleimhaut belassen.

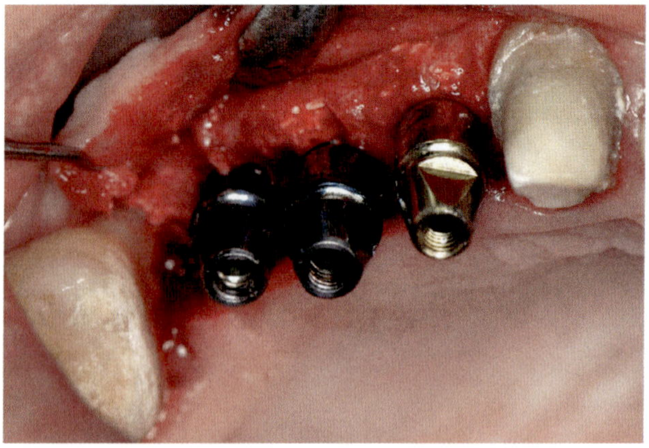

Abb. 8.64 Situation nach Insertion von drei Implantaten.

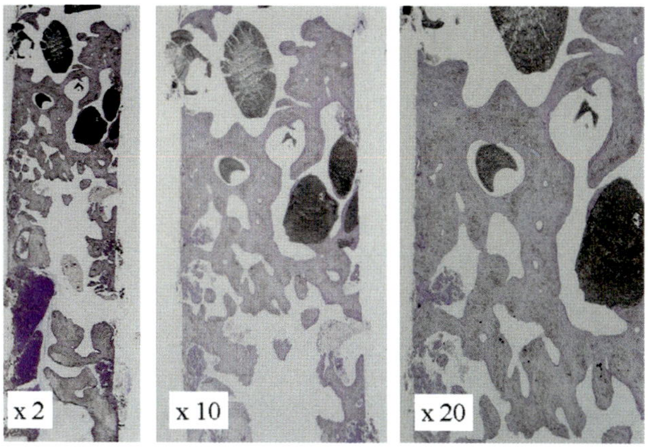

Abb. 8.65 Histologische Aufarbeitung des in *regio* 15 gewonnenen Trepans nach fünfmonatiger Liegezeit mit ausgeprägter Knochenneubildung und nur noch geringem Anteil des Knochenaufbaumaterials AlgiPore, welches durch neu gebildeten Knochen ersetzt wurde.

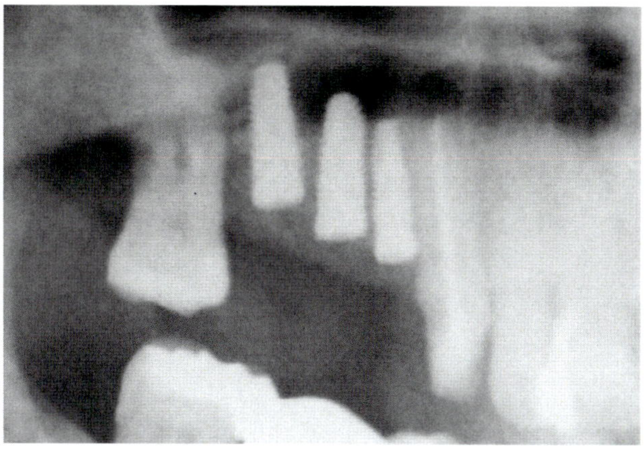

Abb. 8.66 Ausschnitt der Panoramaschichtaufnahme, Röntgenkontrolle unmittelbar postoperativ.

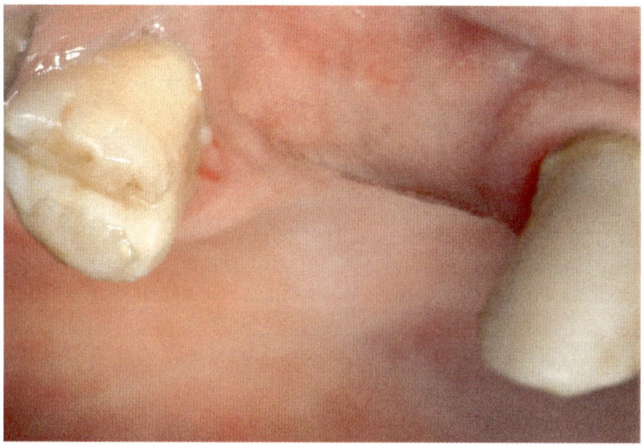

Abb. 8.67 Klinische Situation vor der Freilegung der Implantate ein halbes Jahr später.

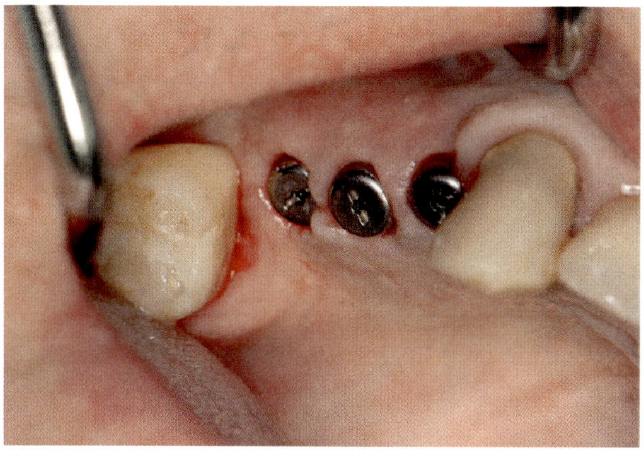

Abb. 8.68 Situation nach Freilegung der drei Implantate mittels Elektrotom.

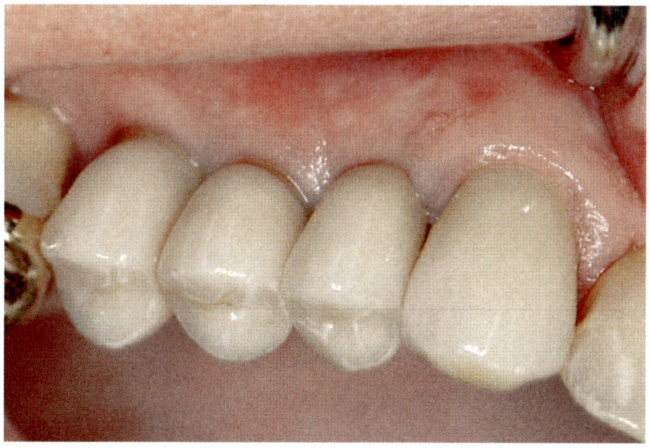

Abb. 8.69 Versorgung der drei Implantate mit vollkeramischen Kronen.

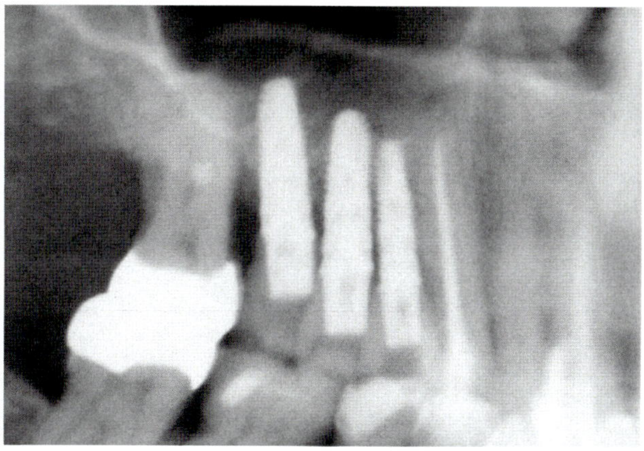

Abb. 8.70 Ausschnitt der Panoramaschichtaufnahme zwei Jahre später.

8.3.3 Freiendsituation im Oberkiefer

Zunächst muss geprüft werden, welche Zähne erhaltungswürdig sind und wie viel transversaler und vertikaler Knochen vorhanden ist. Da die Patienten ungern bereit sind eine lang dauernde Behandlung im Molarenbereich ohne prothetische Versorgung zu tolerieren, müssen Kompromisse mit schrittweisem Vorgehen und unterschiedlichen Provisorien eingegangen werden. Im vorgestellten Fall eines 75-jährigen Patienten (Abb. 8.71 bis 8.82) mit nicht erhaltungswürdigen Zähnen 17, 14, 24, 25 und 26 wurden auf Wunsch des Patienten die Zähne erst einmal belassen und ein Sinuslift durchgeführt (s. Kap. 8.4.8). Nach vier Monaten wurden die Zähne 17 und 26 extrahiert, nach weiteren zwei Monaten die Zähne 15, 14, 24 und 25 mit gleichzeitiger Implantatinsertion (Abb. 8.73 bis 8.76). Da im Bereich 24 nicht genügend Knochen vorhanden war, wurde eine Alveolenauffüllung mit AlgiPore durchgeführt (Abb. 8.75) (s. Kap. 8.4.3). Bei der Freilegung sechs Monate später wurde im Bereich von Zahn 24 das Implantat inseriert und eine Sofortversorgung vorgenommen.

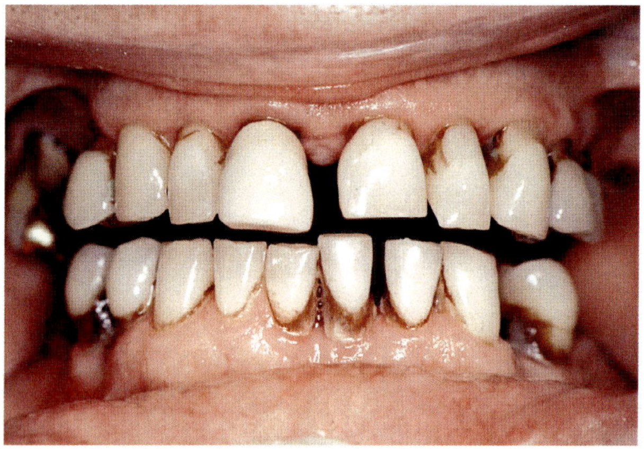

Abb. 8.71 (bis 8.82 gleicher Fall) Ausgangssituation mit teilweise nicht erhaltungswürdigen Zähnen und ausgeprägter Alveolarkammatrophie.

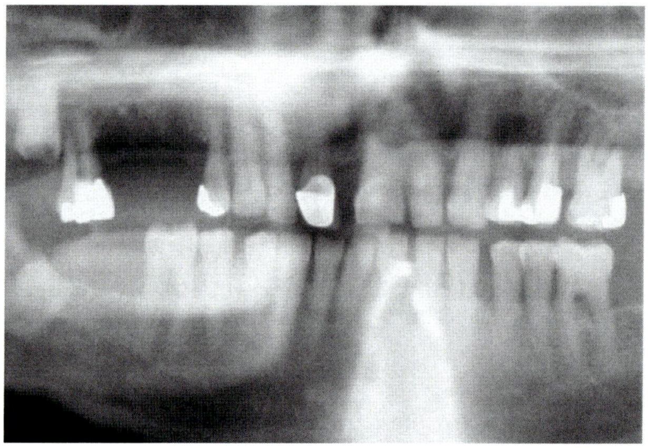

Abb. 8.72 Präoperative Panoramaschichtaufnahme.

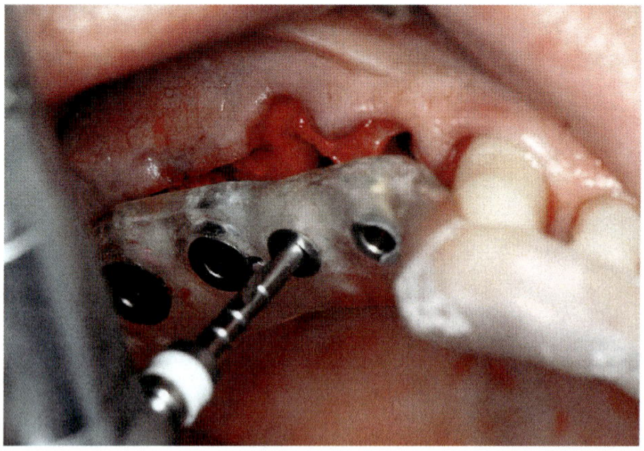

Abb. 8.73 Setzen einer 2,0 mm dicken Pilotbohrung durch die Bohrschablone.

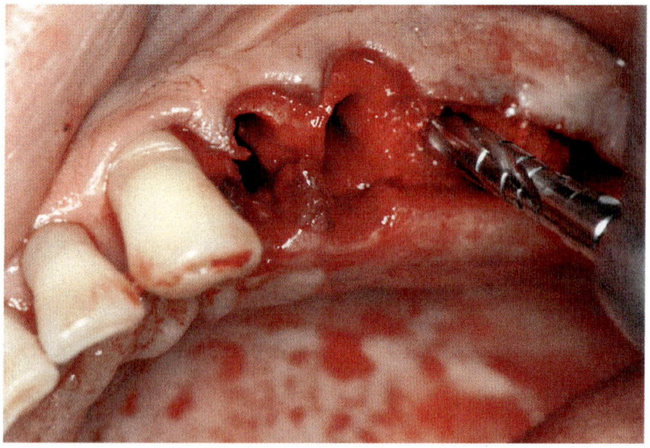

Abb. 8.74 Nach Extraktion der Zähne 24 und 25 Entnahme eines Knochentrepans in *regio* 26.

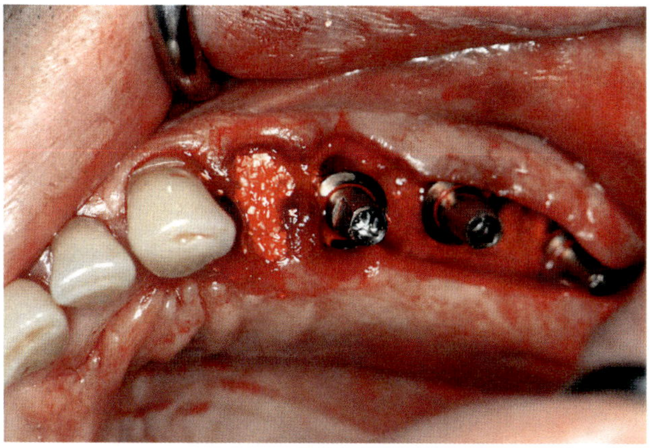

Abb. 8.75 Zustand nach Auffüllung der Alveole 24 mit AlgiPore, Insertion eines Sofortimplantates in *regio* 25 und Insertion von zwei Implantaten in *regio* 26 und 27 nach Sinuslift.

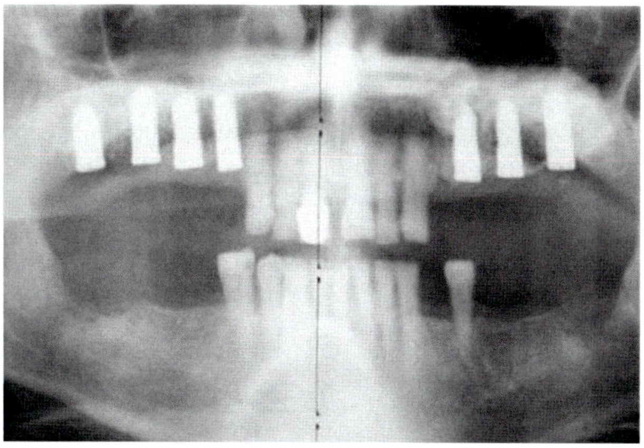

Abb. 8.76 Panoramaschichtaufnahme nach Insertion von vier Implantaten auf der rechten und drei auf der linken Oberkieferseite.

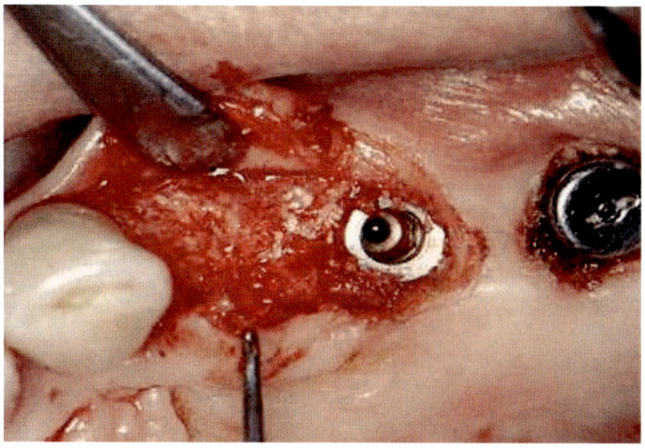

Abb. 8.77 Freilegung der drei Implantate sechs Monate später und Präparation des Mukoperiostlappens in *regio* 24 unmittelbar vor Insertion des vierten Implantates. Das AlgiPore, welches zur Augmentation verwendet wurde, ist unter Erhalt des Alveolarfortsatzes zu neuem Knochen umgewandelt worden.

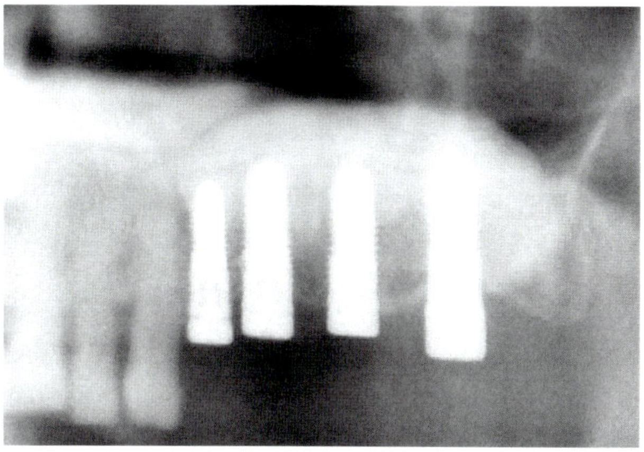

Abb. 8.78 Ausschnitt der Panoramaschichtaufnahme nach Insertion des Implantates in *regio* 24 und Versorgung mit Gingivaformern.

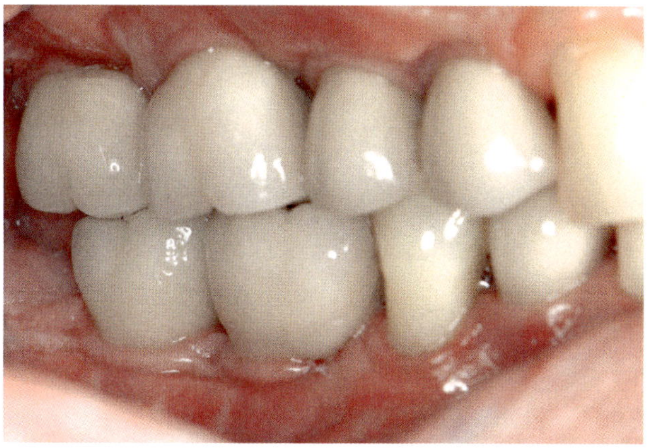

Abb. 8.79 Zahn-für-Zahn-Versorgung mit metallkeramischen Einzelkronen rechts.

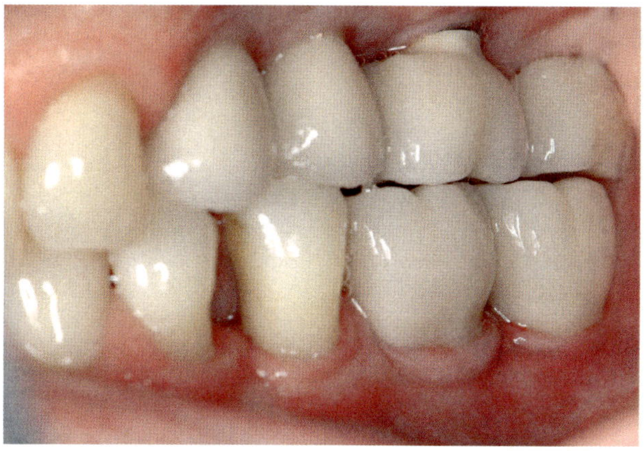

Abb. 8.80 Zahn-für-Zahn-Versorgung mit metallkeramischen Einzelkronen links.

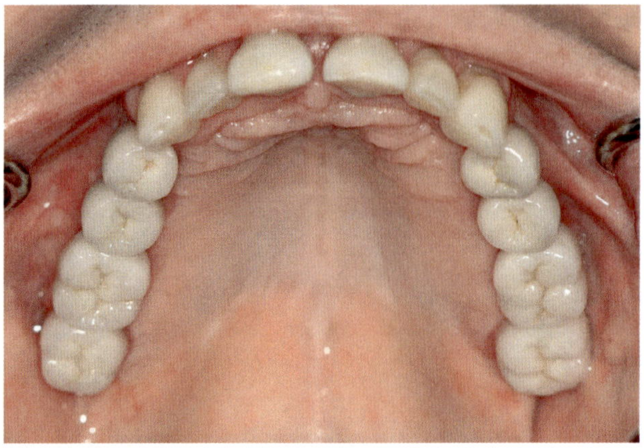

Abb. 8.81 Abschlusssituation okklusal.

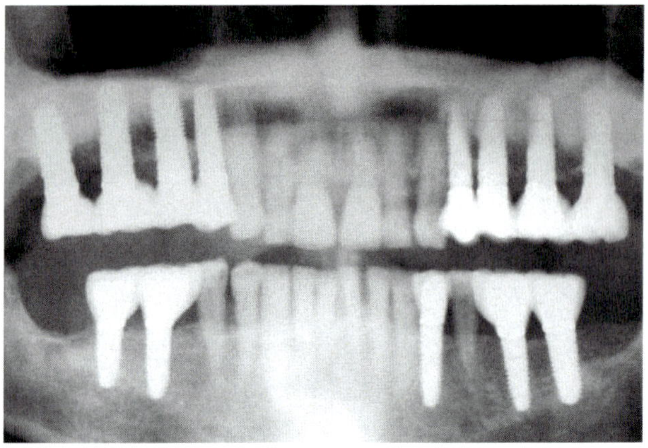

Abb. 8.82 Panoramaschichtaufnahme: Kontrolle nach vier Jahren.

8.3.4 Freiendsituation im Unterkiefer

Im vorgestellten Fall handelt es sich bei einem 61-jährigen Patienten um eine Freiendsituation distal von Zahn 34 (Abb. 8.83 bis 8.87). Es bestand eine geringe vertikale Knochenhöhe mit der Gefahr der Nervverletzung durch den geringen Abstand zwischen Alveolarkamm und *Canalis mandibularis* (Resorptionsklasse III–IV nach *Cawood* und *Howell* 1988)[27]. Hier wurde der so genannte linguale Bypass bevorzugt, indem das Implantat nach bukkal geneigt wird, um den *Nervus alveolaris inferior* nicht zu verletzen (s. Abb. 8.22). Die Verwendung einer Navigationsschablone ist in solch einer Situation empfehlenswert (s. Kap. 8.5). Da im Unterkiefer-Freiend nach Extraktion meist keine voluminöse Kortikalis im Alveolarkamm vorhanden ist, erweist sich bei dieser Methode die Verankerung des Implantates in der lingualen Kortikalis als ein weiterer Vorteil. Dabei sind Perforationen zu vermeiden *(Nervus lingualis)*. Durch die Angulation der Implantate nach bukkal muss der Prothetiker stark geneigte Abutments verwenden, um die entsprechende Krone aufsetzen zu können (s. Abb. 8.85).

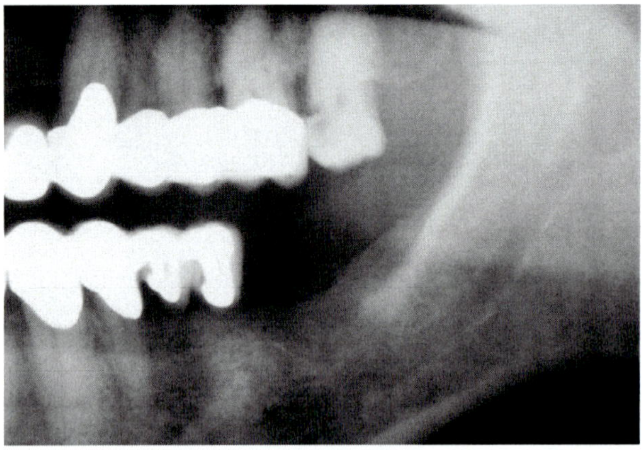

Abb. 8.83 (bis 8.87 gleicher Fall) Ausschnitt der Panoramaschichtaufnahme mit Freiendsituation distal von Zahn 34.

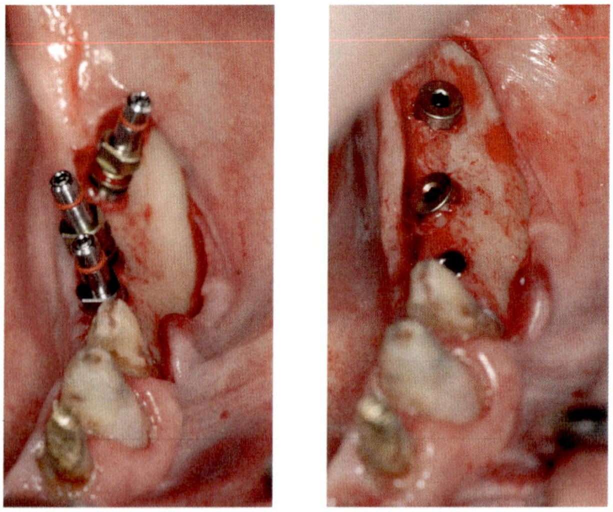

Abb. 8.84 *Links*: Applikation von drei Implantaten im Unterkiefer-Freiend links. Das Implantat in *regio* 37 musste aufgrund der geringen Knochenhöhe über dem *Nervus alveolaris inferior* weit nach bukkal geneigt werden; Situation vor Abnahme der Einbringpfosten; *rechts:* Zustand nach Abnahme der Einbringpfosten.

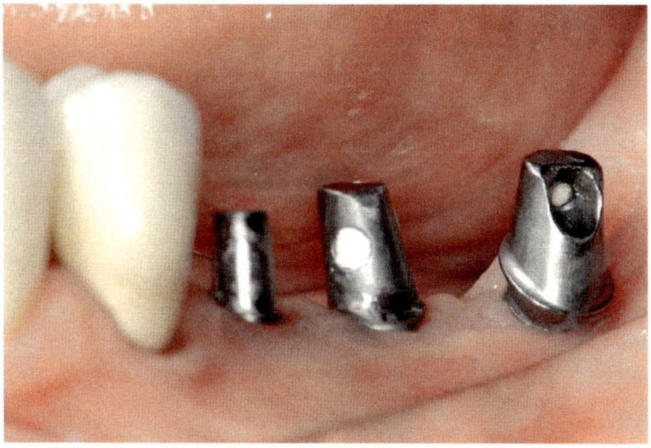

Abb. 8.85 Situation mit aufgesetzten Abutments. Implantat in *regio* 37 mit nach kranial abgewinkeltes Abutment.

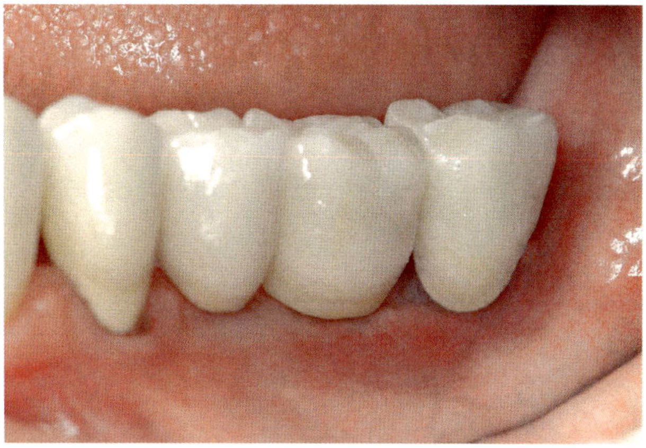

Abb. 8.86 Vollkeramische Kronen *in situ*.

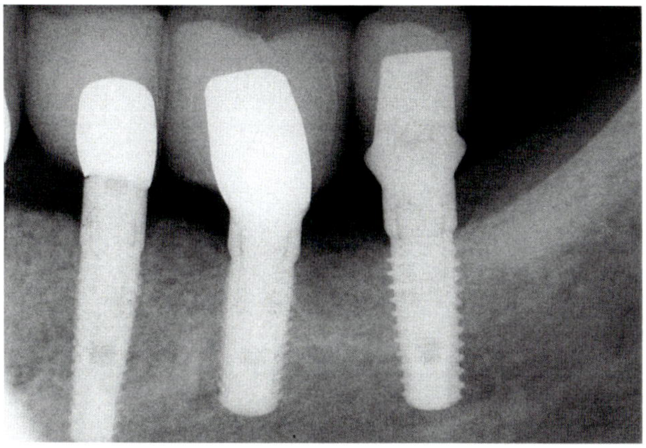

Abb. 8.87 Zahnfilmaufnahme ein Jahr nach Abschluss der Behandlung.

8.3.5 Teilbezahnter Unterkiefer

Anhand der Abbildungen 8.88 bis 8.100 wird ein 61-jähriger Patient gezeigt, bei dem die Zähne 31, 41 und 42 nicht erhaltungswürdig waren und die Zähne 43, 44 und 45 fehlten. Nach Abnahme der Brückenkonstruktion (Abb. 8.90) wurden die Zähne 31, 41 und 42 extrahiert (Abb. 8.91). Die vorhandene Brücke wurde unterfüttert und als Langzeitprovisorium verwendet (Abb. 8.92). Vier Wochen später konnten die Implantate mithilfe einer klassischen Bohrschablone inseriert werden (Abb. 8. 94 bis 8.97). Da sich im Bereich der ehemaligen Extraktionsalveolen nicht genügend neuer Knochen gebildet hat, wurden die um die Implantate vorhandenen Defekte mit AlgiPore aufgefüllt (Abb. 8.98).

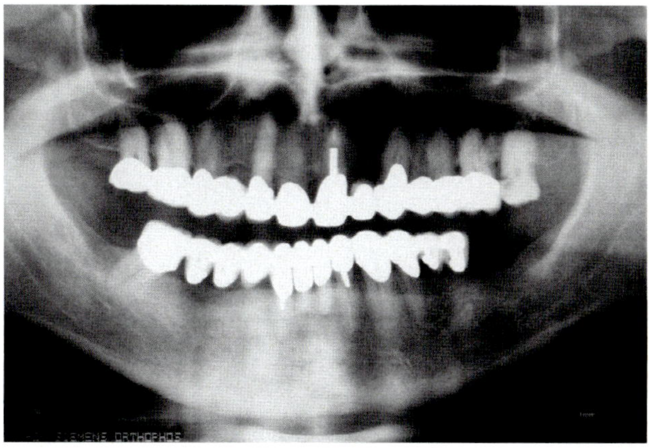

Abb. 8.88 (bis 8.100 gleicher Fall) Panoramaschichtaufnahme: sanierungsbedürftiges Restgebiss im Unterkiefer.

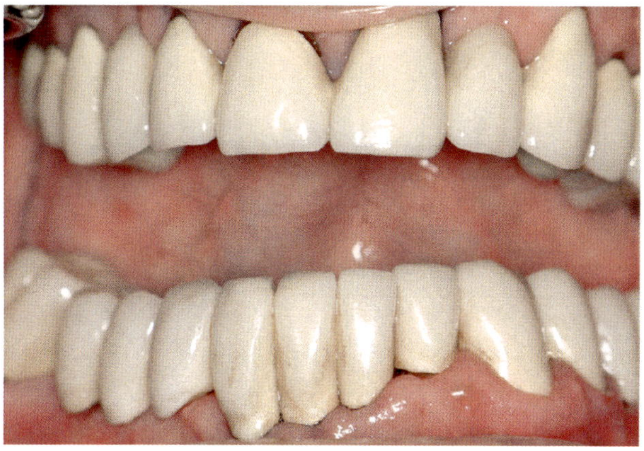

Abb. 8.89 Klinische Ausgangssituation mit metallkeramischen Brücken im Ober- und Unterkiefer.

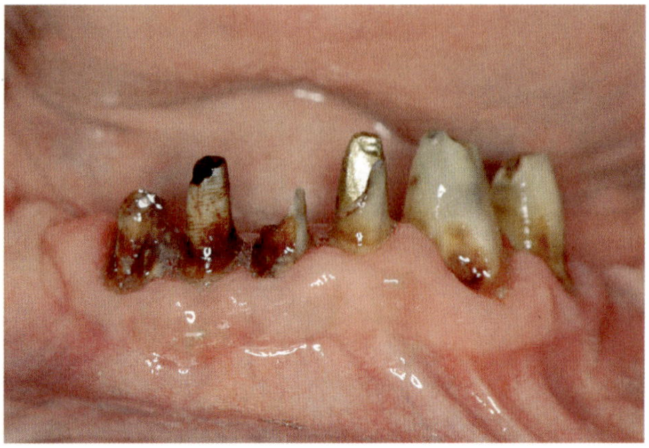

Abb. 8.90 Situation im Unterkiefer nach Abnahme der Brücke.

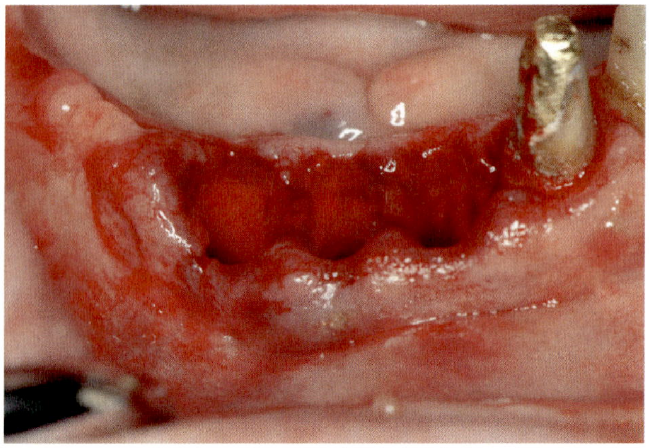

Abb. 8.91 Extraktion der Zähne 31, 41 und 42.

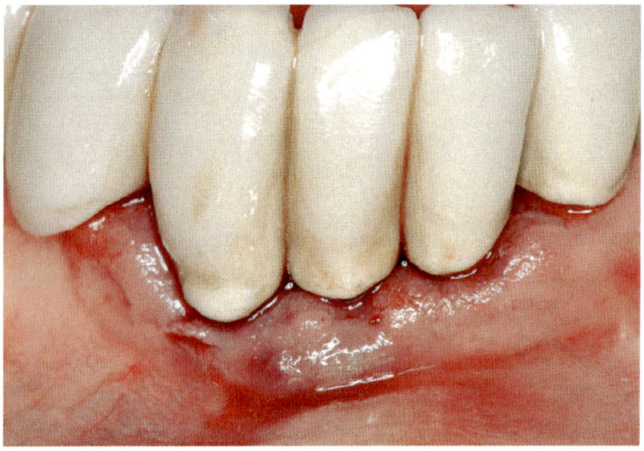

Abb. 8.92 Die vorhandene Brücke wurde unterfüttert und als Langzeitprovisorium verwendet.

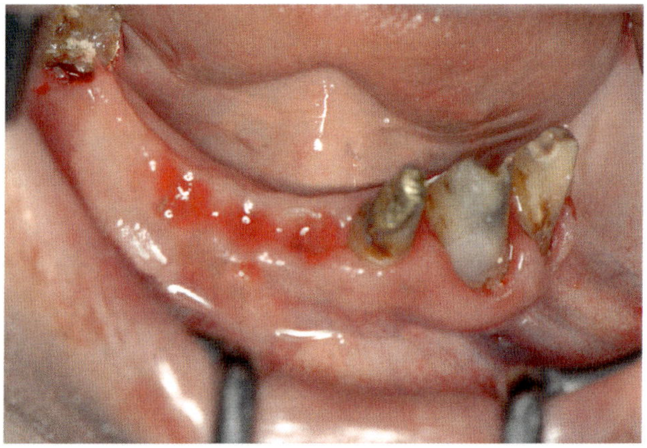

Abb. 8.93 Situation nach Abheilung der Extraktionswunden unmittelbar vor der Implantation vier Wochen später.

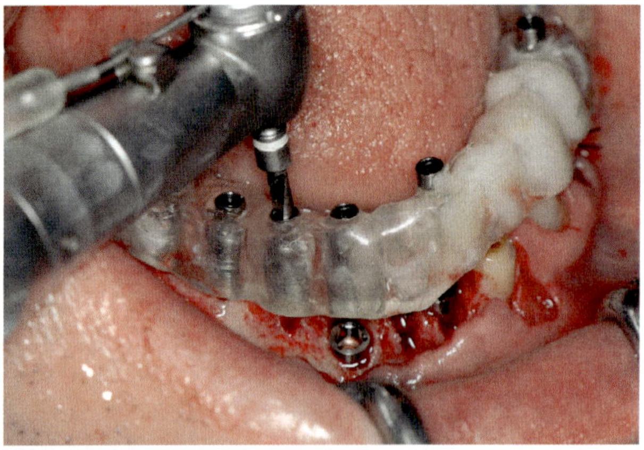

Abb. 8.94 Verwendung einer klassischen Bohrschablone zum Setzen der Pilotbohrung.

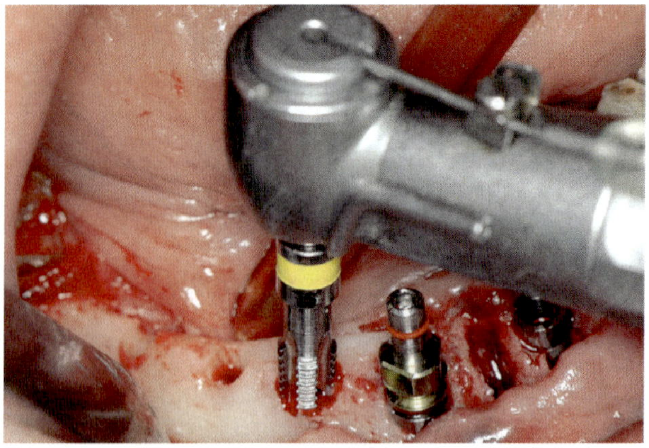

Abb. 8.95 Bei Knochenklasse I (nach *Lekholm* und *Zarb* 1985)[113] ist die Verwendung eines Gewindeschneiders erforderlich.

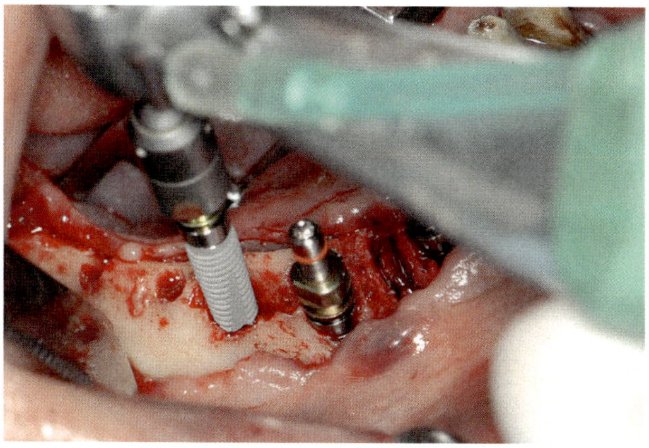

Abb. 8.96 Setzen des Implantates in *regio* 43.

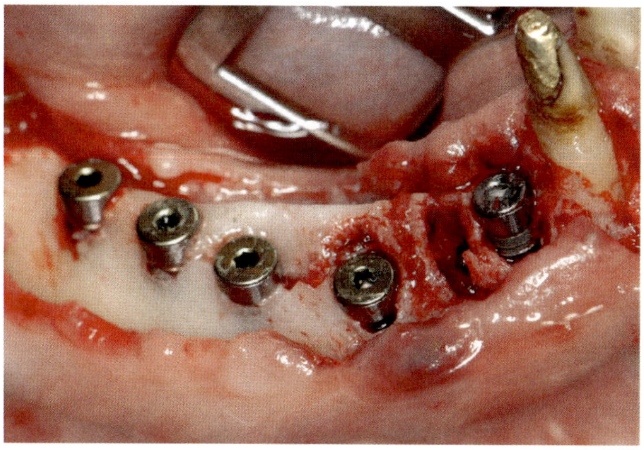

Abb. 8.97 Situation nach Insertion von fünf Implantaten und Versorgung mit Deckschrauben.

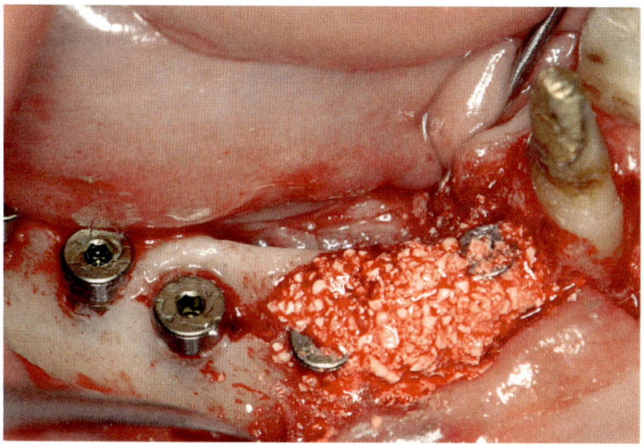

Abb. 8.98 Die vorhandenen Knochendefekte wurden mit AlgiPore augmentiert.

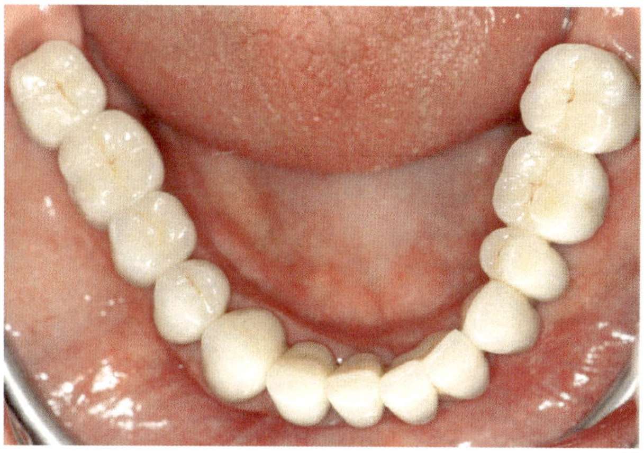

Abb. 8.99 Situation nach Abschluss der Behandlung im Unterkiefer, nach Applikation von acht Implantaten und Zahn-für-Zahn-Kronenversorgung bis auf Brückenglied 31.

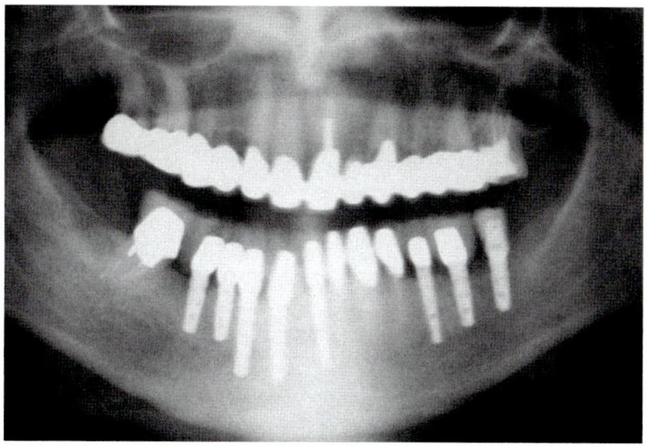

Abb. 8.100 Panoramaschichtaufnahme (nach drei Monaten) mit fertiger implantatgetragener prothetischer Arbeit.

8.3.6 Zahnloser Oberkiefer

Bei vielen Patienten, die von der Vollprothese auf eine implantatgetragene Prothetik wechseln wollen, ist meist nicht genügend Knochen in der vertikalen und/oder der horizontalen Dimension vorhanden. Bei einer entsprechenden Versorgung besteht die Gefahr der Verletzung der Schleimhaut der *Sinus maxillares* und der Nasenbodenschleimhaut. Um dies zu vermeiden, können in Kombination mit dem Sinuslift (Kap. 8.4.8) die navigierte Bohrschablonenmethode (Kap. 8.5) oder andere Methoden der Augmentation Anwendung finden (Kap. 8.4.7) und (Kap. 8.4.9).

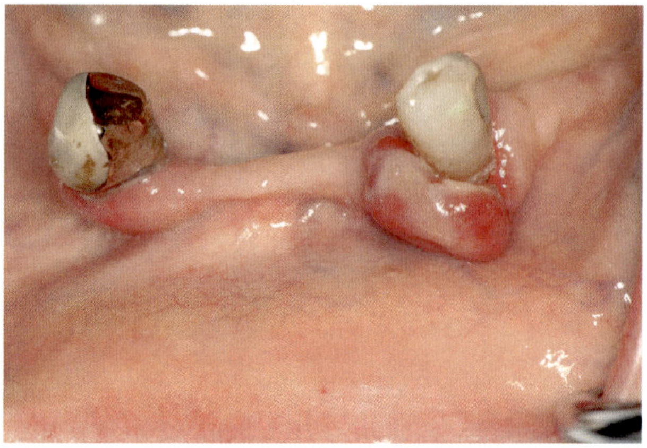

Abb. 8.101 (bis 8.111 gleicher Fall) Ausgangssituation einer Unterkiefer-Restbezahnung mit ausgeprägter granulomatöser Parodontitis in *regio* 33.

8.3.7 Zahnloser Unterkiefer

Im Unterkiefer steht die mögliche Verletzung des *Nervus alveolaris inferior* bzw. des *Nervus mentalis* im Vordergrund. Alle Einschränkungen der anstehenden Entscheidungen und Maßnahmen werden hauptsächlich wegen dieser Problematik getroffen. Aus diesem Grund werden vor allem im fortgeschrittenen Alter Kompromisse eingegangen und die Implantate interforaminal (mesial der *Foramina mentalia*) inseriert.

Bei dem vorgestellten Fall (Abb. 8.101 bis 8.111) handelt es sich um eine 86-jährige Patientin mit zwei nicht erhaltungswürdigen Unterkiefer-Eckzähnen und einer ausgeprägten marginalen Parodontitis am Zahn 33 mit teleangiektatischem Granulom. Nach Extraktion der beiden Zähne und Ablösung des Mukoperiostlappens (Abb. 8.102) werden die scharfen Knochen-

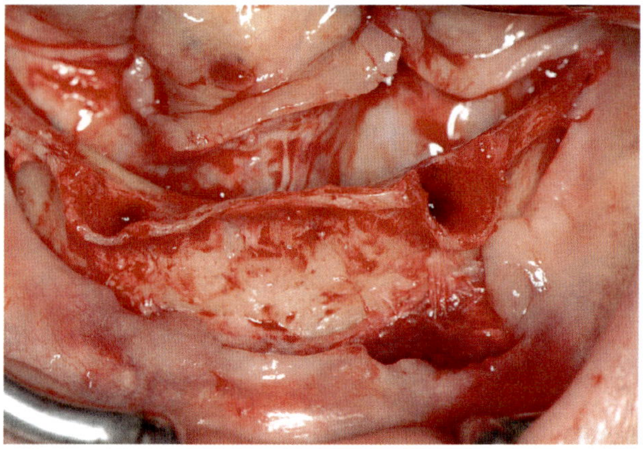

Abb. 8.102 Klinische Situation nach Extraktion der Zähne 33 und 43 und Darstellung des frontalen Alveolarfortsatzes.

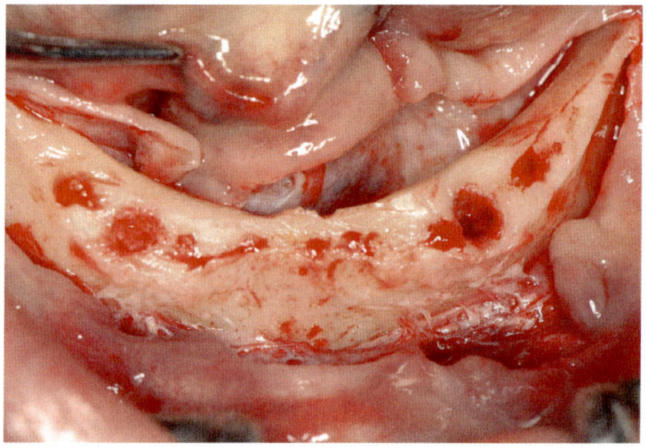

Abb. 8.103 OP-Situation nach modellierendem Glätten der scharfen Alveolarknochenkanten.

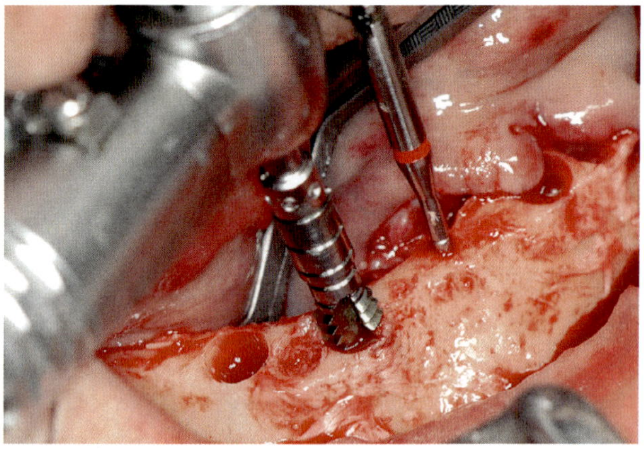

Abb. 8.104 Vor Insertion der Implantate wird ein Orientierungsstift in der Mitte des Unterkiefers gesetzt; bei Knochenqualität I (nach *Lekholm* und *Zarb* 1985)[113] unter Verwendung eines Gewindeschneiders.

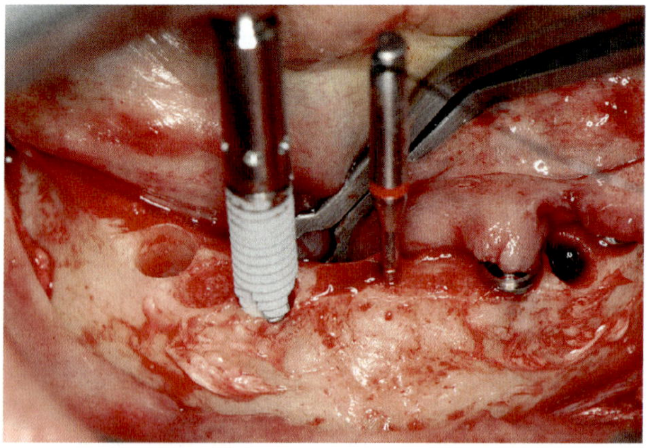

Abb. 8.105 Insertion der Implantate.

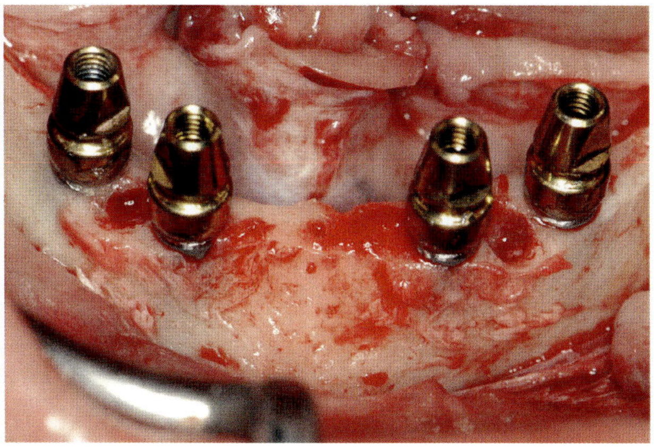

Abb. 8.106 Fixierte Abdruckpfosten auf den Implantaten.

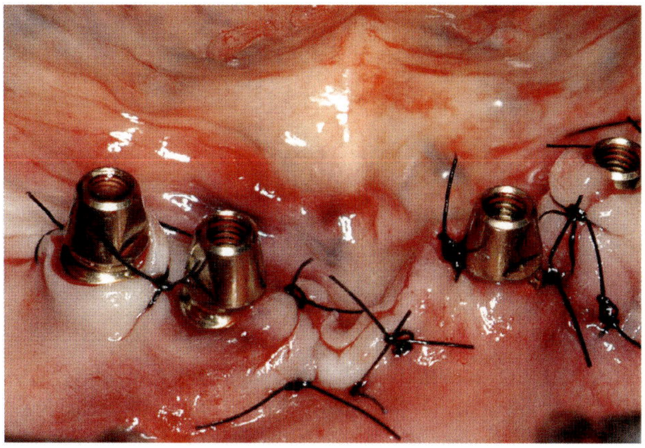

Abb. 8.107 Nahtversorgung.

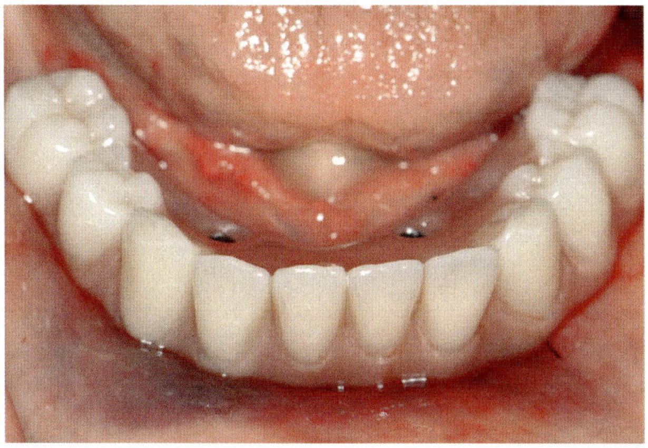

Abb. 8.108 Situation nach Einsetzen der im Labor vorgefertigten und auf vier Implantaten abgestützten Immediatprothese.

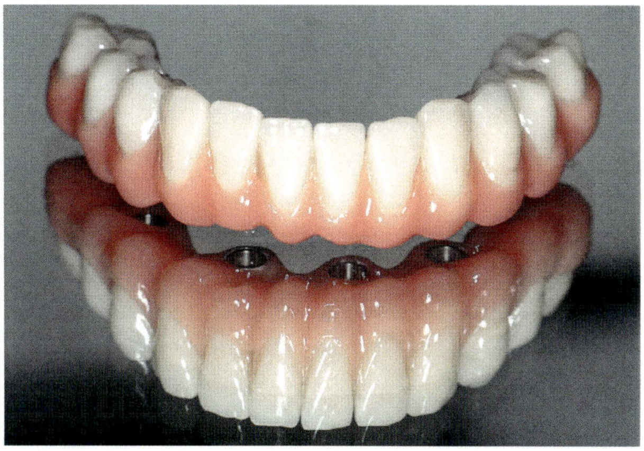

Abb. 8.109 Definitive Prothese (Polyan-Spritzgusstechnik auf Titanbasis).

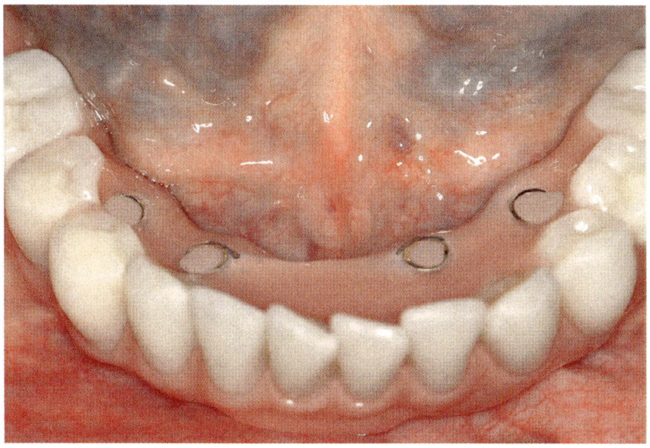

Abb. 8.110 Zehn Wochen später eingesetzte und verschraubte definitive Brücke, abgestützt auf vier Implantaten.

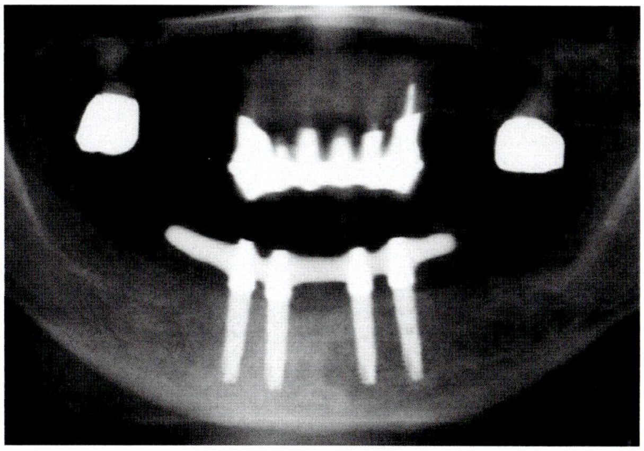

Abb. 8.111 Abschluss-Panoramaschichtaufnahme.

kanten geglättet (Abb. 8.103) sowie eine Orientierungshilfe in der Mitte des Unterkiefers eingebracht. Bei Knochenqualität 1 ist es notwendig, dass vor der Implantatinsertion ein Gewindeschneider verwendet wird (Abb. 8.104, Abb. 8. 105). Im Unterkiefer interforaminal inserierte Implantate können sofort mit Steg versorgt und belastet werden (Abb. 8.106 bis 8. 111) (Kap. 8.2.4).[107,113]

8.4 Augmentation

Der Begriff Augmentation steht in der präprothetischen Chirurgie für Wiederherstellungsmaßnahmen verlorener Knochensubstanz. Hierbei sollte es sich um eine Regeneration (*Restitutio ad Integrum*) und nicht um eine Reparatur (Narbe) handeln; das heißt, es geht um die Rekonstruktion von Form und Funktion. Der Knochen ist ein sehr dynamisches System, das seine Struktur durch die Balance verschiedener Einflüsse behält, welches man *Remodelling* nennt.[134] Einerseits resorbieren die Osteoklasten den alten Knochen, während andererseits die Osteoblasten die neue Knochenmatrix bilden.[133] Durch das Überwiegen von resorbierender Aktivität kann es jedoch zur Atrophie von Kieferarealen kommen, die vor der Implantatinsertion wieder aufgebaut werden müssen. Während des *Remodellings* sind der Rekrutierungsprozess, die Aktivierung der Osteoklasten, Osteoblasten und ihrer *Precursor*-Zellen von den Eigenschaften der Mikrozirkulation abhängig, welche auch in der metabolischen Mikroregulation eine große Rolle spielen.[73,115]

8.4.1 Prinzipien der Augmentation

Prinzipiell unterscheidet man die einzelnen Knochen aufbauenden Methoden nach der Art der Vaskularisation und unterteilt sie in fünf Klassen (Abb. 8.112):

- I vaskularisierter Knochen (entweder gefäßgestielt – *pedicled*; oder mikroreanastomosiert)
- II distrahierter Knochen (vaskularisiert)
- III gefäßgestielter Knochen mit zwischengelagertem Transplantatmaterial „Inlay“ (nicht vaskularisiert)
- IVa autogener aufgelagerter Knochen „Onlay“ (nicht vaskularisiert)
- IVb aufgelagerte Fremdmaterialien „Allograft“ (nicht vaskularisiert)

Wenn es möglich ist, Knochen mit seinen zu- und abführenden Gefäßen oder einen durch Mikroanastomosen revaskularisierten Knochen zu transplantieren (Klasse I), beobachtet man nahezu keine Resorption, da eine kontinuierliche Durchblutung gewährleistet ist (Abb. 8.113 bis Abb. 8.116). Während der so genannten Kallusdistraktion (Klasse II) ist der kontinuierlich

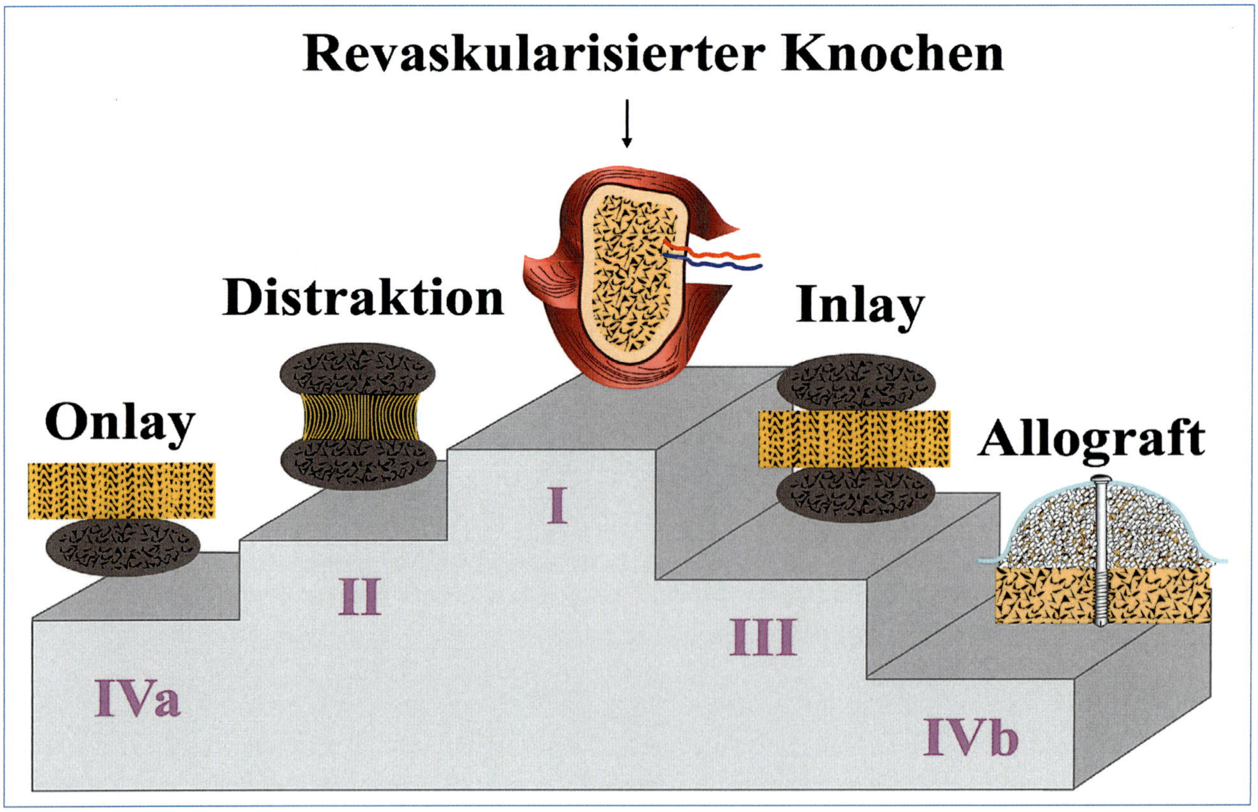

Abb. 8.112 Klassifikation der absoluten Kieferkammerhöhung. Beurteilt wird nach der Vaskularisation und damit der Fähigkeit, neuen Knochen zu bilden bzw. Fremdmaterial zu resorbieren und umzubilden.

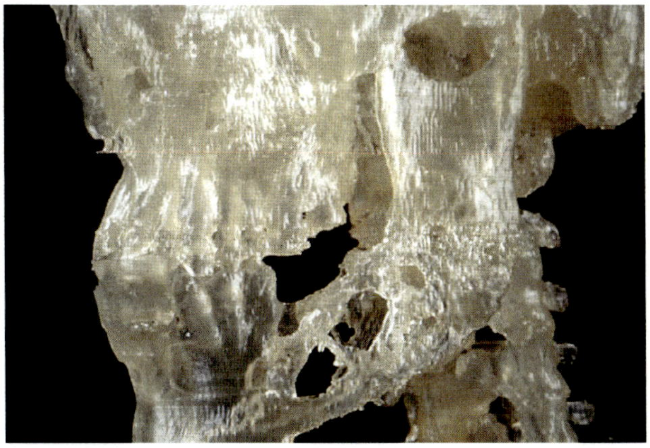

Abb. 8.113 (bis 8.116 gleicher Fall) Stereolithografiemodell eines 45-jährigen Patienten mit einem monolokulären Leichtkettensarkom im linken Unterkiefer.

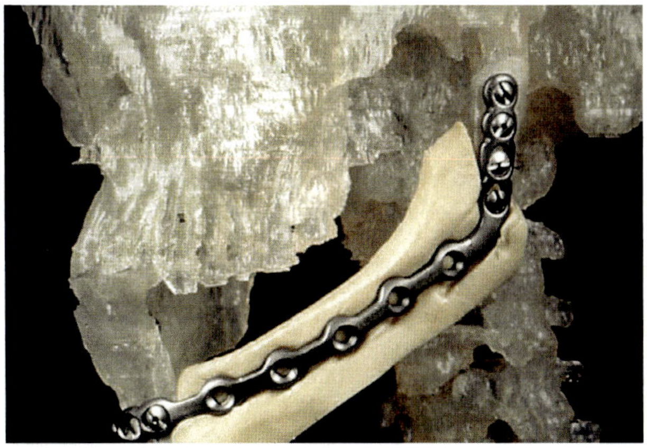

Abb. 8.114 Modelloperation mit Resektion des Tumorareals, angepasste Titan-Resektionsplatte und Kunststoff-Template.

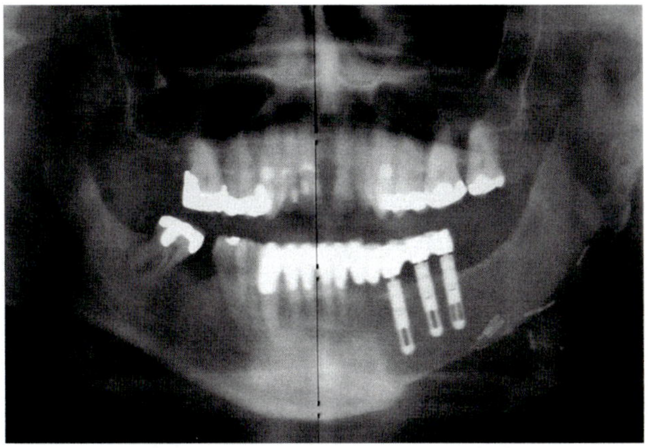

Abb. 8.115 Panoramaschichtaufnahme nach Aufbau des resezierten linken Unterkiefers mit vaskularisiertem Beckenspan-Transplantat und einzeitig applizierten Implantaten 13 Jahre postoperativ. Eine Resorption des transplantierten Knochens ist nicht zu beobachten, auch kein periimplantärer Knochenabbau.

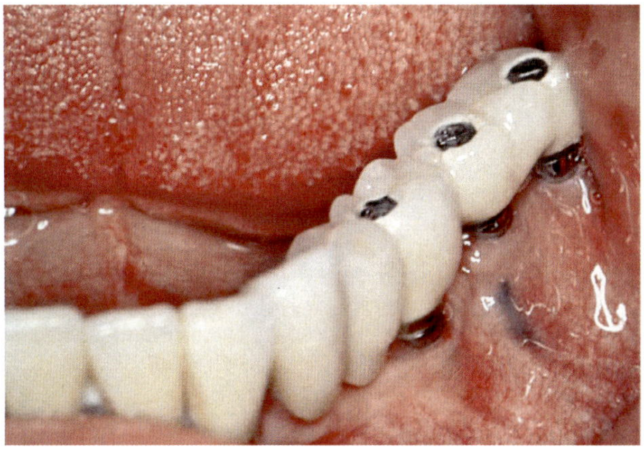

Abb. 8.116 Prothetische Arbeit dreizehn Jahre post operationem. (Dr. Leopold, Wien)

gedehnte Kallus, der dann zur Osteoneogenese führt, immer durchblutet. Es entsteht eine fast komplette Knochenregeneration in genau dem Ausmaß wie der Kallus gedehnt wurde. Man beobachtet deshalb auch bei diesem neu gebildeten Knochen nur eine geringe Resorption, vorausgesetzt es findet eine genügend lange Stabilisierungsphase statt, in der der Knochen nicht wieder komprimiert wird (Abb. 8.117).

Wenn es möglich ist, einen Knochen so zu osteotomieren und einen Teil des periostgestielten Knochens zu bewegen und zu stabilisieren und Transplantatmaterial dazwischen zu lagern (Inlay) (Klasse III), beobachtet man wesentlich weniger Resorption als bei komplett nicht vaskularisierten Knochentransplantaten. Werden die autogenen Knochentransplantate aufgelagert (Onlay) (Klasse IVa), beobachtet man eine ausgeprägte Knochenresorption und einen Volumenverlust von bis zu 50%.[81,86] Bei Auflagerung von Fremdmaterialien (Allografts) (Klasse IVb) gibt es bisher noch keine Berichte über wirklich Erfolg versprechende Ergebnisse.[66]

Prinzipielle Unterschiede der einzelnen Augmentationsmaterialien

a) autogen
b) allogen
c) xenogen
d) alloplastisch

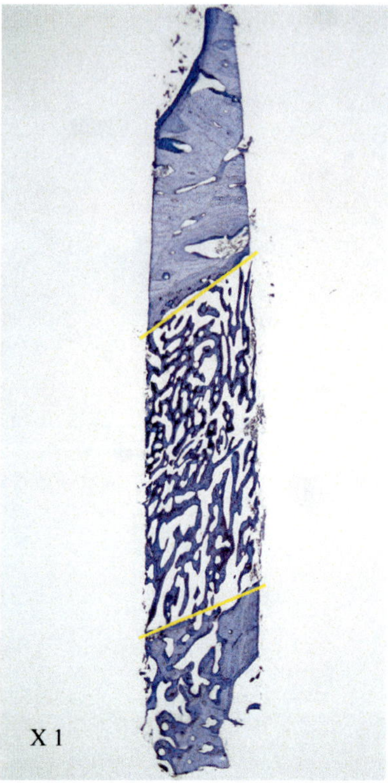

Abb. 8.117 Hartgewebshistologie (nach *Donath* 1988)[39] einer Trepanprobe eines 54-jährigen Patienten nach dreiwöchiger vertikaler gradueller Distraktion und dreimonatiger Einheilungszeit in *regio* 45; oben apikal, unten kaudal. Die gelben Markierungen zeigen die ehemalige Osteotomielinie.

a) autogen: Autogene Knochentransplantate werden vor allem von der *Crista iliaca anterior* des Beckenknochens oder von der Kinnregion bzw. von der retromolaren Region des Unterkiefers entnommen. Spongiosa hat eine größere induktive Potenz als Kortikalis und wird schneller umgebaut, dafür aber auch schneller resorbiert (Abb. 8.118).[81]

b) allogen: Allogene Transplantate sind entweder tiefgefrorene (≥ −80° C) oder gefriergetrocknete Knochen vom Menschen, so genannte Bankknochen. Hier besteht die Gefahr der Übertragung von Infektionskrankheiten. Aufgrund der sehr guten Transplantateigenschaften haben homogene Transplantate bei lebensnotwendigen Operationen trotz der Übertragungsgefahr von Infektionskrankheiten eine weite Verbreitung gefunden.

c) xenogen: Xenogene Transplantate sind von artfremder Herkunft. Hierdurch besteht immer die Gefahr einer Infektionsübertragung. Knochen vom Rind hat eine allgemeine Verbreitung gefunden, obwohl er nicht resorbiert und durch körpereigenen Knochen ersetzt wird (Abb. 8.119).[71]

d) alloplastisch: Unter alloplastischen Materialien versteht man reaktionsfreie (inerte) Fremdkörper, die als

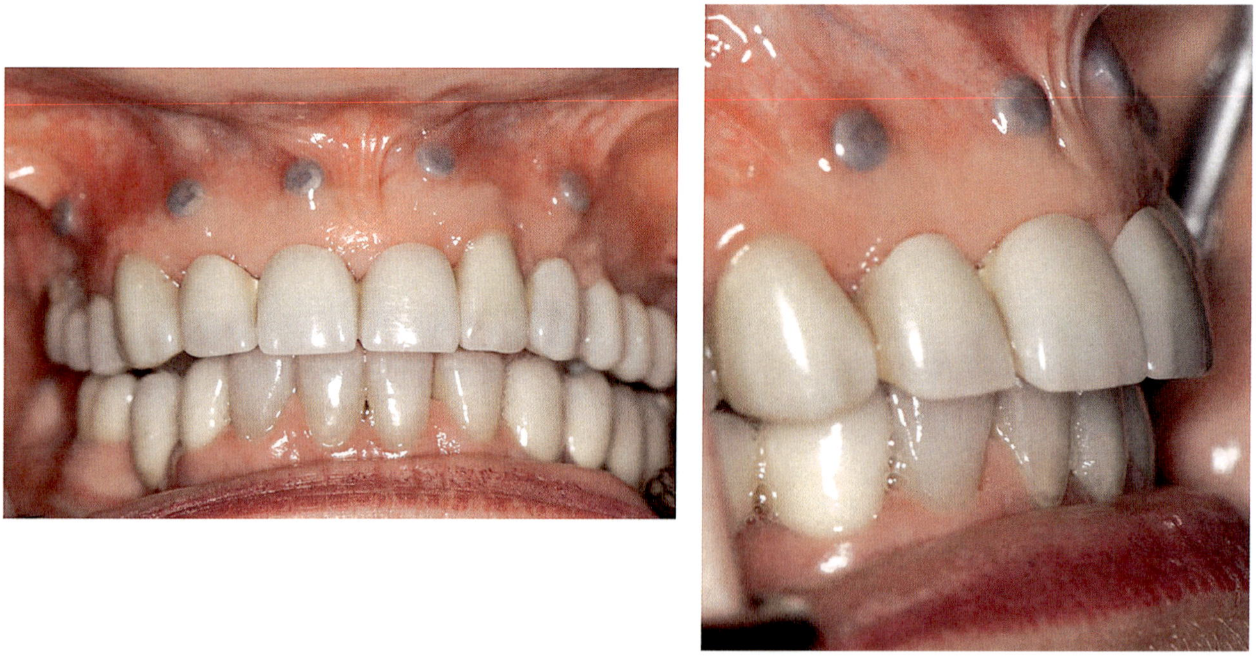

Abb. 8.118 Resorption eines autogenen Knochentransplantates von der *Crista iliaca* nach zirkulärer Onlay-Plastik in *regio* 16 bis 26, zu erkennen durch Hervortreten der Schrauben sechs Monate *post operationem*.

Transplantatmaterial Verwendung finden. Die häufigste Anwendung finden synthetisch hergestellte Trikalziumphosphate (TCP) und Hydroxylapatit (HA). Durch die synthetische Herstellung besteht bei diesen Materialien nicht die Gefahr der Infektübertragung. Sie sollten biokompatibel, immunokompatibel und osseokonduktiv sein (Abb. 8.120).[141] Durch eine entsprechende interkonnektierende Mikroporosität[48,50,51] (Abb. 8.121) können sie eine günstige Resorptionskinetik aufweisen (Abb. 8.122).[53] Nanoporöse Materialien, wie z. B. die xenogenen Hydroxylmaterialien vom Rind, resorbieren auch nach Jahrzehnten nicht und sind somit als Fremdkörpermaterialien zu betrachten.[123]

Bei einer 68-jährigen Patientin wurde wegen Implantatverlusten nach Sinuslift und Auffüllen des *Recessus alveolaris* mit bovinem Bio-Oss ein zweiter Sinuslift und Auffüllen mit AlgiPore vorgenommen. Dadurch konnte man in einer histologischen Aufnahme den direkten Vergleich beider Materialien mit ihren unterschiedlichen biodynamischen und resorptionskinetischen Eigenschaften ziehen (Abb. 8.123).[50] Bei Verwendung des alloplastischen, aus kalzifizierten Meeresalgen gewonnenen und synthetisch zu Hydroxylapatit umgewandelten Knochenaufbaumaterials AlgiPore können anhand von humanen Biopsien die Knochenneubildungsfähigkeit und die Materialresorptionsfähigkeit demonstriert werden (Abb. 8.124 bis 8.127).[44,45,46]

Die Resorption eines Knochenaufbaumaterials ist in Hinblick auf die so genannte Osseointegration eines Implantates ganz besonders wichtig. Wenn das transplantierte Material nicht resorbiert wird, bleibt das

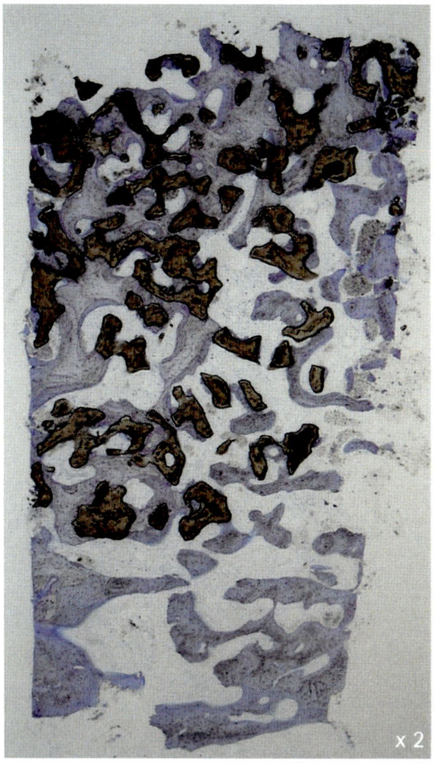

Abb. 8.119 Histologie eines nicht entkalkten Schnittes aus einem Trepan sieben Jahre nach Applikation von Bio-Oss bei einem Sinuslift. Das Knochenersatzmaterial ist von neu gebildetem Knochen umgeben, ohne geringste Anzeichen einer Resorption des augmentierten Materials; Toluidinfärbung.

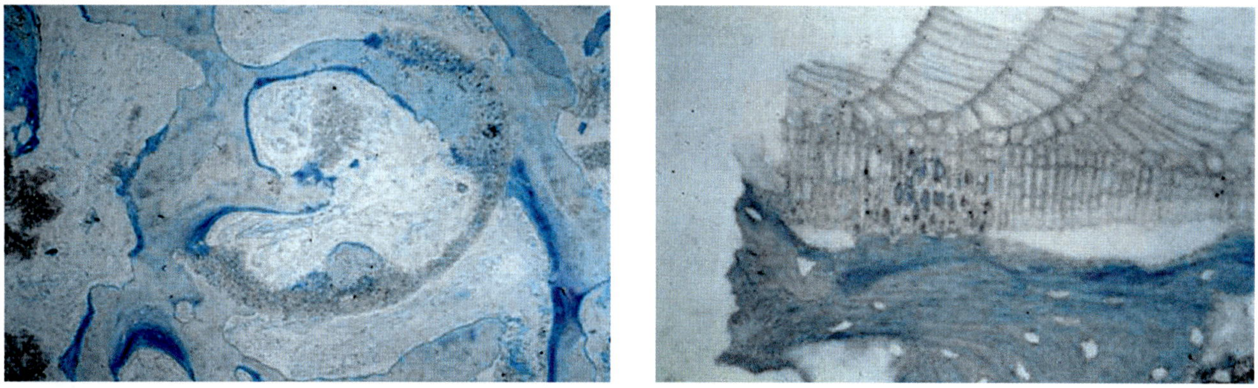

Abb. 8.120 Humanhistologien: Algipore nach sechsmonatiger Einheilungszeit.
Links: Teile des Materials sind komplett im Knochen eingeheilt, die Poren des Materials sind zum großen Teil mit Knochen gefüllt und es ist keinerlei Fremdkörperreaktion zu beobachten – ein Zeichen der Biokompatibilität und der Immunokompatibilität.
Rechts: Algipor Granulum, welches im unteren Bildteil eine enge Beziehung zum angelagerten Knochen aufweist. Zusätzlich imponieren Poren, gefüllt mit frischem Knochen, der in das Material eingesogen wird. Dies ist ein Zeichen derOsseokonduktivität.

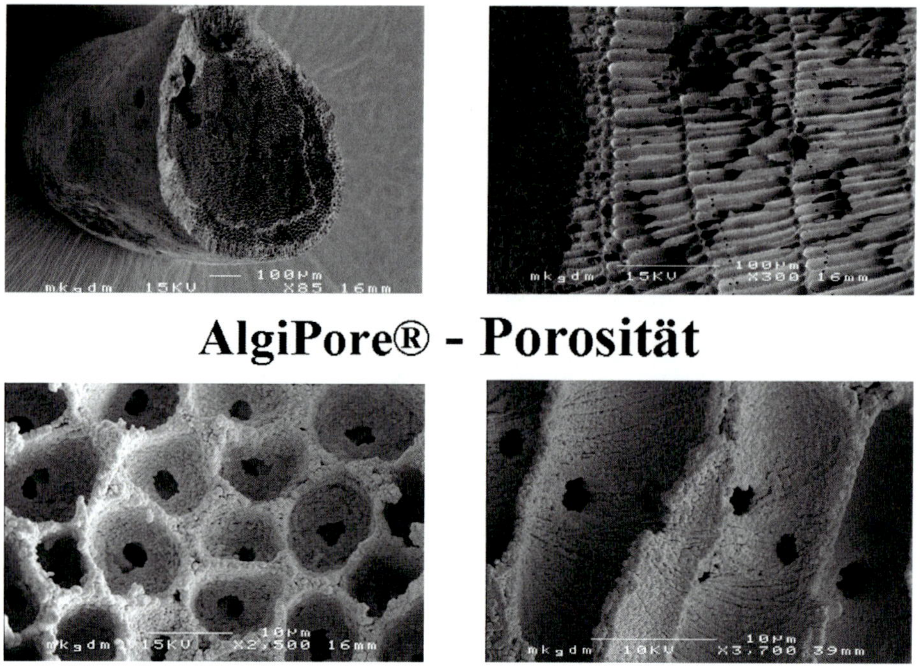

Abb. 8.121 Die rasterelektronenmikroskopischen Aufnahmen verdeutlichen die Porosität des Knochenaufbaumaterials AlgiPore in Querschnitten (*links*) und Längsschnitten (*rechts*) in unterschiedlichen Vergrößerungen.

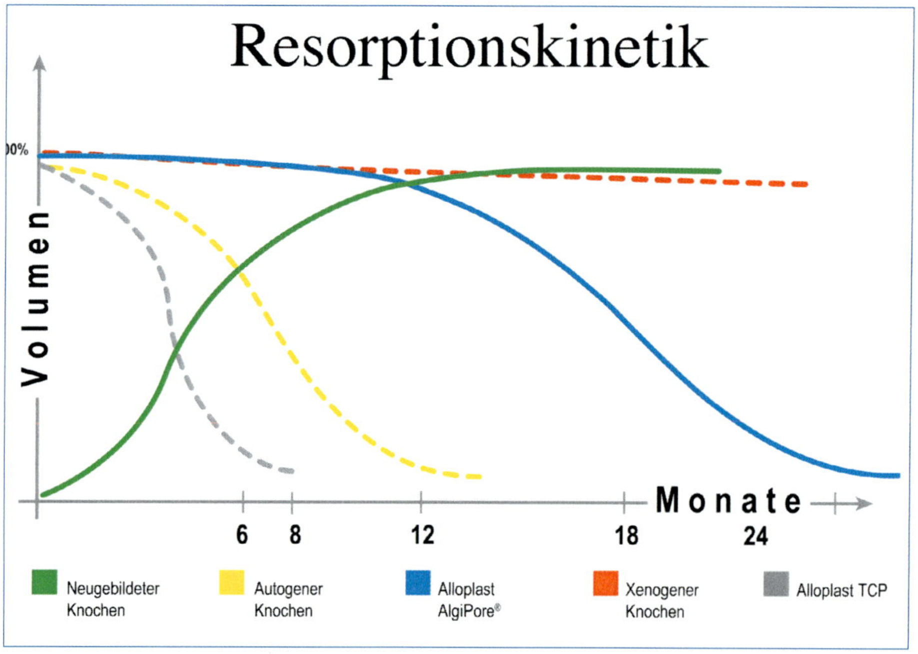

Abb. 8.122 Zeitspanne des sich neu bildenden Knochens und unterschiedliche Resorptionszeiten von Knochenersatz- und Aufbaumaterialien.

Fremdkörpermaterial mit dem Implantat fortwährend in Kontakt. An dieser Stelle entsteht kein neuer Knochen, um das Implantat zu osseointegrieren. Zudem kann es durch das nicht resorbierte Fremdmaterial vermehrt zu Infektionen kommen (Abb. 8.128, Abb. 8.129). Aus diesem Grund unterscheiden *Merten* et al. (2003)[123] die Augmentationsmaterialien nach der Art der Resorption in nicht resorbierbare **Knochenersatzmaterialien** und resorbierbare **Knochenaufbaumaterialien**. Bei Verwendung eines Knochenaufbaumateriales, welches während der Osteoneogenese resorbiert wird, findet man nach mehreren Jahren nur

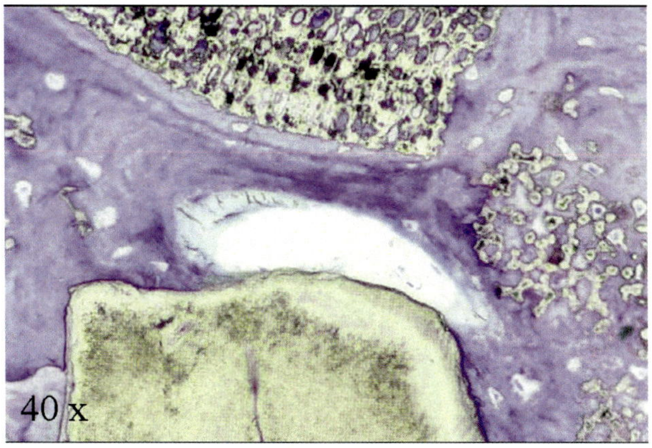

Abb. 8.123 Histologischer Befund einer 68-jährigen Patientin: Bio-Oss (unten Bildmitte) nach 54 Monaten Einheilungszeit, AlgiPore (oben und rechts) nach sechs Monaten Einheilungszeit. Bio-Oss ist zum Großteil von Knochen eingescheidet, keine Resorption. AlgiPore ist komplett von Knochen eingescheidet, die Poren sind mit neu gebildetem Knochen aufgefüllt. Das AlgiPore-Material ist teilweise in Resorption befindlich, während es gleichzeitig von neu gebildetem Knochen ersetzt wird.

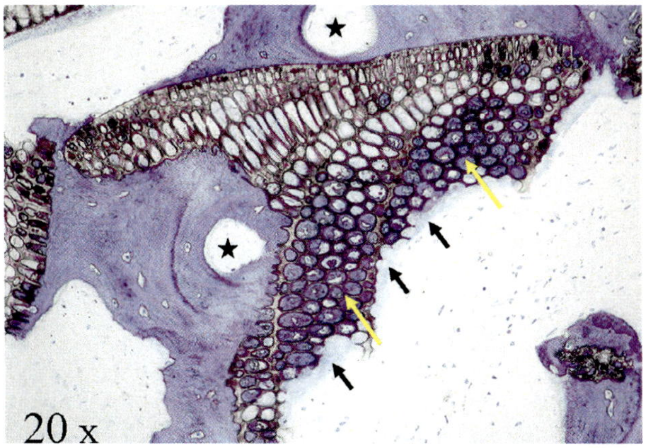

Abb. 8.124 Histologischer Befund einer 73-jährigen Patientin nach dreizehn Monaten Einheilungszeit. Das AlgiPore-Granulum ist teilweise resorbiert und die Poren sind mit Knochen gefüllt. Zwei Osteone sind deutlich zu erkennen (*große Sterne*). Das Granulum wird während des Remodellationsprozesses gemeinsam mit dem Knochen umgebaut. *schwarze Pfeile*: Resorption des AlgiPore-Granulums mit Osteoklasten in den Lakunen; *gelbe Pfeile*: mit neu gebildetem Knochen gefüllte Poren des Granulums.

x 40

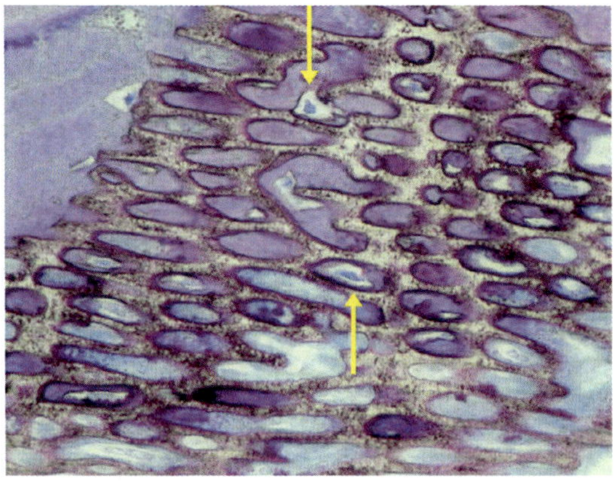

Abb. 8.125 Der histologische Befund einer 50-jährigen Patientin nach 21 Monaten Einheilungszeit verdeutlicht die zelluläre Migration. Die Poren des AlgiPore-Granulums sind dicht mit Knochen und vitalen Zellen gefüllt. Die *gelben Pfeile* deuten auf Zellkerne.

x 20

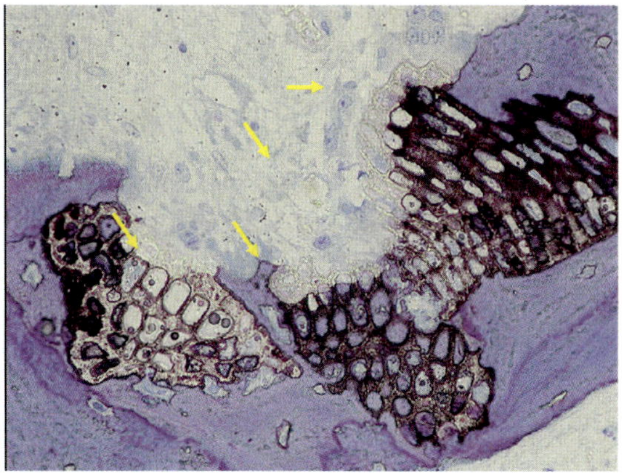

Abb. 8.126 Der histologische Befund eines 40-jährigen Patienten nach zehn Monaten Einheilungszeit verdeutlicht die Resorption des AlgiPore-Granulums durch Osteoklastentätigkeit. Zu sehen ist ein im Knochen eingebautes Granulum, welches teilweise gemeinsam mit dem neu gebildeten Knochen durch Osteoklasten abgebaut wird. Die Poren des Granulums sind größtenteils mit Knochen gefüllt.

Abb. 8.127 Histologischer Befund einer 52-jährigen Patientin nach 15 Monaten Einheilungszeit. Zu erkennen ist die trabekuläre Netzstruktur des neu gebildeten Knochens. Die AlgiPore-Granula sind mit neu gebildetem Knochen umgeben und untereinander zu einer trabekulären Struktur verbunden, was der spongiösen Knochenstruktur entspricht.

x 4

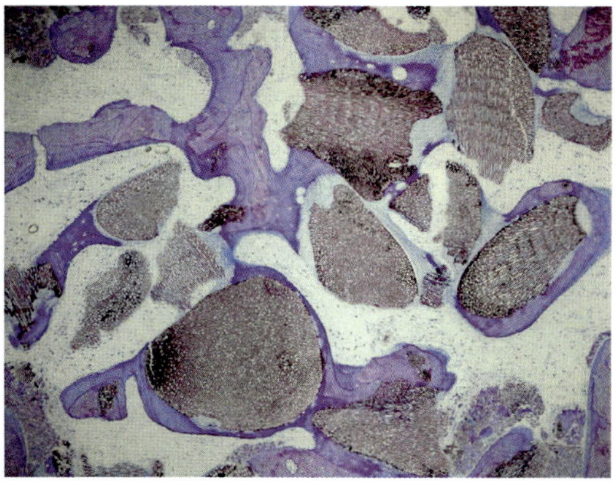

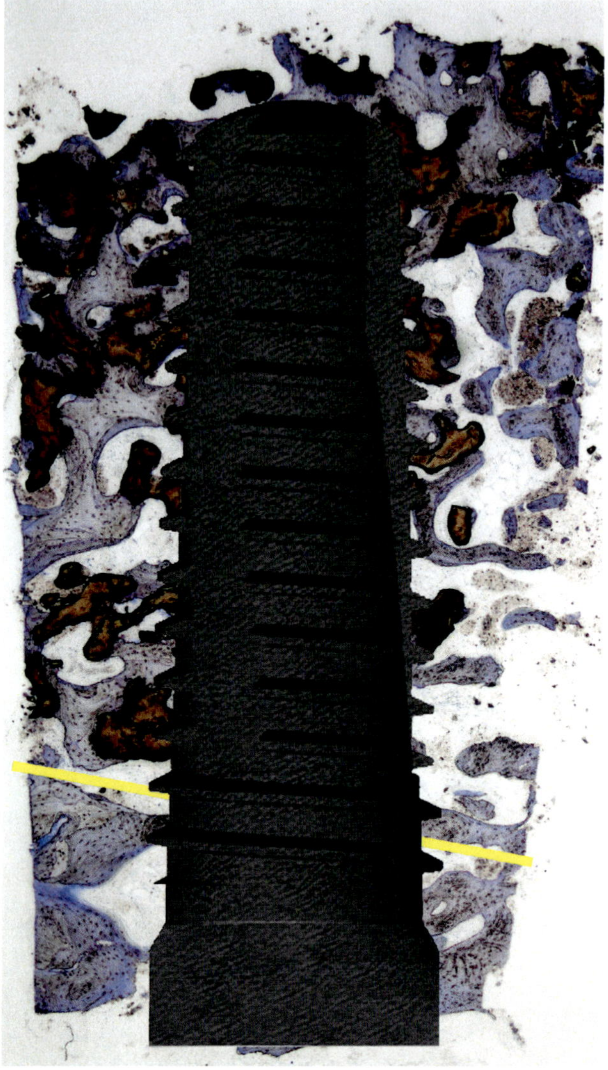

Abb. 8.128 Simulierte Implantatüberlagerung des histologischen Präparates der Abbildung 8.119. Durch den Verbleib des bovinen Materials auch sieben Jahre nach Applikation würden sich viele bovine Partikel in direktem Kontakt mit dem Titanmaterial des Implantates befinden. Die gelbe Linie verdeutlicht die Grenze zwischen ortsständigem und neu gebildetem Knochen.

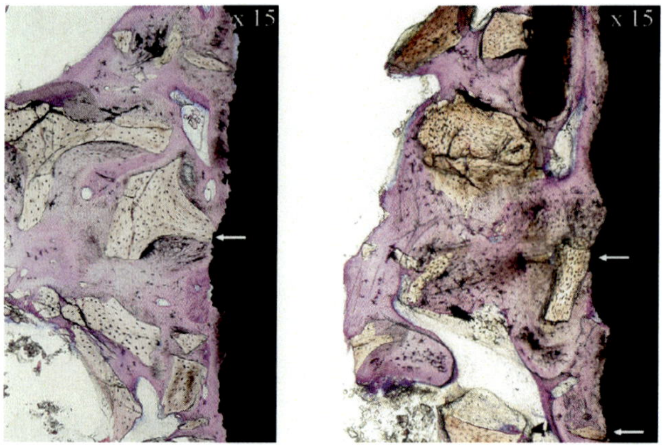

Abb. 8.129 Ausschnittvergrößerungen von histologischen Hartgewebeschnitten eines entfernten Implantates nach fast neunjähriger Liegezeit wegen periimplantärer Infektion und *Sinusitis maxillaris* nach Sinuslift mit Bio-Oss und gleichzeitiger Applikation der Implantate. Die *weißen Pfeile* markieren den direkten Kontakt des Fremdkörpermaterials mit dem Implantat.

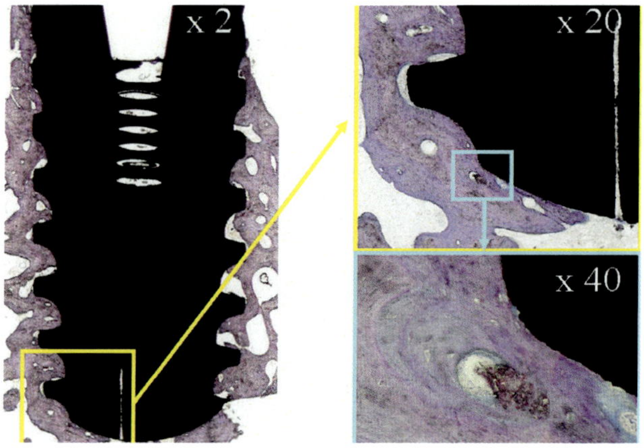

Abb. 8.130 Histologische Ausschnittsvergrößerung der periimplantären Osseointegration fünf Jahre nach Auffüllen eines großen Unterkieferdefektes mit AlgiPore nach Entfernung eines keratozystischen Tumors und dreijähriger Osseointegration. Bis auf kleine Reste ist das Material in neu gebildeten Knochen umgewandelt. Das Implantat musste entfernt werden, da es unmittelbar neben einem Tumorrezidiv lag.

noch kleine Restanteile des augmentierten alloplastischen Materials und das osseointegrierte Implantat ist ausschließlich von neu gebildetem Knochen umgeben (Abb. 8.130).

8.4.2 Gesteuerte Knochenregeneration

Mithilfe der gesteuerten Knochenregeneration (*Guided Bone Regeneration* – GBR), die erstmals von *Hurley* 1959[78] beschrieben wurde und von *Buser* et al. (1994)[23] systematisch bearbeitet wurde, ist es möglich Knochendefekte aufzubauen. Voraussetzung ist eine den Defekt abdeckende Membran (Abb. 8.131). *Boyne*[15] hat 1969 erstmals mit einem Zellulose-Azetatfilter im Hundeexperiment Knochendefekte regeneriert. Diesen Knochen aufbauenden Effekt kann man auch als Osteopromotion bezeichnen.[34] Das Prinzip der Knochenregeneration setzt eine Membran voraus, die das Einwachsen der Bindegewebezellen verhindert. Dadurch genügt die Aktivitat der knochenaufbauenden Zellen aus den *Havers*'schen und *Volkmann*'schen Kanälen sowie dem

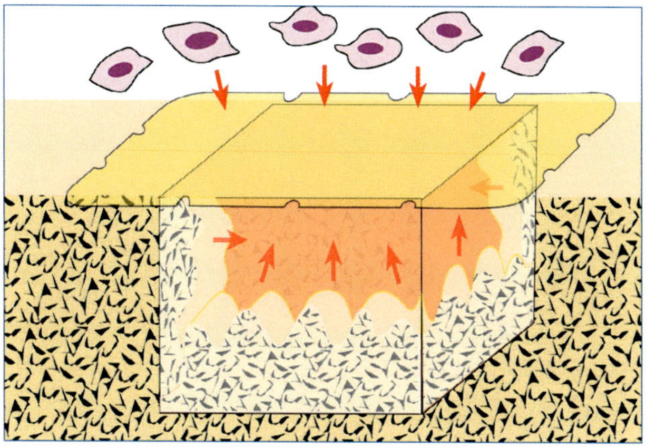

Abb. 8.131 Schematische Darstellung der gesteuerten Knochenregeneration (*Guided Bone Regeneration* – GBR nach *Buser* et al. 1994).[23] Durch die Membran können die schnell wachsenden Fibroblasten, die z. B. durch das gut vaskularisierte Periost gebildet werden, nicht in den Knochendefekt eindringen. So können die langsamer wachsenden Osteoblasten aus dem endogenen Bereich langsam neuen Knochen bilden.

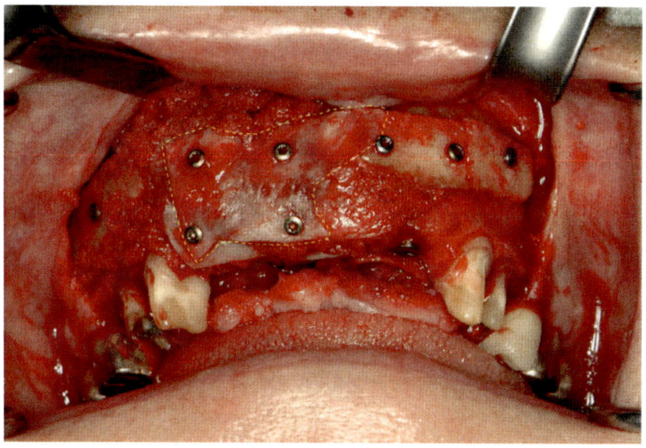

Abb. 8.132 Onlay-*Graft* mit mehreren autogenen monokortikalen lamellären Transplantaten (*gelbe Markierung*) und Fixierung mit Mikroschrauben im Sinne der GBR.

Endost, um eine gesteuerte Knochenregeneration zu initialisieren. Diese besitzen Knochen bildende Potenz. Das störende Einwachsen von Bindegewebe durch das gut vaskularisierte Periost wird durch die Membranbarriere verhindert. Der Effekt einer Membran bei der so genannten Osteopromotion besteht in der Kombination mehrerer Faktoren, die mechanisch, zellulär und molekular zusammenwirken und Folgendes bewirken:

Die Membran:

- verhindert das Einwachsen der Fibroblasten in den Defekt.
- verhindert die Kontakthemmung der heterotopen Zellinteraktionen,
- verhindert das Eindringen zellulärer, löslicher Hemmstoffe.
- führt zu einer lokalen Konzentration der Wachstumsfaktoren.[119]

Anfangs wurden die Experimente für die GBR mit ePTFE-Membranen durchgeführt und haben breiten Eingang in die Klinik und Praxis gefunden.[33,122] Weiter verwendet man sehr erfolgreich autogene Kortikalislamellen, die allen anderen Folien überlegen sind, jedoch sind sie nicht immer verfügbar (Abb. 8.132).[93,100] Titanmembranen haben ebenfalls eine sehr starke Verbreitung gefunden und weisen eine ausgezeichnete Knochenregeneration auf (s. Abb. 8.184 bis 8.192). Aufgrund der Rigidität des Materials kommt es in bis zu 36% der Fälle zu Perforationen der die Membran bedeckenden Mukosa, meist jedoch ohne weitere Komplikationen und mit guter Knochenregeneration.[130] Bei Schleimhautdehiszenzen sollte die Membran nach etwa acht bis zwölf Wochen entfernt werden. Bei reizloser Einheilung wird die Membran bei der Implantationsinsertionsoperation entfernt. Bei Verwendung von ePTFE-Membranen kommt es aufgrund der geringeren mechanischen Alterationen zu weniger Mukosa-Perforationen, aber auch dieses Material muss entfernt werden.

Membranen sollten mit so genannten Tapeziernägeln fixiert werden. Sie sind entweder aus Titan, das ebenfalls entfernt werden sollte, oder aus resorbierbaren Polylactat-Materialien, die nicht entfernt werden müssen. Aufgrund der bisherigen Erfahrung kann man eine qualitative Auflistung der zu verwendenden Membranen zur *Guided Bone Regeneration* vornehmen (Abb. 8.133).

8.4.3 Alveolarkammerhaltung

Zahnextraktionen sind eine traumatische Prozedur, die oft mit Weichgewebe- und Knochenverlust einhergeht. Eine komplexe zelluläre und biomechanische Kaskade beginnt mit der anschließenden Wundheilung, die zu einer physiologischen Anpassung bzw. Veränderung der Alveolarknochen- und Weichgewebestruktur führt (Abb. 8.147).[145]

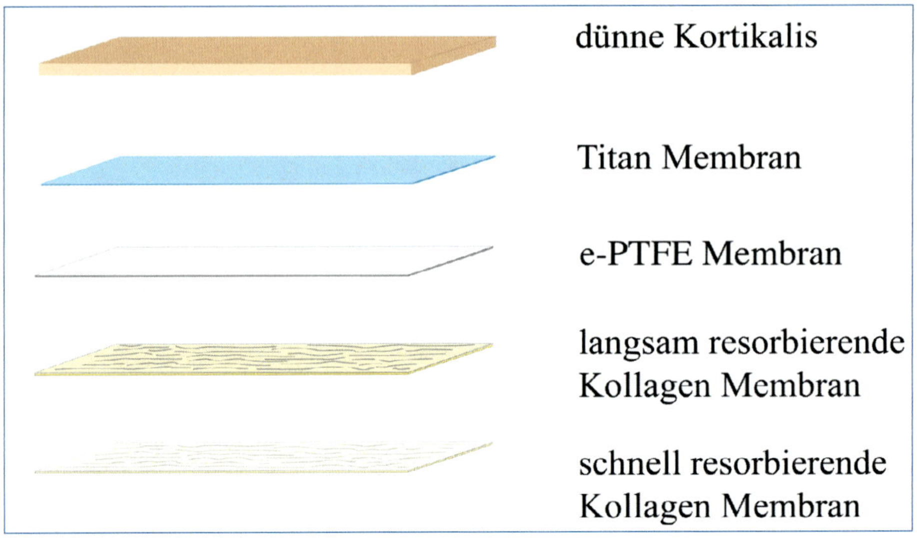

Abb. 8.133 Bei der geführten Knochenregeneration kommen unterschiedliche Membranen zur Anwendung.

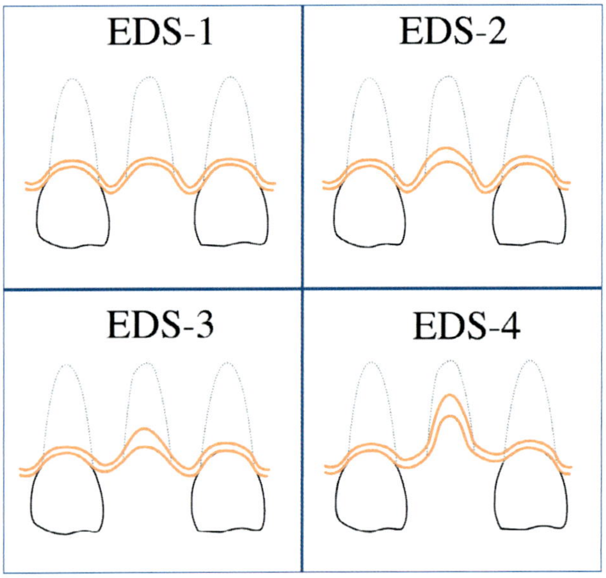

Abb. 8.134 Einteilung der Knochen-Weichteil-Verhältnisse unmittelbar nach Extraktion eines Zahnes entsprechend der *extraction-defect-sounding*-Klassifikation („EDS" nach *Caplanis* et al. 2005).[25]

Es stehen heute zwei unterschiedliche Defektklassifikationen zur Verfügung. *Caplanis* et al. (2005)[25] benutzen die so genannte *extraction-defect-sounding*(EDS)-Klassifikation (Abb. 8.134). Sie richtet sich nach der unmittelbaren postoperativen Situation mit Inspektion des Weich- und Knochengewebes, wenn möglich ohne Präparation der Mukosa. Aus der entsprechenden Klassifizierung ergibt sich dann das therapeutische Vorgehen (Tab. 8.1). Durch eine langfristig gezielte, kieferorthopädisch kontrollierte Extrusion kann in einigen Fällen prophylaktisch Knochen generiert werden. Es handelt sich primär um eine nicht chirurgische Technik, die darauf beruht, dass der Alveolarknochen dem langsam extrudierten Zahn folgt und so ein für eine Sofortimplantation ausreichendes Implantatbett vorhanden ist (Abb. 8.135 bis 8.145). Die kieferorthopädische Extrusion stellt als Basismaßnahme der Alveolarkammerhaltung eine Alternative zum präimplantologischen Aufbau dar.[129]

Sclar (2004)[145] betont die Wichtigkeit der Breite der Alveolenverletzung durch die Extraktion. Das zurückbleibende Knochenvolumen besitzt ausreichend Regenerationspotenzial für eine Knochenregeneration bei Auffüllung mit Knochenaufbaumaterial, wenn

- die Breite der Alveolenwanddefekte weniger als ein Drittel des mesiodistalen Abstandes zwischen den Nachbarzähnen beträgt.
- die bukkalen, palatinalen und lingualen Alveolenknochenwände vorhanden sind.

Beträgt die Breite des Defektes mehr als ein Drittel des Abstandes zwischen den benachbarten Zähnen oder fehlen die bukkalen bzw. palatinalen oder lingualen Alveolarknochen, ist ein mehrzeitiges Vorgehen mit augmentativen Verfahren notwendig.

Eine aktuelle Klassifikation der Weichgewebe- und Knochensituation nach Abheilung der Extraktionswunde haben *Wang* und *Al-Shammari* (2002)[176] angegeben. Bei dieser *HVC-Ridge Deficiency Classification* werden entsprechend den transversalen und vertikalen Defekten des Alveolarkammes folgende Klassen eingeteilt (Abb. 8.146, 8.322):

Tabelle 8.1 Extraction-defect-sounding(EDS)-Klassifikatione nach *Caplanis* et al. 2005)[25]

EDS-Defekt-typ	Allgemeine Ein-schätzung	Anzahl der beteiligten Alveolenwände	Biotyp	Knochen	Distanz zum Referenz-punkt	Idealzustand des Weichgewebes	Behandlungs-vorschlag
1	unverletzt	0	dick	0 mm	0–3 mm	voraussagbar	Sofortimplantat (*one stage*)
2	unverletzt bis leicht verletzt	0–1	dünn oder dick	0–2 mm	3–5 mm	erreichbar, aber nicht voraussagbar	Alveolenaufbau oder Sofort-implantat (*one or two stage*)
3	mäßig geschädigt	1–2	dünn oder dick	3–5 mm	6–8 mm	geringfügig eingeschränkt	Alveolenaufbau, dann Implantat-applikation (*two stage*)
4	schwer geschädigt	2–3	dünn oder dick	≥ 6 mm	≥ 9 mm	eingeschränkt	Alveolenaufbau, dann Augmen-tation (Onlay), dann Implantat-applikation (*three stage*)

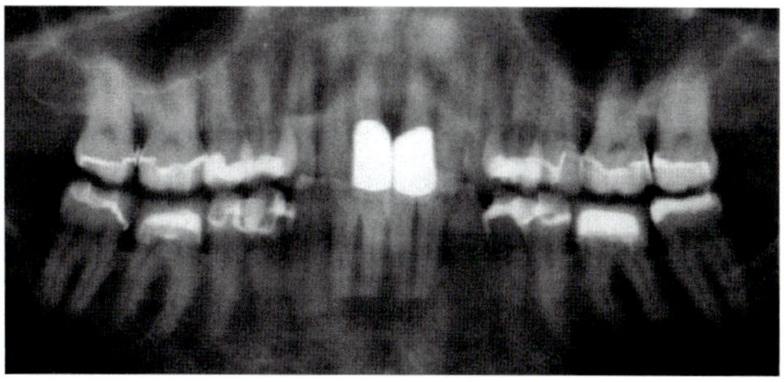

Abb. 8.135 Ausschnitt der Panoramaschichtaufnahme: VM-Kronen auf den Zähnen 11 und 21.

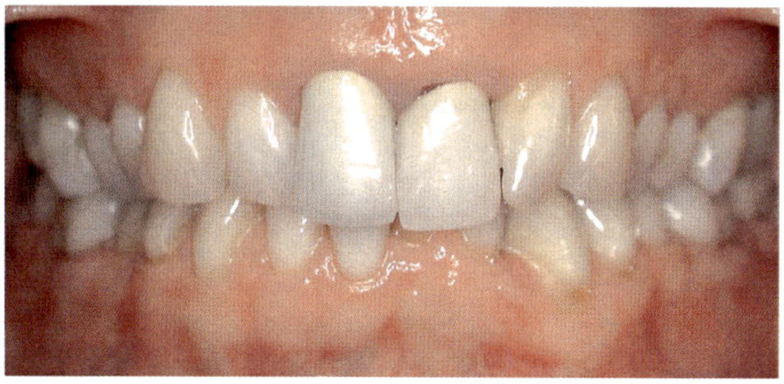

Abb. 8.136 Klinische Situation: unharmonischer Inzisalkantenverlauf der Oberkieferfront, zusammengeschobene Unterkieferfront.

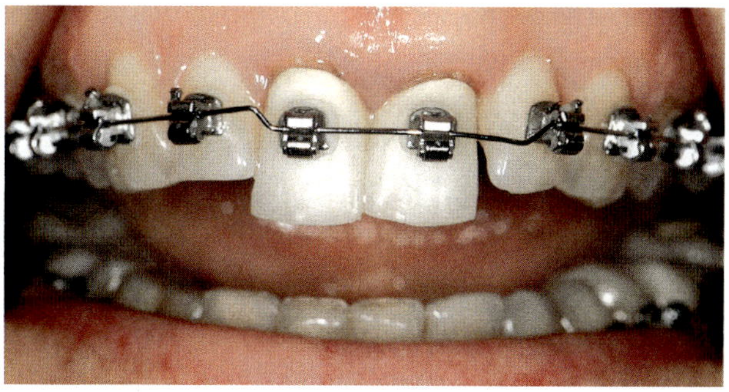

Abb. 8.137 Oberkieferfront nach Abschluss der kieferorthopädischen Extrusion.

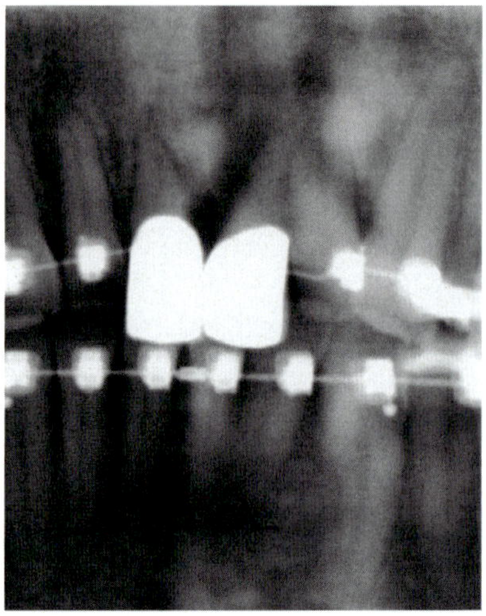

Abb. 8.138 Ausschnitt der Panoramaschichtaufnahme vor Extraktion der Zähne 11 und 21.

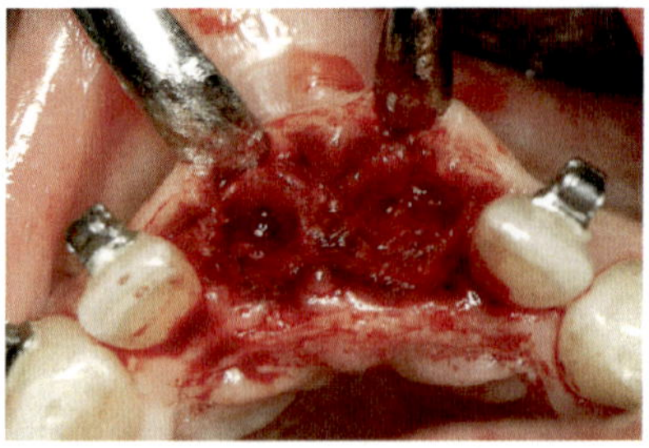

Abb. 8.139 OP-Situation nach Extraktion von 11 und 21 mit ausreichendem Knochenangebot.

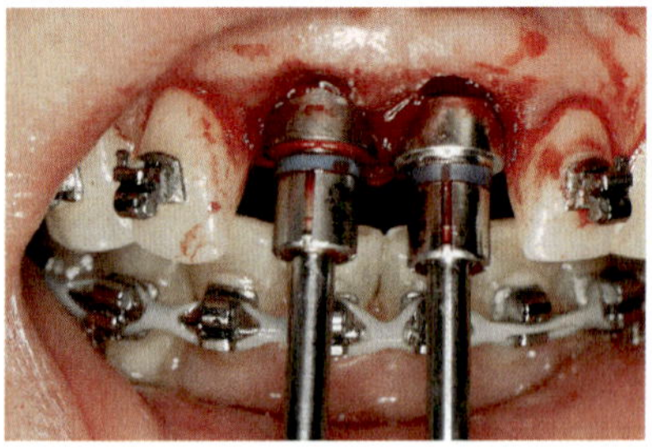

Abb. 8.140 Insertion der Implantate.

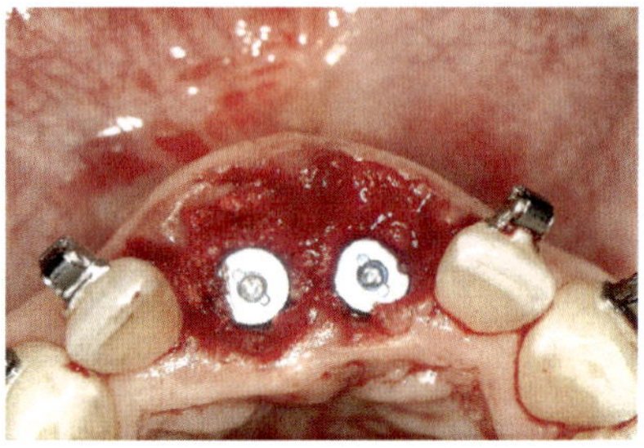

Abb. 8.141 Okklusale Ansicht der periimplantären Augmentation mit autogenem Knochen.

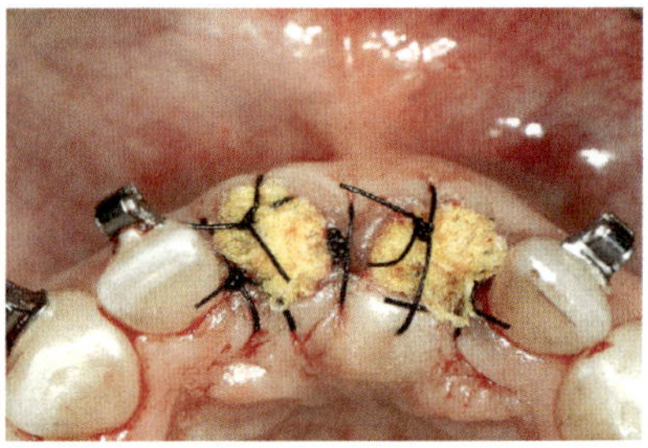

Abb. 8.142 Wundverschluss mit Einzelknopfnähten und vasilinisiertem Jodofromstreifen.

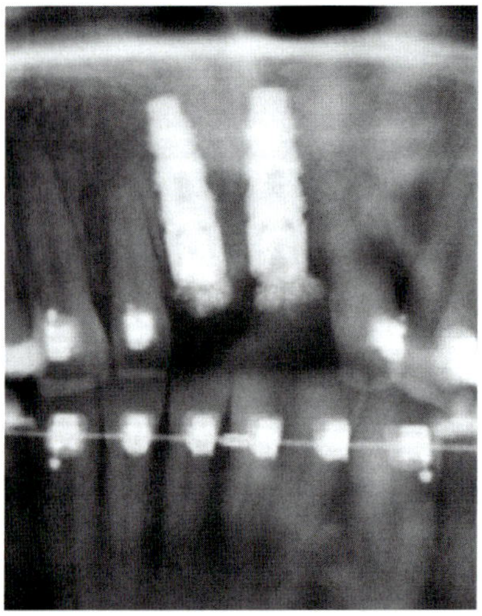

Abb. 8.143 Ausschnitt der Panoramaschichtaufnahme unmittelbar postoperativ.

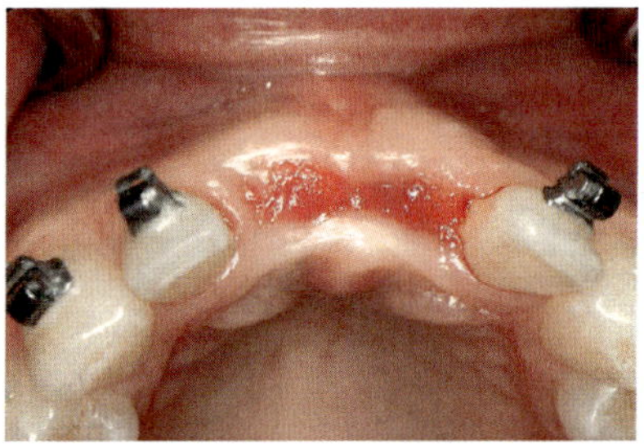

Abb. 8.144 Epitheliale Heilung nach zwei Wochen.

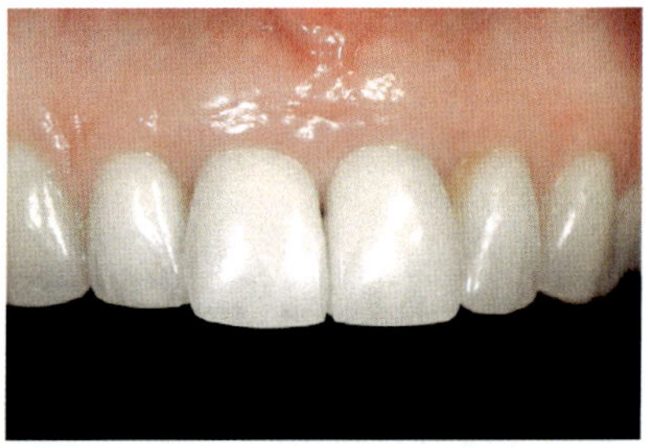

Abb. 8.145 Entzündungsfreie Schleimhaut mit interimplantären Papillen nach sechsmonatiger Tragezeit der provisorischen Kronen.

- H: transversal
- V: vertikal
- C: Kombination
- Klasse I = *small*, ≤ 3 mm
- Klasse II = *medium*, 4–6 mm
- Klasse III = *large*, ≥ 7 mm

Die morphologischen Veränderungen, die der Extraktion folgen (Abb. 8.147), können durch entsprechende Maßnahmen wesentlich verringert werden.[139] Seit Einführung der GBR und konsequenter Auffüllung des Extraktionsdefektes mit Knochenaufbaumaterialien und Abdeckung mit einer Folie können viele Alveolarkammerhaltungen *(ridge preservations)* vorgenommen werden. Verwendet man nur eine fest fixierte Folie, kann das notwendige Volumen nicht erreicht werden. Unter Einsatz eines entsprechenden Knochenaufbaumaterials kann der gewünschte Effekt erreicht (Abb. 8.148) und durch die *ridge preservation* mit *socket fill* können gefürchtete peripilläre Einbrüche verhindert

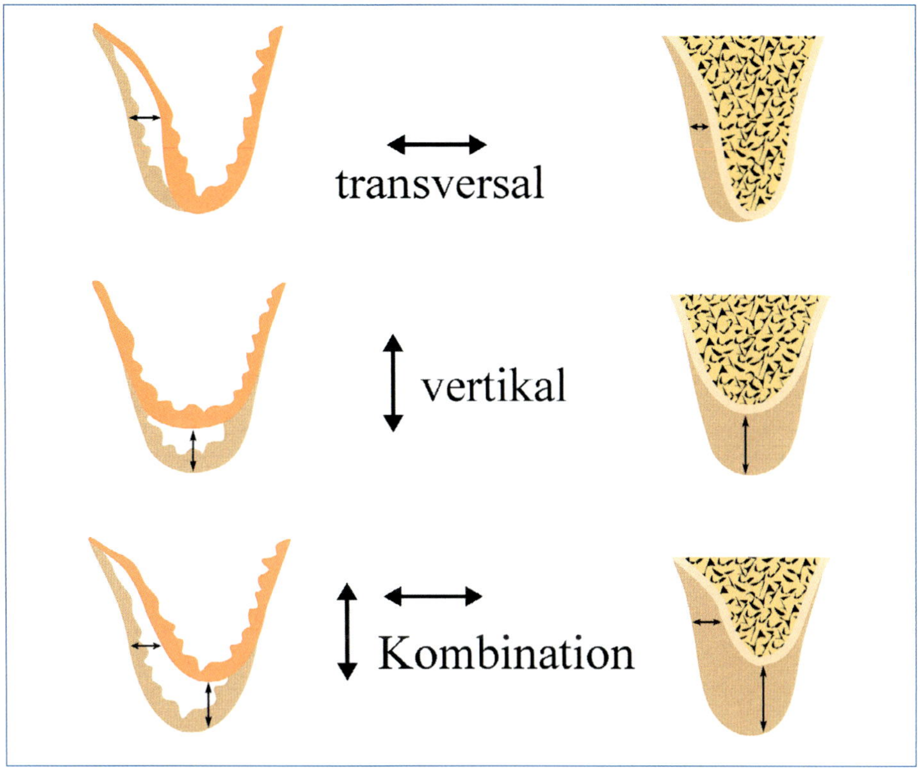

Abb. 8.146 Transversaler bzw. vertikaler Knochenverlust oder Kombination nach Abheilung der Extraktionsalveole (nach *Wang* und *Al-Shammari* 2002).[176,177]

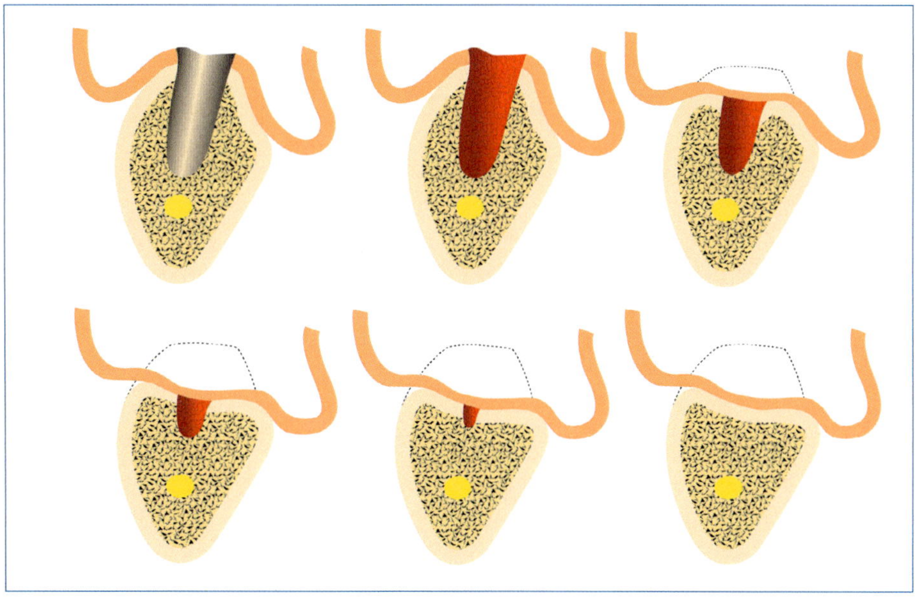

Abb. 8.147 Schematische Darstellung der Atrophie des Unterkiefers nach Extraktion eines Zahnes ohne anschließende Auffüllung der Extraktionsalveole mit einem Knochen aufbauenden Material und ohne Abdeckung mit einer Membran.

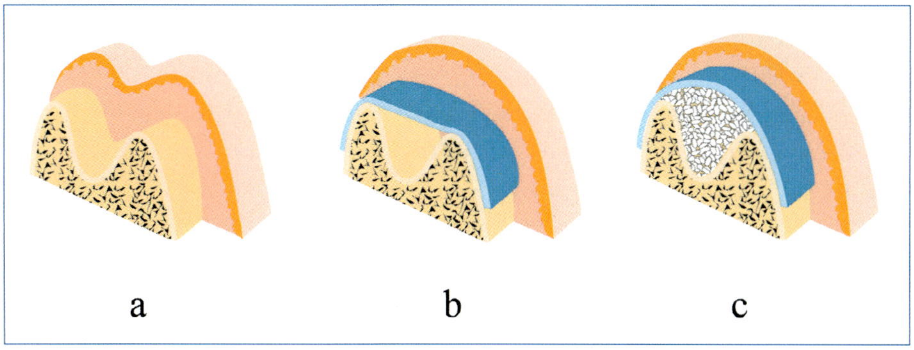

Abb. 8.148 Bei Extraktionsalveolen oder mehrwandigen Defekten (a) kann durch Abdeckung mit einer Membran im Sinne der GBR eine Knochenregeneration des Kavums erreicht werden (b). Bei Verwendung von allogenen, xenogenen oder alloplastischen Materialien und Abdeckung mit einer Membran kann zusätzliches Volumen gewonnen werden (c).

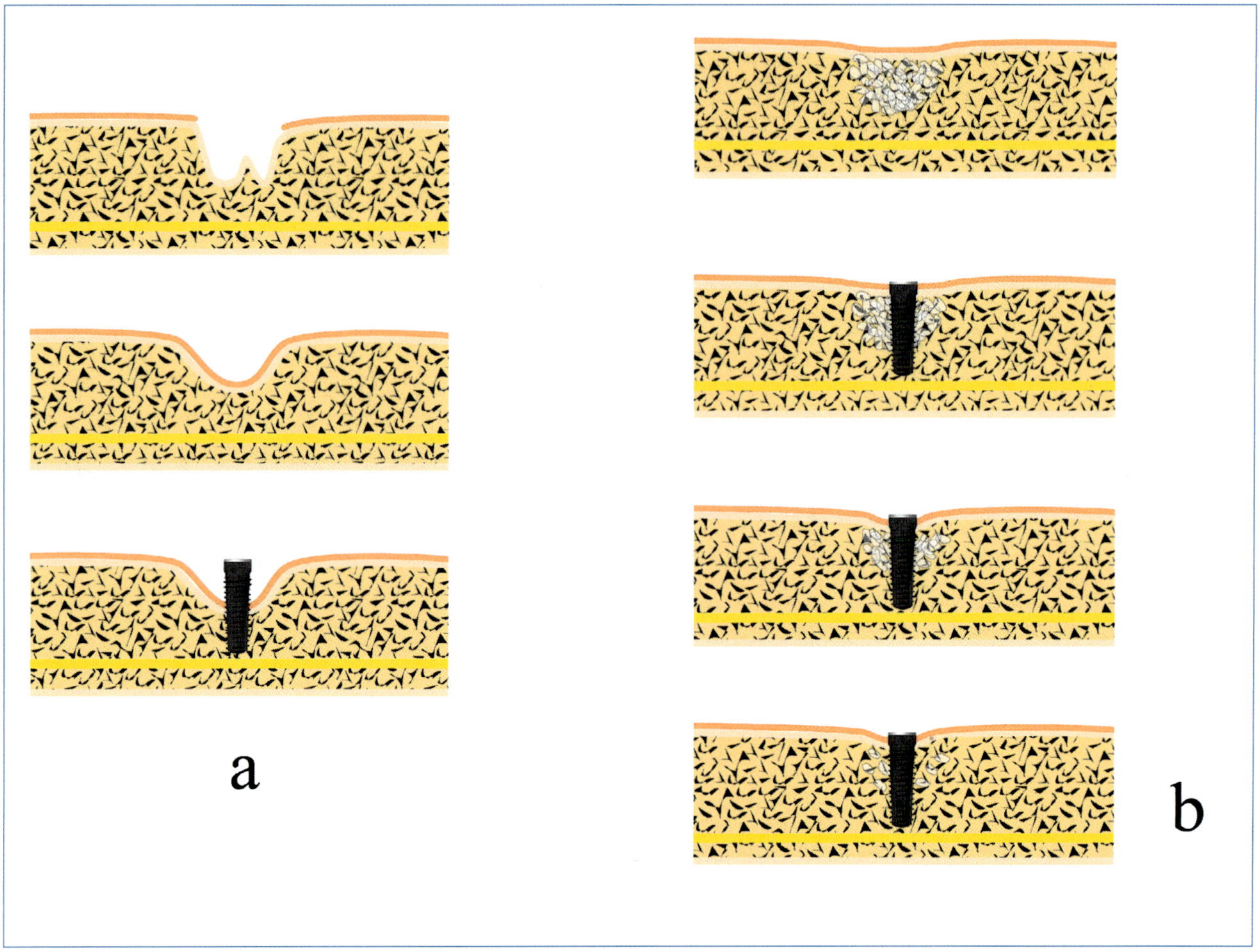

Abb. 8.149 Situation der Extraktionsalveole mit Implantat
a) ohne und
b) mit Auffüllung der Extraktionsalveole.

werden. Außerdem besteht in dem kritischen Bereich über dem *Nervus alveolaris inferior* ausreichend Knochenhöhe, um genügend lange Implantate inserieren zu können (Abb. 8.149).

Alveolenauffüllung *post extractionem* im Oberkiefer

Die Abbildungen 8.150 bis 8.155 demonstrieren bei einer 59-jährigen Patientin die Alveolenauffüllung (*socket fill*) mit AlgiPore unmittelbar nach Extraktion des nicht erhaltungswürdigen Zahnes 14 (Abb. 8.150). Anhand der postoperativen Röntgenkontrolle sieht man eine komplette Auffüllung der Alveole (Abb. 8.151) und das drei Monate später aufgenommene klinische Foto (Abb. 8.152) zeigt bei reizloser Einheilung den Erhalt des Alveolarfortsatzes ohne Einziehungen mit gut ausgeformten Papillen. Nach Eröffnung der Schleimhaut beobachtet man bei diesem hoch porösen Material verbliebene Granula, besonders bei Verwendung resorbierender Membranen (Abb. 8.153). Durch die schnelle Resorption der Membranen wachsen die Fibroblasten auch schneller in die Poren der Granula als die Osteoblasten bei der von *Buser* et al. (1994)[23] beschriebenen GBR. Dadurch sind die oberflächlichen Granula nicht osseointegriert. Es ist sinnvoll, diese Granula zu belassen, da sie die periimplantäre Mukosa stützen. Nach Fertigstellung der Prothetik beobachtet man ästhetisch schöne und über Jahre stabile mukogingivale Verhältnisse mit einer ausgewogenen rotweißen Ästhetik (Abb. 8.154) und einem minimalen Knochenabbau (Abb. 8.155).

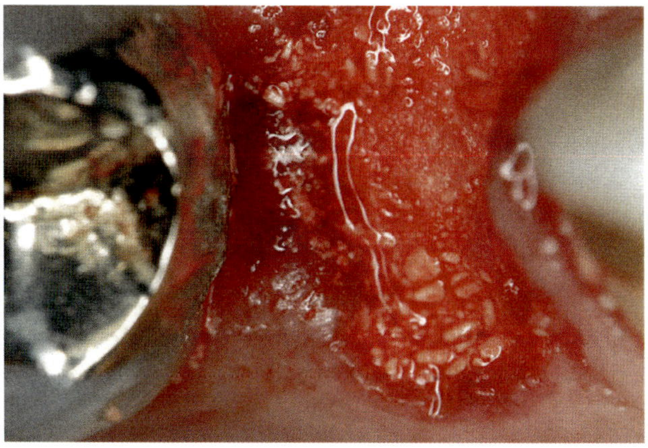

Abb. 8.150 (bis 8.155 gleicher Fall) Sofortige Auffüllung der Alveole mit AlgiPore, anschließend Abdeckung mit einer resorbierbaren Kollagenmembran und Situationsnaht.

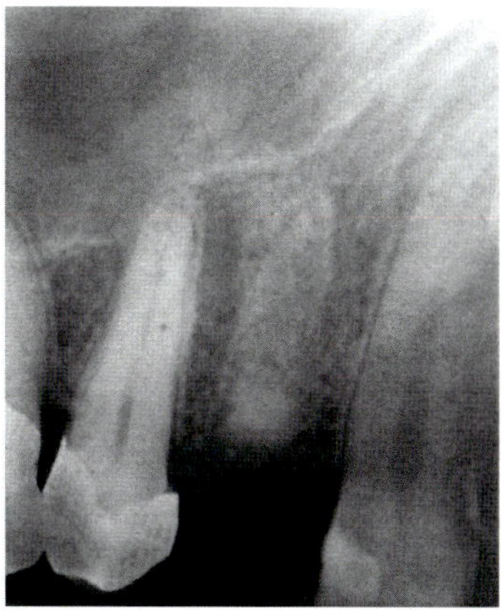

Abb. 8.151 Röntgenzahnfilm mit erkennbarer Auffüllung der Alveole zwölf Tage später.

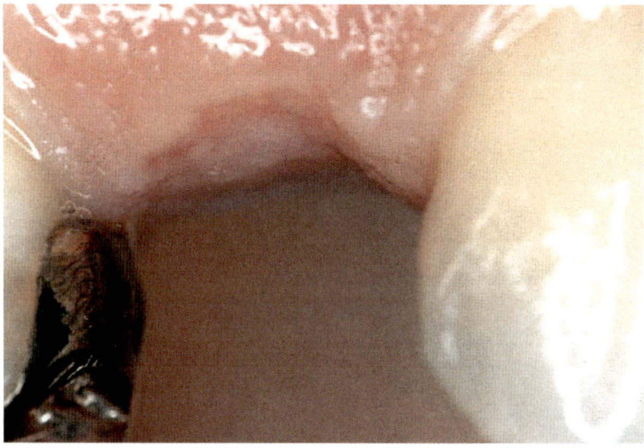

Abb. 8.152 Reizlose Schleimhaut mit Sicherung des Schleimhautniveaus durch Erhalt des Alveolarknochens vor der Implantation, die drei Monate nach der Alveolenfüllung erfolgte.

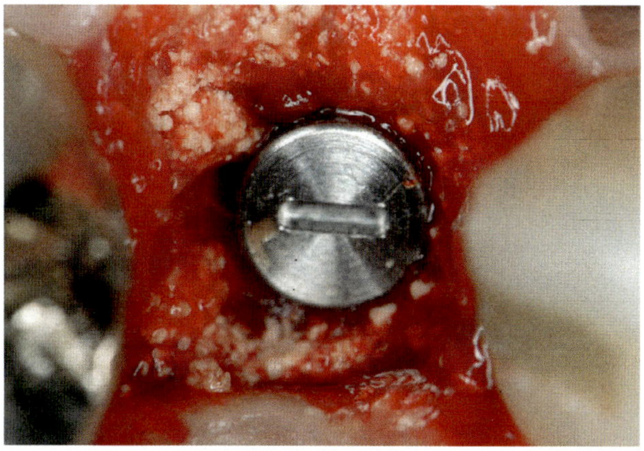

Abb. 8.153 Appliziertes, mit Deckschraube versorgtes Implantat und belassene AlgiPore-Granula zur Stützung der periimplantären Gingiva.

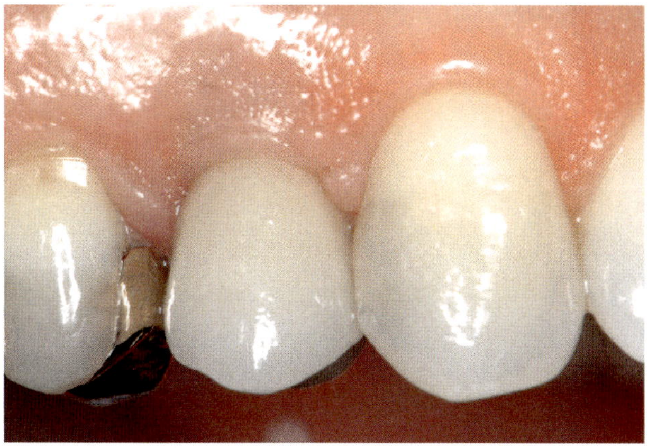

Abb. 8.154 Papillensituation sieben Jahre später.

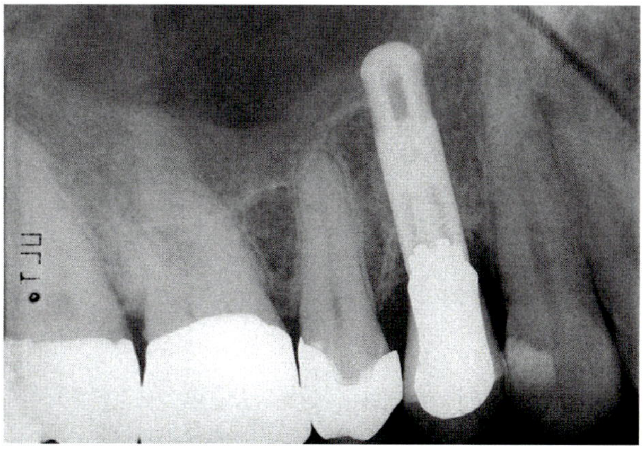

Abb. 8.155 Zahnfilm sieben Jahre später.

Verzögerte Alveolenauffüllung *post extractionem* im Oberkiefer

Beim zweiten Fall handelt es sich um eine 70-jährige Patientin mit einem nicht erhaltungswürdigen Zahn 15 und einem lokalen apikalen Infekt (Abb. 8.156 bis 8.169). Wegen des lokalen apikalen Infektes konnte die Augmentatauffüllung nicht primär vorgenommen werden. Das postoperative Röntgenbild verdeutlicht die periapikale Aufhellung im Apexbereich von Zahn 15 (Abb. 8.156). Zwei Wochen nach der Extraktion wird die Alveole erneut eröffnet und ausgiebig kürettiert (Abb. 8.157), mit AlgiPore aufgefüllt (Abb. 8.158) und mit einer resorbierbaren Membran abgedeckt und vernäht (Abb. 8.159, 8.160) Der Zahnfilm nach fünf Monaten zeigt die komplette Auffüllung der Alveole und des Defektes (Abb. 8.161). Die Abbildung 8.162 zeigt die reizlose Einheilung und den Erhalt der Weichgewebsstrukturen durch Erhalt der darunter liegenden Hartgewebsstrukturen. Nach fünf Monaten erfolgte die Wiedereröffnung der Schleimhaut (Abb. 8.163); nur noch wenige Reste des Granulates bei völlig verschlossener Extraktionsalveole sind vorhanden. Nach entsprechender Vorbohrung und Dehnung mit Knochenkondensatoren (Kap. 8.4.5) (Abb. 8.164) erfolgt die Implantatinsertion (Abb. 8.165). Jahrelange Verlaufskontrollen (Abb. 8.166 bis 8.169) zeigen eine befriedigende Ästhetik bei geringer Knochenresorption.

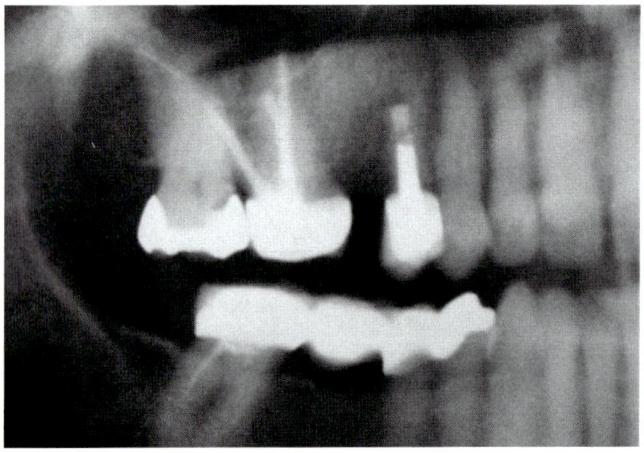

Abb. 8.156 (bis 8.169 gleicher Fall) Ausschnitt der Panoramaschichtaufnahme zwei Wochen nach Extraktion von Zahn 15.

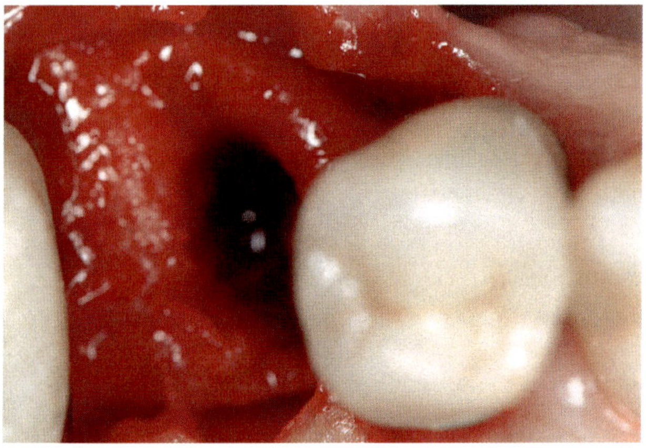

Abb. 8.157 Intraoperative Situation: Zustand nach intensiver Kürettage, zwei Wochen nach Extraktion von Zahn 15.

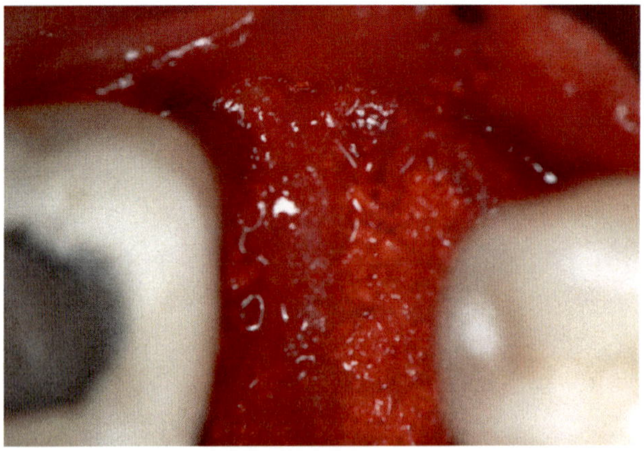

Abb. 8.158 Zustand nach Alveolenauffüllung mit AlgiPore.

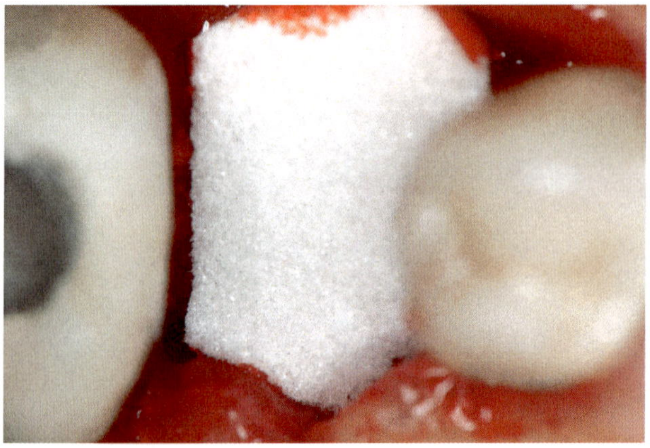

Abb. 8.159 Abdeckung mit Kollagenvlies.

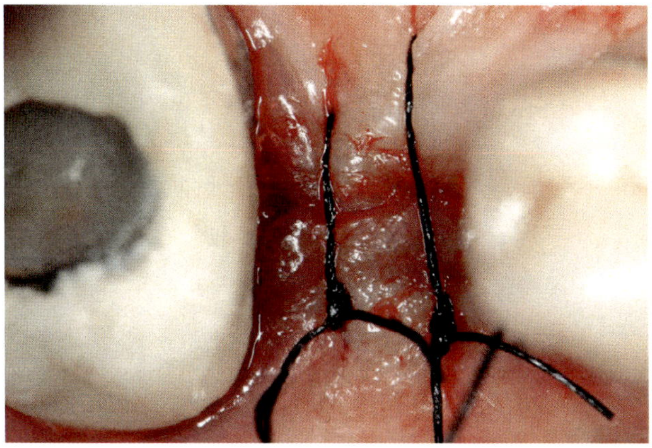

Abb. 8.160 Zustand nach Übernähen der Schleimhaut mit 4/0 Kunststofffaden.

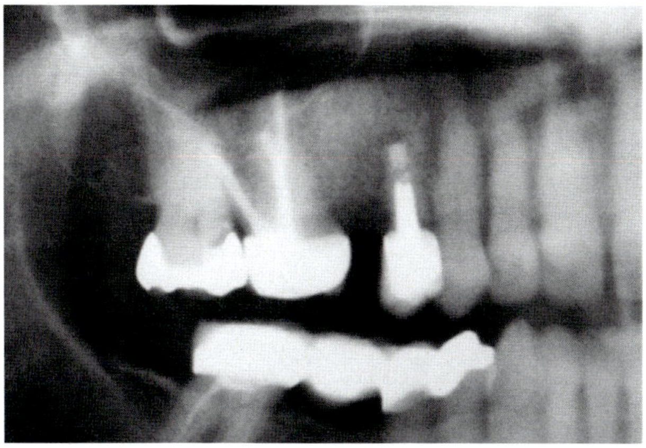

Abb. 8.161 Ausschnitt der Panoramaschichtaufnahme fünf Monate später.

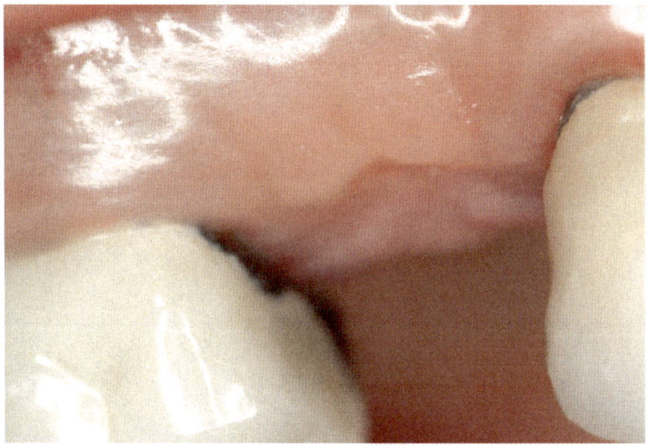

Abb. 8.162 Reizlose Schleimhaut mit hohem Schleimhautniveau durch Erhalt des Alveolarknochens vor der Implantation.

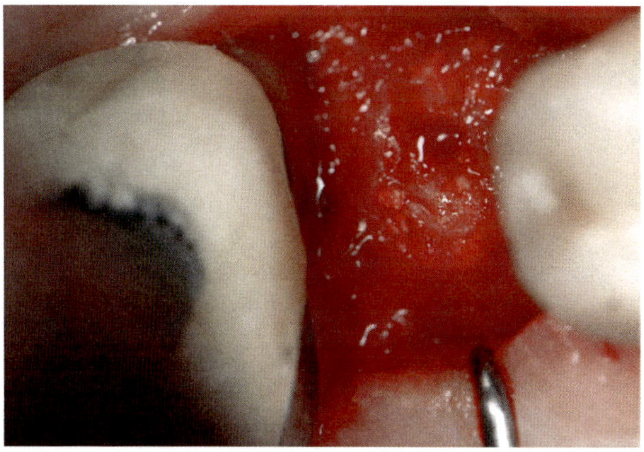

Abb. 8.163 Eröffnung der Schleimhaut fünf Monate später. Man erkennt noch wenige Reste des AlgiPore-Granulates, die nicht entfernt werden und später zur Stabilisation der periimplantären Schleimhaut beitragen.

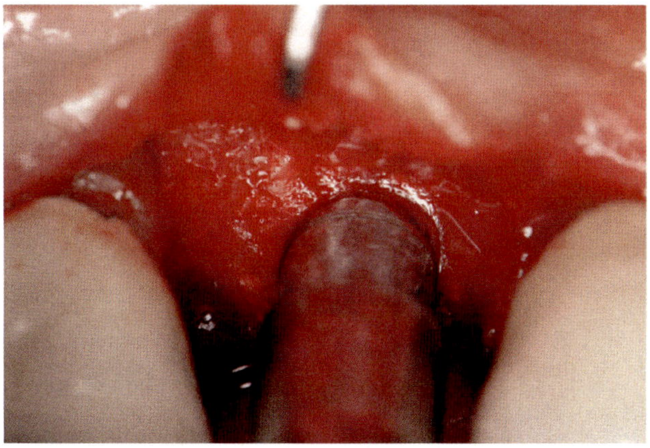

Abb. 8.164 Schrittweise Erweiterung mit Kondensatoren nach Bohren der Kortikalis.

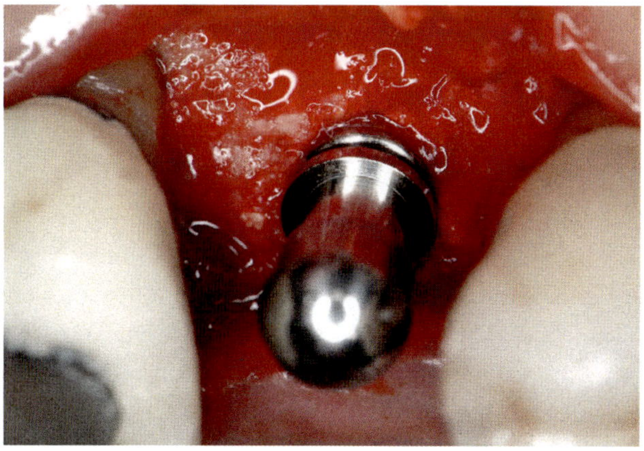

Abb. 8.165 Setzen des Implantates nach Alveolenerweiterung mit Kondensatoren.

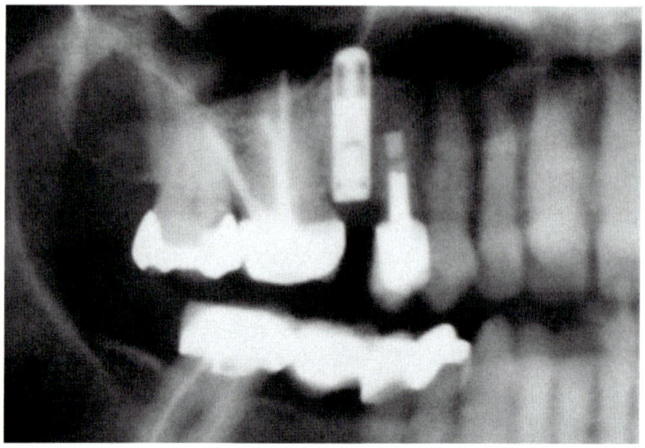

Abb. 8.166 Ausschnitt der Panoramaschichtaufnahme unmittelbar vor Freilegung des Implantates.

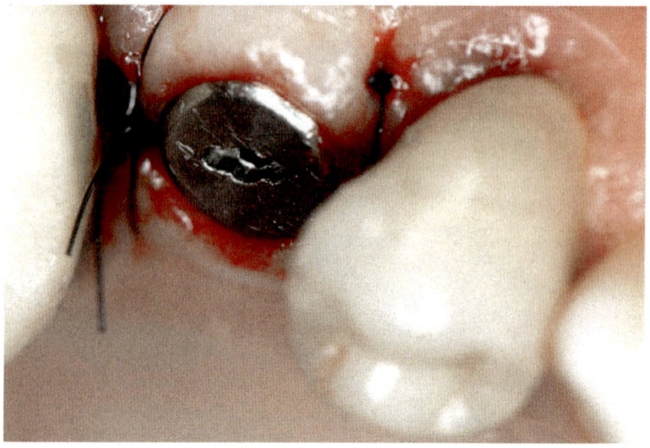

Abb. 8.167 Freilegen des Implantates nach sechsmonatiger Einheilungszeit.

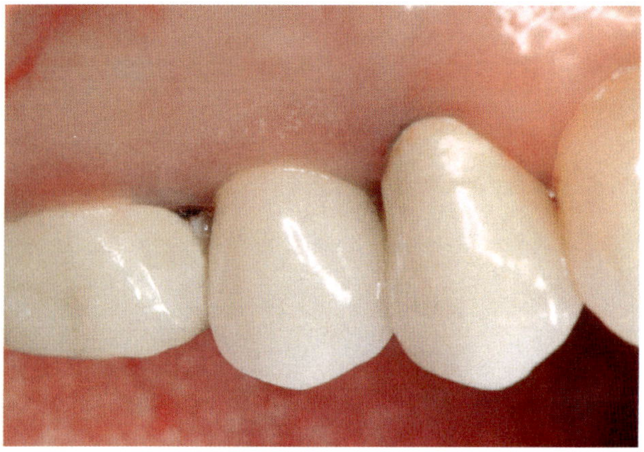

Abb. 8.168 Situation sechs Jahre später.

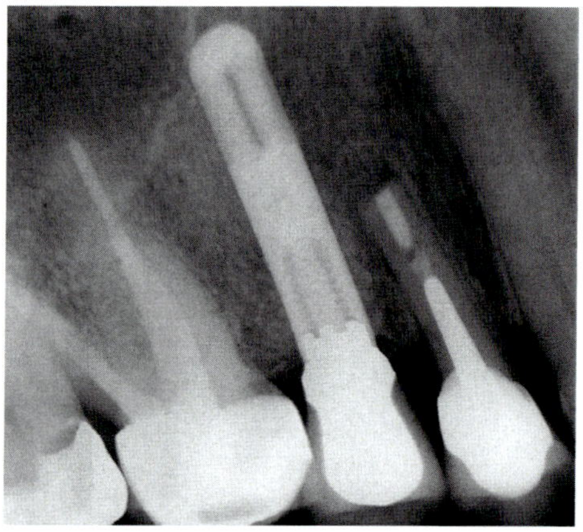

Abb. 8.169 Zahnfilm sechs Jahre nach Alveolenauffüllung und später erfolgter Implantatinsertion.

Alveolenauffüllung *post extractionem* im Unterkiefer

Der dritte Fall zeigt eine 59-jährige Patientin mit extraktionswürdigen Zähnen 47 und 48 und genügend vertikalem sowie transversalem Knochen (Abb. 8.170 bis 8.182). Nach Extraktion der beiden Zähne und sofortiger Auffüllung mit AlgiPore, Abdecken mit einer resorbierbaren Membran und primärer Naht (Abb. 8. 171 bis 8.174) erkennt man auf der zwei Monate später angefertigten Panoramaschichtaufnahme eine komplette Alveolenauffüllung unter Erhalt des Alveolarkammes (Abb. 8.175). Bei der Wiedereröffnung nach drei Monaten bestätigt auch der klinische Aspekt die erfolgreiche Alveolenauffüllung. Nur wenige Granula

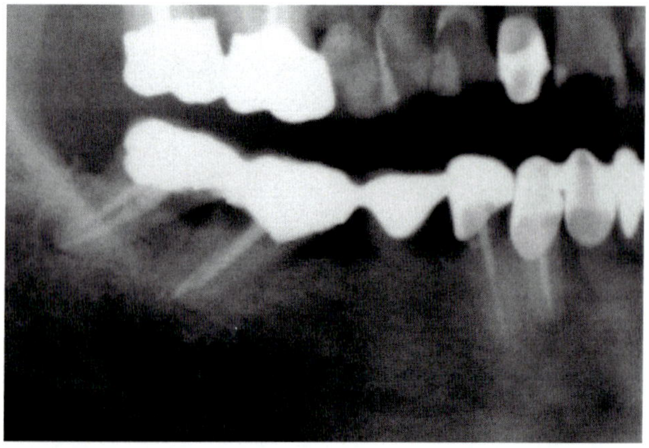

Abb. 8.170 (bis 8.182 gleicher Fall) Ausschnitt der Panoramaschichtaufnahme einer 59-jährigen Patientin mit nicht erhaltungswürdigen Zähnen 47 und 48.

Abb. 8.171 *(links)* Operationssituation nach Durchtrennung der Brücke distal von Zahn 43 sowie Extraktion der Zähne 47 und 48; Auffüllen der Alveolen mit AlgiPore-Granulat.

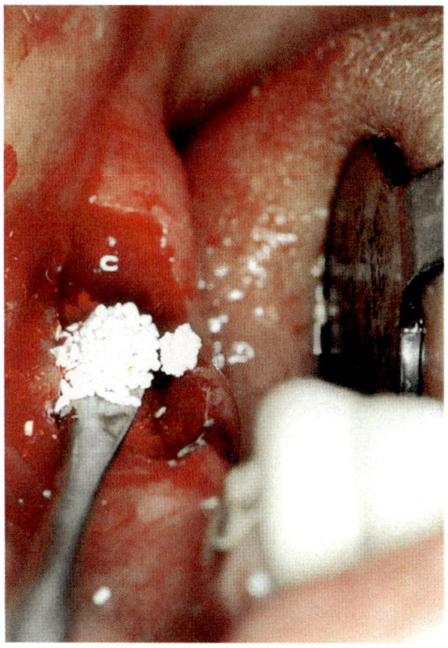

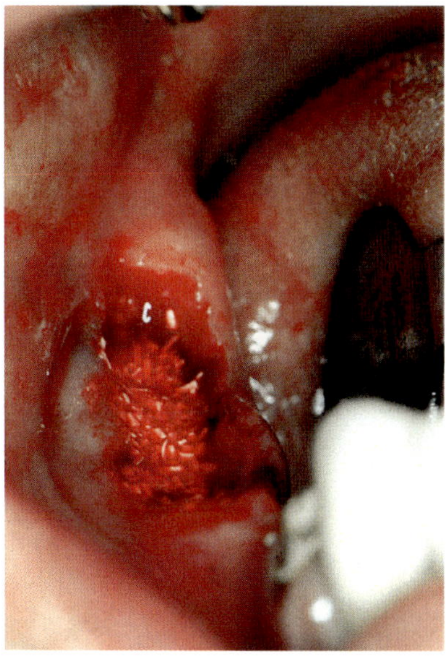

Abb. 8.172 *(rechts)* Situation nach Auffüllung der Extraktionsalveolen mit AlgiPore-Granulat.

Abb. 8.173 *(links)* Abdecken des AlgiPore-Augmentates mit Kollagenvlies.

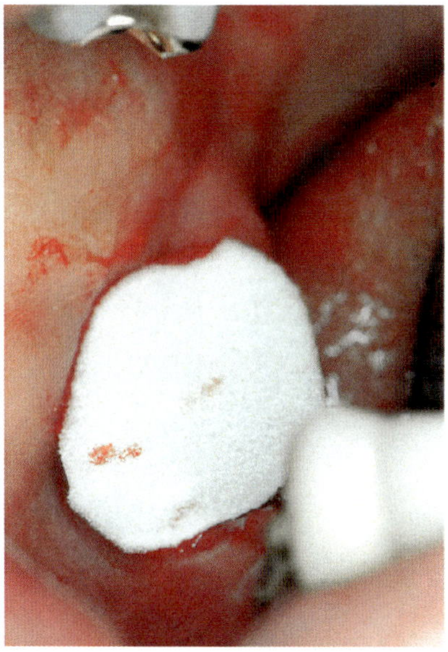

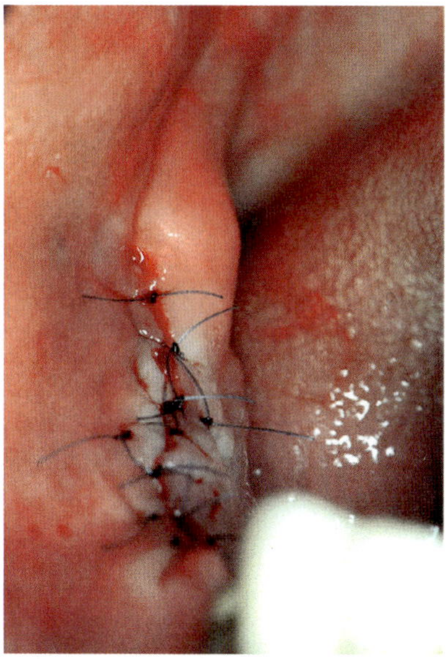

Abb. 8.174 *(rechts)* Primärer Verschluss der Alveolen mit 6-0 Kunststoffnähten.

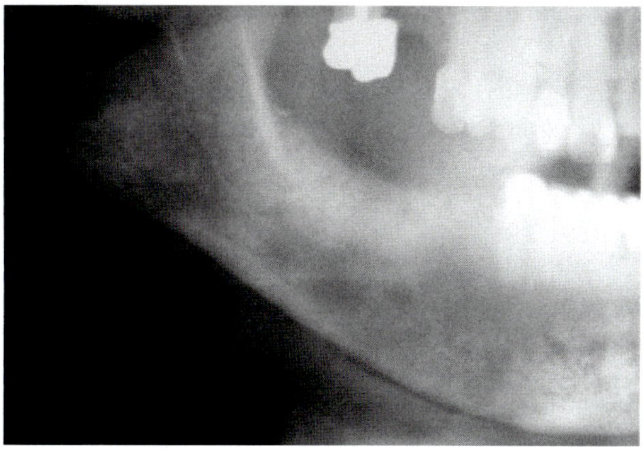

Abb. 8.175 Ausschnitt der Panoramaschichtaufnahme zwei Monate nach Auffüllung der Extraktionsalveolen mit AlgiPore-Granulat.

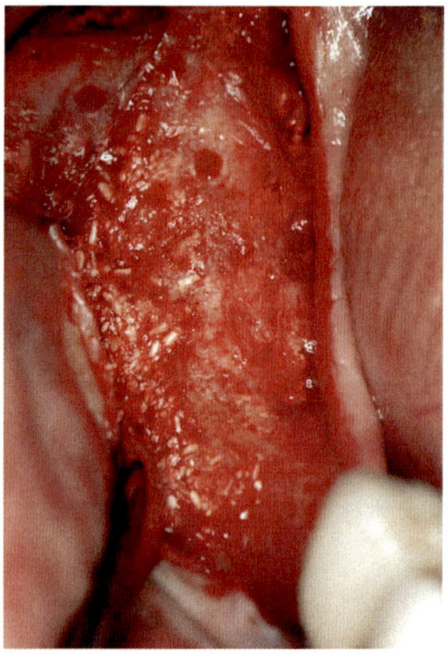

Abb. 8.176 Eröffnung nach drei Monaten. Im Randbereich erkennt man noch wenige Reste der AlgiPore-Granula, die nicht entfernt werden und später zur Stabilisation der periimplantären Schleimhaut beitragen.

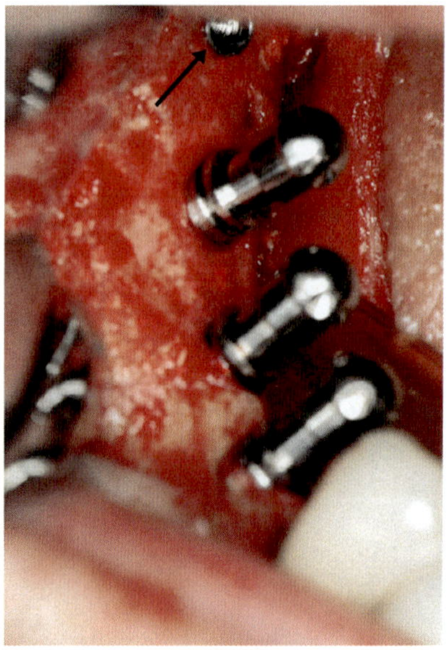

Abb. 8.177 Situation nach Insertion von drei Implantaten und eines Versuchsimplantates (*Pfeil*), das die Patientin freundlicherweise genehmigt hatte.

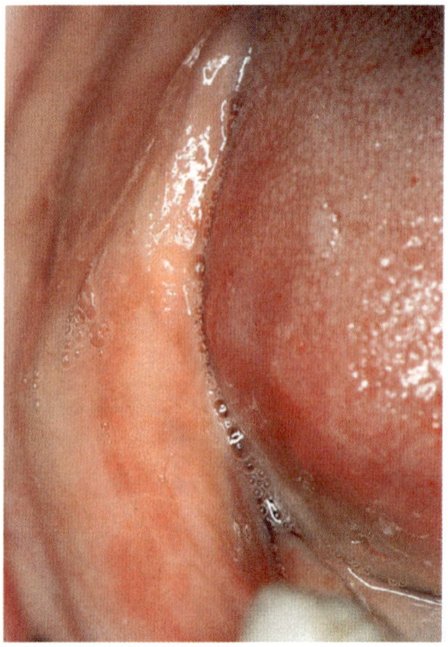

Abb. 8.178 Reizlose Wundheilung vier Wochen nach Nahtentfernung.

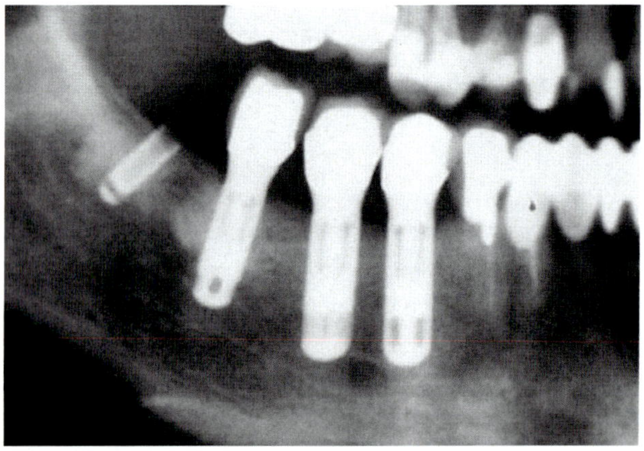

Abb. 8.179 Ausschnitt der Panoramaschichtaufnahme vier Jahre nach Insertion der drei Implantate und des Versuchsimplantates sowie Einzelkronenversorgung.

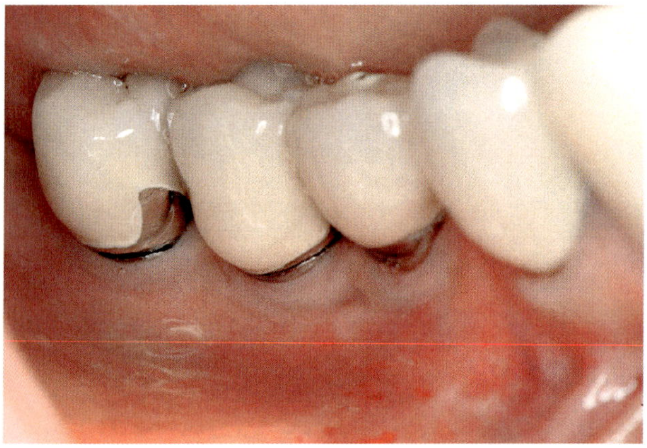

Abb. 8.180 Situation fünf Jahre nach Implantat-Einzelkronen-Versorgung (Frau Dr. Edlinger, Gloggnitz).

sind bei komplett mit neu gebildetem Knochen verschlossenen Alveolen zu sehen (Abb. 8.176). Die Patientin erlaubte zusätzlich zu den drei zweckgebundenen Implantaten ein schmales Versuchsimplantat zu inserieren (Abb. 8.177). Die nach Jahren angefertigte Panoramaschichtaufnahme (Abb. 8.179) zeigt minimalen peripillären Knochenabbau und eine gute Osseointegration aller vier Implantate. Aufgrund des zufrieden stellenden klinischen Verlaufs (Abb. 8.180) war die Patientin damit einverstanden, das Versuchsimplantat nach fünf Jahren zu entfernen (Abb. 8.181). Die histologische Aufarbeitung zeigt im neu gebildeten Knochen eine ausgezeichnete Osseointegration, obwohl das Implantat nie belastet wurde (Abb. 8.182).

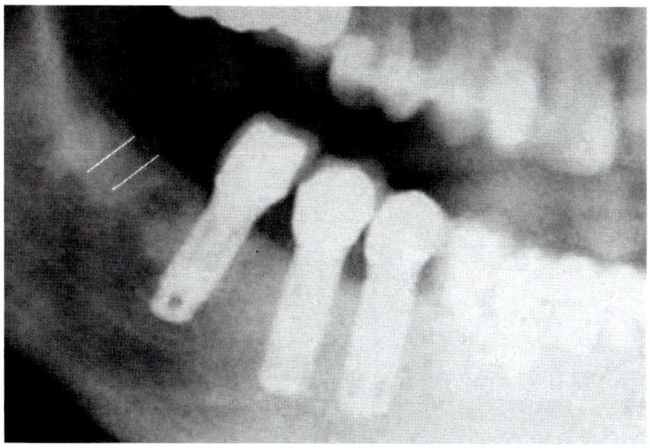

Abb. 8.181 Ausschnitt der Panoramaschichtaufnahme fünf Jahre nach Insertion des Versuchsimplantates. Die Patientin erlaubte die Entfernung *(weiße Markierung)* des Implantates mit einem Trepanbohrer.

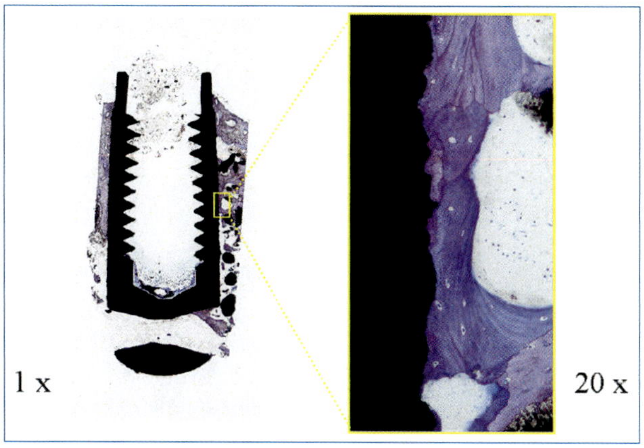

Abb. 8.182 Hartschnitthistologie des entfernten Versuchsimplantates nach fünfjähriger Liegezeit mit geringen AlgiPore-Resten und guter Osseointegration bei der inzwischen 64-jährigen Patientin.

8.4.4 Defektfüllung

Entsprechend der Einteilung nach *Wang* und *Al-Shammari* (2002)[176,177] muss man berücksichtigen, ob der Knochenaufbau noch mit Mitteln der GBR möglich ist. So lange noch genügend seitliche Wände vorhanden sind, kann das gewünschte Ziel mithilfe einer Folie und Auffüllung des Defektes mit einem Knochenaufbaumaterial erreicht werden. Bei Verwendung von xenogenen, nicht resorbierbaren Materialien sollten diese unter keinen Umständen direkt in Kontakt mit dem Implantat kommen. Nur bei Verwendung von resorbierbaren Materialien können auch alloplastische Materialien, gemischt mit autogenem Kollektorknochen, zum Einsatz kommen (Abb. 8.183). Bei Verwendung eines porösen resorbierbaren Aufbaumaterials kann das von *Marx* (1998)[121] erstmals beschriebene *platelet rich plasma* (PRP) zugefügt werden, um die Knochenneubildung zu fördern.[197]

An einem Patientenbeispiel wird ein zweizeitiges Vorgehen demonstriert (Abb. 8.184 bis 8.192). Durch Verlust von zwei Implantaten kam es zu einem ausgeprägten Knochenverlust (Abb. 8.184). In der ersten Sitzung wurde der Defekt mit AlgiPore-Granula und einem kleinen Kortikalistransplantat aus dem *Tuber*-Bereich aufgefüllt (Abb. 8.185) und mit einer Titanmembran abgedeckt, die mit Titannägeln fixiert wurde (Abb. 8.186). Ein halbes Jahr später wurde eine reizlos eingeheilte Titanfolie vorgefunden (Abb. 8.187), nach deren Entfernung die komplette Auffüllung des ehemaligen Defektes durch neu gebildeten Knochen beobachtet (Abb. 8.188) und ein Implantat inseriert wurde (Abb. 8.189). Die histologische Aufarbeitung zeigt die teilweise Resorption des AlgiPore-Materials und das physiologische *Remodelling* des neu gebildeten Knochens (Abb. 8.190). Bei einer Kontrolle nach fünf Jahren wurden nach wie vor reizlose Verhältnisse im Bereich des ehemaligen Augmentates festgestellt (Abb. 8.191), ebenso nach neun Jahren nach Wechsel auf eine abnehmbare Teleskop-Prothese (Abb. 8.192).

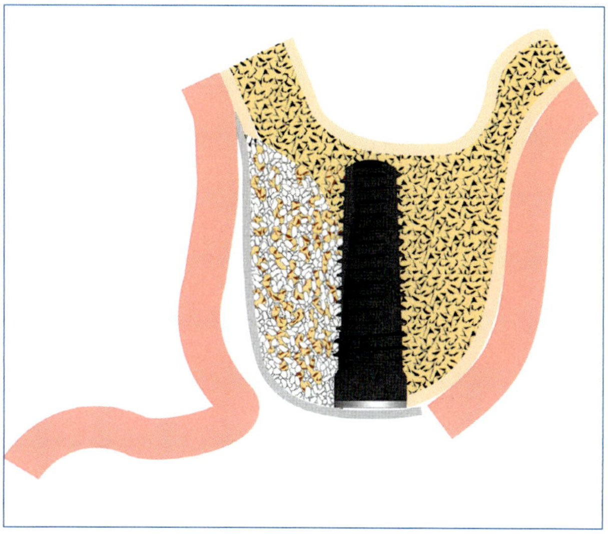

Abb. 8.183 Bei Defektaufbau mit alloplastischen resorbierbaren Materialien, z. B. AlgiPore, können diese mit autogenem Knochen (Kollektormaterial) gemischt und direkt mit dem Implantat in Kontakt gebracht werden. Das alloplastische Material wird resorbiert und durch autogenen Knochen ersetzt.

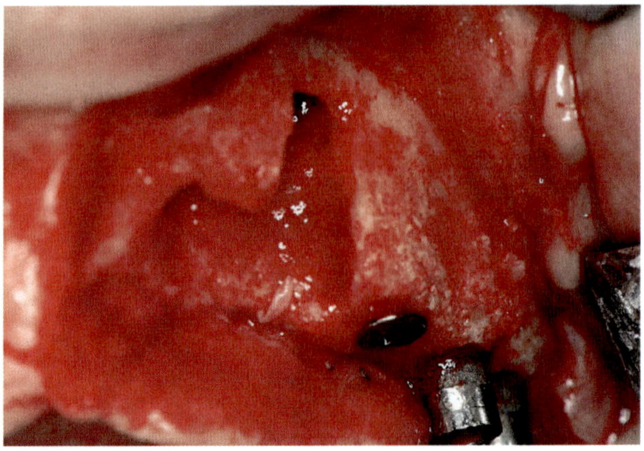

Abb. 8.184 (bis 8.192 gleicher Fall) Ausgeprägter mehrwandiger Defekt in *regio* 22 und 23 nach Verlust von zwei Implantaten und Insertion von einem Implantat in *regio* 24.

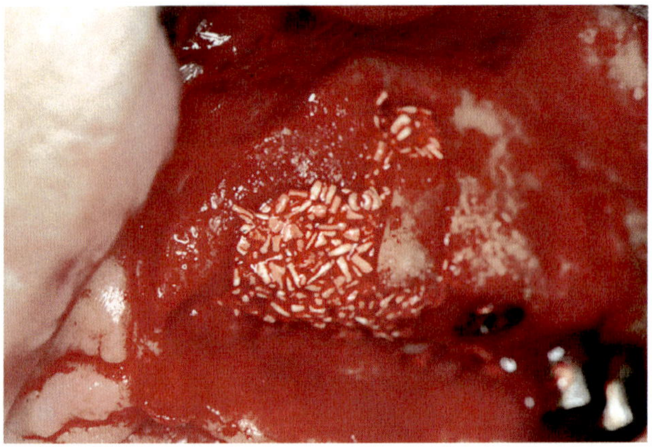

Abb. 8.185 Augmentation mit einem kleinen monokortikalen Transplantat aus dem Tuberbereich und AlgiPore.

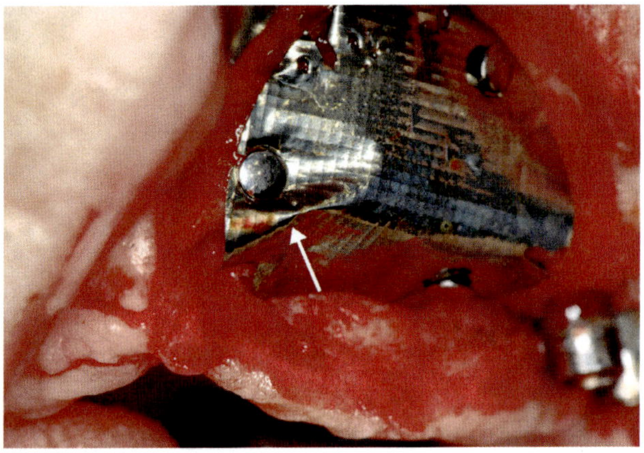

Abb. 8.186 Mit einer Titanmembran abgedecktes und stabilisiertes Augmentat, mit drei Titannägeln fixiert; Falte in der Titanmembran *(Pfeil)*.

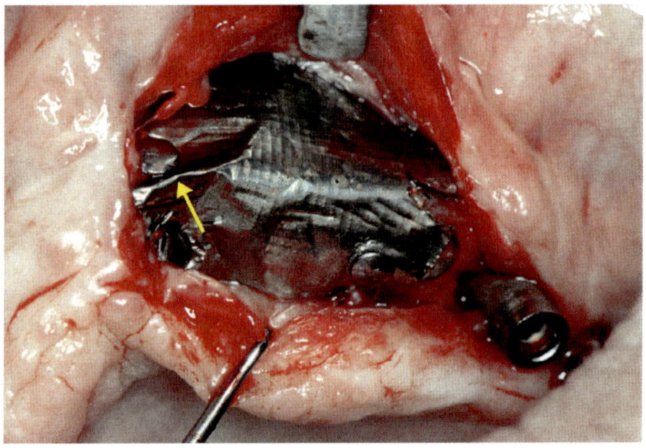

Abb. 8.187 Eröffnung der Schleimhaut sechs Monate später; der *gelbe Pfeil* deutet auf die Falte in der Titanmembran.

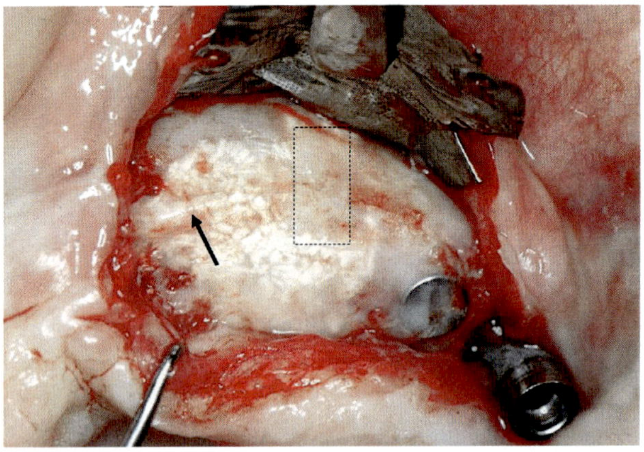

Abb. 8.188 Aufgefüllter Defekt mit neu gebildetem Knochen und durchschimmerndem osseointegriertem, aber noch nicht komplett resorbiertem AlgiPore. Der Hohlraum unter der in Abbildung 8.186 markierten Titanfalte hat sich mit neu gebildetem Knochen aufgefüllt *(Pfeil)*. Die Umrisse des monokortikalen Transplantates sind noch zu erkennen (s. Kasten).

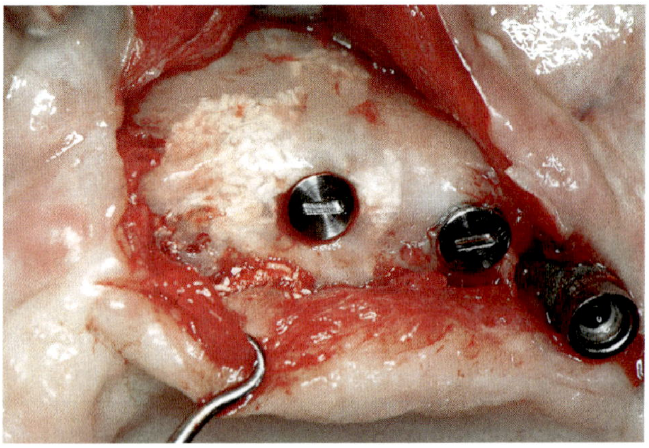

Abb. 8.189 Nach Insertion des Implantates in *regio* 22–23.

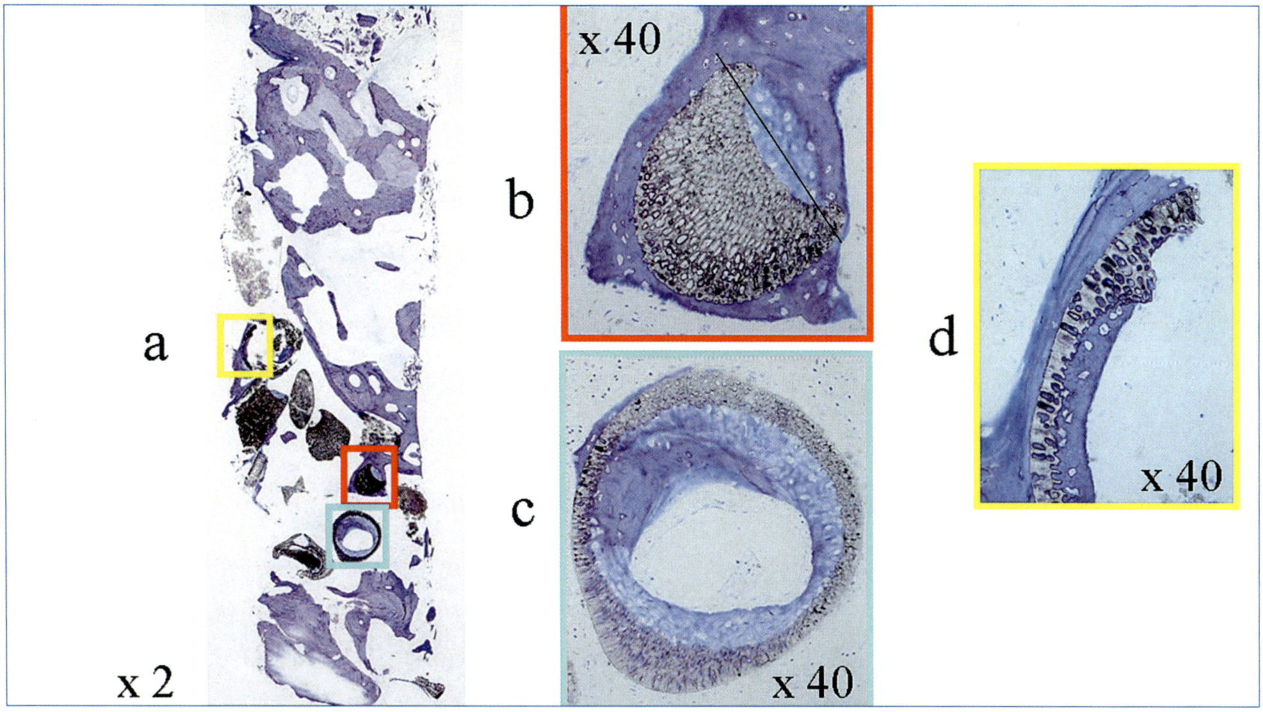

Abb. 8.190 Histologie in *regio* 22–23 nach sechsmonatiger Einheilungszeit. a) Übersichtspräparat der Knochentrepanprobe von kaudal (unten) nach kranial (oben). b) Roter Kasten: 40-fache Ausschnittsvergrößerung von a. c) Türkiser Kasten: 40-fache Ausschnittsvergrößerung von a. Es ist der quer getroffene Eingang des so genannten Fruchtkörpers des ehemaligen Algen-Granulums (*schwarze Linie* in Abbildung b.) d) Gelber Kasten: 40-fache Ausschnittsvergrößerung von a. Knochenneubildung um und innerhalb des Granulums, welches schon beginnende Resorption erkennen lässt.

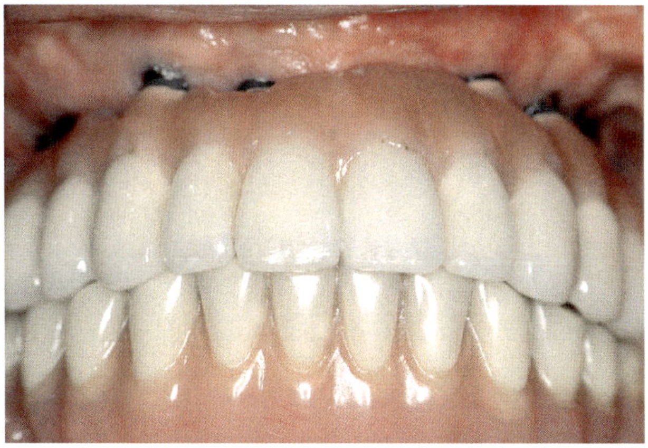

Abb. 8.191 Festsitzende Arbeit nach fünf Jahren mit reizlosen Schleimhautverhältnissen. (Dr. Kirsch, Stuttgart)

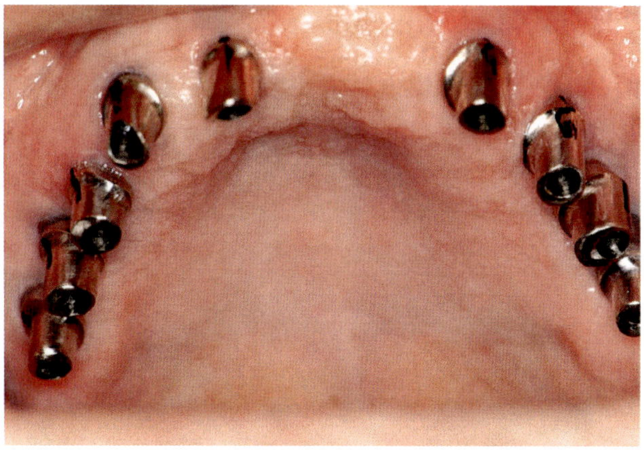

Abb. 8.192 Die Patientin wünschte nach neun Jahren eine an Teleskopen abnehmbare Arbeit.

8.4.5 Kondensierung

Bei Knochen der Klasse 3 und 4 nach *Lekholm* und *Zarb* (1985)[113] sollte die Methode der Knochenkondensierung zur Anwendung kommen. Beim Aufbereiten des Implantatbettes, vor allem im Oberkiefer, ist darauf zu achten, dass zuerst der Pilotbohrer sowie der Vorbohrer eingesetzt werden. Für das Erweitern der kortikalen Knochenlamelle werden aufsteigend bis zum gewünschten Durchmesser kurze Bohrer eingesetzt. Zwischen den Kortikalisbohrungen wird der spongiöse Knochen mit entsprechenden Knochenkondensatoren lateral kondensiert und diese jeweils mit leichten Hammerschlägen bis zur gewünschten Implantatlänge vorgetrieben (Abb. 8.193, Abb. 8.194). Dies sollte bei den Klassen 3 und 4 routinemäßig stattfinden, um die Primärstabilität des Implantates zu erhöhen.

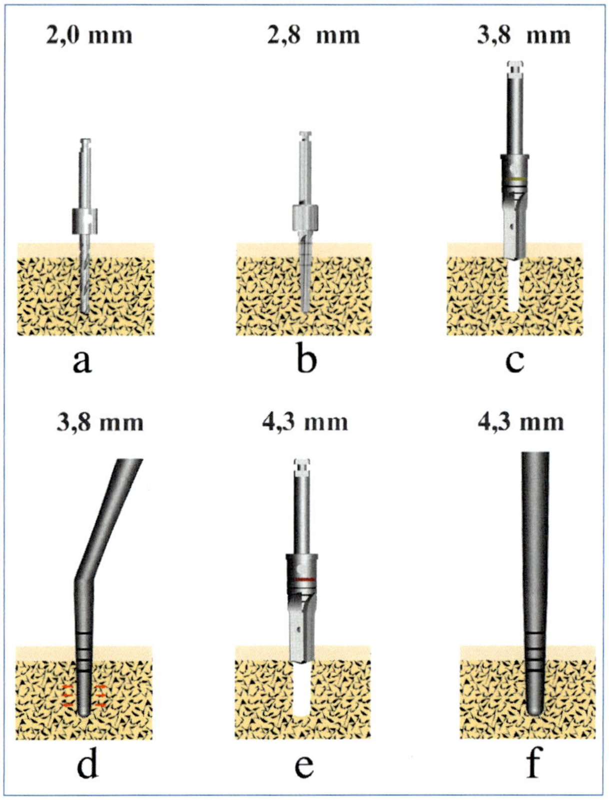

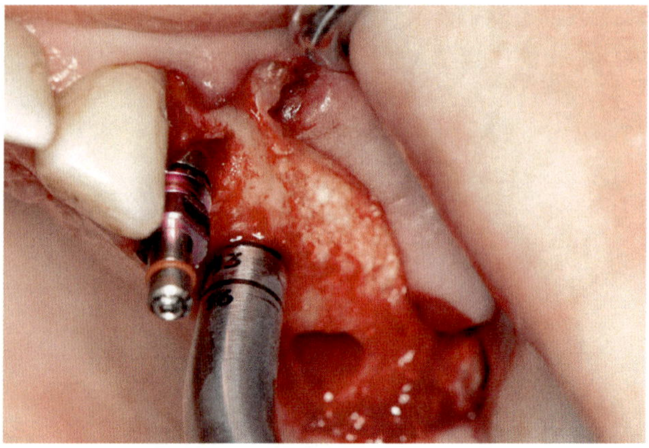

Abb. 8.194 (Patientin der Abb. 8.303 bis 8.319) Kondensor *in situ* nach Augmentation mit AlgiPore und Kollektorknochengemisch im Sinusbereich.

Abb. 8.193 (*links*) Vorgehen beim Knochendehnen:
a. Mit einem 2,0-mm-Pilotbohrer die gewünschte Tiefe bohren.
b. Erweitern der Kavität mit dem Vorbohrer auf 2,8 mm. prüfen
c. Erweitern der Kortikalis mit einem 3,8-mm-Bohrer.
d. Dehnen der Spongiosa mit einem 3,8-mm-Kondensor bis zur gewünschten Tiefe.
e. Erweitern der Kortikalis mit einem 4,3-mm-Bohrer.
f. Dehnen der Spongiosa mit einem 4,3-mm-Kondensor usw.

8.4.6 Knochenspaltung

Bei der Knochenspaltung muss immer der Mukoperiostlappen vom Knochen abpräpariert werden, um die entsprechenden Osteotomien vorzunehmen zu können. Damit wird aber auch gleichzeitig die Blutversorgung des Knochens unterbrochen, welche auch durch das Periost erfolgt. Wenn anschließend das Knochensegment mobilisiert wird, ist der Knochen nicht mehr vaskularisiert (Abb. 8.195, Abb. 8.196) und entspricht dann eigentlich einem autogenen Onlay-*Graft* der Klasse IVa (Kap. 8.4.9). Eine Sonderform der Knochenspaltung stellt die zweizeitige transversale Knochenspaltung dar, bei der zuerst eine vorbereitende Osteotomie und etwa 28 Tage später die endgültige Knochenspaltung mit gleichzeitiger Insertion der Implantate vorgenommen wird. Da dadurch ein gestieltes Knochentransplantat entsteht, wird es auch als *two step transversal Pedicled Sandwich Plasty* (tst PSP) bezeichnet und stellt eigentlich Knochen der Klasse III dar (Abb. 8.197, Abb. 8.198)[41]. Anhand von zwei klinischen Beispielen wird diese Methode im Unter- und Oberkiefer demonstriert.

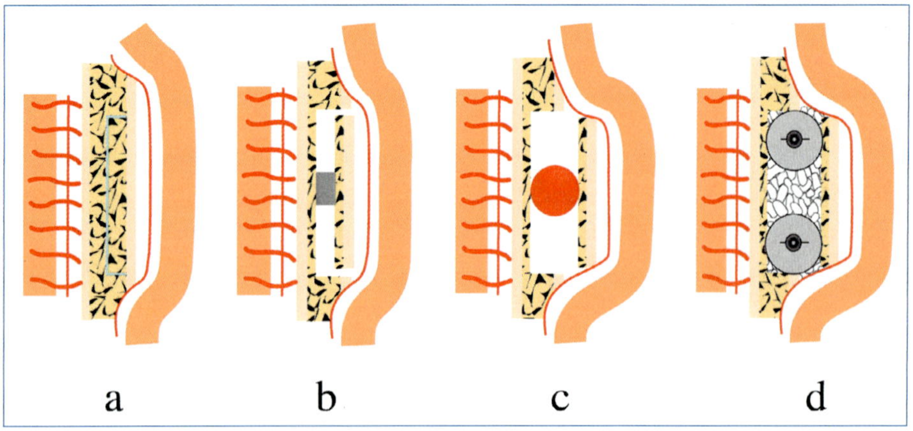

Abb. 8.195 Schemazeichnung (Aufsicht) der klassischen einzeitigen Knochenspaltung.
a. Präparation des Mukoperiostlappens und Osteotomie des Knochens *(grüne Linie)*.
b. Vertiefen und Erweitern der Osteotomie mit doppelseitigem Skalpell und Meißel.
c. Erweiterung der Osteotomie mit Dehnschraube.
d. Insertion der Implantate und Auffüllen des Spaltes mit Knochenaufbaumaterial.

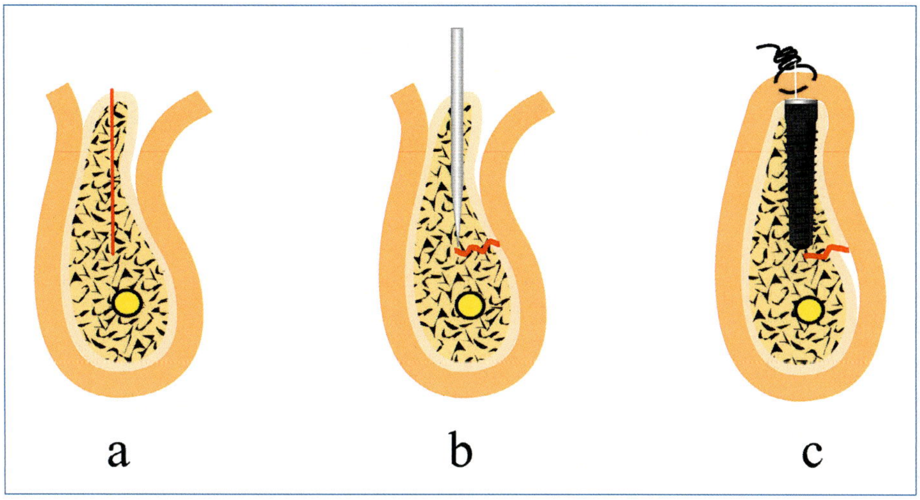

Abb. 8.196 Schemazeichnung zum Vorgehen bei der einzeitigen horizontalen Knochenspaltung.

a. Präparation des Mukoperiostlappens, krestale sowie zwei vertikale Entlastungsosteotomien.
b. Mit Skalpell, Meißel und Dehnschraube wird der Knochen langsam auseinandergedrängt, sodass die Implantatbohrung vorgenommen werden kann. Wegen der fehlenden Vaskularisation des zu transportierenden Knochensegmentes wird auf die horizontale basale Osteotomie verzichtet, die basale Fraktur erfolgt spontan.
c. Insertion des Implantates, Zurückklappen des Mukoperiostlappens und primäre Naht.

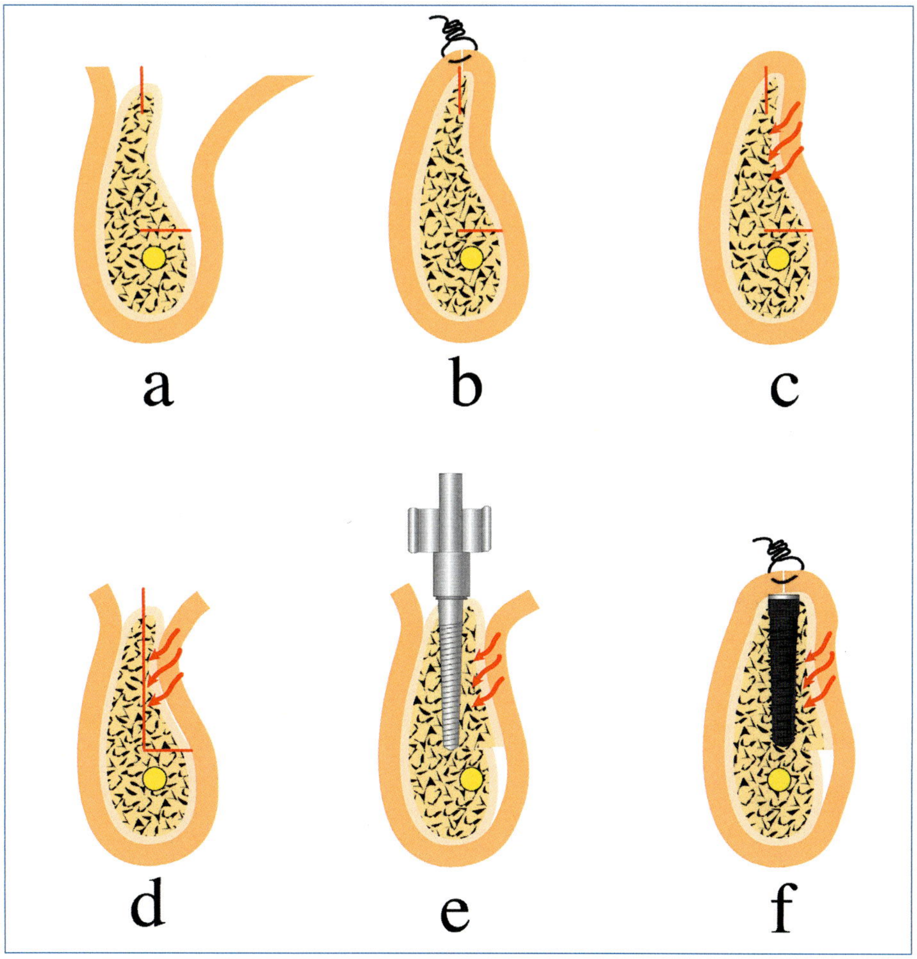

Abb. 8.197 Schemazeichnung der zweizeitigen transversalen Knochenerweiterung *(two step transversal Pedicled Sandwich Plasty)*.

a. Erste OP: Nach Bildung des Mukoperiostlappens Durchführung der horizontalen, krestalen und beiden vertikalen Osteotomien.
b. Zurückklappen des Mukoperiostlappens und primäre Naht.
c. Während der Einheilungszeit wird der später zu mobilisierende Knochen revaskularisiert.
d. Zweite OP: 28 Tage nach der Osteotomie wird der Mukoperiostlappen nur krestal eröffnet, um die Revaskularisation des Knochens nicht zu gefährden.
e. Mit doppelseitigem Skalpell, Meißel und Dehnschraube wird der Knochen langsam auseinandergedrängt, sodass die Implantatbohrung vorgenommen werden kann.
f. Insertion des Implantates, Zurückklappen des Mukoperiostlappens und primäre Naht.

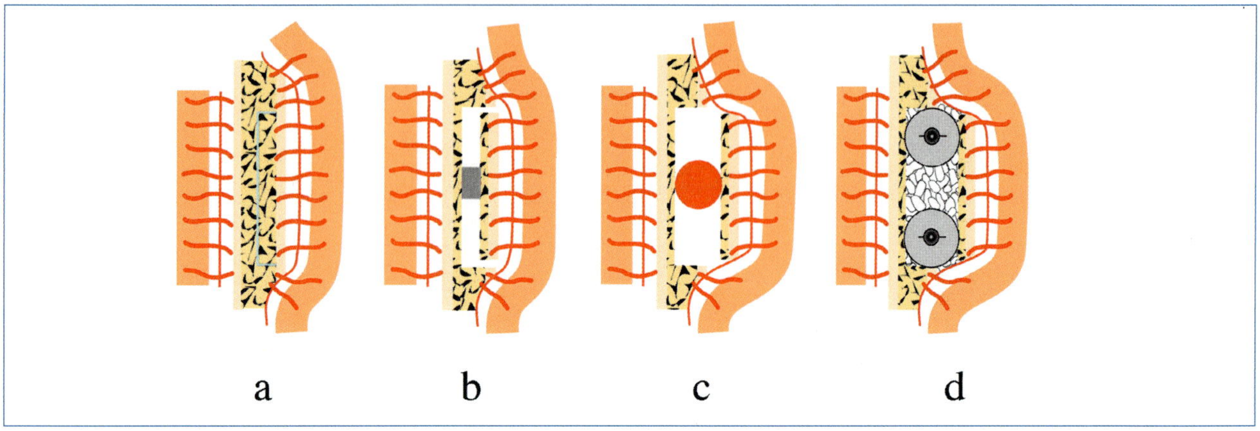

Abb. 8.198 Schemazeichnung (Aufsicht) der zweizeitigen transversalen Knochenerweiterung *(two step transversal Pedicled Sandwich Plasty)* zweite OP.

a. Nur Präparation des krestalen bukkalen Mukoperiostlappens, das restliche Periost wird nicht von dem zu mobilisierenden Knochen abgelöst.

b. und c. Spalten und Erweitern der Osteotomie durch doppelseitiges Skalpell, Meißel oder Dehnschraube.

d. Insertion der Implantate und Auffüllen des verbleibenden Spaltes mit Knochenaufbaumaterial.

Two step transversal Pedicled Sandwich Plasty **(tst PSP) im Unterkiefer**

Die Abbildungen 8.199 bis 8.217 zeigen diese Methode bei einer 35-jährigen Patientin mit Freiend im Unterkiefer beidseits, mit genügend vertikalem Knochen aber zu geringer Alveolarkammbreite (Abb. 8.199). Bei der ersten Operation wurden die vier Osteotomien in beiden distalen Unterkieferbereichen durchgeführt. Bei dieser Patientin kam die *Khoury*-Säge zum Einsatz (Abb. 8.200, Abb. 8.201). Die postoperative Panoramaschichtaufnahme lässt die Osteotomien deutlich erkennen (Abb. 8.202). Nach mindestens 28 Tagen erfolgte die Wiedereröffnung der Schleimhaut, wobei darauf geachtet wurde, dass das Periost auf der vestibulären Seite nur krestal gelöst wird, um die wieder gewonnene Blutversorgung des zu diesem Zeitpunkt vertikal zu osteotomierenden Knochensegmentes nicht zu zerstören. Lingual konnte weit nach kaudal mobilisiert werden (Abb. 8.203 bis 8.205). Anschließend wurde die vertikale Osteotomie bis oberhalb des Mandibularkanals mit doppelseitigem Skalpell vertieft (Abb. 8.206) und der bukkale Knochen mit dem Meißel zur

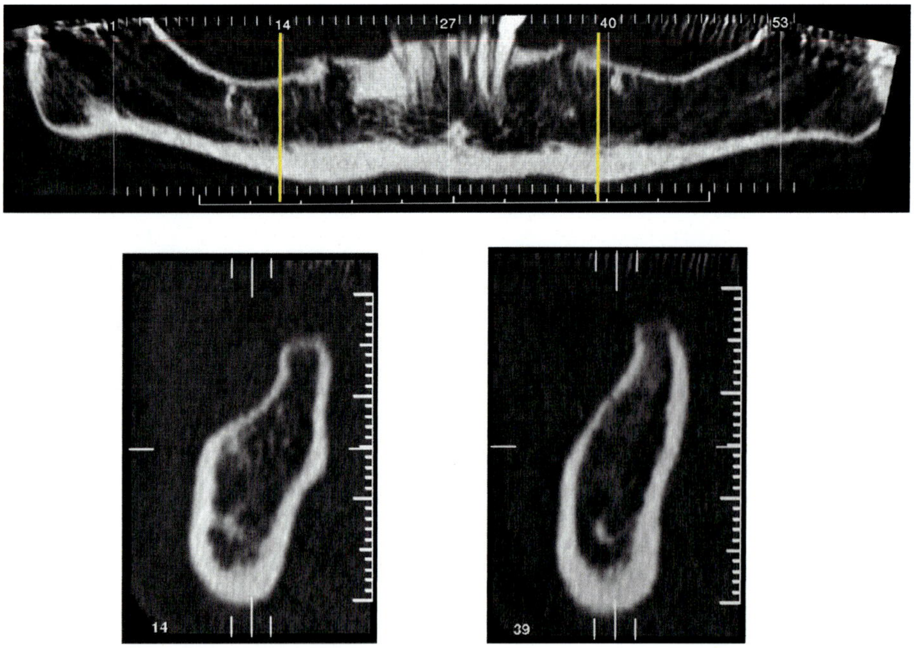

Abb. 8.199 (bis 8. 217 gleicher Fall) Reformatierte Panoramaansicht einer 36-jährigen Patientin mit genügend vertikalem Knochenangebot, aber zu geringer Alveolarkammbreite. Unten sind die formatierten orthoradialen Schichten 14 und 39 mit Darstellung der schmalen Kieferkämme zu sehen.

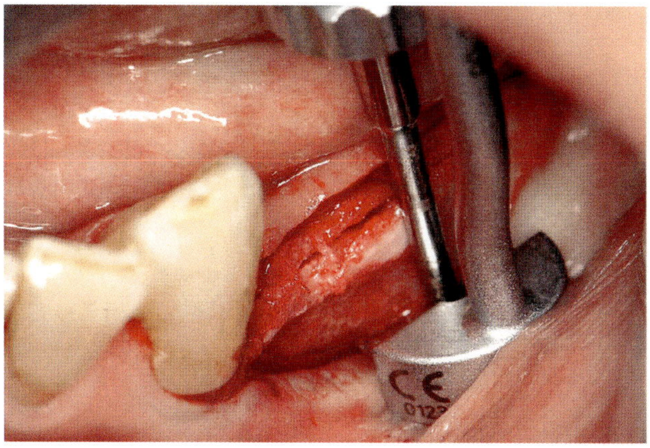

Abb. 8.200 Horizontale Osteotomie mit *Khoury*-Säge unter Schonung des *Nervus mentalis*.

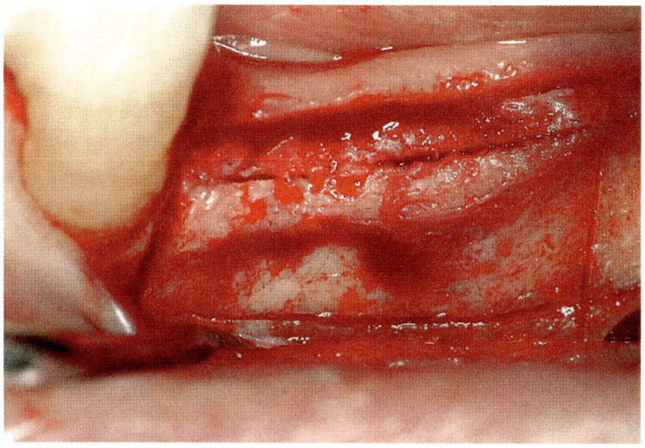

Abb. 8.201 Alle vier Osteotomien sind durchgeführt.

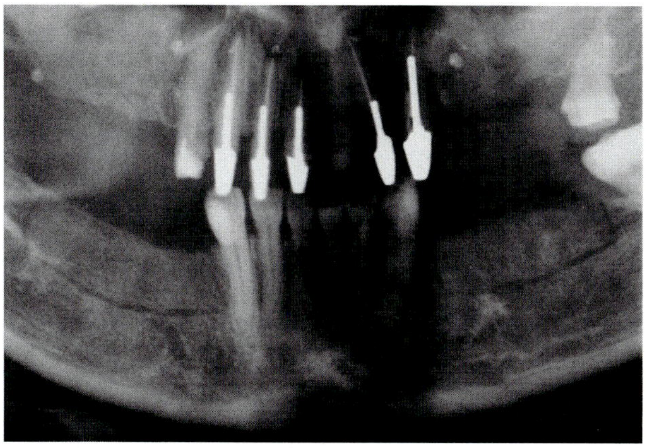

Abb. 8.202 Panoramaschichtaufnahme nach Osteotomien in *regio* 34–36 und 44–46.

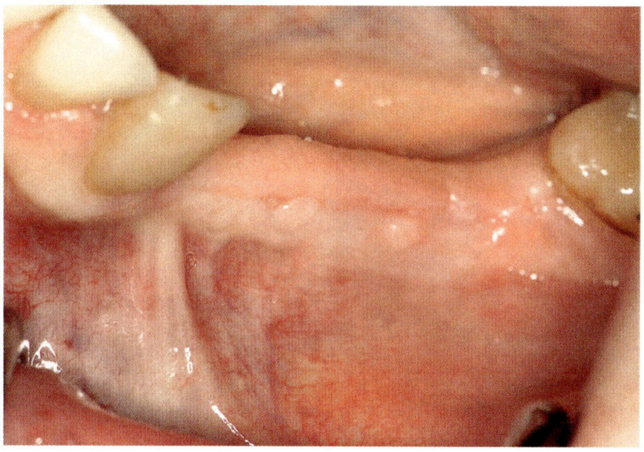

Abb. 8.203 Reizlose Wundheilung.

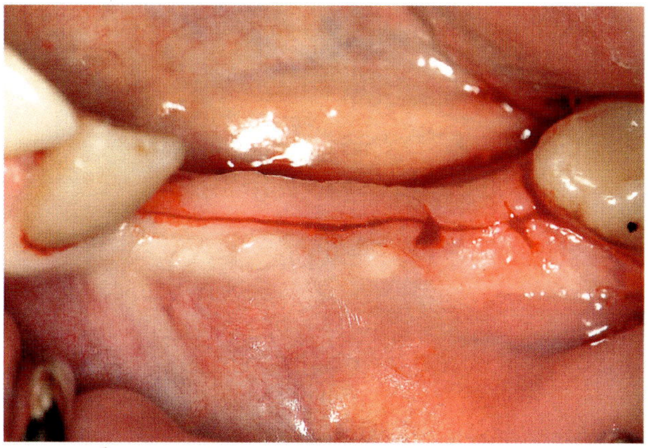

Abb. 8.204 Durchführung der zweiten Operation mit Alveolarkammschnitt 28 Tage später.

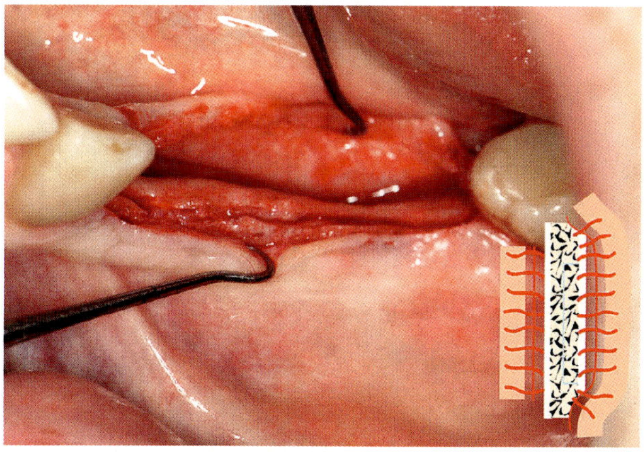

Abb. 8.205 Geringes Aufklappen des Mukoperiostlappens auf der bukkalen Seite und komplettes Mobilisieren des Mukoperiosts auf der lingualen Seite.

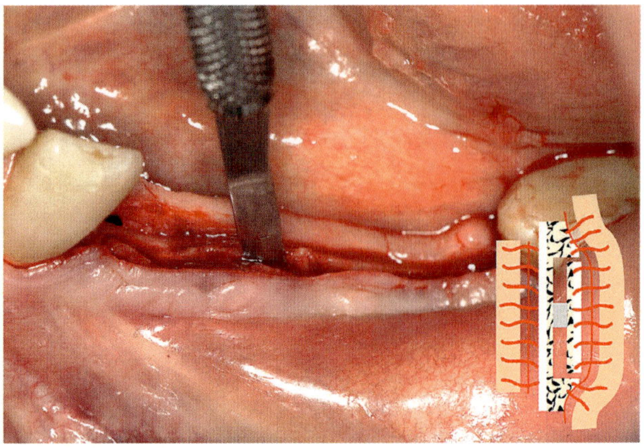

Abb. 8.206 Vertiefen der Osteotomie mit doppelseitigem Skalpell.

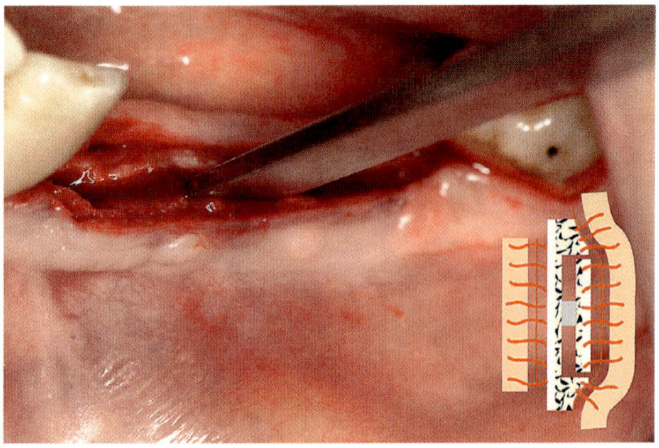

Abb. 8.207 Spaltung mit Meißel.

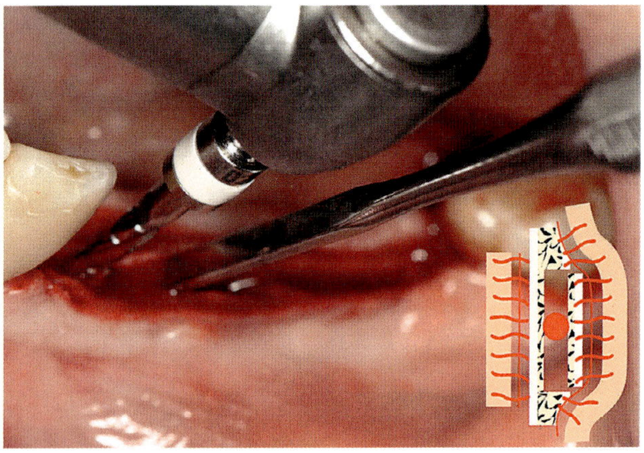

Abb. 8.208 Während der Spalt mit dem Meißel offengehalten wird Pilotbohrung unter Schonung der beiden Knochenlamellen.

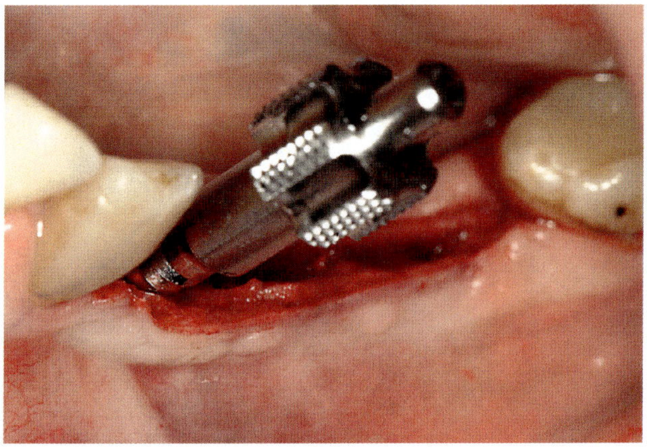

Abb. 8.209 Eindrehen der Erweiterungsschraube.

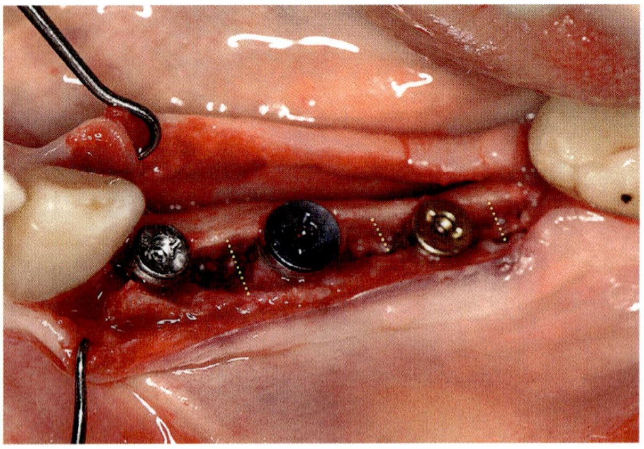

Abb. 8.210 Setzen der Implantate in den Positionen 34, 35 und 36; die gelben Linien verdeutlichen die gewonnene Spaltbreite.

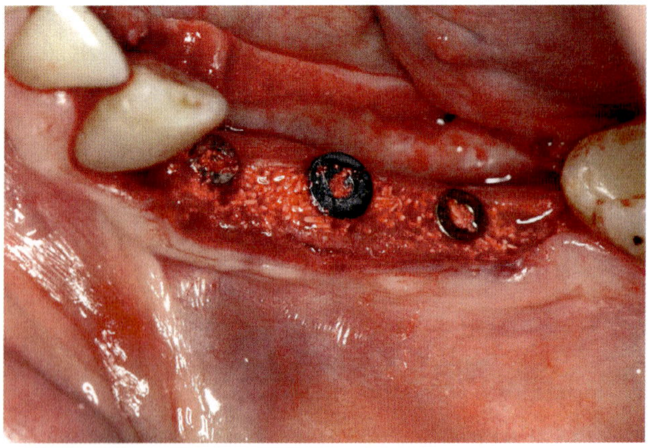

Abb. 8.211 Auffüllen der Defekte mit AlgiPore.

vestibulären Seite gedrängt (Abb. 8.207). Nach der Mobilisierung des Knochensegmentes wurde der Spalt mit einem Meißel offen gehalten und mit der Pilotbohrung begonnen, wobei die feinen krestalen Knochenlamellen nicht verletzt wurden (Abb. 8.208). Die Implantatlöcher wurden mit der Dehnschraube erweitert (Abb. 8.209) bis die Implantate inseriert werden konnten (Abb. 8.210). Der entstandene Spalt wurde mit AlgiPore aufgefüllt (Abb. 8.211) und die Schleimhaut nach lingualer Periostschlitzung vernäht (Abb. 8.212). Die reformatierten orthoradialen prä- und postoperativen Schichten verdeutlichen das Auseinanderdrängen der unverletzten kortikalen Lamellen und das Dazwischenschieben des Implantates in *regio* 36 (Abb. 8.213). Die Abbildungen 8.214 bis 8.216 zeigen die prothetische Versorgung und Abbildung 8.217 die Abschluss-Panoramaschichtaufnahme.

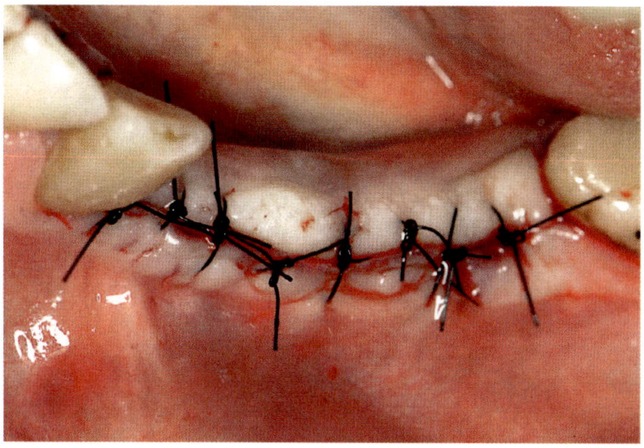

Abb. 8.212 Nahtverschluss nach Mobilisation der lingualen Schleimhaut (linguale Periostspreizung).

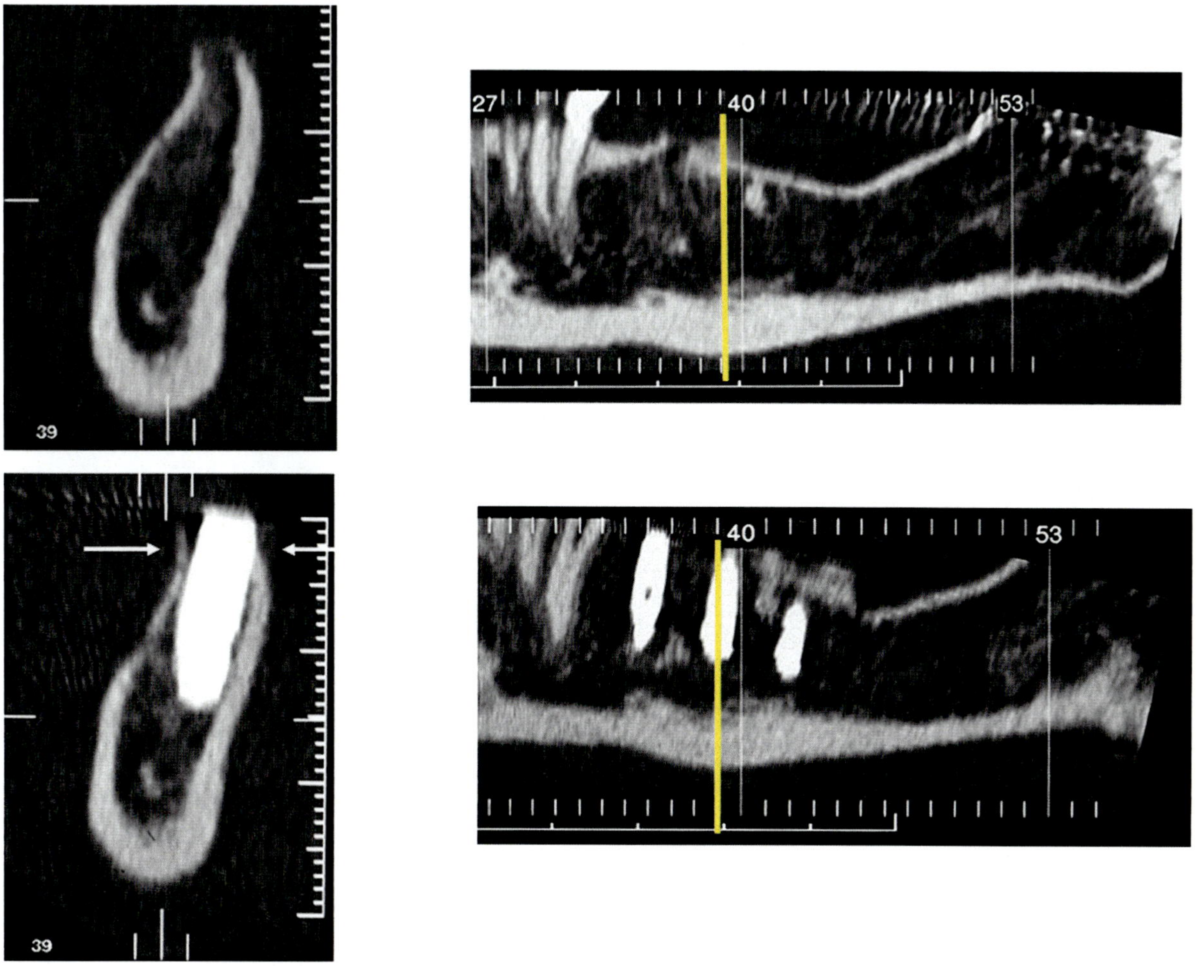

Abb. 8.213 Reformatierte Panoramaansicht *ante* (oben) und *post operationem* (unten) sowie reformatierte orthoradiale Schichten prä- und postoperativ mit Darstellung der unverletzten bukkalen und lingualen Kortikalislamelle (*Pfeile*).

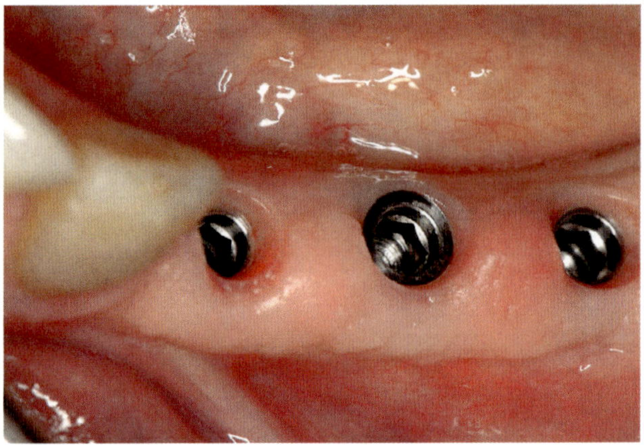

Abb. 8.214 Entzündungsfreie periimplantäre Gingiva.

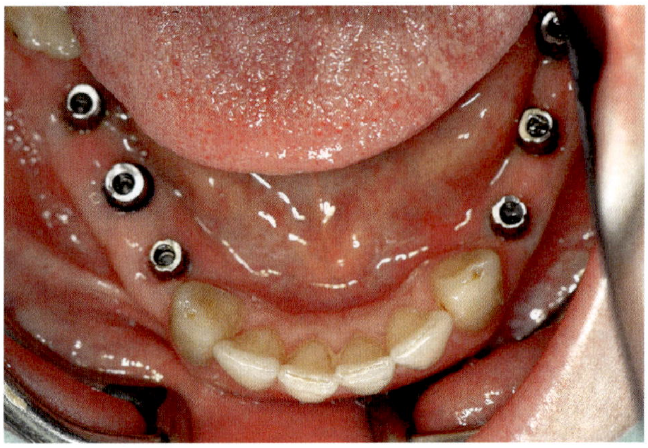

Abb. 8.215 Implantate mit den präparierten definitiven Abutments (Spiegelaufnahme).

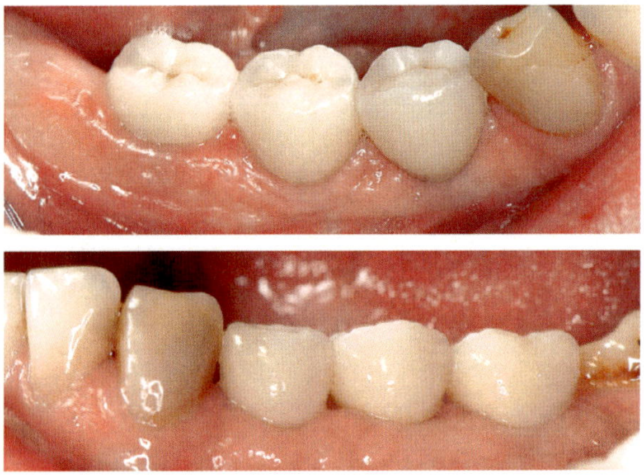

Abb. 8.216 Ansicht der Kronen von lateral nach drei Jahren (Spiegelaufnahmen).

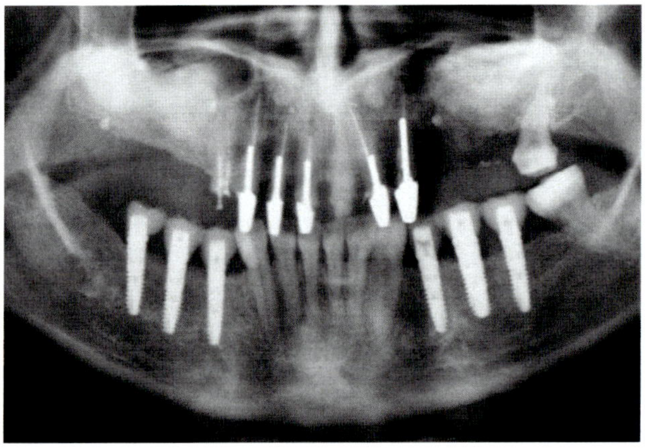

Abb. 8.217 Panoramaschichtaufnahme drei Jahre nach Abschluss der Behandlung mit Einzelkronen auf den Implantaten.

***Two step transversal Pedicled Sandwich Plasty* (tst PSP) im Oberkiefer**

Der zweite Fall demonstriert diese Methode an einem Freiend distal von Zahn 23 nach vorausgegangenem Sinuslift mit zu dünnem Alveolarfortsatz (Abb. 8.218 bis 8.232). Nach sechsmonatiger Einheilzeit des AlgiPore-Augmentatgemisches erfolgten die Wiedereröffnung der Schleimhaut und der erste Schritt der zweizeitigen transversalen PSP. Die Osteotomien wurden mit der *Khoury*-Säge durchgeführt (Abb. 8.221). Abbildung 8.222 zeigt die Situation nach Osteotomie.

Der zweite Eingriff erfolgte 32 Tage später. Der Mukoperiostlappen auf der vestibulären Seite wurde nur wenig abgeklappt (Abb. 8.223, Abb. 8.224), nach Erweiterung des Osteotomiespaltes, Spreizen des Knochens und Einsetzen der Dehnschraube wurden die Implantate inseriert (Abb. 8.225 bis 8.227). Der Spalt wurde mit AlgiPore aufgefüllt. Da die palatinale Schleimhaut sehr rigide und nicht mobilisierbar ist, wurde eine Spaltung des palatinalen Mukoperiostlappens vorgenommen, um einen gestielten Periostlappen zu erhalten (Abb. 8.228). Nach Legen entsprechender Matratzennähte erfolgte abschließend der primäre zweischichtige Nahtverschluss.

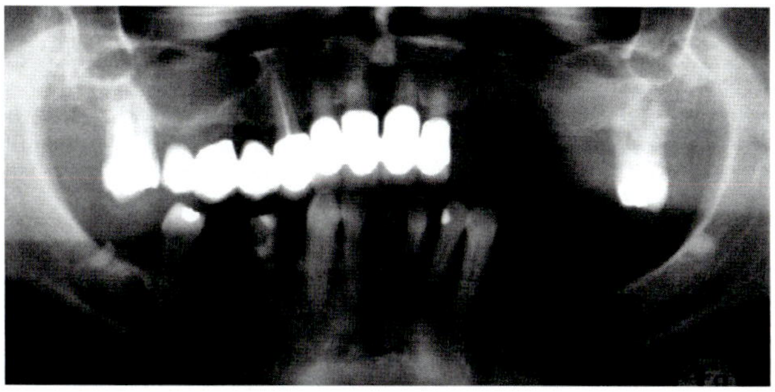

Abb. 8.218 (bis 8.232 gleicher Fall) Panoramaschichtaufnahme: desolates Restgebiss und ausgeprägter Knochenschwund bei einer 57-jährigen Patientin.

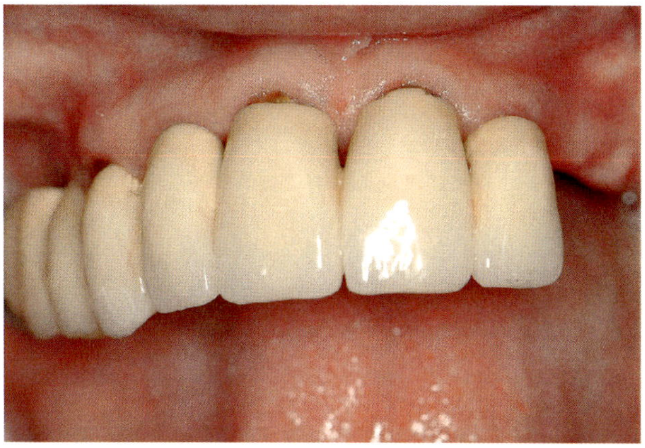

Abb. 8.219 Ausgangssituation im Oberkiefer.

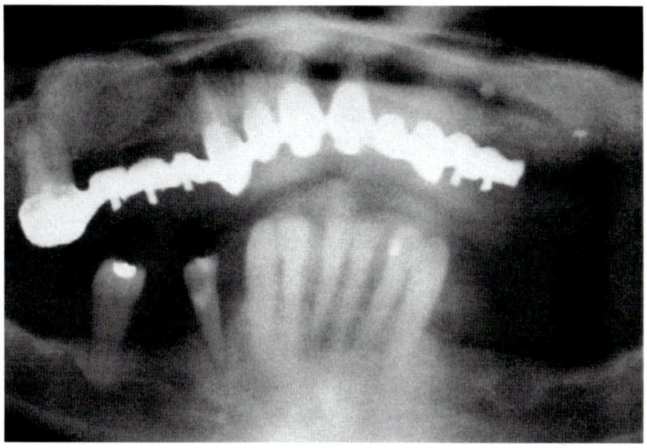

Abb. 8.220 Panoramaschichtaufnahme nach teilweiser Entfernung der nicht erhaltungswürdigen Zähne und beidseitigem Sinuslift mit AlgiPore.

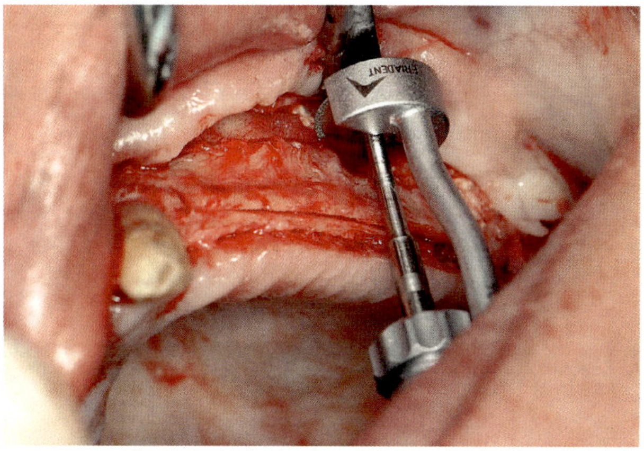

Abb. 8.221 Sechs Monate nach Sinuslift mit AlgiPore horizontale Osteotomie mit der *Khoury*-Säge zur Durchführung des ersten Schrittes der zweizeitigen transversalen PSP (*Pedicled Sandwich Plasty*).

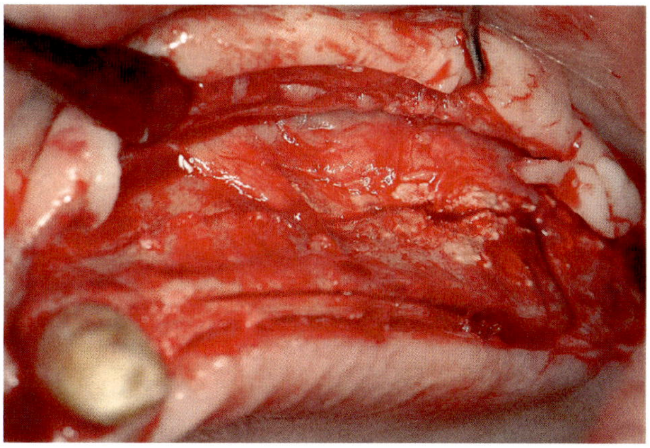

Abb. 8.222 Zustand nach Beendigung der horizontalen, vertikalen und krestalen Osteotomien.

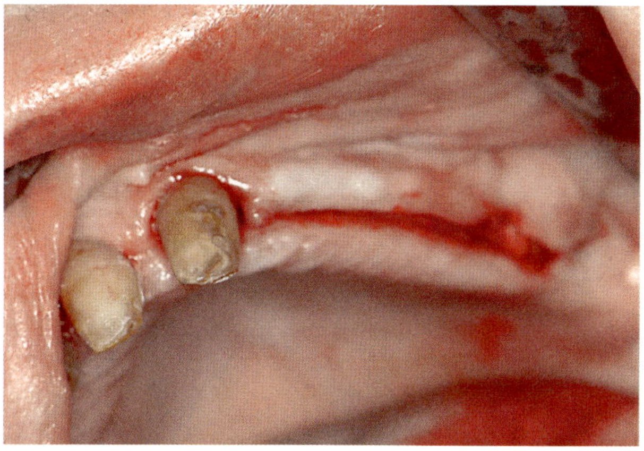

Abb. 8.223 Der zweite Eingriff mit Erweiterung des Osteotomiespaltes und Implantatinsertion erfolgte 32 Tage später; krestaler Schnitt.

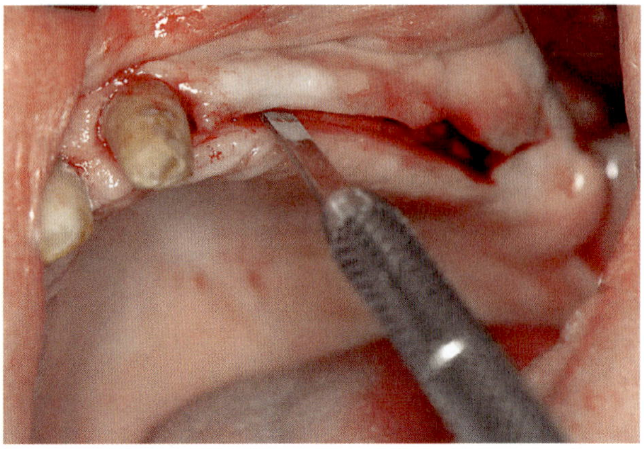

Abb. 8.224 Geringfügiges Abklappen des Mukoperiostlappens und Osteotomieerweiterung mit doppelseitigem Skalpell.

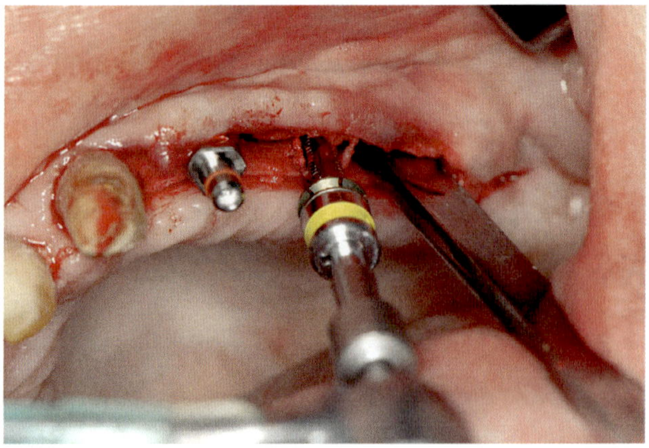

Abb. 8.225 Nach Insertion des ersten Implantates Erweiterung des Spaltes mit Meißel und Bohren des zweiten Implantatbettes.

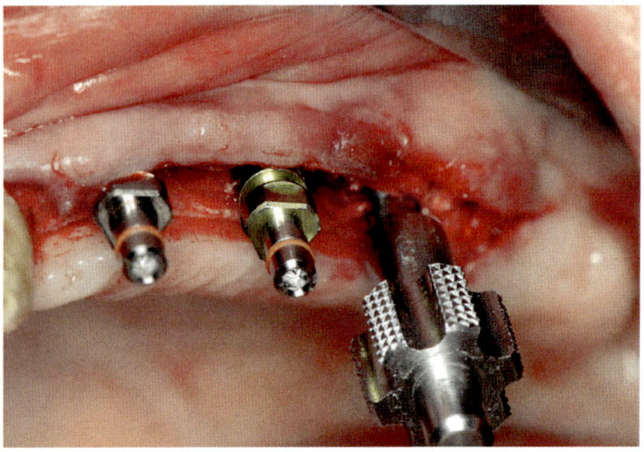

Abb. 8.226 Aufdehnung des Spaltes für das dritte Implantat mit Erweiterungsschraube.

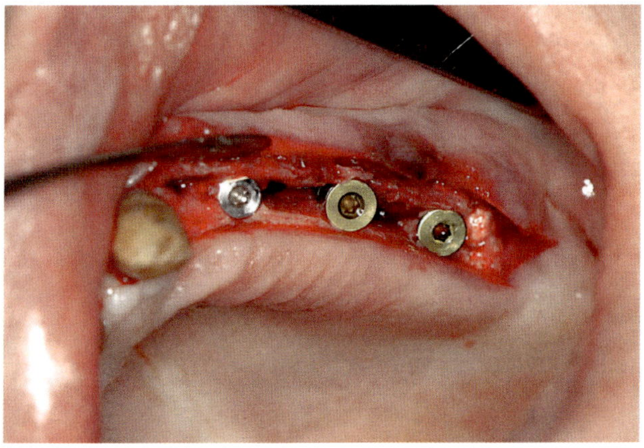

Abb. 8.227 Drei Implantate sind inseriert, der Knochenspalt ist noch offen.

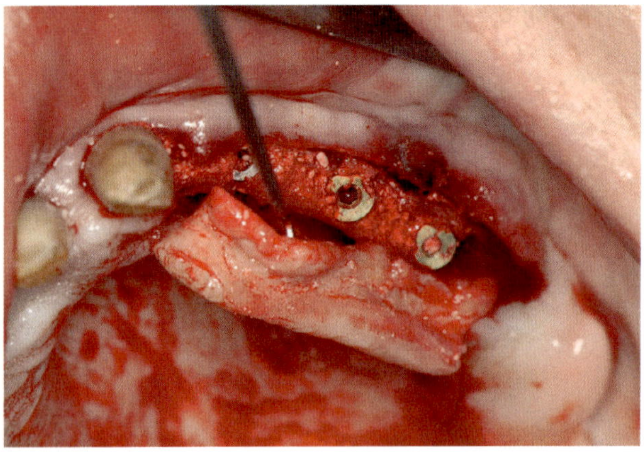

Abb. 8.228 Nach Füllen des Knochenspaltes mit AlgiPore wurde ein gestielter palatinaler Periostlappen gebildet.

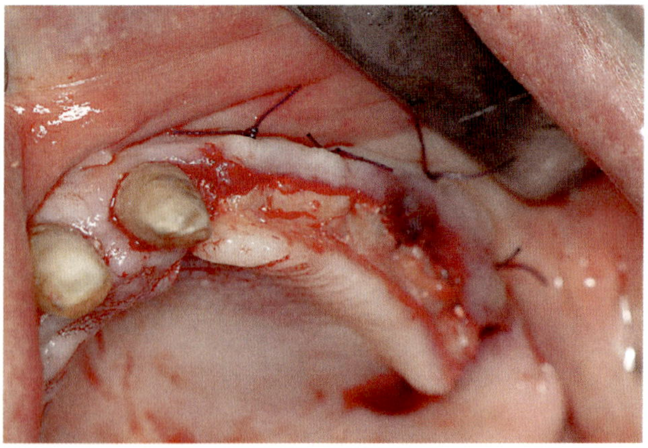

Abb. 8.229 Fixieren des gestielten palatinalen Periostlappens mit resorbierbaren Matratzennähten an der vestibulären Schleimhaut.

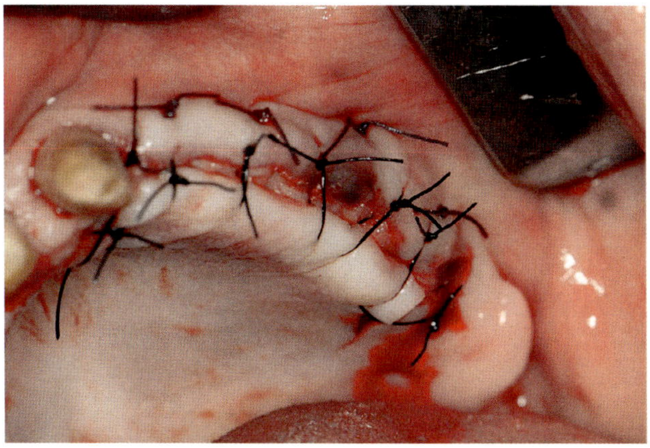

Abb. 8.230 Abschließend wird die Mukosa mit nicht resorbierbaren Einzelknopfnähten verschlossen.

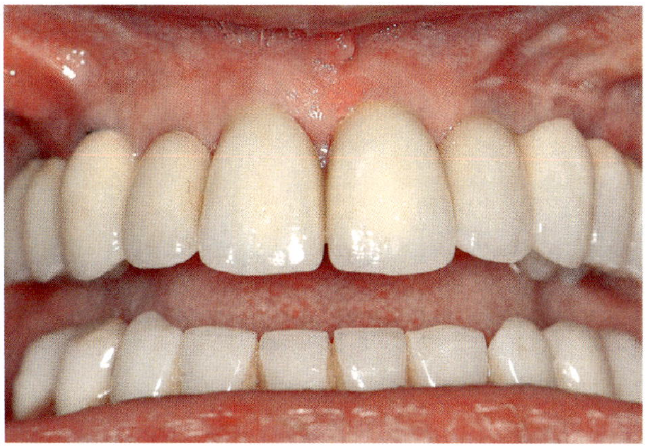

Abb. 8.231 Definitive Versorgung mit vollkeramischen Kronen und Brückengliedern.

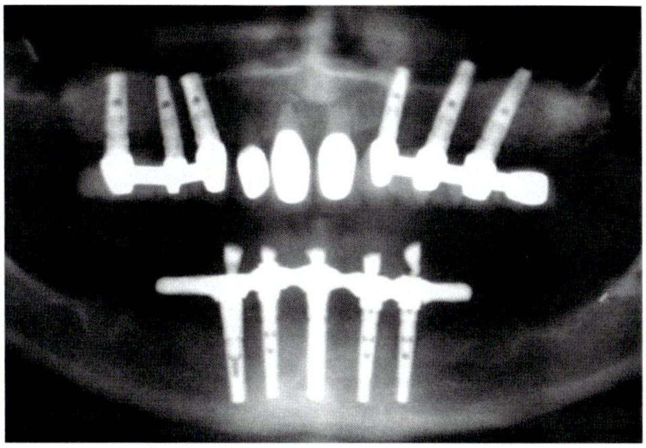

Abb. 8.232 Panoramaschichtaufnahme nach Abschluss der Behandlung im Ober- und Unterkiefer.

8.4.7 Inlay-*Graft*

In Kapitel 8.4.10 wird die so genannte graduelle Distraktionsosteoneogenese beschrieben. Durch die exzellente Blutversorgung im Ober- und Unterkiefer ist es auch möglich, auf eine graduelle Dehnung zu verzichten. Als Alternative hat sich gezeigt, dass man das gestielte Knochensegment bis zu einer Distanz von 9 bis 10 mm sofort bewegen und mithilfe von Osteosyntheseplatten und Schrauben stabilisieren kann (Abb. 8.233).[41,49,51,83] Diese Methode kommt in der Oberkieferfront, im Unterkiefer-Freiend (Abb. 8.235 bis 8.247), im zahnlosen Unterkiefer interforaminal (Abb. 8.248 bis 8.259) und als Sonderform beim hoch atrophen Oberkiefer als Hufeisen-*Le-Fort*-I-Osteotomie zur Anwendung (Abb. 8.260 bis 8.286).

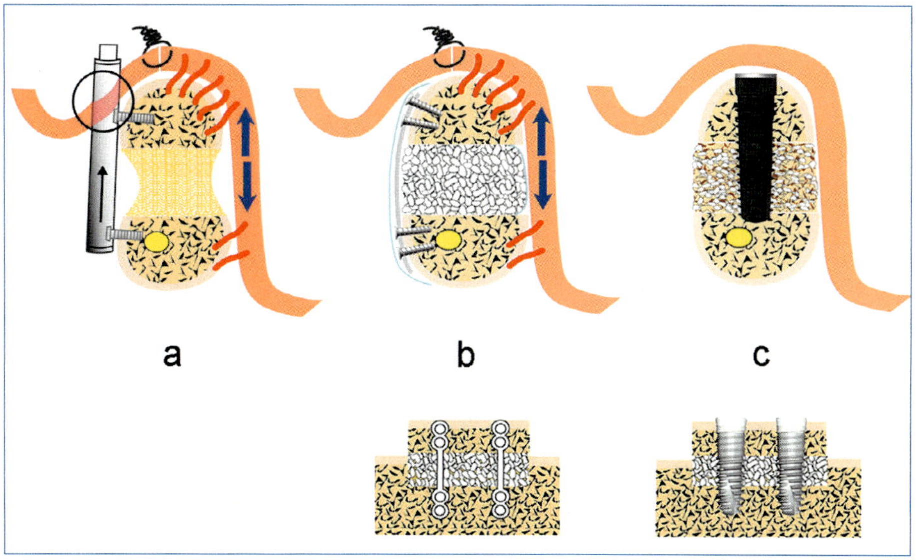

Abb. 8.233 Vergleich der Distraktorapplikation
(a.) bei vertikaler Distraktion mit der Mikroplatten-applikation
(b.) bei einer vertikalen PSP.
(c.) Stabilisation des mobilisierten Knochensegmentes mithilfe von Implantaten. Schleimhautperforation (*schwarzer Kreis*) als *locus minoris resistentiae.*

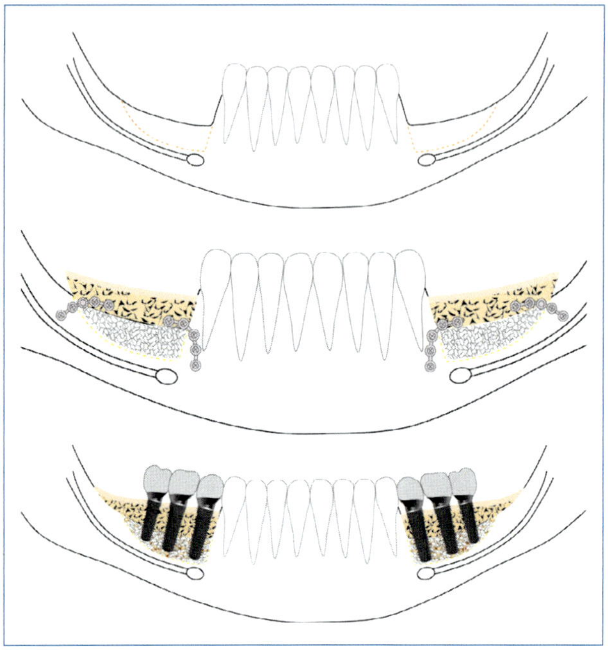

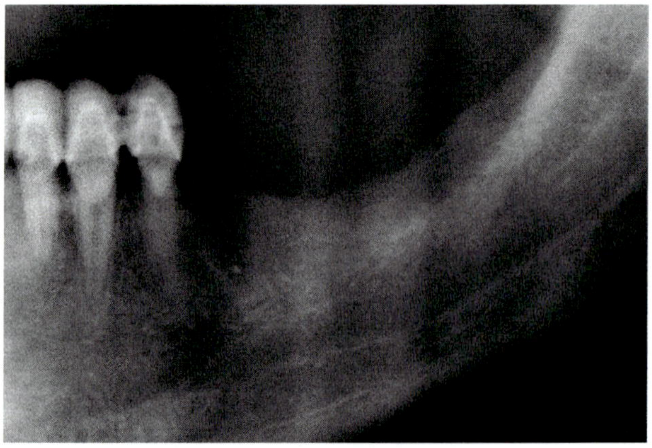

Abb. 8.235 (bis 8.247 gleicher Fall) Ausschnitt der Panoramaschichtaufnahme: Unterkiefer-Freiend links mit geringem vertikalem Knochen oberhalb des *Canalis mandibularis*.

Abb. 8.234 *(links)* Ablauf der vertikalen PSP im Unterkiefer-Freiend.

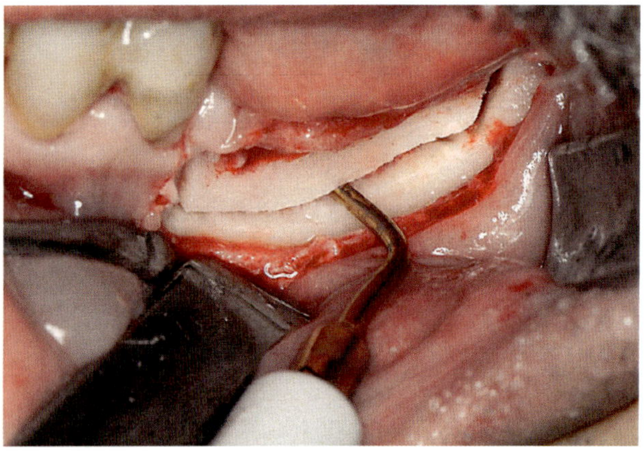

Abb. 8.236 Intraoperative Situation der kastenförmigen Osteotomie einer vertikalen PSP mit piezochirurgischem Instrument.

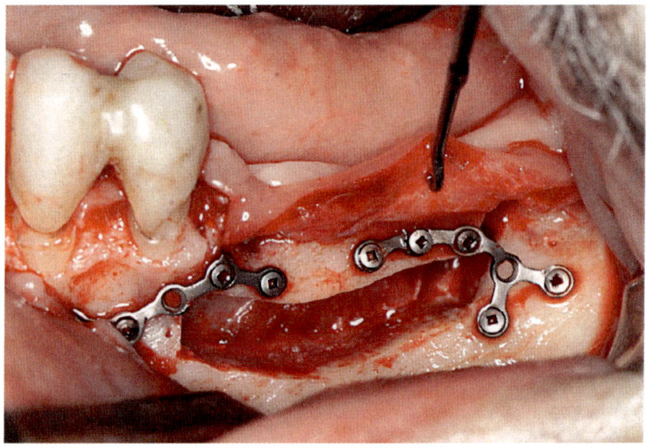

Abb. 8.237 Zustand nach Fixation des osteotomierten und ca. 9 mm kranialisierten lingual periost-weichgewebsgestielten Knochensegmentes mit zwei Mikro-Osteosyntheseplatten.

***Vertikale Pedicled Sandwich Plasty* (v PSP) am Unterkiefer-Freiend**

Die Abbildungen 8.234 bis 8.247 demonstrieren die Methode der vertikalen *Pedicled Sandwich Plasty* (v PSP) an einem Unterkiefer-Freiend distal von Zahn 34 bei einem 56-jährigen Patienten. Schon auf der Ausschnittsvergrößerung der Panoramaschichtaufnahme erkennt man, dass zur Insertion von Implantaten nicht genügend vertikaler Knochen oberhalb des Mandibularkanales vorhanden ist (Abb. 8.235). Die Schnittführung und Osteotomie ist die gleiche wie die bei der graduellen vertikalen Distraktionsosteoneogenese.[125] Der Mukoperiostlappen wird nur auf der bukkalen Seite gelöst und vom Alveolarkamm so wenig wie möglich abpräpariert. Nur wenn das zu mobilisierende Knochensegment so wenig wie möglich deperiostiert wird, ist die Vaskularisation des Knochens gewährleistet und entspricht der Klasse II bei der vertikalen Distraktionsosteoneogenese bzw. der Klasse III bei der vertikalen PSP. Wird darauf nicht geachtet und das Periost komplett abgelöst, handelt es sich um einen nicht vaskularisierten Knochen, der einem Onlay der Klasse IVa entspricht (s. Abb. 8.112).

Die Osteotomien können entweder mit der *Khoury*-Säge oder mit den piezochirurgischen Instrumenten durchgeführt werden (Abb. 8.236). Da bei der Distraktionsosteoneogenese-Operation empfohlen wird, das zu mobilisierende Knochensegment bis

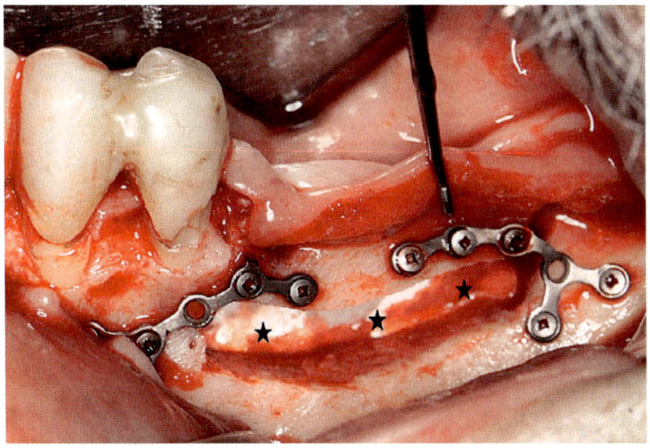

Abb. 8.238 Einlegen einer resorbierbaren Kollagenmembran auf der lingualen Seite *(drei Sterne)*, um das Absinken des Augmentationsmaterials zu verhindern.

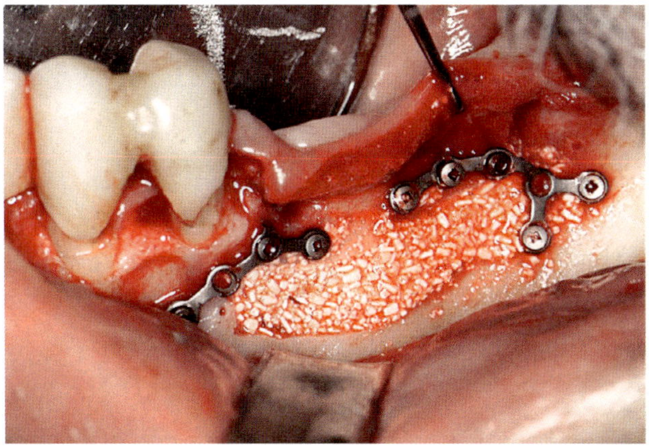

Abb. 8.239 Nach Auffüllung des Defektes mit AlgiPore.

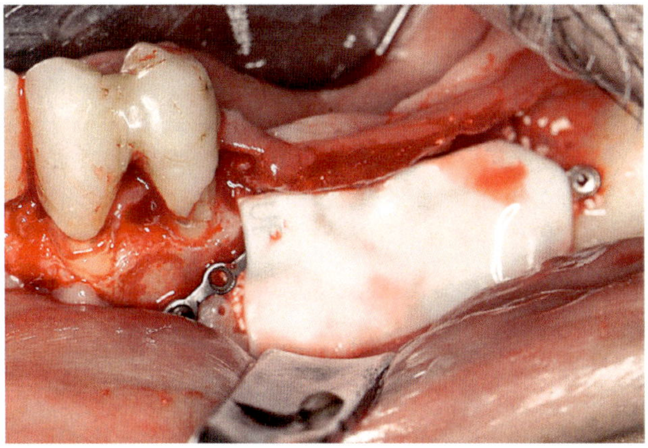

Abb. 8.240 Nach Abdecken des Augmentates mit resorbierbarer Kollagenmembran.

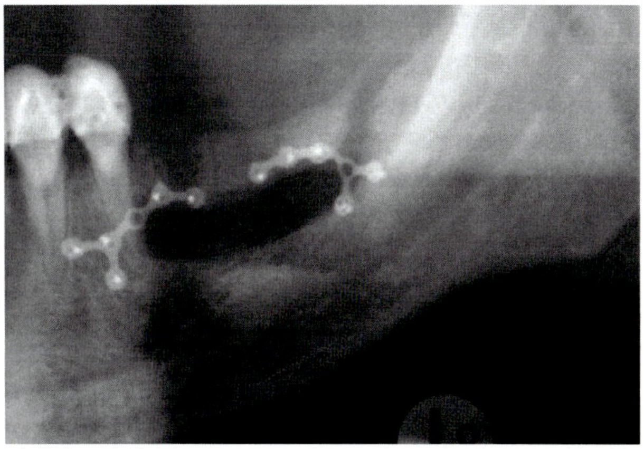

Abb. 8.241 Ausschnitt der Panoramaschichtaufnahme unmittelbar postoperativ; das Algipore ist sehr porös und hat daher eine relativ geringe Röntgendichte.

zu 9 mm vorzudehnen, um zu kontrollieren, ob es sich bewegen lässt, kann es gleich in dieser mobilisierten Position belassen und anstelle des Distraktors mit Mikro- bzw. Mini-Osteosyntheseplatten und -schrauben sofort fixiert werden (Abb. 8.237). Nach Einlegen einer resorbierbaren Membran auf der lingualen Seite (Abb. 8.238), Auffüllen des entstandenen Hohlraumes mit AlgiPore (Abb. 8.239) und Abdecken des Augmentationsmaterials mit einer zweiten resorbierbaren Membran (Abb. 8.240) wird auf der bukkalen Seite ein Periostbindegewebslappen gebildet und zweischichtig verschlossen. Auf der Ausschnittsvergrößerung der Panoramaschichtaufnahme erkennt man unmittelbar postoperativ das Augmentationsmaterial noch nicht. Da das Algipore-Material hoch porös ist, zeigt es eine geringere Röntgendichte als wenig poröse, stark gesinterte Hydroxylapatit-Materialien (Abb. 8.241). Schon nach zwei Monaten wird auf der Panoramaschichtaufnahme die zunehmende Kalzifizierung durch die Umwandlung des AlgiPore-Materials zu neu gebildetem Knochen sichtbar (Abb. 8.242). Nach drei Monaten können die Metalle entfernt und die Implantate inseriert werden (Abb. 8.243). Die sechs Monate nach Implantatinsertion angefertigte Panoramaschichtaufnahme zeigt das nun stärker kalzifizierte Algipore-Material nach neun Monaten (Abb. 8.244). Die histologische Aufarbeitung der bei der Implantation gewonnenen Knochenprobe bestätigt

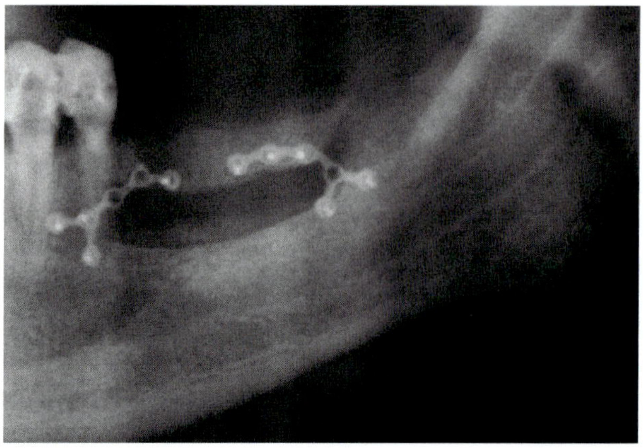

Abb. 8.242 Ausschnitt der Panoramaschichtaufnahme zwei Monate später mit beginnender Verknöcherung des AlgiPore-Augmentates.

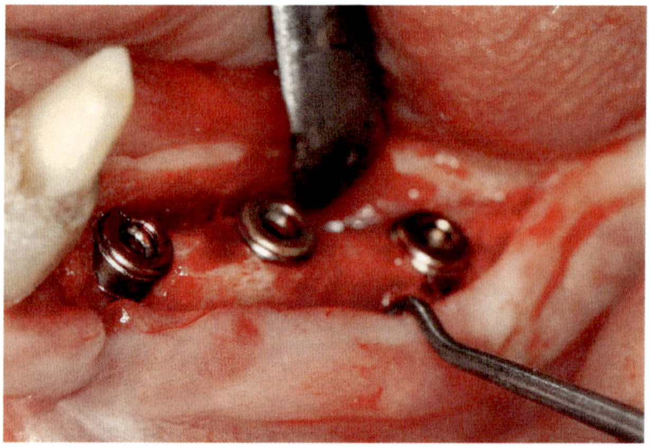

Abb. 8.243 Intraoperative Situation nach Metallentfernung und Insertion der Implantate.

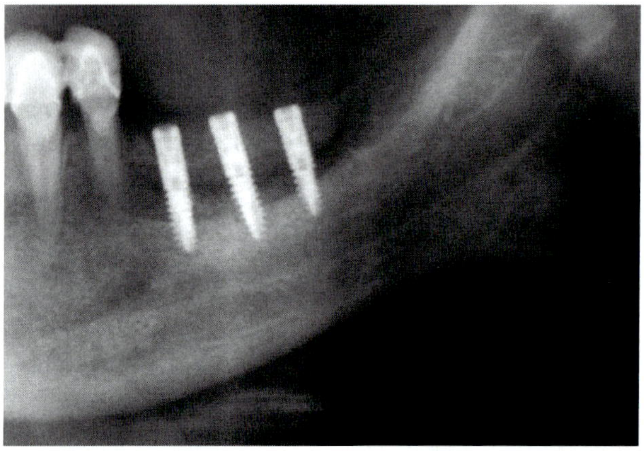

Abb. 8.244 Ausschnitt der Panoramaschichtaufnahme sechs Monate nach Metallentfernung und Implantatinsertion. Der Osteotomiespalt ist fast komplett mit neu gebildetem Knochen ausgefüllt.

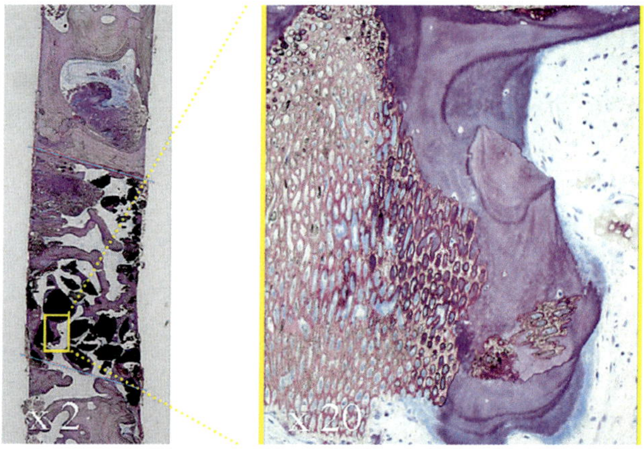

Abb. 8.245 Hartgewebeschliff eines Knochentrepans in zweifacher Übersichtsvergrößerung mit guter Knochenneubildung in der Umgebung des AlgiPore-Augmentates (*türkise Linien* = ehemalige Osteotomie); gelber Kasten: 20-fache Ausschnittsvergrößerung eines AlgiPore-Granulums mit Verknöcherung der Außenseite. Teilweise sind die Poren ebenfalls mit neu gebildetem Knochen gefüllt, beginnende Resorption im Randbereich. Die kleinen AlgiPore-Fragmente sind komplett von Knochen umgeben sowie auch gefüllt.

die ausgeprägte Knochenneubildung. In der Vergrößerungsaufnahme erkennt man die teilweise Füllung der Poren mit neu gebildetem Knochen und eine beginnende Resorption des Materials (Abb. 8.245). Die nach drei Jahren angefertigte Panoramaschichtaufnahme weist auf eine gute Osseointegration der drei Implantate und die komplette Auffüllung des ehemaligen Hohlraums mit körpereigenem Knochen hin (Abb. 8.246).

Bei älteren Patienten ist die interforaminale Region im Unterkiefer diejenige Region, bei der am meisten Knochen vorhanden ist. Die Gefahr der Verletzung des *Nervus alveolaris inferior* und des *Nervus mentalis* ist hier nicht gegeben. Aus diesen Gründen wird dieser Bereich für Implantate bevorzugt. Je nach Alter variiert die Indikation zu einer absoluten interforaminalen Kieferkammerhöhung. Bei älteren Patienten ist es indiziert 8 oder 10 mm lange Implantate zu inserieren, wogegen bei jüngeren Patienten mit weniger als 10 mm Knochenhöhe eine Indikation zur absoluten Kieferkammerhöhung besteht (s. Abb. 8.394). Hier kann die vertikale PSP (Abb. 8.248) zur Anwendung kommen.

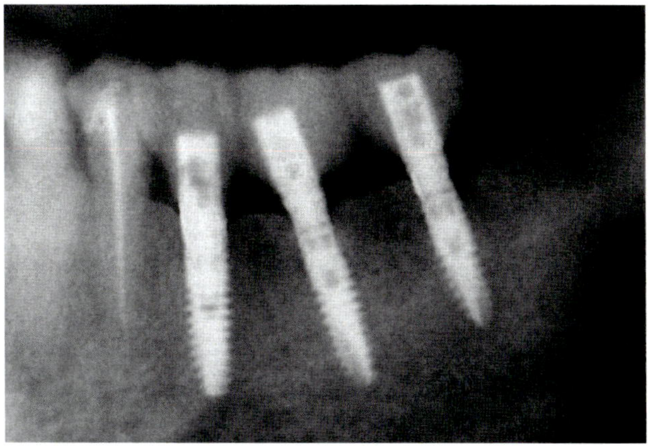

Abb. 8.246 Ausschnitt der Panoramaschichtaufnahme drei Jahre nach prothetischer Versorgung.

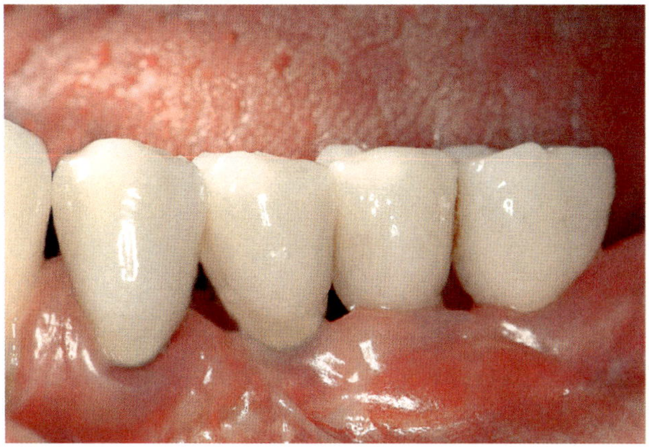

Abb. 8.247 Intraorale Situation drei Jahre nach prothetischer Versorgung.

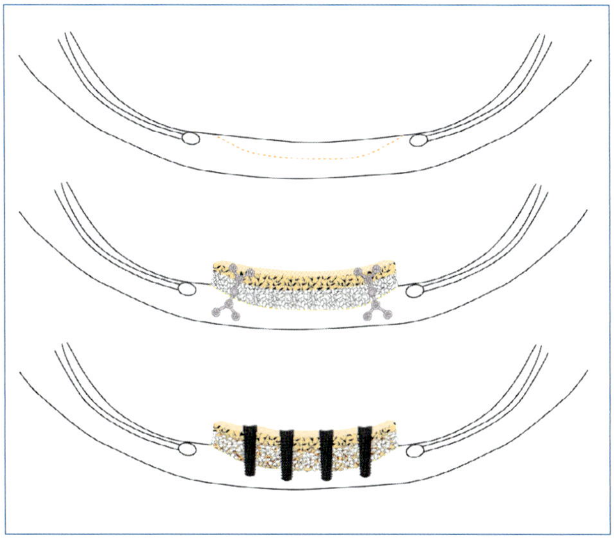

Abb. 8.248 Ablauf der vertikalen PSP im Unterkiefer interforaminal.

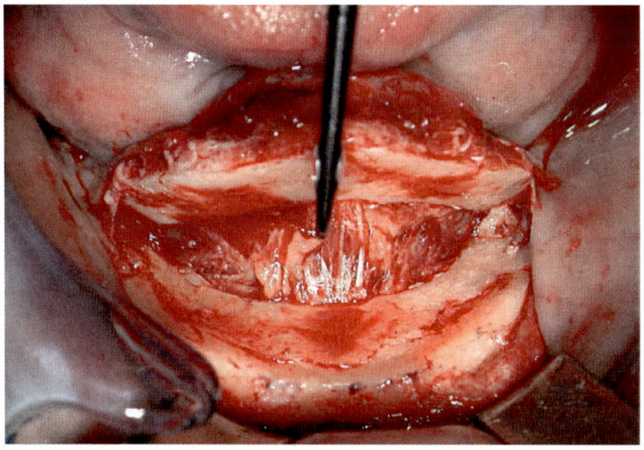

Abb. 8.249 (bis 8.259 gleicher Fall) Intraoperative Situation nach bogenförmiger Osteotomie, Elevation des lingual weichgewebsgestielten Knochensegmentes bei vertikaler PSP.

Vertikale Pedicled Sandwich Plasty (v PSP) am Unterkiefer interforaminal

Im Folgenden kann diese Methode bei einer 59-jährigen Patientin demonstriert werden (Abb. 8.249 bis 8.259). Nach vestibulärem Schnitt wird entweder mit der längs oszillierenden Säge, der *Khoury*-Säge oder den piezochirurgischen Instrumenten die bogenförmige Osteotomie unter Schonung der *Nervi mentales* durchgeführt (Abb. 8.249, Abb. 8.250). Das Periost wird nicht von dem zu mobilisierenden Knochenfragment gelöst. Zur Vermeidung der Reduktion der gewonnenen Alveolarkammhöhe werden zwei resorbierbare Osteosyntheseschrauben befestigt. Zur Vermeidung einer Dislokation des Augmentatmateriales wird lingual eine resorbierbare Membran eingebracht (Abb. 8.251) und nach Stabilisierung mit zwei Doppel-Y-Mikroplatten das entstandene Kavum mit AlgiPore aufgefüllt (Abb. 8.252). Vor dem Nahtverschluss wird das Material mit resorbierbaren Membranen abgedeckt (Abb. 8.253). Die Panoramaschichtaufnahmen, die seitliche Fernröntgenaufnahme und die reformatierte Panoramaansicht zeigen die gewonnene Alveolarkammhöhe (Abb. 8.254 bis 8.256) und die histologische Aufarbeitung die Knochenneubildung (Abb. 8.257).

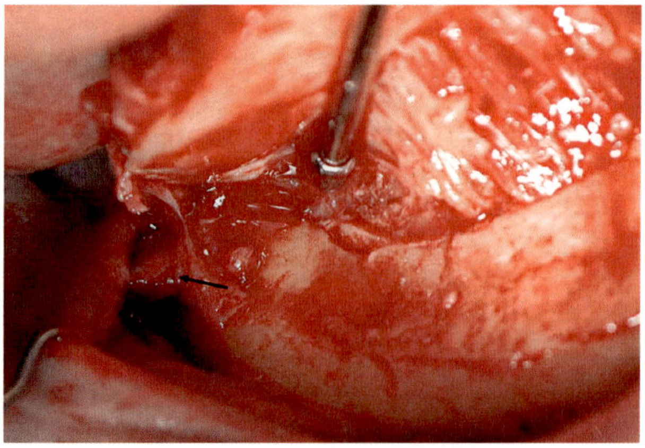

Abb. 8.250 Schonung des *Nervus mentalis (Pfeil).*

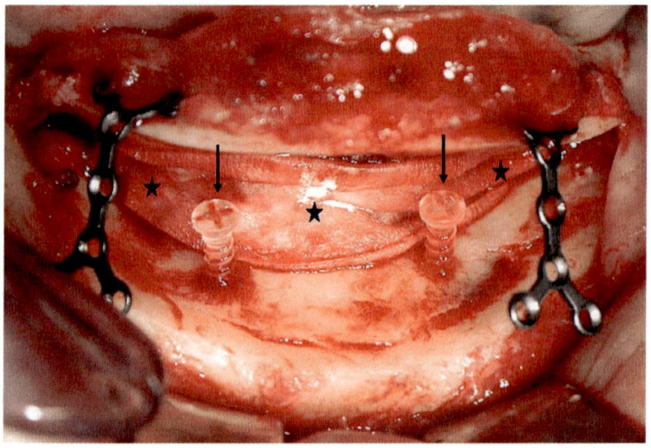

Abb. 8.251 Einlegen einer resorbierbaren Kollagenmembran auf der lingualen Seite *(drei Sterne)*, um das Absinken des Augmentationsmaterials zu verhindern sowie Einbringen von zwei resorbierbaren Minischrauben *(schwarze Pfeile)*, um das Absinken des elevierten, weichgewebsgestielten Knochensegmentes zu vermeiden; abschließend Fixation der beiden Mikro-Osteosyntheseplatten im elevierten Knochensegment.

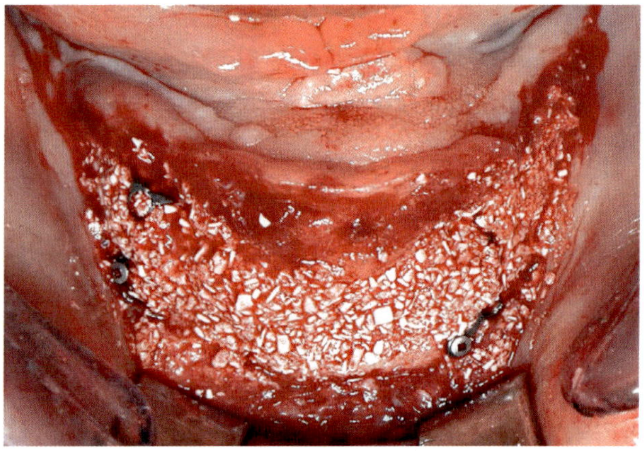

Abb. 8.252 Zustand nach Fixation der zwei Mikroplatten im kaudalen Knochen und Auffüllung des Spaltes mit AlgiPore.

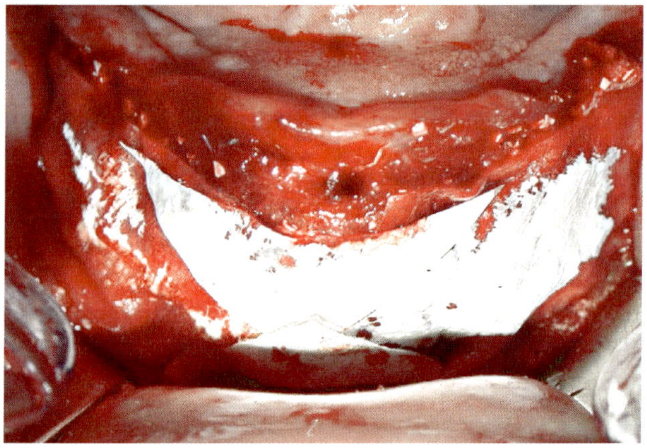

Abb. 8.253 Abdecken mit resorbierbaren Kollagenmembranen.

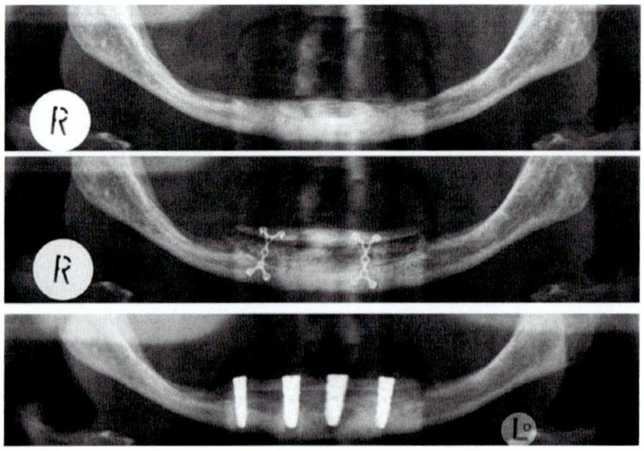

Klinisch besteht drei Jahre später eine stabile periimplantäre Schleimhautsituation (Abb. 8.258) und röntgenologisch eine zufrieden stellende Osseointegration ohne peripilläre Knochenresorption (Abb. 8.259).

Abb. 8.254 Panoramaschichtaufnahmen der 59-jährigen Patientin präoperativ (oben), nach vertikaler PSP (Mitte) und nach Metallentfernung und Insertion von vier Implantaten nach sechs Monaten (unten). Das Augmentatmaterial ist fast komplett verknöchert.

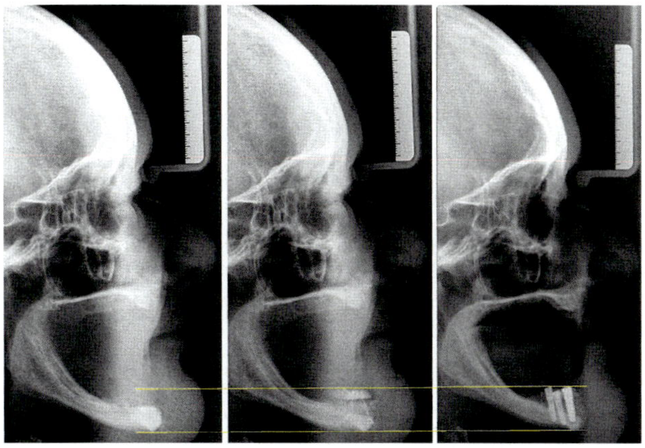

Abb. 8.255 Seitliche Fernröntgenaufnahmen präoperativ (links), nach vertikaler PSP (Mitte) und nach Metallentfernung sowie Insertion von vier Implantaten nach sechs Monaten (rechts). Die *obere gelbe Linie* verdeutlicht die Höhenzunahme des Knochens.

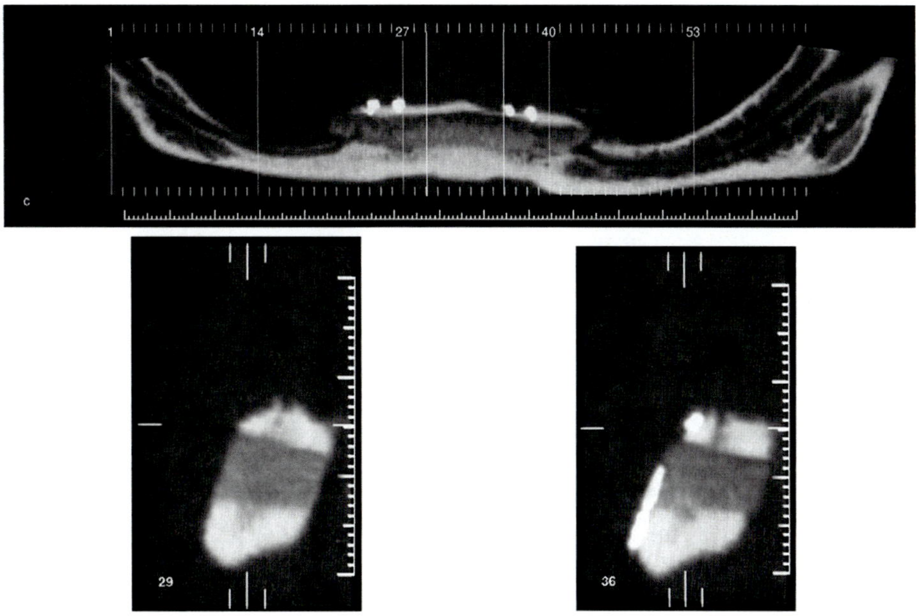

Abb. 8.256 Reformatierte Panoramaansicht des postoperativen Dental-CTs mit deutlich zu erkennender Höhenzunahme des Unterkieferknochens. Unten die rekonstruierten orthoradialen Schichten 29 und 36.

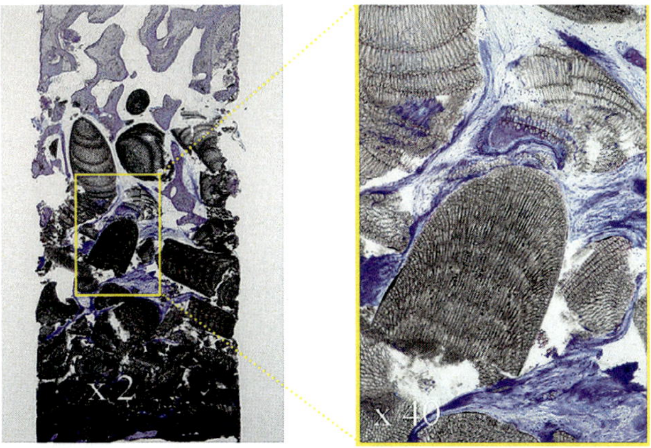

Abb. 8.257 Hartgewebeschliff eines Knochentrepans in zweifacher Übersichtsvergrößerung mit guter Knochenneubildung in der Umgebung des AlgiPore-Augmentates; *gelber Kasten:* 20-fache Ausschnittvergrößerung mehrer AlgiPore-Granula mit Verknöcherung der Außenseite. Teilweise sind die Poren ebenfalls mit neu gebildetem Knochen gefüllt. Die kleinen AlgiPore-Fragmente sind komplett von Knochen umgeben und gefüllt.

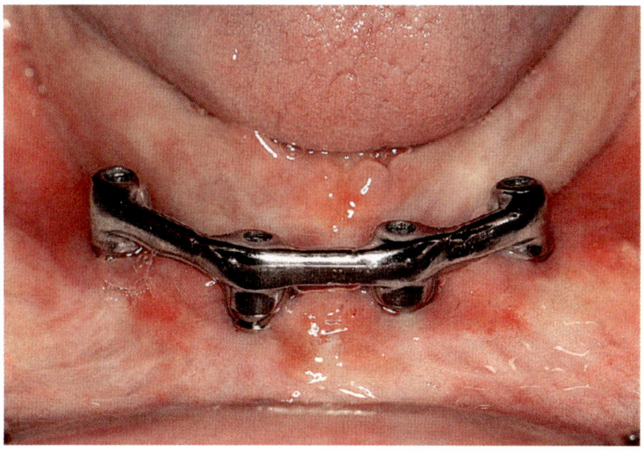

Abb. 8.258 Intraorale Situation vier Jahre nach prothetischer Versorgung.

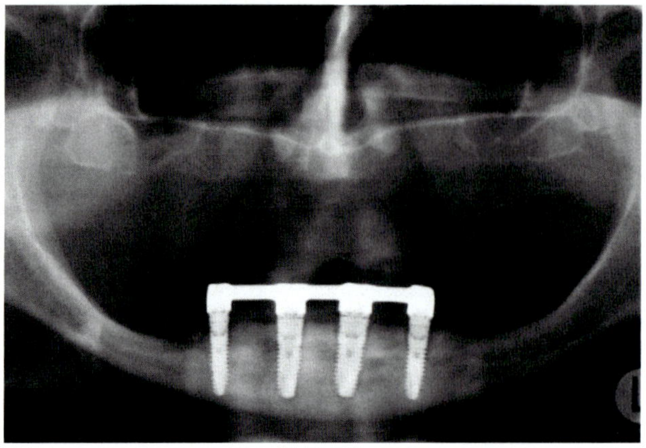

Abb. 8.259 Panoramaschichtaufnahme vier Jahre nach prothetischer Versorgung. Das Augmentatmaterial ist komplett verknöchert.

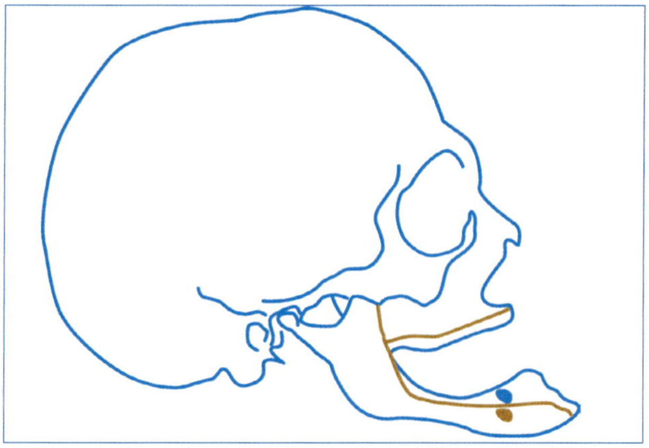

Abb. 8.260 Schemazeichnung: Pseudoprogenie durch Fortschreiten der Ober-/Unterkiefer-Alveolarkammatrophie.

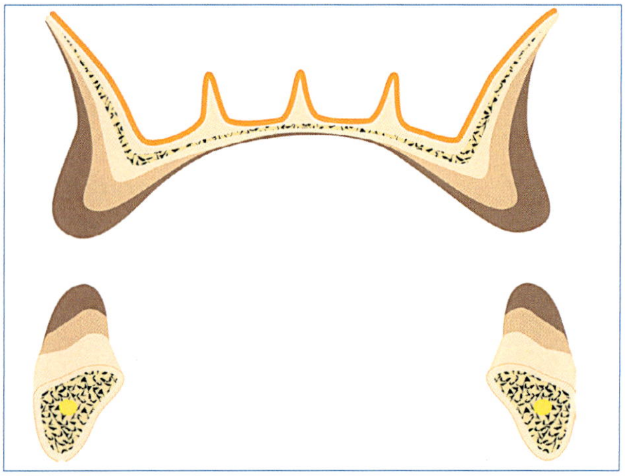

Abb. 8.261 Ober- und Unterkiefer-Alveolarfortsatzatrophie, frontaler Schnitt.

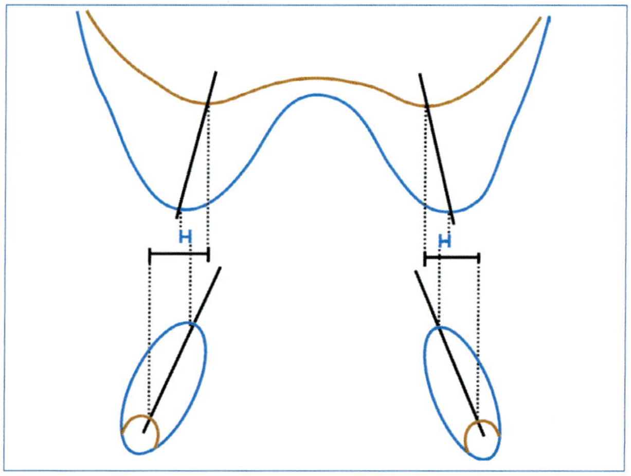

Abb. 8.262 Schemazeichnung (frontaler Schnitt): Verdeutlichung der Inkongruenz der Implantatachsen.

Hufeisen-*Le-Fort*-I-Osteotomie

Bei extremen Atrophien im Ober- und Unterkiefer entwickelt sich eine Pseudoprogenie (Abb. 8.260).[69] Der Oberkiefer wird durch die vertikal, sagittal und transversal fortschreitende Atrophie immer kleiner, der Unterkiefer relativ dazu weiter und ausladender (Abb. 8.262), da hier die vertikale Atrophie im Vordergrund steht. Es entsteht eine skelettale Inkongruenz zwischen Ober- und Unterkiefer mit einer Kreuzbisssituation. Die primär schon schlecht sitzenden Totalprothesen kommen durch diese Inkongruenz noch mehr in Fehlbelastung. In der modernen Prothetik besteht die Indikation zu einer implantatgetragenen Konstruktion, die mithilfe von Knochentransplantaten möglich ist (Abb. 8.263). Zur genauen Indikationsstellung einer Hufeisen-*Le-Fort*-I-Osteotomie mit Interposition von autogenen Knochentransplantaten von der *Crista iliaca anterior* sind neben der Panoramaschichtaufnahme eine seitliche Fernröntgen- und eine p.-a.-Aufnahme notwendig (Abb. 8.264, Abb. 8.265). Anhand dieser Aufnahmen kann primär entschieden werden, wie stark die Atrophie des Oberkiefers fortgeschritten ist (papierdünner lateraler und kaudaler knöcherner Alveolarfortsatz) und um wie viele Millimeter der Oberkiefer nach kaudal und vor allem nach ventral verlagert werden muss. Der Prothetiker wird wegen der späteren Frontzahnstellung der Oberkiefer- und Unterkieferzähne konsultiert (Abb. 8.266).

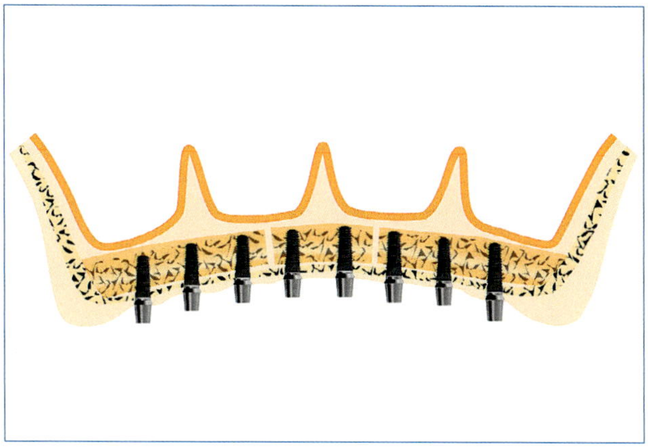

Abb. 8.263 Planungsschema der vertikalen PSP im Oberkiefer als Hufeisen-*Le-Fort-I*-Osteotomie.

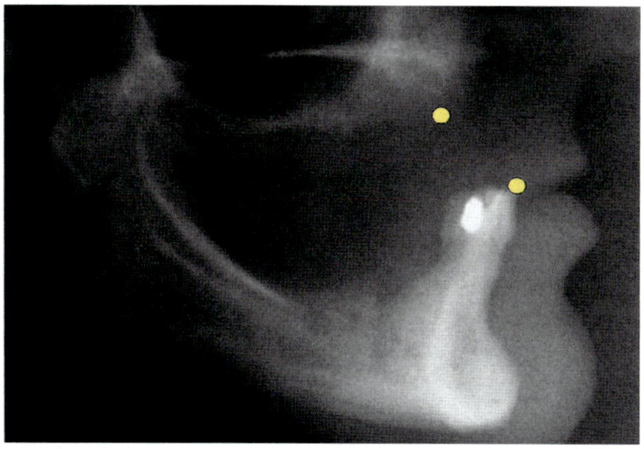

Abb. 8.264 Ausschnitt des seitlichen Fernröntgenbildes (*gelbe Punkte* = ventralste Stellen im Ober- und Unterkiefer; Situation der Abb. 8.260); durch die Restbezahnung im Unterkiefer wird die Oberkiefer-Knochenatrophie verstärkt (sog. Kombinationssyndrom).

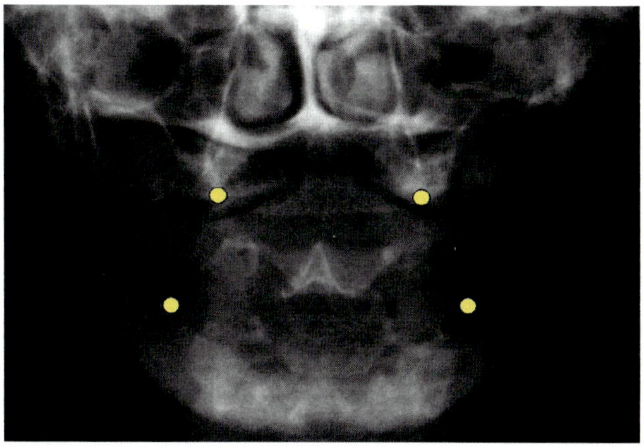

Abb. 8.265 Ausschnitt des Fernröntgenbildes p.-a. mit Darstellung der Inkongruenz des Ober- zum Unterkiefer (*gelbe Punkte* = Alveolarkammmitte; Situation der Abb. 8.262).

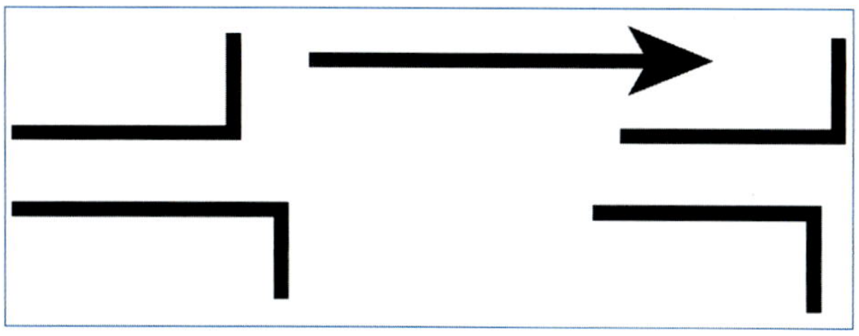

Abb. 8.266 Schemazeichnung (seitlich entsprechend der Abb. 8.278); bei der Hufeisen-*Le-Fort-I*-Osteotomie muss der Oberkiefer-Alveolarfortsatz nicht nur absolut erhöht, sondern zusätzlich nach ventral mobilisiert werden.

Die von Bell 1975 angegebene Osteotomie in der *Le-Fort*-I-Ebene wurde von *Härle* und *Ewers* (1980)[68] unter Belassung des palatinalen Knochens (vertikale PSP-Klasse III) zur Hufeisen-*Le-Fort*-I-Osteotomie modifiziert (Abb. 8.267). Der Vorteil dieser Inlay-Methode ist, wie tierexperimentell mit Perfusionsuntersuchungen nachgewiesen werden konnte, die Vaskularisation des zu mobilisierenden Oberkiefers durch die beiden *Arteriae palatinae majores*.[9] Durch die zusätzliche Osteotomie im palatinalen Bereich wird zum einen der palatinale Knochen am Nasenseptum gestielt belassen, zum anderen wird der Oberkiefer im Frontbereich zusätzlich osteotomiert, um ihn im posterioren Bereich transversal zu dehnen und somit die transversale Oberkiefer-Unterkiefer-Inkongruenz zu minimieren (Abb. 8.268).

Anhand des folgenden Falles einer 55-jährigen Patientin werden diese Operationsmethode vorgestellt und die Vorteile der Inlay-Methode (Klasse III) gezeigt (Abb. 8.269 bis 8.283). Abbildung 8.269 zeigt die Ausgangssituation und Abbildung 8.270 die erhebliche knöcherne Atrophie sowie eine Schemazeichnung der Schnittführungen und Osteotomien. Die horizontalen Osteotomien entsprechen der *Le-Fort*-I-Osteotomie. Durch einen zusätzlichen Schleimhaut-Periostschnitt in der *Raphe mediana* des harten Gaumens wird der palatinale Knochen zusätzlich osteotomiert. Dadurch entsteht die Hufeisenform des Oberkiefers. Die Abbil-

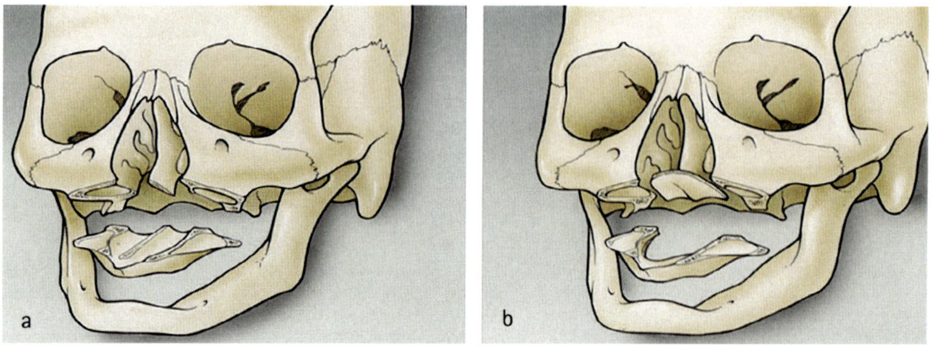

Abb. 8.267 a. Schemazeichnung der von *Bell* 1975[8] angegebenen Osteotomie in der *Le-Fort-I*-Ebene und (b.) der von *Härle* und Ewers (1980)[68] angegebenen Hufeisen-*Le-Fort-I*-Osteotomie unter Belassung des palatinalen Knochens (vertikale PSP).

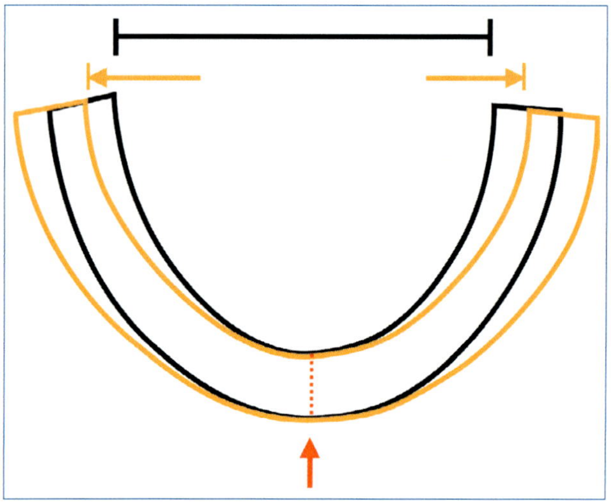

Abb. 8.268 Der hufeisenförmige, vaskularisierte Oberkieferknochen wird durch eine primäre Osteotomie im Frontbereich, sekundär im *Tuber*-Bereich verbreitert. Damit wird die Oberkiefer-Unterkiefer-Inkongruenz verringert.

dung 8.271 stellt die intraoperative Situation nach Osteotomie dar. Nach Freilegung des Oberkiefers wird ein kompletter Sinuslift beidseits (Kap. 8.4.8) durchgeführt.[82] Wenn es nicht gelingt, wie in Abbildung 8.271 dargestellt, die Schleimhaut perforationsfrei abzulösen, sollte die Perforation mit 7-0 resorbierbaren Nähten verschlossen werden. Nur wenn ein schleimdichter Verschluss zur Nase und den Kieferhöhlen besteht, ist der transplantierte Knochen nicht infektgefährdet. Das Schema der Abbildung 8.272 verdeutlicht die Situation nach Interposition der monokortikalen Blocktransplantate und Stabilisation mithilfe von Mikro- bzw. Mini-Osteosyntheseplatten und -schrauben. Vorausgesetzt die beiden *Arteriae palatinae majores* wurden nicht verletzt, sind die monokortikalen Knochentransplantate zwischen den kranialen und kaudalen ortständigen Knochenarealen in kurzer Zeit revaskularisiert (Klasse III) und es kommt zu einer reizlosen Einheilung. Nach sechs Monaten können die Metalle entfernt und die Implantate inseriert werden (Abb. 8.273). Bei solch einer aufwändigen Operation ist es empfehlenswert, die Implantatinsertion mithilfe von Bohrschablonen oder mit Navigation zu planen und durchzuführen (Kap. 8.5).

Mit den Abbildungen 8.274 bis 8.276 wird die Möglichkeit der sehr aufwändigen indirekten Implantatplanung mithilfe von Stereolithografiemodellen der Firma Laserform demonstriert.[103,190] Der Vorteil dieser Methode ist, dass die neu gewonnenen Knochenstrukturen des Oberkiefers genauestens wiedergegeben werden und man eine exakt sitzende Implantatbohrschablone mit präziser Ausrichtung der Implantate planen kann (Abb. 8.277 bis 8. 280). Nach weiteren sechs Monaten können die Implantate freigelegt und prothetisch versorgt werden. Drei unterschiedliche prothetische Versorgungsmethoden haben sich bewährt: die Stegkonstruktion (Abb. 8.282), die Konuskronenversorgung und die Brückenkonstruktion (Abb. 8.283).

Obwohl es sich bei der extremen Oberkieferatrophie um ein schwerwiegendes Krankheitsbild handelt, welches vor dreißig Jahren noch nicht therapierbar war, zeigen die klinischen Nachuntersuchungen der Hufeisen-*Le-Fort*-I-Osteotomie ausgezeichnete

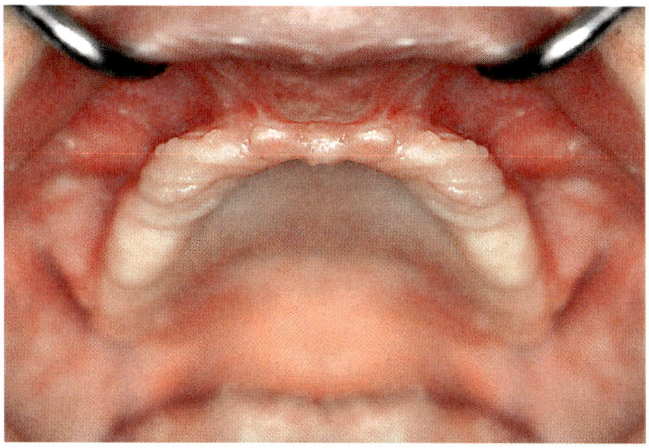

Abb. 8.269 (bis 8.273 und 8.280 bis 8.283 gleicher Fall, ebenso Abb. 8.511 bis Abb. 8.513) 55-jährige Patientin mit ausgeprägter Alveolarkammatrophie bei langjähriger Zahnlosigkeit.

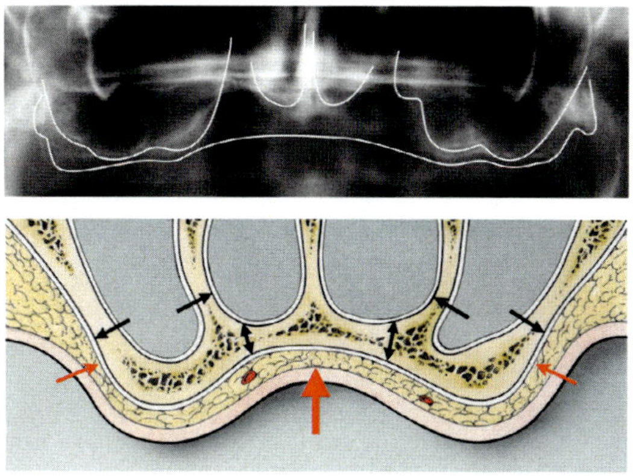

Abb. 8.270 Ausschnitt der Panoramaschichtaufnahme des Oberkiefers mit Durchzeichnung *(oben)* und Schemazeichnung *(unten)* der Schnittführungen *(rot)* und der Osteotomien *(schwarz)*.

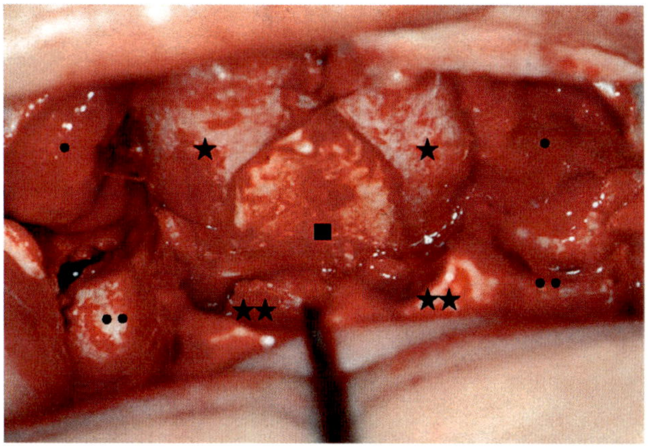

Abb. 8.271 Intraoperative Situation einer Hufeisen-*Le-Fort-I*-Osteotomie. Nach schonender Elevation der Sinusschleimhäute (Einzelpunkte) wird von einem medianen Palatinalschnitt der harte Gaumen bogenförmig unter Schonung der Schleimhaut im Nasenboden (Einzelsterne) osteotomiert. Anschließend wird der hufeisenförmige Oberkiefer in der *Le-Fort-I*-Ebene osteotomiert und nach kaudal mobilisiert. Man erkennt den nach kaudal mobilisierten Oberkiefer (Doppelpunkt) mit adhärentem knöchernem Nasenboden (Doppelsterne). Der unversehrte palatinale Knochen ist mit einem Quadrat markiert.

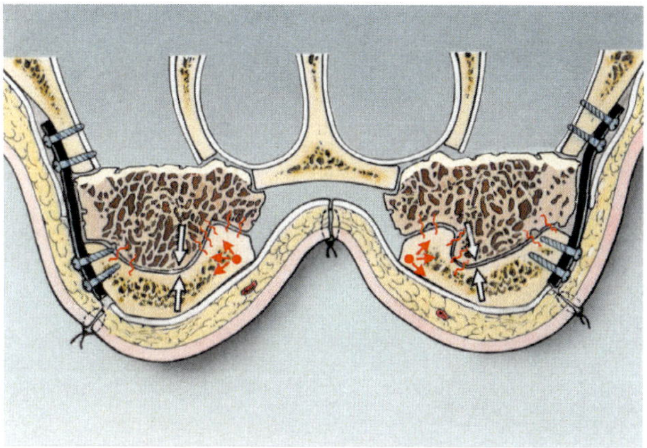

Abb. 8.272 Schemazeichnung: Das mobilisierte hufeisenförmige, vaskularisierte Knochensegment wird nach kaudal und ventral verlagert. Die monokortikalen Knochensegmente von der *Crista iliaca externa* (autogenes Transplantat) werden dazwischengelagert. Mikroplatten und Schrauben stabilisieren die Situation. Kleinere Hohlräume werden mit einem Augmentatgemisch aus AlgiPore und autogener Beckenkammspongiosa aufgefüllt.

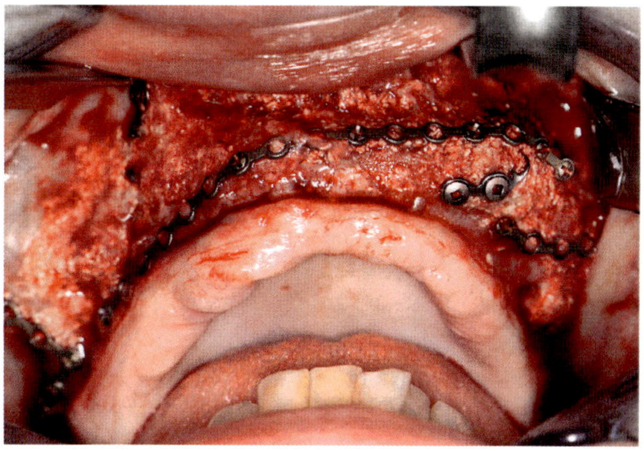

Abb. 8.273 Nach sechs Monaten reizloser Einheilung können die Metalle entfernt werden. Man erkennt die komplette Osseointegration des autogenen Beckenkammtransplantates und des AlgiPore-Augmentates. Anschließend werden die Implantate inseriert.

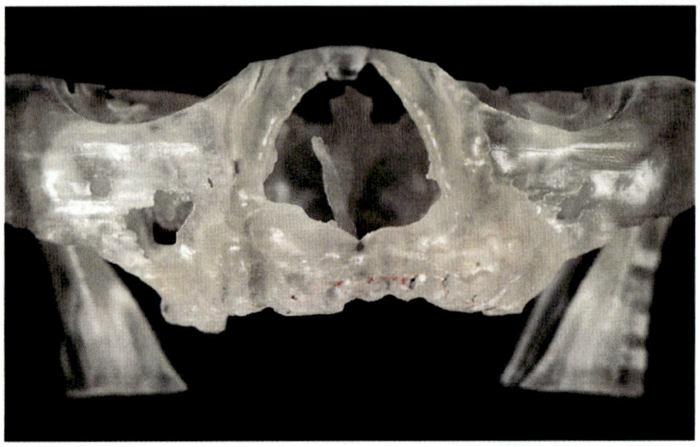

Abb. 8.274 (bis 8.279 gleicher Fall) 3D *Rapid Prototyping Modell* (Laserform) nach Osteotomie in der *Le-Fort-I*-Ebene und vor Implantation (hergestellt am 26.07.2000).

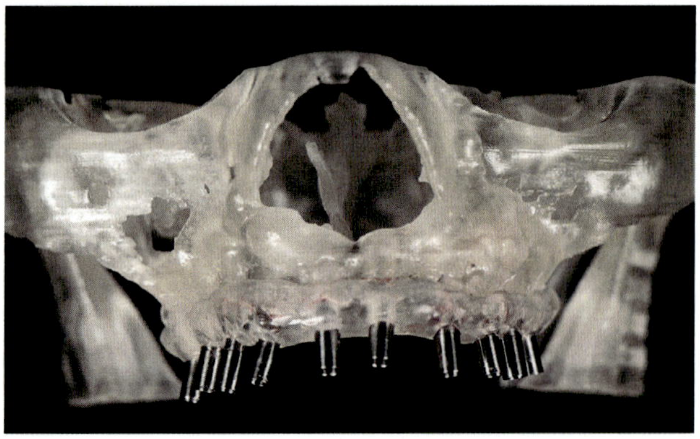

Abb. 8.275 Positionierung der Bohrhülsen für die Implantation.

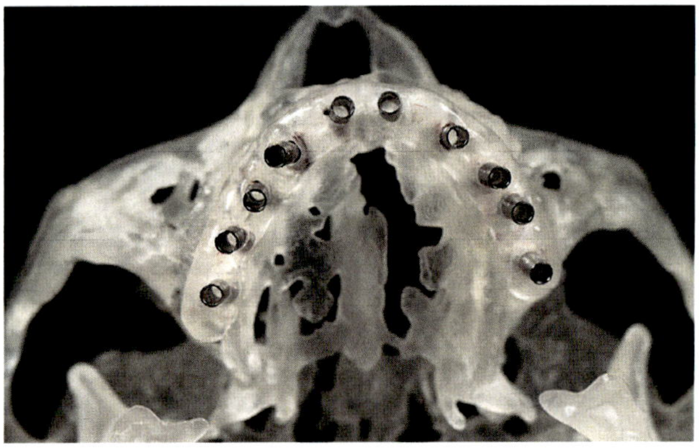

Abb. 8.276 Aufsicht auf den Oberkiefer mit den Bohrhülsen: Verteilung der Implantate.

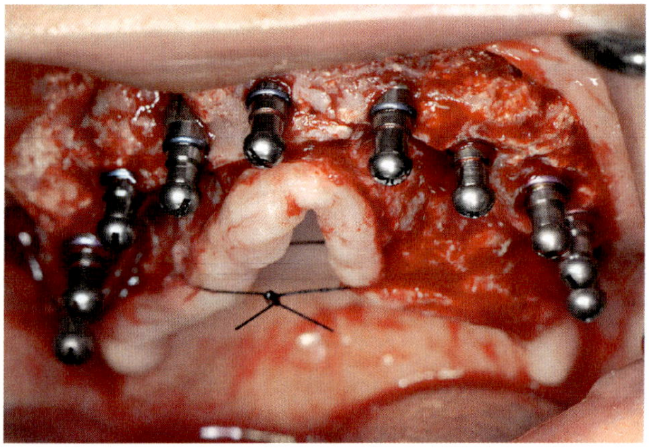

Abb. 8.277 Situation nach Insertion der zehn Implantate (mit Bohrschablone) entsprechend der Planung.

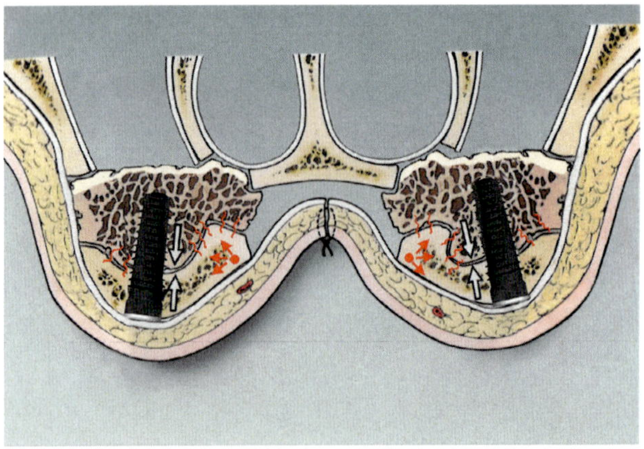

Abb. 8.278 Schemazeichnung: Bei Insertion der Implantate muss darauf geachtet werden, dass die Implantate den Knochen nicht überragen, damit sie beim Tragen einer Totalprothese unbelastet osseointegrieren können.

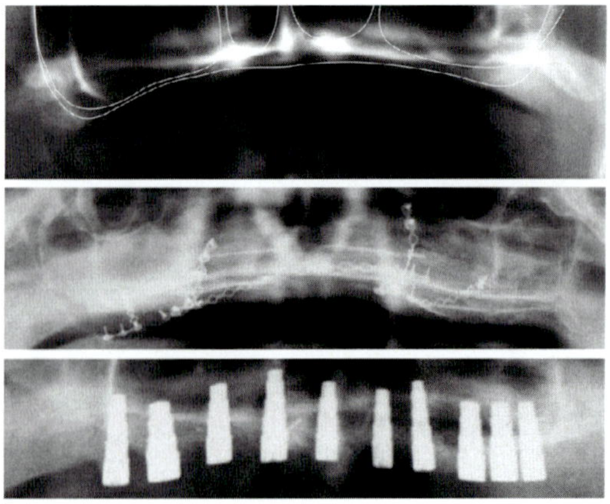

Abb. 8.279 Panoramaschichtaufnahmen vor der Hufeisen-*Le-Fort-I*-Osteotomie (oben), sechs Monate später vor der Metallentfernung (Mitte) und nach der Implantatinsertion (unten).

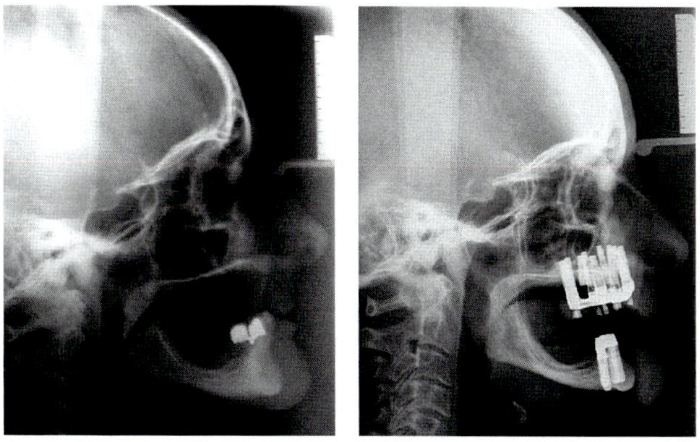

Abb. 8.280 Seitliches Fernröntgenbild vor (links) und neun Jahre nach (rechts) Hufeisenosteotomie und autogenem Transplantat.

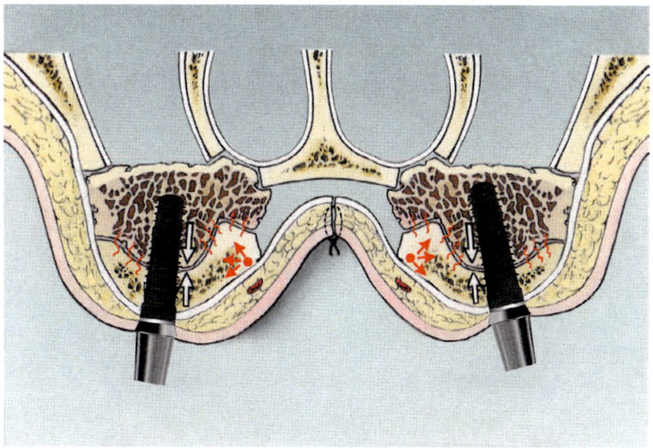

Abb. 8.281 Schemazeichnung: Sechs Monate nach Implantatinsertion (ein Jahr nach Hufeisen-*Le-Fort-I*-Osteotomie) können die Implantate freigelegt und prothetisch versorgt werden.

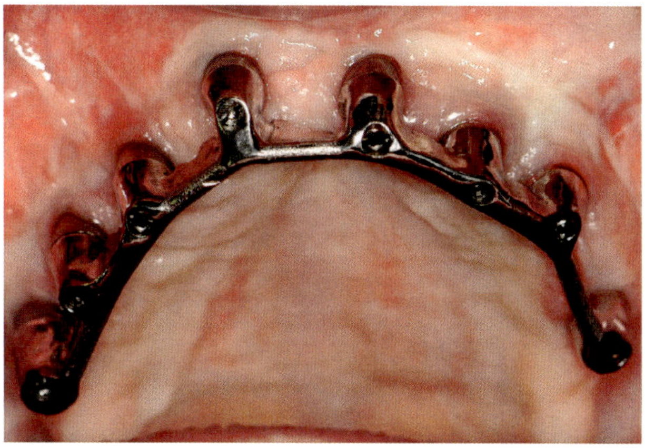

Abb. 8.282 Intraorale Situation mit seit acht Jahren getragener Stegprothese.

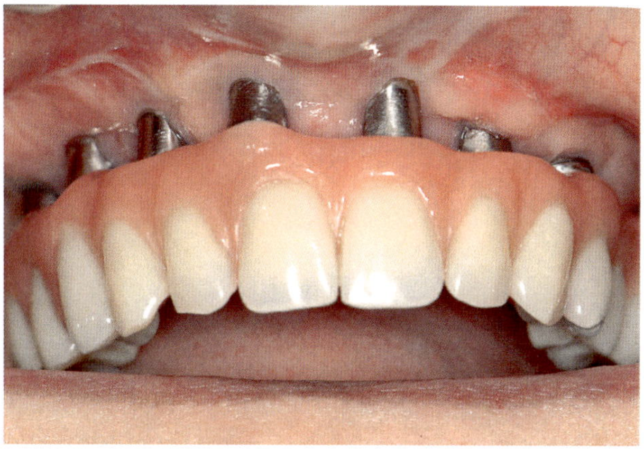

Abb. 8.283 Prothetische Versorgung nach neun Jahren.

Langzeitergebnisse (Abb. 8.284 bis 8.286).[181,182,194,195] Diese unerwartet guten Ergebnisse lassen sich dadurch erklären, dass es sich bei der Hufeisen-*Le-Fort*-I-Osteotomie um eine Transplantat-Interposition (Inlay) (Klasse III) handelt.

Man sprach immer wieder von dem „schwierigen Oberkiefer", sicherlich auch aufgrund der Tatsache, dass histomorphometrische Studien an Verstorbenen bei Frauen ein trabekuläres Knochenvolumen von durchschnittlich 20,2% und bei Männern von durchschnittlich 27,9% ergeben haben (Abb. 8.287).[168] Um so erfreulicher sind die guten Ergebnisse nach Hufeisen-*Le-Fort*-I-Osteotomien.

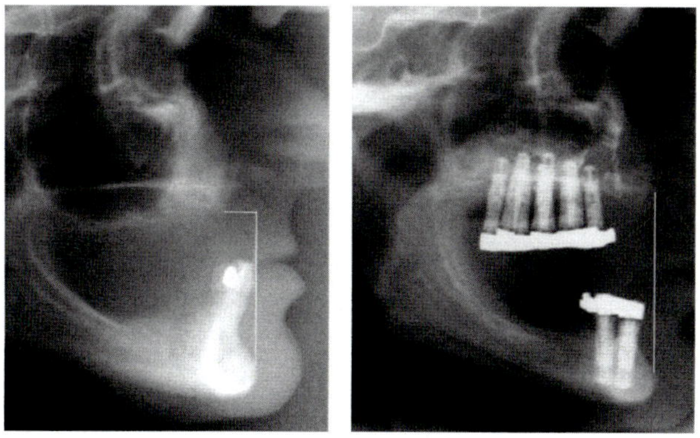

Abb. 8.284 (bis 8.286 gleicher Fall) Seitliches Fernröntgenbild einer 50-jährigen Patientin, elf Jahre nach Hufeisen-*Le-Fort-I*-Osteotomie mit stabiler Vorverlagerung des Oberkiefers.

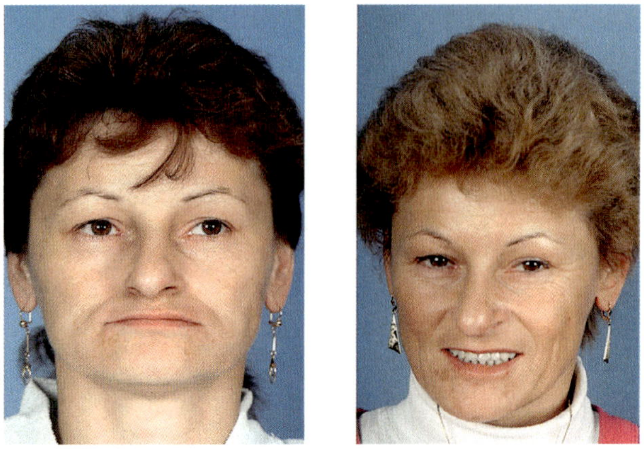

Abb. 8.285 Die Patientin vor (links) und elf Jahre nach (rechts) Hufeisen-*Le-Fort-I*-Osteotomie und Versorgung mit implantatgetragener Stegprothetik.

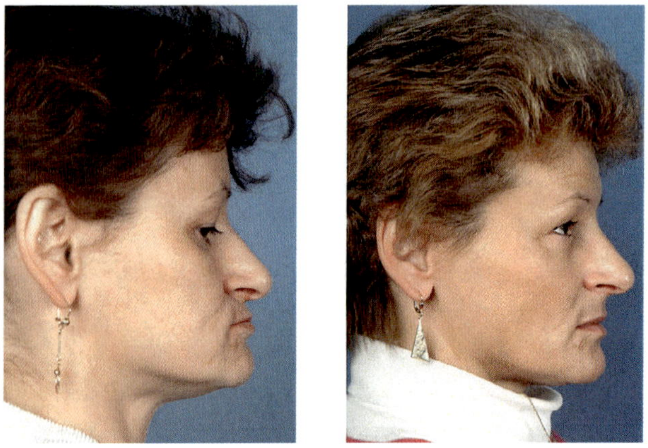

Abb. 8.286 Ansicht von lateral.

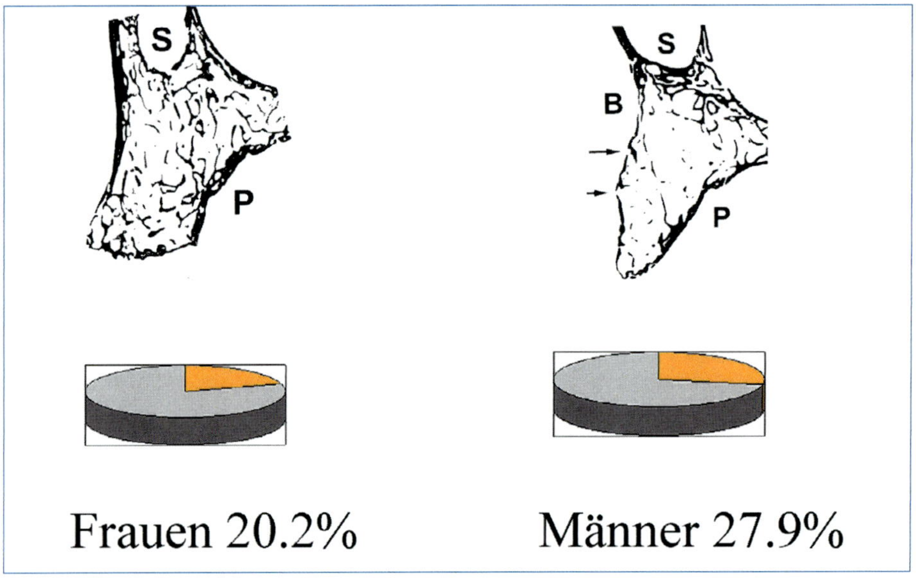

Abb. 8.287 Nach histomorphometrischen Studien an Verstorbenen haben Frauen ein trabekuläres Knochenvolumen von durchschnittlich 20,2% (a.), Männer hingegen eines von durchschnittlich 27,9% (b.), wobei jeweils große individuelle Unterschiede beobachtet wurden (nach *Ulm* et al. 1999).[168]

8.4.8 Sinuslift – Sinusgraft

Der Begriff Sinuslift beschreibt die Ablösung der basalen Kieferhöhlenschleimhaut vom Knochen und ihre anschließende Elevation. Der Begriff Sinusgraft beschreibt die Auffüllung des sich so ergebenden Hohlraumes im *Recessus alveolaris* mit Augmentationsmaterial.[104] Im Folgenden wird synonym nur der Begriff Sinuslift verwendet.

Einteilung nach vertikaler Knochenhöhe (Abb. 8.288):

- < 1 mm: Hufeisen-*Le-Fort*-I-Osteotomie mit autogenem Beckenknochen-Transplantat.
- 1–5 mm: Kompletter Sinuslift mit zweizeitiger Implantatinsertion.
- 5–8 mm: Kompletter Sinuslift mit gleichzeitiger Implantatinsertion.
- > 8 mm: Minimalinvasiver Sinuslift mit gleichzeitiger Implantatinsertion.

Kompletter Sinuslift mit zweizeitiger Implantatinsertion

Seit dem Vortrag von *Tatum* im Jahre 1976[158] über den Sinuslift hat sich diese Methode der Augmentation des *Recessus alveolaris* der Kieferhöhlen durchgesetzt und ist zu einer Standard-Operationsmethode geworden. Zuerst erfolgt eine sorgfältige bildgebende Aufarbeitung mit Panoramaschichtaufnahme, DVT (s. Abb. 8.15) oder Dental-CT (Abb. 8.289 bis 8.292). In seltenen Fällen muss ein seitliches Fernröntgenbild angefertigt

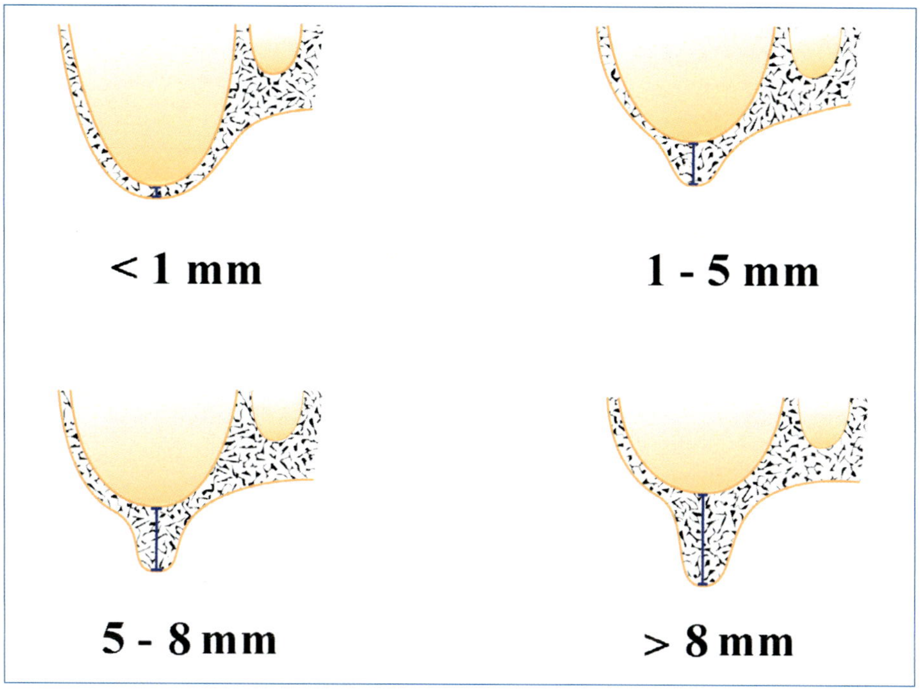

Abb. 8.288 Schemazeichnung: Indikationsstellung der OP-Methoden bei Atrophie des Oberkiefers.
< 1 mm: Hufeisen-*Le-Fort-I*-Osteotomie mit autogenem Beckenknochentransplantat.
1–5 mm: Kompletter Sinuslift mit zweizeitiger Implantatinsertion.
5–8 mm: Kompletter Sinuslift mit gleichzeitiger Implantatinsertion.
> 8 mm: Minimalinvasiver Sinuslift mit gleichzeitiger Implantatinsertion.

werden, um zu entscheiden, ob der Oberkiefer zu weit dorsal liegt (s. Abb. 8.264). Bei einem Restknochenangebot von 1 bis 5 mm Knochen wird ein zweizeitiges Vorgehen mit sechsmonatiger Einheilungszeit des Knochenaufbaumaterials AlgiPore und sechsmonatiger Osseointegrationszeit der Implantate (Abb. 8.291, Abb. 8.292) empfohlen. Folgendes standardisiertes Operationsverfahren hat sich bewährt (Abb. 8.293, Abb. 8.294):

- Präparation einer ca. 7–9 mm breiten Knochenrinne vom *Tuber*-Bereich bis distal von Zahn 13 bzw. 23 unmittelbar am seitlichen Unterrand des Kieferhöhlenbodens, um die gesamte mesiodistale Ausdehnung der Kieferhöhle zu erreichen.
- Elevation der Kieferhöhlenschleimhaut.
- Auffüllen des entstandenen Hohlraumes mit einem Augmentationsgemisch.
- Abdecken des Augmentationsmaterials über der Knochenrinne mit einer Membran.
- Fixieren der Membran.

Zur Präparation der Knochenrinne kann man entweder ein rotierendes oder ein piezochirurgisches Instrument verwenden. Bei beiden Methoden ist streng darauf zu achten, dass sämtliche Knochenspäne mit einem entsprechenden Knochenkollektor[106] aufgesammelt werden, um sie dann dem Knochenaufbaumaterial beizumengen. Die große Knochenrinne bewährt sich ganz besonders, wenn man die Kieferhöhlenschleimhaut von den von *Zuckerkandl* (1877) erstmals beschriebenen Kieferhöhlensepten abpräparieren muss (Abb. 8.295).[198] Bei Perforationen der Schleimhaut empfiehlt es sich, sie mit 7-0 resorbierender Naht zu verschließen und zum zusätzlichen Schutz dieser Naht eine resorbierbare Membran aufzulegen. Ein weiterer Vorteil dieser Knochenrinne besteht darin, dass die Verletzungsmöglichkeit der *Arteria alveolaris superior posterior* reduziert ist, welche für die spätere Vaskularisation des Augmentatgemisches wichtig ist (Abb. 8.296). Da eine größere Menge von Augmentationsmaterial in den *Recessus alveolaris* eingebracht wird, besteht die Gefahr, dass beim Schnäuzen Material in das Vestibulum gedrückt wird. Aus diesem Grund ist ein Schnäuzverbot zu empfehlen und eine Membran zur Abdeckung des Augmentatmaterials und der Rinne zu verwenden. Wegen der häufigen Schleimhautperforationen bei Verwendung von Titanfolien verwenden wir bevorzugt eine ePTFE-Membran (s. Abb. 8.308).[130]

Mit den Abbildungen 8.297 bis 8.302 wird der Fall einer 78-jährigen Patientin mit 11-jährigem Verlauf gezeigt. Nach Präparation der Knochenrinne und perforationsfreier Elevation der Schleimhaut (Abb. 8.297) erfolgte das Auffüllen des *Recessus alveolaris* mit einem Augmentationsgemisch von AlgiPore und 5- bis 10%igem autogenem Kollektorknochen vermengt

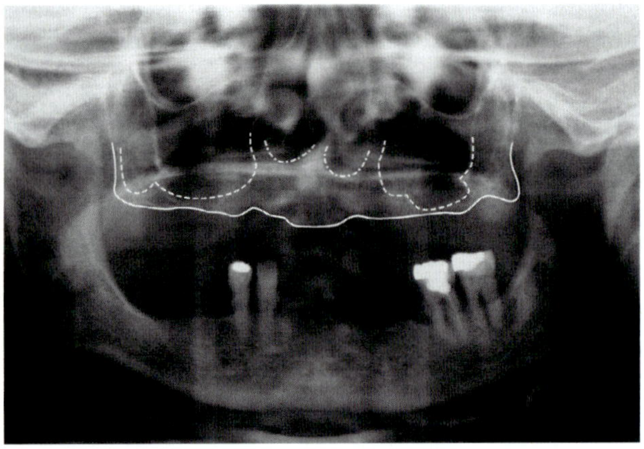

Abb. 8.289 (bis 8.292 und 8.297 bis 8.302 gleicher Fall) Panoramaschichtaufnahme mit ausgeprägter Atrophie der *Maxilla* beidseits mit 1 bis 3 mm Restknochen.

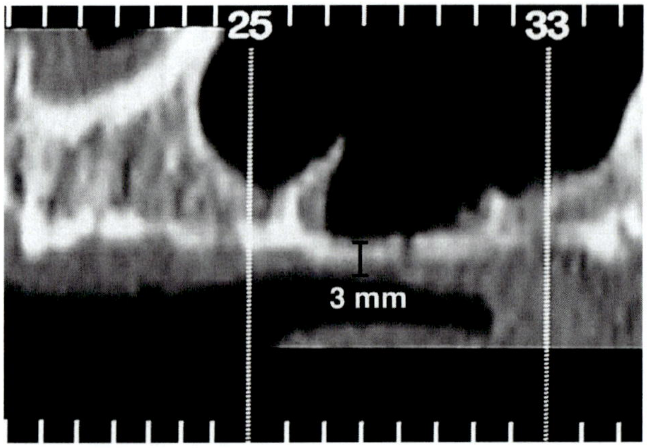

Abb. 8.290 Reformatierte Panoramaansicht (Ausschnitt) eines Dental-CTs mit Darstellung der Kieferhöhle links, und einem Kieferhöhlenseptum.

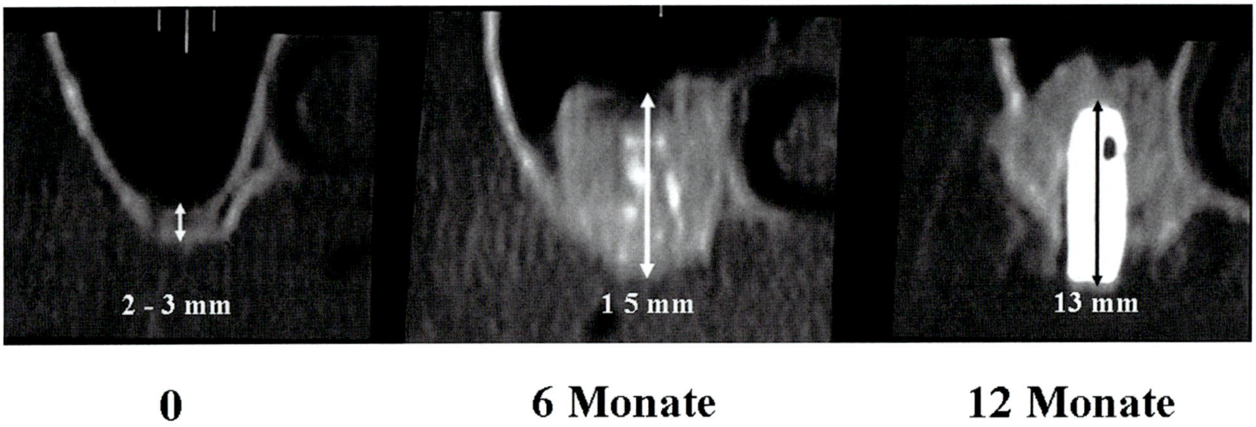

Abb. 8.291 Reformatierte orthoradiale Schichten präoperativ (links) nach Augmentation mit einem Augmentationsgemisch von AlgiPore und 5 bis 10% autogenem Kollektorknochen nach sechs Monaten unmittelbar vor Implantatapplikation (Mitte) und nach zwölf Monaten unmittelbar vor Freilegung der Implantate (rechts). Die hellen Punkte im mittleren Bild sind kortikale Chips vom autogenen Kollektorknochen.

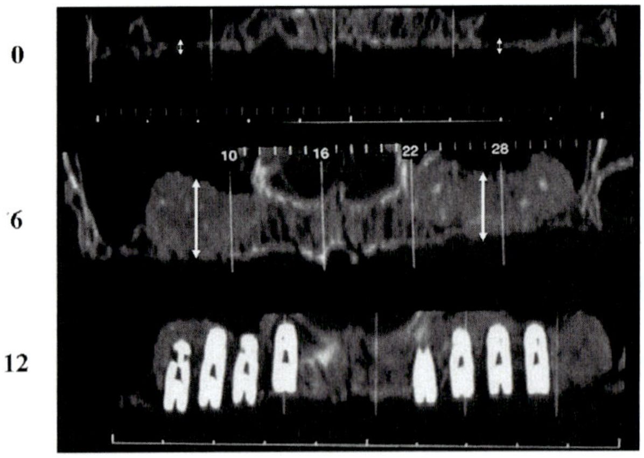

Abb. 8.292 Reformatierte präoperative Panoramaansichten (oben) mit 1 bis 2 mm vertikalem Restknochen *(weiße Doppelpfeile)* nach Augmentation mit einem Augmentationsgemisch von AlgiPore und 5 bis 10% autogenem Kollektorknochen nach sechs Monaten unmittelbar vor Implantatinsertion (Mitte) und nach zwölf Monaten unmittelbar vor Freilegung der Implantate (unten).

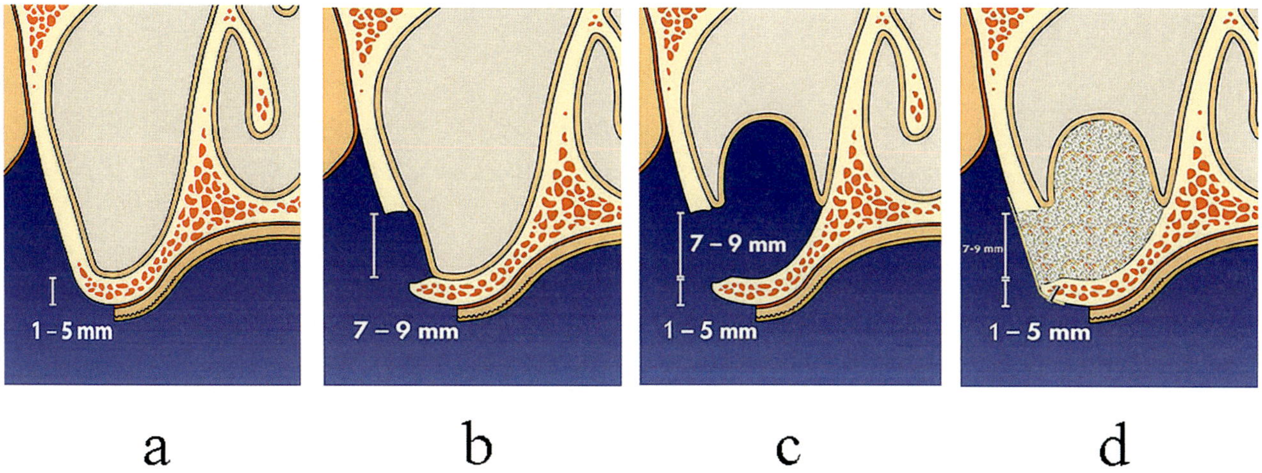

Abb. 8.293 Schemazeichnungen in transversaler Ansicht:
a. präoperativ mit einer vertikalen Restknochenhöhe von 1 bis 5 mm
b. nach Präparation einer Knochenrinne von ca. 7 bis 9 mm Höhe
c. nach Elevation der Kieferhöhlenschleimhaut
d. nach Auffüllen mit Augmentationsmaterial.

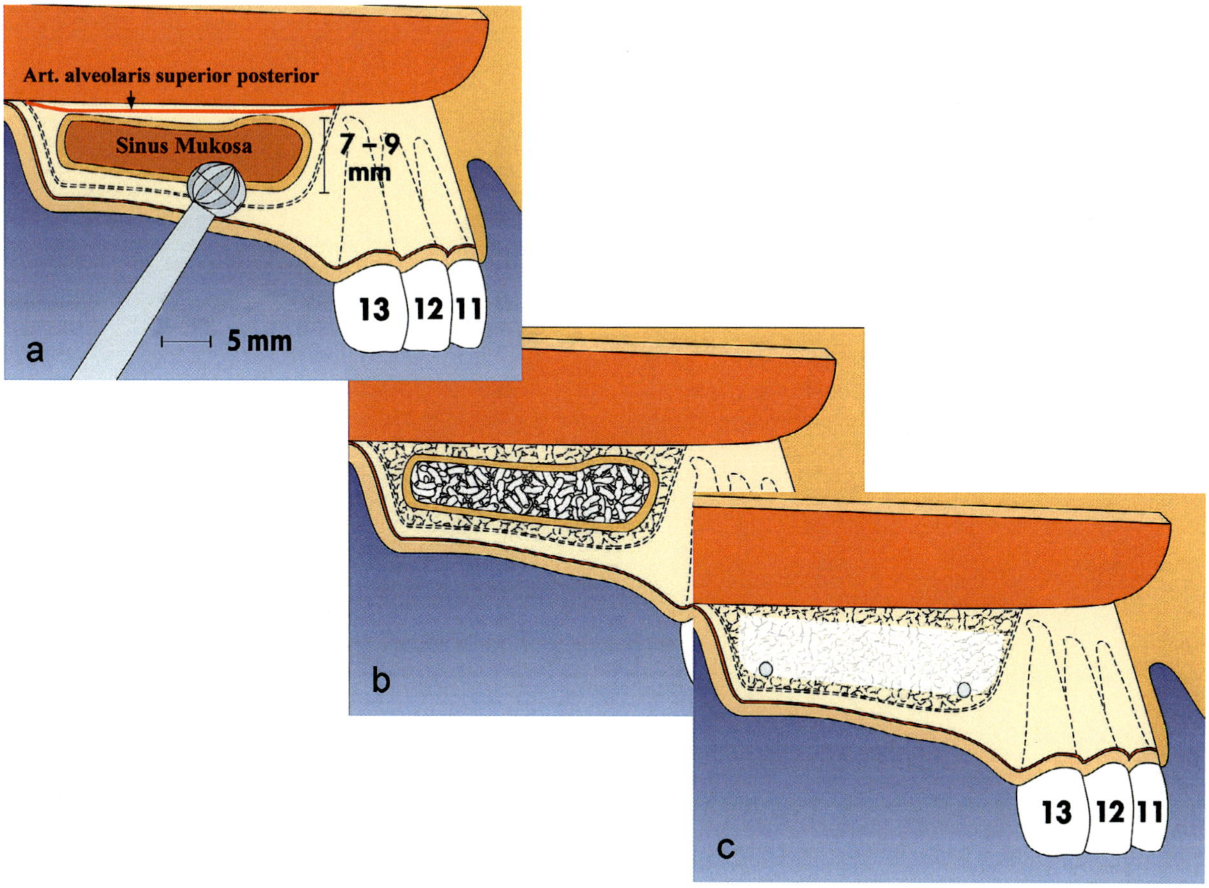

Abb. 8.294 Schemazeichnungen in sagittaler Ansicht:
a. nach Präparation einer Knochenrinne von ca. 7 bis 9 mm Höhe von distal 13 bzw. 23 bis unmittelbar vor dem *Tuber maxillae;* meist besteht die Möglichkeit der Schonung der *Arteria alveolaris superior posterior; Kugelfräse 5 mm.*
b. nach Auffüllen mit Augmentationsmaterial
c. nach Abdecken mit einer Membran und Fixation mit zwei Titannägeln.

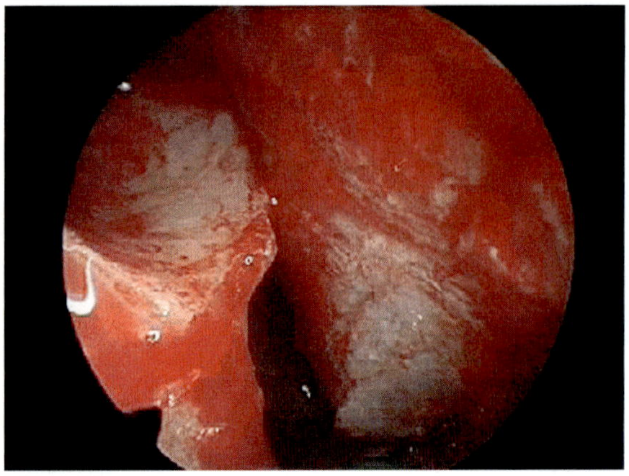

Abb. 8.295 Elevation der Kieferhöhlenschleimhaut unter Freipräparierung des in Abbildung 8.290 dargestellten Kieferhöhlenseptums.

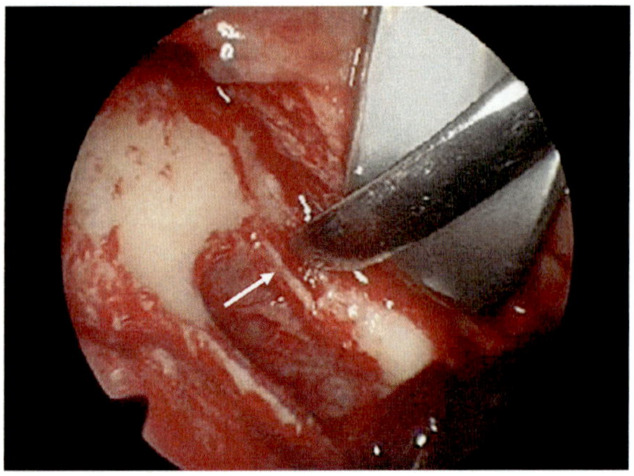

Abb. 8.296 Schonung der *Arteria alveolaris superior posterior (Pfeil).*

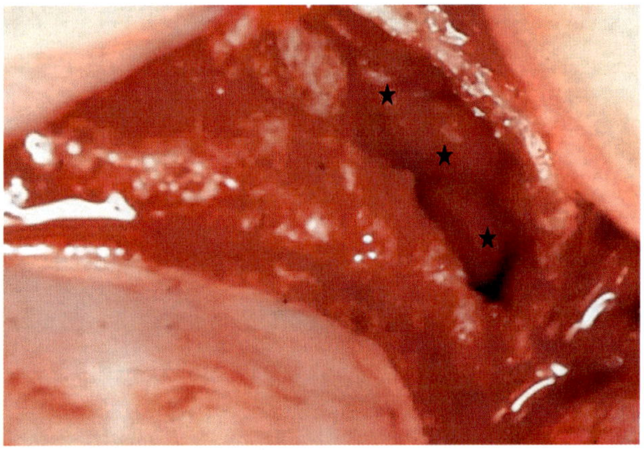

Abb. 8.297 (bis 8.302 gleicher Fall) Intraoperative Situation nach Präparation der Knochenrinne und Elevation der unversehrten Kieferhöhlenschleimhaut *(Sterne).*

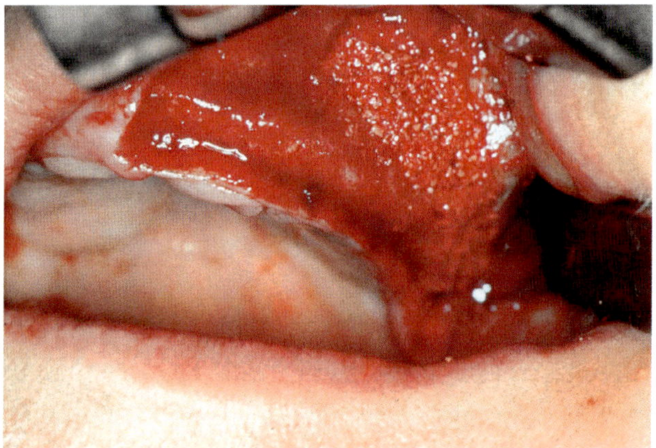

Abb. 8.298 Intraoperative Situation nach Auffüllen des *Recessus alveolaris* mit einem Augmentationsgemisch von AlgiPore und 5 bis 10% autogenem Kollektorknochen.

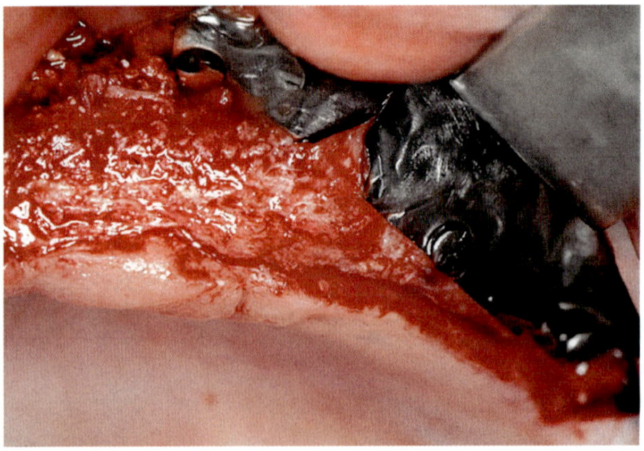

Abb. 8.299 Intraoperative Situation sechs Monate später vor Entfernung der Titanmembran und der Titannägel.

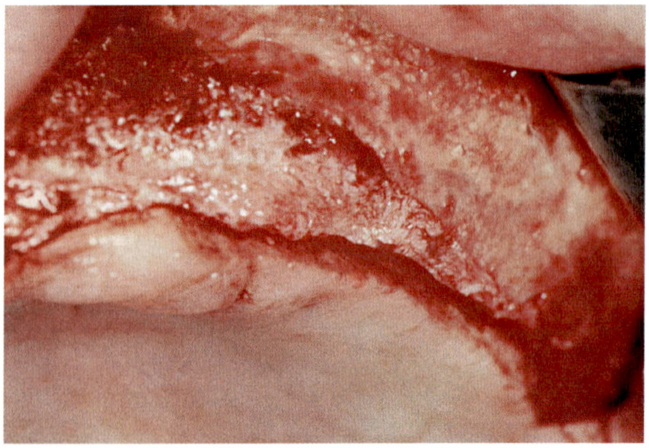

Abb. 8.300 Intraoperative Situation nach Entfernung der Titanmembran und der Titannägel. Man erkennt den neu gebildeten Knochen im ehemaligen Augmentationsgebiet.

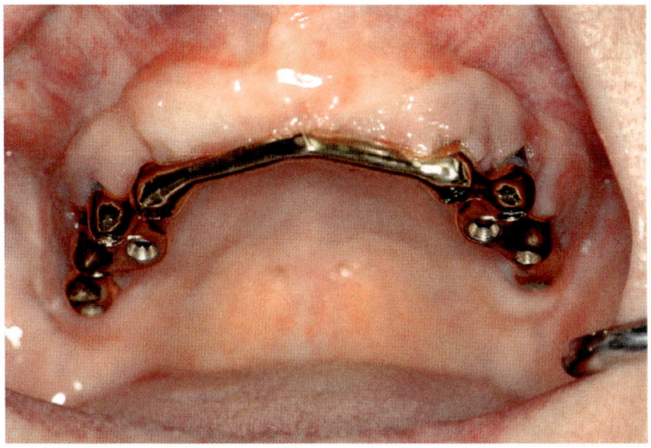

Abb. 8.301 Zehn Jahre nach Freilegung der Implantate und prothetischer Versorgung mit Stegprothese.

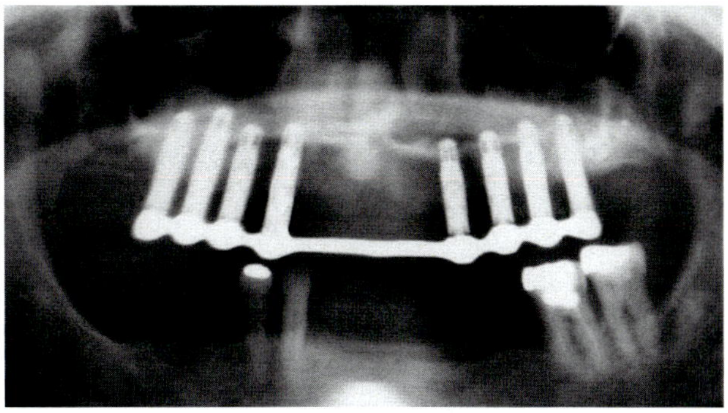

Abb. 8.302 Panoramaschichtaufnahme, Spätkontrolle nach elf Jahren.

mit venösem Blut (Abb. 8.298). Anschließend wurde zur Abdeckung des Augmentates eine Titanmembran mit Titannägeln befestigt. Sechs Monate später war die Titanmembran reizlos eingeheilt (Abb. 8.299) und nach ihrer Entfernung eine ausgezeichnete Osseointegration des AlgiPore-Materials festzustellen (Abb. 8.300). Nur bei Verwendung von Titanmembranen und der nicht resorbierbaren ePTFE-Membran konnte solch eine glatte Oberfläche gesehen werden. Die Verlaufskontrollen nach zehn (Abb. 8.301) und nach elf Jahren (Abb. 8.302) zeigen ein stabiles Augmentations- und Implantationsresultat.

Mit den Abbildungen 8.303 bis 8.319 wird eine 56-jährige Patientin vorgestellt. Bei ausgeprägter Oberkieferatrophie wurden primär die teilweise nicht erhaltungswürdigen Prämolaren und Molaren belassen (Abb. 8.303, Abb. 8.304) und ein Sinuslift beidseits vorgenommen. Es wurde ein Augmentat bestehend aus jeweils 4 ml AlgiPore vermischt mit 0,5 cc Kollektorknochen, 1,5 ml PRP und 0,5 ml Trombin verwendet. Auf der unmittelbar postoperativ durchgeführten Panoramaschichtaufnahme und dem Dental-CT sieht man die großvolumige Auffüllung der beiden Kieferhöhlen-*Recessus* mit Blasenbildung des Augmentates, welche nur bei Verwendung von PRP und Thrombin beobachtet wird(Abb. 8.305, Abb. 8.306). Das sechs Monate später durchgeführte Dental-CT unmittelbar vor Insertion der Implantate zeigt die Rückbildung der Blasen und eine homogene Kalzifikation (Abb. 8.307). Bei Verwendung einer ePTFE-Membran beobachtet man ebenfalls eine glatte Oberfläche des osseointegrierten Augmentatmaterials AlgiPore (Abb. 8.308, Abb. 8. 309). Zur Kontrolle des Augmentationsergebnisses und zur Überprüfung des möglichen Belastungszeitpunktes der inserierten Implantate wurden Knochentrepanproben entnommen (Abb. 8.310, Abb. 8.311). Bei Verwendung von AlgiPore ohne PRP wurden durchschnittlich 23% und mit PRP durchschnittlich 29% Knochenneubildung gefunden (Abb. 8.312).[141,197] Nach Inserieren der Implantate zeigen die Röntgenkontrollaufnahme und das Dental-CT die Positionen der bis zu 16 mm langen Implantate (Abb. 8.316, Abb. 8.317). Die klinischen und röntgenologischen Nachkontrollen bestätigen ein zufrieden stellendes Ergebnis (Abb. 8.318, Abb. 8.319).

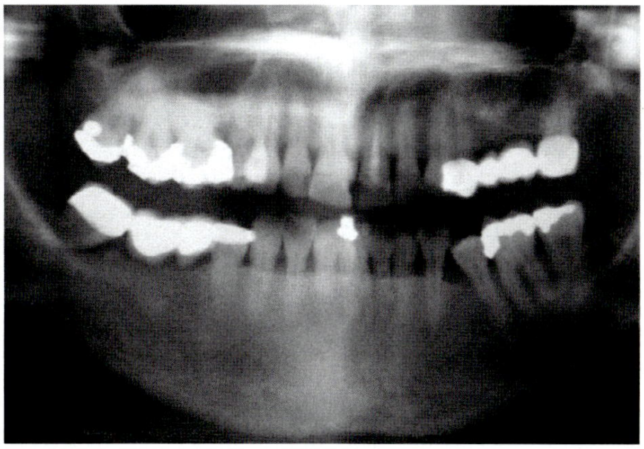

Abb. 8.303 (bis 319 gleicher Fall) Panoramaschichtaufnahme einer 56-jährigen Patientin mit Oberkiefer-Schaltlücke 24–27 und nicht erhaltungswürdigen Zähnen 24, 27, 14, 16 und 17 sowie ausgeprägter Alveolarkammatrophie beidseits.

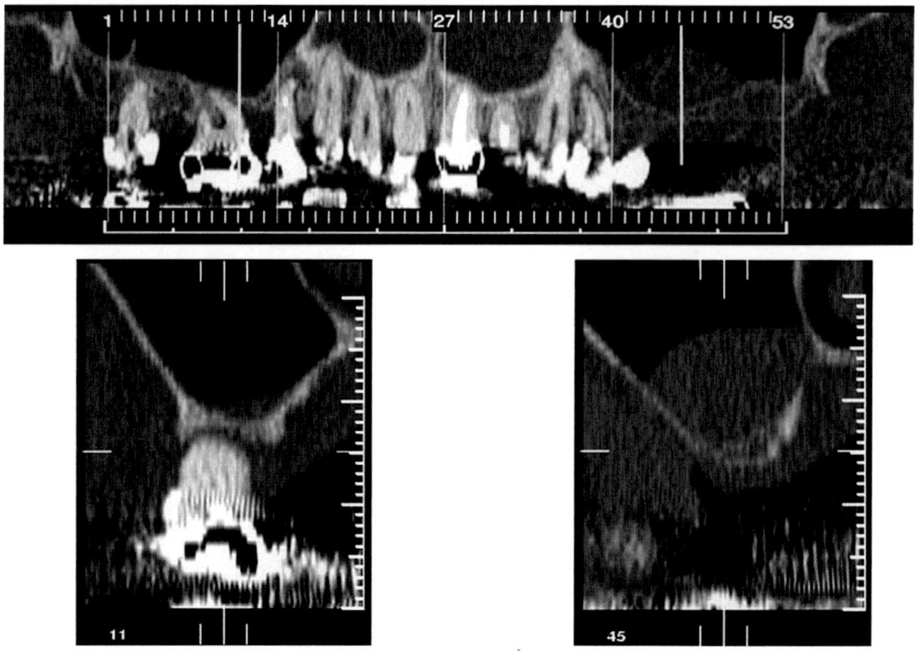

Abb. 8.304 Reformatierte Panoramaansicht des Dental-CTs, Atrophie des Alveolarknochens. Unten die reformatierten orthoradialen Schichten Nr. 11 und 45 mit ca. 2 mm vertikaler Knochenhöhe.

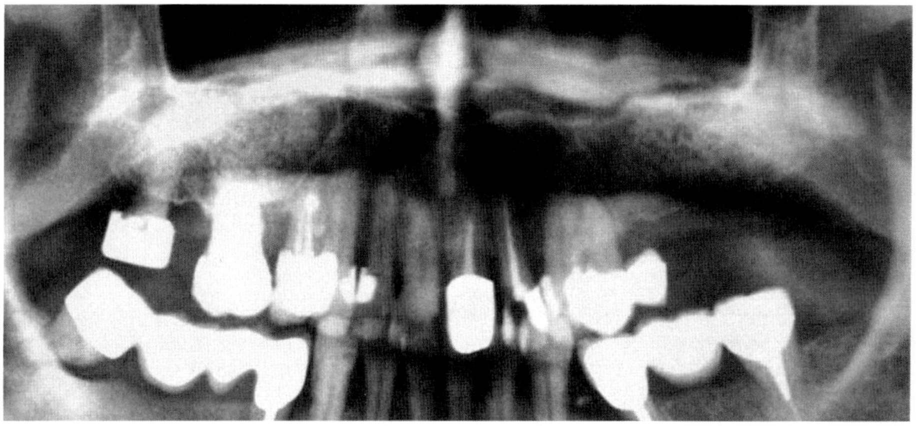

Abb. 8.305 Ausschnitt der Panoramaschichtaufnahme unmittelbar nach Sinuslift mit 4 ml AlgiPore und 0,5 cc autogenem Kollektorknochen und je 1,5 ml *platelet rich plasma* (PRP) und 0,5 ml Thrombin beidseits.

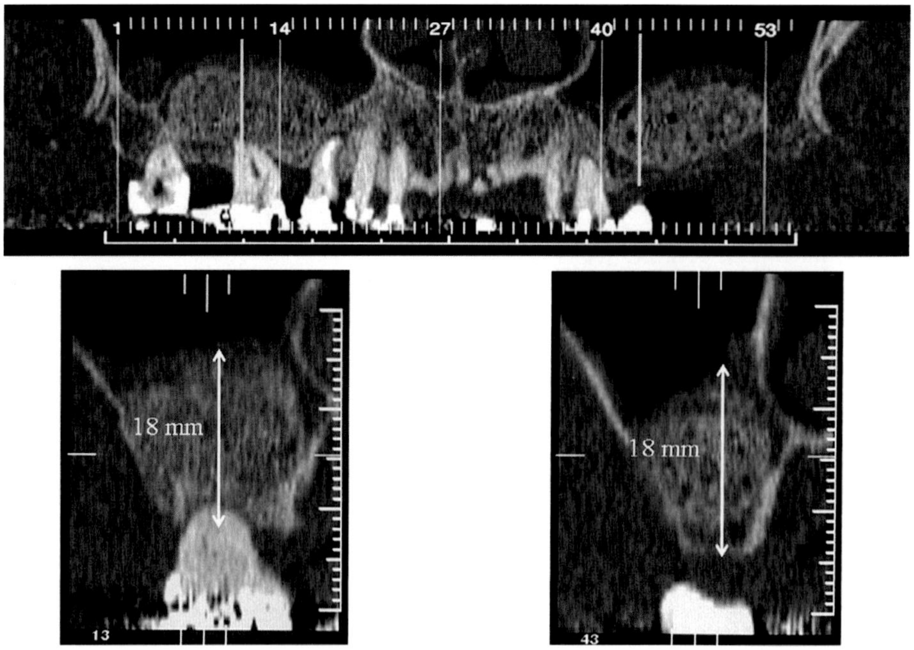

Abb. 8.306 Reformatierte Panoramaansicht des Dental CTs unmittelbar postoperativ. Unten die reformatierten orthoradialen Schichten Nr. 13 und 43 mit 18 mm gewonnener vertikaler Höhe durch das Augmentationsmaterial; unmittelbar postoperativ noch geringe Knochendichte, durch die Beimengung von PRP und Thrombin geringe Blasenbildung.

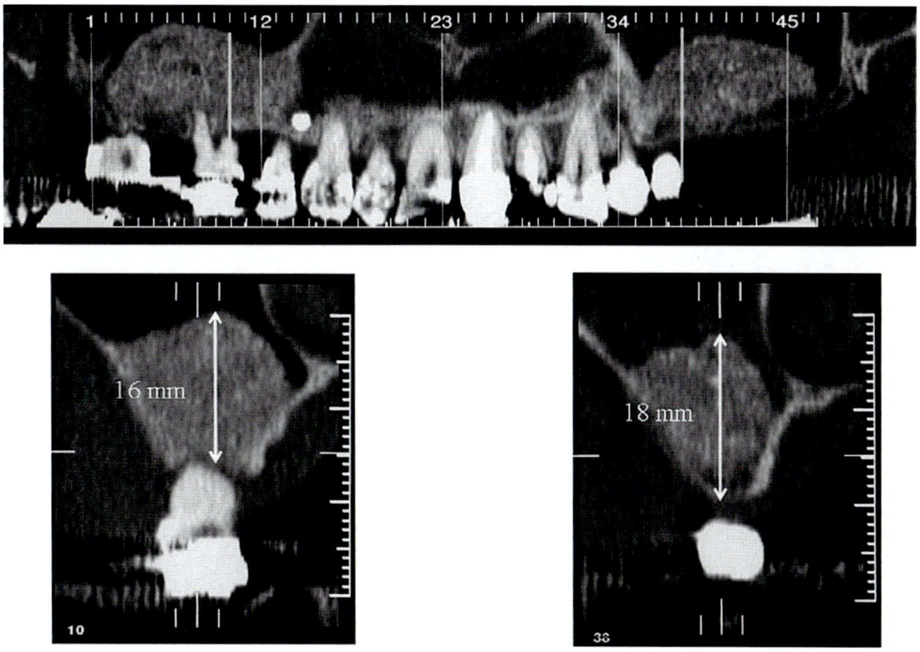

Abb. 8.307 Reformatierte Panoramaansicht des Dental-CTs sechs Monate postoperativ. Unten sind die rekonstruierten orthoradialen Schichten Nr. 10 und 38 mit 16 und 18 mm gewonnener vertikaler Höhe durch das Augmentationsmaterial zu sehen. In sechs Monaten ist das Augmentaionsmaterial durch die Kalzifikation röntgendichter geworden. Die Blasen sind verschwunden, das Material imponiert homogen verknöchert.

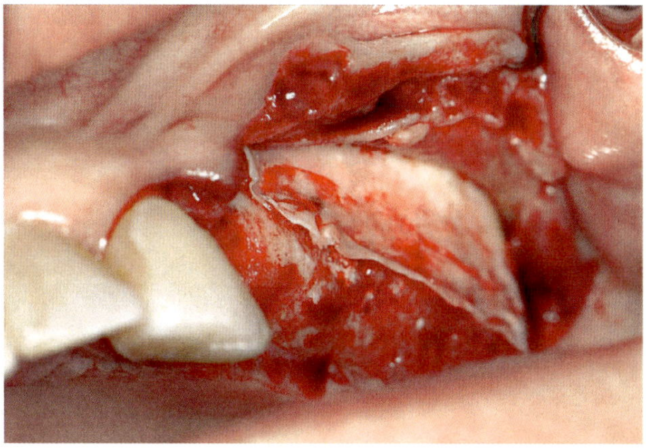

Abb. 8.308 Freilegung zur Entfernung der nicht resorbierbaren ePTFE-Membran sechs Monate nach Sinuslift mit 4 ml AlgiPore und 0,5 cc autogenem Kollektorknochen sowie 1,5 ml PRP und 0,5 ml Thrombin; nicht resorbierbare Membran noch *in situ*.

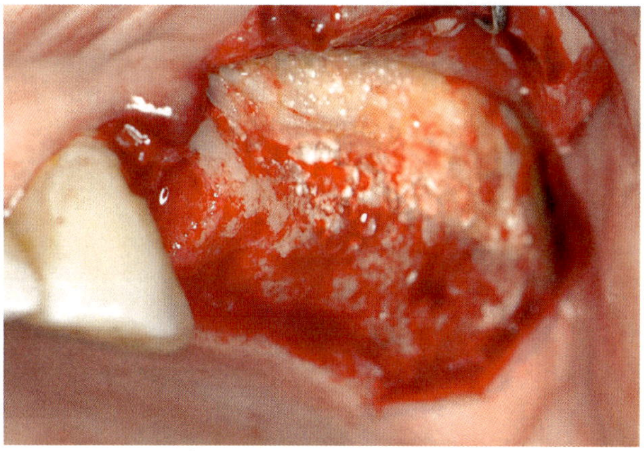

Abb. 8.309 Komplett integriertes und zu neu gebildetem Knochen umgewandeltes AlgiPore-Augmentationsmaterial nach Entfernung der nicht resorbierbaren ePTFE-Membran sowie frische Extraktionsalveole 24.

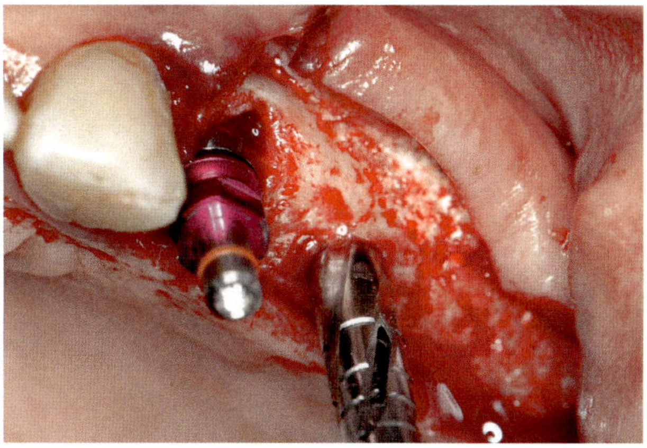

Abb. 8.310 Gewinnung eines Knochentrepans zur histologischen Aufarbeitung vor Insertion des Implantates in *regio* 25 und nach Insertion eines Sofortimplantates regio 24.

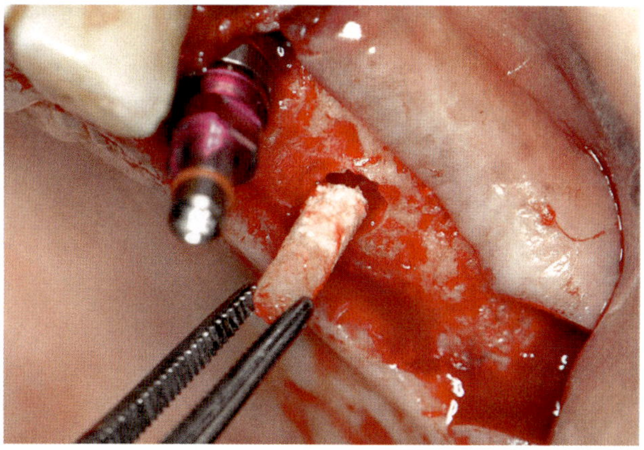

Abb. 8.311 Entnahme des Knochentrepans zur histologischen Aufarbeitung.

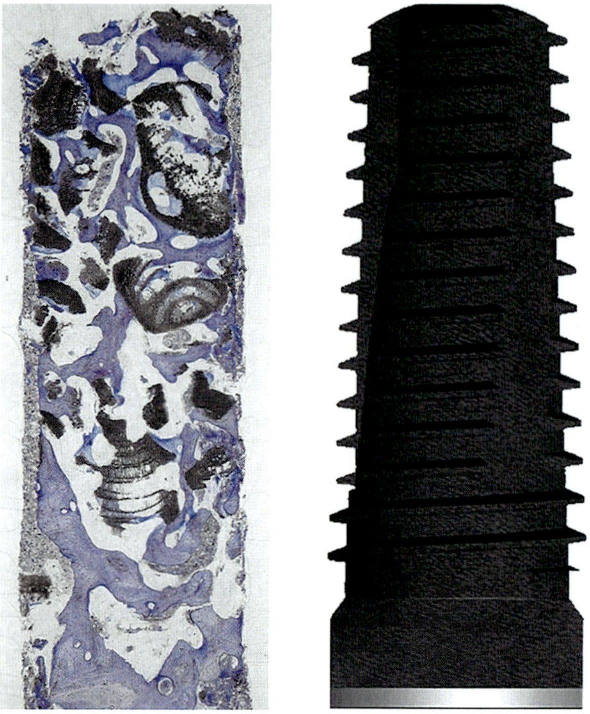

Abb. 8.312 Hartgewebeschliff eines Knochentrepans in zweifacher Übersichtsvergrößerung mit guter Knochenneubildung in der Umgebung des AlgiPore-Augmentates bei dieser 56-jährigen Patientin. Sechsmonatige Einheilungszeit und Augmentation mit 4 ml Algipore und 0,5 cc autogenem Kollektorknochen und 1,5 ml PRP und 0,5 ml Thrombin. In dem entstandenen Trepanloch wird nach Erweiterung mit Knochenkondensatoren (s. Abb. 8.194) das Implantat inseriert.

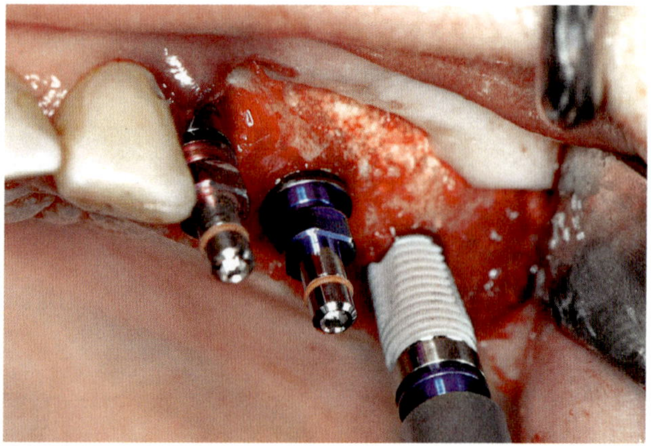

Abb. 8.313 Situation nach Insertion eines Sofortimplantates in *regio* 24, eines Implantates in *regio* 25 sowie Einbringen des Implantates in *regio* 26.

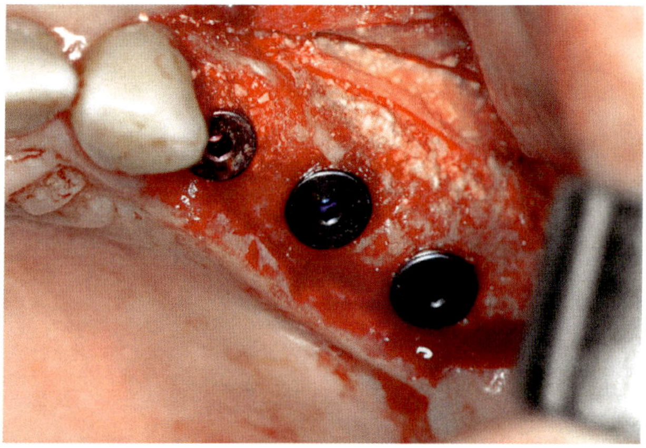

Abb. 8.314 Situation nach Abnahme der Einbringpfosten und Auffüllen des Hohlraumes um das Sofortimplantat in *regio* 24 mit AlgiPore.

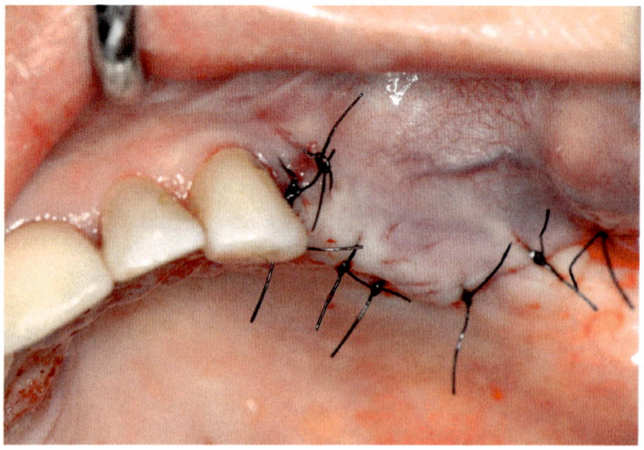

Abb. 8.315 Primäre Naht mit 4-0 nicht resorbierbarem Material nach palatinaler Schnittführung.

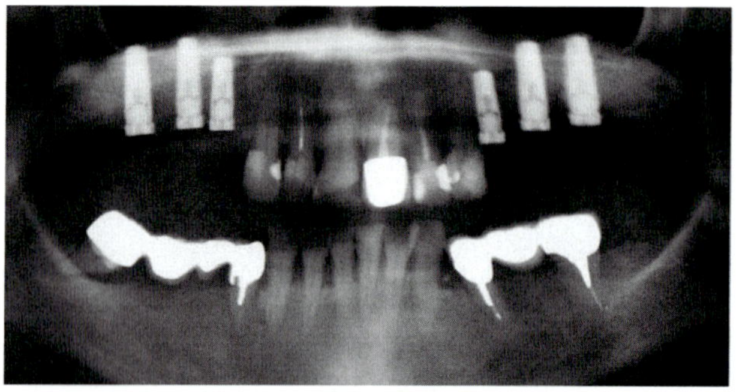

Abb. 8.316 Panoramaschichtaufnahme nach Insertion der sechs Implantate.

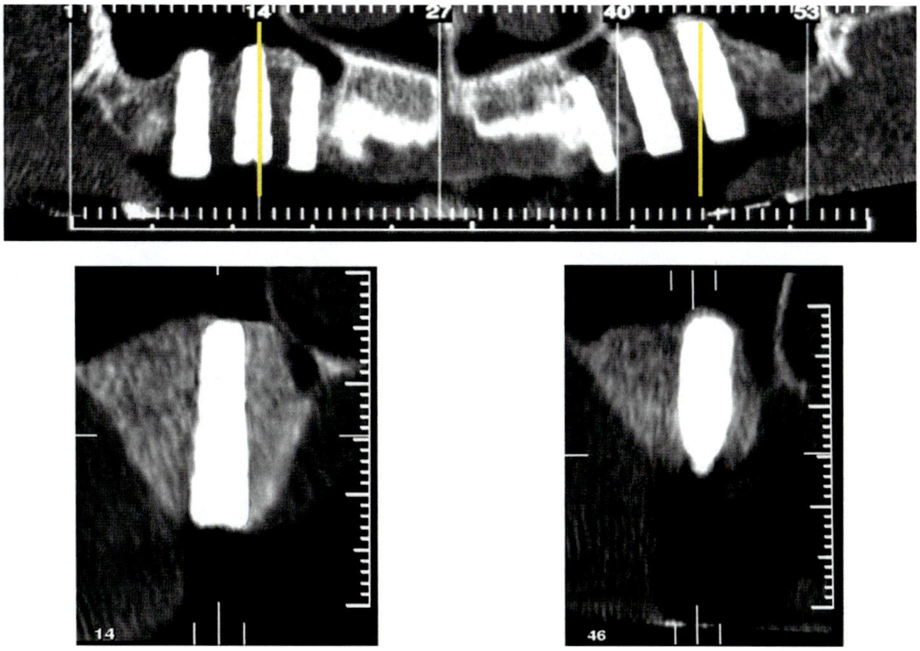

Abb. 8.317 Reformatierte Panoramaansicht des Dental-CTs nach Implantatinsertion. Unten sind die orthoradialen Schichten 14 (mit einem 4,3 mm dicken und 16 mm langen Implantat) und 46 (mit einem 5 mm dicken und 16 mm langen Implantat) zu sehen.

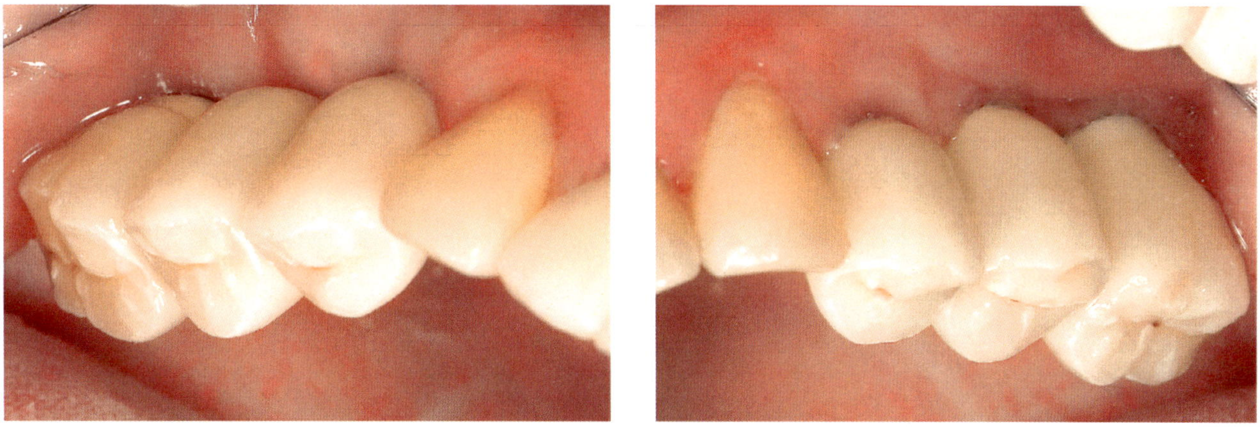

Abb. 8.318 Ein Jahr nach Implantatinsertion und sechs Monate nach Belastung der Implantate mit Einzelkronen (Spiegelaufnahmen).

Bei der Wahl des Augmentationsmaterials sollte man sich für ein resorbierendes Material mit ausreichendem Volumenerhalt entscheiden. Es ist unbestritten, dass autogene Beckenkammspongiosa (Goldstandard) das bisher einzige induktive Augmentationsmaterial ist, unglücklicherweise aber bis zu 49,5% resorbiert wird (Abb. 8.320).[86] *Wanschitz* et al. (2006)[180] fanden bei Verwendung von AlgiPore in einem vergleichbaren Kollektiv nur eine Resorption des Augmentationsvolumens von 14%. Nachuntersuchungen bis zu 13 Jahren zeigen eine Überlebensrate der in Kombination mit AlgiPore eingesetzten Implantate von 95,6%.[53,76]

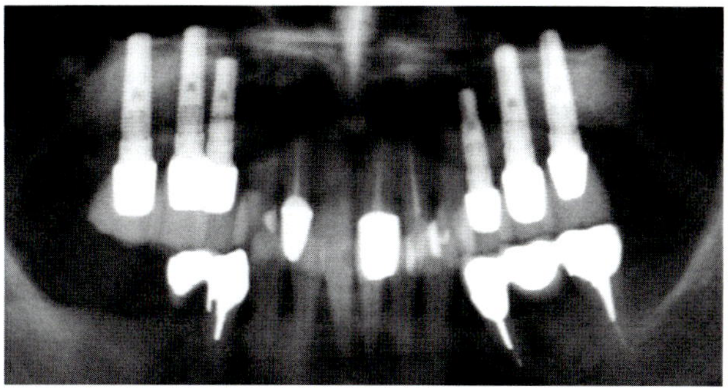

Abb. 8.319 Panoramaschichtaufnahme ein Jahr nach Abschluss der Behandlung.

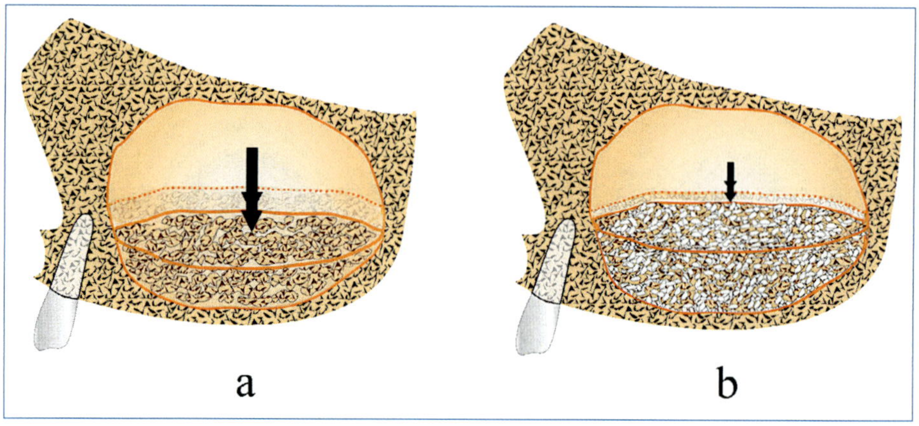

Abb. 8.320 Vergleich der Resorption von Augmentationsmaterial (a.) autogener Knochen (nach *Johansson* et al. 2001)[86] und (b.) von AlgiPore (nach *Wanschitz* et al. 2006)[180].

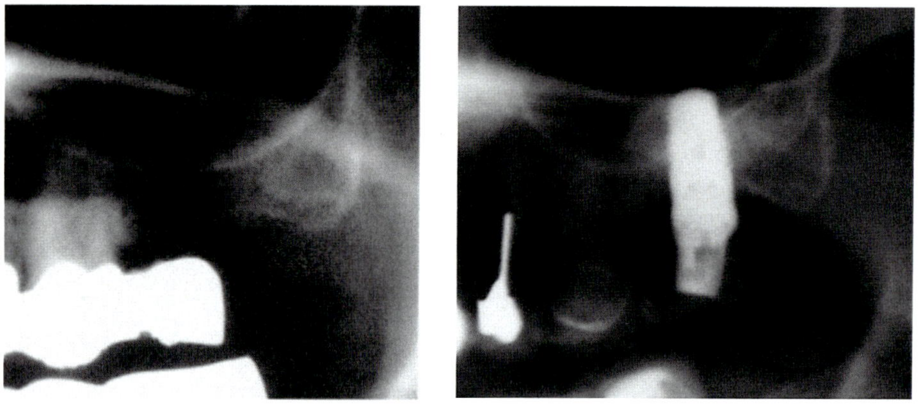

Abb. 8.321 Ausschnitte der Panoramaschichtaufnahmen (a.) vor und (b.) zwei Jahre nach minimalinvasivem Sinuslift mit Elevation der Kieferhöhlenschleimhaut in *regio* 27 durch Auffüllen mit AlgiPore und sofortige Insertion eines Implantates.

Kompletter Sinuslift mit gleichzeitiger Implantatinsertion

Bei einer Restknochenhöhe von 5 bis 8 mm ist prinzipiell das gleiche Vorgehen zu empfehlen. Da mehr Knochen zur Verfügung steht, kann die Rinne kleiner gewählt werden und die Anhebung der Sinusschleimhaut muss nicht großvolumig sein. Die Implantate werden in der gleichen Operation inseriert und man kann resorbierbare Membranen zur Abdeckung des Augmentationsmaterials und der Rinne verwenden. Aufgrund des vorhandenen Knochens ist eine Belastung nach spätestens sechs Monaten möglich.

Minimalinvasiver Sinuslift mit gleichzeitiger Implantatinsertion

Bei einer Restknochenhöhe von über 8 mm (Abb. 8.321) muss nur eine minimale Anhebung der Kieferhöhlenschleimhaut vorgenommen werden. Das Implantatlager wird aufbereitet ohne die Gesamtknochenhöhe auszunutzen. Mit Knochenkondensatoren wird der restliche Knochen vorsichtig erweitert und gleichzeitig die Kieferhöhlenschleimhaut angehoben. Anschließend kann AlgiPore eingebracht werden, um ein kleines „Häubchen" über dem Implantatapex zu erreichen.[157]

8.4.9 Onlay-*Graft*

Bei ausgeprägten Formen von Knochenatrophie sowie großen Defekten muss man die Methode der Knochenauflagerung wählen und die möglichen Nachteile dieser Methode in Kauf nehmen.[146] Da bei dieser Operationsmethode das Transplantatbett geringer vaskularisiert ist (Klasse IVa), kommt es zu mehr Resorption als bei der Interposition (Inlay) (Klasse III) von Transplantatknochen.

Entsprechend der Klassifikation nach *Wang* und *Al-Shammari* (HCV) (2002)[176,177] ist bei dieser Form der Knochenatrophie eine Auflagerung eines autoge-

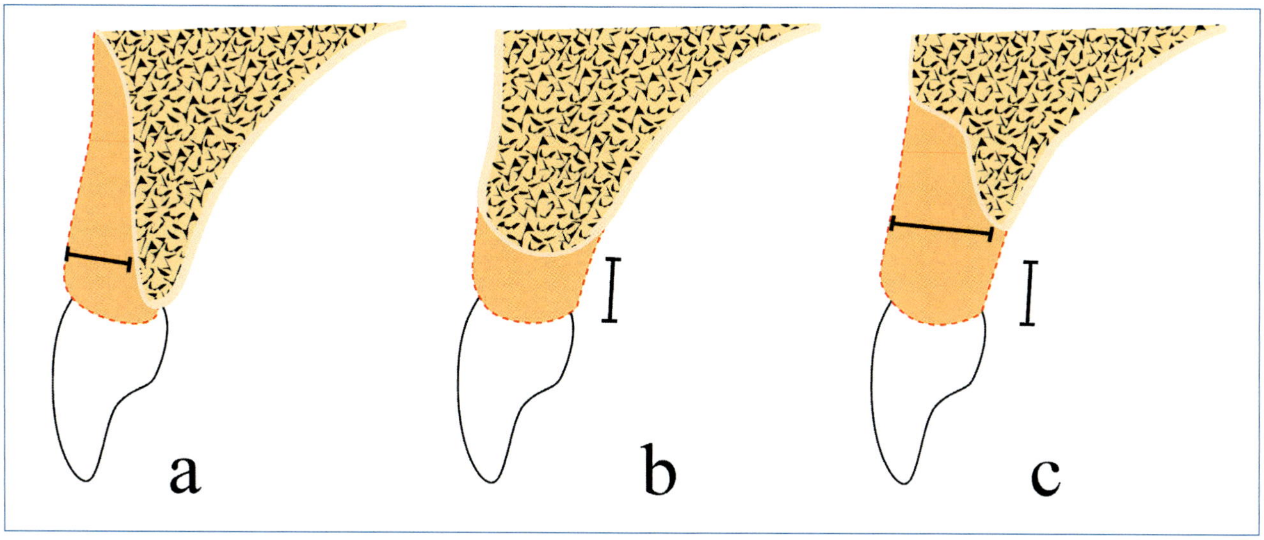

Abb. 8.322 Möglichkeiten des Knochenaufbaus in Abhängigkeit der Resorptionsklassifikation (nach *Wang* und *Al-Shammari* 2002)[176,177].

a. Onlay-Plastik mit autogenem Transplantat von intra-oral bei horizontalem Knochenabbau.
b. Vertikale einzeitige Osteotomie und Interpositionierung von Knochenaufbaumaterial (Inlay) (vertikale PSP) (Kap 8.4.6) oder vertikale Distraktionsosteogenese (Kap 8.4.10).
c. Für den vertikalen und transversalen Kombinationsdefekt muss ein großes Auflagerungstransplantat (Onlay) z. B. mit Beckenknochen durchgeführt werden (Kap 8.4.9).

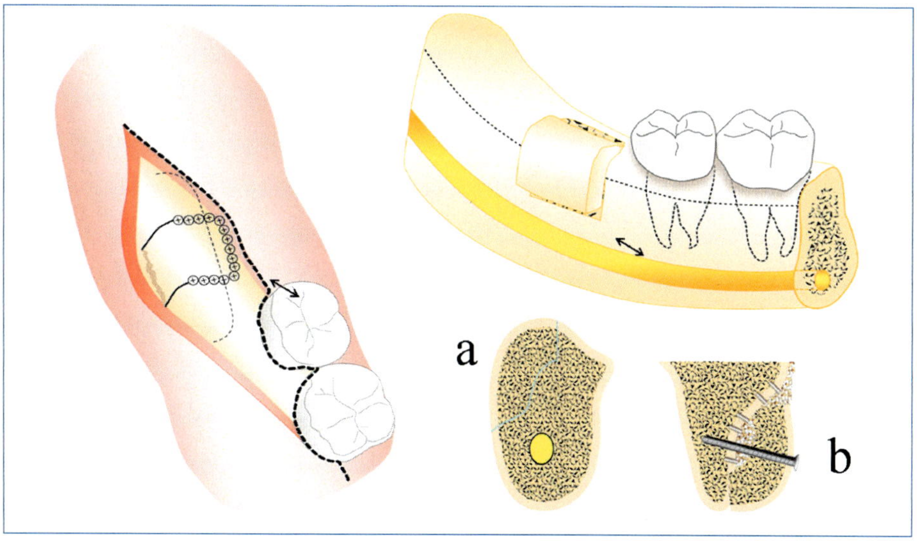

Abb. 8.323 Schemazeichnung: Knochenentnahme am Kieferwinkel im Bereich der *Crista obliqua* distal der Molaren (nach *Sethi* und *Kaus* 2005)[147]. Das entnommene bogenförmige Unterkieferknochenstück (a.) passt genau in den Oberkieferdefekt (b.).

nen monokortikalen Knochentransplantates indiziert, welches mit einer oder mehreren Zugschrauben fixiert werden muss (Abb. 8.322a). In Abhängigkeit von Größe und Form des Defektes muss man die Entscheidung treffen, wo das Knochentransplantat entnommen werden soll. Für kleinere Defekte hat sich die *Crista obliqua* im retromolaren Bereich als geeignet erwiesen (Abb. 8.323). Trotz der Nähe des Mandibularkanals kommt es selten zu Sensibilitätsstörungen, im Gegensatz zu der Entnahmestelle am Kinn.[93,94] Die Autoren empfehlen für die Onlay-Plastiken Transplantatknochen vom Kieferknochen, da dieser weniger resorbiert wird als Knochen aus der *Crista iliaca.* Trotzdem beobachtet man ausgeprägte Resorptionen, wie in Abbildung 8.324c deutlich zu erkennen. Der gesamte Schraubenkopf der Corticofix-Schraube, der tief versenkt war (Abb. 8.324a), liegt frei. Eine mögliche Ursache der ausgeprägten Resoption ist die Dehiszenz der Schleimhaut (Abb. 8.324b), die zu einer vorrübergehenden lokalen Durchblutungsstörung geführt hat. Da das Transplantat sehr großvolumig war, hat der Restknochen für die Insertion eines Implantates ausgereicht.

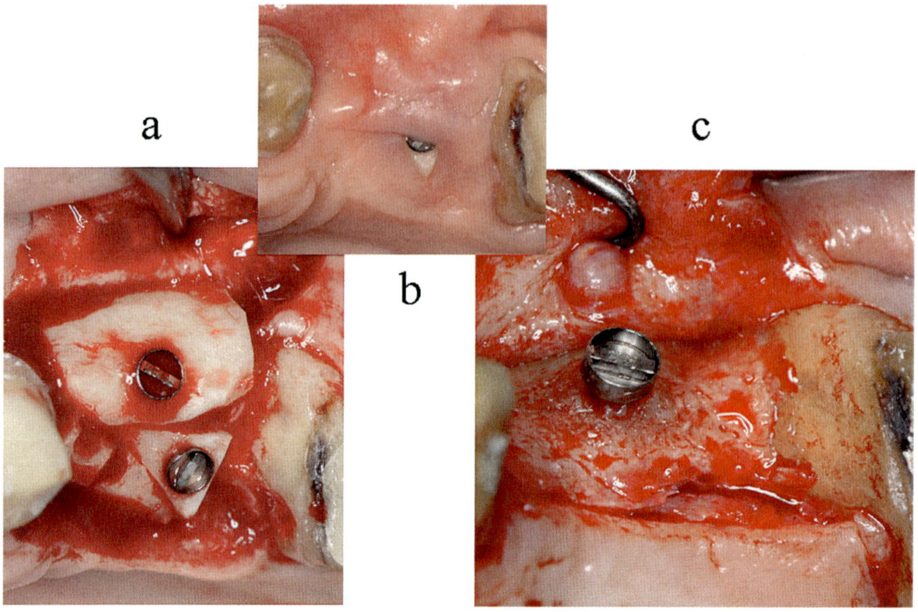

Abb. 8.324 a. Intraoperative Situation nach Onlay-Plastik mit autogenem Knochentransplantat (Klasse IVa) vom Kieferwinkel. Die beiden größeren Knochenteile sind mit Corticofix-Zugschrauben befestigt. b. Wegen einer kleinen Schleimhautdehiszenz wurde die sichtbare Schraube vier Wochen nach Insertion entfernt. c. Wiedereröffnung nach sechs Monaten zur Implantatinsertion. Man erkennt deutlich den weit herausragenden Schraubenkopf, der primär versenkt war (a.), was das Ausmaß der Knochenatrophie zeigt.

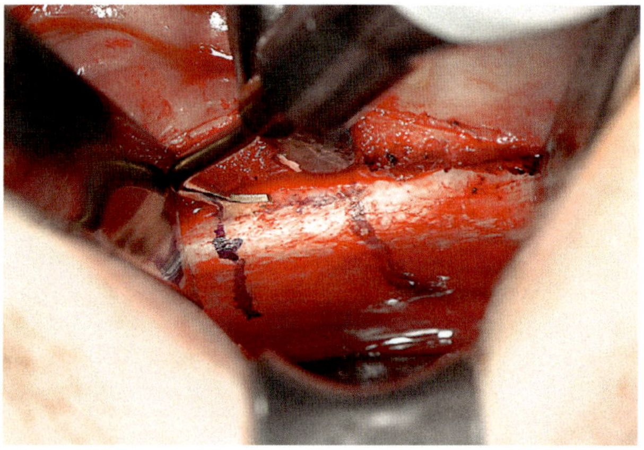

Abb. 8.325 (bis 8.327 gleicher Fall) Intraoperative Situation zur Entnahme eines Knochentransplantates im Bereich der *Crista obliqua* distal des Zahnes 47. Nach Einzeichnen der Osteotomielinien Präparation mit piezochirurgischem Instrument.

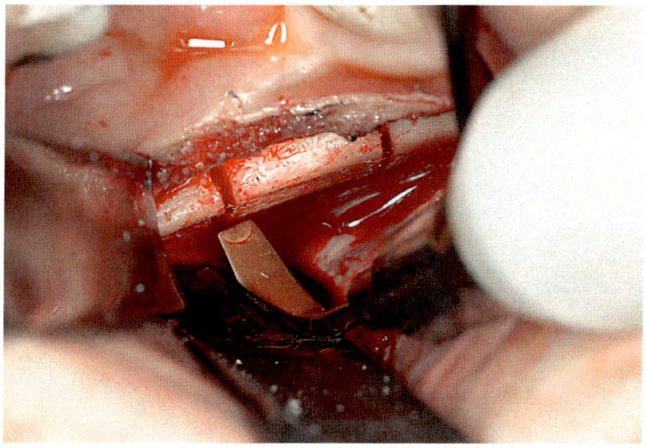

Abb. 8.326 Für die horizontale Osteotomie eignet sich die Piezochirurgie, da der *Nervus alveolaris inferior* nicht lädiert wird.

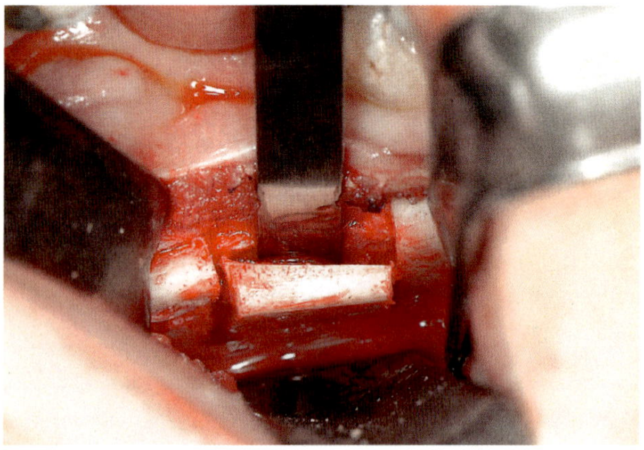

Abb. 8.327 Mobilisierung des Knochentransplantates mit dem Meißel.

Onlay-Transplantat bei Frontzahnlücke im Oberkiefer

Die Abbildungen 8.325 bis 8.327 zeigen die Entnahme eines Knochentransplantates aus der rechten Retromolarregion. Die Verwendung der Piezochirurgie hat sich vor allem für die horizontale Osteotomie bewährt.

Mit den Abbildungen 8.328 bis 8.337 wird der Fall einer 27-jährigen Patientin gezeigt, die bei einem Unfall ihren Zahn 12 verloren hatte. Nach Abnahme der Klebebrücke und Eröffnung der Schleimhaut mit einem Zahnfleischrandschnitt ohne Entlastungsschnitte erkennt man den großen vertikalen und transversalen Knochendefekt (Kombination) entsprechend der HCV-

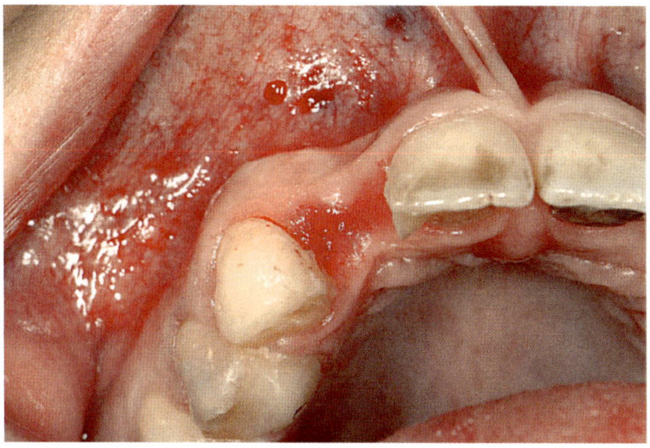

Abb. 8.328 Nach Abnahme des adhäsiv verklebten Brückengliedes erkennt man die muldenförmige Schleimhauteinziehung in *regio* 12 nach traumatischem Verlust des Zahnes.

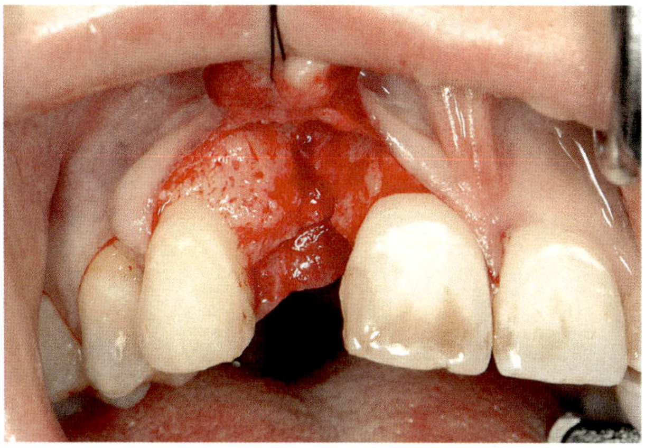

Abb. 8.329 Ausgeprägter transversaler und vertikaler Defekt (Kombination) entsprechend der Klassifikation nach *Wang* und *Al-Shammari* (2002).[176,177]

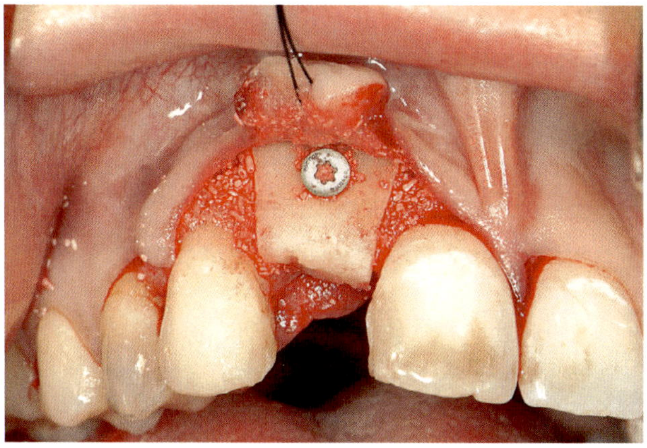

Abb. 8.330 Onlay-Plastik mit monokortikalem Transplantat vom Kieferwinkel mit einer Mikrozugschraube fixiert. Verbliebene Hohlräume und Kanten sind mit AlgiPore ausgefüttert.

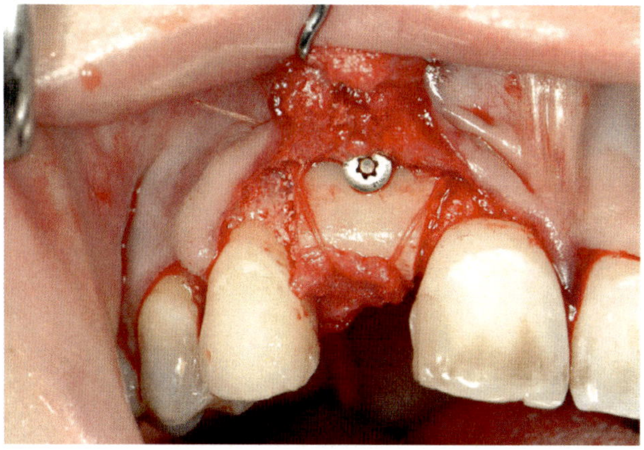

Abb. 8.331 Zur zweischichtigen Deckung wird ein gestieltes Periostbindegewebetransplantat vom Gaumen mit zwei resorbierbaren Matratzennähten an der vestibulären Schleimhaut fixiert.

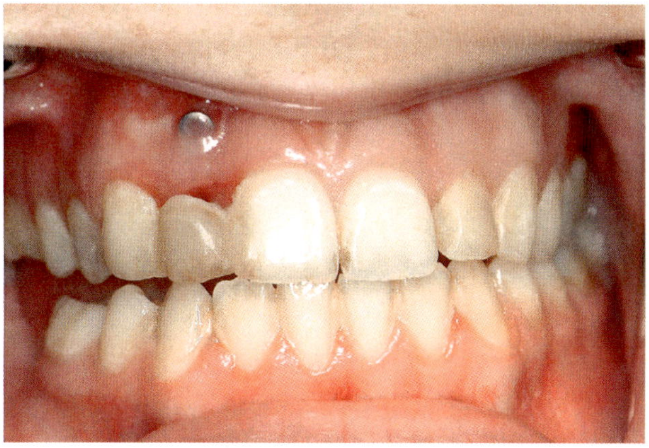

Abb. 8.332 Zustand nach Augmentation mit dem Onlay-*Graft* in *regio* 12 mit geringfügiger Resorption des transplantierten, nicht vaskularisierten Knochens (Klasse IVa) (Fixationsschraubenhöhe als Parameter).

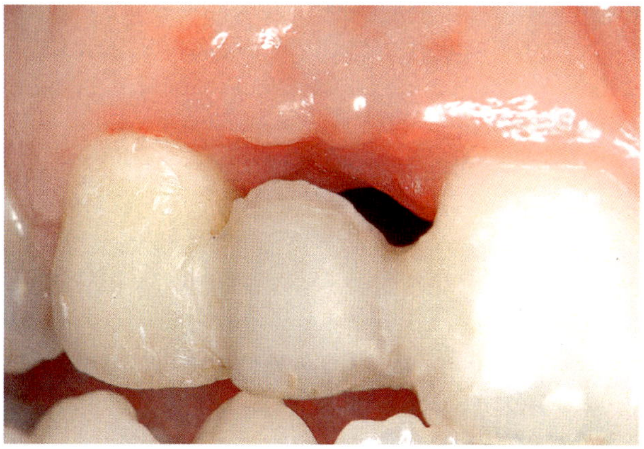

Abb. 8.333 Geringer Verlust der Zahnfleischpapillen nach Onlay-Plastik und Periostbindegewebetransplantat.

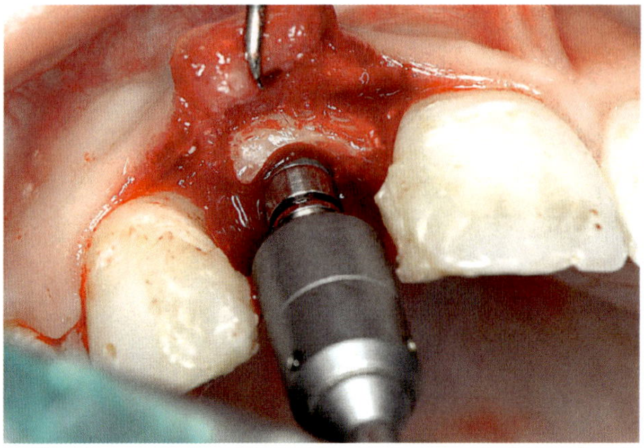

Abb. 8.334 Insertion eines Einzelzahnimplantates in *regio* 12 nach reizloser Einheilung des transplantierten monokortikalen Kieferwinkelknochens.

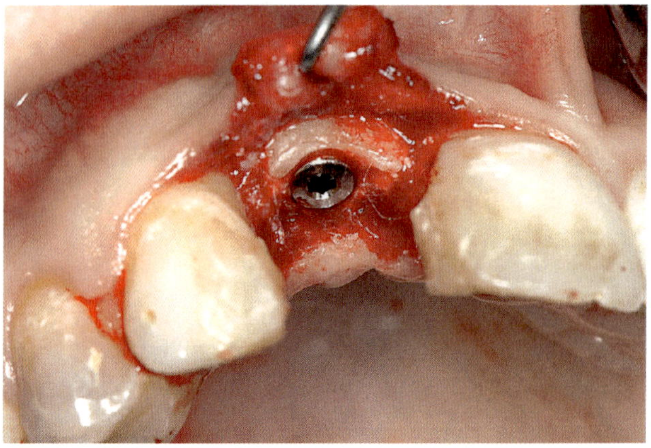

Abb. 8.335 Nach Insertion des Implantates in *regio* 12.

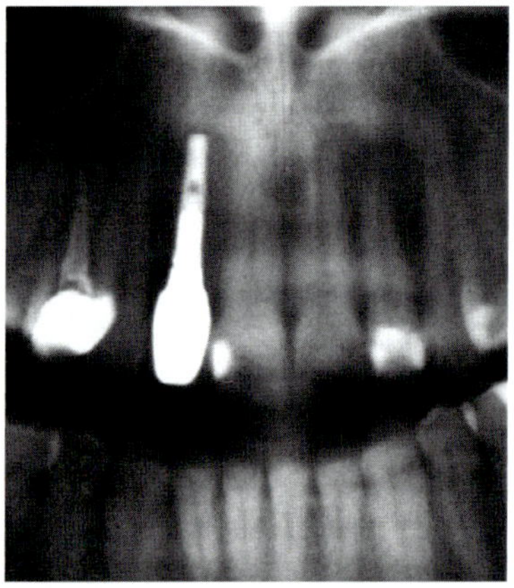

Abb. 8.336 Ausschnitt der Panoramaschichtaufnahme, Abschlusskontrolle nach zwei Monaten.

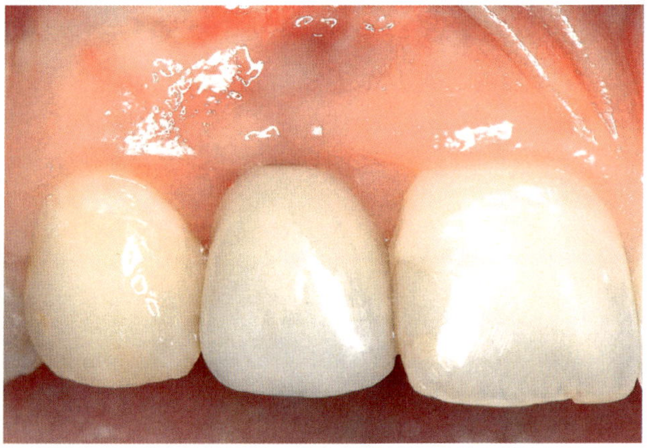

Abb. 8.337 Wiederherstellung der Papillen durch entsprechende Gestaltung der Keramikkrone drei Monate nach Eingliederung.

Klassifikation (nach *Wang* und *Al-Shammari* 2002) (Abb. 8.322, Abb. 8.329).[176,177] Indem man ein stark gewölbtes Knochenstück aus der *Crista obliqua* der Retromolarregion entnimmt, gelingt es, den Alveolarkamm neu zu formen.

Wegen der zu erwartenden Resorption des Transplantatknochens sollte immer ein Überschuss vorhanden sein. Für die zweischichtige Weichteildeckung empfiehlt es sich, einen gestielten Periostbindegewebelappen zu präparieren. Im vorgestellten Fall wurde dieser von der palatinalen Seite präpariert (Abb. 8.331). Trotz geringer Resorption konnte ein zufrieden stellendes Ergebnis in Bezug auf die rotweiße Ästhetik erreicht werden.

Onlay-Transplantat bei horizontalem Defekt im Oberkiefer

Bei einem 51-jährigen Patienten werden zum einen der über neunjährige Verlauf einer transdentalen Fixation nach *Wirz* und zum anderen ein Onlay-Transplantat demonstriert (Abb. 8.338 bis 8.356).[188,189] Nach Avulsion der Zähne 12, 11, 21 durch Trauma und Replantation wurde Zahn 12 drei Jahre später mit einem *Wirz*-Stift transdental fixiert (Abb. 8.340). Als die Zahnwurzel langsam resorbiert wurde, brach der Stift ab. Zur Defektauffüllung wurde nach Entfernung des *Wirz*-Stiftes ein Onlay-Transplantat von der Retromolarregion vorgenommen (Abb. 8.341 bis 8.345). Bei der Implantation konnte vor der Metallentfernung eine geringe Resorption des Transplantatknochens

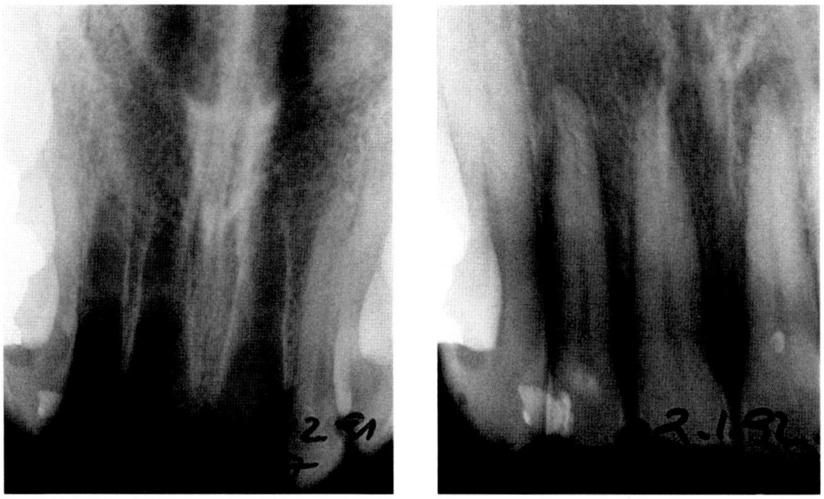

Abb. 8.338 (bis 8.356 gleicher Fall) Zahnfilm nach Avulsion der Zähne 12, 11 und 21 durch Trauma (*links*). Situation nach Re-Implantation der Zähne 12, 11 und 21 (*rechts*).

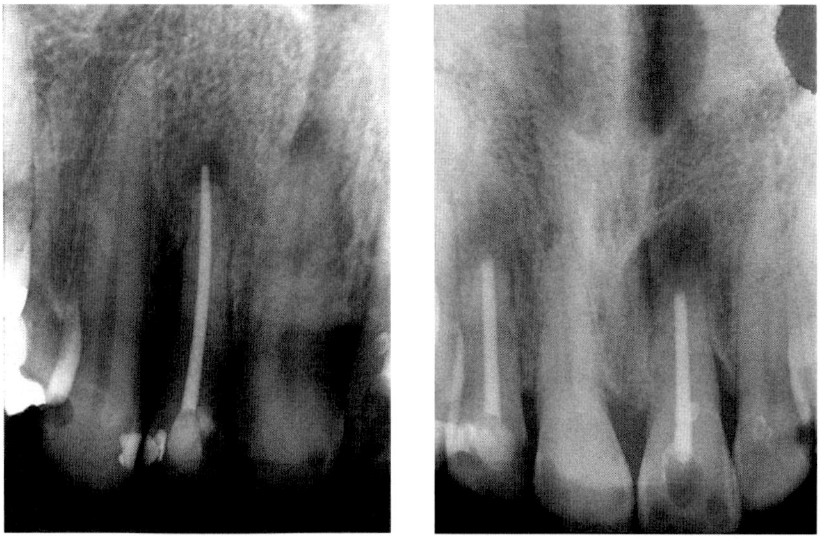

Abb. 8.339 Zahn 12 mit apikaler Parodontitis und Wurzelfüllung zwei Jahre später (*links*). Zustand nach Wurzelspitzenresektion der Zähne 12 und 21 (*rechts*).

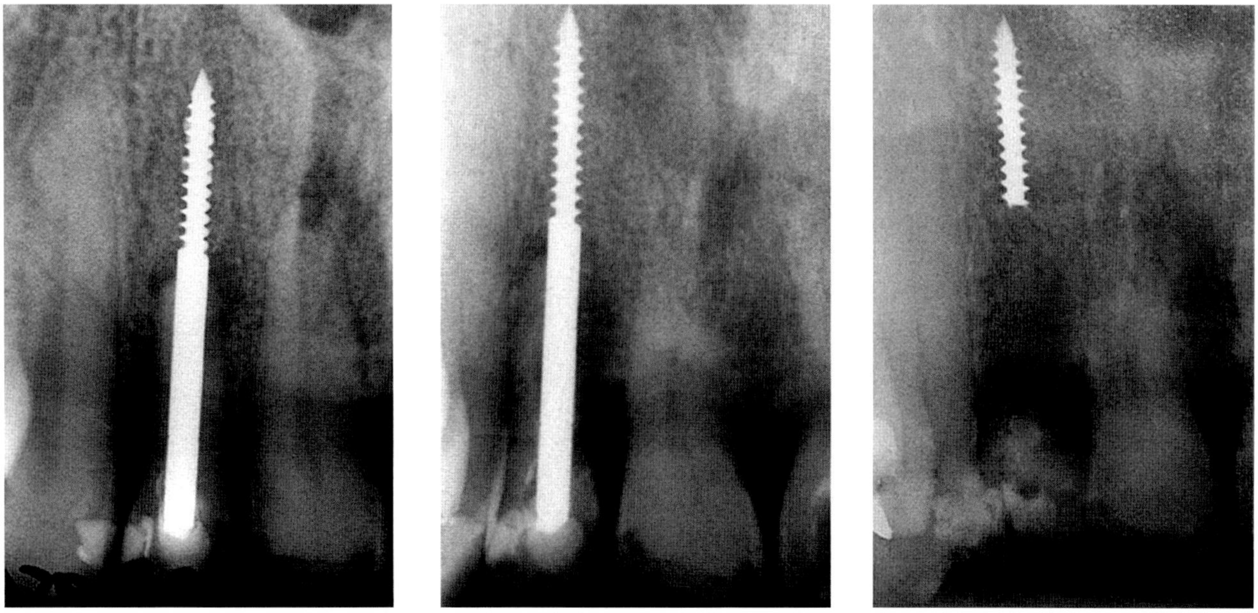

Abb. 8.340 Transdentale Fixation von 12 mit *Wirz*-Stift drei Jahre später (*links*). Kontrollaufnahme nach neun Jahren (*Mitte*). Verbliebener frakturierter Fixationsstift nach Verlust von 12 nach neun Jahren (*rechts*).

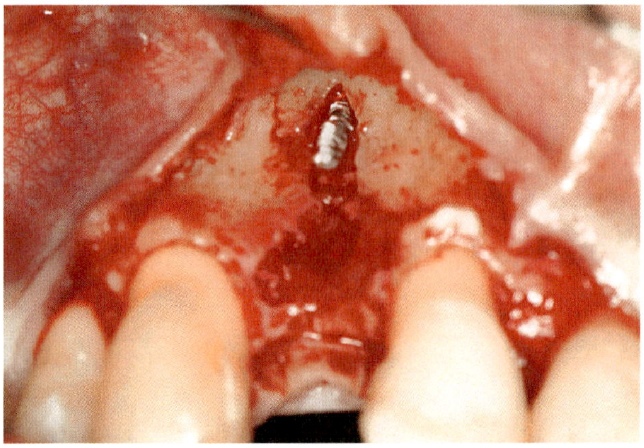

Abb. 8.341 Freilegen des Knochendefektes in *regio* 12 mit Fixationsstift. Bei Zahnfleischrandschnitten sollten die Papillen nicht verletzt werden. Wenn der Zahnfleischrandschnitt genügend weit nach lateral extendiert wird, kann auf die narbenträchtigen vertikalen Entlastungsschnitte verzichtet werden.

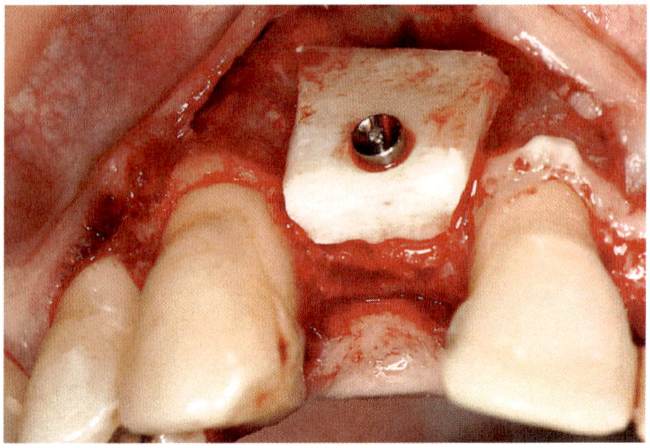

Abb. 8.342 Mit Zugschraube befestigtes monokortikales Onlay-*Graft* aus dem Kieferwinkel nach Entfernung des abgebrochenen Wirz-Stiftes.

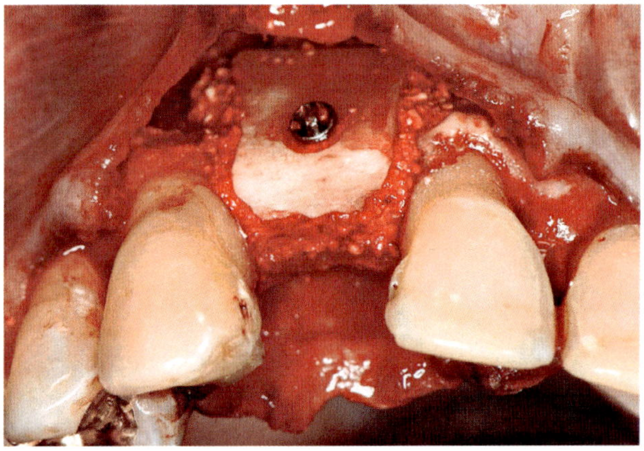

Abb. 8.343 Die Hohlräume um das Onlay-*Graft* sind mit AlgiPore aufgefüllt.

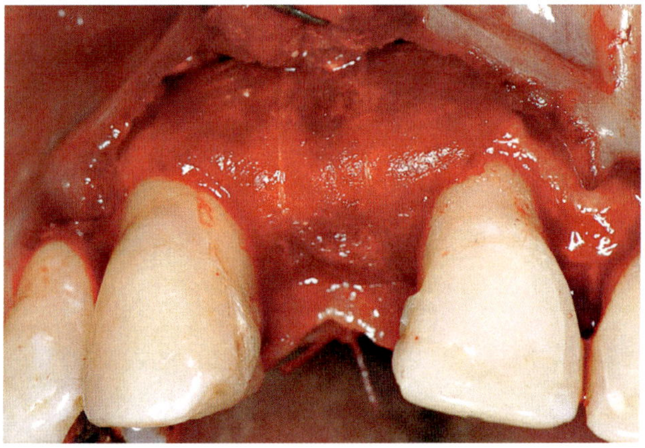

Abb. 8.344 Das Onlay-*Graft* und das AlgiPore-Augmentat werden mit einer resorbierbaren Kollagenmembran abgedeckt und mit einer resorbierbaren Matratzennaht stabilisiert.

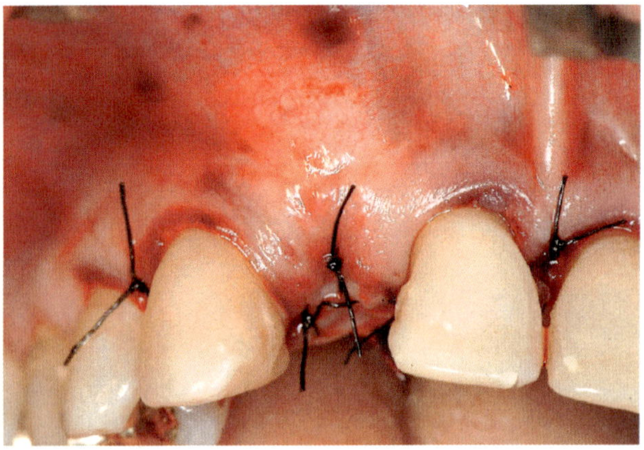

Abb. 8.345 Spannungsfreier Nahtverschluss mit nicht resorbierbaren 4/0 Nähten. Im parodontalen Bereich befinden sich Rückstichnähte (nach *Lindhe* 1987)[118].

festgestellt werden (Abb. 8.346). Zur Implantatinsertion wurde eine klassische Bohrschablone verwendet (Abb. 8.347). Bei der Freilegung wurde die von *Haessler* und *Kornmann* (2002)[70] angegebene Freilegungsschnittführung zur speziellen Ausformung der Papillen gewählt (Abb. 8.351 bis 8.353). Sowohl die Röntgenaufnahme als auch das klinische Bild zeigen ein gutes Ergebnis. Es sind keine peripillären Knochenresorptionen zu beobachten und mit den Verblendschalen auf den Zähnen 11 und 21 ist ein harmonisches ästhetisches Ergebnis mit guter rotweißer Ästhetik erreicht worden. Da ausschließlich ein Zahnfleischrandschnitt ohne vestibuläre Entlastungsschnitte gewählt wurde, sind auch keine vertikalen Narben vorhanden (Abb. 8.354 bis 8.556).

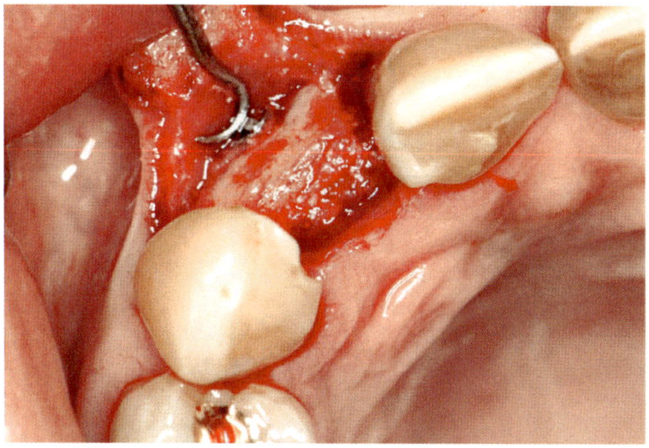

Abb. 8.346 Wiedereröffnung nach drei Monaten: stabil eingeheiltes Onlay-Transplantat und nur geringe Resorption des Knochentransplantats (Klasse IVa); Zugschraubenhöhe als Parameter.

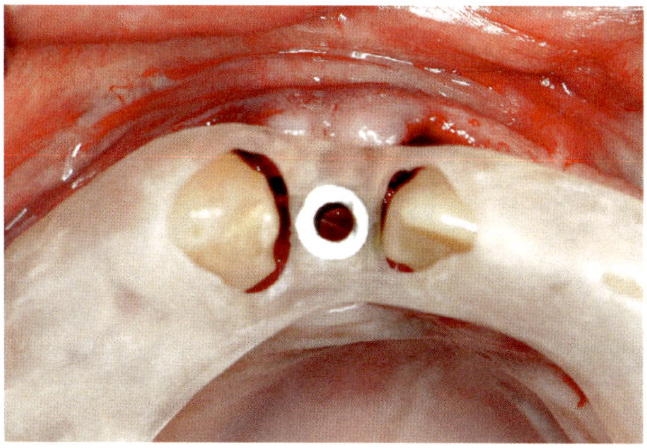

Abb. 8.347 Bohrschablone für einen 2-mm-Pilotbohrer.

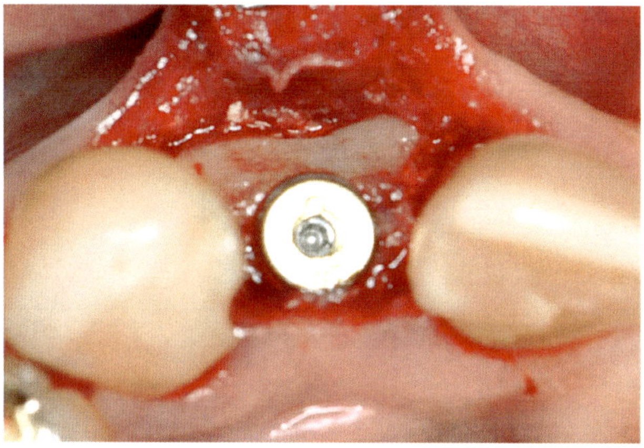

Abb. 8.348 Nach Insertion des Implantates in *regio* 12.

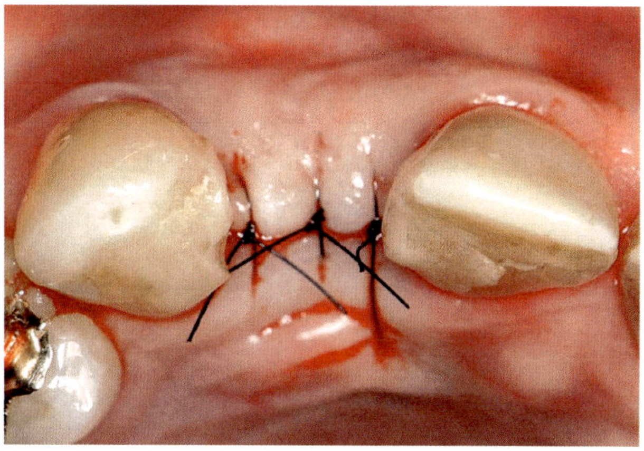

Abb. 8.349 Nahtverschluss mit 5-0 nicht resorbierbarem Nahtmaterial nach Implantatinsertion.

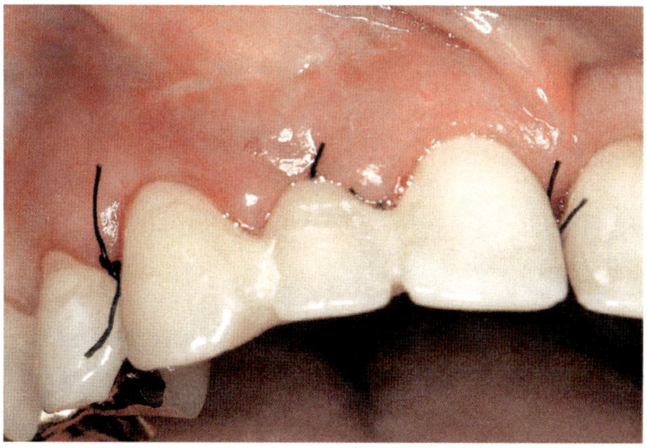

Abb. 8.350 Adhäsiv verklebtes Brückenglied aus Kunststoff nach Implantatinsertion.

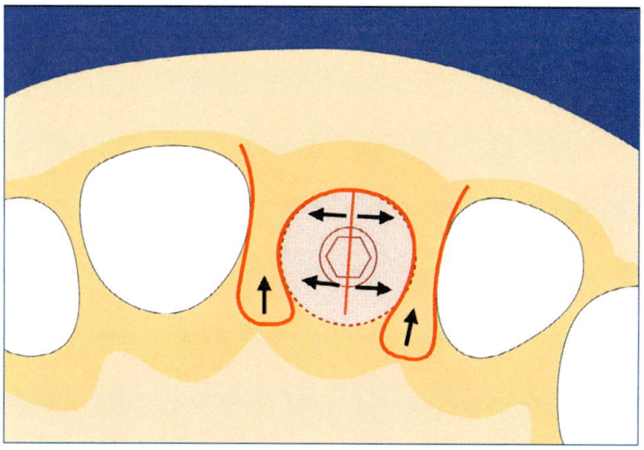

Abb. 8.351 Schemazeichnung der Schnittführungsvariante bei Freilegung des Implantates zur Wiederherstellung der Papille (nach *Haessler* und *Kornmann* 2002);[70] (Originalzeichnung *in memoriam* Dr. Dr. Dieter Haessler).

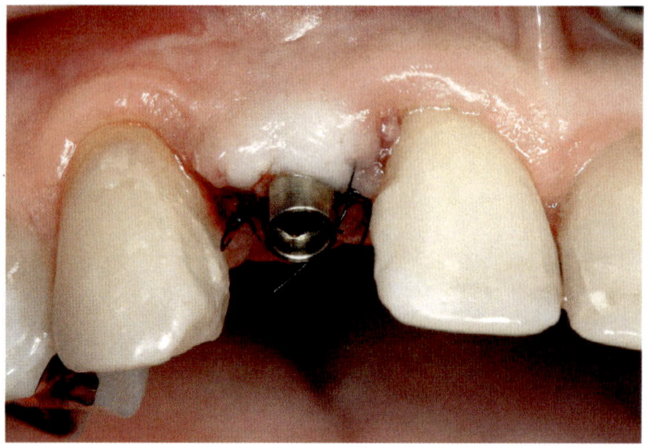

Abb. 8.352 Implantateröffnung mit *Haessler*-Flap zum Erhalt der *attached Gingiva* und der Zahnfleischpapillen. Das Implantat wurde mit einem provisorischem Abutment versorgt.

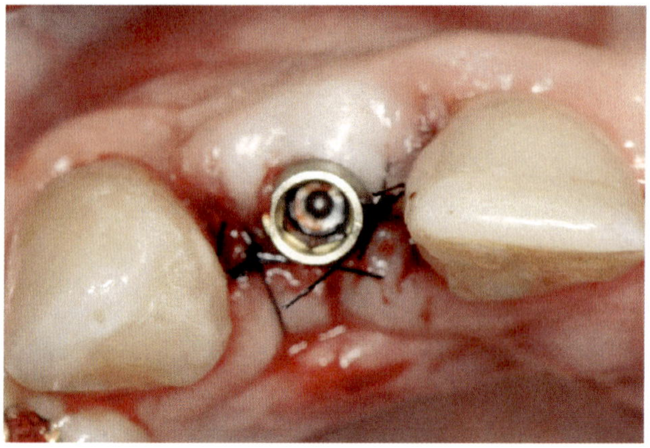

Abb. 8.353 Ansicht von koronal.

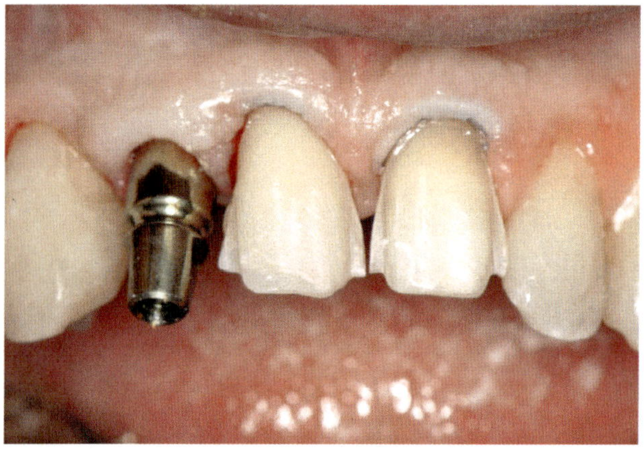

Abb. 8.354 Abdruckpfosten *in situ*, narbenfreies girlandenförmiges Parodont. Die Zähne 11 und 21 sind für die Aufnahme von Verblendschalen präpariert.

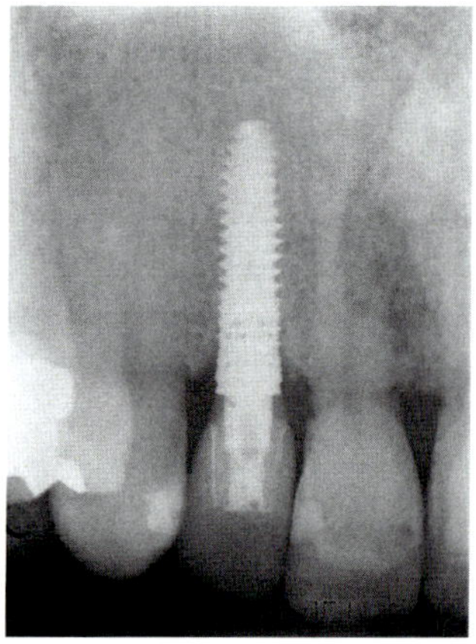

Abb. 8.355 Zahnfilm des Implantates in *regio* 12 nach Abschluss der Behandlung; ausgeprägte Wurzelresorption des vor sechzehn Jahren replantierten Zahnes 11.

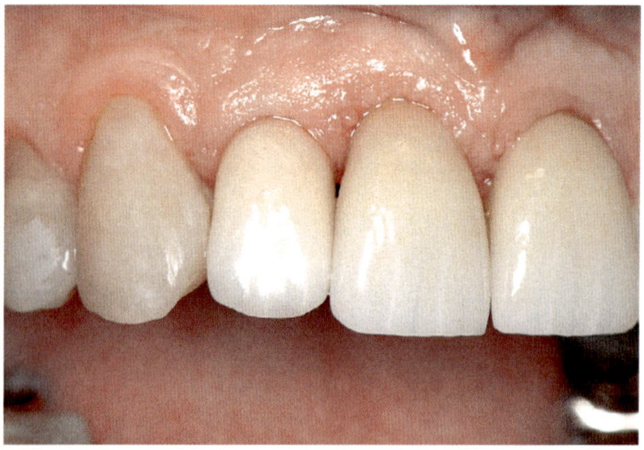

Abb. 8.356 Versorgtes Implantat in *regio* 12 mit einer vollkeramischen Krone und Verblendschalen an den Zähnen 11 und 21; Kontrolle nach fünf Monaten.

Onlay-*Graft* bei vertikalem Defekt im Unterkiefer-Freiend

Wegen ausgeprägter Periimplantitis musste bei dieser 61-jährigen Patientin das Implantat 46 entfernt werden. Nach reizloser Abheilung wurde ein vertikales Auflagerungstransplantat (Klasse IVa) vorgenommen (Abb. 8.357 bis 8.365). Der Zwischenraum wurde mit AlgiPore aufgefüllt. Das primär wenig röntgendichte Material wird durch die Knochenneubildung sichtbar. An den Schraubenköpfen erkennt man, dass nur eine geringe Resorption stattgefunden hat und genügend Knochen für eine Implantation vorhanden ist.

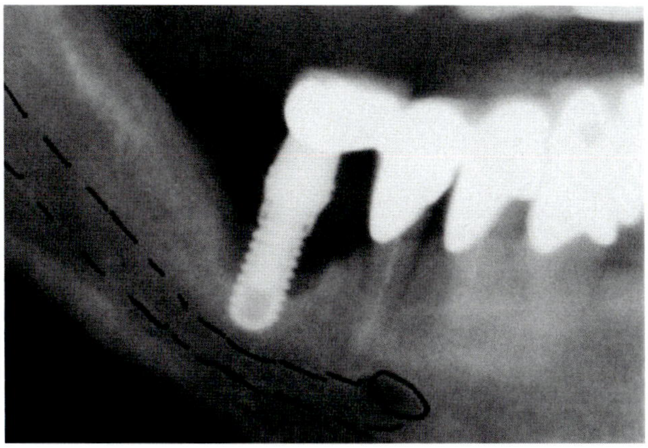

Abb. 8.357 (bis 8.365 gleicher Fall) Ausschnitt der Panoramaschichtaufnahme: Implantat 46 mit vertikalem Knochenabbau bei Periimplantitis.

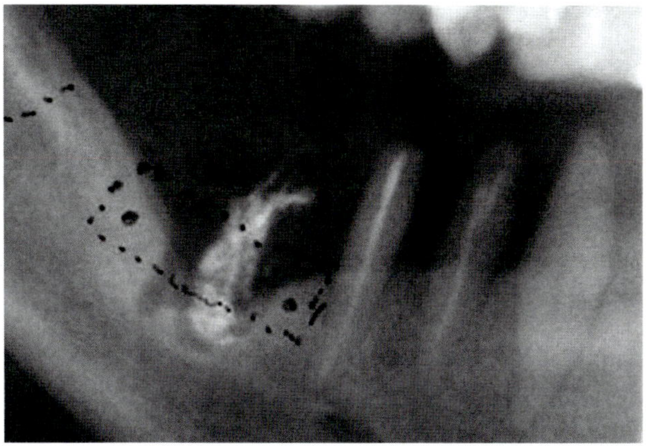

Abb. 8.358 Ausschnitt der Panoramaschichtaufnahme nach Entfernung des Implantates: Der jodoformierte Gazestreifen ist noch zu sehen, das geplante Onlay-*Graft* ist eingezeichnet.

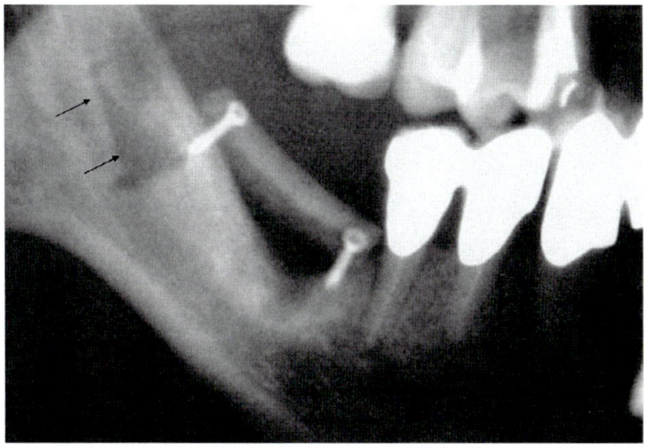

Abb. 8.359 Ausschnitt der Panoramaschichtaufnahme nach Onlay-Plastik mit monokortikalem Knochentransplantat aus dem Kieferwinkel. Das Transplantat wurde mit zwei Mikrozugschrauben fixiert. Die kastenförmige Entnahmestelle ist deutlich zu erkennen *(s. Pfeile)*.

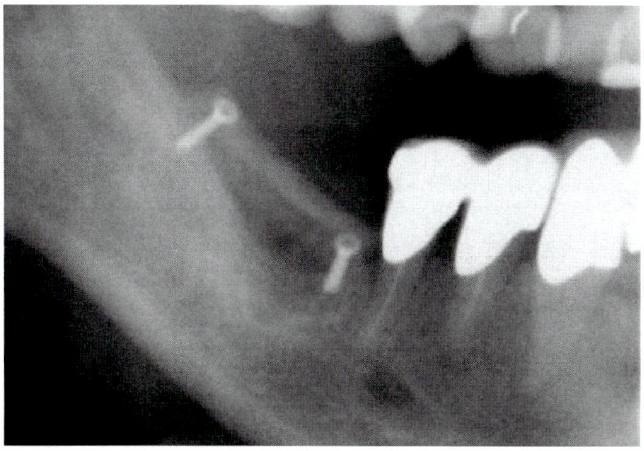

Abb. 8.360 Ausschnitt der Panoramaschichtaufnahme: das AlgiPore-Augmentat ist nach drei Monaten teilweise kalzifiziert.

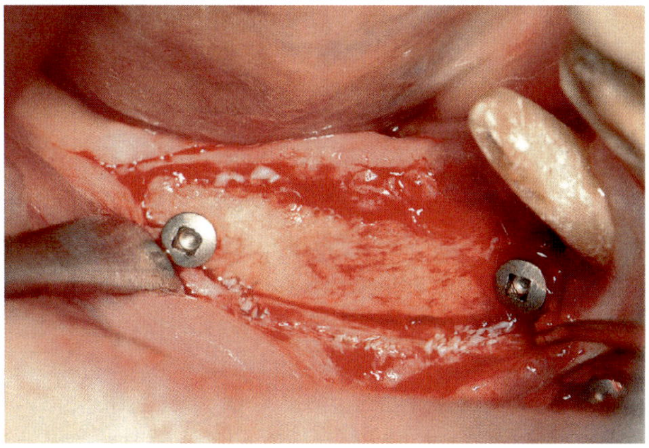

Abb. 8.361 Klinische Situation des Onlay-*Grafts* nach Freilegung mit Alveolarkammschnitt drei Monate später.

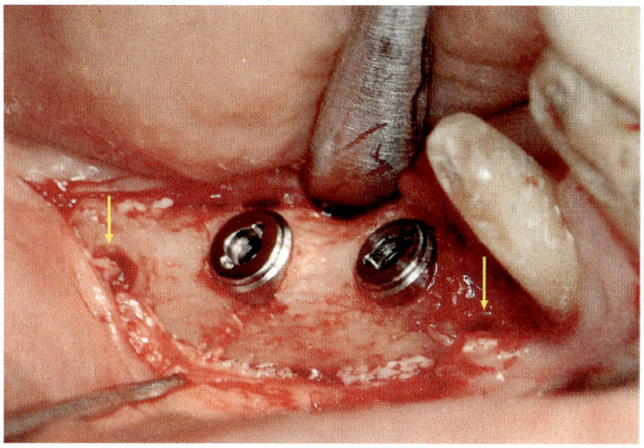

Abb. 8.362 Entfernung der Mikro-Osteosynthesezugschrauben und Insertion von zwei Implantaten in *regio* 46 und 47 nach drei Monaten; die *Pfeile* deuten auf die Löcher der entfernten Schrauben.

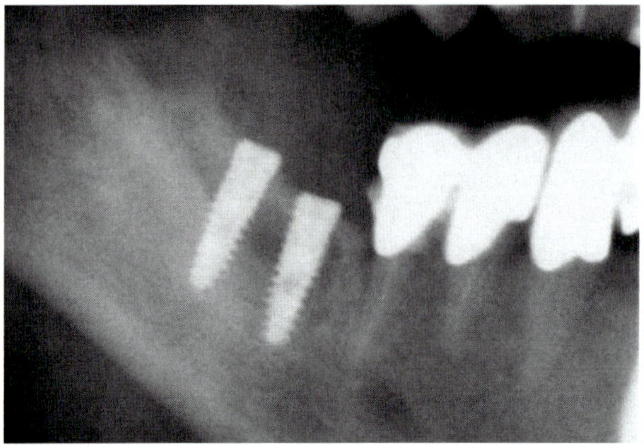

Abb. 8.363 Ausschnitt der Panoramaschichtaufnahme nach Insertion der Implantate; das AlgiPore-Augmentat ist fast komplett kalzifiziert.

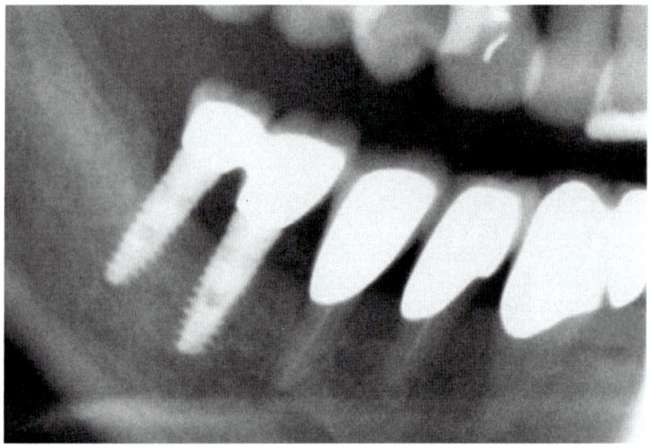

Abb. 8.364 Ausschnitt der Panoramaschichtaufnahme drei Jahre nach Implantation und Versorgung mit Einzelkronen. Das Onlay-Transplantat und das AlgiPore-Augmentat sind osseointegriert. Das Onlay-Transplantat hat aufgrund einer geringfügigen Resorption ein wenig an vertikaler Höhe verloren, das AlgiPore-Augmentat ist völlig ossifiziert.

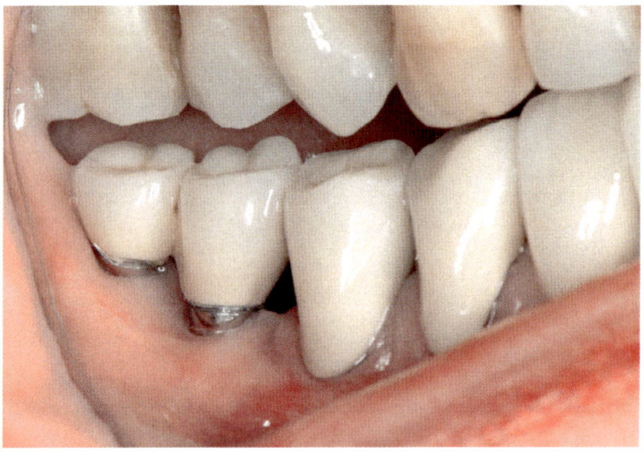

Abb. 8.365 Metallkeramische Kronen drei Jahre nach Eingliederung (Spiegelaufnahme).

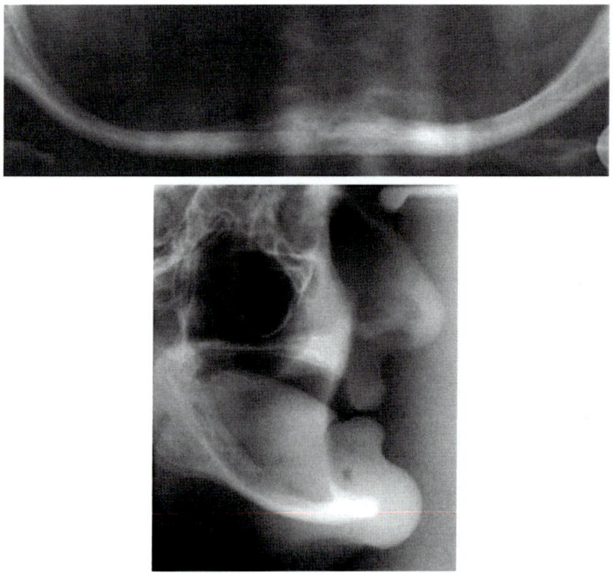

Abb. 8.366 (bis 8.370 gleicher Fall) Panoramaschichtaufnahme (oben) und seitliche Fernröntgenaufnahme (unten) einer 73-jährigen Patientin mit Unterkieferatrophie und nach cranial austretendem *Nervus alveolaris inferior* beidseits. Schmerzbedingt konnte die Patientin ihre Prothese nicht tragen.

Onlay-*Graft* bei vertikalem Defekt im Unterkiefer

Bei ausgeprägter Atrophie vor allen in der Unterkieferfront mit einer Restknochenhöhe von 4 bis 7 mm ist eine Distraktionsosteoneogenese (Klasse II) nicht möglich, sodass nur ein Onlay-Transplantat (Klasse IVa) infrage kommt. Die Abbildungen 8.366 bis 8.370 demonstrieren solch einen Fall einer 73-jährigen Patientin mit extremem Knochenschwund im Unterkiefer. In der Gegenüberstellung der Panoramaschichtaufnahmen (Abb. 8.369) erkennt man deutlich, dass der transplantierte Knochen aus der *Crista iliaca anterior* zu ca. 50% resorbiert ist und trotzdem die Implantate über einen Zeitraum von achteinhalb Jahren reizlos und funktionstüchtig sind. Besonders bemerkenswert ist die Beobachtung, dass der horizontale Unterkieferknochen durch die funktionelle Anpassung an Volumen zugenommen hat.

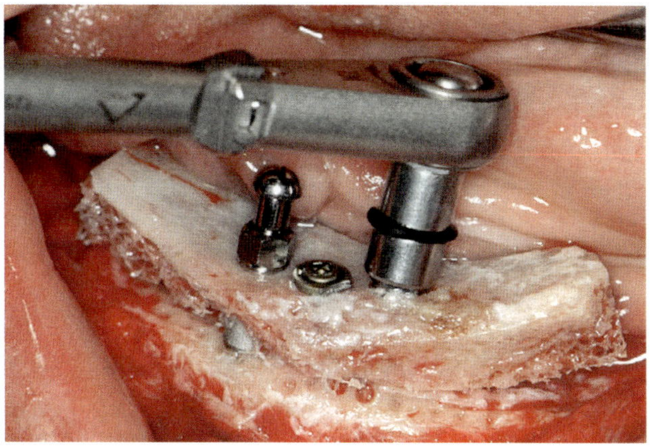

Abb. 8.367 Intraoperative Situation der Onlay-Transplantation eines autogenen monokortikalen Beckenkammknochens (Klasse IVa): Fixation mit einer Mini-Osteosynthesezugschraube (mit Unterlegscheibe) und gleichzeitiger Insertion der Implantate.

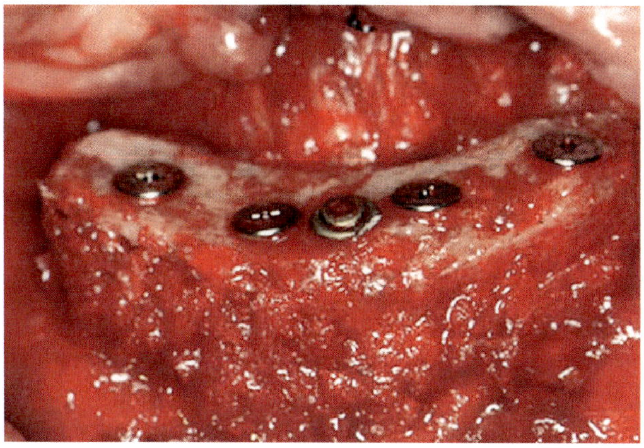

Abb. 8.368 Situation nach Abschluss der Onlay-Plastik und Implantatinsertion.

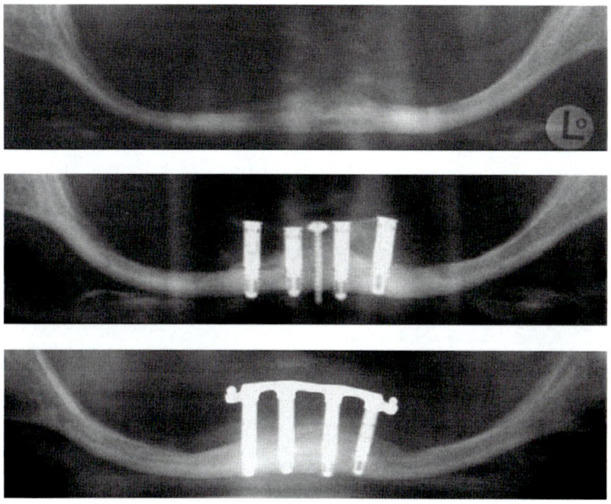

Abb. 8.369 Panoramaschichtaufnahmen vor (oben), 16 Monate nach Onlay-Plastik und Implantatatinsertion (Mitte) sowie achteinhalb Jahre später (unten). Man beachte die funktionell verursachte Höhenzunahme des horizontalen Unterkiefers und die teilweise vertikale Resorption des Onlay-Transplantes.

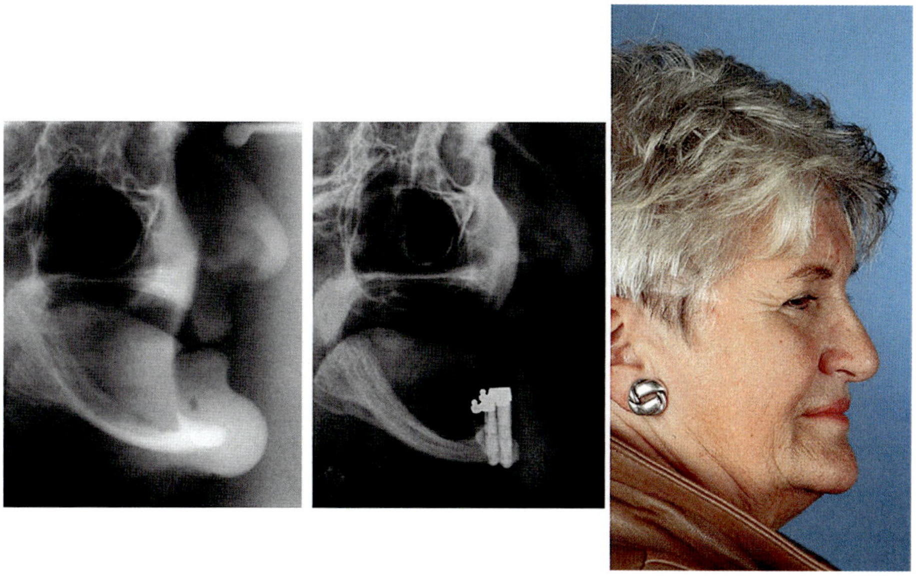

Abb. 8.370 Seitliche Fernröntgenaufnahme vor (links) und achteinhalb Jahre nach interforaminaler Onlay-Plastik mit monokortikalem Beckenknochentransplantat (Mitte); rechts die Patientin.

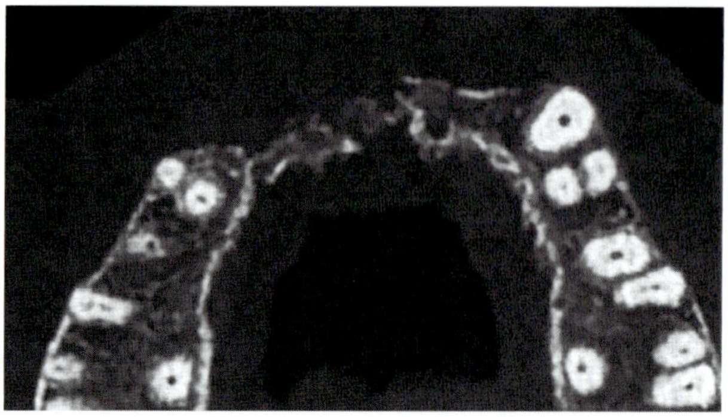

Abb. 8.371 (bis 8.382 gleicher Fall) Koronarer CT-Schnitt: ausgeprägter, traumatisch verursachter Knochendefekt und Verlust der Zähne 13, 12, 11, 21 und 22.

Onlay-*Graft* bei horizontalem und vertikalem Defekt (Kombinationsdefekt)

Bei solch einem großen Defekt wie bei dieser 65-jährigen Patientin ist nur eine Onlay-Plastik (Klasse IVa) mit autogenem Knochen aus der *Crista iliaca anterior* möglich (Abb. 8.371 bis 8.382). Setzt man die strengen rotweißen Kriterien der gesunden Gingiva als Maßstab an, könnte man dies als Kompromiss bezeichnen. Trotz Größe des Transplantates war hier nur eine geringe Resorption zu beobachten (s. Abb. 8.378) und es konnte im Vergleich zur Ausgangssituation eine befriedigende prothetische Lösung, die sich über Jahre als stabil erwies, angefertigt werden.

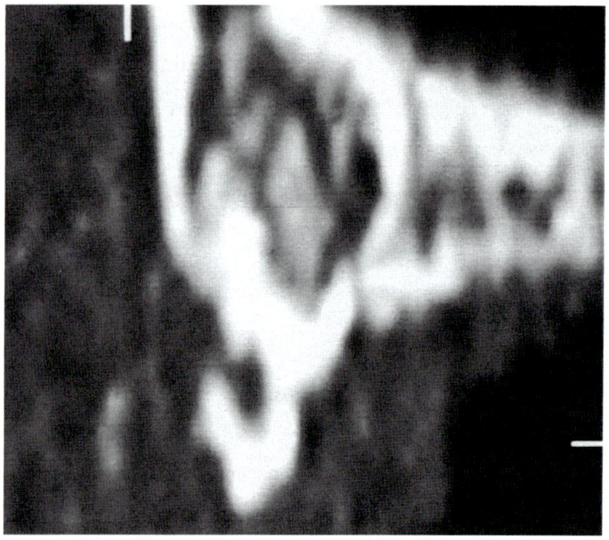

Abb. 8.372 Sagittale CT-Reformatierung der Oberkieferfront Mitte.

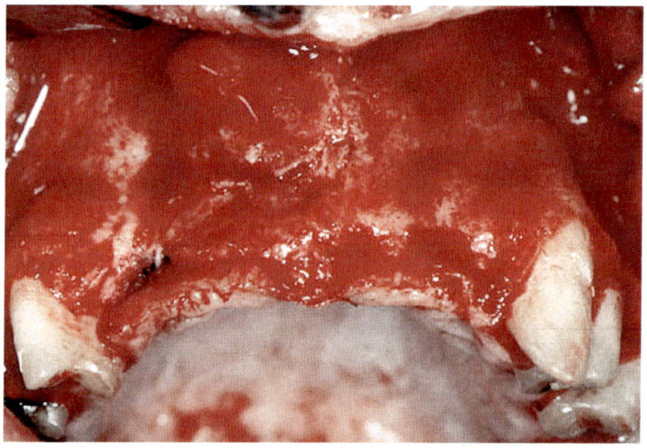

Abb. 8.373 Operationssitus mit Darstellung des Knochendefektes; Zahnfleischrandschnitt von 17 bis 27.

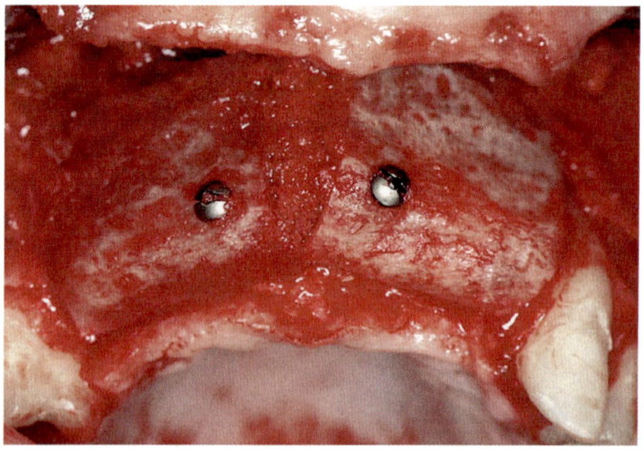

Abb. 8.374 Eingepasste autogene monokortikale Beckenknochentransplantate (Onlay: Klasse IVa), die mit Mini-Osteosynthesezugschrauben fixiert sind. Die unter sich gehenden Areale und der Defekt zwischen den Onlay-Transplantaten wurden mit AlgiPore augmentiert.

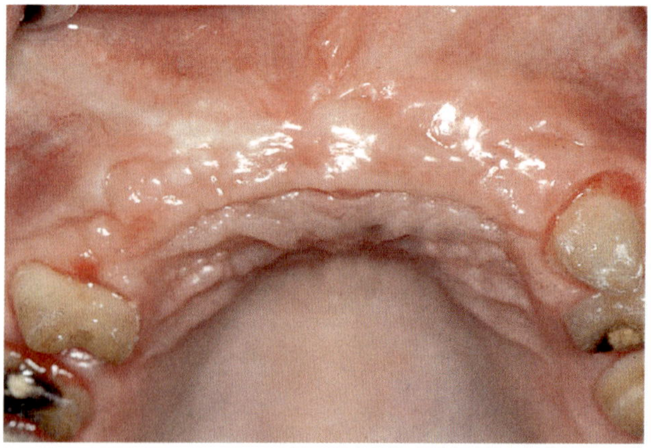

Abb. 8.375 Reizlose Wundverhältnisse nach 18 Tagen.

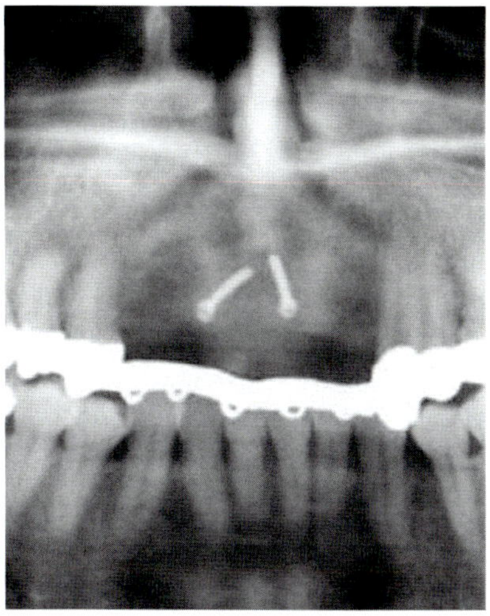

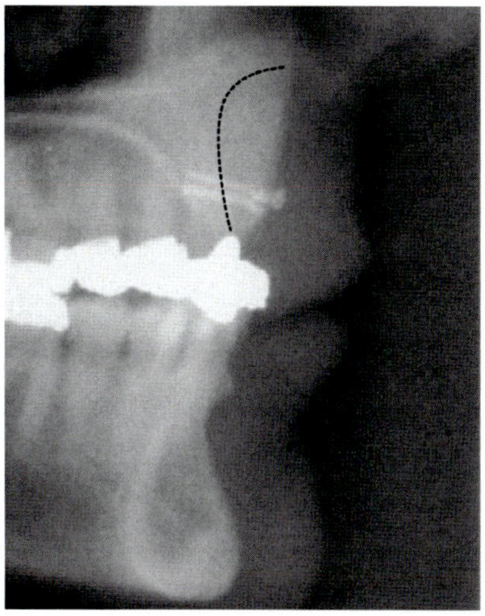

Abb. 8.376 *(links)* Ausschnitt der Panoramaschichtaufnahme: osseointegriertes Onlay-Transplantat nach zwei Monaten.

Abb. 8.377 *(rechts)* Ausschnitt der Fernröntgenaufnahme seitlich: osseointegriertes Onlay-Transplantat nach zwei Monaten.

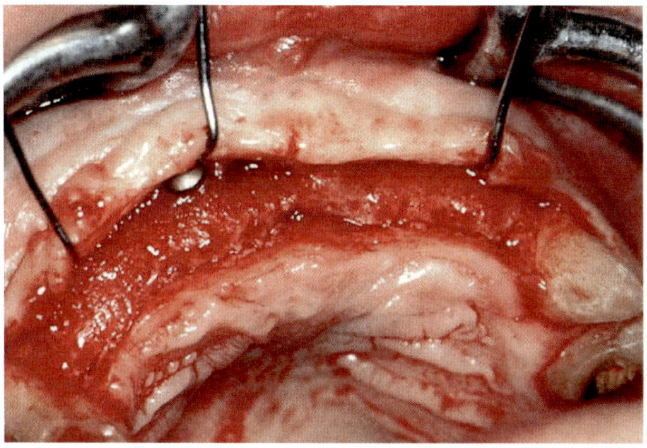

Abb. 8.378 Das Onlay-Transplantat ist nach drei Monaten reizlos eingeheilt, minimale Resorption (Zugschraubenhöhe als Parameter).

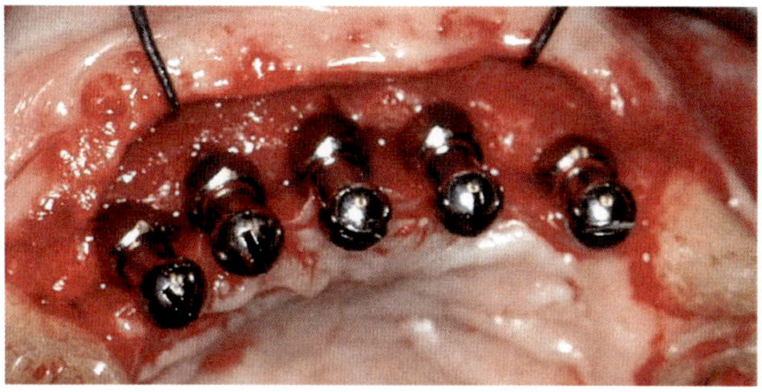

Abb. 8.379 Insertion von fünf Implantaten mit Einbringpfosten.

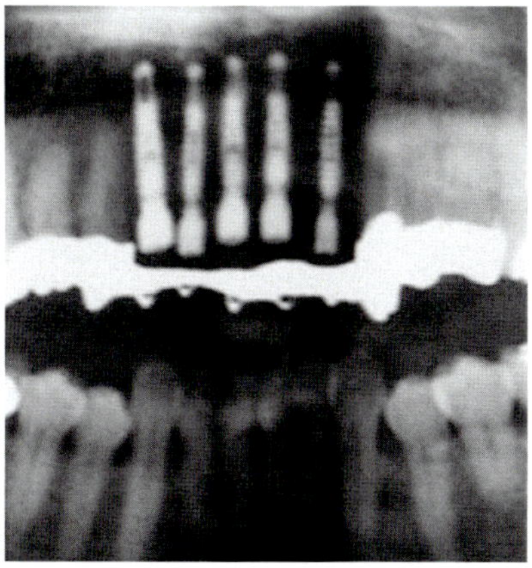

Abb. 8.380 Ausschnitt der Panoramaschichtaufnahme nach Insertion der Implantate.

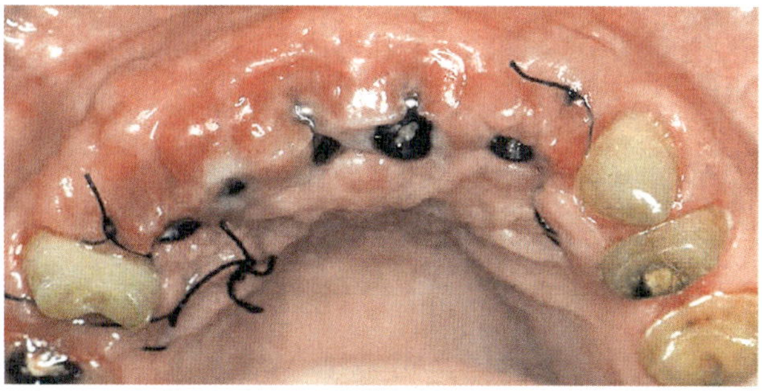

Abb. 8.381 Freilegen der Implantate sechs Monate später.

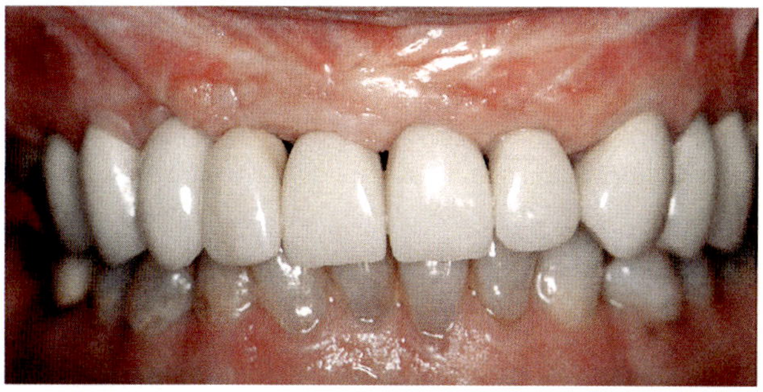

Abb. 8.382 Prothetische Versorgung nach zehn Jahren (Dr. Kirsch, Stuttgart).

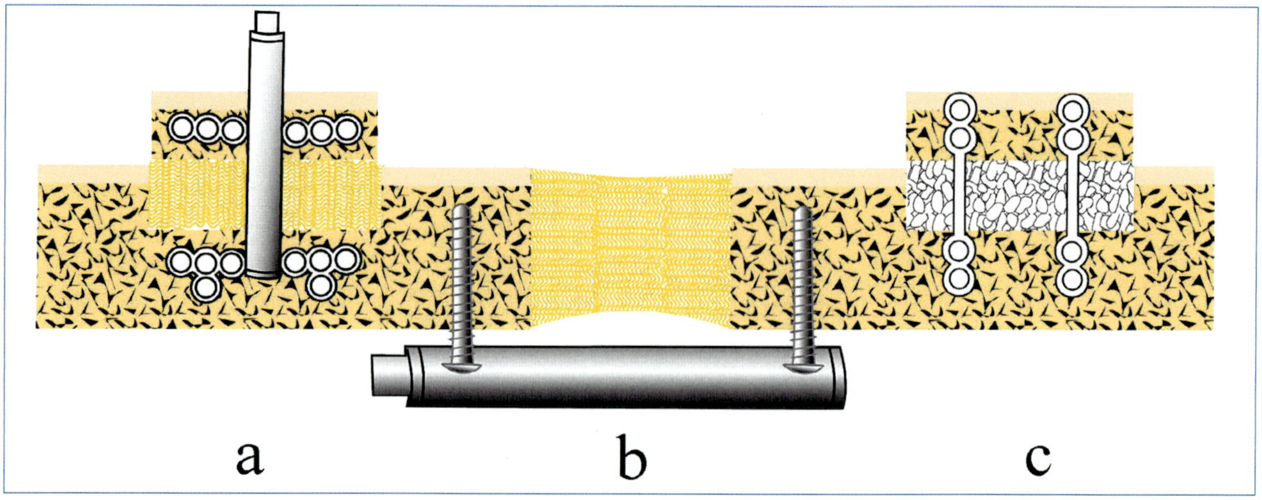

Abb. 8.383 Schemazeichnung der klassischen Distraktionsosteoneogenese (Klasse II): a. vertikal, b. multidirektional (*bone transport*) und c. vertikale *Pedicled Sandwich Plasty* (PSP) (Klasse III).

8.4.10 Distraktion

Die von *Ilizarov* (1971)[80] erstmals angegebene Methode der Knochendehnung (graduelle Distraktionsosteoneogenese – GDO) hat eine sehr große Verbreitung gefunden.[105] Im Kieferbereich gibt es viele Indikationen (Abb. 8.383), die Knochenqualität ist aufgrund der guten Vaskularisation die zweitbeste (Klasse II). In histologischen Untersuchungen bestätigte sich die Theorie, dass der gedehnte Knochen immer vaskularisiert ist (s. Abb. 8.117). Im Kieferbereich unterscheiden wir zwischen einer vertikalen und einer horizontalen Distraktionsosteoneogenese. Als Nachteil dieser Methode muss man die Perforation der Schleimhaut durch den Distraktor (s. Abb. 8.233) nennen, verbunden mit dem Diskomfort des Patienten, den Distraktor über Monate im Mund tragen zu müssen. Weitere Nachteile sind die mögliche Dislokation des zu transportierenden Knochensegmentes und die recht große Rezidivrate. Aus diesen Gründen haben wir diese Methode zu Gunsten der vertikalen und transversalen einzeitigen bzw. der zweizeitigen *Pedicled Sandwich Plasty* verlassen (Kap. 8.4.7).

Vertikale graduelle Distraktionsosteoneogenese (DGO)

Mit den Abbildungen 8.384 bis 8.393 demonstrieren wir den Verlauf einer vertikalen graduellen Distraktionsosteoneogenese in der Oberkieferfront nach Verlust der Frontzähne und ausgeprägtem Knochenverlust bei einer 58-jährigen Patientin (s. Abb. 8.322b). Es wurden zwei von *Chin* (1998)[29] entwickelte Distraktoren verwendet. Der Vorteil dieser Distraktoren ist, dass sie innerhalb des Alveolarfortsatzes versenkt werden und somit den Patienten nicht stören. Nachteilig ist, dass Schwierigkeiten mit der späteren Insertion der Implantate entstehen können. Wie in der Abbildung 8.386 zu sehen, wurde genügend neuer Knochen gebildet und der Alveolarfortsatz musste bei der Implantation sogar gekürzt werden. Mithilfe der klassischen Bohrschablone konnten die Implantate in der gewünschten Position inseriert werden. Wie die Abbildungen 8.391 bis 8.393 zeigen, ist das Ergebnis sowohl röntgenologisch als auch klinisch über Jahre stabil und zufrieden stellend.

Mit den beiden Schemazeichnungen (Abb. 8.394, Abb. 8.395) soll nochmals zusammenfassend darauf hingewiesen werden, dass bei unterschiedlichen Knochenhöhen und Knochenbreiten im Ober- und Unterkiefer klassische Indikationen zu den einzelnen Operationsmethoden bestehen. Es wird immer Grenzfälle und Übergänge geben, aber das Prinzip der unterschiedlichen Vaskularisation und der damit verbundenen unterschiedlichen Transplantat- und Implantatergebnisse wird immer Bestand haben. Bei Einhaltung der prinzipiellen Grundsätze können schöne Ergebnisse erlangt werden, wie die Abbildungen 8.396 und 8.397 demonstrieren. Diese 53-jährige Patientin ist mit mehreren Operationen über 15 Jahre nicht nur funktionell rehabilitiert worden, sondern auch ästhetisch. Ihr wurde somit wieder ein ganz anderes Lebensgefühl gegeben.

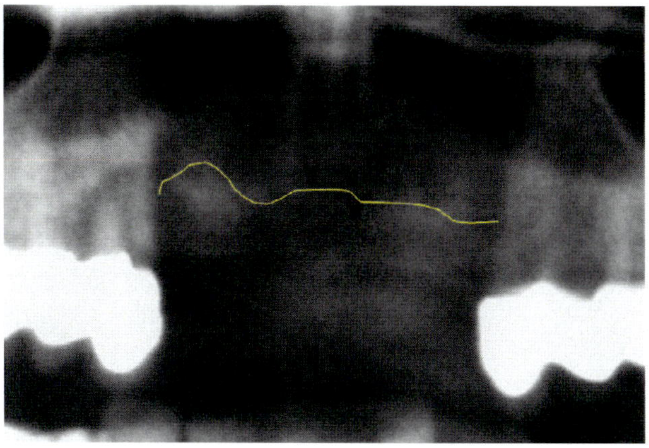

Abb. 8.384 (bis 8.393 gleicher Fall) Ausschnitt der Panoramaschichtaufnahme: ausgeprägter Knochendefekt nach Trauma bedingtem Verlust der Frontzähne 12, 11, 21, 22.

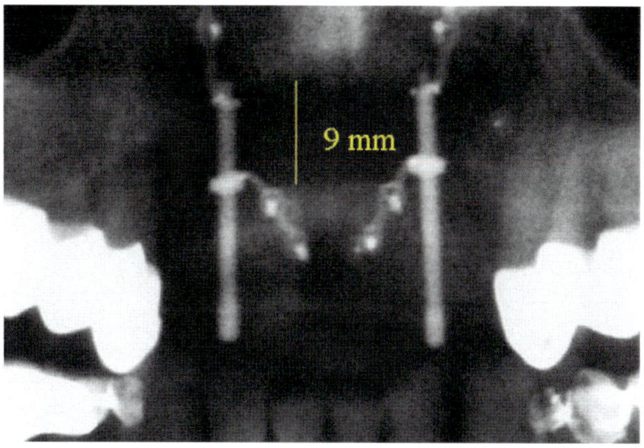

Abb. 8.385 Ausschnitt der Panoramaschichtaufnahme nach Distraktionsosteoneogenese mit zwei Distraktoren (nach *Chin* 1998)[29]; innerhalb von 18 Tagen ist eine Diastase von 9 mm entstanden.

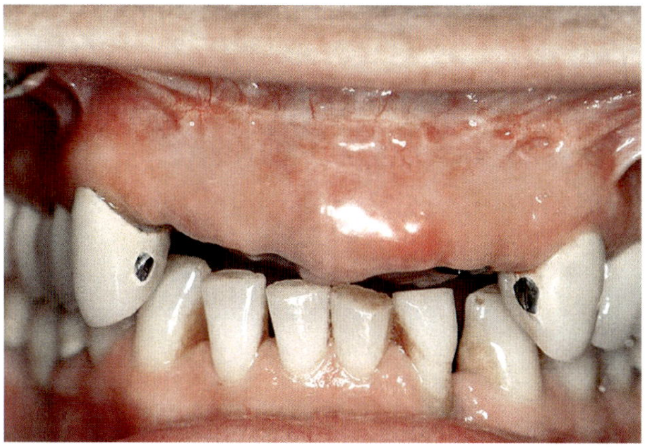

Abb. 8.386 Klinische Situation am Ende der Distraktionsosteoneogenese.

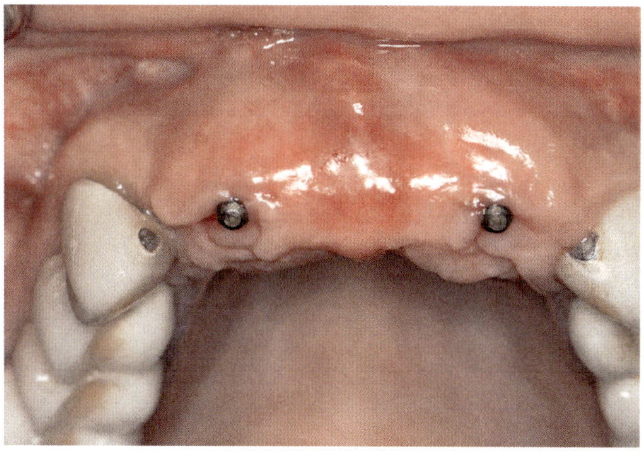

Abb. 8.387 Ansicht von kaudal: Die Distraktoren sind innerhalb des Alveolarknochens positioniert.

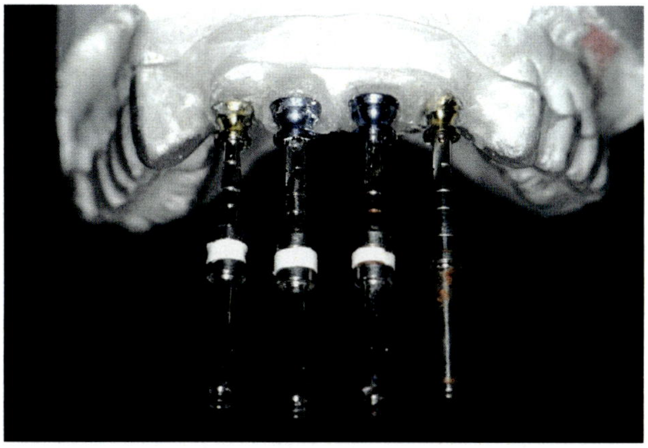

Abb. 8.388 Vorbereitung einer nicht navigierten Bohrschablone mit paralleler Anordnung der Pilotbohrer und ausreichend Abstand der Implantate zueinander.

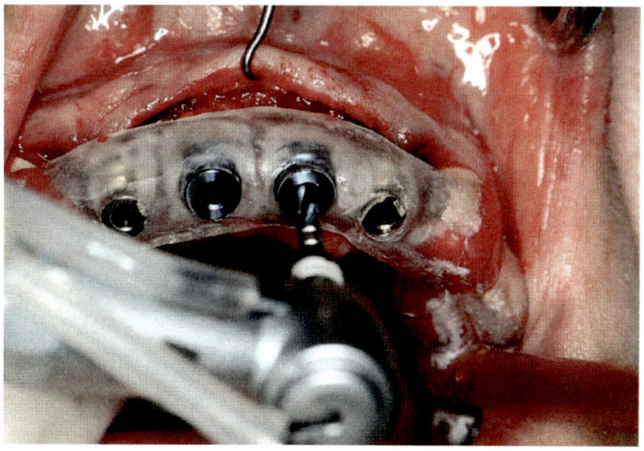

Abb. 8.389 Bohrschablone *in situ* und Markierung der Implantatpositionen mit dem Pilotbohrer.

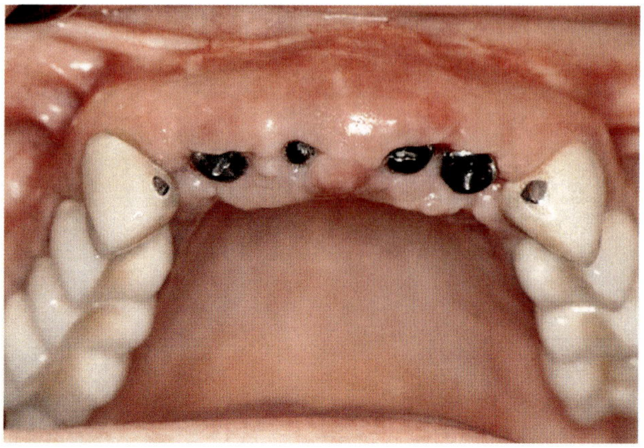

Abb. 8.390 Klinische Situation nach Freilegung der Implantate, versehen mit Gingivaformern.

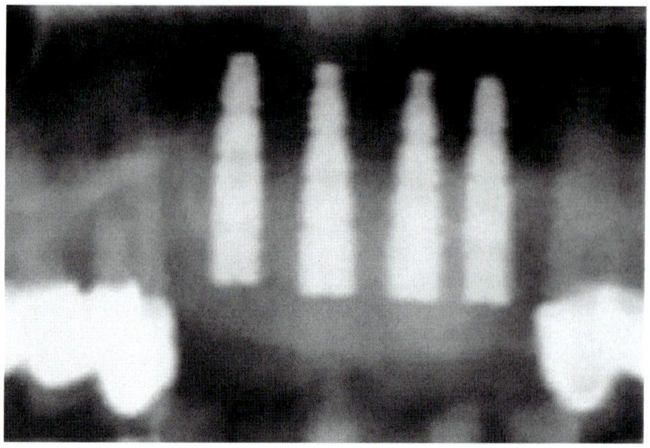

Abb. 8.391 Ausschnitt der Panoramaschichtaufnahme nach Insertion von vier Implantaten: Der Bereich des distrahierten Knochens ist fast komplett ossifiziert.

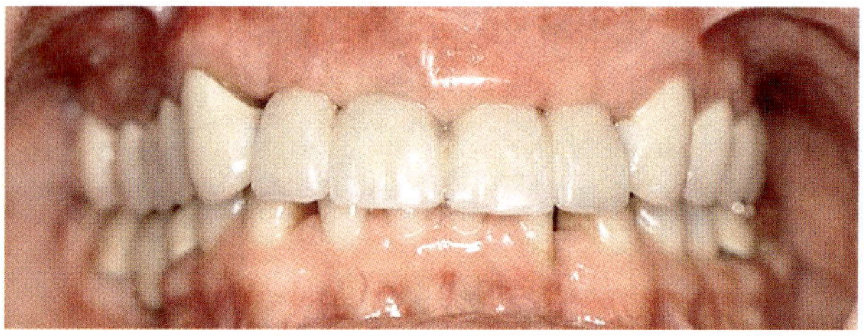

Abb. 8.392 Sechs Monate nach Implantatinsertion. Zur Konturierung der Gingiva wurde ein Langzeitprovisorium aus Kunststoff verwendet.

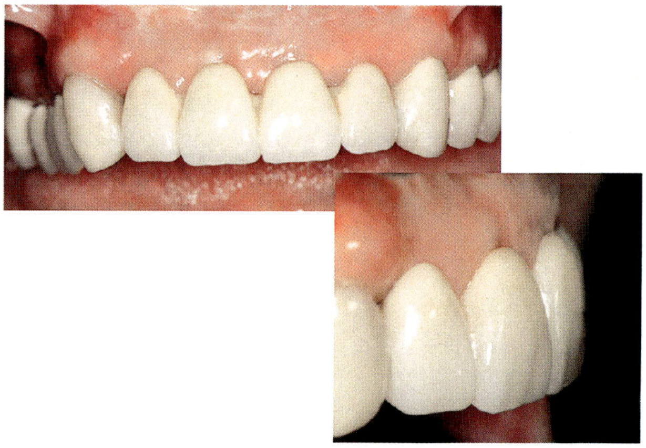

Abb. 8.393 Definitive vollkeramische Kronen mit girlandenförmiger rotweißer Ästhetik drei Jahre nach Einsetzen der Kronen.

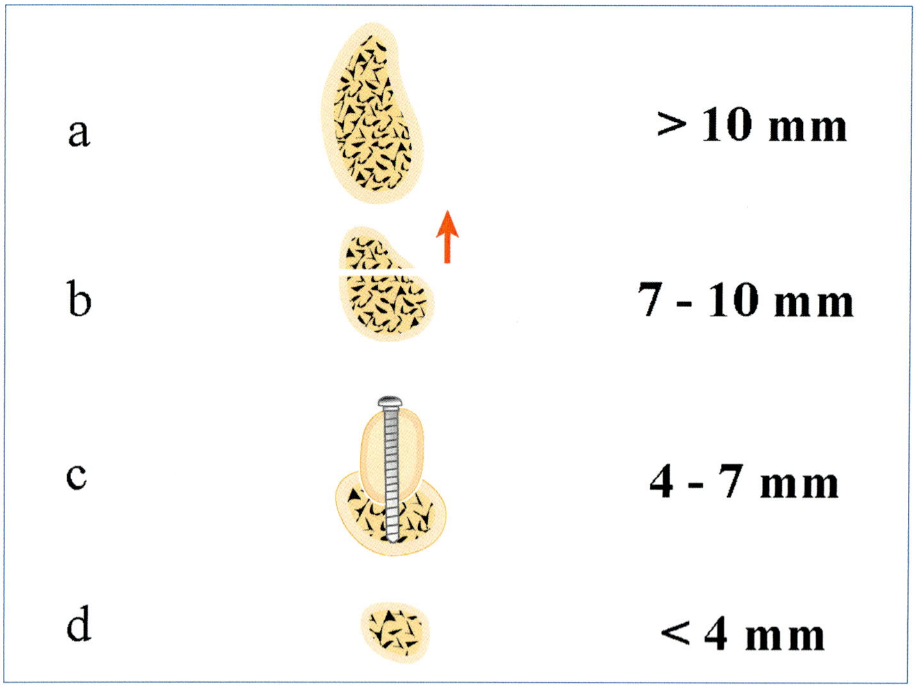

Abb. 8.394 Schemazeichnung: Indikationsstellung der OP-Methode bei vertikaler Atrophie des Unterkiefers (interforaminal):

a. Bei mehr als 10 mm vertikalem Knochenangebot besteht keine Indikation zur absoluten Kieferkammerhöhung.
b. Bei einer vertikalen Knochenhöhe von 7 bis 10 mm ist entweder eine vertikale Distraktionsosteoneogenese (Klasse II) oder eine vertikale PSP (Klasse III) indiziert
c. Bei einer vertikalen Knochenhöhe von 4 bis 7 mm ist eine Onlay-Plastik (Klasse IVa) indiziert.
d. Bei einer vertikalen Knochenhöhe von weniger als 4 mm ist keine Therapie möglich.

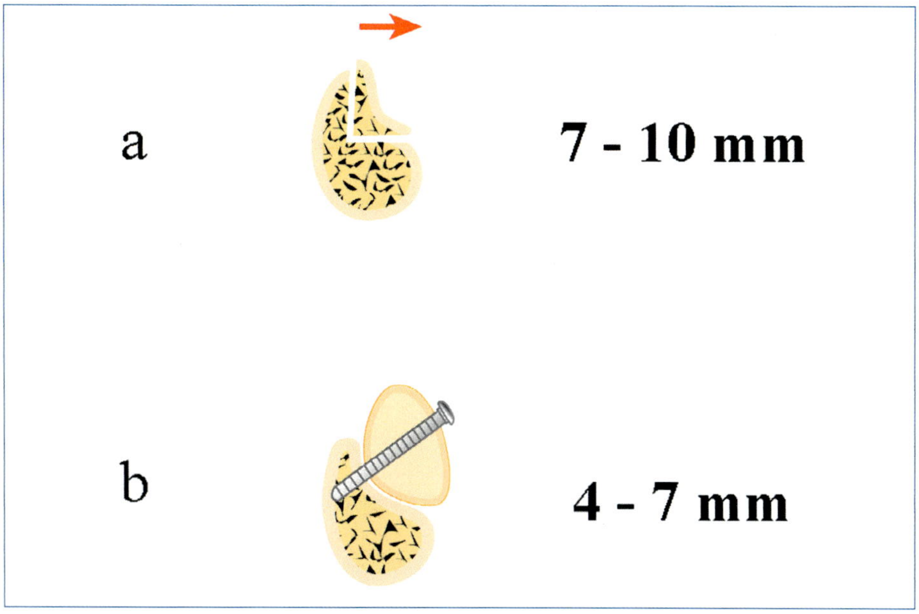

Abb. 8.395 Schemazeichnung: Indikationsstellung der OP-Methode bei vertikaler und transversaler Atrophie des Unterkiefers (interforaminal):

a. Bei ausreichender Knochenhöhe (7 bis 10 mm) und zu schmalem Kieferkamm ist die zweizeitige horizontale PSP (Klasse III) indiziert.
b. Bei geringer Knochenhöhe (4 bis 7 mm) und zu schmalem Kieferkamm ist die Onlay-Plastik (Klasse IVa) indiziert.

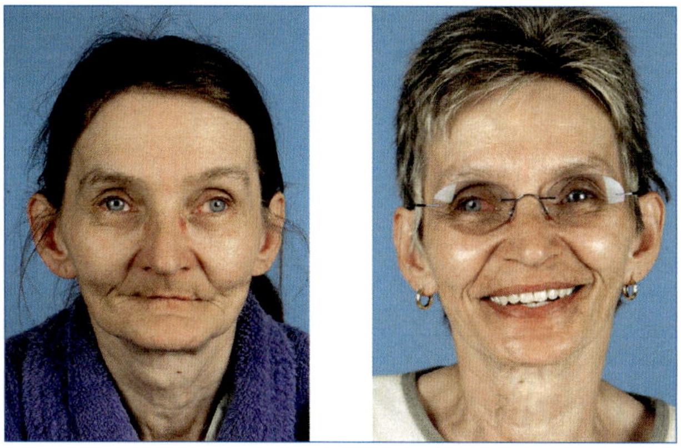

Abb. 8.396 En-face-Aufnahmen einer 53-jährigen Patientin mit ausgeprägter Ober-/Unterkieferatrophie vor 15 Jahren; links: vor der präprothetischen Versorgung mit Sinuslift und Insertion von zehn Implantaten im Oberkiefer sowie Distraktionsosteogenese im Unterkiefer interforaminal mit stegprothetischer Versorgung im Ober- und Unterkiefer *(rechts)*.

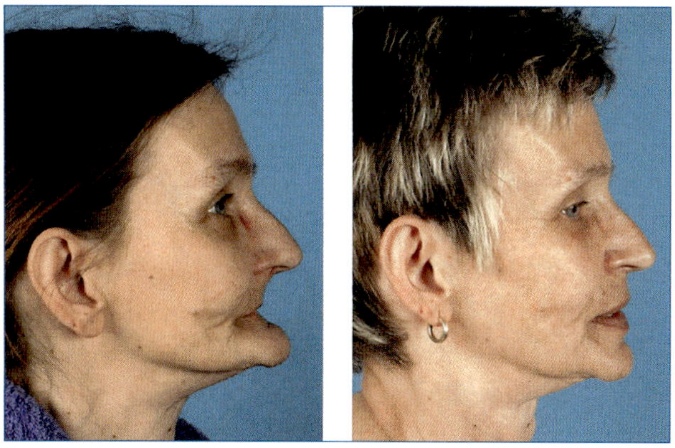

Abb. 8.397 Ansicht von lateral, *links* vor, *rechts* nach den Operationen.

8.5 Implantatnavigation

8.5.1 Grundlagen

von Astrid Reichwein und Kurt Schicho

Gegen Ende der 90er Jahre begann ein bis heute anhaltender Trend zum Einsatz der Navigation in der Mund-, Kiefer- und Gesichtschirurgie.[40,49,52,53,74,132,171–173,178] Unter den vielfältigen Indikationen, bei denen diese Technologie sowohl zur präoperativen Planung als auch zur intraoperativen Unterstützung herangezogen werden kann, treten bei bestimmten Anwendungen die Vorteile besonders klar zutage. Die Navigation bei der Insertion von dentalen Implantaten ist ein solches Beispiel, dem sich der folgende Abschnitt widmet.[49,149,170,174]

Ein System zur Navigation von dentalen Implantaten unterscheidet sich im Prinzip nicht von herkömmlichen Lösungen, wie sie etwa aus der Neurochirurgie bekannt sind.[49,149,172] Ein Computer auf dem die entsprechende Software installiert ist, bekommt laufend Positionsdaten sowohl vom Kiefer des Patienten als auch vom Bohrer und kann damit deren Positionen und Bewegungen relativ zueinander nahezu in Echtzeit darstellen. Die kontinuierliche Erfassung der räumlichen Positionen erfolgt mittels so genannter *Tracking*-Systeme oder *Digitizer*, wofür die Anbringung von Sensoren am Kiefer und Bohrer erforderlich ist (Abb. 8.398, Abb. 8.399). Nachträgliche Modifikationen der Planung sind jederzeit, selbst intraoperativ, möglich. Die vielfältigen Möglichkeiten der Visualisierung mittels Computergrafik erlauben eine umfassende Beurteilung von jedem Fall und ermöglichen eine zuvor kaum denkbare Qualität der Planung und der Patientenaufklärung. Diese Art der Darstellung, bei der computergenerierte Strukturen (Zahnbogen, Nervenverlauf, Implantate, Bohrer) in Form von *Overlay*-Grafiken der „Realität" (den CT-Darstellungen des Patienten bzw. dem realen Patienten während der OP) überlagert werden, nennt man *augmented reality*. Diese „erweiterte Wirklichkeit" ist eine treffende Beschreibung, denn tatsächlich finden wir hier als Ergebnis der Verschmelzung von mehreren Bildebenen (*image fusion*) eine „Erweiterung des Informationsraumes", welche dem Operateur sowohl bei der Planung als auch intraoperativ zur Verfügung steht. Als besonders praktisch erweist sich in Verbindung mit der Nutzung von *augmented-reality*-Applikationen die Verwendung spezieller Videobrillen, die das Monitorbild direkt ins Gesichtsfeld des Chirurgen einblenden. Damit ist es möglich, das Operationsgebiet und die Informationen aus dem Computer gleichzeitig wahrzunehmen[179]. Technisch ist es sogar realisierbar, mittels *Tracking*-Technologie zusätzlich die Blickrichtung des Operateurs zu erfassen und die Darstellungen in der Videobrille kontinuierlich daran anzupassen. Diese *Head Mounted Displays* sind kostspielig. Das entscheidende Merkmal von Navigationssystemen für die Dentalimplantologie ist die Software, deren Benutzeroberfläche und Leistungsmerkmale speziell für dieses Anwendungsgebiet ausgelegt sein sollen.[49]

Das Konzept der Implantatnavigationssoftware entspricht weitgehend dem gängigen zahnärztlichen Workflow: Zunächst wird der computertomografische Datensatz des Patienten in den Computer per Computernetzwerk oder per Datenträger übertragen. Aus diesen Daten errechnet der Computer verschiedene zwei- und dreidimensionale Darstellungen und Schnitte, in denen zunächst der Zahnbogen und – im Falle einer Implantation im Unterkiefer – der Verlauf des Nervs eingezeichnet wird (Abb. 8.400). Während der Operation kann unter Verwendung einer Videobrille (*Head Mounted Display*) die Position des Bohrers in Beziehung zum Knochen und zu empfindlichen Strukturen wie Nerven dargestellt werden (Abb. 8.401). Im nächsten Schritt werden die gewünschten Implantate ausgewählt, mit der Computermaus an die gewünschten Positionen gesetzt (*drag and drop*) und anschließend dem jeweiligen Knochenangebot, den individuellen anatomischen Gegebenheiten und den prothetischen Vorgaben entsprechend nach Eintrittspunkt und Winkellage genau ausgerichtet (Abb. 8.402).[49,183]

Am Beginn der Operation wird im Zuge der so genannten Registrierung eine Zuordnung zwischen dem Patientenkoordinatensystem und dem Koordinatensystem der korrespondierenden computergrafischen Darstellung definiert. Für diesen Schritt, der für die Genauigkeit und Verlässlichkeit des gesamten Eingriffes essenziell ist, sind einige Markierungspunkte nötig, die sowohl am Patienten als auch in den computertomografischen Aufnahmen eindeutig identifizierbar sind. Für die praktische Durchführung dieser Re-

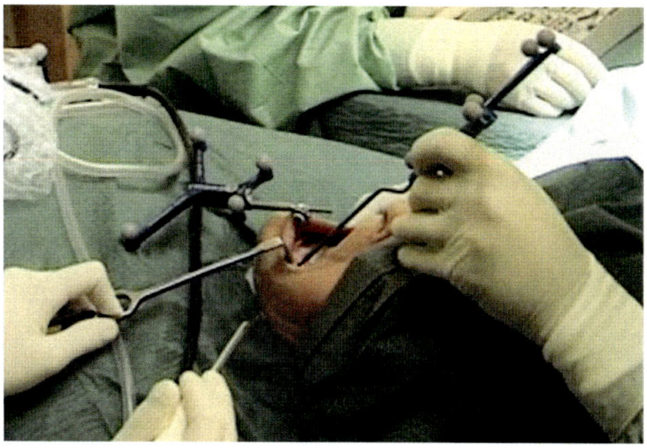

Abb. 8.398 Um die Übereinstimmung zwischen CT-Datensatz und den anatomischen Strukturen des Patienten zu definieren, wird am Beginn der Operation eine Registrierung durchgeführt. Dabei werden Markierungspunkte am Patienten und die entsprechenden Punkte im CT-basierten Computermodell identifiziert. Dieser Schritt ist für die Genauigkeit und Verlässlichkeit der Navigationskontrolle entscheidend.

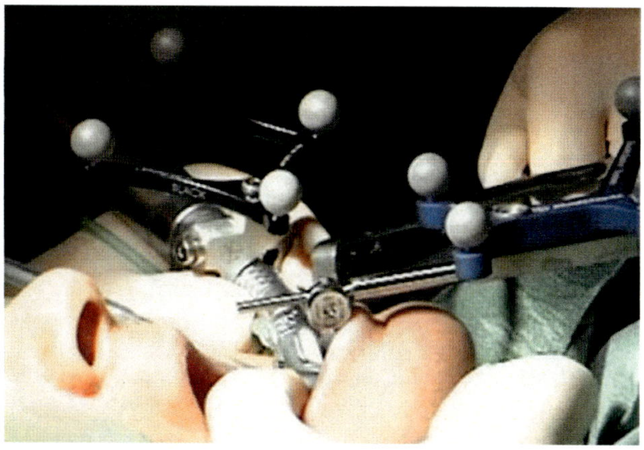

Abb. 8.399 Sensoren mit Kugeln, die eine stark reflektierende Oberflächenbeschichtung aufweisen, dienen der Positionserfassung von Patient und Bohrer. Mittels reflektiertem Infrarotlicht („optoelektronisches Tracking") kann der Computer die Relativbewegungen zwischen Patient und Bohrer berechnen und darstellen.

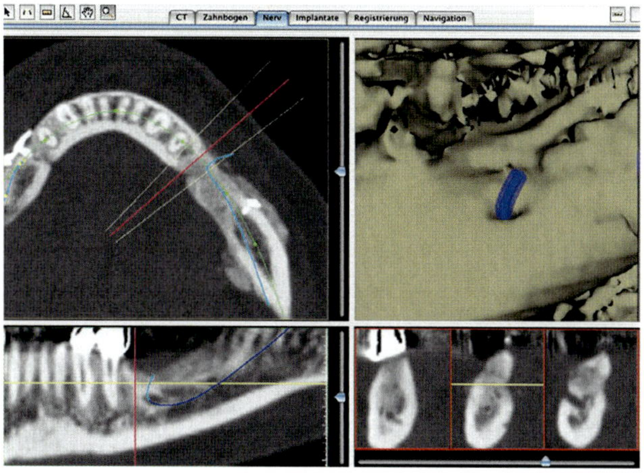

Abb. 8.400 In Verbindung mit *Overlay*-Grafiken können Nerven und andere empfindliche Strukturen deutlich visualisiert werden. Planungssoftware: Virtual Implant System (Artma, Landsteiner Institut für Biotelematik, Wien)

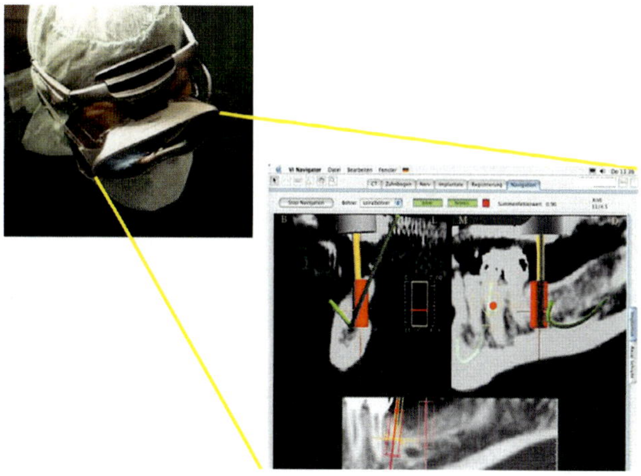

Abb. 8.401 Videobrillen bzw. teilweise durchsichtige *Head Mounted Displays* blenden die Computerdarstellungen direkt ins Sichtfeld des Operateurs ein. Besonders in komplizierten Fällen (z. B. geringes Knochenangebot, Nähe zum Nerv) bieten die computerbasierte Planung und die direkte Umsetzung der Ist- und Soll-Situation durch Verwendung dieser Brille eine wertvolle Orientierung für den Chirurgen.

gistrierung sind unterschiedlichste technische Ansätze bekannt.[49,52,74,149,173]

Eine gleichermaßen verlässliche, genaue wie unkomplizierte Methode basiert auf der Insertion von Mikroschrauben als Markierungspunkte am Patienten. Diese werden vor dem CT gesetzt und können am Ende der Operation problemlos wieder entfernt werden. Die intraoperative Registrierung erfolgt durch Berühren der Markierungspunkte und gleichzeitiges Identifizieren des entsprechenden Punktes am Bildschirm des Navigationscomputers. Die intraoperative Navigation bietet ebenso wie der Planungsmodus verschiedene zwei- und dreidimensionale Visualisierungen, die frei wählbar sind. Stets wird der Bohrer anschaulich in Relation zur geplanten Position und Lage der Implantate dargestellt, wobei von vielen Operateuren die dreidimensionalen Darstellungen eher zur ersten Orientierung aktiviert werden, zur exakten Feinabstimmung der Bohrungen jedoch den zweidimensionalen Visualisierungen der Vorzug gegeben wird (Abb. 8.403).[49,50,174]

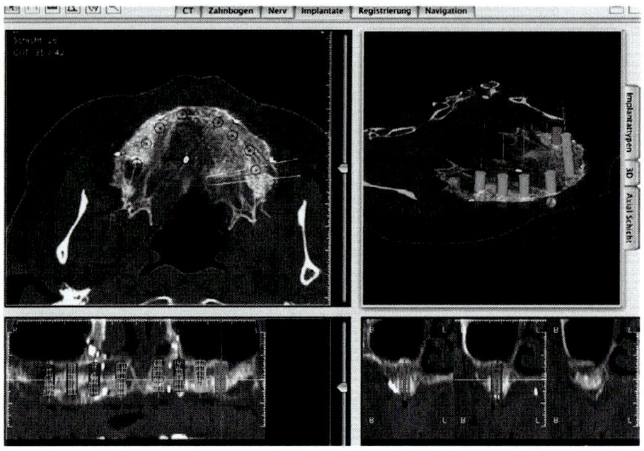

Abb. 8.402 Die Planungssoftware *Virtual Implant* bietet eine an den klinischen Arbeitsabläufen orientierte Menüstruktur und komfortable Benutzerführung zur präoperativen Implantatplanung in frei wählbaren zwei- und dreidimensionalen grafischen Darstellungen. Die räumliche Lage der Implantate in Relation zum Knochen des Patienten lässt sich in übersichtlicher Weise umfassend beurteilen

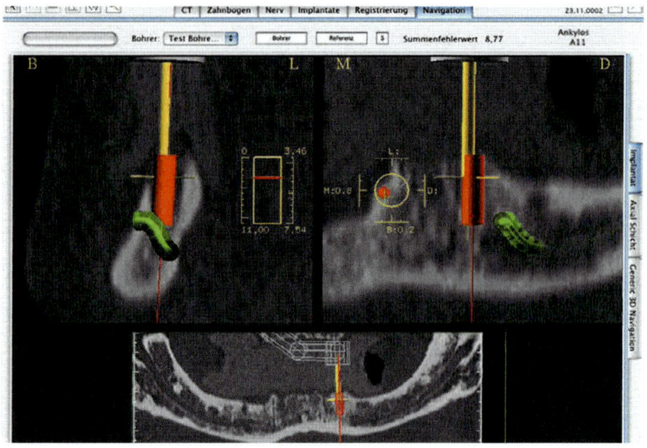

Abb. 8.403 Intraoperativer Bildschirm des Navigationscomputers, zweidimensionale Ansicht in allen drei Ebenen. Der Operateur wird annähernd in Echtzeit mit Informationen versorgt (*Virtual Implant System*).

8.5.2 Erzielbare Genauigkeiten

von Astrid Reichwein und Kurt Schicho

Die zentrale Frage zur Qualitätssicherung der Navigation ist Genauigkeit, also die Übereinstimmung der tatsächlichen Positionen der eingesetzten Implantate im Vergleich mit deren geplanten Positionen. Zur postoperativen Evaluierung erweist sich in der Praxis der Vergleich anhand von dreidimensionalen Koordinaten der Spitze und der Basis aller Implantate als geeignet. Die Überlagerung von präoperativer Planung mit dem entsprechenden postoperativen Kontroll-CT ist ein effizientes Werkzeug der implantologischen Qualitätssicherung.[174,178]

Bei Einhaltung der gängigen Standards (insbesondere einer adäquaten Registrierung) ist nach Berücksichtigung der statistischen Streuung unter realen OP-Bedingungen am Ende der Fehlerkette mit tatsächlichen Genauigkeiten im Bereich von 1,0 mm zu rechnen. Durch Überlagerung der präoperativen Planung mit dem postoperativen CT ist eine weitere Qualitätskontrolle möglich. Die prä- und postoperativen Orthopantomogramme und Computertomografien eines mit Navigationsunterstützung versorgten Patienten sind in den Abbildungen 8.404 bis 8.407 gezeigt. In speziellen Fällen, z. B. wenn Implantate durch die Erfordernisse der Situation nur in einer bestimmten Lage knapp am Nerv gesetzt werden können (lingualer Bypass), sind auch höhere Genauigkeiten erzielbar. Dies bedingt zusätzliche Maßnahmen und Erfahrung im Zusammenhang mit der intraoperativen Genauigkeitskontrolle.[49] Ein wirkungsvoller Beitrag zur Steigerung der Genauigkeit ist die Vermeidung von bewegungsbedingten Ungenauigkeiten im CT-Datensatz durch Fixierung des Kopfes während des CT-Scans.[175]

Trotz der Vorteile wird die Navigationsunterstützung in der Implantologie kontrovers diskutiert. Die häufigsten Kritikpunkte betreffen den technisch-logistischen Aufwand, die verlängerte Operationszeit und die Kosten.

8.5.3 Computerunterstützte Planung und Schablonenfertigung

von Rolf Ewers

Vorbereitung

In der Fachwelt herrscht Konsens über die Vorteile der computerbasierten präoperativen Implantatpositionsplanung. Vielfach wird von der navigierten intraoperativen Umsetzung dieser Planung abgesehen und einer Führung des Bohrers mittels Bohrschablonen der Vorzug gegeben.[147] Dieser Umstand leitete die Entwicklung der neuesten Generation von Navigationstechnologie ein: Die Kombination aller Merkmale der computerunterstützten Planung mit der An-

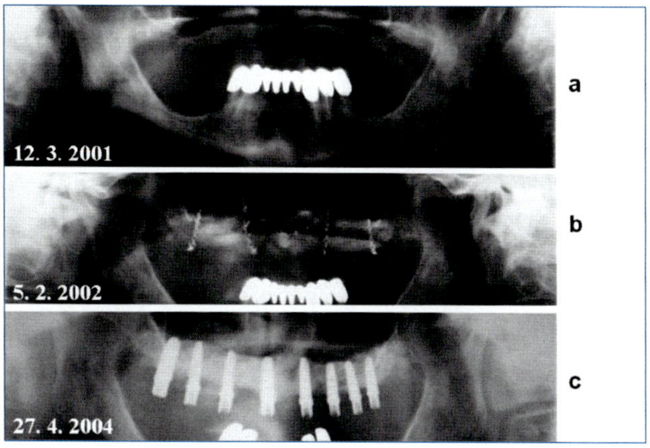

Abb. 8.404 (bis 8.407 gleicher Fall) Aufnahmen einer 63-jährigen Patientin mit einem so genannten Kombinationssyndrom (Oberkiefer-Alveolarfortsatzatrophie bei Unterkieferfront-Restbezahnung). a. Prä- und (b.) postoperative Panoramaschichtaufnahmen nach Hufeisen-*Le-Fort-I*-Osteotomie. c. Panoramaschichtaufnahme nach Setzen von acht Implantaten mit Navigationsunterstützung.

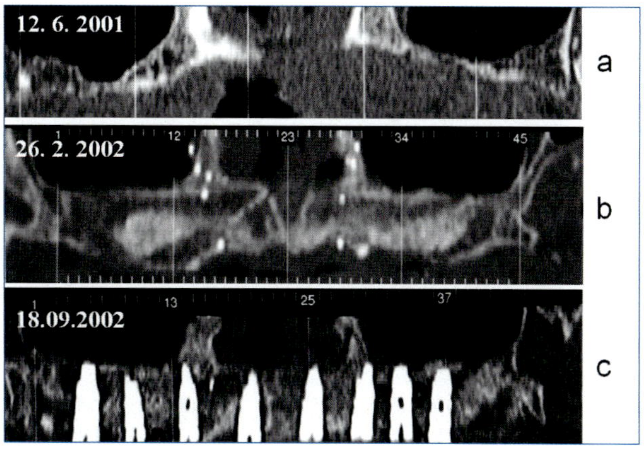

Abb. 8.405 Dental-CTs der Abbildung 8.404 in den reformatierten Panoramaansichten.

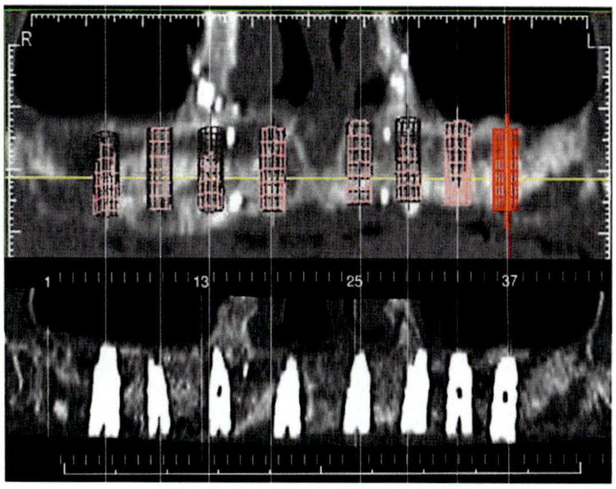

Abb. 8.406 Dental-CT mit reformatierter Panoramaansicht mit navigiert applizierten Implantaten. Der Vergleich zwischen präoperativer Planung und postoperativem Ergebnis dient der Qualitätskontrolle.

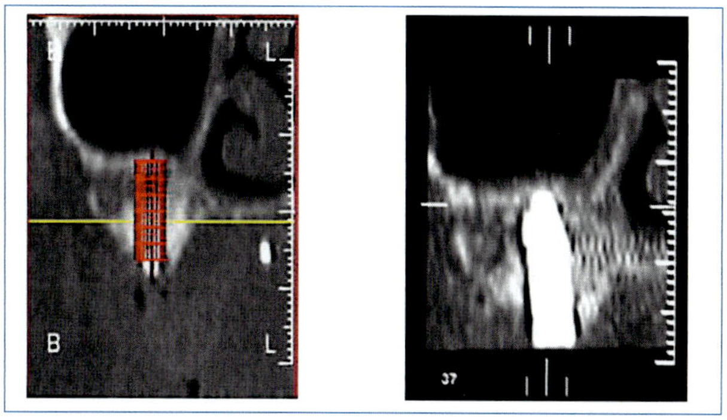

Abb. 8.407 Gegenüberstellung der Implantatplanung und des inserierten Implantates in den orthoradialen Ansichten des Dental-CTs.

wendung konventioneller Bohrschablonen. Mehrere marktreife Lösungen und kommerzielle Produkte sind verfügbar. Im Folgenden wird das besonders präzise *CAMLOG Guide System* am Beispiel einer 44-jährigen Patientin vorgestellt (Abb. 8.408 bis 8.440) (Tab. 8.2).

Die zentrale Idee dieses Konzeptes ist es, jeden einzelnen Arbeitsschritt auf den Knochen (nicht auf die Weichgewebsstrukturen) zu beziehen. Die exakte Korrespondenz zwischen Schablone und Knochen besteht sowohl im Sinne einer Zuordnung in der Planungssoftware als auch in Form einer rigiden mechanischen Verbindung mittels Kugelkopfimplantaten. Diese wird durch drei temporär inserierte Kugelkopfimplantate (FRP-System – *fixed reference points*, Bredent, Senden/Witzighausen) erreicht, die zu Beginn am Kiefer des Patienten angebracht werden (Abb. 8.409). Die Lokalisation der Kugelkopfimplantate wird so gewählt, dass die bestmögliche mechanische Stabilität erreicht wird und die Implantatinsertion nicht behindert ist. Mit diesen Kugelkopfimplantaten wird eine präoperative Panoramaschichtaufnahme angefertigt (Abb. 8.410), gefolgt von einer herkömmlichen Abformung und Erstellung eines Arbeitsmodells (einschließlich der Kugelköpfe) (Abb. 8.411).

Tabelle 8.2 Implantatnavigation, Umsetzung der CAMLOG-Guide-Methode im Workflow

zahnärztliche Tätigkeiten	zahntechnische Tätigkeiten
1. Insertion von 3 temporären Kugelkopfimplantaten, Abdrucknahme, Gesichtsbogenübertragung und zentrische Bissnahme.	
	2. Erstellung eines Arbeitsmodells einschließlich Kugelkopfimplantaten. 3. Planung der prothetischen Arbeit im Artikulator. 4. Erstellen der Planungsschablone aus transparentem Kunststoff mit radiopaken Modellzähnen und 5. Insertion von zwei Sicherheitsmarkern und einem handelsüblichen Legostein als 3D-Referenzierungsobjekt
6. CT-Aufnahme des Patienten mit knochenbasierter Planungsschablone (Kugelkopfimplantate). 7. Computerbasierte Implantatplanung (Software: Med3D-Implantology). 8. Definition des Bohrplanes und Erstellung eines Überprüfungsrasters.	
	9. Insertion der Führungshülsen in die Bohrschablone (Hexapod). 10. Qualitätskontrolle mittels Überprüfungsraster. 11. Insertion und Fixierung der Technikerimplantate im Modell über die Bohrschablone. 12. Herstellung der prothetischen Arbeit.
13. OP: Implantatinsertion durch die Bohrschablone. 14. Setzen der Kronen-Brückenaufbauten und der Übertragungshülsen auf die Implantate. 15. Intraorales Eingliedern der prothetischen Arbeit.	

Anschließend werden, übertragen durch die Matrizen auf den Kugelkopfimplantaten, die Wachsaufstellung für ein Langzeitprovisorium und die Planungsschablone mit radiopaken Zähnen hergestellt (Abb. 8.412 bis 8.416). In die Planungsschablone ist ein handelsüblicher Legostein eingearbeitet, der während des gesamten Planungs-, Fertigungs- und Behandlungsablaufes als präzises dreidimensionales Referenzierungsobjekt dient (Abb. 8.417). Zum Zweck der Qualitätskontrolle wird die Planungsschablone in der Okklusionsebene mit zwei zusätzlichen radiopaken Sicherheitsmarkern in Form kleiner Metallkugeln versehen (Abb. 8.417). Nachdem diese Schablone auf den Kugelkopfimplantaten (und gegebenenfalls zusätzlich abgestützt an vorhandenen Zähnen) im Mund des Patienten befestigt wurde, wird die Computertomografie durchgeführt.

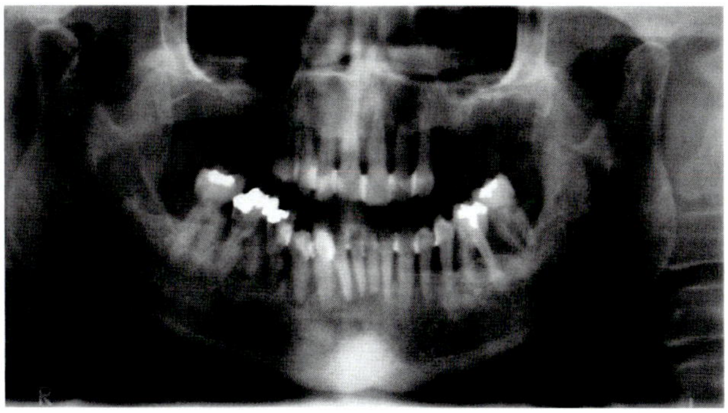

Abb. 8.408 (bis 8.440 gleicher Fall) Panoramaschichtaufnahme einer 44-jährigen Typ-I-Diabetikerin, bei der alle Zähne entfernt werden mussten.

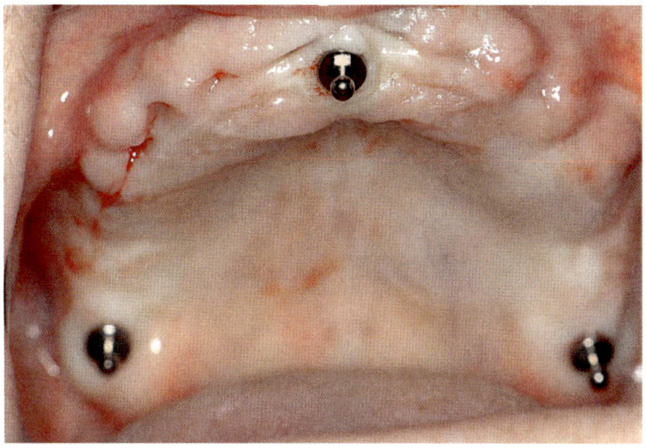

Abb. 8.409 Situation nach Insertion von drei temporären Kugelkopfimplantaten im Oberkiefer.

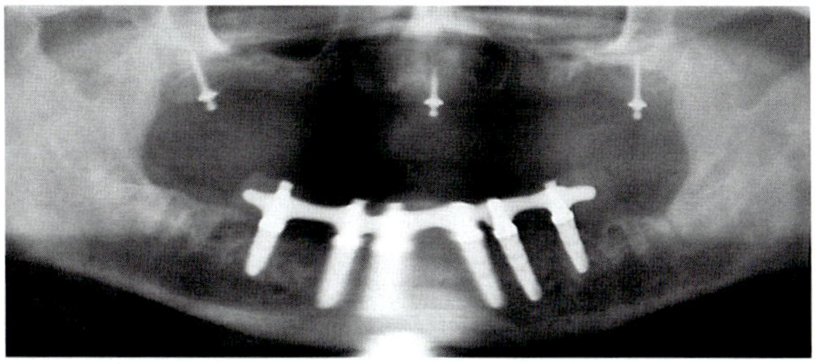

Abb. 8.410 Situation nach Extraktion aller Zähne im Ober- und Unterkiefer sowie nach Versorgung des Unterkiefers mit Sofortimplantaten und prothetischem Langzeitprovisorium; im Oberkiefer: Situation nach Insertion temporärer Kugelkopfimplantate zur computernavigierten, schablonengeführten Implantation.

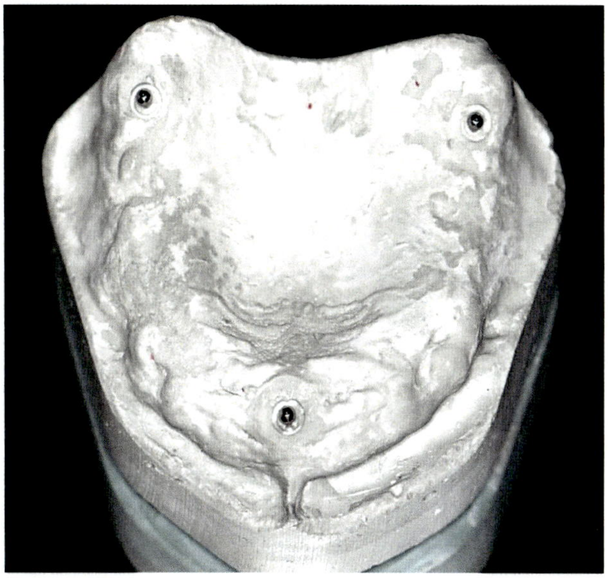

Abb. 8.411 Oberkiefer-Gipsmodell mit temporären Kugelkopfimplantaten *in situ.*

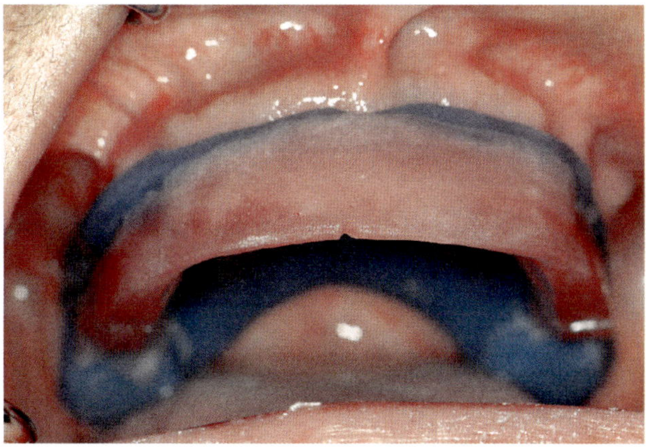

Abb. 8.412 Auf drei Kugelkopfimplantaten abgestützte Bissschablone.

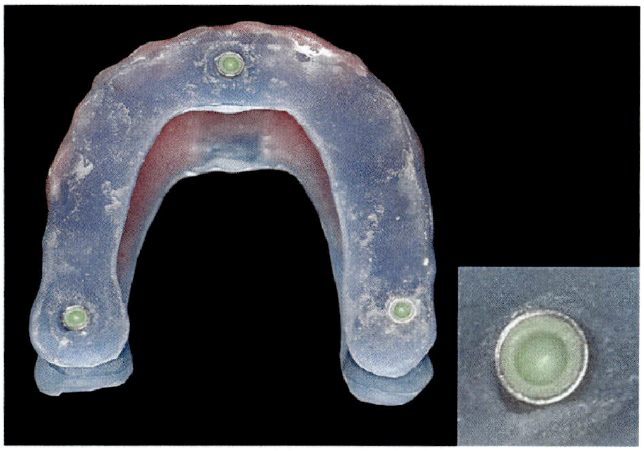

Abb. 8.413 Das Wachs-*Set-up* (vormals Bissschablone) mit den Matrizen; rechts unten: vergrößerte Aufnahme einer Kunststoffmatrize, gefasst in einer Metallhülse.

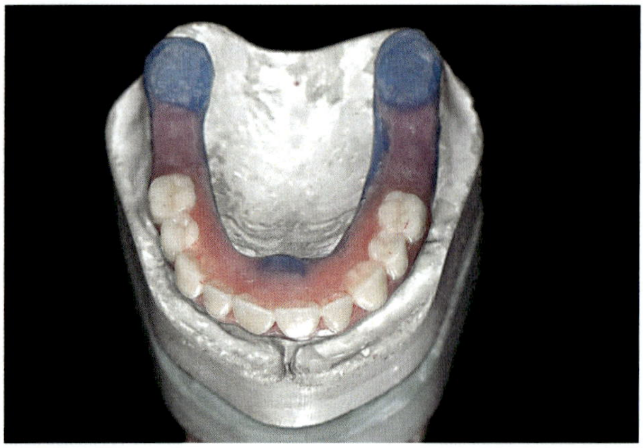

Abb. 8.414 Wachs-*Set-up* auf dem Gipsmodell.

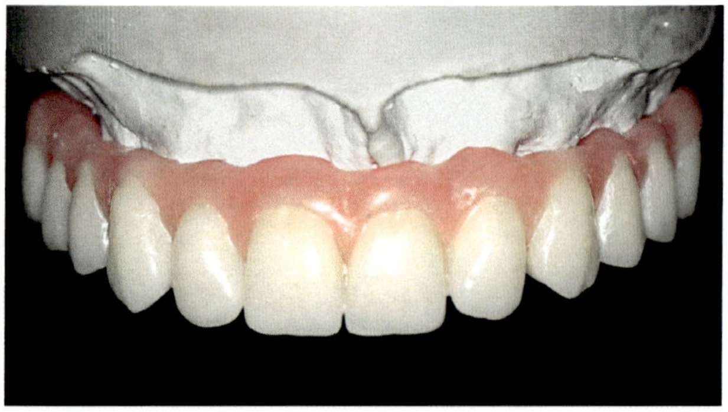

Abb. 8.415 Frontalansicht des Wachs-*Set-ups*.

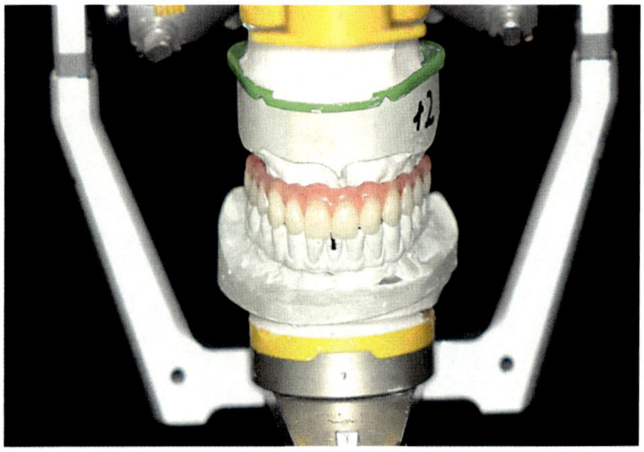

Abb. 8.416 Wachs-*Set-up* im Artikulator.

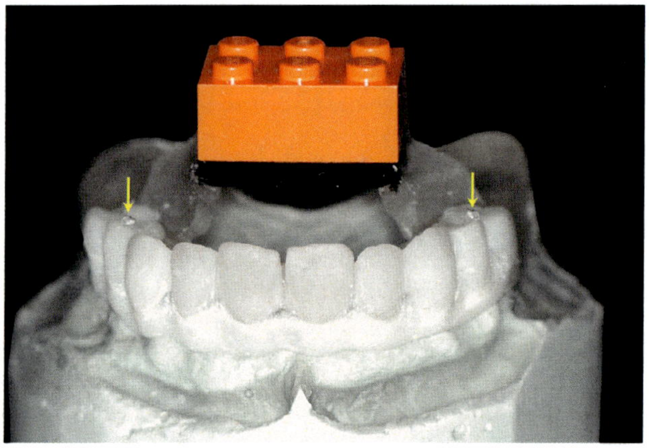

Abb. 8.417 Fertig gestellte Röntgenschablone mit röntgenopaken Zähnen, zwei zusätzlichen Markern *(Pfeile)* und befestigtem Legostein.

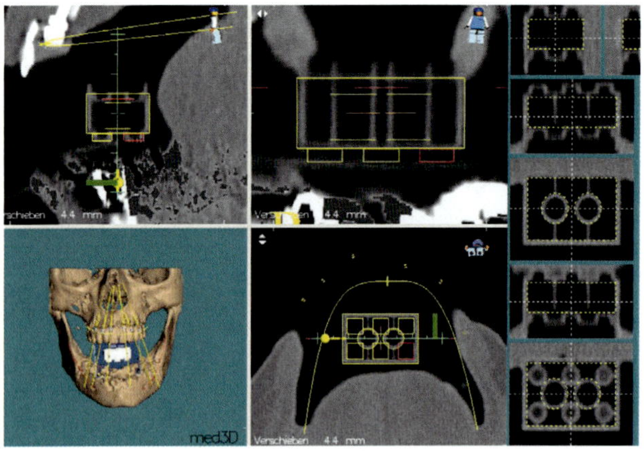

Abb. 8.418 Screenshots der computergestützten Implantatpositionsplanung mittels Med3D-Software und Darstellung der präzisen reproduzierbaren Strukturen des Legosteins.

Präoperative Planung

Für die computerbasierte Planung wird die Software aus dem Hause Med3D (Heidelberg) eingesetzt. Die Referenzierung erfolgt mittels des Legosteins, der in den computertomografischen Aufnahmen deutlich zu identifizieren ist (Abb. 8.418) Sie wird zusätzlich anhand der beiden Sicherheitsmarker verifiziert (Abb. 8.419) und anschließend in analoger Weise im Zahntechniklabor wiederholt. Da die Modellzähne aus radiopakem Material gefertigt sind, können sie in allen zwei- und dreidimensionalen Darstellungen (berechnet auf Basis der CT-Daten) der Planungssoftware erkannt und zur Orientierung für die so genannte *Crown-down*-Implantatplanung herangezogen werden

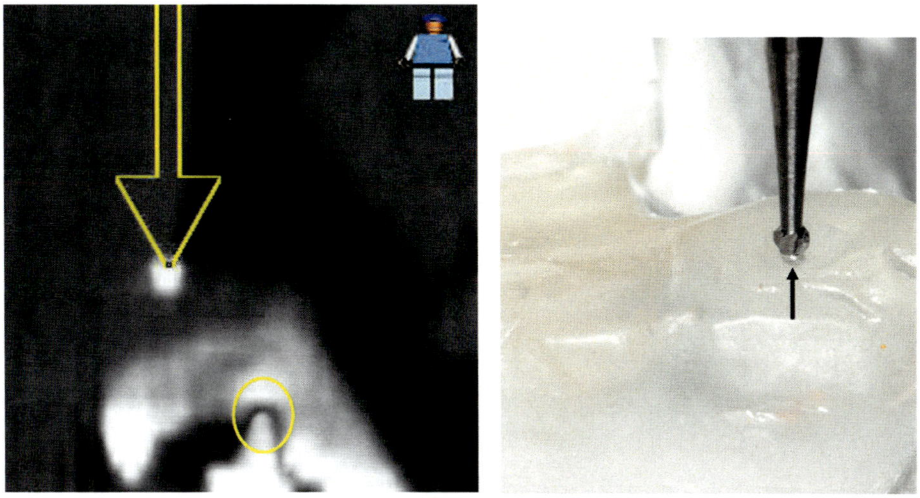

Abb. 8.419 Links: Der Kugelkopf des temporären Implantates sitzt exakt in der einpolymerisierten Matrize in der Schablone (markiert durch den gelben Kreis). Die einpolymerisierten Sicherheitsmarker (*gelber Pfeil*) stellen eine Genauigkeitskontrolle der Planungsschablone dar. Sie werden sowohl in der Software identifiziert als auch im Zahntechniklabor mechanisch lokalisiert; rechts: der Sicherheitsmarker im Modell unterhalb des Bohrers (*Pfeil*); Abtasten des Bohrers auf dem Sicherheitsmarker.

(Abb. 8.420). Dabei können die Implantate unter Berücksichtigung des individuellen Knochenangebotes sowohl nach der prothetischen als auch der chirurgischen Achse geplant werden.

In die Med3-Software sind umfangreiche Tools sowohl mit qualitativen (im Sinne einer räumlichen Orientierungshilfe) als auch quantitativen (z. B. für Längen- und Winkelmessungen) Informationen in benutzerfreundlicher Weise implementiert. Die Identifikation des Nervenverlaufs im Unterkiefer wird durch Bildverarbeitungsalgorithmen interaktiv unterstützt (Abb. 8.421). Die Implantatpositionen und die Orientierung der Implantatachsen werden von der

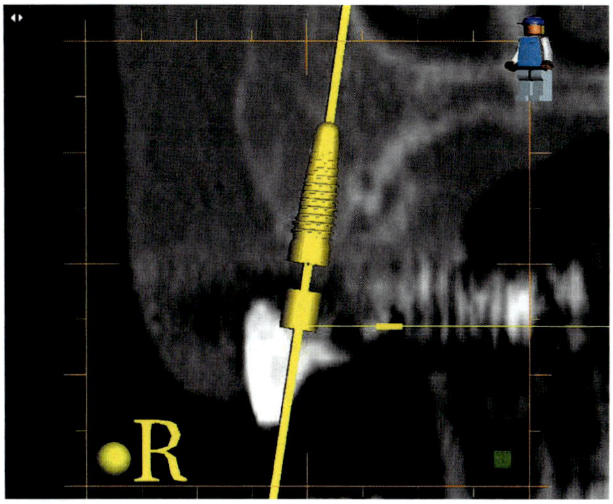

Abb. 8.420 *Crown-down*-Planung mit exakt ausgerichteter Implantatposition zur Zahnachse unter Berücksichtigung des vorhandenen Knochens, des Abstandes von der Gingiva zum Prothesenkunststoff und zu den Zähnen.

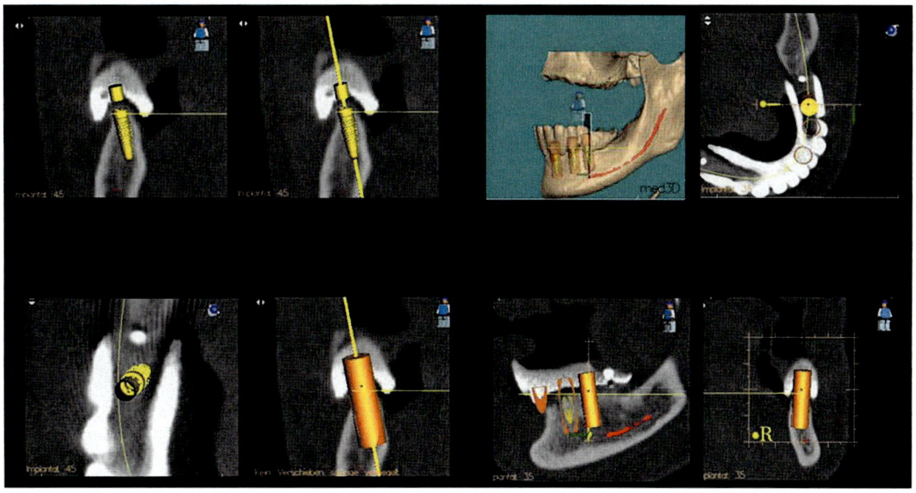

Abb. 8.421 Screenshots einer computergestützten Implantatpositionsplanung im Unterkiefer anhand Med3D-Software mit Darstellung des *Nervus alveolaris inferior* und dadurch bedingter Positionierung der Implantate entsprechend dem *Crown-down*-Prinzip.

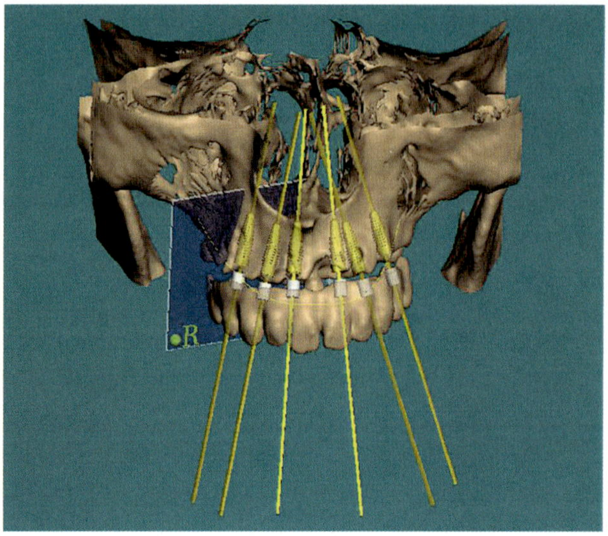

Abb. 8.422 3-D-Gesamtübersicht der Implantatplanung mit Visualisierung der *Crown-down*-Planung und Darstellung der Position der Implantate und ihrer Angulierung.

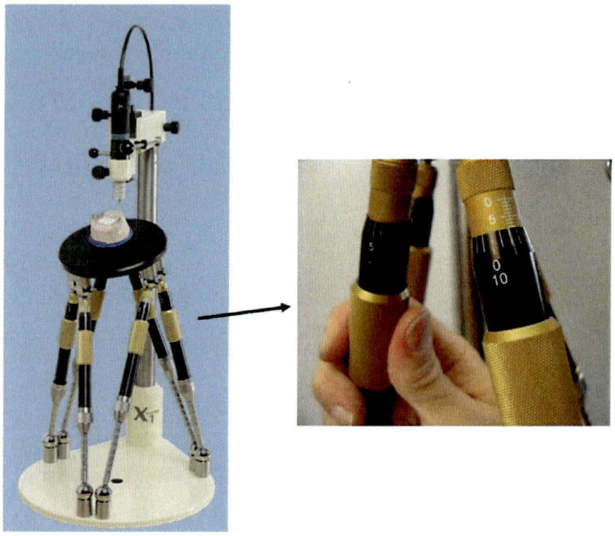

Abb. 8.423 Mechanische Programmierung des Hexapods (Schick Dentalgeräte, Schlemmerhofen) zur Übertragung der Röntgen- in die Bohrschablone.

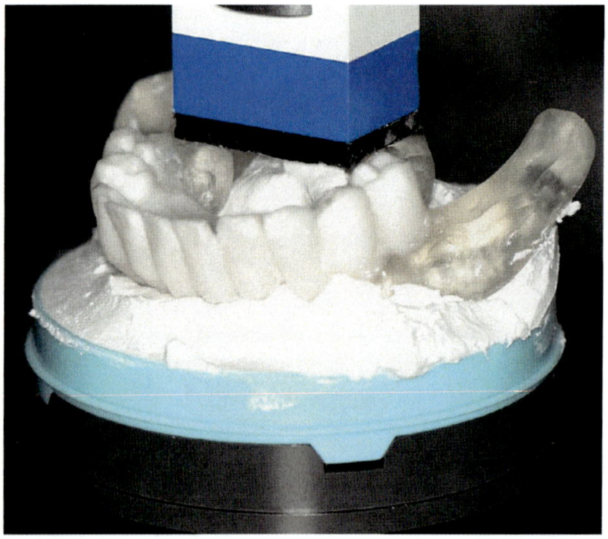

Abb. 8.424 Die Planungsschablone muss in definierter Weise mittels eines *Split-cast*-Modells am Hexapod eingegipst werden. Ein zweiter, am Hexapod starr fixierter Legostein (oberer Bildrand) dient hierbei als vorübergehende Befestigung der Planungsschablone am Hexapod während des Aushärtens des Gipses.

Software automatisch entsprechend dem definierten Behandlungsplan näherungsweise vorgeplant. Bei der Feinabstimmung gelangt das *Crown-down*-Konzept zur Anwendung: Die radiopaken Zähne werden in Verbindung mit prothetischen und chirurgischen Überlegungen für die Ausrichtung der Implantatachsen herangezogen (Abb. 8.422).

Fertigung der Bohrschablone

Nach Abschluss der Planung generiert die Software einen „Bohrplan", der zur präzisen manuellen Einstellung eines Hexapods (Schick Dentalgeräte, Schemmerhofen) dient, mit dem anschließend im Zahntechniklabor Bohrungen für die Führungshülsen in die spätere Bohrschablone gesetzt werden. Damit wird die Planungsschablone in eine auf den Knochen bezogene Bohrschablone umgewandelt. Dieser Vorgang kann als eine „Programmierung auf mechanischem Wege" beschrieben werden (Abb. 8.423, Abb. 8.424). Führungshülsen und Bohrer müssen exakt aufeinander abgestimmt sein und sind daher wesentliche Bestandteile des integrierten Implantatsystems. Über einen manuell zu bedienenden Hebel am Hexapod werden entsprechend der Planung die Bohrungen in die Bohrschablone und im selben Arbeitsschritt in das Technikermodell gesetzt. Somit ist eine exakte Übereinstimmung der Führungshülsen und der Technikerimplantate garantiert. Zuvor müssen die Modellzähne von der Schablone abgetragen werden (Abb. 8.425 bis 8.427). Den Abschluss der Bohrschablonenfertigung im Zahntechniklabor bildet eine mechanische Kontrolle der Richtigkeit und der Genauigkeit unter Verwendung einer Prüfvorlage, die ebenfalls zuvor gemeinsam mit dem Bohrplan von der Planungssoftware generiert wurde.

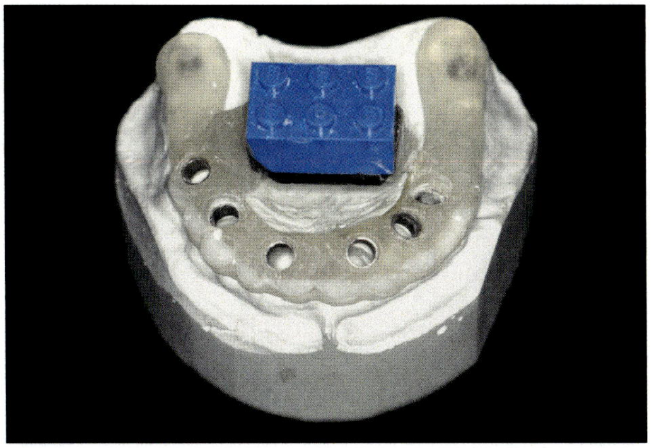

Abb. 8.425 Bohrschablone mit dem schwarzen Basisstein und dem blauen Zwischenstein basierend auf der Computerplanung.

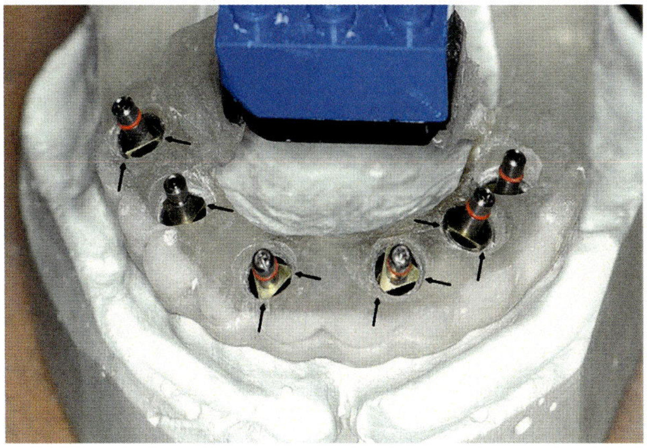

Abb. 8.426 Mithilfe der computergestützt angefertigten Bohrschablone gesetzte Technikerimplantate mit exakt in die Bohrhülsen passenden Implantatapplikationen und randständigen Stoppern (*Pfeile*).

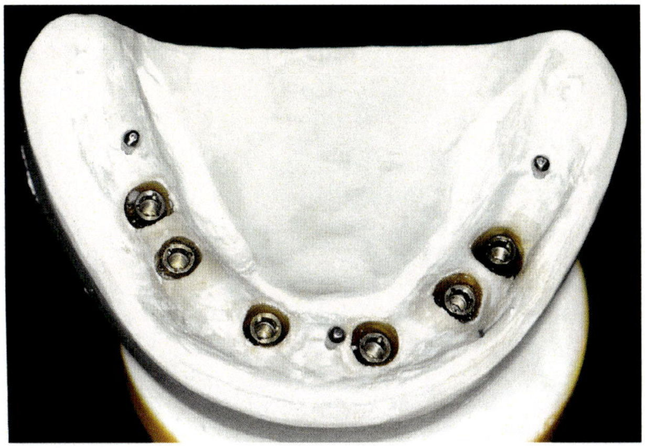

Abb. 8.427 Im Arbeitsmodell über die Implantatapplikatoren eingeklebte Technikerimplantate.

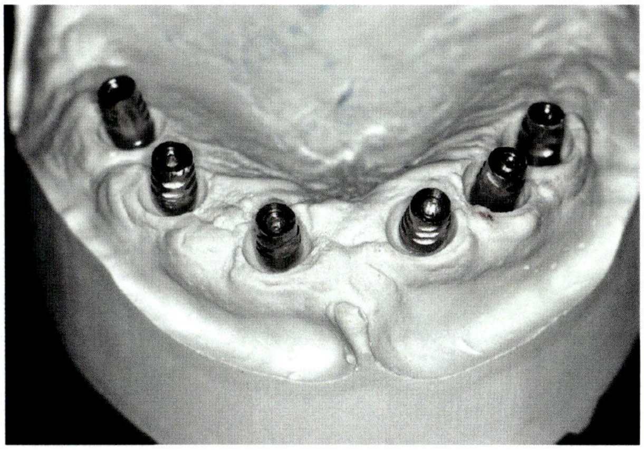

Abb. 8.428 Laborimplantate mit Titanhülsen.

Fertigung der Prothese

Ein wesentlicher Schritt der beschriebenen Methode ist, dass nun durch diese Bohrschablone spezielle Technikerimplantate in das Modell inseriert werden, über die eine Interims- oder bereits die endgültige prothetische Arbeit gefertigt wird. Im hier beschriebenen Fall wird die prothetische Arbeit auf einem Titangerüst erstellt (Abb. 8.428 bis 8.430). Für die endgültige Verklebung zwischen den Titanhülsen und der prothetischen Arbeit werden ebenfalls die drei Kugelkopfimplantate verwendet, wodurch eine reproduzierbare Passgenauigkeit der Prothese bzw. Brücke gewährleistet ist. Unter dem Aspekt der Qualitätskontrolle bedeuten der *backward-planning*-Ansatz und

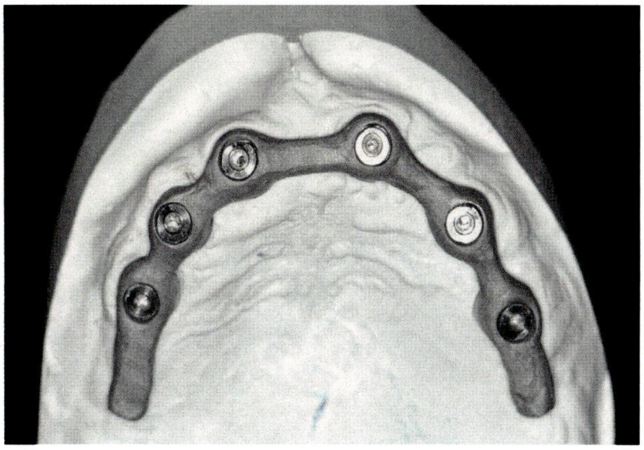

Abb. 8.429 Titangerüst auf dem Arbeitsmodell.

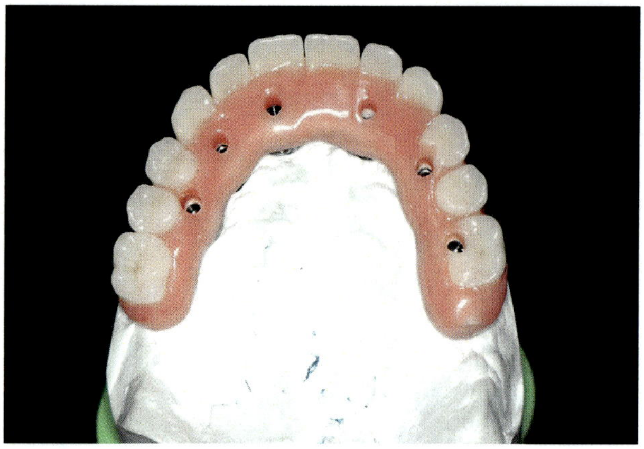

Abb. 8.430 Fertige Arbeit auf dem Modell; die auf dem Titangerüst aufgestellten Kunststoffzähne werden mit Polyan umspritzt.

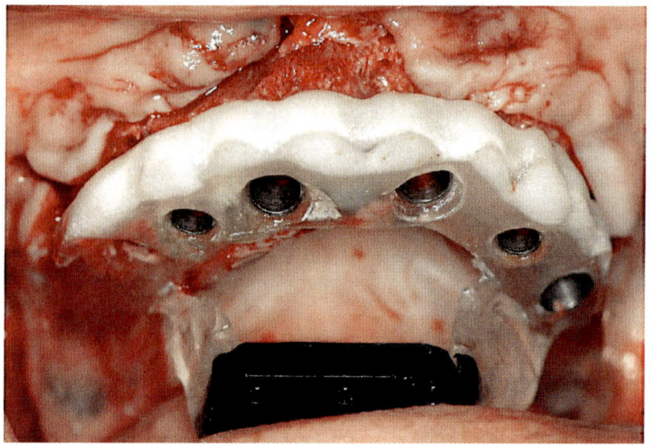

Abb. 8.431 Einsetzen der Bohrschablone auf die drei temporären Kugelkopfimplantate als Vorbereitung zur Implantation.

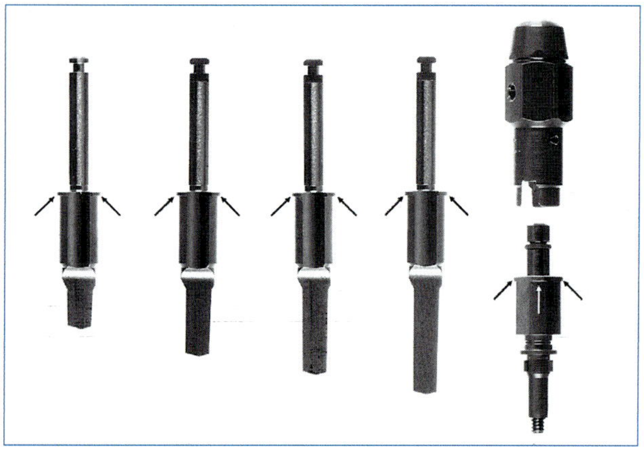

Abb. 8.432 *(links)* Für die Implantatinsertion durch die Bohrhülsen speziell entwickelte CAMLOG-Instrumente: Vorbohrer, drei Bohrer in den Längen 9, 11 und 13 mm sowie ein Implantatapplikator für das Ratschen-Instrument (Pfeile deuten auf die Stopper).

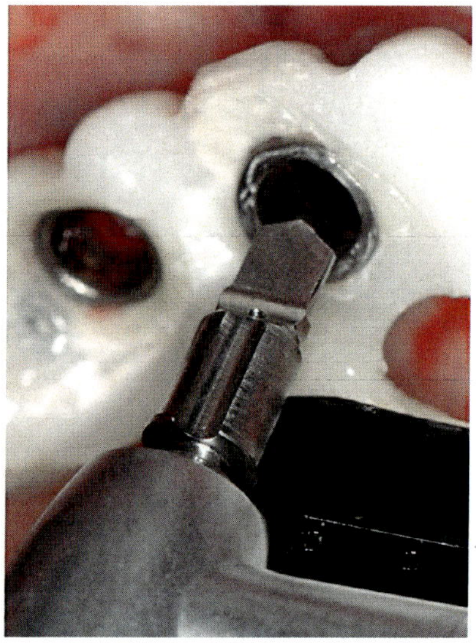

Abb. 8.433 *(rechts)* Bohren des Implantatbettes mit dem 9 mm langen Bohrer.

die Verwendung derselben Schablone sowohl im Labor als auch am Patienten die bestmögliche Elimination von Fehlerquellen, da Ungenauigkeiten jedenfalls „konstant" bleiben; es kommt im Zuge der einzelnen Arbeitsschritte zu keiner Kumulation von Ungenauigkeiten.

Intraoperative Umsetzung

Die Operation erfolgt in Lokalanästhesie unter Verwendung derselben Bohrschablone, mit der im Labor die Modellimplantate inseriert wurden (Fehlerkonstanz!, Abb. 8.431). Alle nachfolgend erläuterten Arbeitsschritte werden durch die Führungshülsen der Schablone hindurch vorgenommen. Das Implantatsystem ist auf die Führungshülsen abgestimmt, wodurch auch ein Ausstanzen der Schleimhaut durch die Schablone möglich wird. Für die Präparation des Implantatlagers wurde für das CAMLOG-System (CAMLOG, Basel, Schweiz) ein spezielles Instrumentarium entwickelt (Abb. 8.432). Je nach Länge des Implantates kommen drei oder vier Kanonenbohrer zur Anwendung (Abb. 8.433). Die Implantatinsertion erfolgt manuell ebenfalls durch die Bohrschablone, drehmomentkontrolliert, um eine Überhitzung zu vermeiden (Abb. 8.434). Die vertikale Position der Implantate (Implantattiefe) ist bestimmt durch die Führungshülsenposition, wodurch ein zu tiefes Setzen der Implantate nicht möglich ist, da die drei Stopper der Führungsschiene aufsitzen (Abb. 8.435).

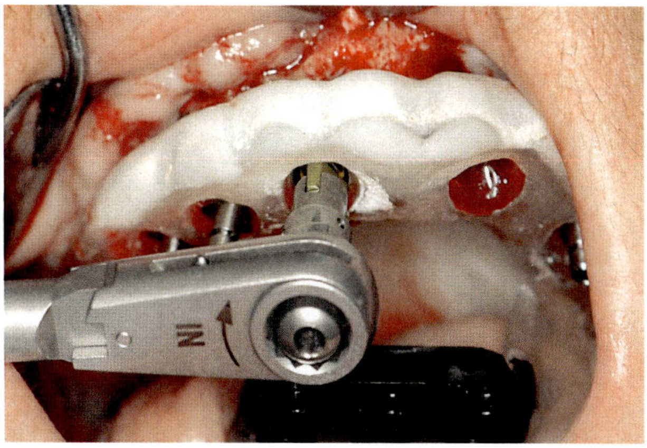

Abb. 8.434 Inserieren der Implantate durch die Hülsen in der Bohrschablone mit Drehmomentratsche.

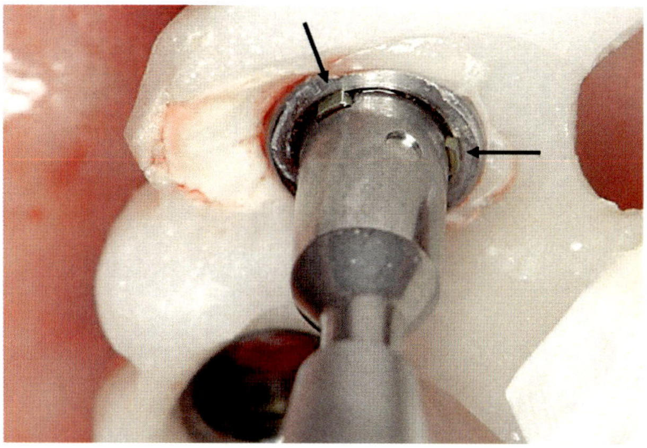

Abb. 8.435 Die Tiefe der Implantatinsertion wird durch drei Stopper mechanisch vorgegeben (*Pfeile*).

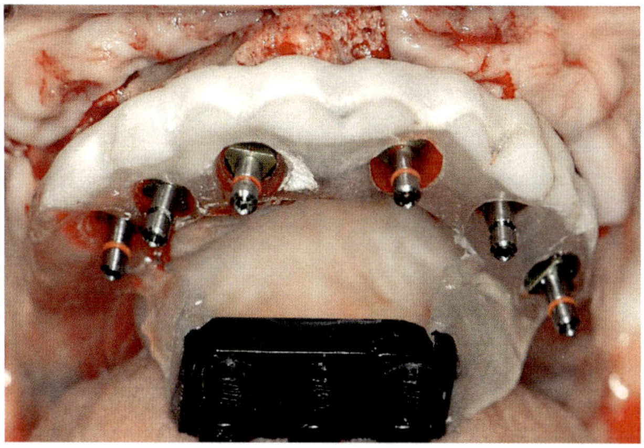

Abb. 8.436 Die sechs Implantate sind gesetzt, die Bohrschablone mit dem schwarzen Basisstein befindet sich noch *in situ*.

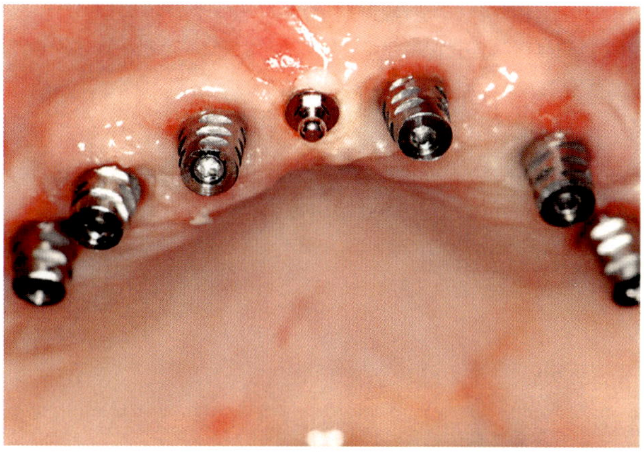

Abb. 8.437 Versorgung der Implantate mit Titanhülsen, die zur Aufnahme des Langzeitprovisoriums vorgesehen sind. Im dargestellten Fall wird ein Titansteg eingegliedert. Die temporären Kugelkopfimplantate werden noch zur Positionierung des Langzeitprovisoriums benötigt.

Im Anschluss an die Implantatinsertion werden die Implantatapplikatoren (Abb. 8.436) entfernt und die Kronen- und Brückenaufbauten aufgeschraubt. Durch eine weitere Schraubverbindung können die Titanhülsen auf die Implantate adaptiert werden. Ein spannungsfreies Einsetzen der bereits präoperativ fertig gestellten prothetischen Arbeit wird auf diese Weise ermöglicht (Abb. 8.437, Abb. 8.438).

Vor der endgültigen Eingliederung der prothetischen Arbeit erfolgt eine Anprobe und Verifizierung der exakten Passgenauigkeit (über die Kugelkopfimplantate), anschließend wird die Prothetik mit den Titanhülsen definitiv im Mund des Patienten eingeklebt. Nach Aushärten des Klebstoffs kann

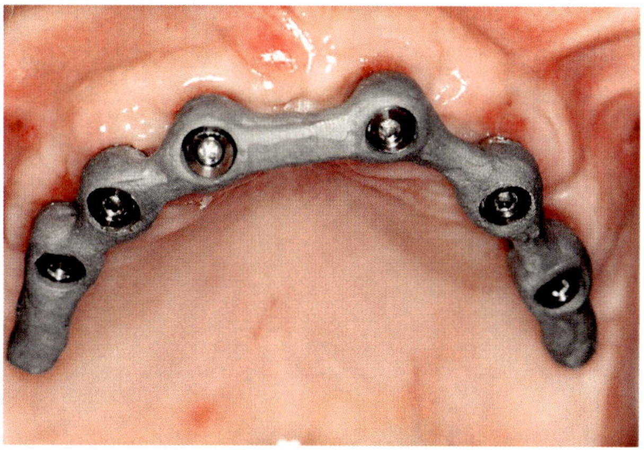

Abb. 8.438 Eingepasstes Gerüst, das verklebt werden kann. Diese Arbeit intraoral vorzunehmen ist Voraussetzung für einen spannungsfreien Sitz der Brücke.

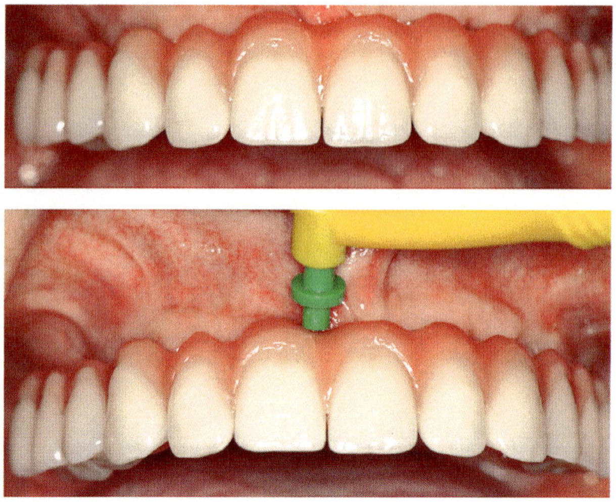

Abb. 8.439 Oben: Fertig gestellte definitive Brücke auf sechs Implantaten mit Kunststoffzähnen auf Titanbasis, umspritzt mit Polyan vier Monate nach Implantation; unten: Bei festsitzenden Konstruktionen muss die Hygienefähigkeit gegeben sein.

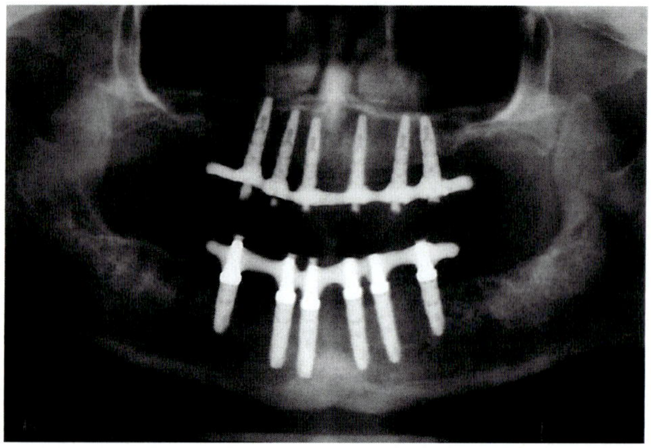

Abb. 8.440 Panoramaschichtaufnahme nach Insertion von Implantaten im Ober- und Unterkiefer mithilfe der knochenorientierten Schablonennavigation.

dann die prothetische Arbeit (z. B. ein Langzeitprovisorium) abgeschraubt werden. Die Kugelkopfimplantate im Alveolarfortsatz und die Matrizen in der prothetischen Arbeit werden entfernt.

Die finale Ausarbeitung erfolgt dann im Zahntechnikerlabor. Die Abbildungen 8.439 und 8.440 zeigen das postoperative Ergebnis und die Abschluss-Panoramaschichtaufnahme. Dieser Workflow bietet vier Vorteile:

1. Höchste Genauigkeit in allen Arbeitsschritten durch Verwendung der temporären Kugelkopfimplantate.
2. Voller Leistungsumfang der computerunterstützten Planung.
3. Applikation der Modellimplantate und der definitiven Implantate durch dieselbe Schablone.
4. Einfache intraoperative Handhabung wie bei konventionellen Schablonen.

8.6 Implantate für die Kieferorthopädie

von Klaus Sinko und J. Thomas Lambrecht

8.6.1 Entwicklung

Bereits in den Achtziger Jahren des vorigen Jahrhunderts kamen klassische enossale Implantate in der Kieferorthopädie zum Einsatz.[65] Die Anwendung war auf Patienten mit reduziertem Zahnbestand bei genügendem Knochenangebot besonders in der Molarenregion beschränkt. Das Implantat wurde nach Abschluss der kieferorthopädischen Therapie als prothetischer Pfeiler verwendet. Größere Verbreitung zur kieferorthopädischen Verankerung fanden die Gaumenimplantate.[184]

Die erstmalige Beschreibung des Einsatzes von Minischrauben, wie sie in der Mund-, Kiefer- und Gesichtschirurgie in der täglichen Routine üblich sind, stammt von *Creekmore* und *Eklund* (1983).[32] *Kanomi* beschrieb 1997[91] ebenfalls ein Mini-Implantat als kieferorthopädische Verankerung zur Intrusion der Frontzähne. Jedoch erst um die Jahrtausendwende fanden diese Mini-Implantate größere Verbreitung im klinischen Alltag. Bis dato haben ein Dutzend Firmen Mini-Implantate mit unterschiedlichen Designs auf den Markt gebracht. Allesamt sind sie einfach zu inserieren und auch zu entfernen, im bezahnten Kiefer anwendbar, sofort belastbar und relativ kostengünstig.

Die 1,2 bis 2 mm dicken und 5 bis 15 mm langen Schraubenimplantate bestehen aus drei Einheiten:

1. Einem Kopf, der ein kieferorthopädisches Attachment zur Insertion eines Drahtes oder eine Öse beinhaltet, an dem ein Element (Feder, Gummikette) befestigt werden kann.
2. Der Plattform (zylindrisch) oder dem „Kragen“ (Pyramidenstumpf) unter dem Kopf, welcher den breiten Sitz auf dem Knochen sowie den Durchgang durch die festsitzende Gingiva gewährleistet.
3. Dem Körper der Schraube mit dem Gewindeteil für die Verankerung im Knochen (Abb. 8.441).

Zusammen mit dem Kieferorthopäden wird nach klinischer Evaluation am Patienten die Planung anhand der Panoramaschichtaufnahme, dem seitlichen Fernröntgenbild sowie einem CT, Dental-CT oder DVT vorgenommen und die Positionen der Mini-Implantate festgelegt. Nach Setzen einer terminalen Anästhesie mit handelsüblichen Lokalanästhetika werden durch die Gingiva die Minischrauben inseriert.

Hat die Minischraube eine Plattform, wird mittels einer Stanze die Gingiva entfernt. Bei Systemen ohne Plattform oder schmalen Kragen entfällt dieser Schritt (Leone, Florenz, Italien). Danach wird je nach System entweder eine Vorbohrung durchgeführt oder die selbstschneidende Schraube mit dem Handinstrument gleich eingedreht. Beim Eindrehen ist zu beachten, dass die Schraube nicht überdreht wird. Eine bikortikale Verankerung ist primär nicht notwendig, aber wünschenswert. Ein Wundverschluss mit Nähten sowie schmerzstillende Medikation sind normalerweise nicht vonnöten. Die Schraube kann unmittelbar nach der Insertion mit kieferorthopädisch üblichen Kräften (50–300 cN) belastet werden (Abb. 8.442 bis 8.444). Als Komplikationen sind die Verletzung von Zahnwurzeln und Nerven, die Eröffnung der Kiefer-

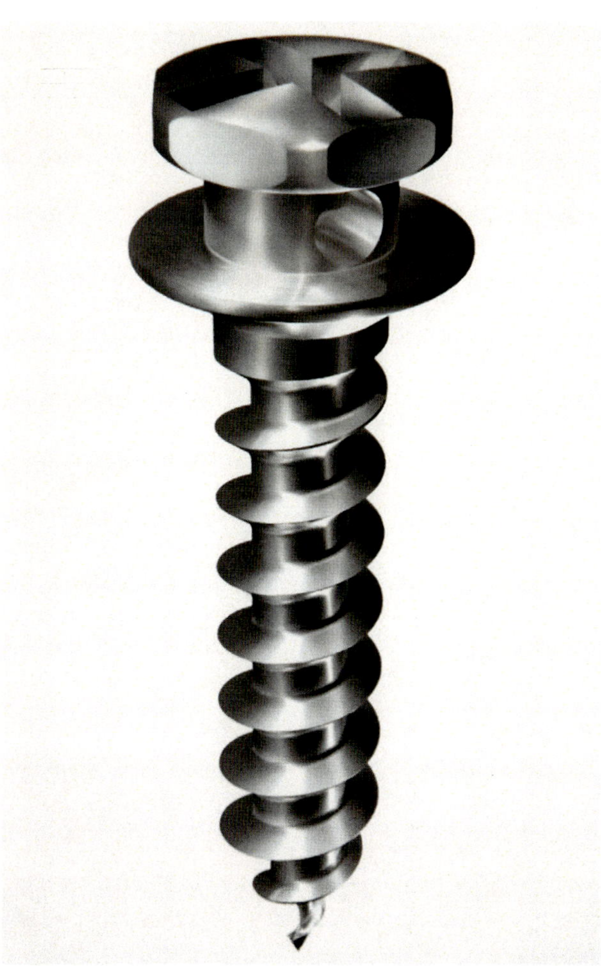

Abb. 8.441 Dual-Top Minischraube (Jeil, Seoul, Korea).

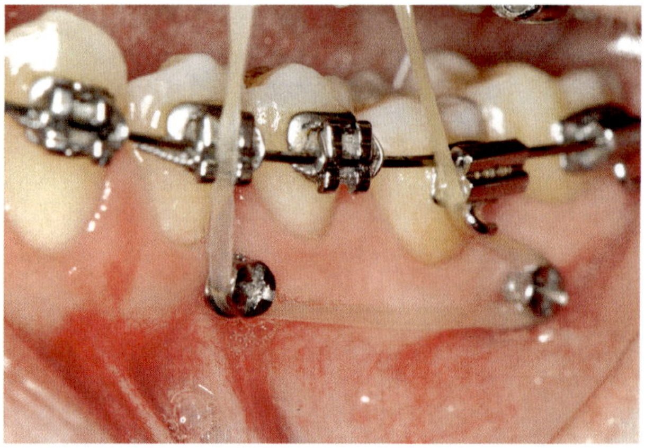

Abb. 8.442 Zwei Dual Top Minischrauben im Unterkiefer in Kombination mit vertikalen Elastics zur isolierten Extrusion der Oberkiefermolaren.

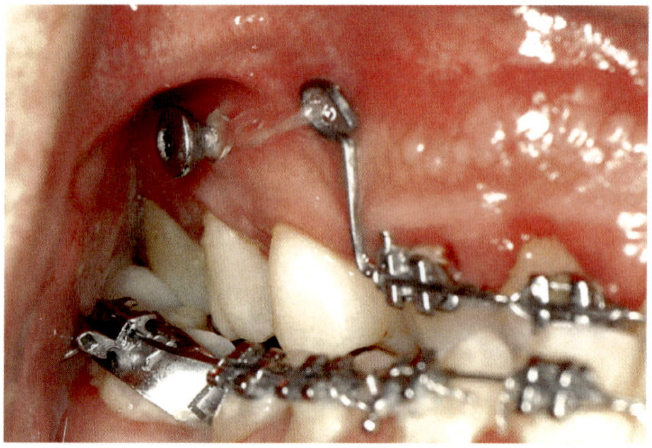

Abb. 8.443 Minischraube im Oberkiefer bukkal mit elastischer Kette zur Retraktion des gesamten Frontzahnsegmentes.

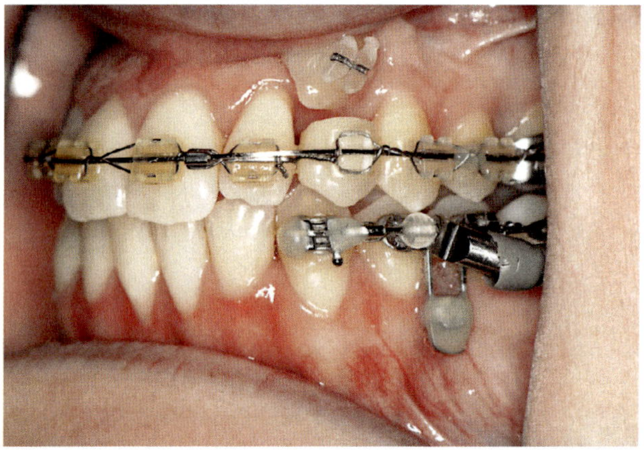

Abb. 8.444 Minischraube im Unterkiefer bukkal zur Verblockung mit den Seitenzähnen in Kombination mit einem *Jasper Jumper.*

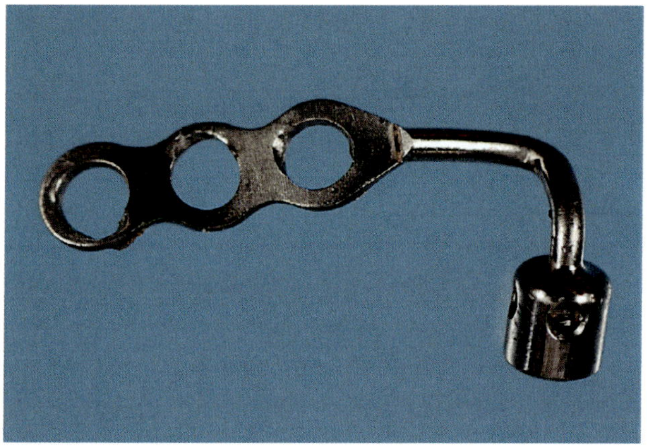

Abb. 8.445 *Bollard anchor* nach *De Clerck* et al. (2002).[35]

höhle, der Bruch der Schraube, lokale Infektionen sowie fehlende Primärstabilität mit daraus folgendem Verlust zu erwähnen. Die Angaben über die Verlustraten schwanken je nach Ort der Insertion, der Knochenqualität sowie der Länge und Dicke der Schrauben zwischen 5 und 30%.[11,21,163,187,192]

8.6.2 Mikroplatten mit Mikroschrauben

Alternativ zu den isolierten Mikroschrauben werden auch Lochplatten, die mit Mikroschrauben fixiert werden, als skelettale Verankerung verwendet. Es kommen klassische Mikroplatten bzw. modifizierte Platten zur kieferorthopädischen skelettalen Verankerung zur Anwendung (Abb. 8.445).[35] Der Vorteil der Platten liegt darin, dass meist kürzere Schrauben (2,9 mm ossäre Tiefe) verwendet werden können, sodass weniger Gefahr für Zahnwurzeln bzw. Nerven besteht. Außerdem können diese Platten in Situationen zum Einsatz kommen, bei denen aufgrund der Wurzelanatomie der Zähne bzw. Schleimhautverhältnisse (freie Gingiva) an der gewünschten Insertionsstelle isolierte Minischrauben nicht oder mit höherem Verlustrisiko verwendet werden können. Nachteile der Mikroplatten sind der höhere operative Aufwand (Bildung eines Mukoperiostlappens sowie Wundverschluss mittels Nähten) sowohl bei der Einbringung als auch bei der Entfernung (Abb. 8.446 bis 8.449).

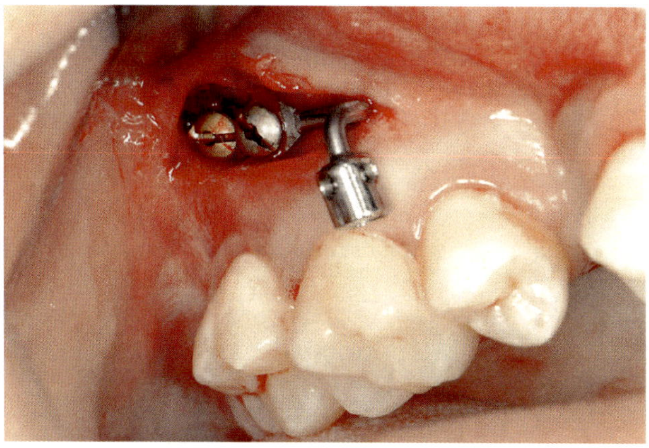

Abb. 8.446 (bis 8.449 gleicher Fall) *Bollard anchor* intraoperativ im Oberkiefer nach Fixierung mit Minischrauben.

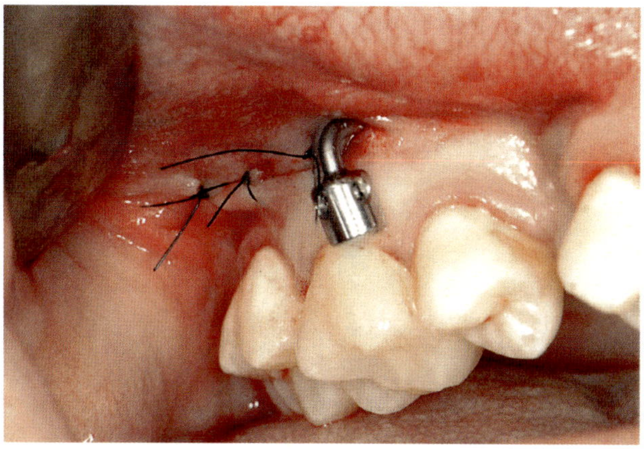

Abb. 8.447 *Bollard anchor* postoperativ nach Schleimhautnaht.

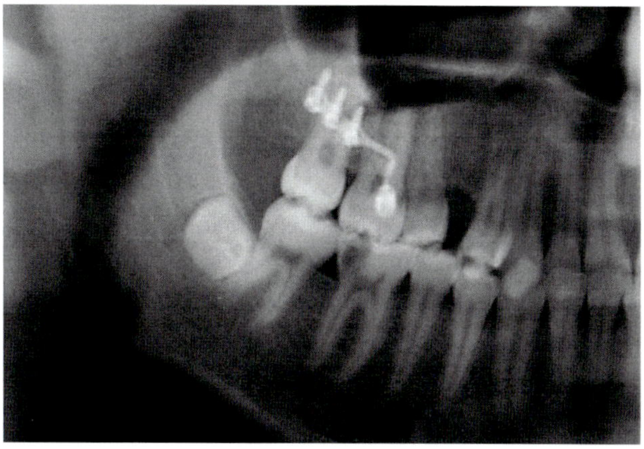

Abb. 8.448 Ausschnitt der Panoramaschichtaufnahme mit *Bollard anchor.*

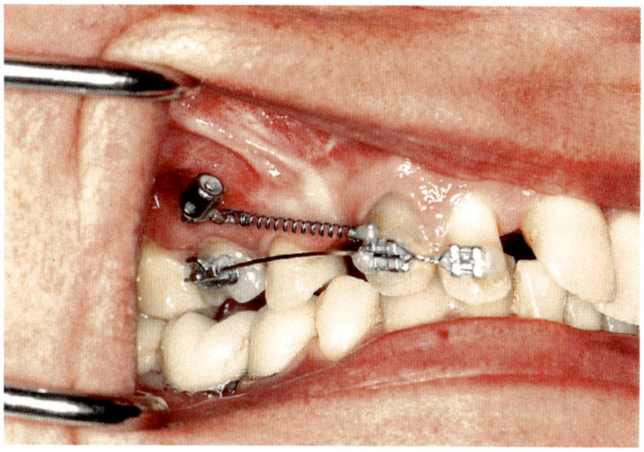

Abb. 8.449 *Bollard anchor* mit 100-g-NiTi-Sentalloy-Zugfeder.

8.6.3 Gaumenimplantat

Gaumenimplantate werden in der Mittellinie palatinal inseriert und können mit vestibulären Mikroschrauben für die kieferorthopädische Therapie kombiniert werden. Indikationen sind unter anderem der transversale Oberkieferengstand oder der skelettal offene Biss. In manchen Fällen kann auf den *Headgear* verzichtet werden, allerdings um den Preis von zwei Operationen (Abb. 8.450 bis 8.462). Die Indikation für die Insertion der Implantate als adjuvantes kieferorthopädisches Instrumentarium wird vom Kieferorthopäden gestellt. Der Behandlungsablauf erfolgt in gegenseitiger Absprache.[111,192]

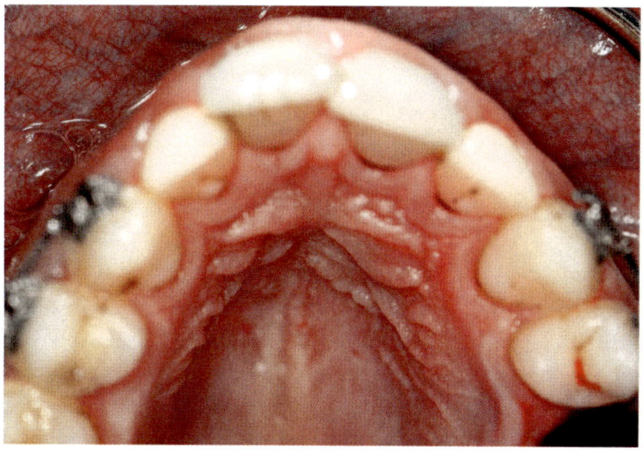

Abb. 8.450 Klinische Ausgangssituation: Oberkiefer-Engstand.

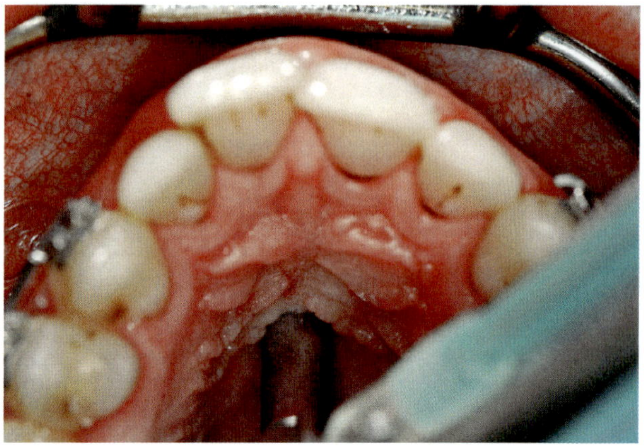

Abb. 8.451 Zirkuläre Schleimhautstanze an der Implantatinsertionsstelle.

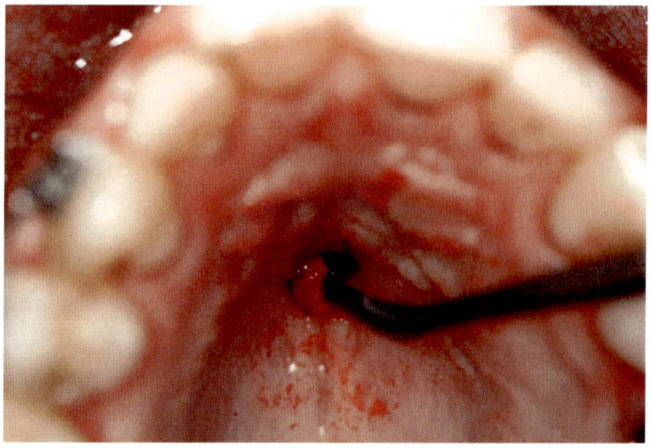

Abb. 8.452 Entnahme der Schleimhaut, anschließend Pilotbohrung.

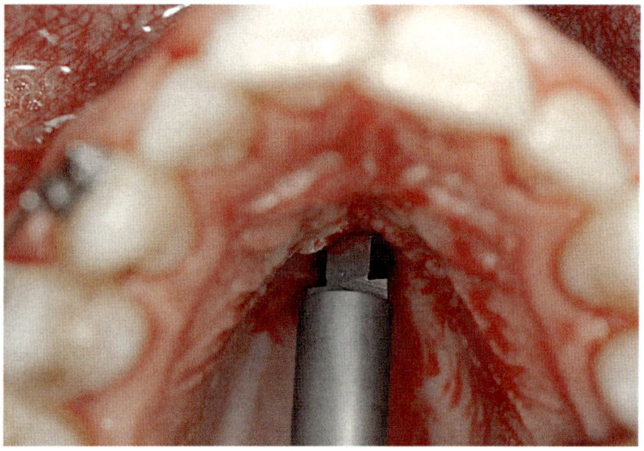

Abb. 8.453 Ansetzen des Kanonenbohrers.

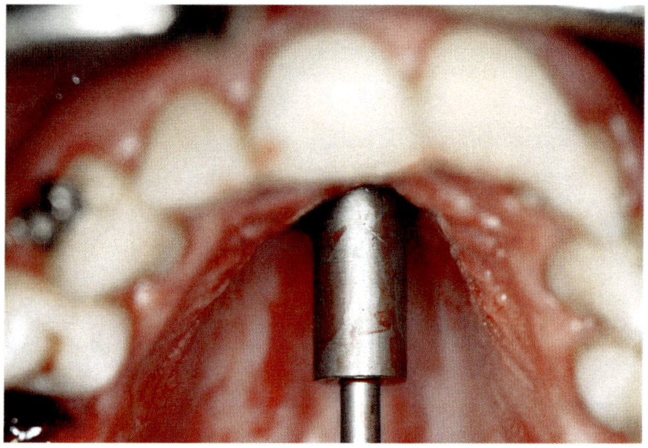

Abb. 8.454 Versenken des Kanonenbohrers.

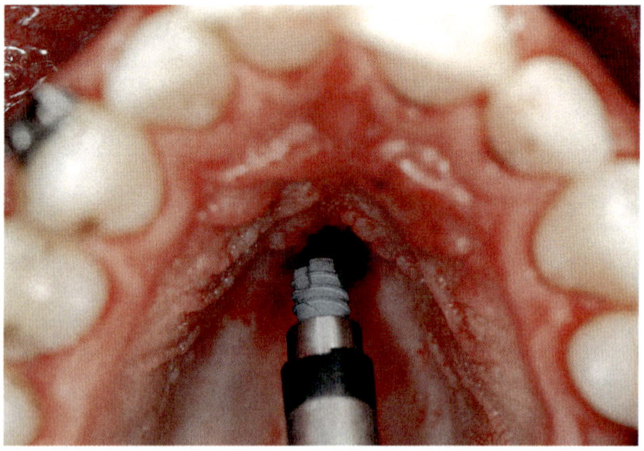

Abb. 8.455 Einsetzen des Gaumenimplantates.

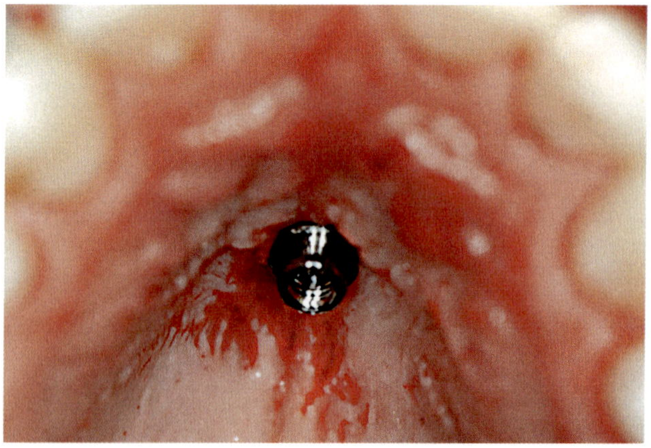

Abb. 8.456 Insertion bis zum korrekten Abschluss der Gingiva.

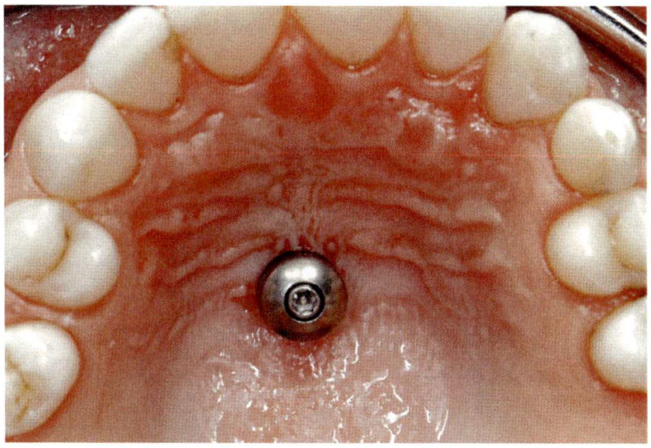

Abb. 8.457 Eingebrachte Verschlussschraube.

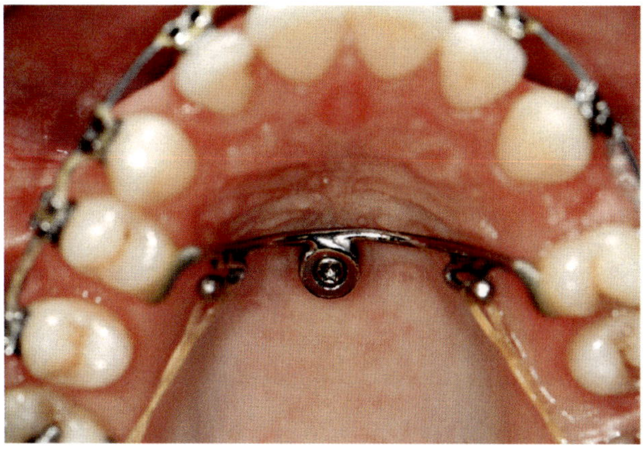

Abb. 8.458 Klinische Situation nach Einheilung sechs Wochen später.

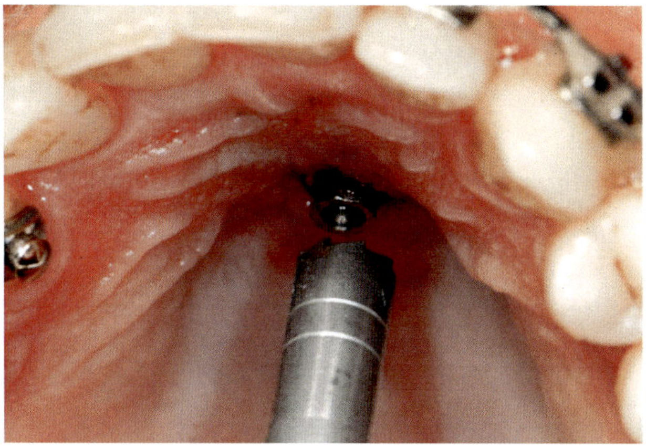

Abb. 8.459 Nach Abschluss der kieferorthopädischen Behandlung wird das Gaumenimplantat mit dem Trepanbohrer entnommen.

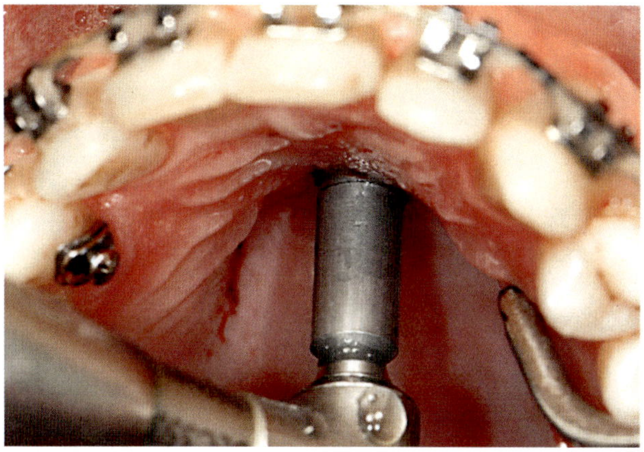

Abb. 8.460 Versenken des Trepanbohrers.

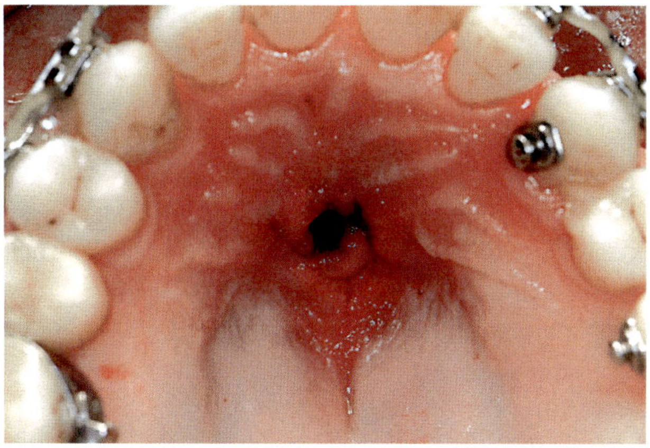

Abb. 8.461 Offene Wundheilung, Nachbehandlung mit vasilinisiertem Jodoformstreifen.

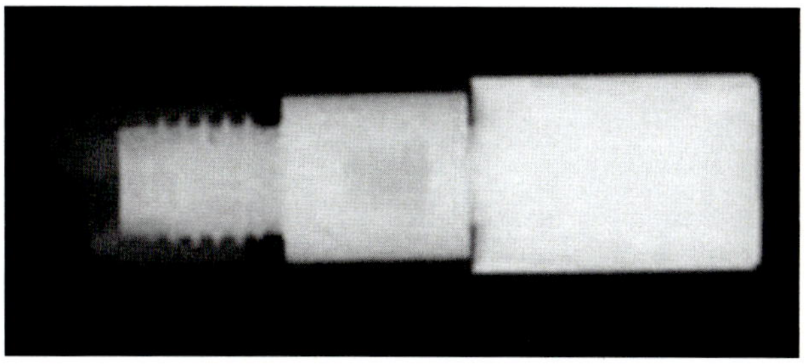

Abb. 8.462 Röntgenkontrolle des entnommenen Implantates zur Beantwortung der Frage nach einer Implantatfraktur.

8.7 *Tissue Engineering*

von Dritan Turhani und Elisabeth Stein

8.7.1 Grundlagen

Der Begriff *Tissue Engineering* wurde 1995 in der ersten Ausgabe des Magazins „Tissue Engineering" als „Kombination biologischer und/oder synthetischer Biomaterialien mit lebenden Zellen für die Schaffung eines biologischen Konstruktes, das als funktioneller Gewebeersatz dient" definiert. Aus dieser anfänglichen Definition entstand ein interdisziplinäres Forschungsgebiet, das zum Ziel hat durch das Zusammenspiel von Technik und Naturwissenschaften einen funktionellen Gewebeersatz zu entwickeln.[110] Die ersten Versuche lebende Zellen zu transplantieren reichen zurück bis in das Jahr 1933 als *Bisceglie* Tumorzellen einer Maus in einer Polymermembran in das Abdomen eines Schweins implantierte.[14] Die transplantierten Zellen überlebten lange genug um zu zeigen, dass sie nicht vom Immunsystem des Schweins abgetötet werden.

Im Jahr 1975 veröffentlichten *Chick* et al. die Ergebnisse einer Studie über Zelltherapie bei Diabetes-mellitus-Patienten.[28] In den Achtziger Jahren feierte die zellbasierte Therapie zukunftweisende Erfolge im Einsatz bei der Regeneration von Haut. Diese Methoden haben seither immer stärker Eingang in die klinische Routine gefunden.[10,22] In den letzten Jahren entstanden Konzepte für unterschiedliche Gewebetypen wie Knochen, Blutgefäße, Nierengewebe und Nervenzellen. All diese Fortschritte führten dazu, dass im Jahr 2002 die National Library of Medicine *Tissue Engineering* als *Medical Subject Heading* (MeSH) anerkannte. Dieser Industriezweig erlebt heute eine Revolution durch die Fortschritte der Zellbiologie. All diese Fortschritte tragen dazu bei, völlig neue Therapiekonzepte und eine neue Generation von medizinischen Implantaten zu entwickeln.[4] Das wichtigste Ziel aller Strategien im *Tissue Engineering* ist die funktionelle Wiederherstellung von Organen durch die Implantation von lebenden Elementen, die in den Körper des Patienten aufgenommen werden. Die erste Säule in der Entwicklung einer erfolgreichen zellbasierten Therapie ist die Wahl der Zellen, die als Ausgangsmaterial dienen. Es existieren mehrere Möglichkeiten, um Zellen für die Implantation zu gewinnen. Einerseits eignen sich vor allem autologe Zellen, die dem Patienten selbst entnommen werden, andererseits besteht auch die Möglichkeit, Zellen von einem menschlichen Spender zu gewinnen, die so genannte allogene Transplantation. Als letzte Möglichkeit wäre noch die xenogene Transplantation zu nennen, bei der Zellen von einem Individuum einer anderen Spezies gewonnen werden. Jede dieser Kategorien kann noch dahingehend unterteilt werden, ob es sich um adulte Zellen oder embryonale Stammzellen handelt, die das Potenzial haben sich zu vermehren und in unterschiedliche Zelltypen zu differenzieren. Die Verwendung von autologen Zellen ist allen anderen Methoden vorzuziehen, da dadurch alle Komplikationen, die mit einer immunologischen Abstoßung der allogenen bzw. xenogenen Zellen einhergehen, eliminiert werden können.[67,169] Die zweite Säule des *Tissue Engineerings* ist die Wahl eines geeigneten Trägermaterials. Die Anforderungen an ein solches Material sind sehr hoch. Ein geeignetes Biomaterial muss biokompatibel, absorbierbar und ungiftig sein. Zusätzlich soll die Struktur der Oberfläche eine gute Anhaftung der Zellen ermöglichen.

8.7.2 *Tissue Engineering* von Knochen

Knochen ist ein dynamisches, stark vaskularisiertes Gewebe, das wie kein anderes Gewebe des menschlichen Körpers die einzigartige Fähigkeit hat, ohne Narbenbildung zu heilen.[150] Die autologe Transplantation von Knochengewebe war für lange Zeit die bevorzugte Therapie zur Behandlung von Knochendefekten.[5,136] Transplantate dieser Art sind osseokonduktiv (sie bieten den Zellen eine Matrix, in der sie proliferieren können), osseoinduktiv (sie induzieren die Vermehrung von undifferenzierten Zellen und ihre Differenzierung in Osteoblasten) und osseogen (sie enthalten undifferenzierte Zellen, die die Fähigkeit haben, neuen Knochen zu bilden) und bieten daher gute Voraussetzungen für die Regeneration von Kochengewebe. Trotz der guten klinischen Erfolge dieser Methode sind ihre Einsatzmöglichkeiten dennoch limitiert, da einerseits natürlich die Menge an autologem Knochengewebe begrenzt ist und andererseits die Gewinnung dieser Transplantate mit einigen Risiken wie Infektionen verbunden ist.[154,193]

Das *Tissue Engineering* von Knochen bietet eine Möglichkeit, diese Probleme zu umgehen. Durch die Transplantation von osteogenen Zellen in einem geeigneten Trägersystem eröffnen sich neue Perspektiven in der Rekonstruktion von Knochendefekten. Alle Versuche in dieser Richtung bauen auf drei Eckpfeilern auf:

1. Die Wahl der verwendeten Zellen. Die Charakteristika für eine optimale Wahl sind zahlreich: Die Zellen dürfen keine immunologische Abstoßungsreaktion auslösen, dürfen nicht tumorigen sein, sollten einfach und in ausreichender Menge zu gewinnen sein, sollten über ein zuverlässiges osteogenes Potenzial verfügen und sich kontrolliert in die umgebenden Gewebe integrieren.[120]
2. Die Wahl des optimalen Trägermaterials: Die zellinduzierte Osteogenese und Chondrogenese hängen in hohem Maße auch vom eingesetzten Trägermaterial ab. Das Trägermaterial soll eine Umgebung schaffen, in die die Zellen einwandern und in der sie proliferieren und sich differenzieren können.[102] Ein geeignetes Biomaterial muss neben bestimmten biochemischen (z. B. Moleküle der extrazellulären Matrix) und physikochemischen Eigenschaften (Oberflächenladung, Hydrophobizität) auch eine vorteilhafte geometrische Architektur (z. B. dreidimensionale interkonnektierende Porosität) besitzen.[84,137]
3. Biologische Faktoren; der dritte wichtige Punkt in der Entwicklung eines erfolgreichen *Tissue-Engineering*-Konzepts ist die Einbeziehung biologischer Faktoren. Jüngste Forschungsergebnisse haben gezeigt, dass der Einsatz von Wachstumsfaktoren wie z. B. *Bone Morphogenic Protein 2* die Heilung von Knochendefekten beschleunigen kann (Abb. 8.463).[196]

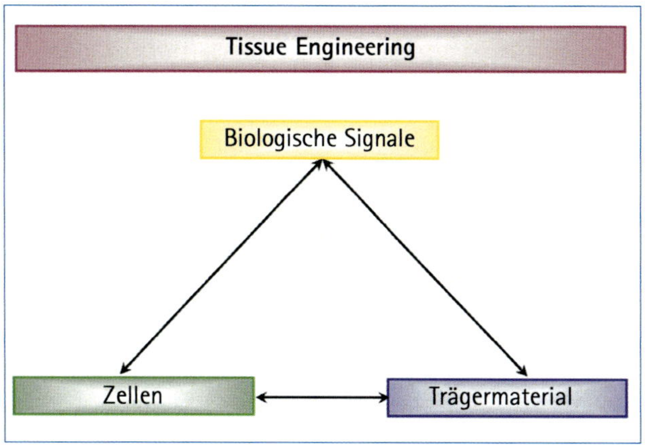

Abb. 8.463 Die drei Säulen des *Tissue Engineerings*; das Zusammenspiel der drei Faktoren ist notwendig, um neue Therapiekonzepte zu entwickeln.

8.7.3 *Tissue Engineering* mit Hydroxylapatit

Ein lange bewährtes Material der auf Hydroxylapatit (HA) basierenden Biomaterialien ist AlgiPore. Es wird aus dem hoch porösen, biologischen Kalziumkarbonat kalkinkrustierender, mariner Rotalgen gewonnen. Die für die Erzeugung von AlgiPore relevanten Arten sind die im Atlantik vorkommenden Rotalgen *Corallina officinalis* und *Amphiroa ephedra*. Das Knochenaufbaumaterial hat eine interkonnektierende Porosität mit einer spezifischen Oberfläche von etwa 50 m^2/g, wobei die Struktur und damit die Oberfläche während der Transformation des Materials zur Hydroxylapatit-Biokeramik erhalten bleiben. In einem Pyrolyseverfahren werden alle organischen Bestandteile entfernt und das anorganische Kalziumkarbonat-Gerüst in Hydroxylapatit umgewandelt. Die so gewonnene phykogene Hydroxylapatit-Keramik ist hinsichtlich der Größe, der spezifischen Oberfläche und der chemischen Zusammensetzung dem natürlichen Hydroxylapatit von Knochen und Zahnschmelz ähnlich.[148,151] Dieses Material kombiniert alle erwünschten Eigenschaften, die ein Biomaterial für den Einsatz im *Tissue Engineering* von Knochen erfüllen muss: zum einen eine interkonnektierende Porosität, die eine größtmögliche Osteokonduktivität ermöglicht und die schnelle Neubildung von Knochengewebe fördert; zum anderen eine enorm absorptionsfähige Porenstruktur, die die Formbarkeit, leichte Handhabbarkeit und die nötige Stabilität im Augmentationsbereich garantiert.

Histologische Studien haben gezeigt, dass das Material innerhalb eines Zeitraumes von zwei bis drei Jahren nahezu vollständig resorbiert und durch neues Knochengewebe ersetzt wird.[45,48,56,141] Osteoblasten für *In-vitro*-Versuche mit AlgiPore wurden aus Knochenbiopsien gewonnen. Zur Etablierung der Zellkulturen wurde das Biopsiematerial von Bindegewebe gesäubert, zerkleinert und als Explantatkultur in Kulturflaschen ausgesiedelt. Diese Primärkulturen wurden unter Standardzellkulturbedingungen bei 37°C, 5% CO_2 und 95% relativer Luftfeuchtigkeit kultiviert.

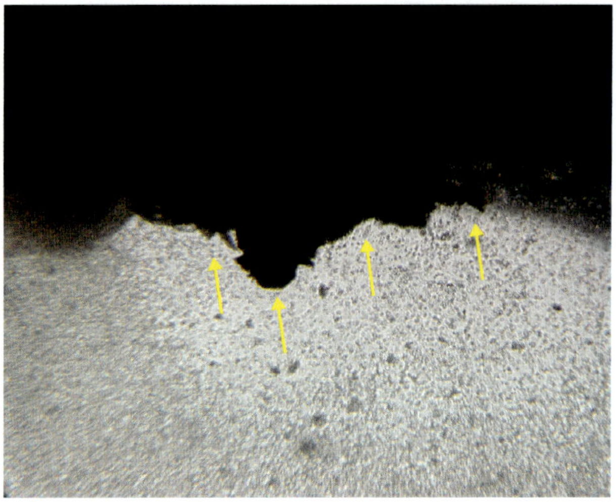

Abb. 8.464 Auswanderung der Zellen *(Pfeile)* aus einem Knochenfragment nach fünf Tagen in Kultur.

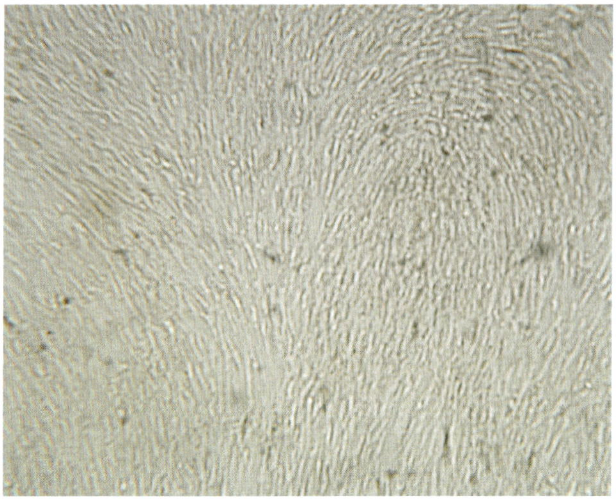

Abb. 8.465 Dichter Zellrasen nach 25 Tagen in Kultur. Die Zellen zeigen das für Osteoblasten typische Wachstumsmuster.

Die Abbildung 8.464 zeigt die Auswanderung der Zellen aus den Knochenfragmenten. Nach etwa drei Wochen entsteht aus vereinzelten Zellnestern ein dichter Zellrasen (Abb. 8.465). Um das Proliferations- und Differenzierungsverhalten von auf AlgiPore kultivierten humanen osteoblastären Zellen zu untersuchen, wurden die Zellen auf das Trägermaterial aufgebracht und für 6 und 21 Tage kultiviert (Abb. 8. 466). Die Ergebnisse dieser Studie zeigten ein dreidimensionales, mehrschichtiges Wachstum der Zellen auf der Oberfläche und in den Poren von AlgiPore. Die Abbildung 8.467 zeigt die dichte Besiedlung auf der Oberfläche von AlgiPore. In den Abbildungen 8.468 und in 8.469 ist das Einwachsen der Zellen in das Porensystem des Materials bzw. die Brückenbildung zwischen den einzelnen HA-Partikeln deutlich zu sehen. Der Anstieg des DNA-Gehalts bzw. der Anstieg der Zellzahl sprechen für ein gutes Wachstum der Zellen auf diesem Material. Die Aktivität der alkalischen Phosphatase belegt eindeutig den osteoblastären Charakter der Zellen. Die Expression der knochenspezifischen Gene Osteocalzin, Osteopontin und Kollagen Typ I zeigt eindeutig, dass in diesen Zellen Differenzierung stattfindet.[164,165]

In einer weiteren Versuchsreihe wurden das Wachstums- und Differenzierungsverhalten osteoblastärer Zellen auf AlgiPore mit zwei anderen kommerziell erhältlichen HA-Keramiken verglichen. Bei den beiden Materialien in dieser Vergleichsstudie handelte es sich um Bio-Oss, ein deproteinisiertes Hydroxylapatit boviner Herkunft und um Pep Gen P-15, ein ebenfalls bovines Hydroxylapatit, dessen Oberfläche mit einem Zellbindungspeptid modifiziert ist. Unsere Versuche haben gezeigt, dass sowohl Kulturen auf AlgiPore als auch auf Pep Gen P-15 einen kontinuierlich ansteigenden DNA- und Proteingehalt aufwiesen, was auf gute Proliferationsbedingungen schließen lässt, wohingegen Zellkulturen auf Bio-Oss eine Reduktion in beiden Parametern zeigten. Die Aktivität der alkalischen Phosphatase stieg in Kulturen auf AlgiPore und Pep Gen P-15 kontinuierlich an. Zellen auf Bio-Oss zeigten hingegen die niedrigsten Werte für Alkalische-Phosphatase-Aktivität. Die Expression knochenspezifischer Gene konnte in allen drei Gruppen nachgewiesen werden, was ein Beleg für den osteoblastären Charakter der Zellen ist (Abb. 8.470).[166] Die Ergebnisse dieser Studie haben gezeigt, dass das Trägermaterial direkten Einfluss auf das Wachstums- und Differenzierungsverhalten der Zellen hat. AlgiPore und Pep Gen P-15 haben in dieser Versuchsreihe eindeutig ihre exzellenten Eigenschaften als Trägermaterial für *Tissue-Engineering*-Anwendungen bewiesen.

Bei einem *In-vivo*-Einsatz von AlgiPore in Verbindung mit autologen Zellen konnte erstmals die Applikation von AlgiPore in Verbindung mit im Labor kultivierten autologen Zellen erprobt werden. Die Untersuchungsgruppe umfasste drei Patienten mit schwerer Oberkieferatrophie. Im Rahmen einer Sinusaugmentation wurde AlgiPore in Verbindung mit autologen Zellen und Fibrinkleber (Baxter Deerfield, IL, USA) implantiert. Sechs Monate nach der Sinusboden-

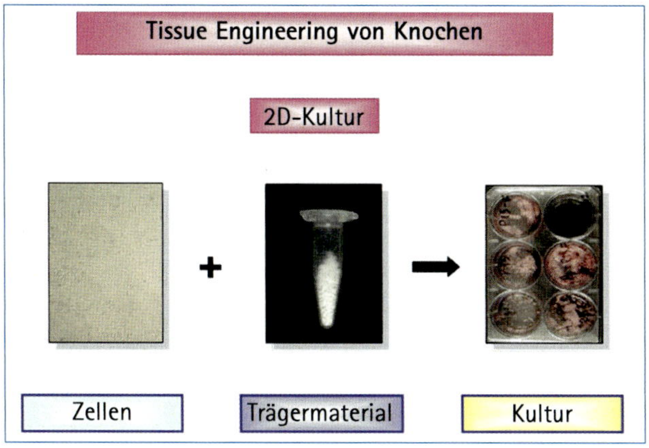

Abb. 8.466 Versuchsaufbau für Experimente mit 2-D-Kulturen. Die gezüchteten Zellen werden auf AlgiPore aufgebracht und in Kulturschalen kultiviert.

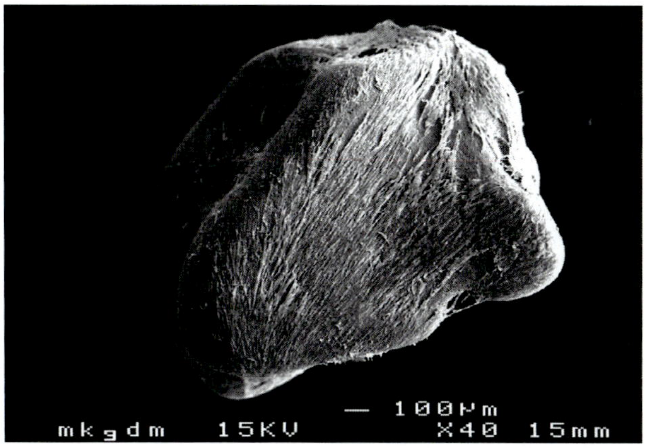

Abb. 8.467 Rasterelektronenmikroskopische Aufnahme eines AlgiPore-Partikels, der dicht mit Zellen bewachsen ist.

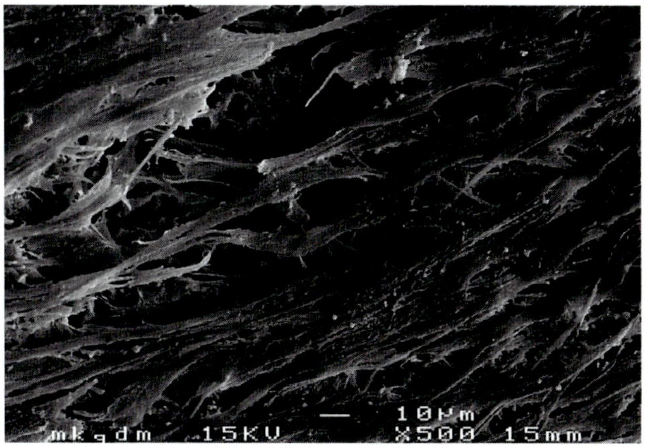

Abb. 8.468 Rasterelektronenmikroskopische Detailaufnahme von auf AlgiPore wachsenden Zellen: Das Einwachsen der Zellen in die Poren des Materials ist sichtbar.

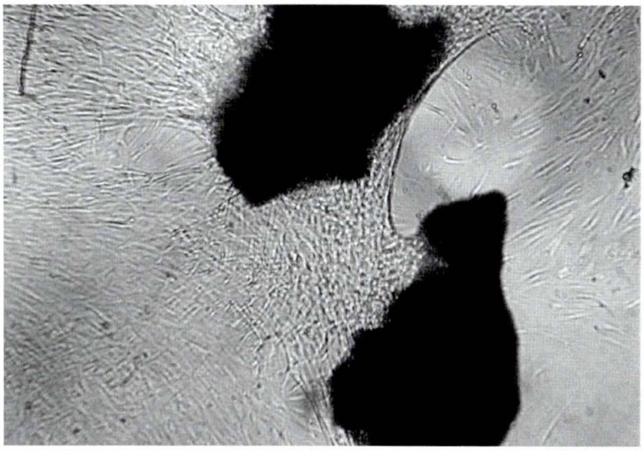

Abb. 8.469 Lichtmikroskopische Aufnahme einer 2-D-Kultur mit Brückenbildung zwischen zwei AlgiPore-Partikeln.

augmentation war der neu gebildete Knochen stabil genug, um dentale Implantate setzen zu können.[167] Die Kombination mit rekombinanten Wachstumsfaktoren ist ein weiterer viel versprechender Schritt in Richtung Entwicklung eines transplantierbaren Knochenkonstrukts.

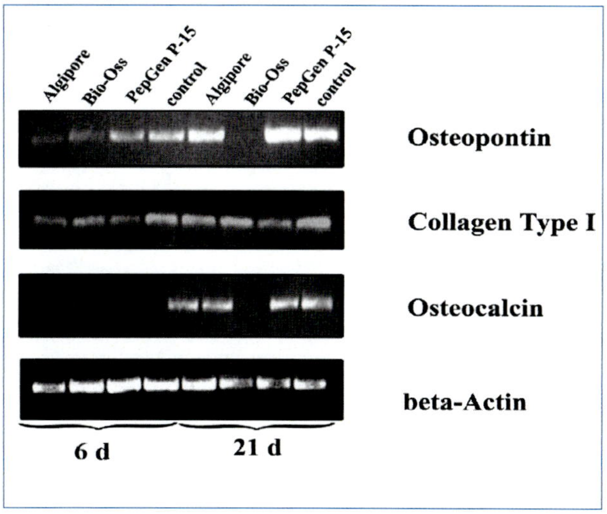

Abb. 8.470 Genexpression knochenspezifischer Gene von Zellen auf unterschiedlichen Biomaterialien. Die starken Unterschiede in der Intensität der Banden zeigen deutlich, dass das verwendete Biomaterial großen Einfluss auf die Expression der verschiedenen Gene hat.

8.8 Komplikationen

Komplikationen zu haben bedeutet nicht automatisch, dass man einen Fehler gemacht hat. Wenn es aber so sein sollte, muss man hinschauen und reagieren, nach dem Motto von *Goethe* „Nur wer weiß, sieht auch" und nach *Confucius* „Wer einen Fehler macht und ihn nicht korrigiert, macht einen zweiten".

8.8.1 Nahtdehiszenz

Das Leitmotiv dieses Artikels ist die Vaskularisation der unterschiedlichen Knochentransplantate und Knochenaufbaumöglichkeiten als Grundlage der Implantatchirurgie. Eine Voraussetzung für den Erfolg des Knochenaufbaus ist der Weichgewebsverschluss.

- **Erster Grundsatz:**
  Ohne Knochen kein genügendes Weichgewebsniveau und ohne Weichgewebsverschluss kein Knochenerhalt. In dieser Abhängigkeit stehen beide zueinander und diesem Umstand muss Rechnung getragen werden.
- **Zweiter Grundsatz:**
  Nur ein spannungsfreier Schleimhautverschluss heilt reizlos *per primam*.

Zu diesen Grundsätzen gibt es keine Alternativen.

Wenn es zu Nahtdehiszenzen kommt, wie im dargestellten Fall (Abb. 8.471 bis 8.476), sollte rasch eine Korrekturoperation angeschlossen werden, um das Knochentransplantat nicht zu gefährden. Sind Nahtdehiszenzen im Bereich von Fremdkörpern wie Titanschrauben oder -nägeln aufgetreten, sollten sie wenn möglich entfernt werden. Ansonsten müssen Nahtdehiszenzen zusammen mit dem Transplantat durch möglichst voluminös gestielte Periostbindegewebelappen bzw. gestielte Mukosalappen gedeckt werden (Abb. 8.473).

Im vorgestellten Fall einer 47-jährigen Patientin trat eine Nahtdehiszenz auf, da kein spannungsfreier Verschluss vorgenommen wurde (Abb. 8.472). Die Ausschnittsvergrößerung der Panoramaschichtaufnahme lässt die Höhenzunahme des Alveolarfortsatzes durch zuvor durchgeführten Sinuslift (Klasse III) und gleichzeitig vorgenommener Onlay-Plastik mit Knochen aus der Retromolarregion (Klasse IVa) erkennen. Diese Volumenzunahme an Knochen ist nur schwer mit der lokalen Schleimhaut zu decken. Zusätzlich zur Präparation und Mobilisation des gestielten Schleimhauttransplantates (mitteldick) (Abb. 8.474) empfiehlt es sich, die vordersten Anteile zu deepithelisieren, unter das gegenüberliegende Mukoperiost zu schieben und mit resorbierbaren Matratzennähten zu fixieren. In wenigen Tagen heilt das gestielte Transplantat ein, die Entnahmestelle ist ebenfalls reizlos verheilt und ohne nennenswerten Defekt epithelisiert (Abb. 8.476). Nur durch einen zügig durchgeführten sekundären Schleimhautverschluss ist eine reizlose Einheilung und spätere Osseointegration des Knochentransplantates möglich.

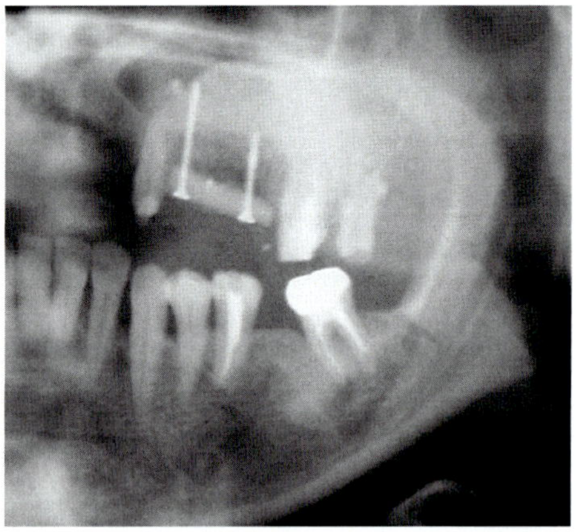

Abb. 8.471 (bis 8.476 gleicher Fall) Ausschnitt der Panoramaschichtaufnahme nach Sinuslift mit AlgiPore sowie vertikaler Onlay-Plastik in *regio* 24, 25 und 26, die mit zwei Mini-Osteosynthesezugschrauben fixiert ist.

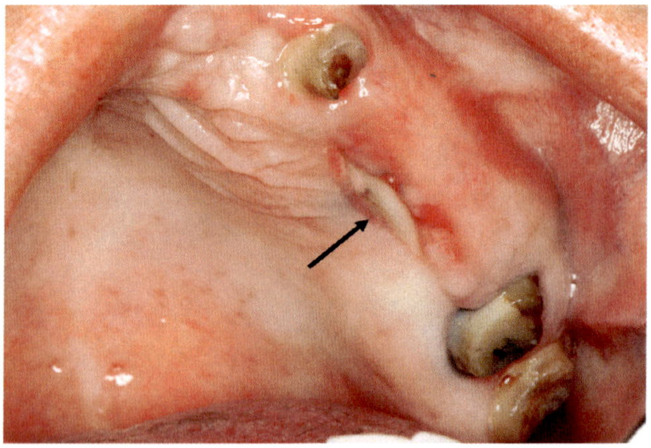

Abb. 8.472 Nahtdehiszenz auf der palatinalen Seite zwei Wochen nach Nahtentfernung.

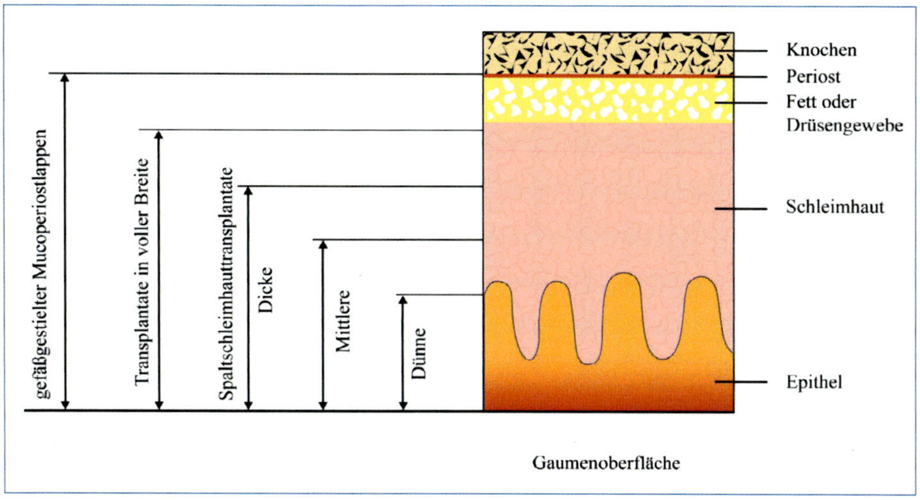

Abb. 8.473 Schemazeichnung der einzelnen Schleimhautschichten mit Angaben der unterschiedlichen Entnahmemöglichkeiten.

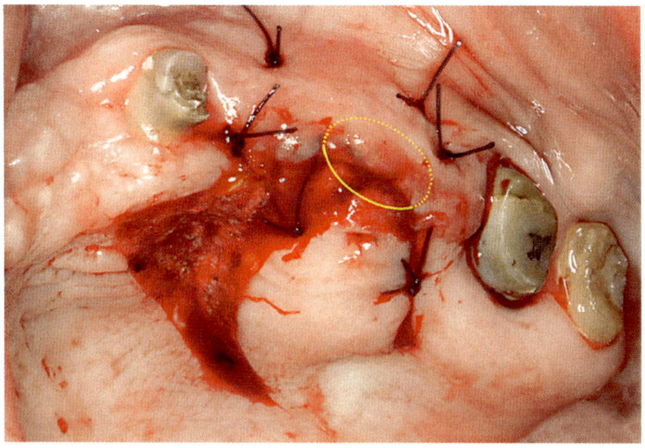

Abb. 8.474 Palatinaler Schwenklappen mit mitteldicker Schleimhauttransplantatpräparation und Deepithelisation im vorderen Bereich. Der darunter geschobene Bereich (*gepunktet*) wird mit resorbierbaren 4-0 Matratzennähten unter das ortsständige Periost in *regio* 25 und 26 fixiert.

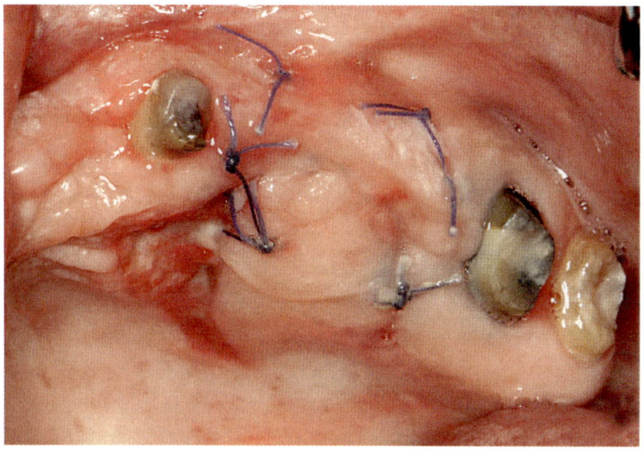

Abb. 8.475 Eingeheiltes mitteldickes gestieltes Schleimhauttransplantat nach drei Wochen (resorbierbares Nahtmaterial vor der Entfernung).

8.8.2 Nervverletzungen

Neben den beiden oben aufgeführten Grundsätzen kommt im Unterkiefer noch ein **dritter Grundsatz** dazu:

- **Cave:** Nervverletzungen!

Die Verletzungen der Nervstrukturen sind bei der Implantatversorgung im Unterkiefer die häufigste Komplikation. Nur eine exakte Planung und dementsprechende Durchführung vermeiden diese für den Patienten sehr unangenehme Komplikation.

Die jetzt viel diskutierte Navigation in der Implantation[40,54] kann diese Komplikation verhindern. Aber nur dann wenn exakt geplant wird und der größere Aufwand mit in Kauf genommen wird. Weiterhin ist zu

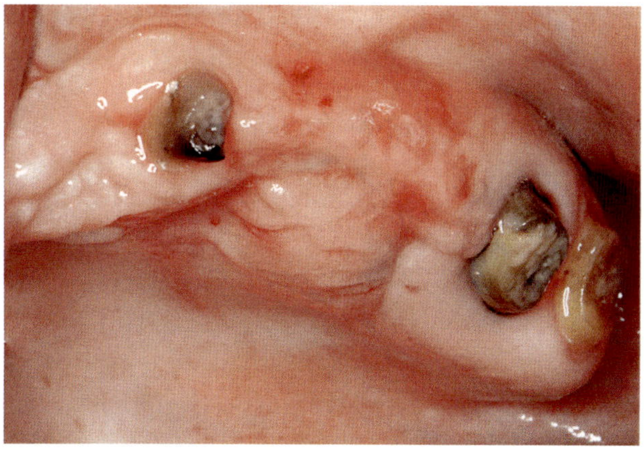

Abb. 8.476 Komplett abgeheiltes mitteldickes gestieltes Schleimhauttransplantat nach acht Wochen.

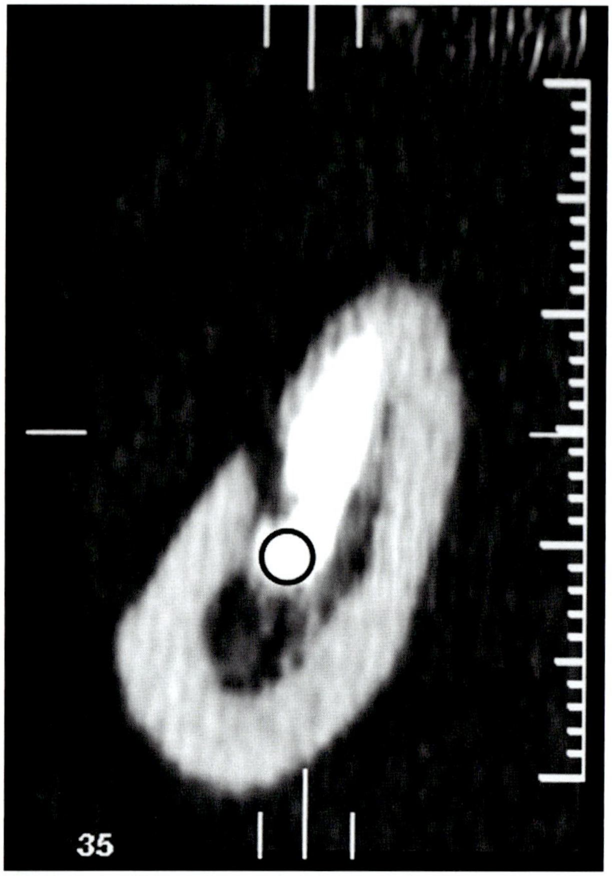

Abb. 8.477 (bis 8.481 gleicher Fall) Reformatierte orthoradiale Ansicht eines Dental-CTs im Unterkiefer nach Insertion eines Implantates mit komplettem Sensibilitätsverlust im Versorgungsgebiet des *Nervus mentalis.* Der schwarze Kreis zeigt die ursprüngliche Lage des *Canalis mandibulae*, der durch das Implantat komprimiert wurde.

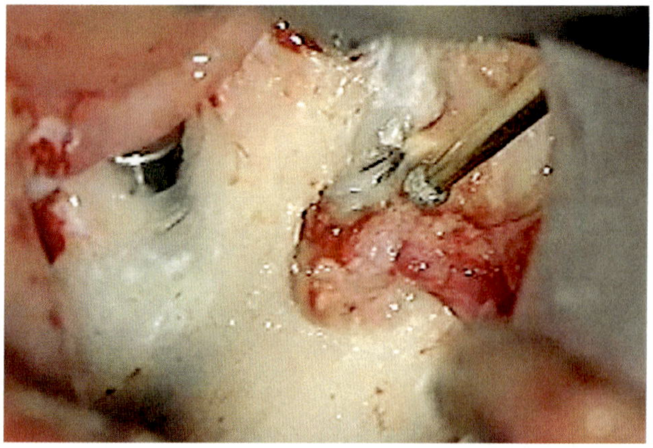

Abb. 8.478 Intraoperative Situation bei Freilegung des verletzten Nerven und Entfernung des osseointegrierten Implantates mit piezochirurgischem Instrumentarium (Diamantkugelansatz bei Nervnähe).

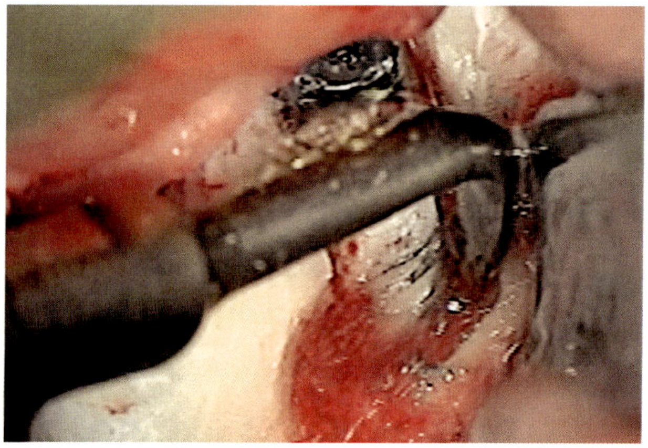

Abb. 8.479 Freilegen des Implantates mit spitzem piezochirurgischem Instrument.

empfehlen den lingualen „Bypass" (s. Abb. 8. 22) zur Umgehung des Mandibularkanals zu planen und durchzuführen. Da das Implantat zusätzlich in der lingualen Kortikalis inseriert wird, kommt es zu einer größeren Stabilität. Als implantierender Chirurg sollte man immer eine direkte postoperative Röntgendiagnostik (Panoramaschichtaufnahme) vornehmen. In Zweifelsfällen ist der Patient nachmittags, spätestens aber am nächsten Morgen zu fragen, ob sich das Gefühl in der Unterlippe und im Kinnbereich wieder normalisiert hat. Bei einer kompletten Anästhesie oder bei ausgeprägten Parästhesien muss das Implantat je nach dem Ergebnis der weitergehenden Röntgendiagnostik (Dental-CT, DVT) vorsichtig zurückgedreht oder entfernt werden. Wenn der Nerv nicht komplett zerstört worden ist, besteht die Möglichkeit einer Regeneration. Die Rezeptur von Vitamin B Komplex ist optional.

Im vorgestellten Fall (Abb. 8.477 bis 8.481) bemerkte die 56-jährige Patientin, dass die Gefühllosigkeit nach der Lokalanästhesie für die Implantatinsertion nicht rückläufig war. Unglücklicherweise wurde das Implantat nicht entfernt und es bestand eine komplette Anästhesie im Ausbreitungsgebiet des *Nervus mentalis.* Die reformatierte orthoradiale Ansicht des Dental-CTs des Unterkiefers zeigt, dass die Spitze des inserierten Implantates auf Höhe des Mandibularkanals liegt und somit den *Nervus alveolaris inferior* vermutlich kompri-

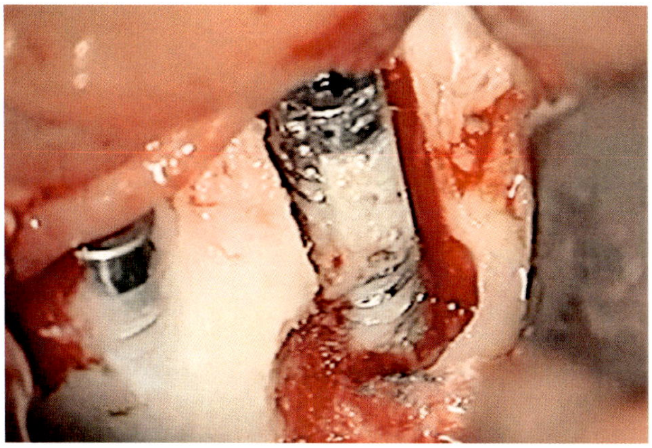

Abb. 8.480 Freilegung des Implantates und von Teilen des *Nervus mentalis*.

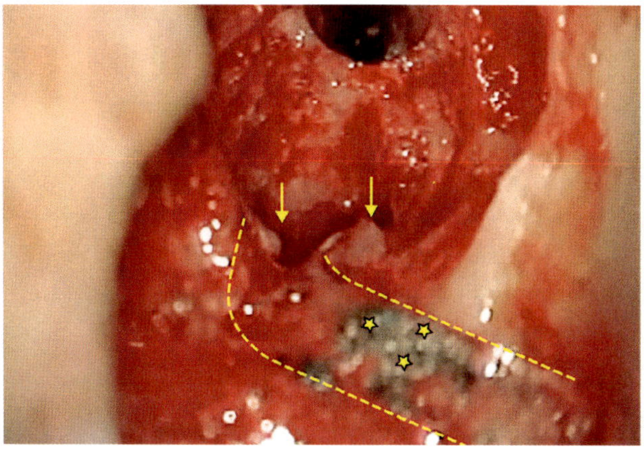

Abb. 8.481 Freigelegter *Nervus mentalis (gepunktete Linie)* mit Metalleinsprengungen vom Implantat *(Sternchen)*. Die beiden *Pfeile* deuten auf die beiden Stümpfe des verletzten *Nervus alveolaris inferior* hin.

miert (Abb. 8.477). Unter dem OP-Mikroskop wurde das Implantat mit piezochirurgischen Instrumenten unter Schonung der Reste des *Nervus mentalis* entfernt (Abb. 8.478 bis 8.480). Erst nach Entfernung des Implantates konnte man das Ausmaß der Nervdestruktion sehen (Abb. 8.481). Da der Eindruck entstand, dass ein Teil des *Nervus alveolaris inferior* nicht verletzt war, wurde auf eine sofortige Interposition eines Nervtransplantates verzichtet. Sollte sich die Gefühllosigkeit im Ausbreitungsgebiet des *Nervus mentalis* nicht zurückbilden, besteht später die Möglichkeit einer Nervtransplantation.

8.8.3 Schleimhautkomplikationen

Wie in den Kapiteln 8.2.5 bis 8.2.7 ausgeführt, ist das Weichgewebe mit genügendem Weichgewebsniveau um das Implantat ausschlaggebend für das ästhetische Resultat und den Langzeiterfolg. Im vorgestellten Fall (Abb. 8.482 bis 8.486) handelt es sich um eine 39-jährige Patientin mit mehreren Implantatkronen nach autogenem Knochentransplantat von der *Crista iliaca anterior* nach zirkulärer Onlay-Plastik in *regio* 16 bis 26 bei ausgeprägter Oberkiefer-Atrophie. Wie in Abbildung 8.118 dargestellt, hatte diese Patientin eine ausgeprägte Knochenatrophie. In Folge dieser Resorption entstand bei Implantat 12 eine bukkale Fenestration mit anschließender Schleimhautperforation. Um nicht gleich eine erneute Augmentation vorzunehmen, wurde ein freies mitteldickes Schleimhauttransplantat vom harten Gaumen eingenäht. Obwohl nicht die Ursache (Fenestration) behoben wurde, konnte für bisher zwei Jahre ein ästhetisch und funktionell befriedigendes Ergebnis erreicht werden.

Wie in Kapitel 8.2.5 dargestellt(s. Abb. 8.25), ist eine mindestens 4 mm dicke unbewegliche, periimplantäre Schleimhaut notwendig.[7,13] Je dünner und/oder beweglicher die Schleimhaut, desto größer ist die Gefahr einer periimplantären Knochenresorption, die dann zu einer Periimplantitis mit anschließendem weiterem Knochenabbau und möglichem Implantatverlust führen kann.[135] Bei dem Fall der Abbildungen 8.487 bis 8.496 handelt es sich um einen 55-jährigen Patienten mit mobiler schwammiger periimplantärer Schleimhaut zwischen den Implantaten 23 und 24. Durch das Fehlen einer straffen Gingiva kommt es verstärkt zu Periimplantitis. Aus diesem Grund wurde ein horizontaler Schnitt im Vestibulum gelegt, die Schleimhaut unterminiert und das schwammige Bindegewebe entfernt (Abb. 8.488). Anschließend wurden die Schleimhautwundränder mit 5-0 resorbierbaren Nähten fixiert, der entstandene Defekt wurde mit einem freien dünnen Schleimhauttransplantat vom harten Gaumen abgedeckt. Anschließend erfolgen das Einsetzen der Prothese und Abdecken des Transplantates mit Zahnfleischverband. In den Abbildungen 8.495 und 8.496 sieht man die reizlose Abheilung des Entnahmedefektes und die neu gewonnene feste Gingiva zwischen den Implantaten 23 und 24.

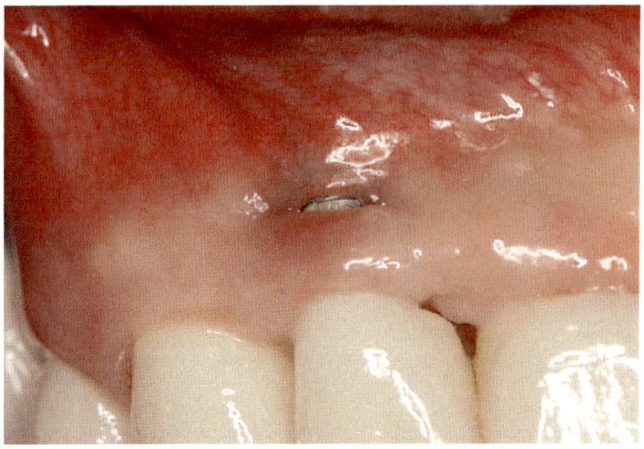

Abb. 8.482 (bis 8.486 gleicher Fall) Schleimhautperforation über Implantat, das an dieser Stelle nicht mehr von Knochen bedeckt ist.

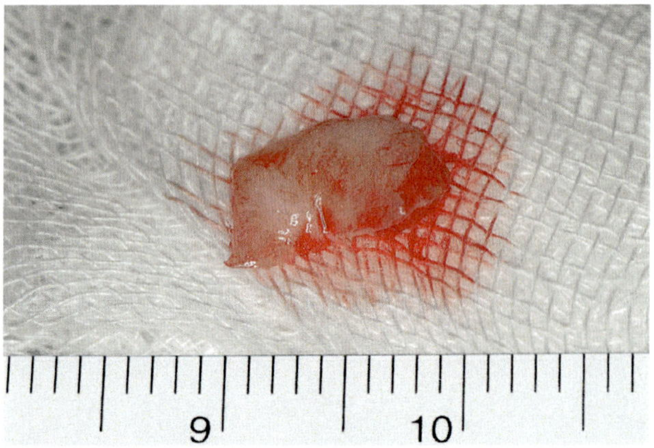

Abb. 8.483 Mitteldickes Schleimhauttransplantat.

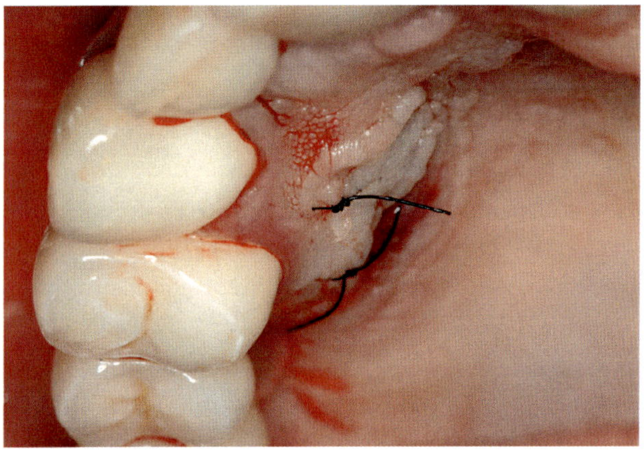

Abb. 8.484 Mit nicht resorbierbaren 5-0-Nähten versorgte Entnahmestelle.

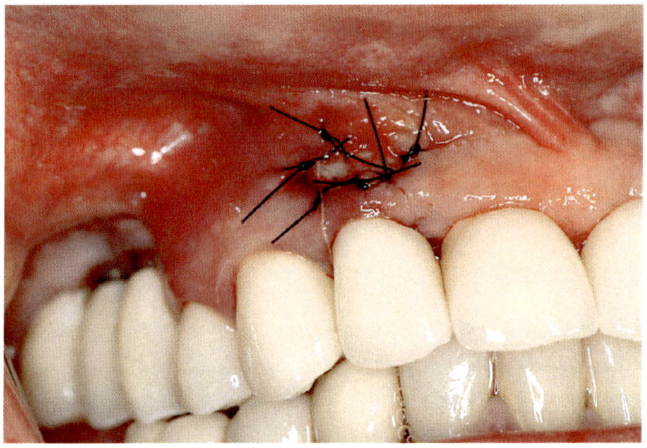

Abb. 8.485 Eingenähtes Schleimhauttransplantat.

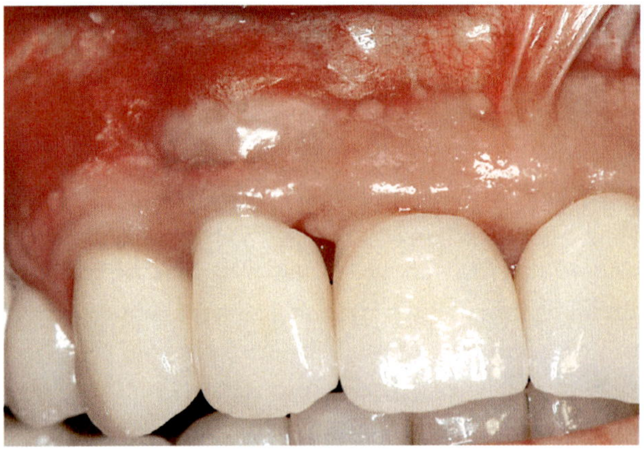

Abb. 8.486 Abgeheiltes Schleimhauttransplantat nach zwei Jahren.

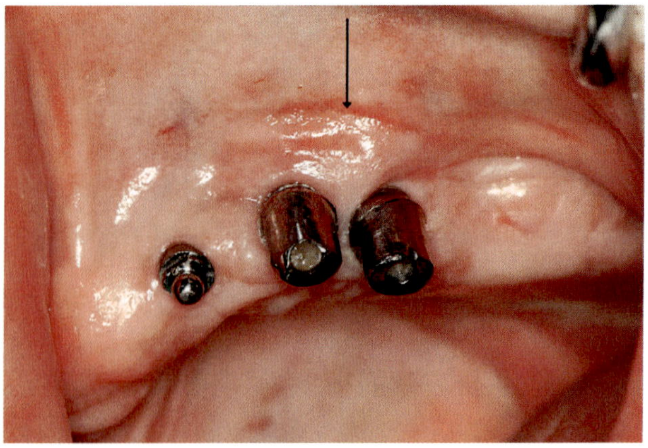

Abb. 8.487 (bis 8.496 gleicher Fall) Mobile Schleimhaut zwischen den beiden Implantaten *(Pfeil).*

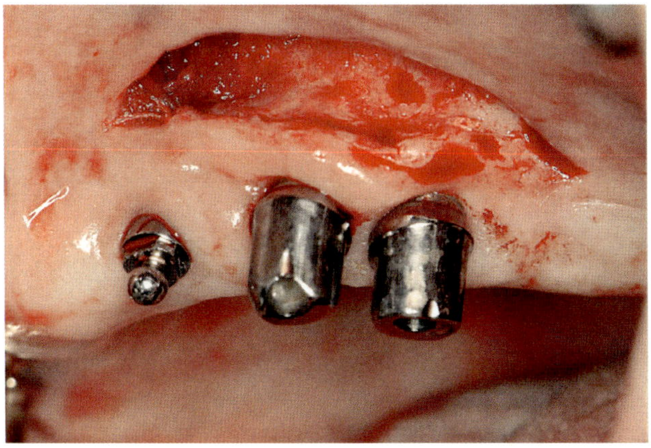

Abb. 8.488 Horizontaler Schnitt im Vestibulum.

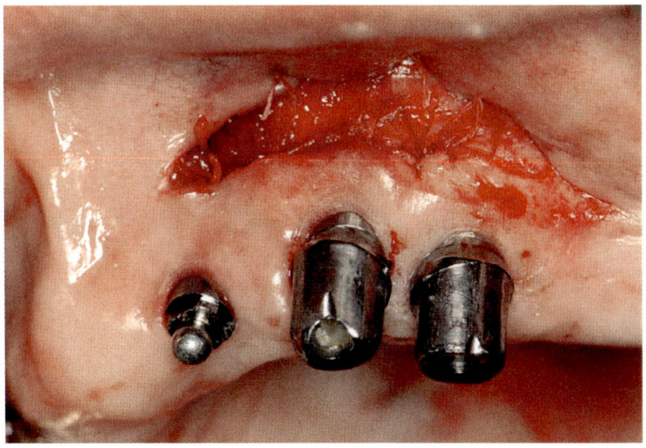

Abb. 8.489 Nach Unterminieren der Schleimhaut und Entfernen von beweglichem Bindegewebe Naht der nach kranial mobilisierten Schleimhaut mit 5-0 resorbierbaren Nähten.

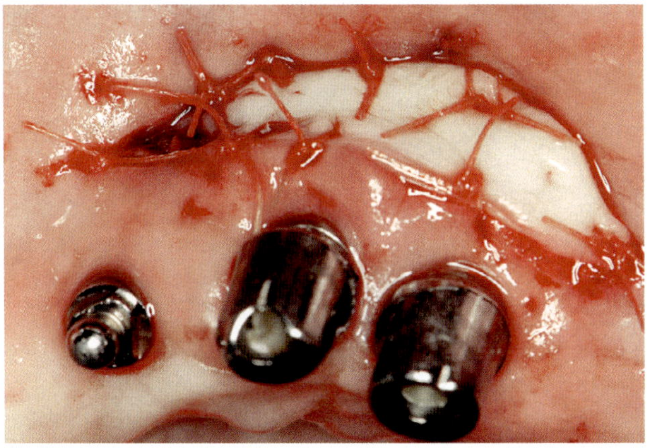

Abb. 8.490 Abdecken des Defektes mit einem freien dünnen Schleimhauttransplantat vom harten Gaumen, anschließend Fixierung mit 5-0 resorbierbarer Naht.

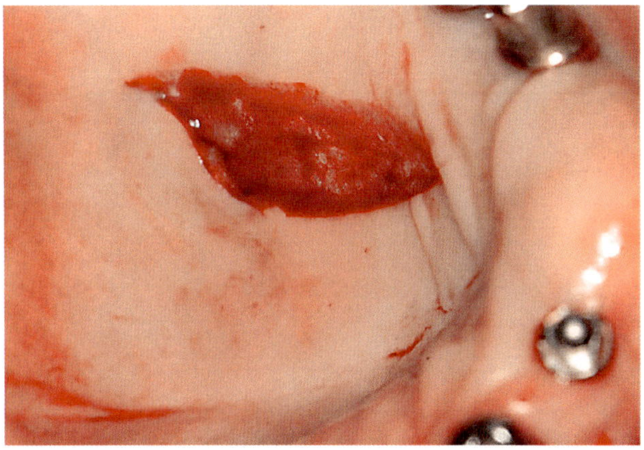

Abb. 8.491 Entnahmestelle am rechten harten Gaumen.

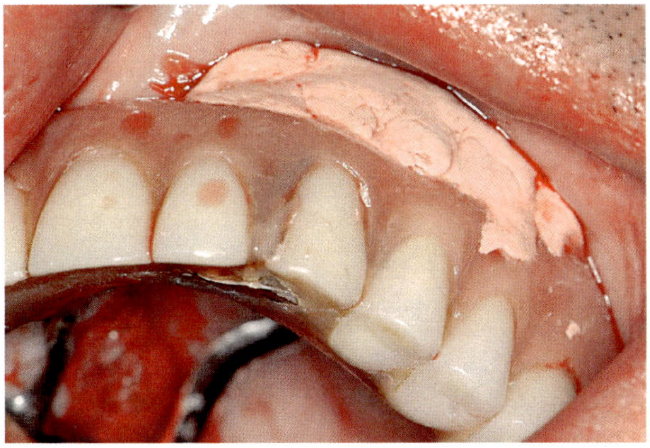

Abb. 8.492 Abdecken des Schleimhauttransplantates mit Schleimhautverband.

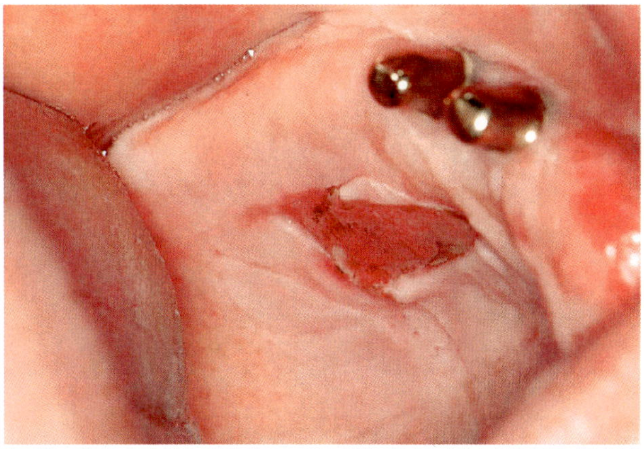

Abb. 8.493 Reizlose Heilung nach acht Tagen.

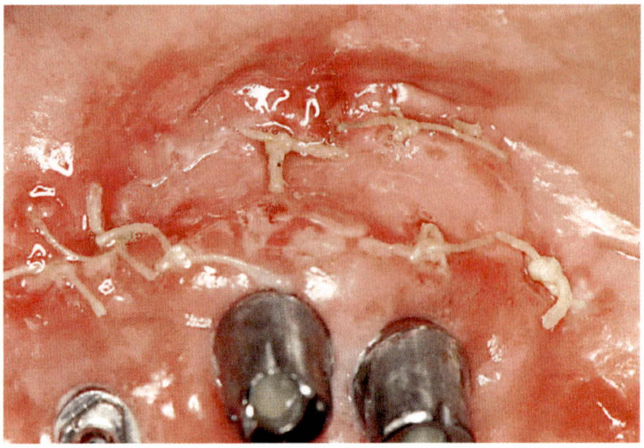

Abb. 8.494 Reizlos eingeheiltes Schleimhauttransplantat nach zwei Wochen, kurz vor Nahtentfernung.

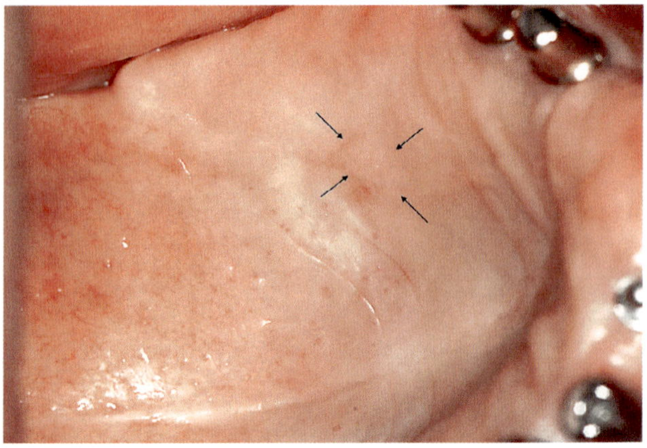

Abb. 8.495 Komplett abgeheilte Entnahmestelle nach vier Wochen; die *Pfeile* zeigen auf die ehemaligen Wundränder.

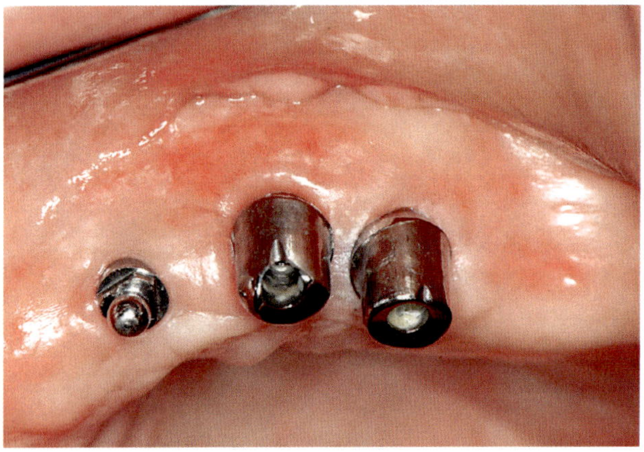

Abb. 8.496 Reizlos eingeheiltes Schleimhauttransplantat nach vier Wochen. Zu diesem Zeitpunkt besteht eine breite fixierte Schleimhaut um beide Implantate.

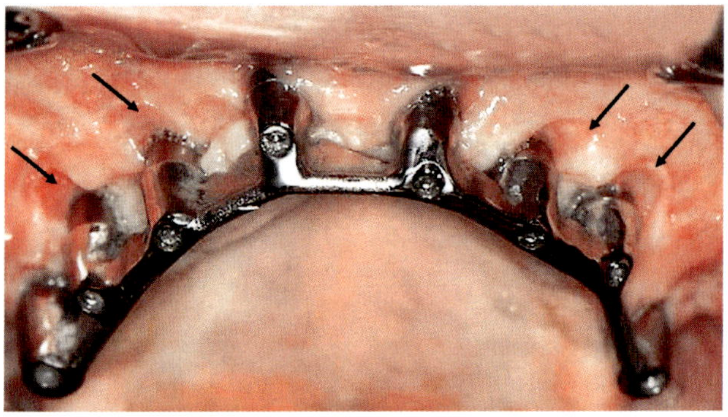

Abb. 8.497 (bis 8.499 gleicher Fall und gleicher Fall wie Abb. 8.269–Abb. 8.283) Tiefe periimplantäre bewegliche Schleimhaut (*Pfeile*) mit beginnender Periimplantitis fünf Jahre nach Hufeisen-*Le-Fort-I*-Osteotomie; Applikation von acht Implantaten und Versorgung mit steggetragener Deckprothese.

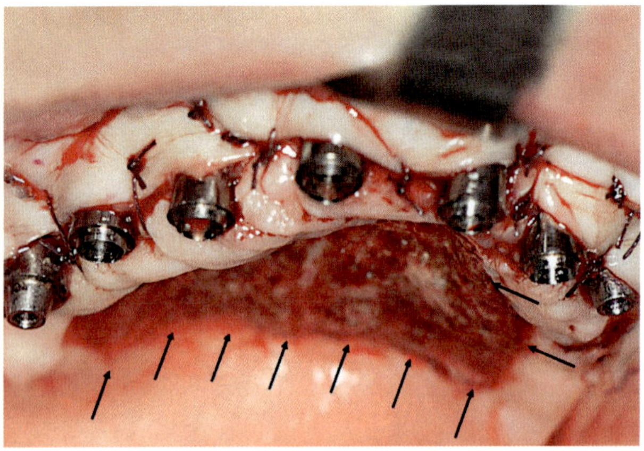

Abb. 8.498 Postoperative Situation nach zirkulären bukkalen freien dünnen Schleimhauttransplantaten, entnommen vom harten Gaumen beidseits; die *Pfeile* markieren den Rand der Entnahmestelle.

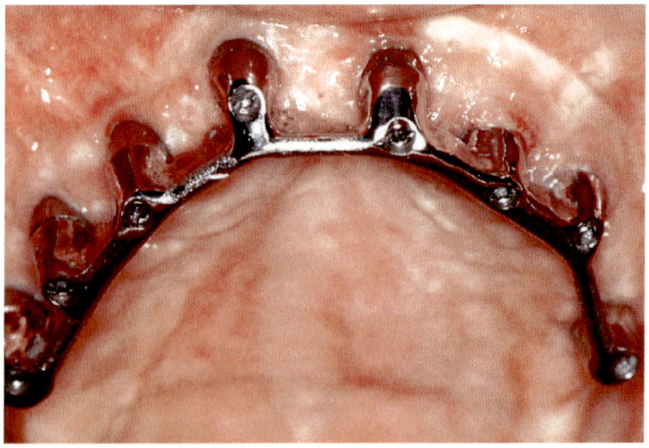

Abb. 8.499 Periimplantäre Schleimhautverhältnisse drei Jahre nach Transplantation von freier Gaumenschleimhaut mit fixiertem periimplantärem Schleimhautsaum.

Abb. 8.500 *(links)* Ausschnitt der Panoramaschichtaufnahme: Ausgangssituation von Implantat 13.

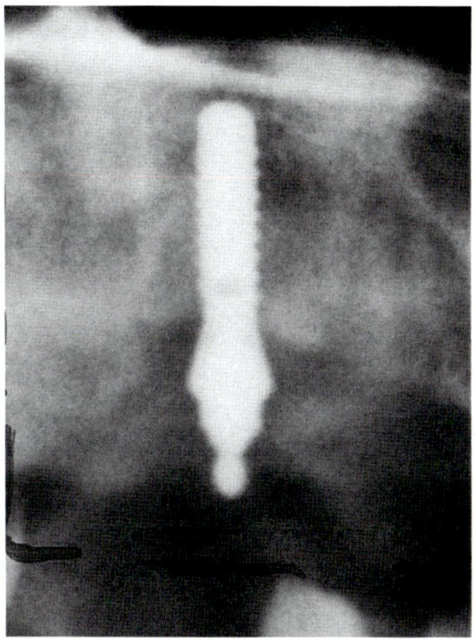

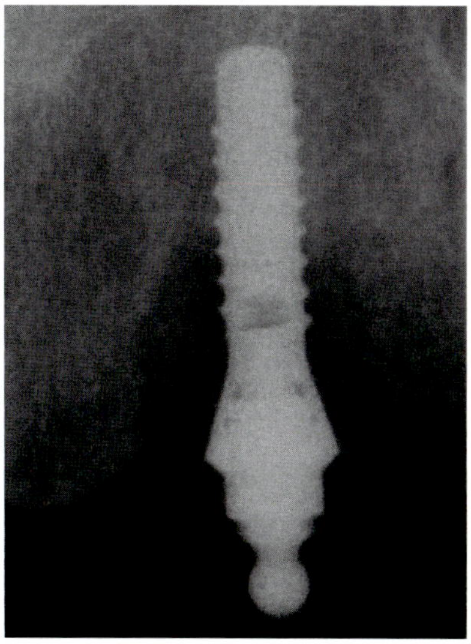

Abb. 8.501 *(rechts)* Zahnfilm: Osteolyse periimplantär 13.

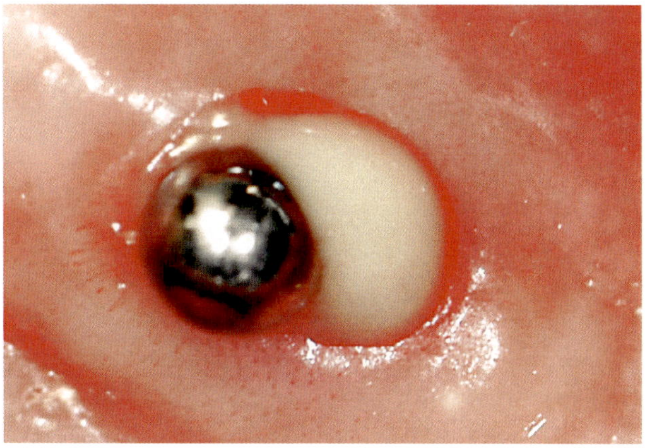

Abb. 8.502 Klinischer Befund: Pus aus Tasche 13.

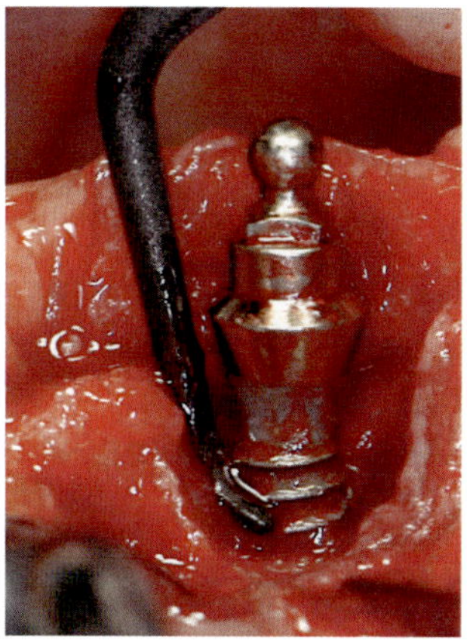

Abb. 8.503 Debridement und Oberflächenreinigung des Implantates.

In einem weiteren Fall wird die schwierige Situation mit mobiler schwammiger Schleimhaut bei einer 55-jährigen Patientin nach Hufeisen-*Le-Fort*-I-Osteotomie gezeigt (Abb. 8.497 bis 8.499, gleicher Fall wie Abb. 8.269 bis 8.283). Nach fünf Jahren kam es zirkulär zur Ausbildung periimplantär beweglicher Schleimhaut und tiefen Einziehungen mit beginnender Periimplantitis. Mit mehreren freien dünnen Schleimhauttransplantaten vom harten Gaumen konnte periimplantär eine feste und straffe Mukosa ohne Einziehungen geschaffen werden.

8.8.4 Periimplantitis

Die CO_2-Laser-Dekontamination der Implantatoberfläche ist bei tiefen knöchernen Defekten indiziert, vor allem wenn sie mit einer Resektion des periimplantären Weichgewebes einhergehen (Abb. 8.500 bis 8.509). Die Augmentation kann anschließend mit unterschiedlichen Materialien vorgenommen werden. Bewährt hat sich eine Mischung von AlgiPore und Emdogain, welche zu einem formbaren Brei gemörsert und verrührt wird. Andere Autoren empfehlen eine Mischung von Beta-Trikalziumphosphat und autogenem Knochen, um eine Reduktion des knöchernen Defektes zu erreichen. Die systemische antibiotische Therapie sowie engmaschige klinische Nachkontrollen sind essenziell.[37,153]

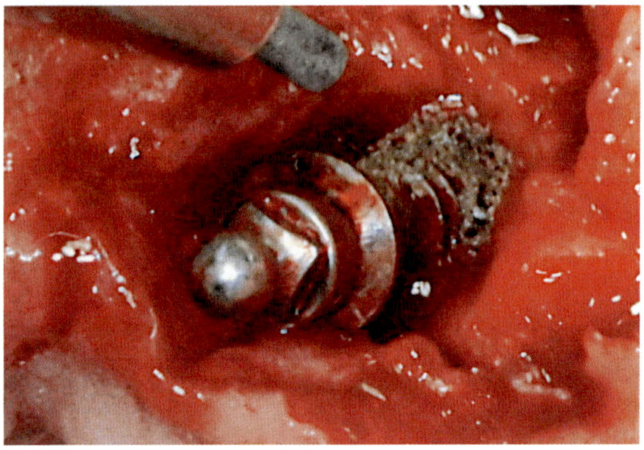

Abb. 8.504 Dekontamination mit CO_2-Laser.

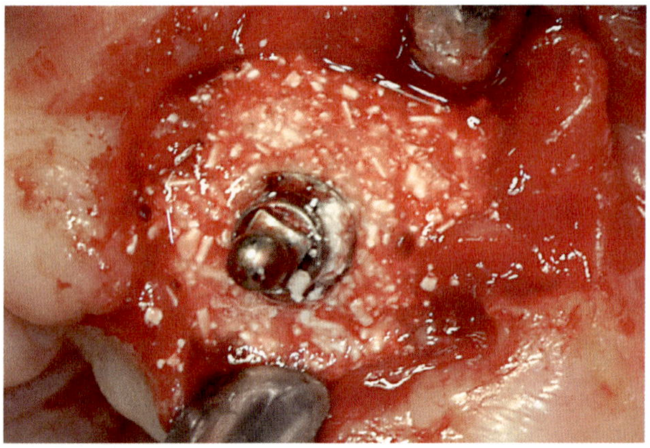

Abb. 8.505 Auffüllen des periimplantären Defektes mit einem Gemisch aus AlgiPore und Emdogain.

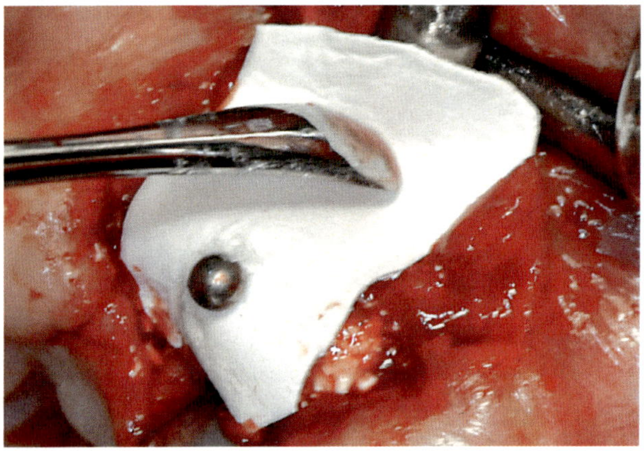

Abb. 8.506 Abdeckung mit einer Biogide-Membran.

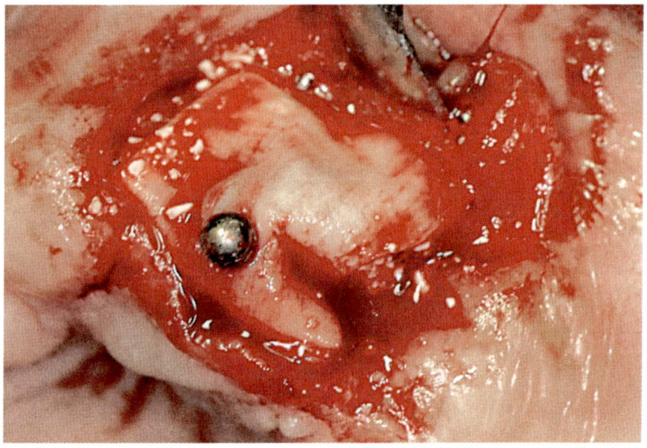

Abb. 8.507 Zurückklappen des Mukoperiosts.

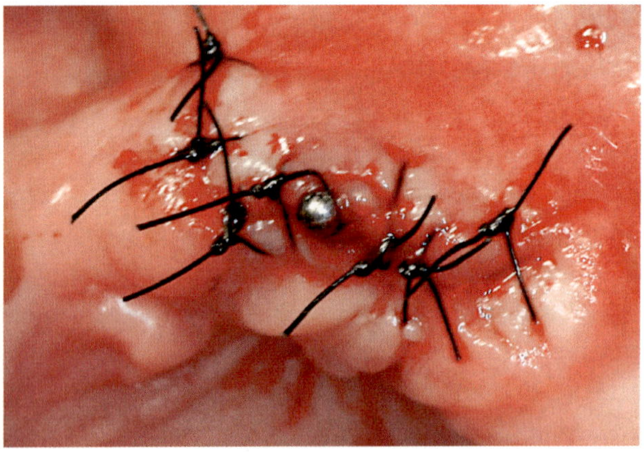

Abb. 8.508 Zustand nach Nahtverschluss.

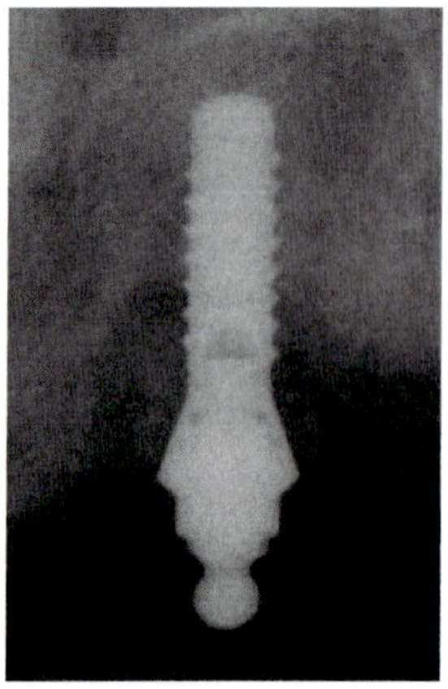

Abb. 8.509 Postoperativer Zahnfilm: Der periimplantäre Defekt ist wieder aufgefüllt.

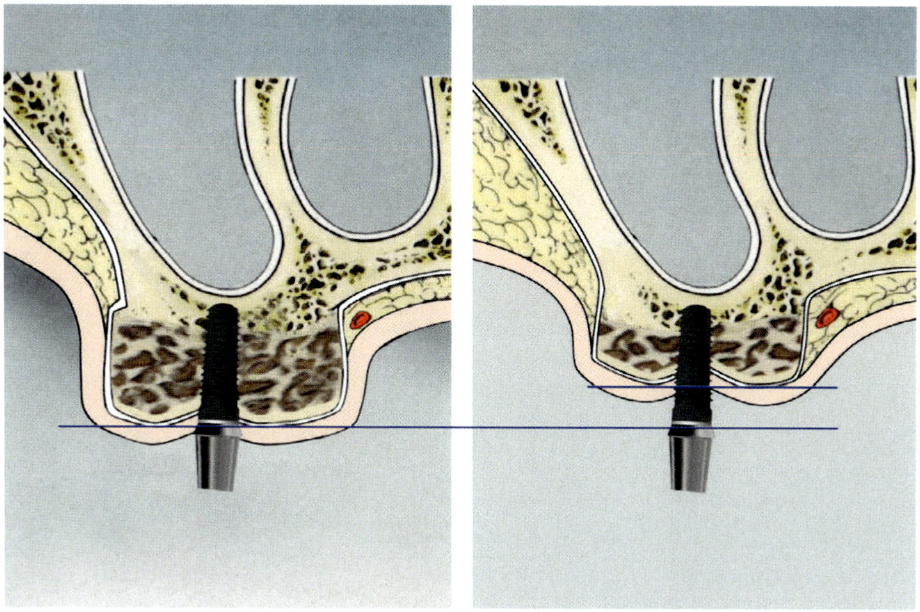

Abb. 8.510 Schemazeichnung einer Onlay-Plastik (Knochen d. Klasse IVa) im Oberkiefer: Durch die fehlende Vaskularisation kommt es zur Resorption des transplantierten Knochens und zum Freiliegen des Implantates im krestalen Bereich (rechts).

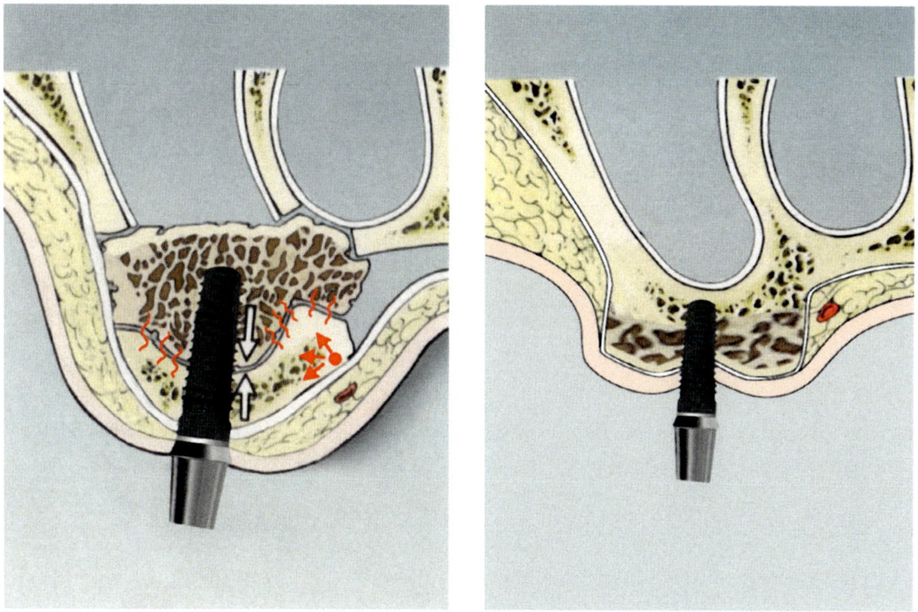

Abb. 8.511 Vergleich der Knocheninterposition (Inlay) (Knochen d. Klasse III) (links) zur Knochenapposition (Onlay) (Knochen d. Klasse IVa) (rechts). Der Knochen sollte im Bereich der Durchtrittsstelle des Implantates ortsständig vaskularisiert sein, damit keine peripilläre Resorption auftritt.

8.8.5 Knochenresorption im Vergleich zwischen Inlay- und Onlay-Plastik

Abschließend soll nochmals das Leitmotiv dieses Artikels, die Vaskularisation der unterschiedlichen Knochentransplantate und Knochenaufbaumöglichkeiten Erwähnung finden.

In der Schemazeichnung der Abbildung 8.510 wird die Situation einer Onlay-Plastik (Klasse IVa) im Oberkiefer verdeutlicht. Durch die fehlende Vaskularisation bei der Onlay-Plastik kommt es zu einer ausgeprägten Resorption (bis zu 50%) des transplantierten Knochens und dadurch zum Freiliegen der Implantate im krestalen Bereich.[186] Das Schema der Abbildung 8.511 vergleicht die wesentlich einfacher zu operierende Onlay-Plastik (Klasse IVa) mit der schwieriger zu operierenden Hufeisen-*Le-Fort*-I-Osteotomie (Klasse III). Bei beiden Operationsmethoden kommen autogene monokortikale Knochentransplantate zum Einsatz. Durch die Interposition des transplantierten Knochens zwischen dem kranialen Knochen der

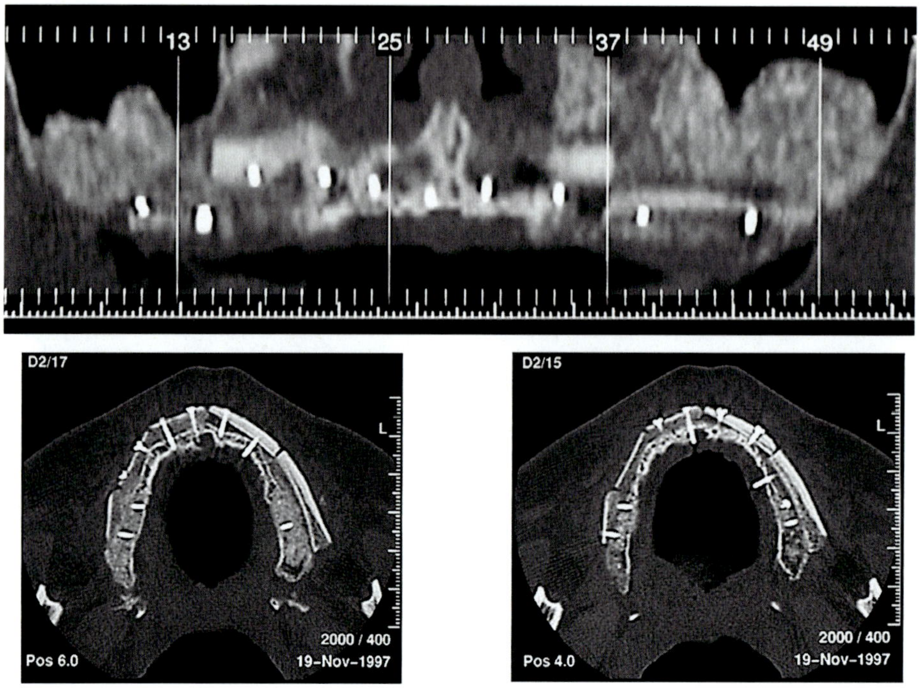

Abb. 8.512 (bis 8.523 gleicher Fall) Reformatierte Panoramaansicht eines Dental-CTs (oben) und axiale Schichten eines CTs einer 49-jährigen Patientin, die vor neun Jahren nach vorangegangener Hufeisen-*Le-Fort-I*-Osteotomie (Inlay) (Knochen Klasse III) zusätzlich eine horizontale Onlay-Plastik mit autogenem monokortikalem Beckentransplantat (Knochen Klasse IVa) erhalten hatte.

Maxilla, den Nasen- und Kieferhöhlenwänden, dem palatinalen Knochen und der vaskularisieren hufeisenförmigen restlichen *Maxilla* besteht eine ausreichende Vaskularisation. Im Gegensatz dazu wird der transplantierte Knochen bei der Onlay-Plastik nur auf die vaskularisierte restliche *Maxilla* aufgelagert, ohne dass er – abgesehen von der Schleimhaut – ein Gegenlager besitzt. Aus diesem Grund sind die Berichte über die Überlebensraten der Implantate nach Hufeisen-*Le-Fort*-I-Osteotomie mit 91,1% nach zwölf Jahren wesentlich günstiger als nach Onlay-Plastiken mit einer Implantatüberlebensrate von 74,6% nach fünf Jahren.[128,194,195]

Anhand des Falls einer 49-jährigen Patientin wird die unterschiedliche Vaskularisationssituation der Transplantate demonstriert (Abb. 8.512 bis 8.523). Bei der Patientin wurden eine Hufeisen-*Le-Fort*-I-Osteotomie (Inlay) (Klasse III) und ein halbes Jahr später zusätzlich noch eine horizontale Onlay-Plastik mit autogenem monokortikalem Knochentransplantat von der *Crista iliaca anterior* (Klasse IVa) durchgeführt (Abb. 8.512). Nach reizlos eingeheilten Knochentransplantaten und geringer Resorption (Schrauben als Parameter) wurden sechs Monate später zehn Implantate inseriert (Abb. 8.514, Abb. 8.515). In den ersten Jahren konnte man röntgenologisch und klinisch ein sehr zufrieden stellendes Ergebnis beobachten (Abb. 8.515, Abb. 8.516). Nach sechs Jahren wurden ausgeprägte peripilläre Resorptionen beobachtet (Abb. 8.517) und ein Jahr später bestätigte sich die klinische Beobachtung ausgeprägter peripillärer Knochenresorptionen des horizontal aufgelagerten Transplantatknochens auch im CT (Klasse IVa) (Abb. 8.518). Bei der Operation stellten sich nach Entfernung von reichlich entzündlich verändertem Bindegewebe tiefe peripilläre Knochenkrater dar (Abb. 8.519). Anschließend wurden die gereinigten Krater mit stark gemörserten AlgiPore-Granula – vermischt mit PRP – gefüllt, und mit nicht resorbierbaren ePTFE-Membranen abgedeckt, die mit Titannägeln fixiert wurden (Abb. 8.520, Abb. 8.521). Die postoperative Röntgenkontrolle und der klinische Verlauf waren in den ersten zehn Monaten zufrieden stellend (Abb. 8.522, Abb. 8.523).

Anhand dieses Falles kann demonstriert werden, dass der interponierte Transplantatknochen (Klasse III) über viele Jahre stabil osseointegriert ist und nur geringe Resorption aufweist. Hingegen beobachtet man im Bereich des aufgelagerten schlechter vaskularisierten Knochens (Klasse IVa) ausgeprägte Resorptionen, vor allem im Spongiosa-Bereich der Transplantate.

In der Chirurgie besteht ein Grundsatz, dass man sich nur trauen muss, um Erfolg zu haben. Dies ist

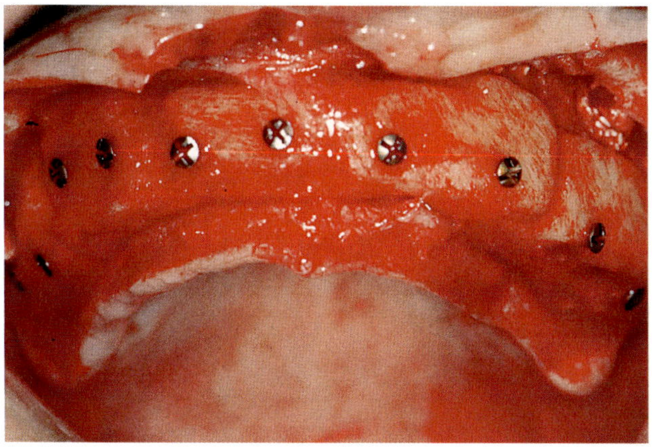

Abb. 8.513 Reizlos eingeheiltes Onlay-Transplantat vor Metallentfernung nach sechs Monaten.

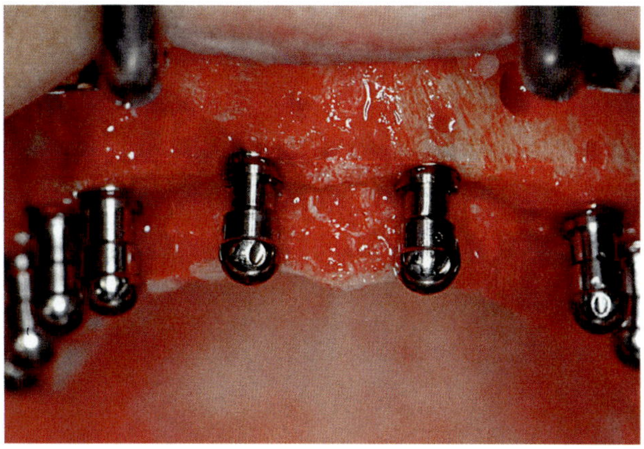

Abb. 8.514 Zustand nach Metallentfernung und nach Insertion von zehn Implantaten.

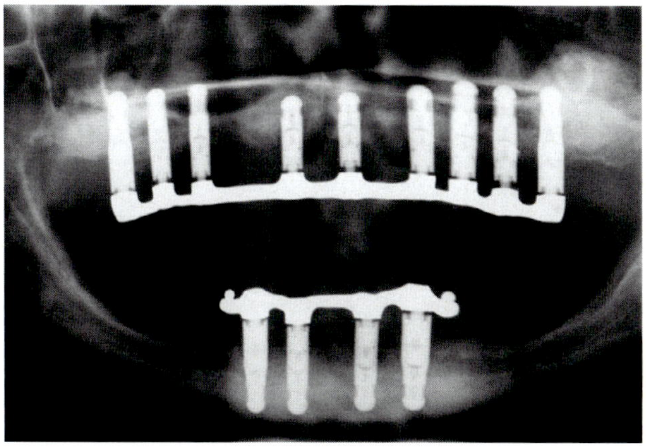

Abb. 8.515 Panoramaschichtaufnahme ein Jahr nach Implantation.

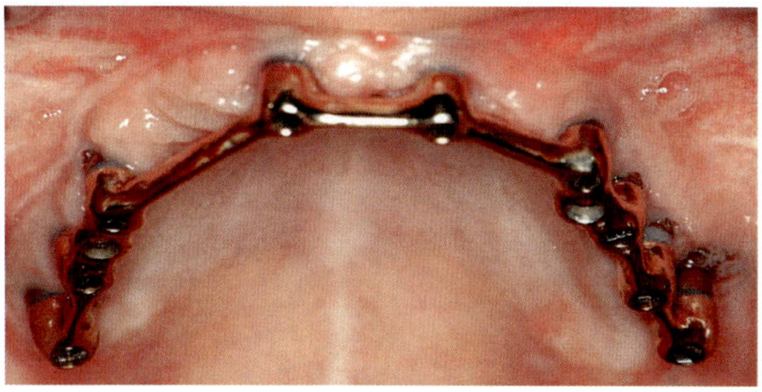

Abb. 8.516 Intraorale Situation mit Stegkonstruktion nach einem Jahr.

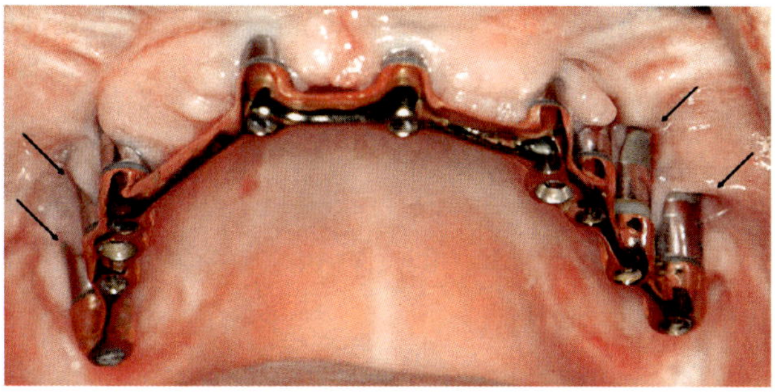

Abb. 8.517 Intraorale Situation mit Stegkonstruktion nach sechs Jahren, ausgeprägte peripilläre Resorption *(Pfeile)*.

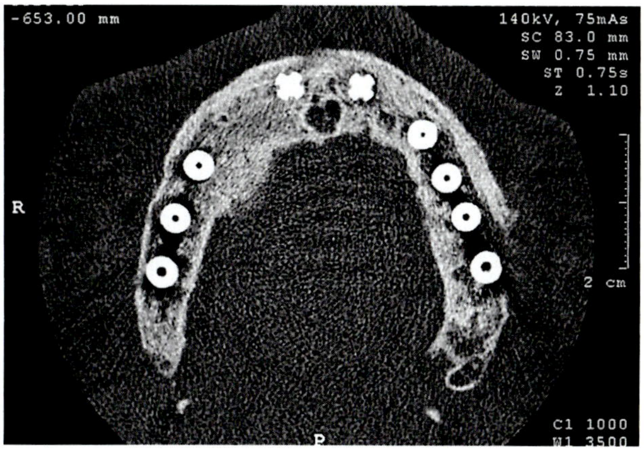

Abb. 8.518 Axialschnitt des Dental-CTs sieben Jahre nach Implantation zwischen dem ortsständigen und dem seitlich aufgelagerten Transplantatknochen; periimplantäre Knochenresorption.

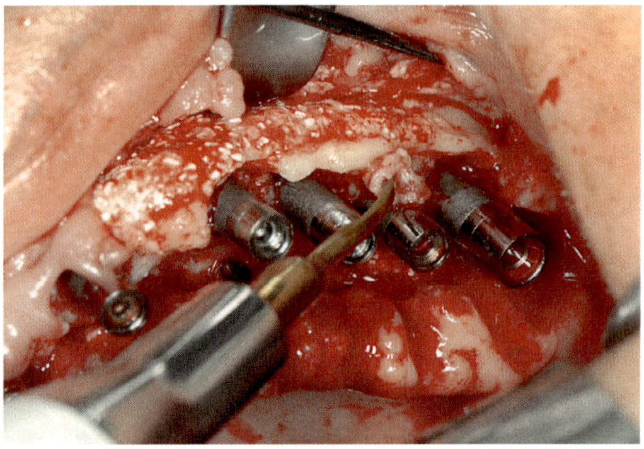

Abb. 8.519 Intraoperative Situation mit ausgeprägten peripillären Resorptionskratern, Entfernung von Granulationsgewebe mit piezochirurgischem Instrument.

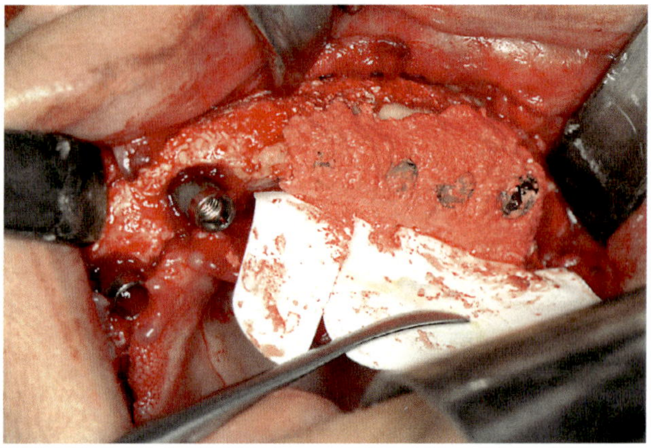

Abb. 8.520 Auffüllen der Knochenresorptionskrater mit einem Gemisch aus AlgiPore und *platelet rich plasma.*

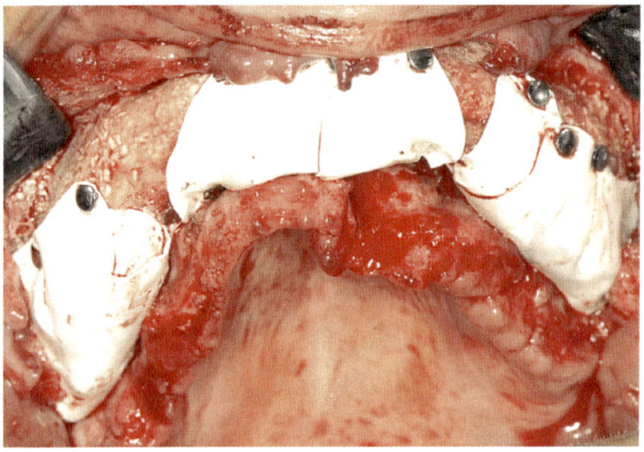

Abb. 8.521 Abdeckung des Augmentates mit nicht resorbierbarer ePTFE-Membran und Fixierung mit Titannägeln.

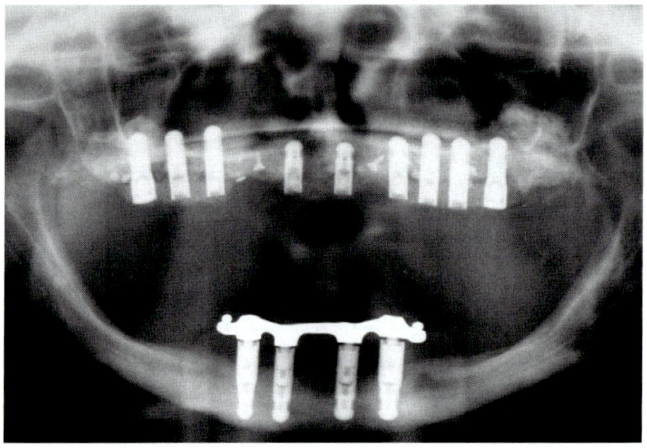

Abb. 8.522 Panoramaschichtaufnahme unmittelbar nach der Revisionsoperation.

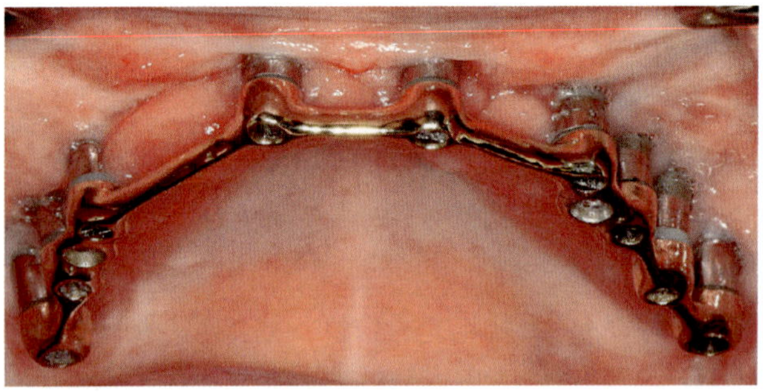

Abb. 8.523 Klinische Situation zehn Monate nach Revisionsoperation.

sicherlich richtig, sonst hätten wir nicht all die Fortschritte, auf die wir heute bauen können, erlebt. In der Transplantatchirurgie sind diese Grundsätze nun einmal die Vaskularisation und der spannungsfreie Schleimhautverschluss, ohne die nichts gelingt. Vieles ist heute noch nicht erklärbar, dazu gehört das Phänomen, dass wider besseres Wissen Implantate transplantierte Dünndarmschleimhaut völlig entzündungsfrei perforieren ohne die geringsten Anzeichen einer Periimplantitis und das über viele Jahre (Abb. 8.524). Dies ist eine völlig unerwartete Beobachtung und vielleicht durch die sehr gute Vaskularisation der transplantierten und endständig blutversorgten Dünndarmschleimhaut zu erklären.

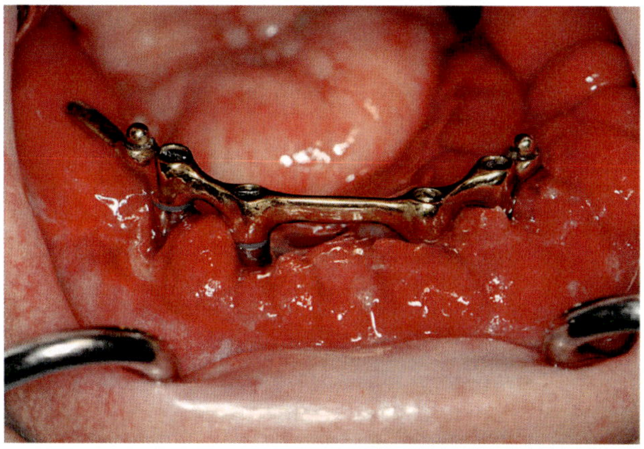

Abb. 8.524 Reizlose Implantatdurchtrittsstellen durch die Dünndarmmukosa zehn Jahre nach Applikation von vier Unterkiefer-Implantaten, ein Jahr nach Rekonstruktion mit freier, vaskularisierter Dünndarmschleimhaut zur Deckung des Schleimhautdefektes nach Unterkiefer-Innenspangen-, Alveolarschleimhaut- und Mundboden-Teilresektion sowie 54-Gy-Radiatio.

8.9 Literatur

1. Abrahams JJ. Dental CT imaging: A look at the jaw. Radiology 2001;219:334–345.
2. Abrahamsson I, Soldini C. Probe penetration in periodontal and peri-implant tissues. An experimental study in the beagle dog. Clin Oral Impl Res 2006;17:601–605.
3. Albrektsson T, Johansson C. Osteoinduction, osteoconduction and osseointegration. Eur Spine J 2001;12:96–101.
4. Ahsan T, Nerem RM. Bioengineered tissues: the science, the technology and the industry. Orthod Craniofac Res 2005;8:134–140.
5. Asahina I, Seto M, Oda E, Marukawa AM, Imranul S, Enomoto S. Bone Engineering. 1st edition. Toronto: Em squared, 1999:526.
6. Atwood DA. Postextraction changes in the adult mandible as illustrated by microradiographs of midsagittal sections and serial cephalometric roentgenograms. J Prosthet Dent 1963;13:810–824.
7. Becker J, Kirsch A, Schwarz F, Chatzinikola Rothamel M, Lekovic V, Jennisen HP. Bone apposition to titanium implants biocated with human bone morphogenetic protein-2 (rhBMP-2). A pilot study in dogs. Clin Oral Invest 2006;10:217–224.
8. Bell W. Le Fort I osteotomy for correction of maxillary deformities. J Oral Surg 1975;33:412–426.
9. Bell W, Buche WA, Kennedy JW, Ampil JP. Surgical correction of the atrophic alveolar ridge. A preliminary report on a new concept of treatment. Oral Surg Oral Med Oral Pathol 1977;43:485–498.
10. Bell E, Ehrlich P, Buttle DJ, Nakatsuji T. Living tissue formed in vitro and accepted as skin-equivalent of full thickness. Science 1981;221:1052–1054.
11. Berens A, Wiechmann D, Dempf R. Mini-and Micro-screws for temporary Skeletal Anchorage in Orthodontic Therapy. J Orofac Orthop 2006;67:450–458.
12. Berger C. Sofortversorgung und Sofortbelastung auf Implantaten. European Consensus Conference (Eucc) in Köln 2006; In: Berger C, Degidi M, Engels HB, Glauser R, Hildebrand D, Neugebauer J (Hrsg). Jahrbuch des BDIZ EDI. Fuchstal: Teamwork Media Verlag, 2006:101–103.
13. Berglundh T, Lindhe J. Dimension of peri-implant mucosa. Biological width revisited. J Clin Periodont 1996;23:971–973.
14. Bisceglie V. Über die antineoplastische Immunität; heterologe Einpflanzung von Tumoren in Hühnerembryonen. Z Krebsforsch 1933;40:122–140.
15. Boyne PJ. Restoration of osseous defects in maxillofacial casualties. J Am Dent Assoc 1969;78:767–776.
16. Brånemark PI, Breine U, Adell R, Hansson BO, Lindström J, Ohlsson A. Intra-osseous anchorage of dental prostheses. Scand J Plast Reconstr Surg 1969;3:81–100.
17. Brånemark PI. Einführung in die Osseointegration. In: Brånemark PI, Zarb G, Albrektsson T (eds). Gewebeintegrierter Zahnersatz. Berlin: Quintessenz, 1985:11–76.
18. Brånemark PI, Skalak R, Rydevik B. Osseointegration in skeletal reconstruction and joint replacement. Berlin: Quintessenz, 1997.
19. Büchter A, Wiechmann D, Koerdt S, Wiesmann HP, Piffko J, Meyer U. Load-related implant reaction of mini-implants used for orthodontic anchorage. Clin Oral Impl Res 2005;16:473–479.
20. Büchter A, Joos U, Wiesmann HP, Seper L, Meyer U. Biological and biomechanical evaluation of interface reaction at conical screw-type implants. Head Face Med 2006;2:5.
21. Büchter A, Wiechmann D, Gaertner C, Hendrik M, Vogeler M, Wiesmann HP. Load-related bone modelling at the interface of orthodontic micro-implants. Clin Oral Impl Res 2006;17:714–722.
22. Burke JF, Yannas IV, Quimby WC, Bondoc CC, Jung WK. Successful use of a physiologically acceptable artificial skin in the treatment of extensive burn injury. Ann Surg 1981;194:413–448.
23. Buser D, Dahlin C, Schenk RK. Guided bone regeneration in implant dentistry. Berlin: Quintessenz, 1994:31–48.
24. Camargo PM, Melnick PR, Suleimanagich O, Carnio JG, Camargo LM. Replacement of a fractured upper central incisor with an implant-supported crown: a step-by-step approach to achieve acceptable esthetics. Compend Contin Educ Dent 2006;27:234–243.
25. Caplanis N, Lozada JL, Kan JY. Extraction defect assessment, classification and management. J Calif Dent Assoc 2005;33:853–863.
26. Carter D, Giori NJ. Effect of mechanical stress on tissue retreatment in the bone implant bed. In: Davies JE (ed). The bone biomaterial interface. University of Toronto Press, 1991:367–379.
27. Cawood JI, Howell RA. A classification of the edentulous jaws. Int J Oral Maxillofac Surg 1988;17:232–36.
28. Chick WL, Like AA, Lauris V. Beta cell culture on synthetic capillaries: an artificial endocrine pancreas. Science 1975;187:847–848.
29. Chin M. The role of distraction osteogenesis in oral and maxillofacial surgery. J Oral Maxillofac Surg 1998;56:805–806.
30. Cooper LF, Rahman A, Moriarty J, Chaffee N, Sacco D. Immediate mandibular rehabilitation with endosseous implants: simultaneous extraction, implant placement and loading. Int J Oral Maxillofac Impl 2002;17:517–525.
31. Cornelini R, Cangini F, Covani U, Wilson TG. Immediate restoration of implants placed into fresh extraction sockets for single-tooth replacement: a prospective clinical study. Int J Periodont Rest Dent 2005;25:439–447.

32. Creekmore TD, Eklund MK. The possibility of skeletal anchorage. J Clin Orthod 1983;17:266–269.
33. Dahlin C, Linde A, Gottlow J, Nymann S. Healing of bone defects by guided tissue regeneration. Plast Reconstr Surg 1988;81:672–676.
34. Dahlin C. Scientific background of guided bone regeneration. In: Buser D, Dahlin C, Schenk RK (eds). Guided bone regeneration in implant dentistry. Berlin: Quintessenz 1994:31–48.
35. De Clerk H, Geerinckx V, Siciliano S. The zygoma anchorage system. J Clin Orthod 2002;36:455–459.
36. Delmas PD, Licata AA, Reginster JY, Crans GG, Chen P, Misurski DA. Fracture risk reduction during treatment with teriparatide is independent of re-treatment bone turnover. Bone 2006;39:237–243.
37. Deppe H, Horch HH, Neff A. Conventional versus CO_2laser-assisted treatment of peri-implant defects with the concomitant use of pure-phase beta-tricalcium phosphate: a 5-year clinical report. Int J Oral Maxillofac Implants 2007;1:79–86.
38. De Smet E, Jaecques S, Vandamme K, Vander Sloten J, Naert I. Positive effect of early loading on implant stability in the bi-cortical guinea-pig model. Clin Oral Impl Res 2005;16:402–407.
39. Donath K. Die Trenn-Dünnschliff-Technik zur Herstellung histologischer Präparate von nicht schneidbaren Geweben und Materialien. Norderstedt: Exakt-Kulzer-Druckschrift, 1988.
40. Enislidis G, Wagner A, Ploder O, Ewers R. Computed intraoperative navigation guidance: a preliminary report on a new technique. Br J Oral Maxillofac Surg 1997;35:271–274.
41. Enislidis G, Ewers R. Vertical augmentation of atrophic mandibles-pedicled sandwich-plasty or distraction osteogenesis? Br J Oral Maxillofac Surg 2005;43:439.
42. Ericsson I, Lindhe J. Probing depth at implants and teeth. J Clin Periodontol 1993;20:623–627.
43. Ettinger MP. Aging bone and osteoporosis: strategies for preventing fractures in the elderly. Arch Intern Med 2003;163:2237–2246.
44. Ewers R. DE Patent No. DE 35 42 744 Cl. Int Cl 1987;4:A 61 L 27/00.
45. Ewers R, Kasperk C, Simons B. Biologisches Knochenimplantat aus Meeresalgen. Zahnarztl Prax 1987;38:318–320.
46. Ewers R, Kasperk C, Simons B. A comparison of algae-derived, coral-derived and sintered hydeoxyalpatites with regard to physical properties and osseointegration. Abstract Issue: The Materials Research Society, Fall Meeting, Boston: MA 1987.
47. Ewers R, Kirsch A, Watzinger F, Matejka M, Wangerin K, Slavicek R. Hufeisenosteotomie in Kombination mit Implantaten. In: Gesellschaft für Orale Implantologie (Hrsg). Jahrbuch für Orale Implantologie. Berlin: Quintessenz, 1992; 123–129.
48. Ewers R, Schumann B. Experimental and clinical applications of Algipore, a phycogenic hydroxylapatite. J Cranio Maxillofac Surg 1994;22, Suppl 1:92.
49. Ewers R, Schicho K, Truppe M, Seemann R, Reichwein A, Figl M. Computer aided navigation in dental implantology: 7 years of Clinical Experience. J Oral Maxillofac Surg 2004; 62:329–334.
50. Ewers R, Goriwoda W, Schopper C. Histologic findings at augmented bone areas supplied with two different bone substitute materials combined with sinus floor lifting. Report of one case. Clin Oral Impl Res 2004;15:96.
51. Ewers R, Fock N, Millesi-Schobel G, Enislidis G. Pedicled Sandwich Plasty: a variation on alveolar distraction for vertical augmentation of the atrophic mandible. Br J Oral Maxillofac Surg 2004;42:445–447.
52. Ewers R, Schicho K, Undt G, Seemann R, Truppe M, Wagner A. Seven years of clinical experience with teleconsultation in craniomaxillofacial surgery. J Oral Maxillofac Surg 2005;63:1447–1454.
53. Ewers R. Maxilla sinus grafting with marine algae derived bone forming material: a clinical report of long-term results. J Oral Maxillofac Surg 2005;63:1712–1723.
54. Ewers R, Schicho K, Wanschitz F, Truppe M, Seemann R, Wagner A. Basic research and 12 years of clinical experience in computer assisted navigation technology: a review. Int J Oral Maxillofac Surg 2005;34:1–8.
55. Ewers R, Schicho K, Reichwein A, Fahrenholz H. Computer-aided surgery transmucosal implant placement with life surgery directly from Vienna and immediate prosthetic restoration. In: Proceedings zum 1. Internationalen Camlog Kongress in Montreux, März 2006.
56. Ewers R. Phycogene hydroxyapatite material. In: Khoury F, Antoun H, Missika P (eds). Bone Augmentation in Oral Implantology. Berlin: Quintessenz, 2007;348–351.
57. Fallschüssel GKH. Untersuchung zur Anatomie des zahnlosen Oberkiefers. Z Zahnarztl Implantol 1986;2:64–72.
58. Fleiner B, Hoffmeister B, Kreusch Th. Zahnfleischrandschnitt als operativer Zugang bei der Kieferpaltosteoplastik. Technik, Heilungsverlauf und postoperative Komplikationen. Dtsch Zahn Mund Kieferheilkd 1992;80:365.
59. Frost HM. The mechanostat: a proposed pathogenic mechanism of osteoporoses and the bone mass effects of mechanical and nonmechanical agents. Bone Miner 1987; 2:73–85.
60. Frost HM. A brief review for orthopedic surgeons: Fatigue damage (microdamage) in bone (its determinants and clinical implication). J Orthop Sci 1998;3:272–281.
61. Gahleitner A, Watzek G, Imhof H. Dental CT: imaging technique, anatomy and pathologic conditions of the jaws. Eur Radiol 2003;13:366–376.

62. Ganeles J, Wismeijer D. Early and immediately restored and loaded dental implants for single-tooth and partial-arch applications. Int J Oral Maxillofac Impl 2004;19:92–102.
63. Ganz SD. Conventional CT and cone beam CT for improved dental diagnostics and implant planning. Dent Implantol Update 2005;16:89–95.
64. Gerds TA, Vogeler M. Endpoints and survival analysis for successful osseointegration of dental implants. Stat Methods Med Res 2005;14:579–590.
65. Gray JB, Steen ME, King GJ, Clark AE. Studies on the efficacy of implants as orthodontic anchorage. Am J Orthod 1983;83:311–317.
66. Greenberg BM, Schneider SJ. Alloplastic reconstruction of large cranio-orbital defects: a comparative evaluation. Ann Plast Surg 2005;55:43–51.
67. Griffith LG, Naughton G. Tissue engineering-current challenges and expanding opportunities. Science 2002;295: 1009–1014.
68. Härle F, Ewers R. Die Hufeisenosteotomie mit Knocheninterposition zur Erhöhung des Oberkieferkammes – eine im Experiment steckengebliebene Operationsmethode. Dtsch Zahnarztl Z 1980;35:105–107.
69. Härle F. Atlas der präprothetischen Operationen. München: Hanser, 1989.
70. Haessler D, Kornmann F. Schnittführungsvariation bei der Sofortimplantation. Int J Dent Oral Med 2002;4:137.
71. Hallmann M, Cederlund A, Lindskog S. Lundgren S, Sennerby L. A clinical histologic study of bovine hydroxyapatite in combination with autogenous bone and fibrin glue for maxillary sinus floor augmentation. Results after 6 to 8 months of healing. Clin Oral Implants Res 2001;12: 135–143.
72. Hamada Y, Kondoh T, Noguchi K, Lino M, Isono H, Ishii H. Application of limited cone beam computed tomography to clinical assessment of alveolar bone grafting: a preliminary report. Cleft Palate Craniofac J 2005;42:128–137.
73. Hansen-Algenstaedt N, Joscheck C, Wolfram L, Schaefer C, Muller I, Bottcher A. Sequential changes in vessel formation and micro-vascular function during repair. Acta Orthop 2006;77:429–439.
74. Hassfeld S, Mühling J. Computer assisted oral and maxillofacial surgery – a review and an assessment of technology. Int J Oral Maxillofac Surg 2001;30:2–13.
75. Hermann JS, Buser D, Schenk RK, Higginbottom FL, Cochran DL. Biologic width around titanium implants. A physiologically formed and stable dimension over time. Clin Oral Impl Res 2000;11:1–11.
76. Hitz Lindenmüller I, Lambrecht JT. Sinusbodenelevation und Implantation – eine retrospektive Untersuchung. Schweiz Monatsschr Zahnmed 2006;116:142–149.
77. Hulkes R, Rulmerman R, Van Lenthe C, Janssen JD. Effects of mechanical forces on maintenance and adaptation of form in trabecular bone. Nature 2000;4:704–706.
78. Hurley LA, Stinchfield FE, Bassett AL, Lyon WH. The role of tissues in osteogenesis. An experimental study of canine spine fusions. J Bone Joint Surg Am 1959;41:1243–1254.
79. Ignatius A, Blessing H, Liedert A, Schmidt C, Niedlinger-Wilke C, Kaspar D. Tissue engineering of bone: effects of mechanical strain on osteoblastic cells in type I collagen matrices. Biomaterials 2005;26:311–318.
80. Ilizarov GA. Basic principles of transosseous compression and distraction osteosynthesis. Ortop Travmatol Protez 1971;32:7–15.
81. Jensen OT. Guided bone graft augmentation. In: Buser D, Dahlin C, Schenk RK (eds). Guided Bone Regeneration in Implant Dentistry. Chicago: Quintessence, 1994:235.
82. Jensen OT. Combined sinus grafting and Le-Fort I procedures. In: Jensen OT (ed). The sinus bone graft. Chicago, Quintessence, 1999:191–200.
83. Jensen OT, Kuhlke L, Bedard J.F, White D. Alveolar segmental sandwich osteotomy for anterior maxillary vertical augmentation prior to implant placement. J Oral Maxillofac Surg 2006;64:290–296.
84. Jin QM, Takita H, Kohgo T, Atsumi K, Itoh H, Kuboki Y. Effects of geometry of hydroxyapatite as a cell substratum in BMP-induced ectopic bone formation. J Biomed Mater Res 2000;51:491–499.
85. Jivraj S, Chee W. Treatment planning of implants in the aesthetic zone. Br Dent J 2006;22:77–89.
86. Johansson B, Grepe A, Wannfors K, Aberg P, Hirsch JM. Volumetry of simulated bone grafts in the edentulous maxilla by computed tomography: an experimental study. Dentomaxillofac Radiol 2001;30:153–156.
87. Joos U, Büchter A, Wiesmann HP, Meyer U. Strain driven fast osseointegration of implants. Head Face Med 2005; 1:6–10.
88. Joos U, Meyer U. New paradigm in implant osseointegration. Head Face Med 2006;2:19-20.
89. Joos U, Wiesmann HP, Szuwart T, Meyer U. Mineralization at the interface of implants. Int J Oral Maxillofac Surg 2006;35:783–790.
90. Kanis JA, Johnell O, Oden A, Johansson H, Eisman JA, Fujiwara S. The use of multiple sites for the diagnosis of osteoporosis. Osteoporos Int 2006;17:527–534.
91. Kanomi R. Mini-implant for orthodontic anchorage. J Clin Orthod 1997;31:763–767.
92. Kerscher A, Eickbohm JE, Soofizadeh A, Kreusch T. Gingival Marginal Incision as Surgical Approach to Le Fort-I-Osteotomy. Dtsch Z Mund Kiefer Gesichtschir 1996; 19:226.

93. Khoury F, Khoury C. Mandibular bone block grafts: diagnosis, instrumentation, harvesting techniques and surgical procedures. In: Khoury F, Antoun H, Missika P (eds). Bone Augmentation in Oral Implantology. London: Quintessence, 2006:115.
94. Khoury F, Khoury C. Mandibular bone block grafts instrumentation harvesting technique and application. J Par Impl Oral 2006;25:15–34.
95. Kielhorn J, Schnellbächer K. Planung und Sofortversorgung Herausforderung im Teamapproach. Zahntech MAG 2005;4:178–192.
96. Kirsch A, Neuendorff G, Ackermann KL, Nagl R, Dürr W. Einzelkronenrestauration, Implantataufbauverbindung, Implantatästhetik, Knochenabbaurate. Quintessenz 1999; 10:1–18.
97. Kirsch A, Ackermann KL, Neuendorff G., Nagel R. New horizons in implant prosthetics. J Multidiscipl Collab Prosthodont 2000;2:8–39.
98. Kirsch A, Ackermann KL, Neuendorff G, Nagel R. Neue Wege in der Implantatprothetik. Interdiszipl J Proth Zahnheilkd 2000;3:8–32.
99. Kirsch A, Ackermann KL. Camlog Compendium Prothetik. Stuttgart: Thieme, 2005.
100. Kotha SP, Guzelsu N. Tensile behavior of cortical bone: Dependence of organic matrix material properties on bone mineral content. J Biochem 2007;40:36–45.
101. Kreusch T, Fleiner B, Steinmann H. Der Zahnfleischrandschnitt als operativer Zugang bei der Kieferspaltosteoplastik. Fortschr Kiefer Gesichtschir 1993;38:43.
102. Kuboki Y, Takita H, Kobayashi D, Tsuruga E, Inoue M, Murata M, Nagai N. BMP-induced osteogenesis on the surface of hydroxyapatite with geometrically feasible and nonfeasible structures: topology of osteogenesis, J Biomed Mater Res 1998;39:190–199.
103. Lambrecht JT. 3-D Modelling technology on oral and maxillofacial surgery. Chicago: Quintessence, 1995.
104. Lambrecht JT, Schiel HJ. Die Kieferhöhlenbodenosteoplastik (Sinus graft). Acta Med Dent Helv 1999;4:49–54.
105. Lambrecht JT, Ostojic S. Vertikale Distraktionsosteogenese des Alveolarfortsatzes zur Versorgung mit Implantaten. Schweiz Monatsschr Zahnmed 2005;115:21–27.
106. Lambrecht JT, Glaser G, Meyer J. Bacterial contamination of filtered intraoral bone chips. Int J Oral Maxillofac Surg. 2006;35:996–1000.
107. Lambrecht JT, Hodel Y. Long-term results of immediately loaded interforaminal implants. Quintessence Int 2007;38: 111–119.
108. Landis WJ. An overview of vertebrate mineralization with emphasis on collagen mineral interaction. Gravit Space Biol Bull 1999;12:15–26.
109. Lang NP. Checkliste zahnärztlicher Behandlungsplanung. Stuttgart: Thieme, 1984.
110. Langer R, Vacanti JP. Tissue Engineering. Science 1993; 260:920–926.
111. Lee JS, Kim DH, Park YC, Kyung SH, Kim TK. The Efficient Use of Midpalatal Miniscrew Implants. Angle Orthodontist 2004,74:711–714.
112. Lee H, Scherer NF, Messersmith B. Single-molecule mechanics of mussel adhesion. Proc Natl Acad Sci U S A 2006; 103:12999–13003.
113. Lekholm U, Zarb GA. Patientenselektion und Aufklärung der Patienten. In: Brånemark PI, Zarb GA, Albrektsson T (eds). Gewebeintegrierter Zahnersatz. Berlin: Quintessenz, 1985:195–202.
114. Lemkamp M, Filippi A, Berndt D, Lambrecht JTH. Diagnostic possibilities of digital volume tomography. Schweiz Monatsschr Zahnmed 2006;116:645–653.
115. Leunig M, Yuan F, Berk DA, Gerweck LE, Jain RK. Angiogenesis and growth of isografted bone: quantitative in vivo assay in nude mice. Lab Invest 1994;71:300–307.
116. Lexer R. Lehrbuch der Allgemeinen Chirurgie. Bd. I u. II. Stuttgart: Verlag von Ferdinand Enke, 1905.
117. Lill W, Solar O. Indikation – Diagnostik – Nachsorge. In: Watzek G (ed). Enossale Implantate in der oralen Chirurgie. Berlin: Quintessenz, 1993:153–181.
118. Lindhe J, Nyman S. Clinical trials in periodontal therapy. J Periodontal Res 1987;22:217–221.
119. Lindhe A, Alberius P, Dahlin C, Bjurstan K, Sundin Y. Osteopromotion: a soft-tissue exclusion principle using a membrane for bone healing and bone neogenesis. J Periodontol 1993;64:116–128.
120. Logeart-Avramoglou D, Anagnostou F, Bizios R, Petite H. Engineering bone: challenges and obstacles. J Cell Mol Med 2005;9:72–84.
121. Marx RE, Carlson ER, Eichstaedt RM, Schimmele SR, Strauss JE, Georgeff KR. Platelet-rich plasma: growth factor enhancement for bone grafts. Oral Surg Oral Med Oral Pathol Oral Radiol Endod 1998;85:638–646.
122. Merli M, Migani M, Bernaedelli F, Esposito M. Vertical bone augmentation with dental implant placement: efficacy and complications associated with two different teniques. A retrospective cohort study 2006;21:600–606.
123. Merten HA, Gruber RM, Nitsch A, Ludwig A, Schliephake H. Evaluation oralchirurgischer Augmentationsmaterialien – Ein tierexperimentell-histomorphologischer Vergleich. Implantologie 2003;11:215–236.
124. Meyer U, Wiesmann HP, Fillies T, Joos U. Early tissue reaction at the interface of immediately loaded dental implants. Int J Oral Maxillofac Impl 2003;18:489–499.
125. Millesi-Schobel G, Millesi W, Glaser C, Watzinger F, Klug C, Ewers R. The L-shaped osteotomy for vertical callus distraction in the molar region of the mandible: a technical note. J Cranio-Maxillofac Surg 2000;28:176–180.

126. Naitoh M, Katsumata A, Kubota Y, Ariji E. Assessment of three-dimensional X-ray images: reconstruction from conventional tomograms, compact computerized tomography images, and multislice helical computerized tomography images. J Oral Implantol 2005;31:234–241.
127. Nakajima A, Sameshima GT, Arai Y, Homme Y, Shimizu N, Dougherty H. Two- and three-dimensional orthodontic imaging using limited cone beam-computed tomography. Angle Orthod 2005;75:895–903.
128. Nystrom E, Ahlqvist J, Legrell PE, Kahnberg KE. Bone graft remodelling and implant success rate in the treatment of the severely resorbed maxilla: a 5-year longitudinal study. Int J Oral Maxillofac Surg 2002;31(2):158–64.
129. Ostojic S, Sieber R, Borer K, Lambrecht JT. Die kontrollierte kieferorthopädische Extrusion mit anschließender Implantation. Schweiz Monatsschr Zahnmed 2005;115: 223–231.
130. Otto K, Schopper C, Lambrecht JT, Ewers R. Geführte Knochenregeneration (GBR) unter Titanfolien. Schweiz Monatsschr Zahnmed 2004;114:996–1002.
131. Palmer RM, Palmer PJ, Baker P. Immediate and early replacement implants and restorations. Dent Update 2006; 33:262–264;266–268.
132. Ploder O, Wagner A, Enislidis G, Ewers R. Computer-assisted intraoperative visualization of dental implants. Radiologe 2005;35:569–572.
133. Probst A, Spiegel HU. Cellular mechanisms of bone repair. J Invest Surg 1997;10:77–86.
134. Rauch F, Travers R, Glorieux FH. Intracortical remodeling during human bone development – a histomorphometric study. Bone 2007;40:274–280.
135. Roos-Jansaker AM, Renvert H, Lindahl C, Renvert S. Nine- to fourteen-year follow up implant treatment. Part III: Factors associated with peri-implant lesions J Clin Periodontol 2006;33:296–301.
136. Rose FR, Oreffo RO. Bone tissue engineering: Hope versus hype. Biochem Biophys Res Commun 2002;292:1–7.
137. Sampath TK, Reddi AH. Importance of geometry of the extracellular matrix in endochondral bone differentiation. J Cell Biol 1984;98:2192–2197.
138. Sanchez-Garces MA, Gay-Escoda C. Periimplantitis. Med Oral Pathol Ortal Cir Bucal 2004;9 Suppl:69–74.
139. Sandor GK, Kainulainen VT, Queiroz JO, Garmichael RP, Oikarinen KS. Preservation of ridge dimensions following grafting with coral granules of 48 post-traumatic and post-extraction dento-alveolar defects. Dent Traumatol 2003; 19:221–227.
140. Sato N. Parodontalchirurgie. Klinischer Atlas. Berlin: Quintessenz, 2001: 256–272.
141. Schopper C, Moser D, Sabbas A, Lagogiannis G, Spassova E, Koenig F. The fluorohydroxyapatite (FHA) Frios Algipore is a suitable biomaterial for the reconstruction of severely atrophic human maxillae. Clin. Oral Impl. Res. 2003;14: 743–749.
142. Schröder A, Stich H, Stromann F, Sutter F. The accumulation of osteocementum around a dental implant under physical loading. Schweiz Monatsschr Zahnmed 1978;88: 1051–1058.
143. Schwarz MS, Rothman S, Rhodes ML, Chafetz N. Computed Tomography: Part I. Preoperative assessment of the mandibule for endosseous implant surgery. Int J Oral Maxillofac Impl 1987;2:137–141.
144. Schwarz MS, Rothman S, Rhodes ML, Chafetz N. Computed Tomography: Part II. Preoperative assessment of the maxilla for endosseous implant surgery. Int J Oral Maxillofac Impl 1987;2:143–148.
145. Sclar AG. Weichgewebe und Ästhetik in der Implantologie. Berlin: Quintessenz, 2004.
146. Seibert S. Reconstruction of deformed, partially edentulous ridges, using full thickness onlay grafts. Part I. Technique and wound healing. Compend Contin Educ Dent 1983;4:437–453.
147. Sethi A, Kaus T. Diagnostic surgical restorative and technical aspects of aesthetic and functional harmony. In: Sethi A, Kaus T (eds). Practical Implant Dentistry. Berlin: Quintessenz, 2005;173–193.
148. Simons B, Kasperk C, Ewers R. Ein neues phycogenes Hydroxylapatit-Implantatmaterial. Fortschr Mineralog 1987;65:174.
149. Siessegger M, Schneider BT, Mischkowski RA, Lazar F, Krug B, Klesper B. Use of an image-guided navigation system in dental implant surgery in anatomically complex sites. J Cranio Maxillofac Surg 2001;29:276–281.
150. Sommerfeldt DW, Rubin CT. Biology of bone and how it orchestrates the form and function of the skeleton. Eur Spine J 2001;10:86–95.
151. Spassova-Tzekova E, Dimitriev Y, Jilov B, Schopper C, Moser D, Halwax E. Bioactive Glass Ceramic Composites containing Phosphate Glasses and phycogenic Apatite. Proceedings 20. Int. Congress on Glass. Kyoto Japan 2004.
152. Spiekermann H, Donath K, Jovanovic S, Richter J. In: Rateitschak KH, Wolf HD (Hrsg.) Implantologie. Farbatlanten der Zahnmedizin Bd. 10. Stuttgart: Thieme, 1994: 180–189.
153. Spiekermann H, Donath K, Hassell T, Jovanovic S, Richter J. In: Rateitschak KH, Wolf HD (eds). Implantologie. Farbatlanten der Zahnmedizin Bd. 10. Stuttgart: Thieme, 1994: 317–328.
154. Spitzer RS, Perka C, Lindenhayn K, Zippel H. Matrix engineering for osteogenic differentiation of rabbit periosteal cells using alpha-tricalcium phosphate particles in a three-dimensional fibrin culture. J Biomed Mater Res 2002;59: 690–696.

155. Stamm T. Head and Face Medicine – a new journal for 'intra-interdisciplinary' science Why? When? Where? Head Face Med 2005;1:1.
156. Stephenson BA. Digital panoramic radiography: improving efficiency in patient care. Dent Today 2005;24:90–91.
157. Summers RB. The osteotome technique: Part 4 – Future site development. Compend Contin Educ Dent 1995;16: 1080,1092.
158. Tatum OH. Lecture presented to the Alabama Implant Congress, 1976.
159. Taylor TD. Osteogenesis of the mandible associated with implant reconstruction: A Patient report. Int J Oral Maxillofac Implants 1989;4:227–231.
160. Tarnow DP, Magner AW, Fletcher P. The effect of the distance of the contact point to the crest of bone on the presence or absence of the interproximal dental papilla. J Periodontol 1992;63:995–996.
161. Tarnow DP, Cho SC, Wallace SS. The effect of inter-implant distance on the height of inter-implant bone crest. J Periodontol 2000;71:546–549.
162. Tarnow DP, Elian N, Fletcher P, Froum S, Magner A, Cho SC. Vertical distance from the crest of bone to the height of the interproximal papilla between adjacent implants. J Periodontol 2003;74:1785–1788.
163. Tseng YC, Hsieh CH, Chen CH, Shen YS, Huang IY, Chen CM. The application of mini-implants for orthodontic anchorage. Int J Oral Maxillofac Surg 2006;35:704–707.
164. Turhani D, Item CB, Thurnher D, Kapral D, Cvikl B, Weißenböck M. Nachweis der Osteoklastenexpression osteoblastärer Zellen mandibulären Ursprungs, wachsend auf Biomaterialien, mittels RT-PCR und SDS-PAGE/ Western Blotting. Mund Kiefer GesichtsChir 2003;7; 294–300.
165. Turhani D, Watzinger E, Weißenböck E, Cvikl B, Thurnher D, Wittwer G. Analysis of cell-seeded 3-dimensional bone constructs manufactured in vitro with hydroxypatite granules obtained from red algae. J Oral Maxillofac Surg 2005;63:673–681.
166. Turhani D, Weißenböck M, Watzinger E, Yerit K, Cvikl B, Ewers R. In vitro study of adherent mandibular osteoblast – like cells on carrier materials. Int J Oral Maxillofac Surg 2005;34:543–550.
167. Turhani D, Weißenböck M, Stein E, Wanschitz F, Ewers R. Exogenous recombinant human BMP-2 has little initial effects on human osteoblastic cells cultured on collagen type I coated/non-coated hydroxyapatite ceramic granules. J Oral Maxillofac Surg 2007;65:485–493.
168. Ulm C, Kneissel M, Schedle A, Solar P, Matejka M, Schneider B. Characteristic features of trabecular bone in edentulous maxillae. Clin Oral Impl Res 1999;10:459–467.
169. Vacanti JP, Langer R. Tissue engineering: the design and fabrication of living replacement devices for surgical reconstruction and transplantation. Lancet 1999;354: 132–134.
170. Verstreken K, Van Cleynenbreugel J, Marchal G, Naert I, Suetens P, Van Steenberghe D. Computer-assisted planning of oral implant surgery: a three-dimensional approach. Int J Oral Maxillofac Implants 1996;11:806–810.
171. Verstreken K, Van Cleynenbreugel J, Martens K, Marchal G, Van Steenberghe D, Suetens P. An image-guided planning system for endosseous oral implants. IEEE Trans Med Imaging 1998;17:842–852.
172. Wagner A, Ploder O, Enislidis G, Truppe M, Ewers R. Image-guided surgery. Int J Oral Maxillofac Surg 1996; 25:147–151.
173. Wagner A, Undt G, Watzinger F, Wanschitz F, Schicho K, Yerit K. Principles of computer-assisted arthroscopy of the temporomandibular joint with optoelectronic tracking technology. Oral Surg Oral Med Oral Pathol Oral Radiol Endod 2001;92:30–37.
174. Wagner A, Wanschitz F, Birkfellner W, Zauza K, Watzinger F, Schicho K. Computer-aided placement of endosseous oral implants in patients after ablative tumor surgery: assessment of accuracy. Clin Oral Impl Res 2003;14:340–348.
175. Wagner A, Schicho K, Kainberger F, Birkfellner W, Glaser C, Grampp S. Quantification and clinical relevance of head motion during computed tomography. Invest Radiol 2003;38:733–741.
176. Wang LH, AL-Shammari K. HVC-Ridge Deficiency Classification: A therapeutically oriented classification. Int J Rest Dent 2002;22:335–343.
177. Wang LH, AL-Shammari K. HVC-Klassifikation der Alveolarfortsatzdefekte – Eine therapeutisch orientierte Einteilung. Int J Per Rest Zahnheilk 2002;4:325–333.
178. Wanschitz F, Birkfellner W, Watzinger F, Schopper C, Patruta S, Kainberger F. Evaluation of accuracy of computer-aided intraoperative positioning of endosseous oral implants in the edentulous mandible. Clin Oral Impl Res 2002;13:59–64.
179. Wanschitz F, Birkfellner W, Figl M, Patruta S, Wagner A, Watzinger F. Computer-enhanced stereoscopic vision in a head-mounted display for oral implant surgery. Clin Oral Impl Res 2002;13:610–616.
180. Wanschitz F, Figl M, Wagner A, Ewers R. Measurement of volume changes after sinus floor augmentation with a phycogenic hydroxyapatite. Int J Oral Maxillofac Impl 2006; 21:433–438.
181. Watzinger F, Ewers R, Finger R, Millesi W. Ergebnisse nach Le-Fort I- oder Hufeisenosteotomie und Implantatversorgung bei hochgradiger Oberkieferkammatrophie. Dtsch Zahnarztl Z 1996;51:111–114.

182. Watzinger F, Ewers R, Millesi W, Kirsch A, Glaser C, Ackermann KL. Horseshoe Le Fort I osteotomy in combination with endosteal implants – a median-term follow-up study. Int J Oral Max Fac Surg 1996;25:424–429.
183. Watzinger F, Birkfellner W, Wanschitz F, Millesi W, Schopper C, Sinko K. Positioning of dental implants using computer-aided navigation and an optical tracking system: case report and presentation of a new method. J Cranio-Maxillofac Surg 1999;27:77–81.
184. Wehrbein H, Glatzmaier J, Mundwiller U, Diedrich P. The Orthosystem – a new implant system for orthodontic anchorage in the palate. J Orofac Orthop 1996;57: 142–153.
185. Wheeler SL, Vogel RE, Casellini R. Tissue preservation and maintenance of optimum esthetics: a clinical report. Int J Oral Maxillofac Impl 2000;15:265–271.
186. Wiltfang J, Schultze-Mosgau S, Nkenke E, Thorwarth M, Neukam FW, Schlegel KA. Onlay augmentation versus sinuslift procedure in the treatment of the severely resorbed maxilla: a 5-year comparative longitudinal study. Int J Oral Maxillofac Surg 2005;34(8):885–9.
187. Wilmes B, Rademacher C, Olthoff G, Drescher D. Parameters Affecting Primary Stability of Orthodontic Mini-implants. J Orofac Orthop 2006;67:162–174.
188. Wirz J. Die Transfixation von Stegpfeilern. Heidelberg: Hüthig, 1973.
189. Wirz J. Die Transfixation im Dienste der Teilprothetik. Berlin: Quintessenz, 1983.
190. Wolf HP, Lindner A, Schindler E, Grohmann R, Millesi W, Ewers R. Konstruktion 3-dimensinaler Schädelmodelle mittels Sterolithographie. Z Stomatol 1993;90:303–311.
191. Wolf HF. Implantate – Implantattherapie. Natürlicher Zahn oder enossales Implantat im sanierten Parodontitispatienten. In: Rateitschak KH, Wolf HF (Hrsg). Farbatlanten der Zahnmedizin, Parodontologie. Stuttgart: Thieme, 2004:511–514.
192. Xun C, ZX, Wang X. Microscrew Anchorage in Skeletal Anterior Open-bite Treatment. Angle Orthod 2007, 77:47–56.
193. Yaszemski MJ, Oldham JB, Lu L, Currier BL. Bone Engineering. 1st edition. Toronto: Em squared, 1994:541.
194. Yerit KC, Posch M, Hainich S, Turhani D, Klug C, Wanschitz F. Long-term implant survival in the grafted maxilla: results of a 12-year retrospective study. Clin Oral Impl Res 2004;15:693–699.
195. Yerit KC, Posch M, Guserl U, Turhani D, Schopper C, Wanschitz F. Rehabilitation of the severely atrophied maxilla by Horseshoe Le Fort I Osteotomy (HFLO). Oral Surg Oral Med Oral Pathol Oral Radiol Endod 2004;97:63–92.
196. Yudell RM, Block MS. Bone gap healing in the dog using recombinant human bone morphogenetic protein-2. J Oral Maxillofac Surg 2000;58:761–766.
197. Ziya-Ghazvini F, Buchta C, Schopper C. Application of platelet-rich plasma for enhanced bone regeneration in the grafted sinus. J Oral Maxillofac Surg 2007;(in Druck):198.
198. Zuckerkandl E. Zur Morphologie des Gesichtsschädels. Stuttgart: Verlag, 1877.

9

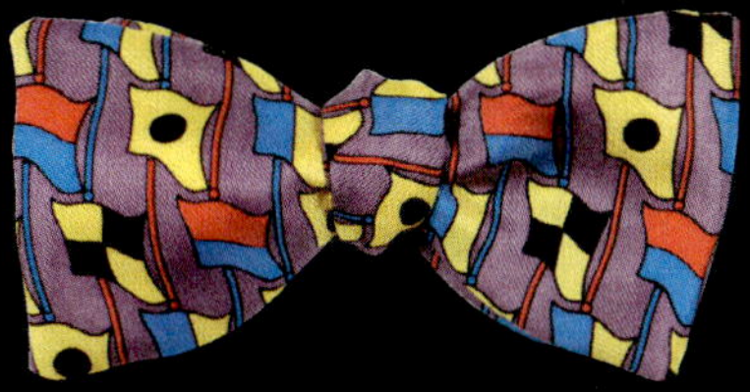

J. Thomas Lambrecht

Risikopatienten und Notfälle

Der Zahnarzt ist der Facharzt der Mundhöhle. Diese Behauptung oder Forderung wird – auch in anderer Form – in den letzten Jahren mehrfach und zunehmend von verschiedenen Seiten erhoben.[46,47,109] Sie schließt ein, dass zukünftige Praktiker eine stärker medizinisch basierte Ausbildung erhalten, um mit der zunehmenden Zahl von Risikopatienten, bedingt durch die steigende Morbidität bei zunehmendem Alter, zurechtzukommen.

In den letzten zehn Jahren hat der Anteil der Bevölkerung mit komplexen medizinischen Anamnesen stark zugenommen. Die Prävalenz des Diabetes beispielsweise beträgt ca. 5% (> 65 Jahre über 10%) und die des Hochdrucks 25% (> 50 Jahre bis 50%) der Bevölkerung. 88% der Patienten über 65 stehen unter beständiger, oft komplexer Medikation. Die durch koronare Herzkrankheiten bedingten Krankenhausaufenthalte verdoppelten sich bei über 65-jährigen Patienten. Die Zahl der Patienten, welche aufgrund von Transplantationen oder Autoimmunerkrankungen unter immunsuppressiver Medikation standen, wächst beständig. Die Zahl der Patienten mit Stammzelltransplantationen steigt jährlich um 15%. In den kommenden Jahrzehnten wird der Privatzahnarzt eine zunehmende Zahl von Patienten mit komplexen Krankengeschichten behandeln und sich in seiner Behandlungsplanung nach diesen Krankengeschichten richten müssen.

Bisher gab es nur wenige Bestrebungen, die zahnärztliche Behandlung von Patienten mit komplexen allgemeinmedizinischen Problemen in die Lehrpläne der zahnmedizinischen Universitätsinstitutionen aufzunehmen. Eine ganze Reihe dieser Ausbildungsstätten sehen sich multiplen (Heraus-)Forderungen gegenüber, vor allem finanzieller Natur, die den Enthusiasmus, innovative Programme zu initiieren, deutlich dämpfen. Der Druck, das generierte Klinikeinkommen durch größere Patientenzahlen zu maximieren, vermindert zugleich die Zeit, welche verfügbar ist, sich auf den medizinischen Allgemeinzustand des Patienten zu konzentrieren. Dabei werden neue zahnärztliche Themen wie Ästhetik oder Implantate in den Vordergrund gestellt, welche in den Wettbewerb um die geringe noch verbleibende Zeit im zahnärztlichen Aus-, Weiter- und Fortbildungscurriculum treten. Gerade in der zahnärztlichen Chirurgie bieten Patienten mit Vorerkrankungen das höchste Risiko. Dieses Kapitel soll für den Bereich der ambulanten Praxis dieser Tatsache Rechnung tragen. Der Aufbau der den einzelnen Grunderkrankungen zugeordneten Kapitel, berücksichtigt die Grundlagen der Erkrankung und weitere assoziierte Faktoren, welche den Patienten/die Patientin zum „Risikopatienten" machen. Dabei wird auf Probleme im Zusammenhang mit zahnärztlicher – insbesondere ambulant chirurgischer – Behandlung eingegangen. Es werden Hinweise auf entsprechende Veränderungen gegeben, die mit der Grunderkrankung speziell bei der Untersuchung im zahnärztlichen Bereich bemerkt werden können. Besondere Aufmerksamkeit gilt Maßnahmen zur Vermeidung von Zwischenfällen oder Notfällen während der Behandlung und eventuell ratsamen Modifikationen des Behandlungsplanes.

Spezielle Risikopatienten machen im Bereich der klinischen Tätigkeit an großen Zentren einen immer größeren Teil aus. Der Rahmen und die Zielsetzung des vorliegenden Buches sind primär für die ambulante Chirurgie in der zahnärztlichen Praxis vorgesehen, daher werden Themen wie Radiotherapie, Chemotherapie, Immunsuppression, Organtransplantation, Knochenmarktransplantation weniger stark gewichtet, als es eventuell in einigen Jahren notwendig sein wird.

Viele in der zahnärztlichen Praxis verschriebene Medikamente zeigen unerwünschte Interaktionen mit Arzneimitteln, die dem Patienten schon von anderen Ärzten rezeptiert wurden. So werden Bisphosphonate (BP) beim multiplen Myelom und bei ossärer Metastasierung solider Tumoren, vor allem Mamma- und Prostatakarzinomen, sowie bei Osteoporose eingesetzt. 2003 erschienen erste Fallberichte von BP assoziierten Osteonekrosen der Kiefer. Ein relevantes Risiko besteht bei Patienten, die über einen längeren Zeitraum in hoher Dosis BP intravenös erhielten. Die Pathogenese ist noch ungeklärt. Die BP assoziierte Osteonekrose der Kiefer ähnelt klinisch und radiologisch der Osteoradionekrose, deren Leitsymptom langfristig freiliegender Knochen ohne Tendenz zur Sekundärheilung ist. Der röntgenologisch auffällige Befund sind die „persistierenden Alveolen", klinisch die ausgeprägte Halitosis. Vorläufige Behandlungsempfehlungen umfassen die Prophylaxe vor und die Prävention/Früherkennung während/nach einer Bisphosphonattherapie. Der Therapieverlauf ist ungewiss. Absprachen mit dem betreuenden Onkologen sind in jedem Fall notwendig, bei ausgeprägter Manifestation der Nekrosen empfiehlt sich die Überweisung zum Mund-Kiefer-Gesichtschirurgen beziehungsweise an die entsprechende Fachklinik.[49]

9.1 Herz-Kreislauf-Erkrankungen

9.1.1 Endokarditis

Die bakterielle Endokarditis ist eine seltene, aber schwere Erkrankung, bei der ein infektiöser Streuherd am Endokard oder an den Herzklappen ein septisches Zustandsbild hervorruft. Man unterscheidet eine akute von einer subakuten Verlaufsform. Unbehandelt ist die Prognose meist ungünstig. Die Therapie besteht primär in einer ungezielten Antibiotikatherapie, die nach Erregeridentifikation und Antibiogramm angepasst wird, und sekundär evtl. in einer Klappenersatzoperation. Prädisponierende Faktoren für eine bakterielle Endokarditis sind endotheliale Läsionen wie sie bei angeborenen Herzvitien, Kardiomyopathien, künstlichen und vorgeschädigten Herzklappen (z. B. bei Status nach Endokarditis) vorkommen, implantierte Fremdkörper und prothetisches Material, Immunsuppression, Langzeit-Breitspektrum-Antibiotikatherapie, andere intensivmedizinische Maßnahmen oder i. v. Drogenabusus.[100]

Die Erreger, welche via Bakteriämie zum Herzen gelangen, haben häufig ihre Eintrittspforte im Mund- und Rachenraum, insbesondere infolge Zahnbehandlungen.[1,116] Es handelt sich dabei häufig um Viridans-Streptokokken, die in der Mundhöhle zahlreich vorhanden sind.[16,23,161] Bei einem gesunden Menschen mit intaktem Endokard sind Bakteriämien harmlos, weil das Endokard äußerst resistent gegen die Kolonisation durch Bakterien ist. Bei Risikopatienten jedoch ist die Barriere des Endothels nicht mehr völlig intakt. Es können sich Thrombozyten und Fibrin ablagern, welche Thromben bilden und primär eine nicht bakterielle thrombozytäre Endokarditis auslösen, sekundär aber die ideale Basis für eine Bakterienkolonisation darstellen.[54] Patienten mit einer schlechten Mundhygiene haben ein zusätzlich erhöhtes Risiko an einer bakteriellen Endokarditis zu erkranken.[99] Trotz geschädigtem Endothel erfordern transiente Bakteriämien, wie sie beispielsweise nach dem Zähneputzen auftreten können, keine besonderen Maßnahmen. Länger anhaltende Bakteriämien mit einer höheren Bakteriendichte erfordern hingegen eine prophylaktische antibiotische Behandlung.[100,153,158]

Mehrere medizinische Berufsorganisationen haben zur Vermeidung einer Infektion infolge Zahnbehandlungen bei Risikopatienten Konsensus-Empfehlungen erarbeitet. Es existieren Empfehlungen der *American Heart Association* (AHA) und der *British Society for Antimicrobial Chemotherapy* (BSAC).[4,23,28] Daran angelehnt wird von den deutschen, österreichischen und schweizerischen Herzstiftungen eine Endokarditisprophylaxe mittels Antibiotika empfohlen. Diese Empfehlungen sind nicht unumstritten, da keine Studien existieren, die ihren Nutzen zweifelsfrei beweisen.[3,31,122] Der Effizienznachweis der Antibiotika beruht auf Tierversuchen, da randomisierte, placebokontrollierte Studien bei Menschen aufgrund der Schwere der Erkrankung nicht durchführbar sind. Außerdem ist die Endokarditis selten und unnötige Einnahme von Antibiotika wiederum führt häufig zu Resistenzentwicklung oder allergischen Reaktionen. Auf der anderen Seite kann aber eine Endokarditis auch bei optimaler Prophylaxe nicht immer vermieden werden. Diese Tatsachen machen die bakterielle Endokarditis zu einer Krankheit, die für den behandelnden Zahnarzt von wesentlicher Bedeutung ist. Patienten mit erhöhten Risiken müssen erkannt und vor einem geplanten Eingriff antibiotisch behandelt werden. Voraussetzung dafür ist ein optimales Zusammenspiel zwischen Kardiologe, Hausarzt, Zahnarzt und Patienten.[24,139]

Die Schweizerische Herzstiftung hat Richtlinien zur Endokarditisprophylaxe bei allen zahnmedizinischen blutigen Eingriffen herausgegeben und entsprechende Ausweise, die den Patienten mitgegeben werden. Sie erachtet eine Prophylaxe für nötig bei orthodontischen Maßnahmen, Zahnsteinentfernung mit Blutung, intraligamentären Anästhesien, parodontalen Interventionen (inklusive Untersuchung), subgingivalen Antibiotika-Einlagen, Wurzelkanalbehandlungen, Zahnextraktionen und dem Einsetzen von Implantaten.[162] Auch die *British Society for Antimicrobial Chemotherapy* (BSAC) empfiehlt eine prophylaktische Therapie bei Scaling, Extraktionen und Chirurgie an der Gingiva.[19] Die *Fédération Dentaire Internationale* (FDI) erachtet jeden Eingriff, der zu gingivalen Blutungen führen oder Bakteriämie auslösen kann, als prophylaxenotwendig: gingivale Chirurgie, Extraktionen, orale Chirurgie, Endodontie, professionelle Zahnreinigung und Behandlungen mit anderen Formen von chirurgischem Trauma.[34] Die *American*

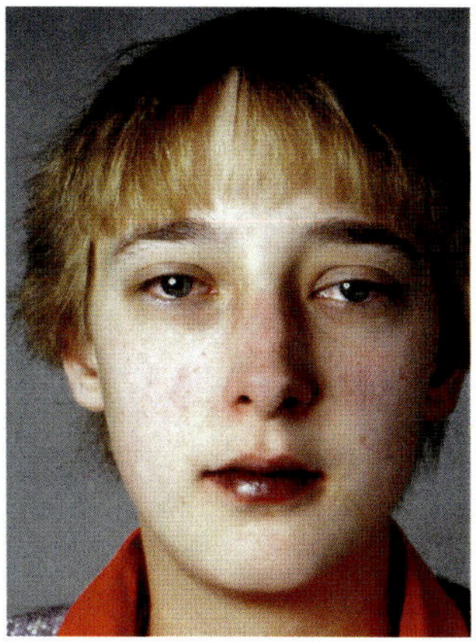

Abb. 9.1 Lippenzyanose und Petechien bei einer 17-jährigen Patientin mit Herzklappenfehler.

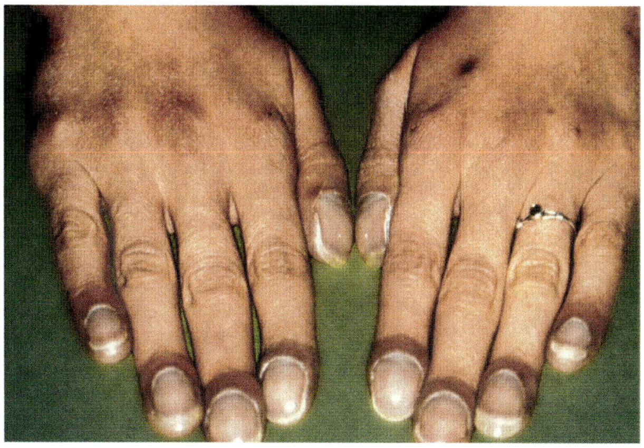

Abb. 9.2 Trommelschlägelfinger bei der Patientin aus Abbildung 9.1.

Heart Association (AHA) empfiehlt Prophylaxe bei zahnärztlichen Behandlungen, die voraussehbar zu gingivalen oder mukosalen Blutungen führen können, inklusive professioneller Zahnreinigung, *Banding*, *Debanding* und Bewegen von nicht durchgebrochenen Zähnen mittels orthodontischen Apparaturen.[4,40,57] Die Empfehlungen sind also in verschiedenen Ländern sehr ähnlich, aber unterschiedlich detailliert definiert. Dies gibt oft Anlass zu Diskussionen, ob in einzelnen Fällen eine Prophylaxe notwenig ist, oder nicht.[23,68,107,134]

9.1.1.1 Hohes Risiko

Die folgenden Empfehlungen orientieren sich im Wesentlichen an denen der AHA.[28] Status nach Klappenersatz, vorausgegangene bakterielle Endokarditis, komplexe zyanotische Herzvitien wie Ventrikelseptumdefekt, Transposition der großen Arterien, *Fallot*-Tetralogie sowie Status nach Rekonstruktion der großen Gefäße stellen ein hohes Risiko für die bakterielle Endokarditis nach zahnärztlicher Behandlung dar, auch nach entsprechenden herzchirurgischen Eingriffen. Aufgrund der Langzeit-Antikoagulantientherapie sind Patienten mit mechanischen Herzklappenprothesen gefährdet, genauso wie Patienten mit Rechts-links-*shunt* (Zyanose) oder mit anderen Indikationen zur oralen Antikoagulation. Intraorale Hinweise finden sich keine, extraoral sind Zyanose, Petechien (Abb. 9.1) oder Trommelschlägelfinger (Abb. 9.2) Hinweis gebend. Patienten mit diesem hohen Risiko sollten vor zahnärztlich-chirurgischen Eingriffen bzw. vor allen zahnärztlichen Eingriffen, welche mit einer Blutung einhergehen (Kürretage, Zahnsteinentfernung, Wurzelbehandlung) eine Endokarditisprophylaxe erhalten. Die Empfehlungen der *American Heart Association* lauten:[4,28]

a) Standard: Amoxicillin oral
   2 g unter 70 kg
   3 g über 70 kg
   bei Einmaldosis kein Unterschied, ob mäßiges oder hohes Risiko
b) bei Penicillinallergie: Clindamycin 600 mg oral

Da die Empfehlungen erfahrungsgemäß wechseln, ist es ratsam, sich im Internet jeweils aktuell zu orientieren.[24]

Patienten mit entsprechender Prophylaxe können – wenn keine Risiken bestehen – zahnärztlich-chirurgisch ambulant behandelt werden, möglichst ein bis drei Stunden nach Verabreichung des Antibiotikums. Zwischen den Behandlungsschritten sollten mindestens neun Tage vergehen, damit die penicillinresistenten Organismen sich aus der oralen Flora verabschieden können.

9.1.1.2 Mäßiges Risiko

Patienten mit den meisten anderen kongenitalen Herzvitien, die nicht unter „Hohes Risiko“ aufgelistet sind, also mit erworbenen Klappendefekten, hypertrophen Kardiomyopathien, Mitralklappenprolaps mit Regurgitation und Patienten mit hämodynamisch relevanten intrakardialen Defekten, oder Defekten, die in den vergangenen sechs Monaten korrigiert wurden, gehören zur Gruppe mit „mäßigem Risiko“ für bakterielle Endokarditis. Alle diese Patienten benötigen eine antibiotische Prophylaxe vor zahnärztlich-chirurgischen Eingriffen.

Eine periinterventionelle Antibiotikaprophylaxe bei zahnärztlichen Eingriffen ist nicht nötig bei Patienten mit physiologischem bzw. funktionellem Herzgeräusch, isoliertem *Ostium-secundum*-Defekt (ASDII), Vorhofseptumdefekt, Mitralklappenprolaps ohne Regurgitation, hämodynamisch nicht relevanter Trikuspidalregurgitation, koronarer Herzkrankheit (KHK) ohne weitere Risiken, intrakardialen Läsionen, die hämodynamisch nicht relevant sind oder vor mehr als sechs Monaten korrigiert wurden, früherem rheumatischem Fieber ohne Klappendefekt, Herzschrittmacher oder implantierbarem Cardioverter-Defibrillator (ICD).

Patienten mit pathologischen Herzgeräuschen sollten vor einer ausgedehnten zahnärztlich-chirurgischen Behandlung (Blutverlust) vom Kardiologen untersucht werden. Seine therapeutischen Empfehlungen sollten unbedingt befolgt werden. Das Gleiche gilt für Patienten mit synthetischen vaskulären Transplantaten bzw. *Stents.* Patienten mit Herzschrittmachern brauchen zwar keine antibiotische Prophylaxe, jedoch sollten Ultraschallgeräte oder elektrochirurgische Geräte keine Anwendung finden.[62]

9.1.2 Koronare Herzkrankheiten

Die koronare Herzkrankheit (KHK) ist die Manifestation der Arteriosklerose in den Koronararterien. Sie ist ein multifaktorieller Prozess, der zur Myokardischämie führt und sich als Angina pectoris, Myokardinfarkt, Herzrhythmusstörung, Linksherzinsuffizienz oder plötzlicher Herztod darstellen kann. Die Erkrankung kann insbesondere bei Patienten mit Diabetes mellitus klinisch stumm verlaufen. Patienten mit koronaren Herzerkrankungen zeigen einen schlechteren intraoralen Status als Patienten ohne koronare Herzerkrankungen, korrelierend mit Serumwerten für Entzündungsmarker und Cholesterinspiegeln.[62,63,66,94,97,136]

9.1.2.1 Angina pectoris

Man unterscheidet die stabile von der instabilen Angina pectoris. Bei der stabilen Angina pectoris haben die Patienten über eine längere Zeit etwa die gleichen Beschwerden, welche sich typischerweise als retrosternale Schmerzen mit oder ohne Ausstrahlung in Hals, Unterkiefer oder linken Arm bzw. Schulter äußern. Sie treten reproduzierbar bei ähnlicher körperlicher oder psychischer Belastung auf, dauern wenige Minuten an und reagieren prompt auf die sublinguale Gabe von Nitroglycerin oder Isosorbiddinitrat. Als instabile Angina pectoris wird jede Erstangina und jede sekundär an Schwere, Dauer, Häufigkeit oder Bedarf antianginöser Medikamente zunehmende Angina sowie jede Ruhe-Angina bezeichnet. Das klinische Bild ist also „unstabil".

Angina pectoris-Anfälle treten in Stresssituationen gehäuft auf, zahnärztliche Behandlungen bzw. zahnärztlich-chirurgische Eingriffe zählen dazu, *sudden death in the office* ist beschrieben.[79] Mit nicht selektiven Betablockern vorbehandelte Patienten können auf Adrenalin mit Blutdruckanstieg und evtl. Reflexbradykardie reagieren, Thrombozytenaggregationshemmer (Aspirin) können zu verstärkten Blutungen führen. Arzneimittelabhängige Veränderungen können zu Klagen des Patienten über Mundtrockenheit, Geschmacksveränderungen oder Stomatitis Anlass geben.

Bei instabiler Angina pectoris besteht ein 20%iges Risiko für einen akuten Myokardinfarkt. Hier sollte auf elektive Maßnahmen völlig verzichtet werden. Bei Notfällen ist ein intravenöser Zugang ratsam, symptomatisch Nitroglycerin, Monitoring und Sedierung. Mäßiges Risiko besteht bei der stabilen Angina pectoris. Elektive Maßnahmen sind bei kurzen Terminen und adäquater Lagerung unter den oben angegebenen Kautelen möglich.

9.1.2.2 Akuter Myokardinfarkt

Der akute Myokardinfarkt hat die ischämische Nekrose größerer zusammenhängender Myokardanteile infolge des Verschlusses einer Koronararterie zur Folge. Die Ursache ist in den meisten Fällen ein frischer, verschließender Gerinnungsthrombus auf dem Boden einer vorbestehenden KHK. Nach Angaben der WHO ist der akute Myokardinfarkt die häufigste einzelne Todesursache auf der Welt. Das höchste Risiko während der zahnärztlich-chirurgischen Behandlung besteht bei Patienten, welche innerhalb der letzten sechs Wochen den ersten Herzinfarkt erlitten hatten. Hier sollten elektive Maßnahmen auf einen späteren Zeitpunkt verschoben werden.[121,137]

Unumgängliche Notfälle (Schmerz, Trauma, Abszess) sollten in enger Zusammenarbeit mit dem Kardiologen (Konsil) und Anästhesisten *(stand-by)* erfolgen. Hier empfiehlt sich die Überweisung an den Mund-Kiefer-Gesichtschirurgen oder die entsprechende Fachklinik. Patienten nach zwei oder mehr abgelaufenen Myokardinfarkten gehören der hohen Risikogruppe an.

Bei mäßigem Risiko, d. h. bei Patienten deren erster Infarkt länger als sechs Wochen zurückliegt, ergeben sich gleiche Konsequenzen für die zahnärztlich-chirurgische Behandlung wie bei Patienten mit KHK und stabiler Angina pectoris. Die Langzeit-Thrombozytenaggregationshemmung mit Aspirin erfordert keine besonderen Maßnahmen, außer längerer postoperativer Kompression mit Aufbisstupfern. Für Patienten mit oraler Antikoagulation (z. B. mit Marcoumar) (s. Kap. 9.5.2) nach Bypass- oder transkutaner *Stent*-Operation sollte die prophylaktische Antibiotikagabe mit dem behandelnden Kardiologen abgesprochen werden.

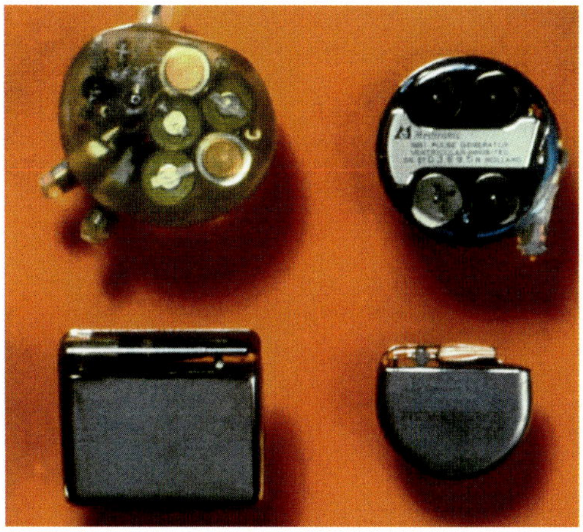

Abb. 9.3 Herzschrittmacher unterschiedlicher Herstellungsart und Größe.

9.1.2.3 Herzrhythmusstörungen

Herzrhythmusstörungen können beim Gesunden auftreten und keinen Krankheitswert haben. Häufiger sind sie Folge einer Herzerkrankung, einer hämodynamischen Belastung des Herzens oder einer extrakardialen Erkrankung und können u. a. Ursache für einen letalen Krankheitsverlauf (plötzlicher Herztod) sein. Klinisch werden Herzklopfen, Herzrasen oder Herzstolpern bemerkt bis hin zu Symptomen eines verminderten Herzzeitvolumens (Angina pectoris, Dyspnoe, Angst, Benommenheit oder Bewusstlosigkeit). Man teilt die Herzrhythmusstörungen ein in Reizbildungsstörungen, Reizleitungsstörungen, Präexzitationssyndrome und Herzkreislaufstillstand sowie nach der Frequenz (normokard, bradykard, tachykard). Bei den Tachykardien unterscheidet man nach ihrem Ursprung die Sinustachykardie, die paroxysmale supraventrikuläre Tachykardie, die atriale Tachykardie und die ventrikuläre Tachykardie.[118]

Ebenso wie bei den koronaren Herzkrankheiten lassen Stresssituationen bei Patienten mit Herzrhythmusstörungen das Risiko eines Zwischenfalls ansteigen. Lebensbedrohende Situationen bei zahnärztlich-chirurgischer Behandlung sind möglich – Herzstillstand eingeschlossen. Patienten mit Herzschrittmachern müssen beachtet werden.[62,89] Auch die Behandlung von Patienten mit Antiarrhythmika kann für den Zahnarzt von großer Bedeutung sein. Nach *Vaughan-Williams* unterscheidet man vier Klassen:

1. die Natriumkanalblocker (Chinidin, Ajmalin, Disopyramid, Lidocain, Phenytoin, Propafenon, Flecainid)
2. die Betarezeptorenblocker (Metoprolol, Sotalol)
3. die Kaliumkanalblocker (Amiodaron, Sotalol) und
4. die Kalziumkanalblocker (Verapamil, Diltiazem)[152]

Nebenwirkungen dieser Medikamente können als orale Manifestationen Mundtrockenheit, Petechien und Ulzerationen aufweisen.

Hier ist eine detaillierte Medikamentenanamnese (primär per Anamnesefragebogen, sekundär Nachfragen) sehr wertvoll, um bei der Untersuchung ggf. Analogien zu ziehen. Anamnestisch wird zudem gezielt nach Herzerkrankungen in der Familie, Schilddrüsenerkrankungen, chronischen Lungenkrankheiten und Herzoperationen (inkl. Implantation eines Herzschrittmachers, Abb. 9.3) gefragt. Ebenso wie bei der Untersuchung der Hypertonie-Patienten ist es wichtig, dass der Zahnarzt beim Pulsfühlen auf die Frequenz achtet: langsamer Puls (Bradykardie), schneller Puls (Tachykardie), unregelmäßiger Puls (Arrhythmie, Extrasystolen). Die Blutdruckmessung und das Monitoring (Abb. 1.7 bis 1.9) sind weitere sinnvolle Präventionsmaßnahmen.[5,96,118] Die Adaption des Behandlungsplanes erfolgt in mehreren Schritten:

1. Reduktion der Angstgefühle:
   Kurze Termine am Morgen oder am frühen Nachmittag mit Prämedikation, und Sauerstoffinhalation bei dauernder Kommunikation.
2. Vermeiden von Katecholaminen.[42,105]

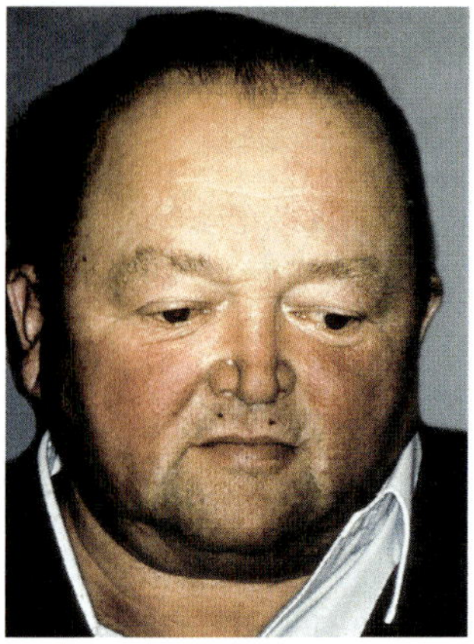

Abb. 9.4 Adipositas, Hypertonie und Diabetes mellitus Typ 2 bilden das metabolische Syndrom.

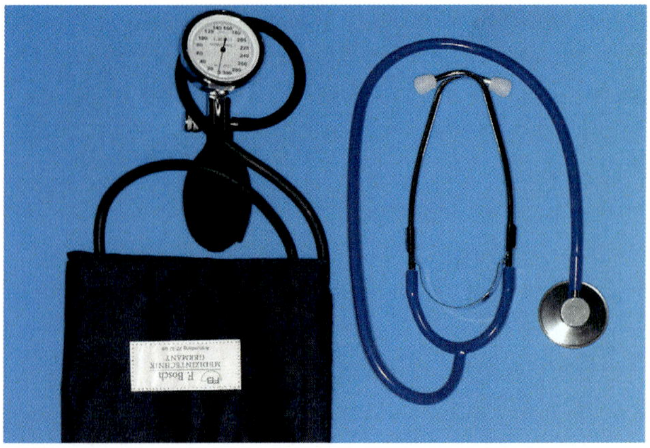

Abb. 9.5 Stethoskop und Blutdruckmessgerät stellen eine preisgünstige Grundausrüstung zur Blutdruckmessung dar.

a) empfohlen: 1:200 000 Epinephrin als Lokalanästhesiezusatz (Patienten mit schwerer Arrhythmie: kein Adrenalin)
b) Maximaldosis zwei Ampullen, Aspiration selbstverständlich
c) kein Adrenalin in Retraktionsfäden oder zur lokalen Blutstillung.

Unter diesen Voraussetzungen kann eine zahnärztlich-chirurgische Behandlung in der Praxis stattfinden, ambulant geführte Intubationsnarkosen sind nicht angezeigt.

9.1.3 Arterielle Hypertonie

Die arterielle Hypertonie ist eine so genannte Volkskrankheit mit einer Prävalenz von über 50% der über 50-Jährigen in westlichen Industrienationen. Nach Angaben der Schweizerischen Herzstiftung leidet jeder siebte Erwachsene unter Bluthochdruck. In den USA wird geschätzt, dass 58 Millionen Amerikaner eine Hypertonie haben, ein Drittel davon ohne zu wissen, dass sie betroffen und gefährdet sind.[120] Man unterscheidet zwischen essenzieller (> 90% der Fälle) und sekundärer Hypertonie. Bei der essenziellen Form ist die Ursache des Bluthochdrucks unbekannt. Bei der sekundären Form kann eine Ursache nachgewiesen werden. Dies sind hauptsächlich Nierenerkrankungen, endokrine Erkrankungen, Gefäßerkrankungen, Erkrankungen des Zentralnervensystems, der Schilddrüse, Vergiftungen oder Medikamenteneinnahme. Weiterhin gibt es eine schwangerschaftsinduzierte Hypertonieform. Die Erkrankung tritt häufig im Rahmen des metabolischen Syndroms auf (essenzielle Hypertonie, Diabetes mellitus Typ 2, stammbetonte Adipositas und Hyperlipoproteinämie, Abb. 9.4). Ursächlich spielen falsche Ernährung, Bewegungsarmut, Rauchen, Alkohol und endokrine Faktoren eine Rolle.[144] Gesellschaftliche Entwicklungen (stressbedingter bzw. positionsbedingter Hochdruck) werden als unabhängige oder zusätzliche Risikofaktoren diskutiert.[10]

Das kardiovaskuläre Risiko nimmt vom niedrig normalen bis zu den höchsten Blutdruckwerten kontinuierlich zu. Eine arterielle Hypertonie beim Erwachsenen liegt bei systolischen Blutdruckwerten von über 140 mm Hg oder diastolischen Blutdruckwerten von über 90 mm Hg vor (Definition der WHO 1996). Das Ziel besteht darin, Patienten mit erhöhtem Blutdruck zu identifizieren, zu behandeln und das erhöhte kardiovaskuläre Risiko dieser Patienten zu reduzieren. Schon der psychische Stress, der vor oder bei einem Zahnarztbesuch auftritt, kann einen Anstieg des Blutdrucks, in Extremfällen weitergehend eine Angina pectoris auslösen.

Weniger als 50% der Patienten mit diagnostizierter Hypertonie sind medikamentös zufrieden stellend eingestellt. Insofern ergibt sich ein erheblicher Anteil unbekannter bzw. nicht oder unzureichend therapierter Hochdruckpatienten als Risikopatienten für die zahnärztliche Praxis.[5,77] Der Zahnarzt bzw. die Zahnärztin kann eine wichtige Rolle bei der Erstdiagnose des Bluthochdrucks spielen.[18,54] Alles was dazu nötig ist, zeigt Abbildung 9.5.

Bei der zahnärztlichen Untersuchung antihypertensiv eingestellter Patienten fällt oft eine Mundtrockenheit auf. Diazoxide, Propranolol und Methyldopa können zu lichenoiden Reaktionen, Nifedipin zu Gingivahyperplasien führen.[67] Angioödeme als Nebenwirkungen von *Angiotensin-converting enzyme inhibitors* können zu verstärkten Gingivablutungen führen. Alle Kalziumantagonisten, vor allem Nifedipin, verursachen Gingivahyperplasien. Als Präventionsmaßnahme ist es ratsam, dass bei bekannten Hypertonie-Patienten vom Zahnarzt der Blutdruck gemessen wird. Alternativ besteht die Möglichkeit, vor und bei allen zahnärztlich-chirurgischen Eingriffen ein Monitoring durchzuführen.[5,118] Ein Screening bietet sich bei Adipösen und Diabetikern ebenfalls an (metabolisches Syndrom). Bei Blutdruckwerten ≥ 180/110 sollte – wenn es kein Notfall ist – der Eingriff zurückgestellt und eine Vorstellung beim Hausarzt, Internisten bzw. Kardiologen veranlasst werden. Prämedikation (Sedativa), kurze Termine, bequeme Lagerung und offene Kommunikation sind allgemeine Maßnahmen. Speziell zu achten ist auf niedrige Adrenalinkonzentration im Lokalanästhetikum, Aspiration und langsame Injektion sowie die Vermeidung von adrenalinhaltigen Retraktionsfäden.[7] Gut überwachte Hypertonie-Patienten können so zahnärztlich-chirurgisch versorgt werden. Bei sonstigen Risiken empfiehlt sich die Überweisung zum Mund-Kiefer-Gesichtschirurgen bzw. in die entsprechende Fachabteilung.

9.2 Lungenerkrankungen

9.2.1 Asthma bronchiale

Asthma bronchiale ist eine Erkrankung mit weltweit zunehmender Inzidenz.[26] Es handelt sich um eine chronisch entzündliche Erkrankung der Atemwege, welche zu bronchialer Hyperreaktivität und anfallsartiger, aber reversibler Atemnot infolge Bronchialobstruktion führt. Ein Asthmaanfall sollte bei der zahnärztlichen Behandlung vermieden werden, allein wegen der Aspirationsgefahr.[139] Praktisch alle Asthmatiker berichten in der Anamnese über ihre Krankheit. Die meisten führen ein Notfallspray zur Bronchodilatation (kurzwirksames Beta-2-Mimetikum) mit sich. In Absprache mit dem Patienten ist ein prophylaktischer Spraystoss kurz vor Beginn der Behandlung sinnvoll.[8] Bekannte Anfall auslösende Faktoren sollten vermieden werden. Bei neuen Patienten mit schwerem Asthma ist Rücksprache mit dem behandelnden Arzt ratsam. Folgende Medikamente sind bei Asthmatikern kontraindiziert: Aspirin, nicht-steroidale Entzündungshemmer, Betablocker, Parasympathomimetika, Sedativa, Antitussiva, Makrolid-Antibiotika (Erythromycin), eine aktuelle Theophyllin-Therapie sowie Lokalanästhestika mit Zusätzen, die durch Sulfitverbindungen konserviert werden.[138] Beim Monitoring ist vor allem auf die Sauerstoffsättigung zu achten.

9.2.2 Chronisch obstruktive Lungenerkrankung

Die COPD (*chronic obstructive pulmonary disease*) ist eine chronische Lungenerkrankung mit progredienter Atemwegsobstruktion, welche nach Gabe von Bronchodilatatoren/Glukokortikoiden nicht vollständig reversibel ist. Sie kann auf dem Boden einer chronischen Bronchitis oder eines Lungenemphysems entstehen. Die chronische Bronchitis ist charakterisiert durch Husten mit Auswurf an den meisten Tagen während mindestens drei aufeinanderfolgenden Monaten in zwei aufeinanderfolgenden Jahren (WHO Definition). Sie betrifft bis zu 10% der Bevölkerung in Industrienationen und ist häufig mit Nikotinabusus assoziiert (90% der COPD-Patienten sind Raucher).[59]

Prognostisch ist bedeutsam, ob es sich um eine einfache chronische Bronchitis ohne Bronchialobstruktion oder bereits um eine chronisch-obstruktive Bronchitis mit Belastungsdyspnoe und eingeschränkter Leistungsfähigkeit handelt. Die Obstruktion kann dabei irreversibel oder teilweise reversibel sein. Anamnestisch sollte nach Nikotinabusus, Husten mit Auswurf und belastungsabhängiger Atemnot gefragt werden. Hinweise bei der Untersuchung sind zum Beispiel durch Rauchen verursachte Mundschleimhautveränderungen (Leukoplakie, *Leukokeratosis nicotinica*). Eine Verschlechterung der verminderten Atemfunktion während der zahnärztlichen Behandlung sollte vermieden werden.[135] Die Patienten sollten aufrecht im Behandlungsstuhl sitzen, beidseitige Leitungsanästhesien (mandibularis, palatinal) sind nicht indiziert, ebenso wie Kofferdam, Barbiturate, Benzodiazepine, Morphin, Narkotika, Antihistaminika und Anticholinergika. Eine Sauerstoffgabe von maximal zwei Liter pro Minute kann hilfreich sein, Vorsicht jedoch vor Atemdepression durch Sauerstoff – die arterielle Hypoxie ist beim schweren COPD-Patienten der wichtigste Atemantrieb. Nomenklatorisch zu unterscheiden ist das z. B. durch zahnärztliche Luftbläser ausgelöste Emphysem (mediastinales Emphysem), das als lebensbedrohlicher Zwischenfall mehrfach beobachtet wurde.[56,81]

9.2.3 Tuberkulose

Die Tuberkulose (Tbc) ist eine meldepflichtige Infektionskrankheit (am häufigsten der Lunge), hervorgerufen durch das *Mycobacterium tuberculosis* (Robert Koch 1882, erste exakte Definition einer erregerspezifischen Infektionskrankheit). Insbesondere in Nordamerika und Osteuropa sind gegen Antibiotikatherapie resistente Tbc-Stämme aufgetreten. Ebenso wie bei Hepatitis B und HIV steht hier der Schutz des Praxisteams vor Infektion durch den Patienten im Vordergrund. Es werden unterschieden:

1. Patienten mit Zeichen oder Symptomen von Tuberkulose
2. Patienten mit einer Tuberkulose in der Anamnese
3. Patienten mit kürzlicher positiver Tuberkulin-Hauttestung
4. Patienten mit aktivem Sputum und positiver Tuberkulose

In allen Fällen ist es ratsam, mit dem behandelnden Arzt oder Lungenfacharzt Kontakt aufzunehmen.[53]

9.3 Leber, Niere, Magen-Darm

9.3.1 Lebererkrankungen

Die Virushepatitiden B, C, D, E sind ebenso wie Tbc und HIV infektiöse Erkrankungen, vor denen sich das Praxisteam schützen muss. Hepatitis-B-Impfungen sind für das Praxisteam obligat. Jeder unbekannte Patient muss so behandelt werden, als ob er potenziell eine Infektion verursachen kann (s. Kap. 9.6 Virusbedingte Erkrankungen). Bei der Untersuchung können im Gesicht und intraoral lichenoide erosive Veränderungen und *Spider Nävi* einen Hinweis geben.

Über eine zahnärztlich-chirurgische Behandlung und die Lokalisation ihrer Durchführung sollte in Absprache mit dem behandelnden Arzt entschieden werden. Die Leberzirrhose eines Patienten in fortgeschrittenem Stadium z. B. ist für die zahnärztlich-chirurgische Behandlung ein Risiko ersten Ranges, da Blutungen infolge der Blutgerinnungsstörung bei Lebersynthesedefekt auftreten können und da der Medikamentenmetabolismus nicht voraussehbar ist. Da die meisten Alkoholiker ihre Erkrankung negieren, ist die Führung dieser Patienten in der zahnärztlichen Praxis schwierig. Ausgedehnte chirurgische Eingriffe bei Problempatienten sollten dem Facharzt bzw. der Klinik vorbehalten sein.

9.3.2 Nierenerkrankungen

Patienten mit chronischer Niereninsuffizienz bzw. Dialysepatienten neigen zu Bluthochdruck, Anämie, Natrium- und Wasserretention, Ödemen, ggf. Herzinsuffizienz oder *Fluid Lung*, Pruritus, Polyneuropathie, urämischer Gastropathie und immunologischen Störungen. Dialysepatienten sind zudem gefährdet, bakterielle Endokarditiden oder Infektionskrankheiten wie Hepatits B oder C zu bekommen. Vorsicht mit nephrotoxischen Medikamenten, insbesondere NSAR ist geboten. Eine zahnärztlich-chirurgische Behandlung sollte im dialysefreien Intervall durchgeführt werden, zur Vermeidung von Blutungskomplikationen frühestens vier Stunden nach der Dialyse (aufgrund des hierbei verabreichten Heparins), am besten am darauf folgenden Tag nach Vorliegen der aktuellen

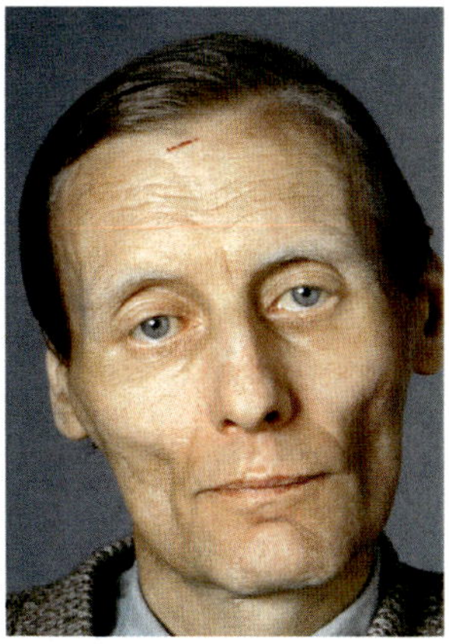

Abb. 9.6 Niereninsuffizienter Patient; Urämie, Anorexie, Stomatitis, Gastritis und motorische Unruhe sind klinische Zeichen.

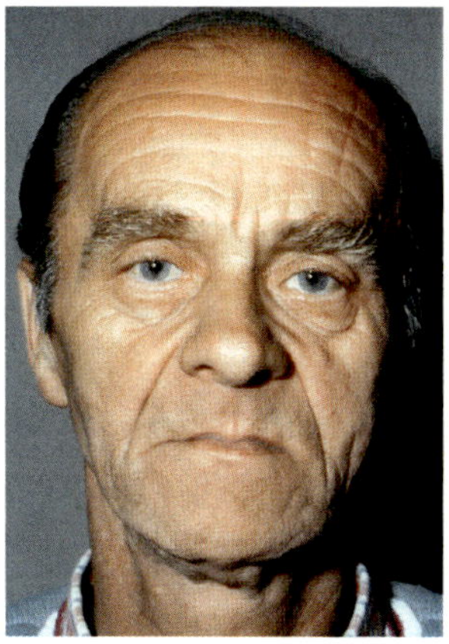

Abb. 9.7 Magenkranker Patient mit ausgeprägten Nasolabialfalten. Neben *Ulcera ventriculi* oder *-duodeni* muss auch an ein Magenkarzinom gedacht werden.

aPTT bzw. des Quick/INR-Wertes. Antibiotika sind indiziert, um die Bakteriämie zu antagonisieren. Blutentnahmen, venöse Zugänge oder Blutdruckmessungen sollten nicht am *Shunt* tragenden Arm erfolgen. Vieles spricht dafür, diese Behandlung in dafür eingerichteten Zentren durchzuführen, da sie den normalen Praxisalltag stark beeinflussen können. Terminale Nierenerkrankungen (Abb. 9.6) z. B. übersteigen die Möglichkeiten der ambulanten zahnärztlichen Behandlung. Keine Kontraindikationen bestehen für routinemäßige zahnärztliche Kontrollen, wobei vor allem auf Mundhygiene-Instruktion Wert gelegt werden muss.

9.3.3 Magen-Darm-Erkrankungen

Akute Notfälle bei gastroenterologischen Erkrankungen sind in der Zahnarztpraxis selten. Bei Patienten mit *Ulcera ventriculi* (Abb. 9.7) oder *Ulcera duodeni* sind Aspirin, andere nicht-steroidale Antirheumatika (NSAR) und eingeschränkt auch Kortikosteroide kontraindiziert. NSAR sollten zudem bei Patienten mit chronisch entzündlichen Darmerkrankungen (*Morbus Crohn, Colitis ulcerosa*) vermieden werden, da sie Schübe auslösen können.[115] Sollte bei der Untersuchung eine oropharyngeale *Candidiasis* auffallen, sind ein Abstrich und eine antimikrobielle Therapie in Absprache mit dem Hausarzt sinnvoll.

9.4 Diabetes mellitus

Nach den diagnostischen Kriterien der *American Diabetes Association* 2004 besteht ein Diabetes mellitus, wenn entweder die klassischen Symptome wie Polyurie, Polydipsie und Gewichtsverlust mit einem Gelegenheitsplasmaglukosewert > 11.1 mmol/l bzw. 200 mg/dl bestehen oder ein Nüchternplasmaglukosewert von > 7 mmol/l bzw. 126 mg/dl. Zur Bestätigung der Diagnose sollte zweimalig ein Nüchternwert abgenommen werden. Der orale Glukosetoleranztest ist insbesondere bei Patienten mit metabolischem Syndrom (Hypertonie, Adipositas, Dyslipidämie, Diabetes mellitus Typ 2) als Screening-Test indiziert.

Die Klassifikation des Diabetes mellitus ist ätiologisch orientiert:

1. Typ-1 Diabetes mellitus: „Juveniler Diabetes", bedingt durch eine Zerstörung der Insulin produzierenden Beta-Zellen, die immunologisch oder idiopathisch bedingt sein kann, auch genetisch prädisponiert. Es besteht ein Insulindefizit.
2. Typ-2 Diabetes mellitus: „Altersdiabetes", bei dem überwiegend eine Insulinresistenz und ein relativer Insulinmangel oder eine Insulinresistenz mit Insulinsekretionsdefekt vorliegt. Hier spielen genetische Faktoren bei der klinischen Manifestation eine ganz entscheidende Rolle. Meist im Rahmen eines metabolischen Syndroms.
3. andere spezifische Diabetes-Typen
4. Gestationsdiabetes.

Während der Typ-1-Diabetes etwa 5% aller Diabetiker betrifft, leidet die Mehrzahl, nämlich 85%, am Typ-2-Diabetes; 10% leiden an spezifischen Diabetes-Typen.[101,140]

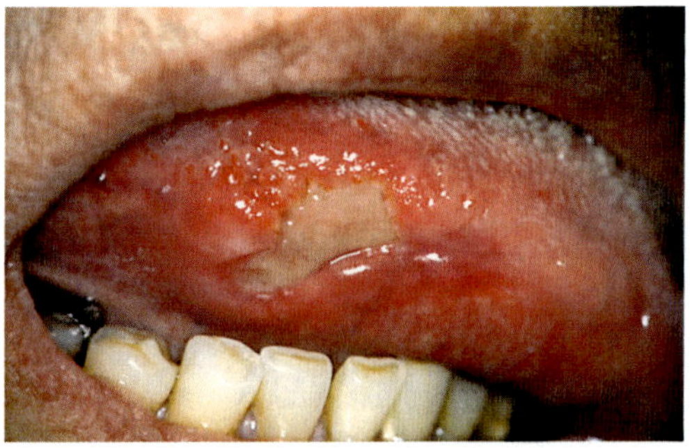

Abb. 9.8 Spontan aufgetretenes Ulkus am Zungenrand bei einem Patienten mit Diabetes mellitus Typ 1.

In der Mehrzahl der Fälle berichten die Patienten über ihre Krankheit und weisen ihren Diabetes-Pass vor. Hier kann schon erkannt werden, ob es ein Typ-1- oder Typ-2-Diabetes ist und ob es sich um einen gut eingestellten (kontrollierten) Diabetes mellitus handelt oder nicht. Für ein Diabetes-Screening in der zahnärztlichen Praxis wird empfohlen, Blut, das während der routinemäßigen Untersuchung aus dem gingivalen Sulkus austritt mit einem Glucostix aufzusaugen.[9]

Zwei in der zahnärztlichen Chirurgie unweigerlich auftretende Probleme – vor allem bei unkontrollierten Diabetikern – gilt es zu beherrschen:

1. Die Wundheilung bzw. die verzögerte Wundheilung (vasokonstriktorfreie Lokalanästhesie terminal).
2. Bei insulinabhängigen Patienten sollte einer Hypoglykämie vorgebeugt werden.[154] Zusätzliche allgemeine Erkrankungen, welche das Risiko potenzieren, sollten ausgeschlossen oder – wenn vorhanden – in den Behandlungsplan einbezogen werden.

In der Mundhöhle lassen sich verschiedene Hinweise auf Diabetes mellitus finden. Vor allem fortgeschrittene Parodontopathien, gingivale Wucherungen, Parodontalabszesse, Ulzera (Abb. 9.8), *Candidiasis* oder Xerostomie.[98,126,145–147] Diese Faktoren und vor allem die verzögerte Wundheilung nach chirurgischen Eingriffen sollten aufmerken und zum Internisten überweisen lassen, eventuell steht hier der behandelnde Zahnarzt als Schlüsseldiagnostiker in der Verantwortung. Glucostix (sinnvoll in der zahnärztlichen Praxis s. o.) hilft schnell auf die richtige Spur. Zur Vermeidung einer Hypoglykämie während der Behandlung sollten die Patienten morgens einen Termin erhalten und darauf hingewiesen werden, eine normale Mahlzeit vor der Behandlung einzunehmen. Da die Patienten eine nahende Hypoglykämie erkennen und dies artikulieren, sollten ihnen in der Praxis glukosehaltige Substanzen, zum Beispiel Traubenzucker, verabreicht werden. Die wichtigsten Symptome der Hypoglykämie sind Schwitzen, Palpitationen, Tachykardie, *Tremor*, Hunger, Kopfschmerzen, Unruhe, *Nausea*, ggf. Sehstörungen, Verwirrtheit oder Somnolenz. Gut eingestellte Patienten können – abhängig vom Verlauf des Eingriffs – ohne antibiotische Prophylaxe behandelt werden.[50] Bei zusätzlichen Risiken (Hypertonie, Adipositas, Herzinfarkt, Angina pectoris, Nierendysfunktion) sind Antibiotika indiziert, in therapeutisch schwierigen Fällen mit Antibiogramm.

9.5 Erkrankungen des Blutsystems

Die Einteilung der hämatologischen Erkrankungen richtet sich nach den unterschiedlichen Komponenten des peripheren Blutes, den korpuskulären Bestandteilen: Erythrozyten, Leukozyten und Thrombozyten (Hämatologie), den Bestandteilen des Blutplasmas: Immunglobuline und Zytokine (Immunologie) und den Gerinnungsfaktoren (Hämostaseologie). Besonders wichtig für den Zahnarzt sind die pathologischen Blutungsneigungen oder hämorrhagischen Diathesen.

9.5.1 Hämorrhaghische Diathesen

Hämorrhagische Diathesen können angeboren oder erworben, am häufigsten jedoch medikamentös induziert, sein. Sie werden nach ihrer Ursache eingeteilt in:

1. Thrombozytopathien:
   - Thrombozytopenie (häufigste Ursache)
     Ätiologie: angeboren, bei Leukämie, bei Knochenmarksschädigung durch Zytostatika (Abb. 9.9), Bestrahlung/Infektionen, bei Osteomyelosklerose, bei Vitamin-B12-/Folsäure-Mangel oder gesteigertem Verbrauch, bei Immunthrombozytopenien (z. B. nach Transfusion, medikamentös induziert, idiopathisch), bei Hyperspleniesyndrom, künstlichen Herzklappen, hämolytisch-urämischem Syndrom.
   - Thrombozytenfunktionsstörung
     am häufigsten medikamentös induziert (Acetylsalicylsäure, Clopidogrel)
2. Vaskulopathien:
   Ätiologie: Kortikosteroidtherapie, Vitamin-C-Mangel, Purpura *Schönlein-Henoch*, angeboren (u. a. *Morbus Osler-Weber-Rendu, Ehlers-Danlos*-Syndrom).
3. Koagulopathien:
   Ätiologie: Gerinnungsfaktorenmangel (vor allem Hämophilie-Faktoren VIII und IX, *von Willebrand-Jürgens*-Syndrom), Mangel an Vitamin-K-abhängigen Gerinnungsfaktoren (Lebersynthesedefekt, orale Antikoagulation, Malabsorption), Immunkoagulopathie, Verbrauchskoagulopathie, Hyperfibrinolyse.

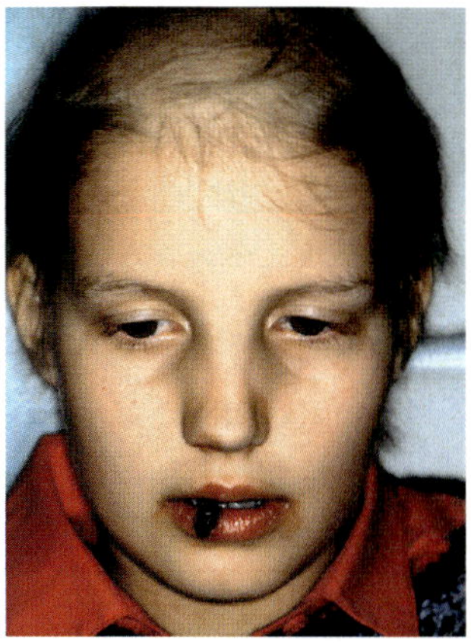

Abb. 9.9 14-jährige Patientin unter zytostatischer Behandlung bei Leukämie: Lippenhämatom mit lang anhaltender Blutung nach Bissverletzung.

Konsequenzen für die zahnärztliche Praxis:

1. Lokale Blutstillung mit Koagulantien (z. B. Kollagenvlies, Fibrinkleber), Tamponade, Naht und Verbandplatten.
2. Kein Aspirin oder nicht-steroidale Antirheumatika (NSAR).
3. Abklärung mit dem Internisten/Hämatologen, dabei Bestimmung der Thrombozytenzahl, partielle Thromboplastinzeit, Quick/INR-Wert (Thromboplastinzeit).
4. Bei zusätzlichen Risiken prophylaktisch Antibiotika gegen postoperative Infektion.

Der Klinik vorbehalten:

- Substitutionstherapie vor Chirurgie (z. B. Thrombozyten, *Fresh-Frozen-Plasma* – FFP, Gerinnungsfaktoren).[30,36,37,61,113,131]

9.5.2 Der antikoagulierte Patient

Besonders wichtig in der zahnärztlichen Praxis sind die medikamentös induzierten Blutgerinnungsstörungen durch orale Antikoagulation mit Phenprocoumon (Marcoumar) oder Cumarin (Warfarin), durch systemische Antikoagulation mit Heparin oder durch Thrombozytenaggregationshemmung mit Acetylsalicylsäure (Aspirin) oder Clopidogrel (Plavix). Die Risikopatienten in diesem Bereich nehmen in der zahnärztlichen Praxis zu, da die Indikationen für gerinnungshemmende Mittel vielfältig sind: in der Unfallchirurgie und Orthopädie (z. B. nach Endoprothetik), in der Herzchirurgie bei Herzklappenprothesen, aber auch in der inneren Medizin bei Herz- und Gefäßerkrankungen (Herzklappenerkrankung, koronare Herzkrankheit (KHK), Myokardinfarkt, Zustand nach perkutaner transluminaler Koronarangioplastie (PTCA/Stent), Vorhofflimmern, arterielle Stenosen und Verschlusserkrankungen, venöse Thrombosen, Lungenembolien und nicht zuletzt transitorische ischämische Attacken (TIA) und Apoplex).

Die Medikamente werden sowohl zur Primär- als auch zur Sekundärprophylaxe aus vitaler Indikation rezeptiert. Patienten mit gerinnungshemmender Medikation gehören zum Praxisalltag. Die Thrombozytenaggregationshemmung mit ASS erfolgt über die Hemmung der thrombozytären Thromboxansynthese. Die übliche Tagesdosis beträgt 100 mg, selten 300 mg. Dies führt in der Regel nur dann bei zahnärztlich-chirurgischen Eingriffen zu einer relevanten Blutungsneigung, wenn zusätzlich weitere Störungen vorliegen. Es ist ratsam, Kontakt mit dem behandelnden Arzt aufzunehmen, um abzuwägen, ob das Pausieren von ASS notwendig bzw. möglich ist. Gleiches gilt für Clopidogrel (Plavix).[79] Bei Nichtabsetzen ist der Patient über eine mögliche leichte Hämatombildung zu informieren. Bei Patienten, die sowohl ASS als auch Clopidogrel (Plavix) einnehmen, empfiehlt es sich, eines der Medikamente nach Rücksprache mit dem behandelnden Arzt abzusetzen. Falls dies aus medizinischen Gründen nicht möglich ist, sollte eine gute lokale Blutstillung (Fibrinkleber, Naht, Verbandplatte) durchgeführt werden. Wahleingriffe sollten auf einen späteren Zeitpunkt verschoben werden, da häufig eines der beiden Medikamente etwa sechs Monate postoperativ wieder abgesetzt wird (z. B. nach Stent-Operation). Cumarin-Derivate hemmen als Vitamin-K-Antagonisten die Gamma-Carboxylierung von Glutaminsäure bei der Synthese der Gerinnungsfaktoren II, VII, IX und X sowie der gerinnungsinhibitorischen Proteine C und S in der Leber. Durch den Mangel an aktiven Gerinnungsfaktoren sinkt die Gerinnungsfähigkeit des Blutes. Es gibt multiple Interaktionen von Cumarinen mit anderen Medikamenten. Eine Wirkungsverstärkung (also zunehmende Blutungsneigung) wird u.a. durch Salicylate inklusive Phenylbutazon und Antibiotika (Sulfonamide, Tetrazykline) hervorgerufen. Eine Wirkungsabschwächung und damit Thrombosegefährdung wird durch Vitamin K1-haltige Präparate, (Atropin, Adrenalin), Barbiturate und einige Psychopharmaka bedingt. Viele dieser Medikamente werden in der zahnärztlichen Praxis verwendet, auf Interaktionen ist zu achten.

Wurde früher die Gerinnungsfähigkeit des Blutes unter oraler Antikoagulation durch Quick-Prozente determiniert, wird sie heute in der *International Normalized Ratio* (INR) angegeben und in einem Antikoagulantienpass dokumentiert, den der Patient bei der Konsultation vorweisen soll. Die Angabe der Gerinnungszeit als INR wurde von der Weltgesundheitsorganisation (WHO) in Hinblick auf eine Vergleichbarkeit und Standardisierung der Testergebnisse bei oraler Antikoagulantientherapie empfohlen, da sich gezeigt hatte, dass die Angabe in Prozent des physiologischen Gerinnungswertes (Quick-Wert) große individuelle Abweichungen ergab (Tab. 9.1). Der INR-Wert ist keine neue Bestimmungsmethode, sondern eine von der Bestimmungsmethode unabhängige internationale Normierung des bekannten Quick-Wertes. Bei ungestörter Hämostase liegt der INR bei 1 (100% Quick-Wert). Im Unterschied zum Quick-Wert nimmt der INR-Wert mit steigender Gerinnungshemmung zu (s. Tab. 9.1). Für chirurgische Eingriffe im zahnärztlichen Bereich (dazu zählen alle Eingriffe, bei denen Blutungen auftreten können, auch Zahnsteinentfernung und Wurzelbehandlungen) wird von der *American Dental Association* (ADA) eine Einstellung des INR-Wertes auf Werte von 2,5 bis 3,5 empfohlen.

Eine eigenmächtige Änderung, das Absetzen der Antikoagulantientherapie oder die Applikation von Vitamin K durch den Zahnarzt ist nicht zulässig, da diese Maßnahmen lebensbedrohliche Konsequenzen nach sich ziehen können. Das Risiko einer Unterbrechung der Antikoagulantientherapie muss in jedem Fall dem Risiko gegenübergestellt werden, das durch Unterlassen der zahnärztlichen Therapie entstehen kann. Dementsprechend hat sich auch die fachliche Einstellung im deutschsprachigen Raum, welche in der Zusammenfassung der wissenschaftlichen Stellungnahme der DGZMK („Zahnärztliche Chirurgie bei Patienten mit Antikoagulantientherapie", *Schmelzeisen* 2001) formuliert wurde, primär danach gerichtet, dass Thrombosezwischenfälle mit tödlichem Ausgang oder bleibenden gesundheitlichen Schäden aufgrund der Unterbrechung der Antikoagulantientherapie wegen zahnärztlich-chirurgischer Eingriffe in der Literatur beschrieben sind.[130] Ähnlich schwere Konsequenzen aufgrund unbeherrschbarer Blutungen nach zahnärztlich-chirurgischen Eingriffen bei antikoagulierten Patienten finden sich nicht in der

Tabelle 9.1 Umwandlung von INR-Werten in Quick-Prozente

INR	1,5	1,8	2,0	2,1	2,3	2,5	2,8	3.0	3,5	3,9	4,0
Hepatoquick, "Boehringer" Mannheim, ISI = 0,94	44	30	25	23	20	18	15	14	11	10	9
Thromorel S „Behring" ISI = 1,1	55	44	39	36	33	30	26	24	21	18	17
Thromboplastine calcique „Merieux", ISI = 2,05	64	54	49	47	44	41	37	36	32	29	28

$$\text{INR} = \frac{\text{Gerinnungszeit des Patienten im Quick-Test (sec)}^{\text{ISI}}}{\text{Gerinnungszeit des Gesunden im Quick-Test (sec)}}$$

INR: *International Normalized Ratio*
ISI *International Sensitivity Index*
(ISI von Standard-(WHO-)Thromboplastin = 1,0)

Literatur. Obwohl bei im therapeutischen Bereich antikoagulierten Patienten ein Blutungsrisiko bei zahnärztlicher Chirurgie besteht, ist dieses geringer einzustufen als das Risiko einer Thromboembolie nach Unterbrechung der Antikoagulation und kann in der Mehrzahl der Fälle durch lokale Maßnahmen beherrscht werden. Die Unterbrechung der Antikoagulation vor zahnärztlich-chirurgischen Eingriffen ohne gesicherte Notwendigkeit dieser Maßnahme stellt für den Patienten also ein unnötiges lebensbedrohliches Risiko dar.[11] Therapeutische Maßnahmen müssen in enger Zusammenarbeit mit dem behandelnden Arzt oder Internisten durchgeführt werden.[2,12,79,129,159] Die Entscheidung, ob in der Praxis oder beim Spezialisten bzw. in der Fachklinik therapiert wird, bleibt der Verantwortung des chirurgisch tätigen Kollegen überlassen.

Chirurgisches Vorgehen

Im Einzelnen sind nach der oben genannten DGZMK-Stellungnahme bei INR-Werten im therapeutischen Bereich zwischen 2,0 und 3,5 Extraktionen eines oder mehrerer Zähne und unkomplizierte Osteotomien unter Berücksichtigung entsprechender lokaler Blutstillungsmaßnahmen ohne stärkere Blutungsgefahr möglich. Der INR-Wert ist präoperativ am Operationstag zu bestimmen. Bei umfangreichen chirurgischen Sanierungen oder Operationen mit ungenügender Möglichkeit der lokalen Blutstillung ist eine vorübergehende Änderung des INR-Wertes, z. B. von 1,6 bis 1,9 durch den die Antikoagulantientherapie vornehmenden Arzt möglich. Dieser Arzt wird entscheiden, ob das durch die Reduzierung der Therapie gegebenenfalls höhere Thrombose- bzw. Embolierisiko eine vorübergehende Gabe von Heparin erfordert.

Falls nicht durch das Vorliegen einer Grunderkrankung kontraindiziert, können Lokalanästhetika mit Vasokonstriktoren bei Patienten unter Antikoagulantientherapie verwendet werden. Dabei ist zu beachten, dass später auftretende Blutungen bei Nachlassen der Vasokonstriktion auftreten können (Abb. 9.10,

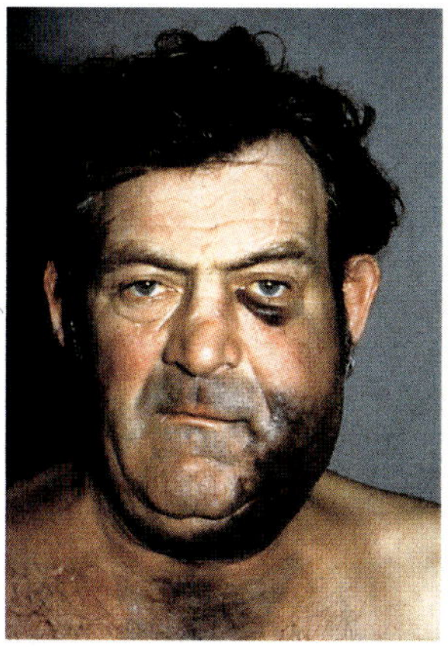

Abb. 9.10 62-jähriger antikoagulierter Patient nach Extraktion von Zahn 27 ohne Absetzen des Marcoumars.

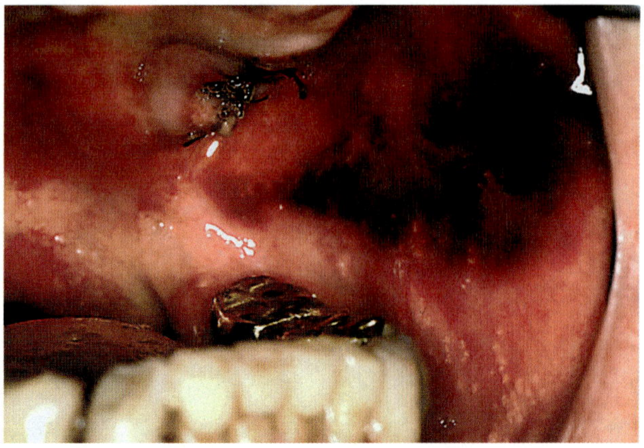

Abb. 9.11 Ausdehnung des intraoralen Hämatoms des Patienten aus Abbildung 9.10. Die Blutung begann auf dem Heimweg nach der Behandlung beim Hauszahnarzt.

Abb. 9.11). Eventuell auftretende Nachblutungen können mithilfe lokaler Maßnahmen wie beispielsweise Tamponaden, Auffüllung der Alveole mit Kollagenvlies und individuell angefertigten vorbereiteten Schutzplatten behandelt werden. Die Adaption der Wundränder mit resorbierbarem Nahtmaterial und zusätzlicher Einsatz von Fibrinkleber ist möglich. Eine lokale Kompression (Bisstupfer während der ersten Stunde postoperativ) soll helfen, das Koagulum zu stabilisieren. Vorsichtige Spülungen mit Tranexam-Säurelösung werden ebenfalls empfohlen.

9.6 Virusbedingte Erkrankungen

Folgende Erreger sind Ursache für die wichtigsten fachrelevanten virusbedingten Erkrankungen:
1. Humanes Immundefizienz Virus (HIV)
2. Hepatitis-B-Virus (HBV)
3. Hepatitis-C-Virus (HCV)
4. *Epstein-Barr*-Virus (EBV – *Mononucleosis infectiosa)*
5. Cytomegalie-Virus (CMV-Infektion)
6. Herpes-simplex-Virus (HSV)

Viruserkrankungen können von Patienten auf das Klinik-/Praxispersonal und umgekehrt übertragen werden.

Bis zum heutigen Zeitpunkt wurde – mit der möglichen Ausnahme von sechs Patienten, die eventuell durch einen Zahnarzt in Florida infiziert worden sind – kein Hinweis darauf gefunden, dass Patienten durch Klinik- oder Praxispersonal mit HIV infiziert worden sind. Berufsbedingte HIV-Infektionen sind hingegen beschrieben.[65] HBV und HCV wurden ebenfalls, wie Fallberichte zeigten, in einer Anzahl von Fällen in der zahnärztlichen Praxis von Patienten auf zahnärztliches Personal übertragen.[39] Patienten mit fortgeschrittener HIV-Erkrankung zeigen eine signifikante Suppression ihres Immunsystems und können ein Wundinfektionsrisiko nach zahnärztlicher Chirurgie bieten, welches vergleichbar ist mit der Infektionsrate bei immuninkompetenten Patienten.[95,111,130] Durch eine begleitende Thrombozytopenie können HIV-Patienten eine starke Blutungsneigung entwickeln.[80]

9.6.1 HIV/AIDS

Mundhöhlenbefunde, die im zahnmedizinischen Fachbereich Hinweise auf das Vorliegen einer Aidserkrankung geben können, sind vielfältig:
1. *Kaposi*-Sarkom (Abb. 9.12, Abb. 9.13)
2. Haarige Leukoplakie (*Hairy Leukoplakia*) (Abb. 9.14)
3. Orale *Candidiasis* (Abb. 9.15)
4. Xerostomie
5. Lineare erythematöse Gingivitis (Abb. 9.16)
6. Nekrotisierende ulzerative Gingivitis/Parodontitis (Abb. 9.17)
7. *Stomatitis aphthosa* (Abb. 9.18)
8. Aphthöse Läsionen (Major Typ) (Abb. 9.19)
9. Primäre oder rezidivierende Herpes-simplex-Läsionen (Abb. 9.20).

Extraorale Begleitbefunde sind:
1. *Herpes zoster*
2. Lymphadenopathie
3. Speicheldrüsenhypertrophie
4. *Non-Hodgkin-Lymphom*[27,48,69,117,132,133]

Die Identifikation des HIV-infizierten Patienten ist schwierig.[45] Als Prinzip gilt die Regel, dass jeder Patient so zu behandeln ist, als ob er potenziell ein infektiöses Virus trägt. Alle asymptomatischen HIV-Antikörper von positiven Individuen können AIDS entwickeln. Dies kann jedoch mit einer Latenz von bis zu 15 Jahren geschehen. Die CD-4-Zellzahl und die HI-Viruslast müssen bei sämtlichen HIV-infizierten Patienten regelmäßig kontrolliert werden. Der Verlauf wird dokumentiert und sollte vor zahnärztlich-chirurgischer Behandlung zur Beurteilung der Immunkompetenz mit herangezogen werden. Bei Abnahme der CD-4-Lymphozyten ist vor zahnärztlicher Chirurgie dringend Rücksprache mit dem behandelnden Arzt notwendig. Patienten mit signifikanter Immunsuppression sollten antibiotische Prophylaxe bei zahnärztlich-chirurgischen Eingriffen erhalten, ebenso sollte die Blutgerinnung präoperativ überprüft werden.

9.6.2 Hepatitis-B-Virusinfektion

Die HBV-Infektion wird parenteral, sexuell und perinatal übertragen. Das mittlere Risiko einer Infektion nach Nadelstichverletzung beträgt 30%. Die Patienten bzw. Praxisteammitglieder können durch einen infizierten Zahnarzt angesteckt werden. Hepatitis B kann vom Zahnarzt durch einen infektiösen Patienten aufgenommen werden. Da die meisten Träger über die Krankengeschichte nicht zu identifizieren sind, sollten alle Patienten so behandelt werden als wären sie infiziert.[32] Sämtliches zahnärztliches Personal ist gegen Hepatitis B geimpft. Bei bestehender Hepatitis-B- und D-Ko-Infektion kann auch diese parenteral übertragen werden. Impfschutz gegen Hepatitis B schützt auch vor Infektion mit dem Hepatitis-D-Virus (Hepatitis D kann nur bei bestehender Hepatitis B auftreten).

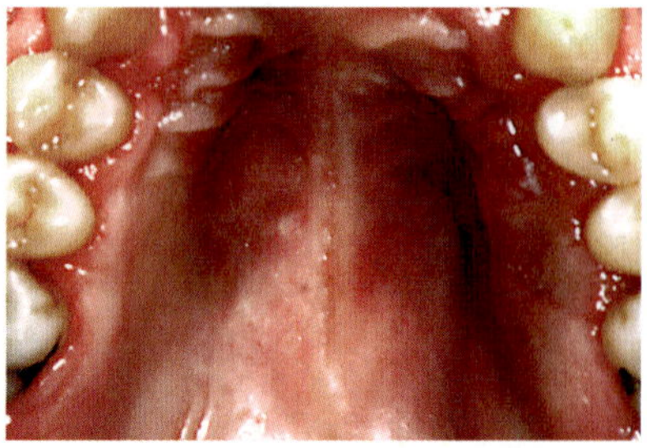

Abb. 9.12 *Kaposi*-Sarkom am harten Gaumen bei HIV. Die Mundschleimhautveränderung mit relativ geringer Pigmentierung kann leicht übersehen werden.

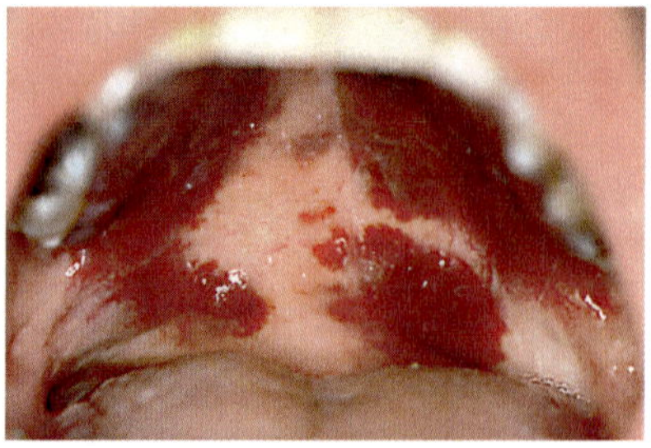

Abb. 9.13 Ausgeprägtes *Kaposi*-Sarkom am harten Gaumen bei HIV.

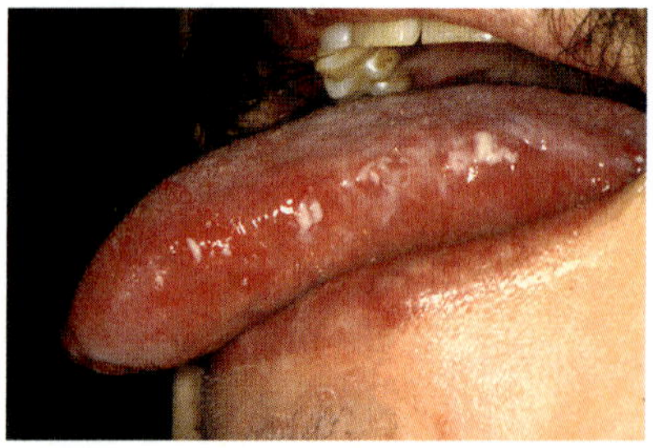

Abb. 9.14 *Hairy leukoplakia* am Zungenrand bei einem homosexuellen Patienten (Risikogruppe) mit HIV.

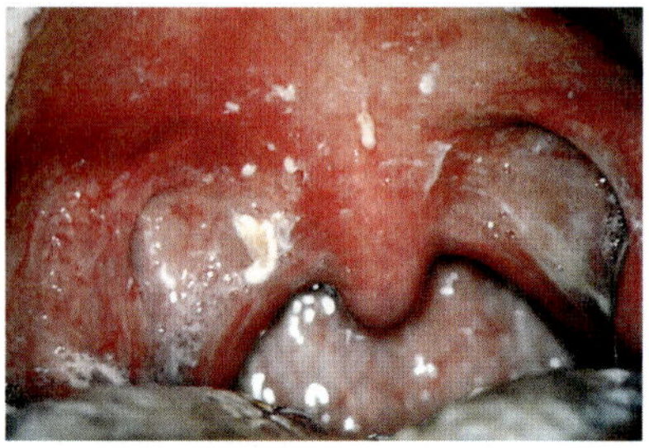

Abb. 9.15 *Candidiasis* mit besonderer Ausbreitung am weichen Gaumen bei HIV.

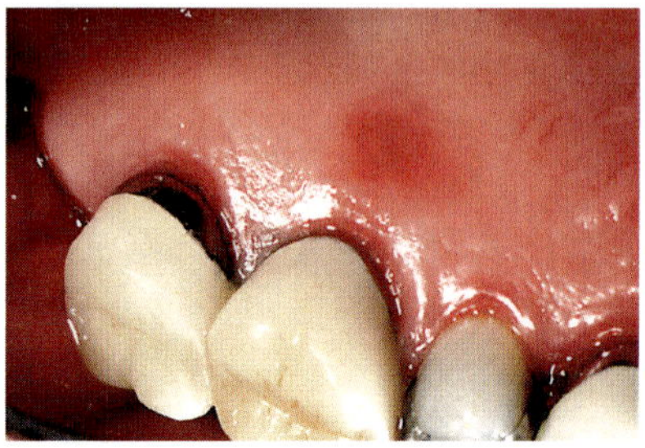

Abb. 9.16 Lineare erythematöse Gingivitis bei HIV.

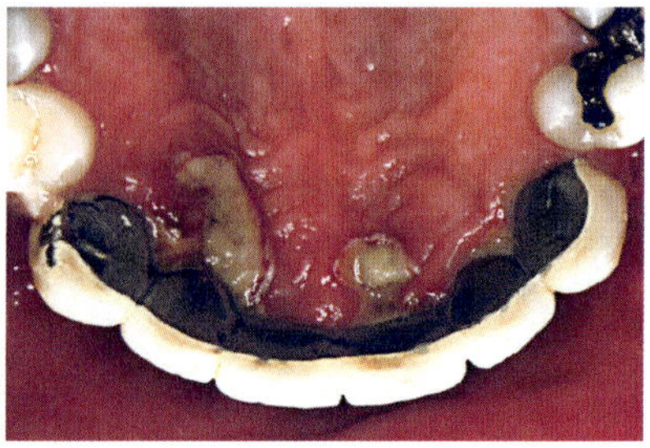

Abb. 9.17 Nekrotisierende ulzerative Parodontitis bei HIV.

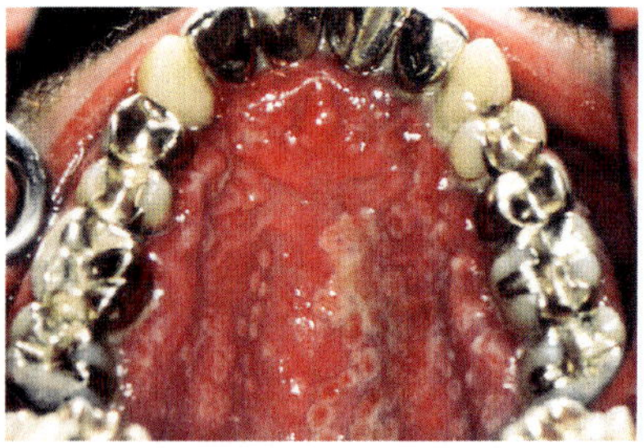

Abb. 9.18 *Stomatitis aphthosa* bei HIV.

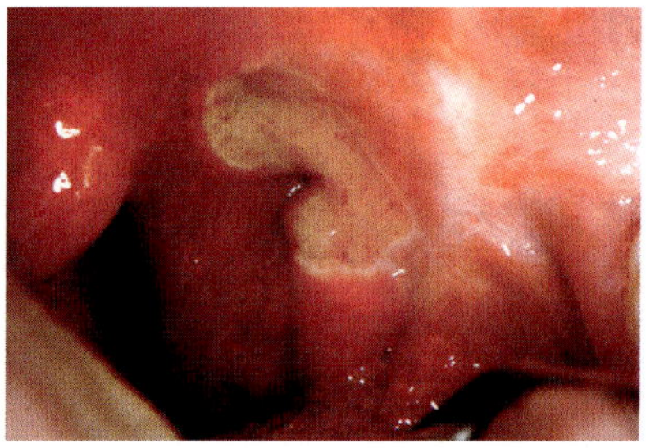

Abb. 9.19 Aphthe („Typ Major") bei HIV.

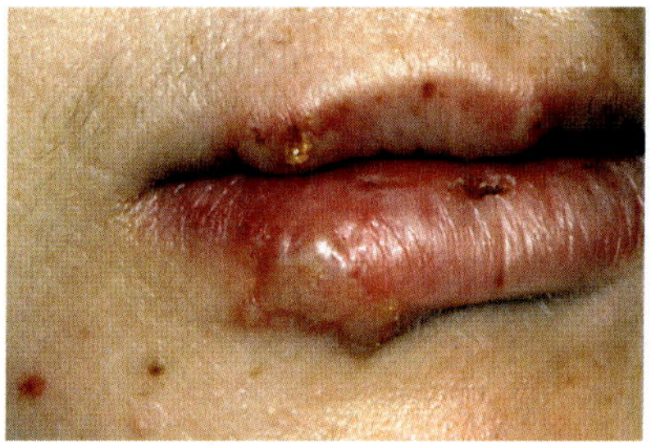

Abb. 9.20 Herpes simplex bei HIV.

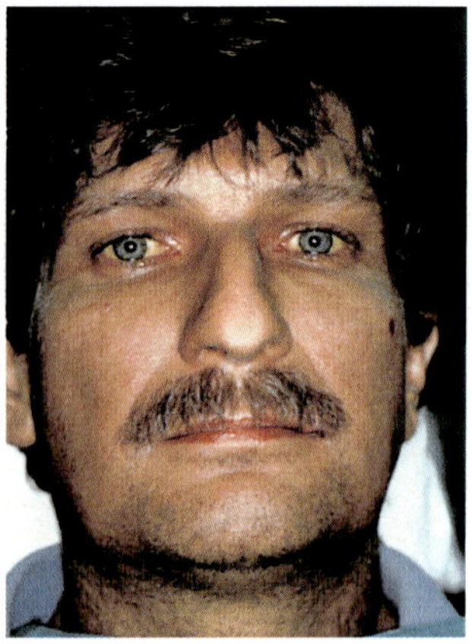

Abb. 9.21 Ikterus bei akuter Hepatitis.

Patienten mit akuter Hepatitis (Abb. 9.21) sollten nach Rücksprache mit dem behandelnden Arzt nur notfallmäßig behandelt werden. Patienten mit chronisch aktiver Hepatitis B oder Hepatitis B in der Anamnese sollten ebenfalls nach Rücksprache mit dem behandelnden Arzt behandelt werden. Bei fortgeschrittenem Leberparenchymschaden können Patienten mit chronisch aktiver Hepatitis zu Blutungen und verändertem Arzneimittelmetabolismus neigen sowie lichenoide Eruptionen der Mundschleimhaut aufweisen. Wenige Medikamente sollten verschrieben werden, die über die Leber metabolisiert werden. Präoperativ ist der Gerinnungsstatus zu bestimmen.

9.6.3 Hepatitis-C-Virusinfektion

Die Infektion mit dem Hepatitis-C-Virus (HCV) ist weltweit eine der häufigsten Ursachen der chronischen Hepatitis (inkl. ihrer Komplikationen), der Leberzirrhose und des hepatozellulären Karzinoms. 1,4% der amerikanischen Bevölkerung sind infiziert.[83] Für die zahnärztliche Praxis ist daher zu erwarten, dass eine ansteigende Zahl von Patienten mit der Diagnose einer Hepatitis-C-Virusinfektion zur zahnärztlichen Behandlung erscheint. In der Schweiz wurde eine niedrige Prävalenz des Hepatitis-C-Virus-Antikörpers im Bereich des zahnmedizinischen Personals festgestellt.[157]

Das Virus wird hauptsächlich parenteral, aber auch sexuell und perinatal übertragen. In 30 bis 70% der Infektionen verläuft die Erkrankung chronisch. Die Infektion mit dem Hepatitis-C-Virus ist mit einer Anzahl von extrahepatischen Manifestationen assoziiert, die unter Umständen auch im Fachbereich einen *Lichen planus* oder eine Sialadenitis einschließen können.[83] Ein Zusammenhang mit dem oralen *Lichen planus* ist nicht nachgewiesen.[25]

Der natürliche Verlauf der chronischen Hepatitis C wird von verschiedenen Faktoren beeinflusst und ist sehr unterschiedlich. Die Behandlung schließt daher Alkoholkarenz bzw. -reduktion, Impfung gegen Hepatitis A und B sowie Reduktion von Übergewicht ein. Als Standardtherapie gilt heute die Kombinationsbehandlung mit Peginterferon-alpha und Ribavirin je nach Genotyp über sechs bis zwölf Monate und erreicht eine Heilungsrate von 50 bis 80%.[99] Hepatitis E wird (wie Hepatitis A) fäkal-oral übertragen, beide sind nach heutigem Stand für die zahnärztliche Praxis von untergeordneter Bedeutung.

9.6.4 Herpes-simplex-Virus

Die primäre *Gingivostomatitis herpetica* ist eine Infektionskrankheit, verursacht durch das Herpes-simplex-Virus Typ 1, seltener Typ 2. Zunächst entwickeln sich klare, sekundär gelbliche Bläschen intra- und extraoral. Sie zerplatzen innerhalb von Stunden und es formieren sich flache schmerzhafte Ulzera. Die befallene Mundschleimhaut ist gerötet, die Gingiva geschwollen, die Nahrungsaufnahme kann durch die Schmerzen eingeschränkt sein. Systemische Zeichen beinhalten regionale Lymphadenitis, Fieber und erheblich verminderte Leistungsfähigkeit.[79] Etwa 30% der Patienten neigen zu rezidivierenden Infektionen durch das latent in den Ganglien des *Nervus trigeminus* liegende reaktivierende Virus. Betroffen ist typischerweise das Lippenrot/Lippenweiß (Herpes labialis). Die Episoden werden durch Sonnenlicht, Stress, Menstruation, Trauma oder unspezifische anderweitige Infektionen ausgelöst.

Die zahnärztliche Behandlung ist im akuten Stadium kontraindiziert. Zur Prävention wird Sonnencreme und Lichtschutz empfohlen. Der Effekt lokaler antiviraler Cremes ist minimal. Die unterstützende Therapie besteht in adäquater Flüssigkeitszufuhr, Antiphlogistika und Analgetika, Mundhygiene, inklusive Spülungen mit 0,1- bis 0,2%igem Chlorhexidin, systemisches Aciclovir ist immunkomprimierten Patienten vorbehalten.

9.7 Allergien

Definitionsgemäß handelt es sich bei Allergien um eine spezifische Überempfindlichkeit (Hypersensibilität) gegen vom Organismus aufgenommene Umwelt-Antigene, die als Allergene bezeichnet werden und zu einer überschießenden Immunreaktion führen, die das eigene Gewebe schädigen. Die Allergien können sich in nahezu allen Organen manifestieren, am häufigsten betroffen sind Haut und Schleimhäute, vor allem des Nasenraumes, der Mundhöhle und des Pharynx/Larynx sowie des Bronchialtraktes. Verschiedene klinische Erscheinungen sind Kontaktekzeme, allergisches Asthma, Urtikaria, allergische Rhinokonjunktivitis und anaphylaktischer Schock.

Nach *Coombs* und *Geel* werden folgende vier Typen unterschieden:

1. Typ I: IgE-vermittelte Soforttypreaktion (anaphylaktischer Typ)
2. Typ II: Zytotoxische Reaktion
3. Typ III: Immunkomplexreaktion
4. Typ IV: Zelluläre Überempfindlichkeit (verzögerter Typ).

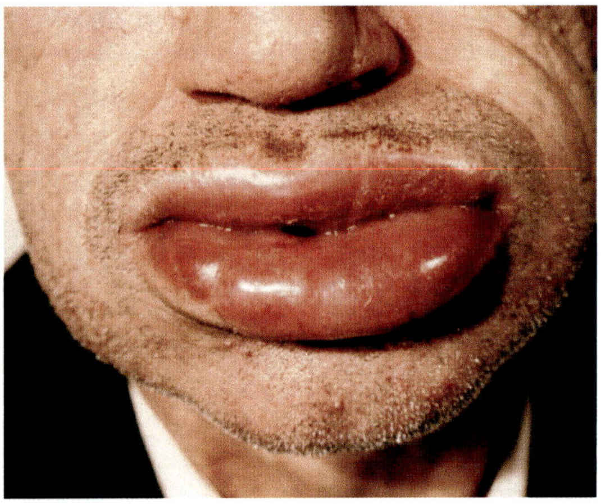

Abb. 9.22 Angioneurotisches Ödem bei Penicillinallergie.

Oft beobachtete lokaltoxische Reaktionen auf zahnärztliche Materialien sind nicht mit einer Allergie gleichzusetzen.

Eine primär nicht lebensbedrohliche Situation besteht im angioneurotischen Ödem, welches sich durch Lippen- und Wangenschwellung (Abb. 9.22) nach dem Kontakt mit dem Antigen ergibt, sich aber sekundär zur Notfallsituation ausweiten kann, wenn es zu ödematöser Schwellung der Zunge, des Pharynx und des Larynx mit Einengung der Luftwege kommt. Vorbeugend sollten daher Patienten, welche in der Anamnese eine allergische Reaktion angeben, identifiziert werden. Es ist ratsam festzustellen, welches Arzneimittel oder welche zahnärztlichen Materialien die Reaktion verursachten (Anamnese, ggf. Allergiepass). Die meisten Patienten schildern erfahrungsgemäß eher einen orthostatischen Kollaps oder Übelkeit anstelle einer wirklichen Allergie z. B. auf Lokalanästhetika oder Antibiotika. Diese Allergene sollten bei allergischen Personen vermieden werden, hauptsächlich sind es Medikamente, z. B. Lokalanästhetika, Penicillin oder Latex (Handschuhe, Kofferdam) bzw. andere Gummiprodukte (Guttapercha, Methacrylate, Glutaraldehyde).[52,103,104] In Zweifelsfällen sollten die Patienten, falls die Behandlung verschoben werden kann, beim Allergologen vorgestellt werden, um Klarheit zu erlangen und dies in Form eines Allergiepasses dokumentieren zu können.[15]

Sollten Patienten allergische Reaktionen auf Arzneimittel oder Materialien entwickeln, zu denen sie vorher keine Angaben gemacht hatten, ist in der nicht notfallmäßigen Situation das potenzielle Allergen zu entfernen und ein Antihistaminikum, z. B. Diphenhydramin 50 mg oral oder intramuskulär, zu applizieren, bis sich die Schwellung zurückbildet. Sollte sich eine Notfallsituation entwickeln, sind die entsprechenden Notfallmaßnahmen einzuleiten (s. Kap. 9.11). *Munksgaard* et al. (1996) sowie *Zak* et al. (2000) wiesen auf beruflich bedingte Hautreaktionen bei Zahnärzten hin, welche bis zum allergischen Ekzem reichen können.[102,161]

9.8 Gelenkerkrankungen

Der Begriff Rheuma wird im Volksmund für schmerzhafte Bewegungs- und Haltungsbehinderungen an Gelenken und der Wirbelsäule verwendet, medizinisch gesehen ist dies jedoch nicht korrekt. Zu den entzündlichen Systemerkrankungen des rheumatoiden Formenkreises zählen folgende Erkrankungen:

1. Rheumatoide Arthritis (chronische Polyarthritis)
2. Seronegative Spondylarthritiden
3. Ankylosierende Spondylitis (*Morbus Bechterew*)
4. Reaktive Arthritiden und *Reiter*-Syndrom
5. Psoriasis-Arthritis
6. Enteropathische Arthritis
7. Kollagenosen (systemischer *Lupus erythematodes*, Polymyositis, progressive systemische Sklerose, *Sjögren*-Syndrom, *Sharp*-Syndrom)
8. Vaskulitiden (der kleinen, mittleren und großen Gefäße)
9. *Polymyalgia rheumatica.*

Hiervon abzugrenzen sind die nicht entzündlichen, degenerativen Arthrosen, das Fibromyalgie-Syndrom, die *Lyme*-Arthritis, infektiöse Arthritiden, *Morbus Boeck, Morbus Behçet, Arthritis urica,* andere Kristallarthropathien, paraneoplastische Beschwerden und gelenknahe Knochenerkrankungen, eingeschlossen Malignome. Die Möglichkeiten zur differenzialdiagnostischen Abklärung sind also vielfältig.[43]

9.8.1 Chronische Polyarthritis (CP)

Die chronische Polyarthritis ist eine entzündliche Systemerkrankung, die hauptsächlich charakterisiert ist durch eine chronische Entzündung der Innenauskleidung der Gelenkhöhlen (Synovialitis) mit Pannusbildung und Gelenkknorpelzerstörung (Abb. 9.24), deren Ätiologie unbekannt ist und welche im angloamerikanischen Bereich als Rheumatoide Arthritis (RA) bezeichnet wird. Diese ist unter vielen anderen Differenzialdiagnosen von der *Polymyalgia rheumatica* zu unterscheiden. Die *Polymyalgia rheumatica* ist eine mit der Riesenzellarteritis assoziierte Erkrankung unklarer Ätiologie, welche durch symmetrische, heftige Schmerzen im Becken- oder Schulterbereich gekennzeichnet ist.

Zu den Sonderformen der chronischen Polyarthritis zählt das sekundäre *Sjögren*-Syndrom. Neben der chronischen Polyarthritis stehen Symptome an Schleimhäuten und exkretorischen Drüsen anfangs als Entzündung, später als Atrophie im Vordergrund: verminderte Speichelsekretion mit Xerostomie und Parotisschwellung, *Keratoconjunctivitis sicca* mit Tränenlosigkeit (Xerophthalmie), selten Beteiligung anderer exokriner Drüsen und Allergieneigung. Ein *Sjögren*-Syndrom (Abb. 9.23) kann auch ohne Polyarthritis (primäres *Sjögren*-Syndrom) auftreten oder mit anderen Kollagenosen (sekundäres *Sjögren*-Syndrom) vergesellschaft sein.

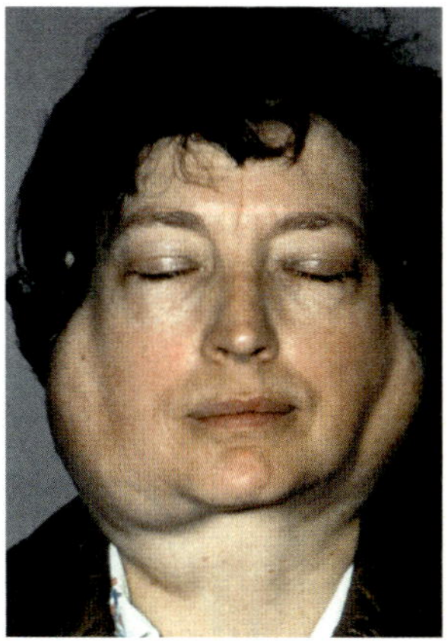

Abb. 9.23 Beidseitige Parotis- und Submandibularis-Schwellung bei *Sjögren*-Syndrom.

Gelenkschmerzen zunächst der proximalen Fingergelenke, dann zentripetal fortschreitend und Unbeweglichkeit, insbesondere Morgensteifigkeit, stehen bei der chronischen Polyarthritis im Vordergrund. Dies ist verbunden mit der Schwierigkeit, die orale Hygiene aufrechtzuerhalten. Durch Aspirin und nicht-steroidale Antiphlogistika besteht eine erhöhte Blutungsneigung. Knochenmarksuppression durch Immunsuppressiva resultiert in Anämie, Thrombozytopenie oder Neutropenie mit Infektneigung oder selten Agranulozytose. Bei der Untersuchung findet sich durch die eingeschränkten manuellen Fähigkeiten der Patienten vermehrt Plaqueanhäufung. Auch das Kiefergelenk kann so weit beteiligt sein, dass es zum frontoffenen Biss kommt. Stomatitiden oder medikamentenabhängige Stomatitiden sind beschrieben.[78]

Es sollten kurze Termine vergeben werden mit bequemer Position im Behandlungsstuhl und Unterstützung bei Positionswechseln des Patienten (z. B. aus dem Rollstuhl). In der Anamnese sollte auf die Medikation geachtet werden: Aspirin, nicht-steroidale Antiphlogistika, Immunsuppressiva (Methotrexat, Azathioprin, Cyclosporin A, Leflunomid, Glukocortikoide), heute seltener Gold, Sulfasalazin, Hydroxychloroquin oder Alkylantien.[77]

9.8.2 Gelenkendoprothesen

Gelenkendoprothesen werden im fortgeschrittenen Stadium von Arthrosen sehr erfolgreich eingesetzt. Arthrosen stellen die häufigste Gelenkerkrankung dar und sind einerseits charakterisiert durch Verlust von Gelenkknorpel, andererseits durch appositionale neue Knochenformationen in den subchondralen *Trabeculae*-Formationen an den Gelenkrändern, so genannte Osteophyten (Abb. 9.24).

Gelenkendoprothesen sind im Gegensatz zu den in der zahnärztlichen Chirurgie gebräuchlichen offenen Implantaten geschlossene Implantate. Infektionen im Bereich dieser Implantatprothesen sind gefürchtet und möglich. Sie führen sekundär zur Aufrechterhaltung einer Bakteriämie, die durch eine primäre akute Infektion in anderen Körperbereichen ausgelöst worden ist. Die Diskussion, ob derartige primäre Bakteriämien, hervorgerufen durch zahnärztlich-chirurgische Eingriffe – analog der Endokarditis – zur Infektion von Gelenkendoprothesen führen können, wird derzeit geführt.[124,149] Es wurde vorgeschlagen, dass Patienten mit aktiver chronischer Polyarthritis, schwerem Typ-I-Diabetes mellitus, kongenitaler oder erworbener Immundefizienz, Hämophilie und Patienten mit lockeren Gelenkendoprothesen bzw. einer Infektion der Gelenkendoprothesen als Risikogruppe anzusehen sind. Diesen Patienten sollten in jedem Fall bei zahnärztlich-chirurgischer Behandlung prophylaktisch Antibiotika (Präparate und Dosierung analog der Endokarditisprophylaxe) verabreicht werden. In Zweifelsfällen ist die Rücksprache mit dem behandelnden Chirurgen zu empfehlen.[125]

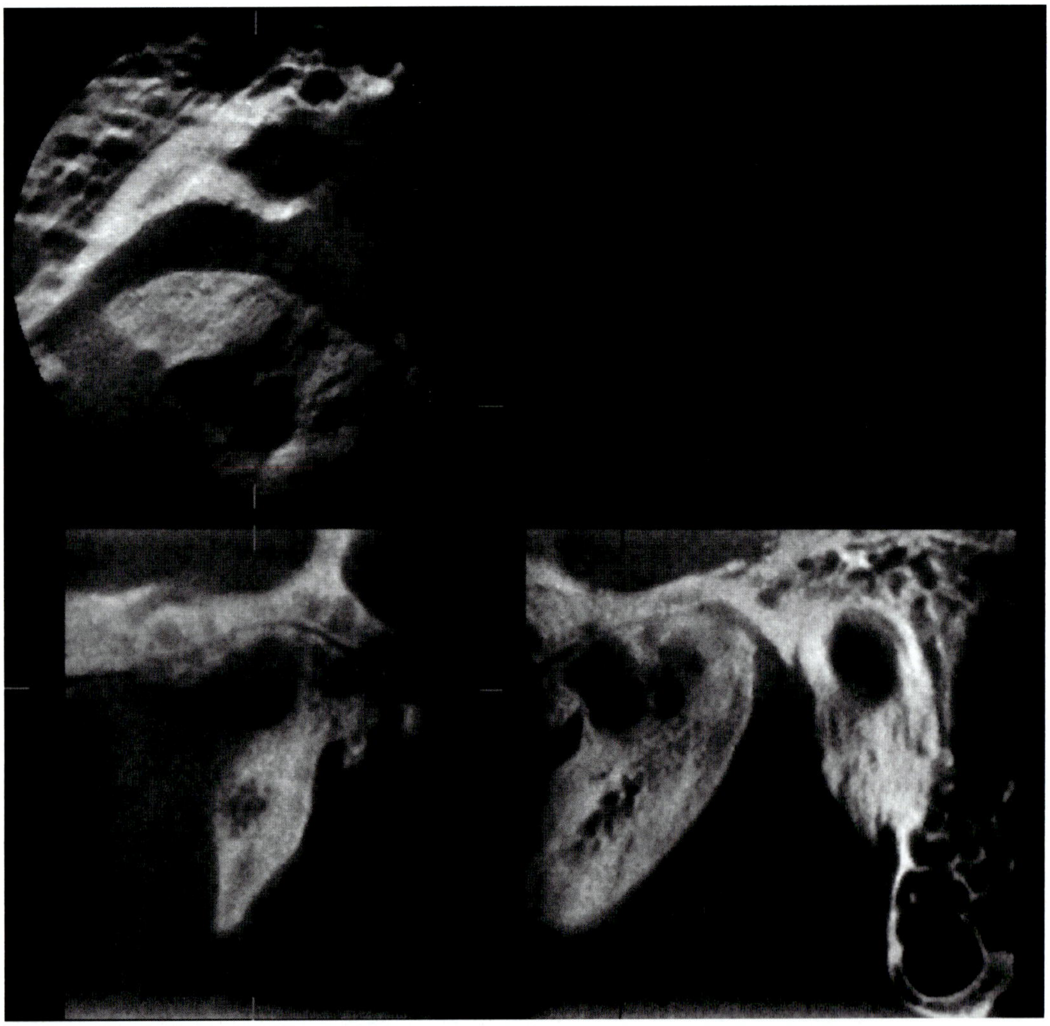

Abb. 9.24 Digitale Volumentomographie, linkes Kiefergelenk: Chronische Polyarthritis mit Gelenkknorpelzerstörung, Gelenkspalteinengung und Osteophytenbildung.

9.9 Neurologische und psychische Erkrankungen

Die neurologischen Erkrankungen mit Bedeutung für die zahnärztliche Chirurgie sind lokal im Wesentlichen auf die Hirnnerven V und VII beschränkt. Generell sind die Epilepsie, *Morbus Parkinson*, Multiple Sklerose und die zerebrovasukulären Insulte von Relevanz. Die Palette der psychischen Auffälligkeiten und Erkrankungen erweitert sich ständig, sie reicht inzwischen vom einfachen „Angstpatienten" über den umweltsensitiven Patienten bis zum *Morbus Alzheimer*.[14] Dazwischen finden sich u. a. Anorexie, Bulimie, Depressionen und Schizophrenie. Der Drogenabusus bringt mit den medikamenteninduzierten Folgeerscheinungen heute weitere Risikogruppen in die zahnärztliche Praxis. Die Kombination zum Beispiel von Altersdepression, allgemeinmedizinischer Morbidität und daraus resultierender Medikation kann in der Praxis, vor allem wenn zahnärztlich-chirurgische Eingriffe anstehen, einige Probleme aufwerfen. Auf den Zusammenhang zwischen psychologischen Faktoren und oralem *Lichen planus* wiesen *Bergdahl* et al. (1995) und *McCartan* (1995) hin.[13,92]

9.9.1 Neurologische Erkrankungen

Trigeminusneuralgie

Die Trigeminusneuralgie ist durch paroxysmal einschießende, über Triggerfaktoren auslösbare Gesichtsschmerzen gekennzeichnet. Als häufigste Neuralgie der Hirnnerven tritt sie besonders im Alter auf. Man unterscheidet eine idiopathische von einer symptomatischen Form. Bei jüngeren Patienten und bei begleitenden neurologischen Störungen ist von einer symptomatischen Neuralgie, zum Beispiel im Rahmen einer Multiplen Sklerose, auszugehen. Bei den meisten Trigeminusneuralgien liegt ursächlich ein vaskuläres parapontines Kompressionssyndrom ohne begleitende neurologische Ausfälle vor. Durch eine Magnetresonanztomografie ist eine Abklärung und häufig auch der Nachweis des neurovasuklären Kompressionssyndroms möglich.[70] Die diagnostischen Kriterien der Trigeminusneuralgie sind streng definiert:

1. Es handelt sich um stets einseitige paroxysmale Schmerzattacken im Gesichtsbereich von wenigen Sekunden bis zu zwei Minuten Dauer.
2. Der Schmerz erfüllt wenigstens vier der nachfolgenden Charakteristika:
   2.1 Ausbreitung entlang eines oder mehrerer Äste des *Nervus trigeminus*,
   2.2 plötzlicher, heftiger, scharfer, oberflächlicher, stechender oder brennender Schmerz,
   2.3 sehr starke Schmerzintensität,
   2.4 Auslösung über Triggerfaktoren (z. B. Essen, Sprechen, Zähne putzen),
   2.5 zwischen den Schmerzepisoden besteht Beschwerdefreiheit.
3. Keine neurologischen Störungen (z. B. Sensibilitätsausfälle, Paresen der Kaumuskulatur).
4. Die Attacken weisen bei jedem Patienten ein stereotypes Muster auf.
5. Ausschluss einer anderen Ursache des Gesichtsschmerzes durch Anamnese, körperliche Untersuchungen und wenn nötig Zusatzuntersuchungen.[60,70]

Am Anfang der Behandlung steht die konservative Therapie, Mittel der Wahl ist Carbamazepin. Bei ungenügender Wirkung kann alternativ Phenytoin eingesetzt werden. Baclofen wird als Zusatzmedikation verwendet. Clonazepam und Pimozid gelten als Mittel der zweiten Wahl.

Die Nebenwirkungen dieser Medikamente gleichen sich. In der Hauptsache klagen die Patienten über Schwindel, Ataxie, Übelkeit, Kopfschmerzen, Müdigkeit, Doppelbilder und Hautausschlag. Leukopenie, Thromboyztopenie und Erhöhung der Leberwerte sind die entsprechenden Laborparameter. Die entsprechend verstärkte Blutungsneigung nach zahnärztlich-chirurgischen Eingriffen ist hier zu berücksichtigen. Als Anästhetikum bietet sich Bupivacain an. Operative Therapiemöglichkeiten bestehen heute in der vaskulären Dekompression nach *Jannetta*, die früher übliche perkutane Thermokoagulation des *Gasser*-Ganglions ist verlassen worden.[74]

Facialisparese

Ein Verlust der Facialisfunktion ist durch die Parese der mimischen Muskulatur charakterisiert. Dabei entwickelt sich ein Lagopthalmus, begleitet von mangelhaftem Lidschluss und der Gefahr rezidivierender Ulzerationen der Cornea. Weiterhin werden Funktionsstörungen beim Essen und beim Sprechen festgestellt. Besonders bedeutsam für die Patienten sind die offensichtliche Entstellung und der Verlust der emotionalen Ausdruckmotorik des Gesichts, welche die zwischenmenschlichen Beziehungen beeinträchtigen. Bei der peripheren Facialisparese kann auf der gelähmten Seite eine Geschmacksstörung auf den vorderen zwei Dritteln der Zunge auftreten, welche auf Mitschädigung afferenter sensorischer Fasern im Facialiskanal beruht. Diese haben auf ihrem zentripetalen Verlauf den *Nervus lingualis* (V3) verlassen, sind über die *Chorda tympani* an den Facialisstamm herangetreten und begleiten ihn bis zum *Ganglion geniculi.* Die Abnahme der Speichelsekretion beruht auf einer Schädigung des *Nervus intermedius.* Abgesehen von diesen zu beachtenden Punkten ergeben sich keine weiteren Einflüsse auf die zahnärztliche Chirurgie.

Epilepsie

Die Epilepsie ist klinisch charakterisiert durch wiederholte Anfälle, episodische und oft auch chronische psychische Veränderungen sowie pathologische Abläufe im Elektroenzephalogramm. Für die Diagnose entscheidend ist das wiederholte Auftreten von Anfällen. Ein normales EEG schließt eine Epilepsie nicht aus. Das Ereignis eines tonisch-klonischen *Petit-* oder *Grand-Mal*-Anfalls in der Praxis sowie die Aspiration oder eine zusätzliche Verletzung beim Anfall sind nach Möglichkeit zu vermeiden.

Praktisch immer werden schwere Epileptiker von den Angehörigen oder dem Heimpflegepersonal begleitet, welche die/den Patientin/Patienten bestens kennen. Sie sollten bei der Untersuchung und der Behandlung dabei sein, da sie wissen welche Maßnahmen beim Anfall für den Patienten am besten sind. Abhängig von der Untersuchungsfähigkeit muss über die zahnärztlich-chirurgische Behandlung in Lokalanästhesie oder Intubationsnarkose entschieden werden. Bei Behandlungen in Intubationsnarkose erledigen sich die meisten Kautelen von selbst.

Sozial voll integrierte Epileptiker berichten meist selbst in der Anamnese und auf gezieltes Befragen über die Medikation sowie die Häufigkeit und Schwere der Anfälle. Bei vielen dieser Patienten ist die phenylhydantoininduzierte Gingivahyperplasie zu diagnostizieren. Sollte die medizinische Therapie mit Carbamazepin erfolgen (s. o.), ist auf eine eventuelle Leukopenie bzw. Thrombozytopenie und (selten) auf ein *Erythema multiforme* zu achten. Vorangegangene, durch Anfälle verursachte Zahntraumata sind nicht selten.

Bei gut betreuten Patienten mit kontrollierter medikamentöser Einstellung sind kurze zahnärztlich-chirurgische Eingriffe (z. B. einfache Zahnextraktion) durchaus möglich. Bei voraussehbar längeren Operationen sollte geprüft werden, ob der Praxisablauf darauf einzustellen ist. Immer wieder wird der Gummikeil empfohlen, welcher bereitgelegt und beim Anfall zwischen die Kiefer geschoben werden sollte. Die Erfahrung der Praxis hat gezeigt, dass es zeitlich schwierig ist, den Keil ordentlich zu applizieren. Wichtiger ist es, rechtzeitig die Instrumente aus der Mundhöhle zu nehmen und dann den Patienten passiv (ohne hemmende Gegenkraft) so zu halten, dass er sich nicht verletzt.

Morbus Parkinson

Anders als bei der Epilepsie ist bei *Morbus Parkinson* nicht mit Anfällen zu rechnen, die mit Bewusstseinsverlust einhergehen. Es stehen im Wesentlichen der Tremor und die muskuläre Rigidität und A- oder Hypokinese im Vordergrund, welche durch Zeitplanung und eventuell zusätzliche Sedativa so weit zu vermeiden sind, dass eine normale Behandlung möglich ist. Der Termin sollte zum Zeitpunkt des täglichen maximalen Effektes der Medikation liegen, also etwa zwei bis drei Stunden nach der Einnahme. Abhängig von der Art der Medikation kann es zu Interaktionen mit zahnärztlich verordneten Medikamenten kommen. Dies muss im Einzelfall abgeklärt werden.

Multiple Sklerose

Die Multiple Sklerose ist die häufigste neurologische Autoimmunerkrankung. Dem Zahnarzt kann unter Umständen die Rolle bzw. die Verantwortung des initialen Diagnostikers zufallen. Abnorme oder atypische Gesichtsschmerzen (erinnernd an die Trigeminusneuralgie), Parästhesien von Kopf und Gesichtsnerven-Endigungen (*Nervus lingualis, Nervus mentalis*) und verwaschene Sprache sind Erstzeichen. Bei Patienten zwischen 20 und 35 Jahren, welche gleichzeitig auf Befragen über Nachmittagsmüdigkeit berichten, ist die Überweisung zum Neurologen dringend erforderlich.[79]

Zerebrovaskulärer Insult

Dem Zahnarzt fällt beim Risikopatienten für einen zerebrovaskulären Insult im Bereich der Röntgendiagnostik wiederum eine entscheidende Rolle bzw.

Verantwortung als Erstdiagnostiker zu: Auf der Panoramaschichtaufnahme lassen sich unter Umständen arteriosklerotische Ablagerungen im Bereich der *Arteria carotis* diagnostizieren (Abb. 9.25). Bei einem derartigen Verdachtsbefund ist die Überweisung zum Internisten/Angiologen zur dopplersonografischen Abklärung angezeigt.[33] Bei Patienten mit durchgemachtem zerebrovaskulärem Insult: keine elektive Behandlung in den ersten sechs Monaten nach Schlaganfall, kurze morgendliche Termine, Blutdruck/Monitoring, minimaler Vasokonstriktor sowie Quick/INR-Bestimmung bei Verabreichung von Marcoumar.

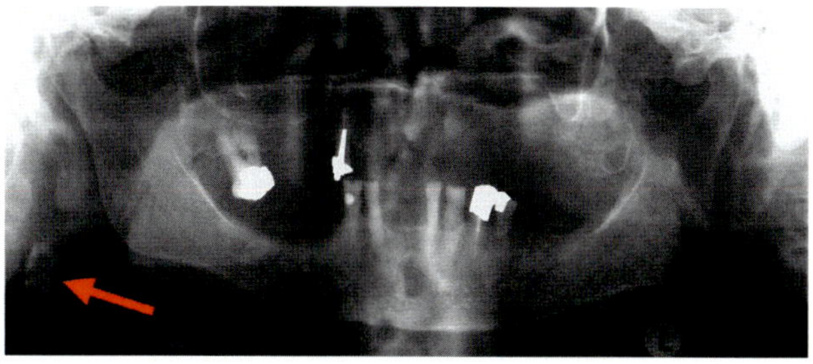

Abb. 9.25 Kalzifzierte Bereiche im lateralen Teil der Panoramaschichtaufnahme können erste Hinweise auf arteriosklerotische Veränderungen der *Arteria carotis* geben.

9.9.2 Psychische Erkrankungen

Angstpatienten

Angstpatienten zeichnen sich durch extreme, teilweise übertriebene Befürchtungen aus, sie versuchen der Zahnmedizin – wo auch immer – aus dem Weg zu gehen, neigen zu Blutdruckanstieg und zur Entwicklung von Tachykardien.[82] Für den zahnärztlichen Chirurgen bedeutet dies offene Kommunikation, ausführliche Erklärungen was passiert, schmerzfreie Behandlung, Ermutigung des Patienten jederzeit Fragen zu stellen und Hypnose bzw. Entspannungstechniken anzuwenden. Dem zahnärztlich-chirurgischen Eingriff vorangehend sollten harmlose Maßnahmen durchgeführt werden (Füllung, Polieren, Zahnsteinentfernung). Pharmakologisch bieten sich in der Steigerung an: orale Tranquillantien, intramuskuläre bzw. intravenöse Sedierung und Intubationsnarkose.[22,91,110,123,142] Potenzielle Probleme bei zahnärztlicher Behandlung bestehen in Amnesie (ältere Erwachsene), Medikamenteninteraktionen (Antidepressiva) und aggressivem Verhalten.

Anorexie, Bulimie

Patienten mit Anorexie befinden sich durch Nahrungsverweigerung in einem Stadium des Verhungerns mit extremer Gewichtsabnahme und neigen daher u. a. zur Hypotonie, Bradykardie und selten Arrhythmien infolge Elektrolytstörungen (u. U. mit Todesfolge). Bulimische Patienten, charakterisiert durch Hungerphasen im Wechsel mit Überfütterung und folgendem Erbrechen, haben das Risiko extremer Störungen des Serum-Elektrolyt-Haushaltes, selten auch ösophagealer oder Magen-Rupturen und ebenfalls Arrhythmien. Bulimie-Patienten können mit physikalischen Maßnahmen (Finger in den Hals) Erbrechen hervorrufen; Ipecac (Langzeitnebenwirkungen: Myopathie, Kardiomyopathie), Laxantien und Diuretika werden ebenfalls von Bulimie- und Anorexie-Patienten verwendet. Manche Patienten zeigen Zeichen und Symptome sowohl von Bulimie als auch Anorexie. Orale Manifestationen bei Bulimie sind Erosion der Zahnoberflächen, Karies und Parodontitis, Temperaturempfindlichkeit der Zähne und Parotis-Schwellungen. Vorbeugend sollten Patienten mit Erosionen an den Zahnoberflächen, Hypotonie und starkem Gewichtsverlust (ohne Hinweis auf eine organische Erkrankung) zur Abklärung an den Hausarzt oder Internisten überwiesen werden. Zahnärztlich-chirurgische Eingriffe sollten vermieden werden bis die Patienten stabil sind und eine ausreichende Mundhygiene betreiben.

Depressionen

Depressive Patienten haben kein Interesse an einer Aufrechterhaltung der (Zahn-)Gesundheit. Das Selbstmordrisiko wird erhöht durch vorausgegangene Selbstmordversuche, chronische Erkrankungen, das Alter, Alkoholismus, Drogenmissbrauch, AIDS, Krebs, zurückliegende psychiatrische Hospitalisation, Liebesentzug sowie geringe oder keine sozialen Kontakte.[38] Vorbeugend sollten Familienmitglieder einbezogen und deren Rat wenn möglich befolgt werden. Medikamente mit Interaktionen sollten nach Möglichkeit vermieden werden. Die Rücksprache mit dem behandelnden Arzt/Psychiater ist ratsam. Stomatodynie, unklare Gesichtsschmerzen und orale Manifestationen der Nebenwirkungen von Antidepressiva können bei der Untersuchung Hinweise geben.[17] Trizyklische-, tetrazyklische- und atypische Antidepressiva, Serotonin-Wiederaufnahme-Hemmer (SSRI) und Monoaminooxidase(MAO)-Hemmer können folgende Nebenwirkungen haben: Xerostomie und Tachykardie, Kopfschmerzen und Erbrechen, innere Unruhe, Reduktion der Krampfschwelle, Tremor, Orthostase, Hypertonie, Herzrhythmusstörungen, Blockbilder, Leukopenie, selten Agranulozytose und Stimmungsschwankungen, z. B. Größenwahn. Wichtig ist, dass vor allem trizyklische Antidepressiva und MAO-Hemmer die Wirkung von Katecholaminen verstärken können. Das Nebenwirkungsspektrum bei den Trizyklika ist insgesamt am größten. Weiter bestehen folgende Medikamenten-Interaktionen:

- Epinephrin (und andere Sympathomimetika): hypertensive Krise.
- Sedativa, Hypnotika, Narkotika, Barbiturate: Atemdepression.
- Atropin (und andere Parasympatholytika): Erhöhung des intraokulären Drucks.
- Marcoumar: Wirkungsabschwächung oder -steigerung von Marcoumar durch verschiedene Trizyklika.

Schizophrenie

Die Nebenwirkungen der Dauermedikation und mögliche Interaktionen mit der zahnärztlich-chirurgischen Medikation stehen hier im Vordergrund. Die Patienten sind häufig unkooperativ. In jedem Fall ist die morgendliche Terminsetzung möglichst mit Angehörigen oder Pflegepersonen sinnvoll. Konfrontationen oder autoritäre Handlungen führen zu nichts. Die Sedierung mit Diazepam oder Oxazepam bei chirurgischen Eingriffen wird empfohlen.

Antipsychotische Medikamente (Neuroleptika)

Man unterscheidet niederpotente (Chlorpromazin, Levomepromazin, Triflupromazin, Pipamperon, Promethazin u. a.), hochpotente (u. a. Haloperidol, Fluphenazin) und atypische Neuroleptika (Clozapin, Olanzapin, Risperidon).

Extrapyramidal-motorische Nebenwirkungen (Früh- und Spätdyskinesien, Parkinsonoid, Akathisie) werden neben Hypotonie, Herzrhythmusstörungen, Reflex-Tachykardie und Xerostomie beobachtet.

Zwecks Problemvermeidung steht die Patientenidentifikation im Vordergrund:

a) der Patient macht manchmal einen geistig verstörten Eindruck (meist nimmt er antipsychotische Medikamente ein)
b) Medikamentenanamnese
c) bei Patienten mit kürzlichem Nebenwirkungsausbruch Nachweis einholen.

Die Kontaktaufnahme mit dem Hausarzt zwecks Bestätigung des aktuellen Status und der Medikation ist ratsam.

Kokainabusus

Erweiterte Pupillen, Euphorie, erhöhter Blutdruck und Herzrhythmusstörungen, Überempfindlichkeit auf Esthertypen der Lokalanästhestika sind äußere Zeichen; bei Überdosis: Bewusstseinsstörungen, evtl. Koma, Hyperthermie, Angina pectoris bis hin zum Myokardinfarkt und generalisierten Krämpfen. Vorsicht für das Praxisteam vor Hepatitis B, Hepatitis C und HIV ist geboten. Lokalanästhestika vom Esthertyp gilt es zu vermeiden, vor allem bei Patienten, die eine Reaktion an der äußeren Haut nach Kokainabusus zeigen. Kokainsüchtige missbrauchen oft noch andere Medikamente und versuchen Rezepte für starke Schmerzmittel zu erhalten. Solche Substanzen sollten nicht verschrieben werden. Bei Schmerzen sind nicht-steroidale Antiphlogistika indiziert.

9.10 Schwangerschaft

Multiple physiologische Änderungen während der Schwangerschaft lassen die eigentlich gesunde Patientin unter Umständen zur Risikopatientin bei zahnärztlich-chirurgischen Eingriffen werden.[150] Diese Änderungen sind teilweise subtil, können aber zu Komplikationen führen, wenn keine prophylaktischen Maßnahmen getroffen wurden.

9.10.1 Physiologische Veränderungen

Im Herz-Kreislauf-System kann es ab dem zweiten Trimenon der Patientin in Rückenlage zur zunehmenden Kompression der *Vena cava inferior* durch den vergrößerten Uterus kommen. Gleichzeitig steigen die Pulsfrequenz um bis zu 30% und das Herzminutenvolumen um bis zu 50% an.[88] Das Plasmavolumen und die Erythrozytenzahl steigen bis zu 50% (Plasma) bzw. bis zu 20% (Erythrozyten) gegenüber nicht Graviden an. Dieser unproportionale Anstieg führt zur Hämodilution oder einer physiologischen Anämie mit einem Maximum in der 30. bis 32. Schwangerschaftswoche, unter Umständen verbunden mit einem Anstieg des *von Willebrand-Jürgens*-Faktors.[71,72] Der Respirationstrakt ist ebenfalls betroffen. Etwa 30% aller Schwangeren leiden im zweiten und dritten Trimenon an Rhinitis.[21] Eine Hyperventilation wird ansteigend ab dem ersten Trimenon beobachtet.[106] Dies führt zusammen mit Ödembildungen der Mukosa im Respirationstrakt zum erhöhten Risiko einer Epistaxis. Gastrointestinal kommt es ebenfalls durch den vergrößerten Uterus über den Druck auf Milz und Leber zur Lageveränderung des Magens. Der Mageninnendruck steigt, komplementär sinkt der Tonus des unteren ösophagealen Sphinkters, mit der Folge des gastroösophagealen Refluxes.[20] Die glomeruläre Filtrationsrate der Nieren nimmt zu; begleitet von einer Zunahme des Restharns resultiert ein erhöhtes Risiko für eine Zystitis.[85]

9.10.2 Veränderungen im orofazialen Bereich

Extraoral sieht man eine erhöhte Pigmentierung der Gesichtshaut (Schwangerschaftsflecken). Die hauptsächlichen Veränderungen in der Mundhöhle werden durch Gingivitis, Gingivahyperplasie, das pyogene Granulom und Speichelalterationen hervorgerufen. Die Gingivitis und die Gingivahyperplasie werden durch einen erhöhten Östrogenspiegel, welcher eine erhöhte Kapillarpermeabilität verursacht, prädisponiert. Die Schwangerschaftsgingivitis betrifft normalerweise die marginalen und interdentalen Papillen und geht mit einer vorbestehenden Gingivitis Hand in Hand.[73] Gute Mundhygiene kann helfen, den hormonvermittelten entzündlichen Veränderungen vorzubeugen oder deren Schweregrad zu reduzieren. Die Schwangerschaft ist nicht Ursache für die parodontologische Erkrankung, sondern verschlechtert einen bereits bestehenden Zustand.[148] Ein Typ-1-Diabetes oder Gestationsdiabetes verkompliziert eine Parodontopathie während der Schwangerschaft.[51]

Das pyogene Granulom wird bei bis zu 5% aller Schwangeren gesehen, hauptsächlich auf den labialen Seiten der Interdentalpapillen. Es wird während der ersten Schwangerschaft im ersten und zweiten Trimester beobachtet und bildet sich nach der Geburt zurück. *O'Regan* et al. (2001) beschrieben das massive Wachstum eines Riesenzellgranuloms nach Schwangerschaftsbeginn.[108] Speichelveränderungen betreffen hauptsächlich die Zusammensetzung, den pH-Wert, die Hormonanteile und den Speichelfluss. Kürzliche Mitteilungen stellen einen Zusammenhang zwischen allgemein infektiösen sowie parodontalen Erkrankungen der Mutter und niedrigem Geburtsgewicht des Säuglings her, ohne eine wissenschaftliche Erklärung geben zu können.[44,84,93] *Scannopieco* et al. (2003) relativieren diese Berichte.[127]

9.10.3 Zahnärztliche Therapierichtlinien

Die zeitgemäßen Richtlinien wurden von *Suresh* und *Radfar* (2004) den Trimestern zugeordnet:[143]

Erstes Trimenon (1. bis 14. Woche):
Die aktive Organbildung spielt sich zwischen der zweiten und achten Woche ab. 50 bis 75% aller Spontanaborte fallen in diese Periode.

Deshalb:

1. Aufklärung über Veränderungen in der Mundhöhle während der Schwangerschaft
2. Kontrolle der Mundhygiene

3. nur parodontalprophylaktische Maßnahmen und Notfallbehandlungen
4. Röntgendiagnostik nur bei absolut zwingender Indikation

Zweites Trimenon (15. bis 28. Woche):
Die Organogenese ist abgeschlossen, das Risiko für den Föten sinkt. Es ist der „sicherste" Abschnitt für zahnärztliche Behandlungen:
1. Kontrolle der Mundhygiene
2. Politur und Kürettage können vorgenommen werden
3. Kontrolle eventueller aktiver Mundschleimhauterkrankungen
4. elektive zahnärztliche Behandlung ist möglich
5. weiterhin Vermeidung von radiologischer Routinediagnostik

Drittes Trimenon (29. Woche bis zur Geburt)
In dieser Periode bestehen zwar weniger Risiken für den Föten, jedoch steigt die Belastung für die Mutter. Falls eine Behandlung erforderlich ist, sollten kurze Termine vereinbart werden, mit adäquater Lagerung auf dem Behandlungsstuhl. Bei Flachlagerung der Patientin kann es infolge der großen Volumenzunahme des Uterus zu einer teilweisen Kompression der *Vena cava* und der Aorta kommen. Der Blutrückfluss zum rechten Herzen wird verringert, die Durchblutung der Plazenta kann vermindert werden, da der Blutdruck in der unteren Körperhälfte abfällt. Es kommt zu Schwindelgefühl und Unwohlsein (*Cava*-Syndrom). Stellen sich diese Symptome ein, sollte man die Patientin nach links gedreht lagern oder die rechte Hüfte sollte durch ein Polster unterstützt werden. Ebenfalls sollte eine länger dauernde Kopftieflage vermieden werden, da das nach oben verlagerte Zwerchfell die Atmung erschweren kann.[111] Folgende Maßnahmen sind sinnvoll:

1. Kontrolle der Mundhygiene
2. Politur und Kürettage wenn nötig
3. keine elektive Behandlung ab der zweiten Hälfte des dritten Trimenons
4. Vermeidung radiologischer Routinediagnostik

Infektionen während der Schwangerschaft sind gefürchtet, da sie auch das ungeborene Kind gefährden können. Eine entsprechende Medikation ist daher angezeigt. Die Auswahl und Dosierung sollten nach strengen Maßstäben erfolgen, da nahezu alle Antibiotika, wenn auch in unterschiedlichem Ausmaß, plazentagängig sind. Bei folgenden Antibiotikagruppen wurden keine embryotoxischen Wirkungen festgestellt: Penicilline (Amoxicillin), Cephalosporine und Makrolide. Ihre Anwendung in der Schwangerschaft ist daher möglich.[29] Kontraindiziert ist die Gabe von Tetrazyklinen, Aminoglykosiden, Chloramphenicol, Gyrase-Hemmern und Sulfonamiden.[151] Analgetika sind die in der Gravidität am häufigsten verwendete Arzneimittelgruppe. Oft erfolgt die Einnahme in Unkenntnis der bestehenden Schwangerschaft bei Selbstmedikation. Anilinderivate (Paracetamol, Phenazon und Propyphenazon) sind bei der Bekämpfung von leichten bis mittleren Schmerzzuständen die Mittel der Wahl, da sie während der gesamten Schwangerschaft verordnet werden können.[151] Die Verwendung von Lokalanästhetika bei der zahnärztlichen Behandlung von Schwangeren ist sowohl aus Sicht der Patientin als auch des behandelnden Arztes wünschenswert. Bei der Applikation ist vor allem darauf zu achten, dass es nicht zu einer intravasalen Verabreichung kommt. Dies gilt vor allem bei Verwendung von Mitteln mit Adrenalinzusatz. Aus toxikologischer Sicht ist die Verwendung von Lokalanästhetika der Amid-Klasse (Articain, Bupivacain, Lidocain, Mepivacain, Prilocain) sowie der Esther-Klasse (Procain) während der gesamten Schwangerschaft zulässig.[151]

9.11 Notfälle

Ein Notfall verpflichtet den Arzt, die Ärztin, den Zahnarzt, die Zahnärztin (im Folgenden alle mit „Arzt“ bezeichnet) grundsätzlich zum Handeln – er muss erste Hilfe leisten. Ein Arzt darf eine Behandlung nur dann übernehmen, wenn er sie beherrscht und in der Lage ist, sie fachgerecht zu Ende zu führen. Er muss einen Kernbestand medizinischen Grundwissens beherrschen, welcher ihn in die Lage versetzt, lebensbedrohliche Situationen rechtzeitig zu erkennen und innerhalb gewisser Grenzen als Nothilfe auch in solchen Fällen sachdienliche erste Hilfe zu leisten, deren spezifische Behandlung außerhalb seines Fachgebietes liegt. Der Arzt muss aus den gewonnenen Informationen die medizinisch richtigen Schlüsse ziehen, vorhandene Risiken erkennen und richtig einschätzen. Mögliche Komplikationen müssen ebenso bekannt sein wie die erforderlichen Gegenmaßnahmen. Es liegt auf der Hand, dass sachdienliche erste Hilfe auch das Vorhandensein der entsprechenden Notfallausrüstung und deren sichere Anwendung voraussetzt.

Nach einer Umfrage unter Schweizer Zahnärzten bzw. Zahnärztinnen fühlten sich 22,5% in der Lage, eine adäquate medizinische Erstversorgung leisten zu können, 78% hatten Angst bzw. Respekt vor Notfällen, dies teilweise trotz der Anwesenheit eines Arztes im gleichen Haus.[6] Die Ursache für dieses Unbehagen sahen die meisten (76%) in mangelnder Praxis, aber auch (25% mit Mehrfachnennungen) in mangelnder Ausbildung. Zusammenfassend lässt sich sagen, dass trotz umfangreicher Vorbereitungsmaßnahmen, die als solche erkannt und auch wahrgenommen wurden, die Unsicherheit groß ist und daher Handlungsbedarf besteht. Wünschenswert wären Richtlinien zur Ausbildung bezüglich Art und Umfang der Ausrüstung und ein klar umrissener Aufgabenbereich.

Auch bei objektiv nicht vorhersehbaren Notfällen in der Praxis ist der Arzt höchst persönlich zur Hilfeleistung verpflichtet. Er darf sich nicht ausschließlich darauf beschränken, den Notarztwagen oder den Kollegen aus der Nachbarschaft zu alarmieren, denn sollte die durch seine Untätigkeit verursachte zeitliche Verzögerung bei der Erstversorgung zu einem Gesundheitsschaden oder zum Tode führen, kann er rechtlich dafür zur Verantwortung gezogen werden.[156]

9.11.1 Monitoring

Durch die steigende Lebenserwartung und die Zunahme multimorbider Patienten wächst der Anteil von Risikopatienten in der zahnärztlich-chirurgischen Praxis. Dies erfordert die intraoperative Überwachung des Allgemeinzustandes. Der Operateur konzentriert sich naturgemäß auf das begrenzte Operationsfeld. Er benötigt daher ein nicht invasives, einfach zu handhabendes und messgenaues Verfahren, um einen drohenden Zwischenfall frühzeitig zu erkennen.[75,114] Dafür wurden Geräte entwickelt, mit denen neben der Messung von EKG und Blutdruck auch die Erfassung der Sauerstoffsättigung mittels Pulsoxymetrie möglich ist. Ein Absinken der Sauerstoffsättigung, wie es bei zahnärztlich-chirurgischen Eingriffen in Lokalanästhesie mit oder ohne Prämedikation möglicherweise auftritt, kann somit lange vor ersten kritischen klinischen Symptomen erkannt werden.[35,41,58,87,90,155]

Es werden Geräte (s. Kap. 1 Abb. 1.7 bis 1.9) angeboten, mit welchen intraoperativ Puls bzw. Herzfrequenz, Blutdruck und Sauerstoffsättigung gemessen werden können. Weiterhin können bei Bedarf Temperatursonde und EKG angelegt werden. Die Messung der Sauerstoffsättigung erfolgt mit einem Sensor, der wie eine Wäscheklammer in der Regel am Finger angebracht wird. Die Menge des oxygenierten Hämoglobins wird anhand der Lichtabsorption des pulsierenden Blutes bestimmt. Die Messung des Blutdrucks erfolgt oszillometrisch. Der systolische, diastolische sowie der mittlere Blutdruck werden angezeigt. Die Pulsfrequenz bzw. Herzfrequenz wird kontinuierlich aus dem Plethysmogramm bzw. dem EKG ermittelt (s. Kap. 1.2.5). Für die genannten Parameter können individuelle obere und untere Grenzwerte eingestellt werden. Das Überschreiten der definierten Werte zeigt das Gerät mit einem akustischen Alarmsignal an. Die Messintervalle können vom Operateur für jeden Patienten unterschiedlich eingestellt werden. Der Abstand der letzten Messung wird ebenfalls angezeigt. Der Verlauf der während einer Operation vorgenommenen Messungen kann in Tabellen- oder Diagrammform abgefragt und wie alle anderen Messungen ausgedruckt werden.

Das intraoperative nicht invasive Monitoring, das bei allen Patienten, die in Lokalanästhesie operiert werden, durchgeführt werden kann, bietet für den Patienten und Operateur eine mehrfache Schutzfunktion:

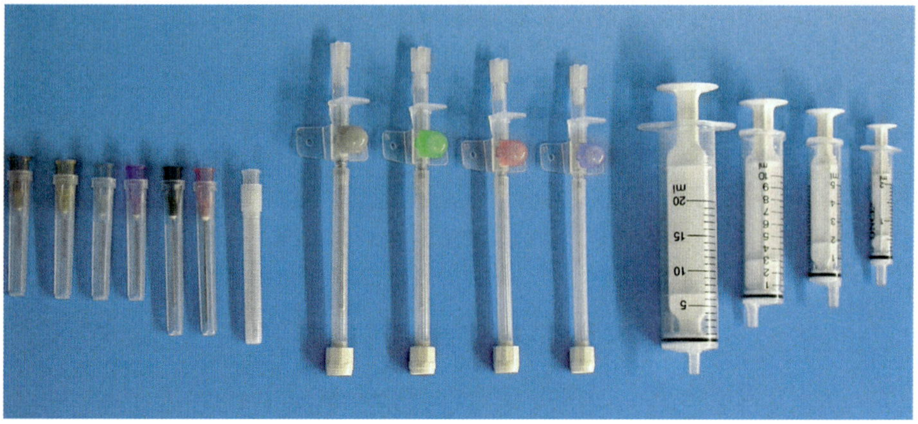

Abb. 9.26 Spritzen, Venülen und Kanülen in verschiedenen Durchmessern und Größen.

1. Risikobefunde können direkt präoperativ erkannt und abgeklärt werden.
2. Intraoperative Problemsituationen können frühzeitig angegangen bzw. vermieden werden.[35,41,86]
3. Dem Operateur ist durch erhöhten Sicherheitsfaktor ein entspannteres Arbeiten möglich.[5,114,119]

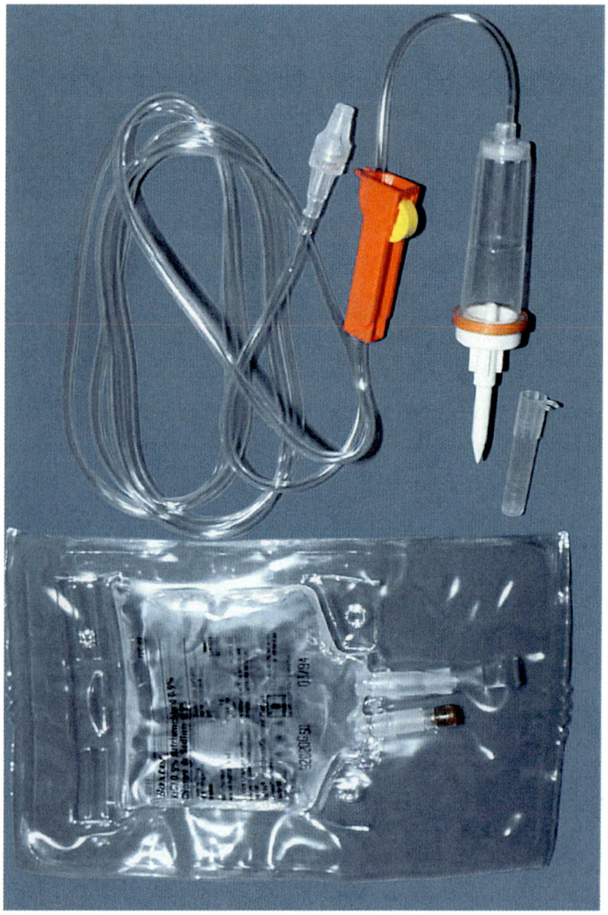

Abb. 9.27 Infusionsbesteck und Elektrolytlösung.

9.11.2 Notfallausrüstung

Einfache lebensrettende Sofortmaßnahmen können im Notfall auch ohne Hilfsmittel sofort ausgeführt werden. Hierzu gehören die Lagerung und die Basismaßnahmen der Herz-Lungen-Wiederbelebung. Für die erweiterten ärztlichen Sofortmaßnahmen ist eine instrumentelle Grundausstattung notwendig, die kompakt und transportabel in einem Notfallkoffer bereitgehalten wird.[76] Im notärztlichen Bereich hat es sich bewährt, die Ausrüstung in drei Komplexe zu gliedern:

1. Diagnostik
2. Atmung
3. Kreislauf

In jeder zahnärztlichen Praxis sollten nicht nur zur ersten ärztlichen Hilfe bei Störungen der Vitalfunktionen Stethoskop, Blutdruckmanschette (s. Abb. 9.5), Pupillenleuchte und Glucostix zur Diagnostik bereitgehalten werden. Zur Aufrechterhaltung des Kreislaufs sind neben dem Stauschlauch auch Spritzen und Kanülen (Abb. 9.26), Infusionsbesteck und eine Kochsalz- oder Vollelektrolytlösung (Abb. 9.27) notwendig. Für die Aufrechterhaltung der Atmung sind Absaugpumpe, Absaugkatheter, Beatmungsbeutel, Beatmungsmasken, Sauerstoffvorrat (Abb. 9.28), und Oropharyngealtuben (Abb. 9.29) sinnvoll. Die Absaugpumpe ist nur einzusetzen, wenn sich Zwischenfälle im Wartezimmer ereignen. Bei Zwischenfällen am Zahnarztstuhl sind die Absaugeinrichtungen der zahnärztlichen Einheit zur Entfernung von Sekret und von Fremdkörpern geeignet.

Die Absaugkatheter sollten möglichst großlumig eingesetzt werden. Der Beatmungsbeutel besteht aus einer kompressiblen Einheit mit Patientenventil und Reservoirbeutel und sollte den üblichen Anforderungen an notfallmedizinische Geräte entsprechen. Die meisten Beatmungsmasken besitzen einen selbst füllenden, elastischen Maskenwulst. Durchsichtige Masken empfehlen sich, da ein Erbrechen des Patienten unter der Maske erkannt werden kann (Abb. 9.30). Der Sauerstoff ist das wichtigste Notfallmedikament schlechthin. Er kann sowohl in Flaschen mit Reduzierventil als auch in so genannten Patronen vorgehalten werden. Mit zwei Liter Sauerstoff pro Minute kann selten etwas falsch gemacht werden, außer bei Patienten mit schwerer chronisch obstruktiver Lungenerkrankung, deren wichtigster Atemantrieb die Hypoxie ist, und bei Hyperventilationstetanie.

Die Notfallausrüstung wird in einem speziellen Notfallkoffer aufbewahrt. Hier muss vor allem auf die Handhabung, die Raum sparende Anordnung, die Begrenzung der Außenmaße und des Gewichtes sowie auf die Grundausstattung Wert gelegt werden.[76] Ort und Aufbau des Notfallkoffers sollten dem Praxisteam gut bekannt sein, die Medikamente müssen regelmäßig auf ihre Haltbarkeit überprüft werden. Im Prinzip sollten auch im Notfall nur Medikamente vom Zahnarzt appliziert werden, die er kennt und über deren Wirkungsweise er informiert ist (Tab. 9.2). Zur Lösung bestimmter Medikamente sollten physiologische Kochsalzlösung und destilliertes Wasser zur Verfügung stehen.

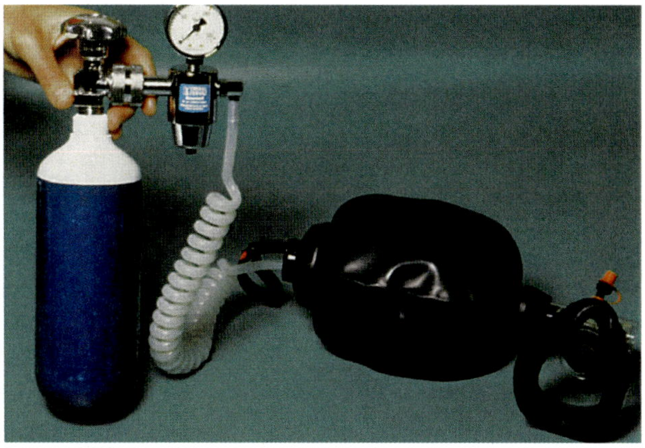

Abb. 9.28 Sauerstoffflasche mit angeschlossenem Beatmungsbeutel und -maske.

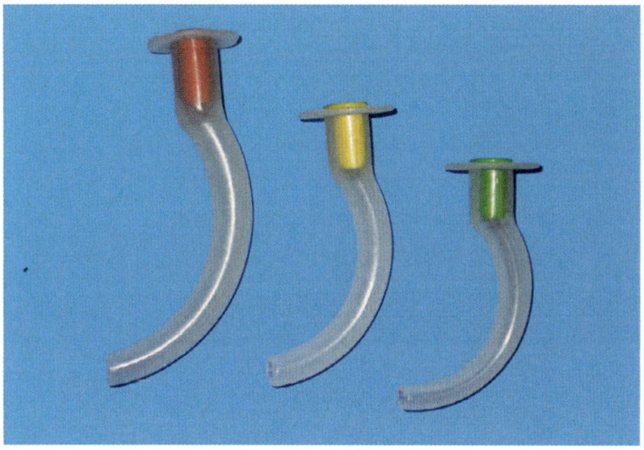

Abb. 9.29 *Guedel*-Tuben.

9.11.3 Notfallmaßnahmen*

Beim Eintreten eines Notfalls sind zwei Dinge wichtig:

1. Ruhe bewahren
2. Kompetente Hilfe anfordern.

Inwieweit Ruhe bewahrt werden kann, hängt u. a. vom Ausbildungsstand im Notfallmanagement, von der Erfahrung und von der Häufigkeit der im Praxisteam durchgeführten Notfallübungen ab. Empfohlen sind halbjährliche Übungen, spätestens bei Personalwechsel. Das Anfordern kompetenter Hilfe geschieht auf

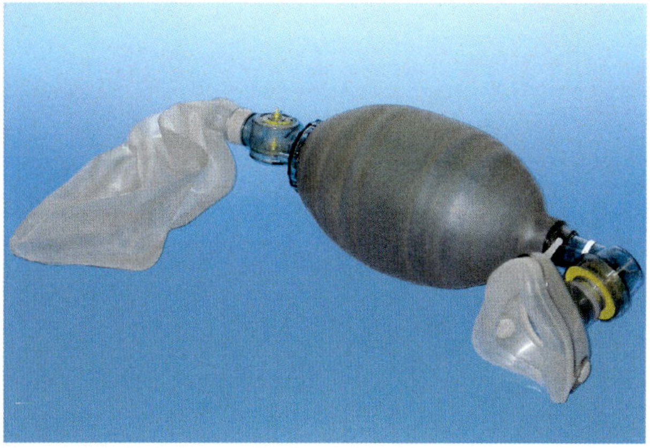

Abb. 9.30 Beatmungsbeutel mit Reservoir und durchsichtiger Maske.

* *modifiziert nach Schijatschky 1992*[128]

Tabelle 9.2 Beispiele für Notfallmedikation

Generic name	Handelsnamen (Auswahl)	Indikation	Standarddosierung
		Perorale Gabe/Inhalation	
Sauerstoff	Sauerstoff	Atemnot, Lungen-/Herz-Kreislauf-Erkrankungen	2–6 l O_2/Min. über Nasensonde/ Sauerstoffbrille
Glukose	Traubenzucker	Hypoglykämien	4–5 Teelöffel in Wasser auflösen
Nitroglycerin Spray	Nitrolingual Spray	Angina pectoris, Hypertonie	2 Hub sublingual
Salbutamol/Fenoterol Dosier Areosol	Sultanol/Berotec Spray	Bronchospastik, Asthmaanfall	2 Hub zur Inhalation
Betamethason	Celestamine 0,5 N liquidum	allergische Reaktion, Asthma bronchiale	1 Fl = 30 ml aufschütteln und trinken
Clemastin oder Dimetinden	Tavegyl Sirup oder Fenistil Trp./Sirup	allergische Reaktion	20 ml (1,5 Essl.) 20–40 Trp.
Adrenalin Adrenalin Pumpspray Adrenalin-Anto-Infector	Infectokrupp Inhal EpiPen/-Jr	allergische Reaktion, Bronchospastik	2 Hub zur Inhalation, nach 5 Min. wiederholen 0,3 mg, 0,15 mg (Jr)
		Parenterale Verabreichnung (i.m./i.v.)	
Clemestin oder Dimetinden	Tavegyl oder Fenistil	allergische Reaktion	1 Amp. langsam i. v. 1 Amp. langsam i. v
Dexamethason oder Methylprednisolon	Fortecortin 100 mg Solumedrol	analphylakt. Schock, schwere allerg. Reaktion, schwerer Asthmaanfall	1 Amp. langsam i. v. Act-o-vial 250 mg/4 ml i. m./i. v.
Adrenalin (Epinephrin), Notfallbestecke	Anapen oder Fastject	Anaphylaxie, insbes. bekannte Insektengiftallergie	300 µg i. m. 0,2–0,4 ml i. m.

Anweisung des Zahnarztes durch die Helferin. Gut sichtbar am Telefon sind die Nummern des in der direkten Umgebung tätigen Arztes und seines Stellvertreters angebracht und die Telefonnummer des Notarztes bzw. der Sanitätsnotrufzentrale.

Die Rollenverteilung im Notfall muss vorher eingeteilt und geübt werden:

1. der Zahnarzt bleibt für Basismaßnahmen beim Patienten
2. Helferin A holt den Notfallkoffer und hilft dann beim Patienten
3. Helferin B holt telefonisch Hilfe

Ist nur eine Helferin verfügbar, bleibt der Zahnarzt allein beim Patienten bis externe Hilfe zugesagt ist.

9.11.3.1 Der Patient bleibt bei Bewusstsein – Basismaßnahmen

Lagerung:
Bei medizinischen Notfällen ohne Bewusstseinsverlust kann der Patient meist mit Kopfhochlage sitzen bleiben. Bei Verdacht auf drohende orthostatische oder vasovagale Synkope (Ohnmacht) mit Prodromi wie Schwindel, Schwarzwerden vor Augen, Schwitzen, Blässe, Herzklopfen, Übelkeit: Flachlagerung, Beine hoch. Lockerung von einengenden Kleidungsstücken, Frischluft.

Mundhöhle:
Entfernen von Prothesen, Watterollen, Absaugen von Schleim, Speichel, Blut und Erbrochenem aus Mund und Rachen.

Atmung:
Feststellen von Frequenz (Normalwert 16/Min.), Tiefe, Atemgeräuschen, Zyanose (Nagelbett), Azetongeruch. Bei Atemnot den Patienten Sauerstoff (2 l/Min.) inhalieren lassen.

Ausnahmen: Bei Hyperventilationstetanie oder schwerer COPD: **Keinen Sauerstoff geben**.

Pulskontrolle:
Falls kein Radialispuls tastbar ist, den Karotispuls tasten (beidseitig, aber nicht gleichzeitig, Pulssuche nie länger als 5–10 Sekunden): Frequenz, Schlagfolge (Rhythmus), zentral und peripher tastbar?

Kontrolle der Haut:
Auf Farbe, Temperatur und Schweiß.

Kurze Rekapitulation:
Was passierte unmittelbar vor dem Zwischenfall?

Ereignete sich der Zwischenfall sofort anschließend an eine Lokalanästhesie?

Psychische Stimulierung, Atemnot, motorische Unruhe, Todesangst, Schmerzen in der Brustgegend, im linken Arm? Dyspnoe, Erbrechen? Beklagte sich der Patient über Brennen, Jucken, Hitzegefühl auf der Zunge, in der Mundhöhle?

Werden Atmung und/oder Puls schlechter oder erholt sich der Patient bei normaler Atmung und Kreislauf nicht innerhalb von drei Minuten, so ist ein Arzt zu rufen.

9.11.3.2 Der Patient bleibt bei Bewusstsein – Spezielle Maßnahmen

Laryngospasmus:
Erschwerte Einatmung mit inspiratorischem Stridor, Erstickungsgefühl.

Sofortmaßnahmen: Mundhöhle und Rachen absaugen, Sauerstoff.

Larynxödem:
Kann als allergische Reaktion z. B. im Anschluss an eine Penicillininjektion, Lokal- oder Oberflächenanästhesie mit einem Para-Amino-Benzoesäure-Derivat (z. B. Procain, Tetracain) auftreten; hier an Anaphylaxie denken.

Erschwerte Einatmung mit inspiratorischem Stridor, Schluckbeschwerden, Zyanose. Sofortmaßnahmen: Monitoring, Absaugen, Sauerstoff.

Ggf. Medikamente verabreichen (Kortison, Antihistaminika, z. B. Tavegil), bei Verschlechterung der Klinik oder Vitalparameter: Notarzt alarmieren.

Asthma bronchiale:
Erschwerte Ausatmung, Giemen und Brummen, Angst, Unruhe.

Sofortmaßnahmen: Sauerstoff, Asthma-Notfall-Spray (kurzwirksames Beta-2-Mimetikum), Notarzt.

Angina pectoris:
Starke retrosternale Schmerzen oder Druckgefühl, eventuell in linken Arm und Hals/Kiefer ausstrahlend, Atemnot, Beklemmung.

Sofortmaßnahmen: aufrecht sitzende Lagerung, beruhigen. Ein bis drei Kapseln Nitrolingual (= 0,8–2,4 mg) sublingual oder zwei bis sechs Hübe Nitrolingual-Spray (= 0,8–2,4 mg), Sauerstoff; falls kein Ansprechen auf Nitro: Notarzt alarmieren.

Herzinfarkt:
Lang anhaltender, vernichtender retrosternaler Schmerz, eventuell in linken Arm/Hals und Zähne ausstrahlend; Dyspnoe, Todesangst, vegetative Begleitsymptome: kalter Schweißausbruch, Erbrechen. Tachykardie oder Bradykardie, schlimmstenfalls Schock möglich.

Sofortmaßnahmen: aufrecht sitzende Lagerung, beruhigen, Monitoring, Inhalation von möglichst 100% Sauerstoff, Nitroglyzcrin sublingual: Spray oder Kapseln (s. o.), Schmerzbekämpfung durch Notarzt.

Apoplexie:
Akut auftretendes neurologisches Defizit, die Symptomatik richtet sich nach der Lokalisation der intrazerebralen Schädigung, häufig Halbseitenlähmung.

Sofortmaßnahmen: aufrecht sitzende Lagerung, der Patient sollte ruhig gehalten und beruhigt werden. Inhalation von möglichst 100% Sauerstoff, Notarzt alarmieren.

Hyperventilationstetanie:
Die Hyperventilationstetanie kommt durch eine übermäßige Steigerung der Atemfrequenz zustande. Die betroffenen Patienten beginnen plötzlich schnell und tief zu atmen. Es kommt zu Parästhesien in den Extremitäten und perioral. Typisch für die eintretende Hyperventilationstetanie ist das Anlegen der Ellbogen mit Pfötchenstellung der Hände. Die Patienten haben zudem ein Angstgefühl und Atemnot ohne Zyanose. Bei Verdacht auf Hyperventilationstetanie sollte die Behandlung sofort abgebrochen werden. Beruhigen des Patienten durch das Gespräch und die Aufforderung, die Luft anzuhalten führen oft schon zum Erfolg. Keine Sauerstoffgabe! Falls die beschriebenen Maßnahmen nicht zum Erfolg führen, muss die so genannte Rückatmung eingeleitet werden: Eine transparente Plastiktüte wird über den Mund und Nase des Patienten gehalten. Das Vorgehen wird dem Patienten erklärt. Die Rückatmung sollte nicht länger als zwei Minuten und unter genauer Beobachtung durchgeführt werden.

Hypoglykämie, hypoglykämischer Schock:
Ein starkes Absinken des Blutzuckers kommt bei gesunden Patienten bei extremer Nüchternheit vor. Häufig kommt es bei Diabetikern durch eine relative Überdosierung von Insulin oder Sulfonylharnstoffen zustande. Die klinischen Symptome äußern sich in Heißhunger, Übelkeit, Erbrechen, Schwäche, Unruhe, Schwitzen, Tachykardie, Tremor und einer Pupillenerweiterung (Mydriasis). Das Bewusstsein trübt sich langsam ein. Da Glukose die einzige Energiequelle für den Hirnstoffwechsel ist, besteht eine hohe Empfindlichkeit des Gehirns gegenüber der Hypoglykämie. Patienten wirken in diesem Stadium oft verwirrt und neigen zu primitiven Automatismen wie Grimassieren, Greifen, Schmatzen. Differenzialdiagnostisch können solche Symptome mit Psychosen oder Epilepsien verwechselt werden. Daher ist bei Patienten mit plötzlich auftretenden ätiologisch unklaren neurologischen oder psychiatrischen Symptomen immer an eine Hypoglykämie zu denken und der Blutzucker zu bestimmen. Die erste Hilfe besteht in einer Gabe von 5–20 g Glukose (Traubenzucker oder Obstsäfte), so lange der Patient noch bei Bewusstsein ist. Bei beginnender Bewusstseinsstörung ist der Notarzt zu rufen und Glukose i. v. zu verabreichen.

Praecoma diabeticum:
- Ketoazidotisches Koma (Komplikation bei Diabetes mellitus Typ 1): Lipolyse mit Ketonkörperbildung bei absolutem Insulinmangel.
- Hyperosmolares Koma (Komplikation bei Diabetes mellitus Typ 2): Exsikkose infolge osmotischer Polyurie bei Glukosurie und relativem Insulinmangel.
- Präkoma: Appetitlosigkeit, Erbrechen, Durst, Polydipsie, Polyurie, Schwäche, Tachypnoe, evtl. Bauchschmerzen oder azidotische Atmung, im Verlauf Bewusstseinsverlust (Koma) möglich.
  Sofortmaßnahmen: Glucostix, Monitoring, evtl. Flüssigkeitssubstitution (NaCl 0,9%), Notarzt alarmieren.
  Notabene: Beim unklaren diabetischen Koma niemals Insulin applizieren, im Zweifelsfall Glukose!

9.11.3.3 Der Patient verliert das Bewusstsein – Basismaßahmen

Der Zahnarzt darf den bewusstlosen Patienten nie verlassen!
Keine Flüssigkeit einflößen!

Feststellen der Bewusstlosigkeit:
Schütteln an der Schulter, Anrufen mit Namen und „Können Sie mich hören?"; Schmerzreiz setzen (kneifen).

Erste Lagerung:
Der bewusstlose Patient wird mit dem Rücken auf den Boden gelegt (Abb. 9.31).

Freilegen der Atemwege:
Überstreckung des Kopfes nach hinten.

Kontrolle der Mundhöhle:
Absaugen von Blut, Speichel, Schleim und Erbrochenem aus Mund und Rachen.

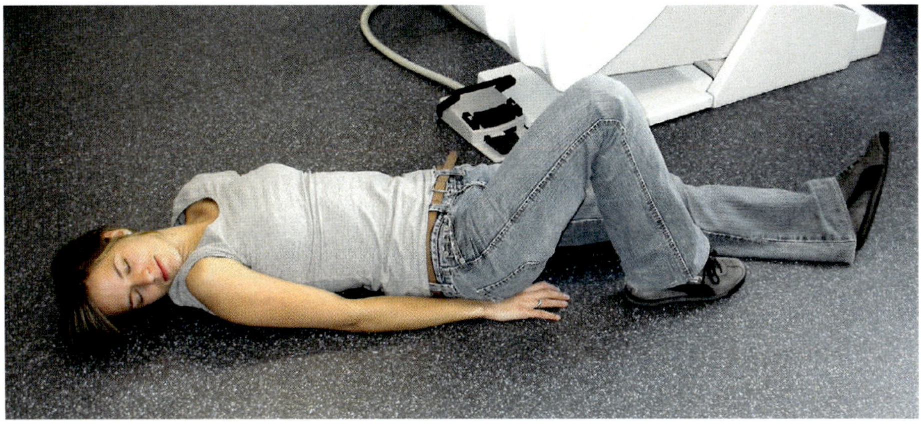

Abb. 9.31 Erste Lagerung der bewusstlosen Patientin; zunächst Prüfung der Spontanatmung, *ohne* Spontanatmung weiter mit kardiopulmonaler Reanimation (CPR).

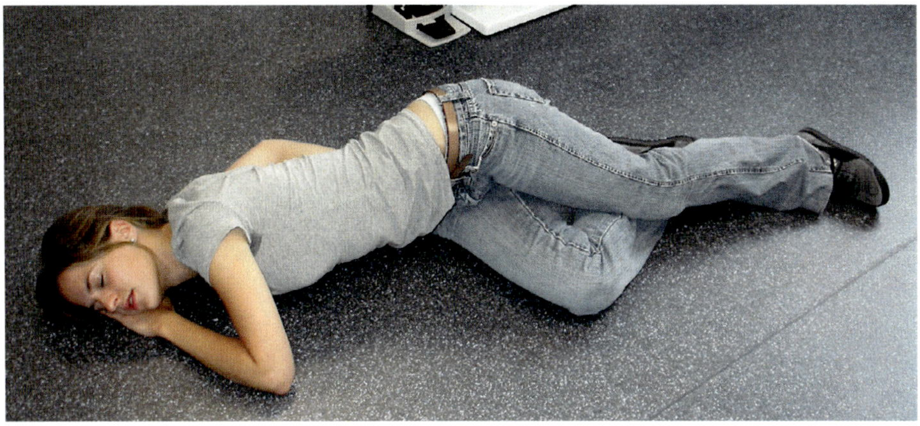

Abb. 9.32 Eine bewusstlose Patientin *mit* Spontanatmung wird in stabiler Seitenlage gelagert.

Kontrolle der Atmung:
Brustkorb hebt und senkt sich; Frequenz, Tiefe, Atemgeräusche, Zyanose (Nagelbett).

Lagerung:
Den Patienten mit Spontanatmung in stabiler Seitenlage lagern (Abb. 9.32).

(Der Patient ohne Spontanatmung bleibt in Rückenlage auf dem Boden – s. „Atemstillstand").

Kontrolle des Pulses:
Karotispuls (beidseitig nacheinander, 5–10 Sekunden Suche); Frequenz, Schlagfolge (Rhythmus).

Kurze Rekapitulation:
Was passierte unmittelbar vor dem Zwischenfall? Geschah der Zwischenfall sofort anschließend an eine Lokalanästhesie (Lokalanästhetikum? Zusatz?) Psychische Stimulierung, motorische Unruhe, Todesangst, Schmerzen in der Brustgegend, im linken Arm? Dyspnoe, Erbrechen? Beklagte sich der Patient über Brennen, Jucken, Hitzegefühl auf der Zunge oder in der Mundhöhle?

Atemstillstand:
oder stark gedämpfte Atmung (bei tastbarem Puls); Zyanose, Abwesenheit von Atemgeräuschen und Thoraxbewegungen.

Sind Atmung und Puls normal, so erholt sich der Patient möglicherweise schnell und spontan.

Zahnarzt:
Beatmung mit möglichst 100% Sauerstoff über Maske. Notfalls Mund-zu-Nase-Beatmung (zuerst zwei Mal langsam, die vollständige Ausatmung der ersten Beatmung abwarten, dann 10–12 Beatmungen pro Minute); genaue Kontrolle, ob ein Gasaustausch stattfindet (Beobachtung des Brustkorbes, der Atemgeräusche); **permanente Pulskontrolle**.

Helferin:
Benachrichtigt den Notarzt, führt später Pulskontrolle durch.

Kreislaufstillstand:
Beidseitig kein Karotispuls spürbar, keine Spontanatmung, weite lichtstarre Pupillen. Patient sieht graublass, aschfahl aus. Tritt der Kreislaufstillstand sofort im Anschluss an eine Lokalanästhesie mit einem Para-Amino-Benzoesäure-Derivat (z. B. Procain, Tetracain) auf, so ist ursächlich auch an einen anaphylaktischen Schock (s. u.) zu denken.

Sofortmaßnahmen: Notarzt unverzüglich anfordern, da die Frühdefibrillation entscheidend ist.

Kardiopulmonale Reanimation:
Zahnarzt: externe Herzmassage (Frequenz: 100/Min.).

Helferin: Beatmet mit Sauerstoff; zwei Mal Beatmung nach jeder 30. Sternalkompression.

Die Beatmung ist unerlässlich. Wenn kein Helfer zur Verfügung steht, beatmet der Zahnarzt den Patienten zuerst zwei Mal langsam, dann 30 Sternalkompressionen und zwei Atemstöße (30:2) allein; Frequenz 100/Min.

Sowohl bei der Zwei- als auch bei der Einhelfer-Methode ist ein Rhythmus von 30:2 Beatmungen pro Sternalkompressionen Standard (Tab. 9.3, Tab. 9.4).

9.11.3.4 Der Patient verliert das Bewusstsein – Spezielle Maßnahmen

Toxische Reaktion auf Lokalanästhetika:
Die toxische Reaktion auf Lokalanästhetika oder eine Oberflächenanästhesie tritt sofort im Anschluss auf. Zu hohe Blutspiegel oder zu schnelle Anflutung rufen ZNS- und kardiovaskulär-toxische Nebenwirkungen hervor: Nervosität, Unruhe, Taubheitsgefühl, Seh- oder Hörstörungen, Brechreiz, generalisierte Krampfanfälle, Tachypnoe, Tachykardie, Herzrhythmusstörungen, ggf. Koma und Atemlähmung, kardiale Depression, Vasodilatation sowie ein Herzkreislaufstillstand sind möglich.

Bei Verwendung von Tetracain erfolgt meistens keine Stimulationspause, sondern sofort Depression.

Sofortmaßnahmen: Injektion oder Behandlung sofort abbrechen, Gummikeil zwischen die Zähne, Absaugen, Beatmung mit 100% Sauerstoff, Notarzt verständigen; falls nötig kardiopulmonale Reanimation.

Anaphylaktischer Schock:
Im Anschluss an eine Penicillininjektion, Lokal- oder Oberflächenanästhesie mit einem Para-Amino-Benzoesäure-Derivat (z. B. Procain Tetracain) oder bei einer Latexallergie.

Symptome: Schwindel, Angst, Kopfschmerz, Hautreaktionen, Blutdruckabfall, Tachykardie, Bronchospasmus, Schock, evtl. Atem- und Kreislaufstillstand.

Sofortmaßnahmen: Medikamentenzufuhr stoppen, Notarzt verständigen, flache Lagerung, Gabe von Adrenalin (Suprarenin-Spray), Kortison, Antihistaminika.

Herzinfarkt:
Vor dem Bewusstseinsverlust vernichtende retrosternale Schmerzen, evtl. mit Ausstrahlung, Dyspnoe, Todesangst, vegetative Begleitsymptomatik z. B. kalter Schweißausbruch.

Sofortmaßnahmen: Klinikeinweisung mit Notarzt, Lagerung mit erhöhtem Oberkörper, Beatmung mit möglichst 100% Sauerstoff, Nitroglycerin sublingual (zwei Hübe oder eine Kapsel), ggf. kardiopulmonale Reanimation.

Apoplexie:
Akut auftretendes neurologisches Defizit, die Symptomatik richtet sich nach der Lokalisation der intrazerebralen Schädigung, häufig Halbseitenlähmung.

Sofortmaßnahmen: Aufrecht sitzende Lagerung, der Patient sollte ruhig gehalten und beruhigt werden, Inhalation von möglichst 100% Sauerstoff, Notarzt alarmieren.

Tabelle 9.3 Reanimationsrichtlinien der *Swisss Resuscitation Council* (SRC) nach den Richtlinien der *American Heart Association* (AHA)

BLS + AED für Laien

Reanimations-Richtlinien 2005 Swiss Resuscitation Council (SRC)
nach Guidelines American Heart Association (AHA)
Basic Life Support (BLS) + Automatischer Externer Defibrillator (AED) für Erwachsene

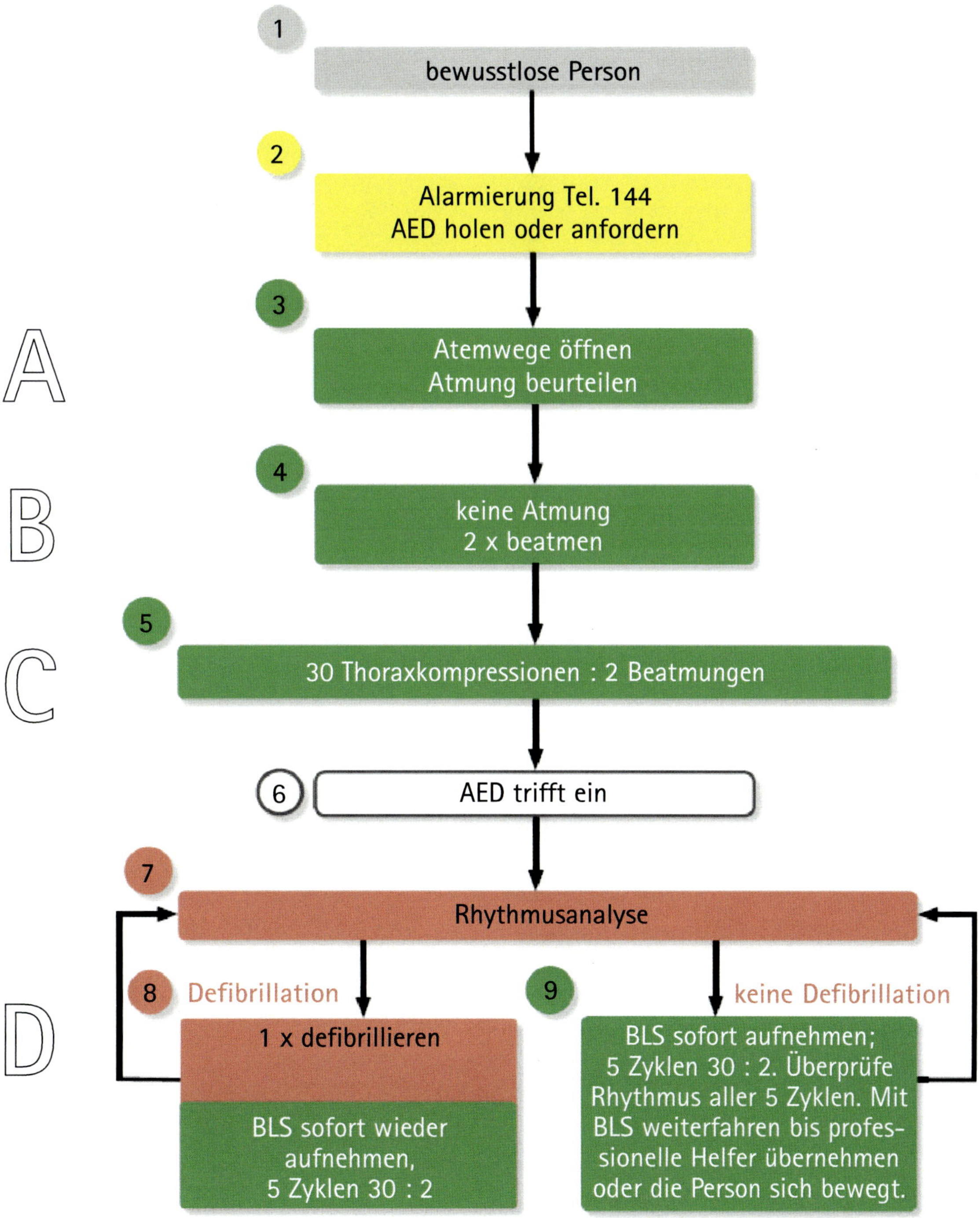

Tabelle 9.4 Reanimationsrichtlinien (Teil 2) der *Swisss Resuscitation Council* (SRC) nach den Richtlinien der *American Heart Association* (AHA)

BLS + AED für Laien

Reanimations-Richtlinien 2005
Swiss Resuscitation Council (SRC)
nach Guidelines American Heart Association (AHA)
Basic Life Support (BLS) + Automatischer Externer Defibrilator (AED) für Erwachsene

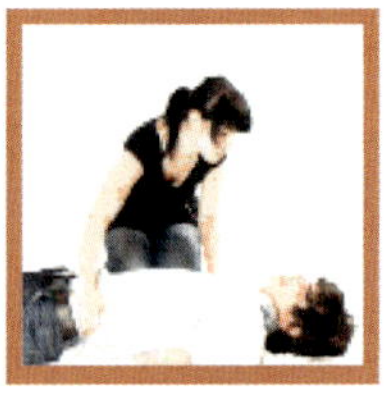

1. Beachten Sie die eigene Sicherheit!
Überprüfen durch Schütteln an der Schulter und lautes Ansprechen.
Achten auf eine Reaktion: Wie antwortet, stöhnt oder bewegt sich die Person.

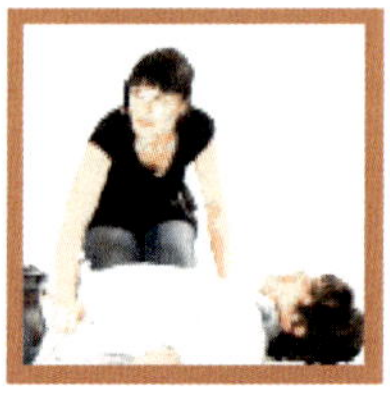

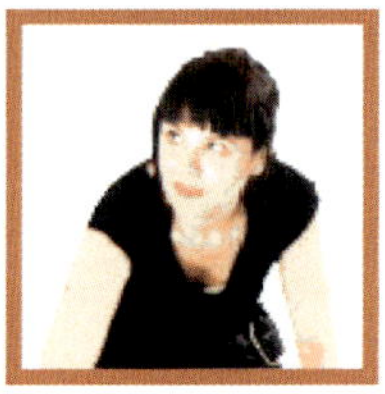

2. Sind Sie alleine: Um Hilfe rufen (schreien)! Kommt niemand zur Hilfe, setzen Sie mit Ihrem Handy oder einem Telefon in der Nähe den Notruf 144 ab (auch wenn Sie die Person kurzzeitig verlassen müssen). Holen Sie den AED, falls vorhanden.
Sind Sie zu zweit oder mehrere Helfer: Erster Helfer bleibt bei der Person. Zweiter Helfer setzt den Notruf 144 ab und holt den AED.

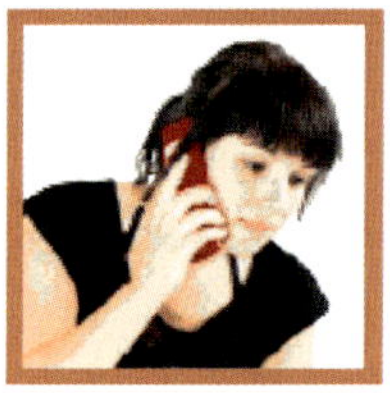

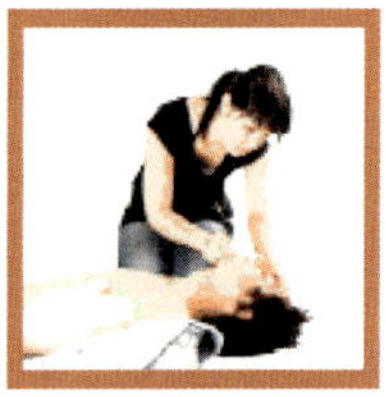

3. Person in Rückenlagen bringen.
Atemweg öffnen: 2 Finger an das Kinn und die andere Hand flach auf die Stirn legen und so den Kopf nach hinten überstrecken.
Atmung beurteilen: Mit dem Ohr über die Nase und den Mund der Person mit Blickrichtung auf die Brust -> Hören, Sehen, Fühlen (min. 5 – max. 10 Sek.).

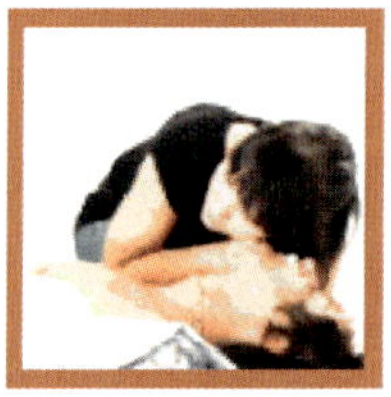

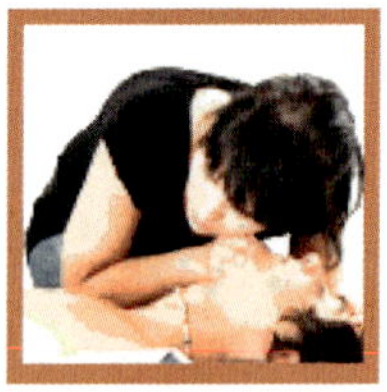

4. Wenn normale Atmung (deutliches und regelmäßiges Heben und Senken des Brustkorbes) vorhanden: stabile Seitenlagerung
Wenn keine normale Atmung vorhanden: 2 x beatmen, so dass sich der Brustkorb hebt und senkt.

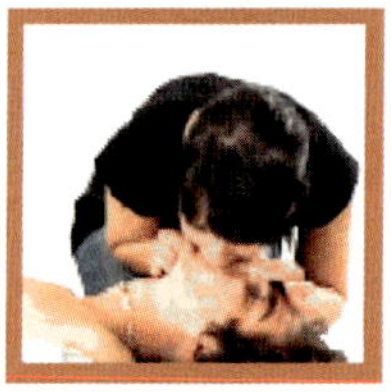

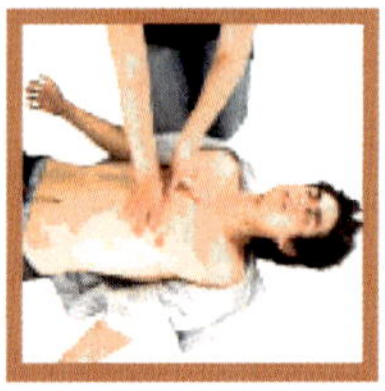

5. Neben der Person knien.
Druckpunkt aufsuchen: Untere Hälfte Brustbein in der Mitte des Brustkorbes.
4–5 cm tief eindrücken, danach vollständig entlasten.
Der Schultergürtel befindet sich lotrecht über dem Druckpunkt.
Ellenbogen gestreckt halten. Frequenz 100/Min.

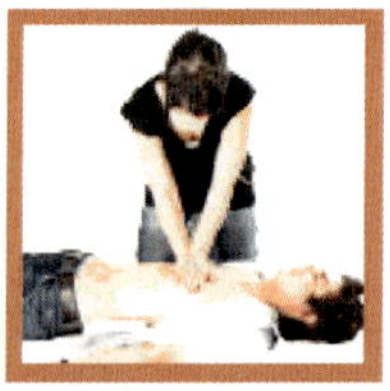

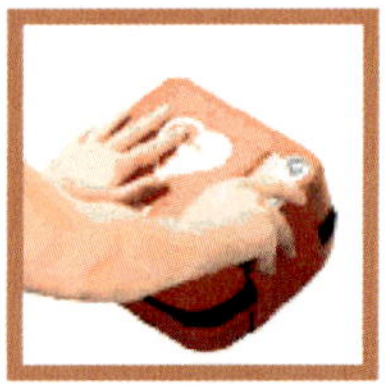

6. AED trifft ein.

7. AED einschalten und den Aufforderungen Folge leisten!

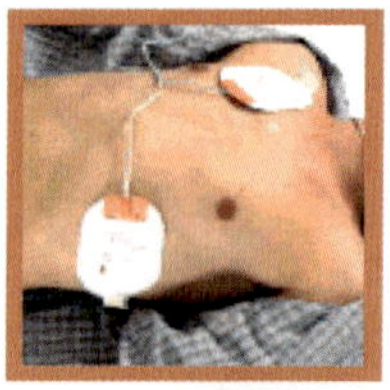

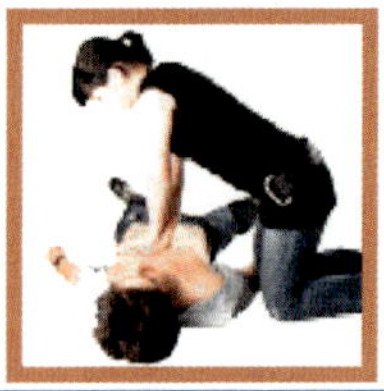

8. Nach einmaliger Defibrillation sofortige Wiederaufnahme des BLS für 5 Zyklen (2 Min.).

9. Weiterfahren bis professionelle Helfer übernehmen oder die Person sich bewegt.

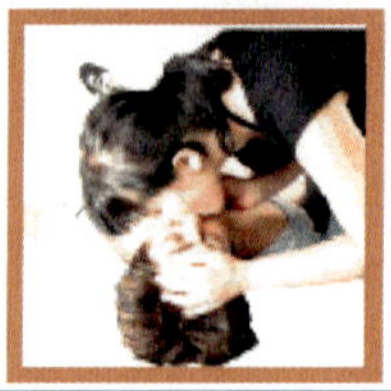

9.12 Literatur

1. Adam M, Knirsch W, Vogt K, Finke CH, Ennker J, Lange PE. Bakterienspektrum bei zahnärztlichen Eingriffen in Intubationsnarkose bei Kindern. Dtsch Zahnarztl Z 2001;56: 429–433.
2. llard RH, Baart JA, Huijgens PC, Van Merkesteijn JP. Antithrombotic therapy and dental surgery with bleeding. Ned Tijdschr Tandheelkd 2004;111:482–485.
3. Al-Karaawi ZM, Lucas VS, Gelbier M, Roberts GJ. Dental procedures in children with severe cogenital cardiac disease: a theoretical analysis of prophylaxis and non-prophylaxis procedures. Heart 2001;85:66–68.
4. American Heart Association. Prevention of bacterial endocarditis. J Am Heart Assoc 1990;264:2919–2922.
5. Arrigoni J, Filippi A, Lambrecht JT. Kardiovaskuläres Monitoring und dessen Konsequenzen bei oralchirurgischen Eingriffen – eine prospektive klinische Studie. Schweiz Monatsschr Zahnmed 2005;115:208–213.
6. Bader M, Lambrecht JT. Medizinische Notfälle in der zahnärztlichen Praxis in der Schweiz. Schweiz Monatsschr Zahnmed 2001;111:1411–1416.
7. Bader JD, Bonito AJ, Shugars DA. A systematic review of cardiovascular effects of epinephrine on hypertensive dental patients. Oral Surg Oral Med Oral Pathol Oral Radiol Endod 2002;93:647–653.
8. Barnes PJ. Molecular mechanisms of antiasthma therapy. Ann Med 1995;27:531–535.
9. Beikler T, Kuczek A, Petersilka G, Flemming T. In-dental-office screening for diabetes mellitus using gingival crevicular blood. J Clin Periodontol 2002;29:216–218.
10. Beilin LJ, Puddey IB, Burke V. Lifestyle and Hypertension. Am J Hypertens 1999;12:934–945.
11. Beirne R. Evidence to continue oral anticloagulant therapy for ambulatory oral surgery. J Oral Maxillofac Surg 2005;63:540–545.
12. Berchtenbreiter U, Vees-Höflsauer B, Kreusch T, Zimmermann CE. Aktuelles Konzept zur zahnärztlich-chirurgischen Behandlung von Patienten mit Marcumartherapie. Dtsch Zahnarztl Z 1997;52:50–52.
13. Bergdahl J, Ostman, PO, Anneroth G, Perris H, Skoglund A. Psychologic aspects of patients with oral lichenoid reactions. Acta Odontol Scand 1995;53:236–241.
14. Bergdahl J, Bergdahl M. Environmental illness: evaluation of salivary flow, symptoms, diseases, medications, and psychological factors. Acta Odontol Scand 2001;59:104–110.
15. Bircher AJ. Stellenwert der In-vivo und In-vitro-Diagnostik bei kutanen Überempfindlichkeitsreaktionen auf Arzneimittel. Schweiz Ärztezeit 1997;78:782–787.
16. Blanco-Carrion A. Bacterial endocarditis prophylaxis. Med Oral Pathol Oral Cir Bucal 2004;9:37–51.
17. Bornstein M, Lambrecht JT. Stomatodynie: eine Literaturübersicht zur Begriffsbestimmung. Stomatologie 2000;97: 53–57.
18. Boyd C. Review of antihypertensive agents for the dental clinician. Alpha Omegan 2003;4:47–52.
19. British Society for Antimicrobial Chemotherapy Working Party. Antifungal chemotherapy in patients with acquired immunodeficiency syndrome. Lancet 1992;340:648–651.
20. Calhoun BC. Gastrointestinal disorders in pregnancy. Obstet Gynecol Clin North Am 1992;19:733–744.
21. Camann WR, Ostheimer GW. Physiological adaptations during pregnancy. Int Anesthesiol Clin 1990;28:2–10.
22. Candelaria LM, Smith RK. Propofol infusion technique for outpatient general anesthesia. J Oral Maxillofac Surg 1995;52:124–128.
23. Carmona IT, Diz Dios P, Scully C. An update on the controversies in bacterial endocarditis of oral origin. Oral Surg Oral Med Oral Pathol Oral Radiol Endod 2002;93:660–670.
24. Cerletti-Knüsel DC, Hoffmann A, Lambrecht JT, Flückiger U, Zimmerli W. Kenntnisse und Umsetzung der Endokarditisprophylaxe in der Zahnmedizin. Schweiz Monatsschr Zahnmed 2005;115:404–408.
25. Chainani-Wu N, Lozada-Nur F, Terrault N. Hepatitis C virus and lichen planus: a review. Oral Surg Oral Med Oral Pathol Oral Radiol Endod 2004;98:171–183.
26. Coke JM, Karaki DT. The asthma patient and dental management. Gen Dent 2002;6:504–507.
27. Contreras A, Mardirossian A, Slots J. Herpesviruses in HIV-periodontitis. J Clin Periodontol 2001;28:96–102.
28. Dajani AS, Taubert KA, Wilson W, Bolger AF, Bayer A, Ferrieri P. Prevention of bacterial endocarditis: recommendations by the American Heart Association. J Am Dent Assoc 1997;128:1142–1151.
29. Dashe JS, Gilstrap LC. 3rd edition. Antibiotic use in pregnancy. Obstet Gynecol Clin North Am 1997;24:617–629.
30. DePaola LG. Managing the care of patients infected with bloodborne diseases. J Am Dent Assoc 2003;134:350–358.
31. Durack DT. Antibiotics for prevention of endocarditis during dentistry: time to scale back? Ann Intern Med 1998;129:829–831.
32. Ertl L, Wewalka G, Koller W, Banekovich M, Beck H, Pletschett M. Zahnbehandlung bei HIV-Trägern. Probleme – Maßnahmen – Konzepte. Z Stomatol 1989;86:1–12.
33. Fatahzadeh M, Glick M. Stroke: Epidemiology, classification, risk factors, complications, diagnosis, prevention, and medical and dental management. Oral Surg Oral Med Oral Pathol Oral Radiol Endod 2006;102:180–191.
34. Federation Dentaire Internationale Technical Report No 28. Guidelines for antibiotic prophylaxis of infective endocarditis for dental patients with cardiovascular disease. Int Dent J 1987;37:235–236.

35. Fiedler F, Lauer G, Otten JE, Hassel J. Periphere Sauerstoffsättigung bei zahnärztlich-chirurgischen Eingriffen mit und ohne Prämedikation. Dtsch Zahnarztl Z 1991; 46:837–839.
36. Frachon X, Pommereuil M, Berthier AM, Lejeune S, Hourdin-Eude S, Quero J. Management options for dental extraction in hemophiliacs: A study of 55 extractions (2000–2002). Oral Surg Oral Med Oral Pathol Oral Radiol Endod 2005;99:270–275.
37. Franchini M, Rossetti G, Tagliaferri A, Pattacini C, Pozzoli D, Lippi G. Efficacy and safety of factor VIII/von Willebrand's factor concentrate (Haemate-P) in preventing bleeding during surgery or invasive procedures in patients with von Willebrand disease. Haematologica 2003;88: 1279–1283.
38. Friedlander AH, Norman DC. Late-life depression: psychopathology, medical interventions, and dental implications. Oral Surg Oral Med Oral Pathol Oral Radiol Endod 2002;94:404–412.
39. Furrer HJ, Francioli P. Erster dokumentierter Fall einer berufsbedingten HIV-Infektion in der Schweiz. Swiss NOSO 1995;2:9.
40. Gaidry D, Kudlick EM, Hutton JG Jr, Russell DM. A survey to evaluate the management of orthodontic patients with a history of rheumatic fever or congenital heart disease. Am J Orthod 1985;87:338–344.
41. Gandy SR. The use of pulse oximetry in dentistry. J Am Dent Assoc 1995;126:1274–1276.
42. Gerlach KL, Schmögner K. Lokalanästhetika mit Sympathomimetika – erhöhtes Risiko bei Patienten mit Herz-Kreislauferkrankungen? Dtsch Zahnarztl Z 1996;51:776–778.
43. Gerok W, Huber CH, Meinertz Th, Zeidler H. Die Innere Medizin. Stuttgart: Schattauer, 2000.
44. Gibbs RS. The relationship between infections and adverse pregnancy outcomes: an overview. Ann Periodontol 2001;6:153–163.
45. Goebel FD. HIV-Infektion und AIDS. Dtsch Arztebl 1991;88:330–336.
46. Greenberg MS. Screening for medical disease in dental practice. Oral Surg Oral Med Oral Pathol Oral Radiol Endod 2004;97:417–418.
47. Greenberg MS. Improving dental treatment for the medically complicated patient. Oral Surg Oral Med Oral Pathol Oral Radiol Endod 2005;99:133–134.
48. Greenspan JS, Greenspan D. Oral hairy leukoplakia: Diagnosis and management. Oral Surg Oral Med Oral Pathol 1989;67:396–403.
49. Grötz KA, Kreusch T. Zahnärztliche Betreuung von Patienten unter/nach Bisphosphonat-Medikation. Dtsch Zahnarztl Z 2006;61:510–513.
50. Gustke CJ. Treatment of Periodontitis in the diabetic patient. J Clin Periodontol 1999;26:133–137.
51. Guthmiller JM, Hassebroek-Johnson JR, Weenig DR, Johnson GK, Kirchner HL, Kohout FJ. Periodontal disease in pregnancy complicated by type 1 diabetes mellitus. J Periodontol 2001;72:1485–1490.
52. Hamann CP, Rodgers PA, Sullivan KM. Occupational allergens in dentistry. Curr Opin Allergy Clin Immunol 2004;4:403–409.
53. Hatch CL, Canaan T, Anderson G. Pharmacology of the pulmonary diseases. Dent Clin North Am 1996;3:521–541.
54. Hermann WW, Konzelmann JL Jr, Prisant LM. Joint National Committee on Prevention, Detection, Evaluation and Treatment of High Blood Pressure. J Am Dent Assoc 2004;135:1220–1222.
55. Herzberg MC, Meyer MW. Effects of oral flora on platelets: possible consequences in cardiovascular disease. J Periodontol 1996;67:1138–1142.
56. Heyman SN, Babayof I. Emphysematous complications in dentistry, 1960–1993: an illustrative case and review of the literature. Quintessence Int 1995;8:535–543.
57. Hobson RS, Clark JD. Management of the orthodontic patient "at risk" from infective endocarditis. Br Dent J 1995;178:289–272.
58. Hovagim AR, Vitkun SA, Manecke GR, Reiner R. Arterial oxygen desaturation in adult dental patients receiving conscious sedation. J Oral Maxillofac Surg 1989;47:936–939.
59. Hyman JJ, Reid BC. Cigarette smoking, periodontal disease, and chronic obstructive pulmonary disease. J Periodontol 2004;75:9–15.
60. IHS Classification and diagnostic criteria for headache disorders, cranial neuralgias and facial pain. Headache Classification Committee of the International Headache Society. Cephalgia 1988;8:1–96.
61. Izumi Y, Taniguchi T, Maruyama Y, Sueda T. Effective periodontal treatment in a patient with type IIA von Willebrand's Disease: report of a case. J Periodontol 1999;70:548–553.
62. Jaquiery C, Burkart F. The interference with cardiac pacemakers from electrical devices. Schweiz Monatsschr Zahnmed 1993;103:986–995.
63. Jansson L, Lavstadt S, Frothiof L, Theobald H. Relationship between oral health and mortality in cardiovascular diseases. J Clin Periodontol 2001;8:762–768.
64. Joshipura KJ, Rimm EB, Douglass SW, Trichopoulos D, Ascherio A, Willett WC. Poor oral health and coronary heart disease. J Dent Res 1996;75:1631–1636.
65. Jost J, Colombo C, Ruef C, Iten A. Die Gefährdung von Medizinalpersonal durch HIV. Swiss NOSO 1995;2:9–11.

66. Katz J, Chaushu G, Sharabi Y. On the association between hypercholesterolemia, cardiovascular disease and severe periodontal disease. J Clin Periodontol 2001;28:865–868.
67. Klinger G, Engelhardt TH. Prävalenz der Gingivahyperplasie bei Nifedipingabe. Dtsch Zahnarztl Z 1999;9: 581–583.
68. Knoll-Köhler E. Endokarditis-Prophylaxe bei zahnärztlichen Eingriffen. Ist die AHA-Empfehlung ausreichend „evidence based"? ZWR 2001;110:487–494.
69. Lager I, Altini M, Coleman H, Ali H. Oral Kaposi's sarcoma: A clinicopathologic study from South Africa. Oral Surg Oral Med Oral Pathol Oral Radiol Endod 2003;96:701–710.
70. Langohr HD, Klotz JM. Diagnostik und Therapie der Trigeminusneuralgie. Dtsch Zahnarztl Z 1996;51:437–440.
71. Lee CA. Women and von Willebrand disease. Haemophilia 1999;5:38–45.
72. Lee W. Cardiorespiratory alterations during normal pregnancy. Crit Care Clin 1991;7:763–775.
73. Lieff S, Boggess KA, Murtha AP, Jared H, Madianos PN, Moss K. The oral conditions and pregnancy study: periodontal status of a cohort of pregnant women. J Periodontol 2004;75:116–126.
74. Linskey ME, Jho HD, Jannetta PJ. Microvascular decompression for trigeminal neuralgia caused by vertebrobasilar compression. J Neurosurg 1994;81:1–9.
75. Lipp M. Apparative Überwachung des Patienten während der zahnärztlichen Therapie. Quintessenz 1989;40:1703.
76. Lipp M. Notfalltraining für Zahnärzte: Prophylaxe, Diagnose, Therapie. Hannover: Schlütersche, 1992.
77. Little JW. Patients with prosthetic joints: Are they at risk when receiving invasive dental procedures? Spec Care Dent 1997;17:153–160.
78. Little JW. The impact on dentistry of recent advances in the management of hypertension. Oral Surg Oral Med Oral Pathol Oral Radiol Endod 2000;90:591–599.
79. Little JW, Falace DA, Miller CS, Rhodus NL. Dental management of the medically compromised patient. 6th edition. St. Louis, Missouri: Mosby Inc, 2002.
80. Little JW, Miller CS, Henry RG, McInthosh BA. Antithrombotic agents: implications in dentistry. Oral Surg Oral Med Oral Pathol Oral Radiol Endod 2002;93:544–551.
81. Locher MC, Carls FR, Pajarola GF. Severe complications after surgical removal of wisdom teeth. Fortschr Kiefer Gesichtschir 1995;40:123–128.
82. Locker D, Poulton, R, Thomson WM. Psychological disorders and dental anxiety in an young adult population. Community Dent Oral Epidemiol 2001;29:456–463.
83. Lodi G, Porter SR, Scully C. Hepatitis C virus infection. Review and implications for the dentist. Oral Surg Oral Med Oral Pathol Oral Radiol Endod 1998;86:8–22.
84. Lopez NJ, Smith PC, Gutierrez J. Periodontal therapy may reduce the risk of preterm low birth weight in women with periodontal disease: a randomized controlled trial. J Periodontol 2002;73:911–924.
85. Loughlin KR. Management of urologic problems during pregnancy. Urology 1994;44:159–169.
86. Luotio K, Mattila MA, Kotilainen RM. Introduction of a new patient monitoring system during dental procedures: pulse oximetry. Oral Surg Oral Diagn 1993;4:29–33.
87. Lowe T, Brook IM. Oxygen saturation during third molar removal with local anaesthetic alone and in combination with intravenous sedation. Br Dent J 1991;171:210–211.
88. Mabie WC, DiSessa TG, Crocker LG, Sibai BM, Arheart KL. A longitudinal study of cardiac output in normal human pregnancy. Am J Obstet Gynecol 1994;170:849–856.
89. Machtens E, Lemke B, Irnisch W. Die zahnärztliche Behandlung von Patienten mit Herzschrittmachern. Stellungnahme der DGZMK. Dtsch Zahnarztl Z 1996;51:489–490.
90. Matthews RW, Malkawi Z, Griffiths MJ, Scully C. Pulse oximetry during minor oral surgery with and without intravenous sedation. Oral Surg Oral Med Oral Pathol 1992; 74:537–543.
91. McCann KJ. Characteristics of propofol in outpatient oral and maxillofacial surgery. Oral Surg Oral Med Oral Pathol 1994;78:705–710.
92. McCartan BE. Psychological factors associated with oral lichen planus. J Oral Pathol Med 1995;24:273–275.
93. McGaw T. Periodontal disease and preterm delivery of low-birth-weight infants. J Can Dent Assoc 2002;68:165–169.
94. Meurman JH, Janket SJ, Qvaranström M, Nuutinen P. Dental infections and serum inflammatory markers in patients with and without severe heart disease. Oral Surg Oral Med Oral Pathol Oral Radiol Endod 2003;96:695–700.
95. Miller EJ, Dodson TH. The risk of serious odontogenic infections in HIV-positive patients. Oral Surg Oral Med Oral Pathol 1998;86:406–409.
96. Montebugnoli L, Servidio D, Miaton RA, Prati C. Heart rate variability: a sensitive parameter for detecting abnormal cardiocirculatory changes during a stressful dental procedure. J Am Dent Assoc 2004;135:1718–1723.
97. Montebugnoli L, Servidio D, Miaton RA, Prati C, Tricocoi P, Melloni C. Periodontal health improves systemic inflammatory and haemostatic status in subjects with coronary heart disease. J Clin Periodontol 2005;32:188–192.
98. Moore PA, Guggenheimer J, Etzel KR, Weyant RJ, Orchard T. Type 1 diabetes mellitus, xerostomia, and salivary flow rates. Oral Surg Oral Med Oral Pathol Oral Radiol Endod 2001;92:281–291.

99. Moradpour D, Gonvers JJ, Blum HE. Therapie der chronischen Hepatitis C. Schweiz Med Forum 2005;5:679–685.
100. Moreillon P. Endocarditis prophylaxis revisited: experimental evidence of efficacy and new Swiss recommendations. Swiss Working Group of Endocarditis Prophylaxis. Schweiz Med Wochenschr 2000;130:1013–1026.
101. Müller B, Teuscher AU, Diem P. Neue Kriterien zur Diagnose und Klassifikation des Diabetes mellitus. Schweiz Ärztez 1999;80:521–525.
102. Munksgaard EC, Hansen EK, Engen T, Holm U. Self reported occupational dermatological reactions among Danish dentists. Eur J Oral Sci 1996;104:396–402.
103. Nettis E, Napoli G, Ferrannini A, Tursi A. The incremental challenge test in the diagnosis of adverse reactions to local anesthetics. Oral Surgery Oral Med Oral Pathol Oral Radiol Endod 2001;91:402–405.
104. Nettis E, Colanardi MC, Ferrannini A, Tursi A. Reported latex allergy in dental patients. Oral Surg Oral Med Oral Pathol Oral Radiol Endod 2002;93:144–148.
105. Niwa H, Satoh Y, Matsuura H. Cardiovascular responses to epinephrine-containing local anesthetics for dental use: A comparison of hemodynamic responses to infiltration anesthesia and ergometer-stress testing. Oral Surg Oral Med Oral Pathol Oral Radiol Endod 2000;90:171–181.
106. O'Day MP. Cardiorespiratory physiological adaption of pregnancy. Semin Perinatol 1997;21:268–275.
107. Oliver R, Roberts GJ, Hooper, L. Penicillins for the prophylaxis of bacterial endocarditis in dentistry (review). Cochrane Database Syst Rev 2004;2:CD003813.
108. O'Regan EM, Gibb DH, Odell EW. Rapid growth of giant cell granuloma in pregnancy treated with calcitonin. Oral Surg Oral Med Oral Pathol Oral Radiol Endod 2001;92:532–538.
109. Pajarola GF. Der Zahnarzt als medizinischer Spezialist. Swiss Dent 2001;10:5–7.
110. Pastuovic MN, Cohen ME, Burton RG. Propofol. An alternative general aesthetic for outpatient oral surgery. J Oral Maxillofac Surg 1996;54:943–948.
111. Patton LL, Shugars PH, Bonito AJ. A systematic review of complication risks for HIV-positive patients undergoing invasive dental procedures. J Am Dent Assoc 2002;133: 195–2003.
112. Pertl C, Heinemann A, Pertl A, Lorenzoni M, Pieber D, Eskici A. Die schwangere Patientin in zahnärztlicher Behandlung. Schweiz Monatsschr Zahnmed 2000;110:37–46.
113. Piot B, Sigaud-Fiks M, Huet P, Fressinaud E, Trossart M, Mercier J. Management of dental extractions in patients with bleeding disorders. Oral Surg Oral Med Oral Path Oral Radiol Endod 2002;93:247–250.
114. Polansky RA, Eskici A, Schreiber, R, Cartellieri, B, Pertl C. Monitoring in der zahnärztlichen Chirurgie zur Vermeidung von Komplikationen bei Risikopatienten und komplexen Eingriffen unter Lokalanästhesie. Z Stomatol 1995;92:101–104.
115. Rätzer-Künzel A, Haschke M, Surber Ch, Lambrecht JT. Mefenaminsäure und andere NSAR in der zahnärztlichen Praxis. Schweiz Monatsschr Zahnmed 2007;117:12–18.
116. Rahn R. Bakteriämien bei zahnärztlich-chirurgischen Eingriffen. München, Wien: Hanser, 1989.
117. Reichart PA, Langford A, Gelderblom HR, Pohle HD, Becker J, Wolf H. Oral hairy leukoplakia: observations in 95 cases and review of the literature. J Oral Pathol 1989; 18:410–415.
118. Rhodus NL, Little JW. Dental management of the patient with cardiac arrhythmias: an update. Oral Surg Oral Med Oral Pathol Oral Radiol Endod 2003;96:659–668.
119. Riermeier C, Lambrecht JT, Linder M. Monitoring und Vermeidung von Komplikationen bei zahnärztlich-chirurgischen Eingriffen. Dtsch Zahnarztl Z, 1996;51:768–769.
120. Riley CK, Terezhalmy GT. The patient with hypertension. Quintessence Int 2001;9:617–690.
121. Roberts JW, Mitnitsky EF. Cardiac risk stratification for postmyocardial infarction dental patient. Oral Surg Oral Med Oral Pathol Oral Radiol Endod 2001;91:676–681.
122. Roberts MC. Antibiotic toxicity, interactions and resistance development. Periodontol 2002;28:280–297.
123. Rodrigo C, Irwin MG, Yan BS, Wong MH. Patient-controlled sedation with propofol in minor oral surgery. J Oral Maxillofac Surg 2004;62:52–56.
124. Rossi M, Zimmerli W, Furrer H, Zanetti G, Mühlemann K, Täuber MG. Antibiotika zur Prophylaxe hämatogener Spätinfektionen von Gelenkprothesen. Schweiz Ärztez 2004;85:2083–2087.
125. Salvati EA, Gonzalez Della Valle A, Masri BA, Duncan CP. The infected total hip arthroplasty. Instr Course Lect 2003;52:223–245.
126. Sandberg GE, Sundberg HE, Fjellstrom CA, Wikblad KF. Type 2 diabetes and oral health a comparison between diabetic and non-diabetic subjects. Diabetes Res Clin Pract 2000;50:27–34.
127. Scannapieco FA, Bush RB, Paju S. Periodontal disease as a risk factor for adverse pregnancy outcomes. A systematic review. Ann Periodontol 2003;8:70–78.
128. Schijatschky MM. Lebensbedrohende Zwischenfälle in der zahnärztlichen Praxis. Berlin: Quintessenz, 1992.
129. Schmelzeisen R. Zahnärztliche Chirurgie bei Patienten mit Antikoagulanzientherapie. Wissenschaftliche Stellungnahme der Deutschen Gesellschaft für Zahn-, Mund- und Kieferheilkunde. Zahnarztl Mitt 2002;7:54–57.
130. Schmidt-Westhausen AM, Siebert O, Reichart PA. Wundheilungsstörungen nach zahnärztlich-chirurgischen Eingriffen bei ARC- und AIDS-Patienten. Dtsch Zahnarztl Z 1995;50:56–57.

131. Schultze-Mosgau S, Neukam FW, Adam S, Steinke M, Barthels M. Systemisches und lokal-chirurgisches Therapiekonzept bei Patienten mit angeborenen Gerinnungsdefekten. Dtsch Zahnarztl Z 1997;52:57–60.
132. Scully C, Laskaris G, Pindborg J, Porter SR, Reichart P. Oral manifestations of HIV infection and their management. I. More common lesions. Oral Surg Oral Med Oral Pathol 1991;71:158–166.
133. Scully C, Laskaris G, Pindborg J, Porter SR, Reichart P. Oral manifestations of HIV infection and their management. II. More common lesions. Oral Surg Oral Med Oral Pathol 1991;71:167–171.
134. Seymour RA, Lowry R, Whitworth JM, Martin MV. Infective endocarditis, dentistry and antibiotic prophylaxis; time for a rethink? Br Dent J 2000;189:610–616.
135. Shafer DM. Respiratory emergencies in the dental office. Dent Clin North Am 1995;3:541–554.
136. Sharabi Y, Ben-Cnaan R, Hanin A, Martonovitch G, Grossman E. The significance of hypertensive response to exercise as a predictor of hypertension and cardiovascular disease. J Hum Hypertens 2001;15:353–356.
137. Silvestre F. Dental management of the patient with ischemic heart disease: an update. Medicina Oral 2002;7: 222–230.
138. Sollecito TP, Tino G: Asthma. Oral Surg Oral Med Oral Pathol Oral Radiol Endod 2001;92:485–490.
139. Steinbacher DM, Glick M. The dental patient with asthma. An update and oral health consideration. J Am Dent Assoc 2001;132:1229–1239.
140. Stephenson E, Haug RH, Murphy T. Management of the Diabetic Oral and Maxillofacial Surgery Patient. J Oral Maxillofac Surg 1995;53:175–182.
141. Stucki C, Mury R, Bertel O. Insufficient awareness of endocarditis prophylaxis in patients at risk. Swiss Med Wkly, 2003;133:155–159.
142. Sümpelmann R, Schilke R, Strauss JM. Patientenkontrollierte Sedierung mit Propofol bei zahnärztlichen Eingriffen in Lokalanästhesie. Eine Pilotstudie. Dtsch Zahnarztl Z 1997;52:473–476.
143. Suresh L, Radfar L. Pregnancy and lactation. Oral Surg Oral Med Oral Pathol Oral Radiol Endod 2004;97:672–682.
144. Suter PM, Albrecht R. Alkohol und Blutdruck. Schweiz Med Forum 2005;5:362–366.
145. Syrjälä AMH, Niskanen MC, Ylöstalo P, Knuuttila MLE. Metabolic control as a modifier of the association between salivary factors and dental caries among diabetic patients. Caries Res 2003;37:142–147.
146. Taylor GW. Bidirectional interrelationships between diabetes and periodontal diseases: An epidemiologic perspective. Ann Periodontol 2001;6:99–112.
147. Tervonen T, Karjalainen K, Knuuttila M, Huumonen S. Aveolar bone loss in type 1 diabetic subjects. J Clin Periodontol 2000;27:567–571.
148. Tilakaratne A, Soory M, Ranasinghe AW, Corea SM, Ekanayake SL, De Silva M. Periodontal disease status during pregnancy and 3 months post-partum, in a rural population of Sri-Lankan woman. J Clin Periodontol 2000;27:787–792.
149. Tong DC, Rothwell BR. Antibiotic prophylaxis in dentistry: A review and practice recommendations. JADA 2000; 131:366–374.
150. Turner M, Aziz SR. Management of the pregnant oral and maxillofacial surgery patient. J Oral Maxillfac Surg 2002;60:1479–1488.
151. Ulm MR, Ulm CW, Ulm B. Die zahnärztliche Behandlung Schwangerer. Ionisierende Strahlung, medikamentöse Therapie – was ist zu beachten? Z Stomatol 2002; 2:13–15.
152. Vaughan-Williams EM. The experimental basis for the choice of an anti-arrhythmic drug. Adv Cariol 1970;4:275–289.
153. Vergis EN, Demas PN, Vaccarello SJ, Yu VL. Topical antibiotic prophylaxis for bacteremia after dental extractions. Oral Surg Oral Med Oral Pathol Oral Radiol Endod 2001;2:162–165.
154. Vernillo AT. Diabetes mellitus: Relevance to dental treatment. Oral Surg Oral Med Oral Pathol Oral Radiol Endod 2001;91:263–270.
155. Walz CH, Görgens K, Bähr F. Monitoring von Risikopatienten mit der Pulsoxymetrie. Dtsch Zahnarztl Z 1991;46:839–84.
156. Wandtke K. Der Notfall in der ärztlichen/zahnärztlichen Praxis. ZWR 2000;12:721–722.
157. Weber C, Collet-Schaub D, Fried R, Lambrecht JT, Erb P, Meyer J. Low prevalence of hepatitis C virus antibody among Swiss dental health care workers. J Hepatol 2001;34:963–964.
158. Werdan K, Trappe HJ, Zerkowski HR. Das Herzbuch. Praktische Herz-Kreislauf-Medizin. München, Jena: Urban und Fischer, 2003:532–539, 873–878.
159. Wynn RL, Bergmann SA. Clopdogrel (Plavix): dental considerations of an antiplatelet drug. Gen Dent;2001:49,564–568.
160. Younessi OJ, Walker DM, Ellis P, Dwyer DE. Fatal staphylococcus aureus in infective endocarditis. The dental implications. Oral Surg Oral Med Oral Pathol Oral Radiol Endod 1998;85:168–172.
161. Zak HN, Kaste LM, Schwarzenberger K, Barry MH, Galbraith GM. Health-care workers and latex allergy. Arch Environ Health 2000;55:336–346.
162. Zuber M, Vuille C, Stocker F. Neue Schweizerische Richtlinien für die Endokarditis-Prophylaxe. Kardiovask Med 2000;3:266–272.